Gunther O. Hofmann (Hrsg.)

Medizintechnik 1

Gunther O. Hofmann (Hrsg.)

Medizintechnik 1

Teil I: Mechanische Wellen
Teil II: Ionisierende Strahlung

HANSER

Über den Herausgeber:
Prof. Dr. med. Dr. rer. nat. Gunther O. Hofmann ist Direktor der Klinik für Unfall-, Hand- und Wiederherstellungschirurgie und Lehrstuhlinhaber für das Fach Unfallchirurgie an der Friedrich-Schiller-Universität Jena.

Bibliografische Information der deutschen Nationalbibliothek:
Die Deutsche Nationalbibliothek verzeichnet diese Publikation in der Deutschen Nationalbibliografie; detaillierte bibliografische Daten sind im Internet unter *http://dnb.d-nb.de* abrufbar.

Kolbergerstraße 22 | 81679 München | info@hanser.de
www.hanser-fachbuch.de
Lektorat: Julia Stepp
Herstellung: Melanie Zinsler
Titelmotiv: Thomas West unter Verwendung von GettyImages/panom73; Shutterstock/MadDog; AdobeStock/max_776
Coverkonzept: Marc Müller-Bremer, *www.rebranding.de*, München
Coverrealisation: Thomas West
Satz: Eberl & Koesel Studio, Kempten
Druck und Bindung: Druckerei Hubert & Co. GmbH und Co. KG BuchPartner, Göttingen
Printed in Germany

Print-ISBN: 978-3-446-46149-9
E-Book-ISBN: 978-3-446-46732-3

Inhaltsverzeichnis

Der Verlag und die Autoren haben sich mit der Problematik einer gendergerechten Sprache intensiv beschäftigt. Um eine optimale Lesbarkeit und Verständlichkeit sicherzustellen, wird in diesem Werk auf Gendersternchen und sonstige Varianten verzichtet; diese Entscheidung basiert auf der Empfehlung des Rates für deutsche Rechtschreibung. Grundsätzlich respektieren der Verlag und die Autoren alle Menschen unabhängig von ihrem Geschlecht, ihrer Sexualität, ihrer Hautfarbe, ihrer Herkunft und ihrer nationalen Zugehörigkeit.

Vorwort

Die Medizintechnik-Branche ist ein technologischer Innovationstreiber in Deutschland. Eine Vielzahl von unterschiedlich großen Unternehmen beschäftigen über eine Viertelmillion Menschen, Tendenz steigend. Rund 500 000 Medizinprodukte befinden sich derzeit in der Europäischen Union auf dem Markt. Der jährliche Gesamtumsatz der Branche liegt allein in Deutschland bei über 40 Milliarden €, fast 10 % davon fließen Jahr für Jahr in Forschung und Entwicklung. Viele medizintechnische Unternehmen sind in ihrem Betätigungsfeld Weltspitze, was eine Exportquote von weit über 60 % eindrucksvoll unter Beweis stellt. Für die kommenden Jahre wird ein Anstieg des globalen Umsatzes für Medizinprodukte um jährlich 5–8 % erwartet.

Deshalb sind die beruflichen Zukunftsperspektiven für Ingenieure, Naturwissenschaftler, Informatiker und Techniker in der Medizintechnik hervorragend. Fast ein Drittel der MedTech-Unternehmen ist auf der Suche nach zusätzlichen Mitarbeiterinnen und Mitarbeitern. Der Anteil junger Start-up-Unternehmen an der Gesamtanzahl medizintechnischer Unternehmen ist überdurchschnittlich groß.

Die Idee zu diesem Buchprojekt entstand vor vielen Jahren im Rahmen meiner Lehrtätigkeit für Studierende der genannten Fächer. Das Konzept eines umfassenden Lehr- und Nachschlagewerkes nahm mit der Veröffentlichung des Buches *Medizin für Ingenieure* (Band A) im Jahr 2021 seinen Anfang und wird durch das nun vorliegende vierbändige Kompendium *Medizintechnik* (Band B) fortgesetzt. Während in *Medizin für Ingenieure* die Beschäftigung mit medizinischen Grundlagen im Vordergrund stand, geht es in *Medizintechnik 1* und den ergänzenden drei Büchern um die physikalischen und technischen Grundlagen der Verfahren und der Medizinprodukte, die für Diagnostik und Therapie im medizinischen Alltag zum Einsatz kommen. *Medizin für Ingenieure* und *Medizintechnik 1–4* sind durch multiple Querverweise eng miteinander verlinkt und ermöglichen deshalb eine vertiefende und trotzdem zeiteffiziente Beschäftigung mit den adressierten Sachverhalten.

Weit über einhundert ausgewählte Autorinnen und Autoren aus Universitäten, Forschungsinstituten und Unternehmen der medizintechnischen Branche haben die Beiträge in *Medizintechnik 1–4* zu ihren jeweiligen Arbeitsschwerpunkten verfasst. Unsere gemeinsame Intention und unser Engagement dient der Vermittlung von Wissen und Kompetenz. Gerade in einem Schnittstellenfach wie der Medizintechnik definiert sich die Qualität der Aus- und Weiterbildung durch ein Höchstmaß an Interprofessionalität und Interdisziplinarität. Meine Intention und die des Carl Hanser Verlags war es, eine Plattform für dieses Vorhaben zu finden und zu bieten.

Ich danke allen Autorinnen und Autoren für ihre unermüdliche Mitarbeit und allen Kolleginnen und Kollegen in Klinik und Labor für ihre Ideen, die fruchtbaren Diskussionen und ihre Zuarbeit. Den Mitarbeiterinnen und Mitarbeitern des Carl Hanser Verlags, insbesondere Frau Julia Stepp und Herrn Tim Borck, gebührt Anerkennung und Dank für ihre unerschütterliche Motivation, dieses Projekt zu einem Erfolg zu führen.

Januar 2025
Gunther O. Hofmann

Hinweise zum Gebrauch dieses Werkes

Das vorliegende Kompendium *Medizintechnik 1* gibt einen Überblick über relevante medizintechnische Verfahren, Geräte und Systeme. Teil I behandelt die mechanischen Wellen. Teil II widmet sich der ionisierenden Strahlung. Das Buch wendet sich an Ingenieure, die medizintechnische Anwendungen entwickeln, und vereint das Fachwissen beider Disziplinen auf einzigartige Weise. Ausgehend von der Funktionsweise des menschlichen Körpers schafft es ein ganzheitliches Verständnis der Zusammenhänge zwischen Medizin und Technik.

Das Kompendium wird um folgende drei Bücher ergänzt:

- *Medizintechnik 2. Teil III: Elektromagnetisches Spektrum – nichtionisierende Strahlung. Teil IV: Elektrische Ströme* (ISBN 978-3-446-48278-4)
- *Medizintechnik 3. Teil V: Endoskopie, Intervention und Mikrotechnik. Teil VI: Organunterstützung und -ersatz* (ISBN 978-3-446-48280-7)
- *Medizintechnik 4. Teil VII: Werkstoffe und Implantate. Teil VIII: Bildfusion, Augmented Reality, Navigation und Robotik. Teil IX: IT-Unterstützung medizinischer Prozesse* (ISBN 978-3-446-48282-1)

Darüber hinaus liefert das Buch *Medizin für Ingenieure* (ISBN 978-3-446-46148-2) alle medizinischen Grundlagen für die Entwicklung medizintechnischer Geräte.

Das vorliegende Kompendium ist ein in sich geschlossenes Werk, enthält jedoch zahlreiche Querverweise auf die genannten Bücher. Dadurch entsteht ein in seiner Informationstiefe und -breite unvergleichliches Gesamtwerk der Medizintechnik.

Hinweise zu den Querverweisen auf das Gesamtwerk

Das Buch *Medizin für Ingenieure* wird als Band A bezeichnet, d. h. Verweise auf Inhalte aus diesem Buch sehen beispielsweise wie folgt aus: → Kap. A 2.1.

Die Bücher *Medizintechnik 1* (bestehend aus Teil I und II), *Medizintechnik 2* (bestehend aus Teil III und IV), *Medizintechnik 3* (bestehend aus Teil V und VI) und *Medizintechnik 4* (bestehend aus Teil VII, VIII und IX) werden in ihrer Gesamtheit als Band B bezeichnet. Verweise auf Inhalte aus diesen Büchern sehen beispielsweise wie folgt aus: → Kap. B I 2.1, → Kap. B II 2.1, → Kap. B III 2.1, → Kap. B IV 2.1, → Kap. B V 2.1, → Kap. B VI 2.1, → Kap. B VII 2.1, → Kap. B VIII 2.1 oder → Kap. B IX 2.1.

Die römische Ziffer steht für den Buchteil. „I" steht z. B. für „Teil I", der in *Medizintechnik 1* enthalten ist. „IX" steht z. B. für „Teil IX", der in *Medizintechnik 4* enthalten ist. Die arabischen Ziffern stehen für das Kapitel im jeweiligen Buchteil.

Über den Herausgeber

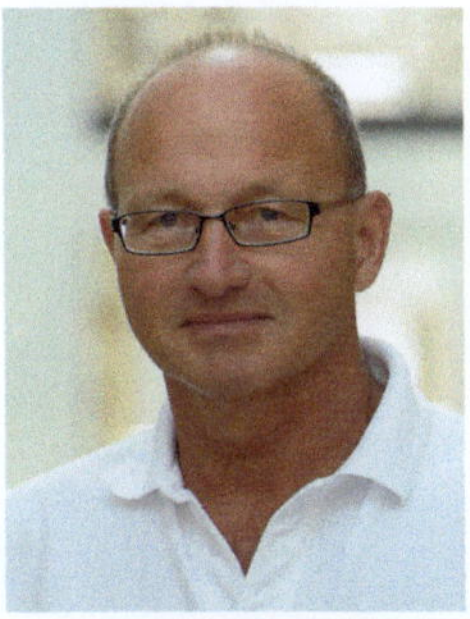

Prof. Dr. med. Dr. rer. nat. Gunther O. Hofmann, Jahrgang 1957, studierte Humanmedizin an der Ludwig-Maximilians-Universität München und Physik an der Technischen Universität München. 1982 promovierte er zum Dr. med. über ein Thema aus der Transplantationschirurgie.

1987 folgte die Promotion zum Dr. rer. nat. in Technischer Physik über die Biomechanik des endoprothetischen Kniegelenkersatzes.

Von 1984 bis 1995 war er zunächst wissenschaftlicher Assistent und später Oberarzt an der Chirurgischen Klinik der Ludwig-Maximilians-Universität München am Klinikum Großhadern. Er war als Facharzt für Chirurgie, Unfallchirurgie und Orthopädie tätig und absolvierte kurze Auslandsaufenthalte in Leiden und Boston. 1992 habilitierte er sich im Fach Chirurgie über Biomaterialien in der Unfallchirurgie.

Von 1995 bis 2003 war er zunächst Oberarzt und ab 1999 Leitender Arzt an der Berufsgenossenschaftlichen Unfallklinik in Murnau. Parallel dazu war er über viele Jahre als Dozent an der Ludwig-Maximilians-Universität München und an der Fachhochschule München tätig.

Seit 2004 ist Gunther O. Hofmann Direktor der Klinik für Unfall-, Hand- und Wiederherstellungschirurgie und Lehrstuhlinhaber für das Fach Unfallchirurgie an der Friedrich-Schiller-Universität Jena. Von 2004 bis 2023 war er zudem Ärztlicher Direktor und Direktor der Klinik für Unfall- und Wiederherstellungschirurgie an den Berufsgenossenschaftlichen Kliniken „Bergmannstrost“ in Halle (Saale).

Autorenverzeichnis

Nirina Beilfuß
Institut für Biotechnologie, Charité-Universitätsmedizin Berlin

Lena Blaschka
Ziehm Imaging GmbH, Nürnberg

Christian Bohris
ehemals Dornier Medtech GmbH

Prof. Dr. med. Martin Freesmeyer
Klinik für Nuklearmedizin, Universitätsklinikum Jena

Dipl.-Phys. Bernhard Gaßmann
meso international GmbH

Prof. Dr. med. Dr. rer. nat. Gunther O. Hofmann
Direktor der Klinik für Unfall-, Hand- und Wiederherstellungschirurgie und Lehrstuhlinhaber für das Fach Unfallchirurgie an der Friedrich-Schiller-Universität Jena

Dipl. Ing. (FH) Bernd Homberg
ehemals EIZO GmbH, Rülzheim

Eva-Maria Ilg
Ziehm Imaging GmbH, Nürnberg

Prof. Dr. rer. nat. Klaus-Vitold Jenderka
Fachbereich Ingenieur- und Naturwissenschaften, Hochschule Merseburg

Dr. Jürgen Jenne
Fraunhofer-Institut für Digitale Medizin MEVIS

Jörg Leonhardt
Ziehm Imaging GmbH, Nürnberg

Prof. Dr. Marc Kachelrieß
Deutsches Krebsforschungszentrum (DKFZ), Heidelberg

apl. Prof. Dr.-Ing. habil. Andreas Keller
Institut für Biomedizinische Technik und Informatik (BMTI), Technische Universität Ilmenau

Dr. med. Monique Kribus
Oberärztin an der Klinik für Unfall-, Hand- und Wiederherstellungschirurgie, Universitätsklinikum Jena

Dr. rer. medic. Christian Kühnel, M. Sc., MBA
Klinik für Nuklearmedizin, Universitätsklinikum Jena

Dr. Regina Puts
Charité-Universitätsmedizin Berlin

Prof. Dr. rer. nat. Dr. rer. medic. Kay Raum
Charité-Universitätsmedizin Berlin

Günter Stelzer
Diplom-Informatiker der Medizin, ehemals Ziehm Imaging GmbH, Nürnberg

Univ.-Prof. Dr. rer. nat. Heiko Tzschätzsch
Institut für Medizinische Informatik, Charité – Universitätsmedizin Berlin

Dr.-Ing. Konstantin Weise
Hochschule für Technik, Wirtschaft und Kultur Leipzig (HTWK Leipzig) sowie Max-Planck-Institut für Kognitions- und Neurowissenschaften, Leipzig

PD Dr. Ing. med. habil. Tilo Wiezorek
Klinik für Strahlentherapie und Radioonkologie, Universitätsklinikum Jena

Prof. Dr. rer. nat. Ulrich Wolf
ehemals Klinik und Poliklinik für Strahlentherapie, Universitätsklinikum Leipzig

Dr. Urszula Zabarylo
Charité-Universitätsmedizin Berlin

TEIL I

Mechanische Wellen

1 Einleitung

Klaus-Vitold Jenderka

Die medizinische Anwendung von Ultraschall hat in den zurückliegenden Jahrzehnten eine ständig wachsende Bedeutung erlangt. Von den ersten, wenigen Anwendungen zu Beginn der 1940er-Jahre (Dussik 1942) hat sich der bildgebende Ultraschall, die Sonografie, zum am häufigsten eingesetzten Verfahren in der medizinischen Bildgebung entwickelt. Die Sonografie wird inzwischen in nahezu allen Fachdisziplinen eingesetzt und beschränkt sich nicht nur auf die Geburtshilfe und Gynäkologie, wo Ultraschall aufgrund der nicht vorhandenen Strahlenbelastung als Standardverfahren genutzt wird.

Die hohe Einsatzbreite dieser Bildgebungsmodalität ist unter anderem auf spezifische Anwendungsbedingungen wie

- keine Belastung mit ionisierender Strahlung,
- beliebige Wiederholbarkeit,
- kompakte, handliche Schallköpfe,
- Portabilität und Bedside-Fähigkeit,
- geringer Vorbereitungsaufwand und schnelle Durchführbarkeit,
- Schmerzlosigkeit,
- vergleichsweise geringe Anschaffungs- und Betriebskosten,

und Merkmale wie

- Echtzeitfähigkeit,
- hohes Auflösungsvermögen sowie
- Verfügbarkeit von qualitativen Methoden (Abbildung der Morphologie) und quantitativen Methoden (z. B. Messung der Flussgeschwindigkeit oder Gewebesteifigkeit)

zurückzuführen.

Literatur

Dussik, K. T.: Über die Möglichkeit, hochfrequente mechanische Schwingungen als diagnostisches Hilfsmittel zu verwerten. In: Zeitschrift für die gesamte Neurologie und Psychiatrie 174, 1942, S. 153 - 168

2 Ausbreitung von Ultraschall im Gewebe

Klaus-Vitold Jenderka

Schallwellen, d. h. zeitlich und örtlich periodische Änderungen des Drucks bzw. der Dichte, mit Frequenzen oberhalb des Hörbereichs des Menschen (ca. 20 Hz bis 20 kHz) werden als Ultraschall bezeichnet. Für die Sonografie wird hauptsächlich der Frequenzbereich von 2 MHz bis 20 MHz genutzt, für Anwendungen, die eine hohe örtliche Auflösung erfordern (z. B. Dermatologie, Ophthalmologie), auch darüber hinaus (Bild 2.1). In der akustischen Mikroskopie werden noch höhere Frequenzen (bis 2 GHz) genutzt. Der Bereich 0,7 - 3,0 MHz wird von therapeutischen Ultraschallanwendungen (z. B. Physiotherapie, Ultraschallchirurgie) genutzt. Technische Anwendungen wie Ultraschallreinigung, Sonochemie und Sensorik mit Luftultraschall arbeiten mit Frequenzen bis hinab zu 20 kHz.

Ultraschall als mechanische Welle, die sich in einem elastischen Medium ausbreitet, besitzt damit die typischen Welleneigenschaften und folgt den allgemein für Wellen geltenden Gesetzmäßigkeiten. In der Diagnostik wird Ultraschall geringer Leistung als Informationsträger eingesetzt. Die Information ist in den spezifischen Veränderungen der Wellen nach Wechselwirkung mit dem Gewebe enthalten. In der Therapie wird die Möglichkeit des gerichteten Energietransports ausgenutzt.

Die Ausbreitung von Schallwellen als Form einer mechanischen Welle in einem elastischen Medium setzt im einfachsten Fall ein System gekoppelter Schwinger voraus (Bild 2.2). Die einzelnen, mit Federn verbundenen Massestücke schwingen um ihre Ruhelage und übertragen die Bewegung über die Federn zu den benachbarten Massen. Das eindimensionale Modell kann entsprechend auf zwei oder drei Dimensionen erweitert werden. Dabei kann die Schwingungsrichtung in Ausbreitungsrichtung (longitudinal) oder senkrecht dazu (transversal) liegen (→ Kap. B I 2.1.2). Eine Welle wird durch eine Deformation der Anordnung angeregt, wozu eine Kraftwirkung erforderlich ist. Die Größe der Massen und deren Abstand zueinander repräsentieren die Dichte des Mediums und die Federkonstante dessen elastische Eigenschaften. Sie bestimmen die Geschwindigkeit, mit der sich diese Deformation im Medium ausbreitet - die Schallgeschwindigkeit c.

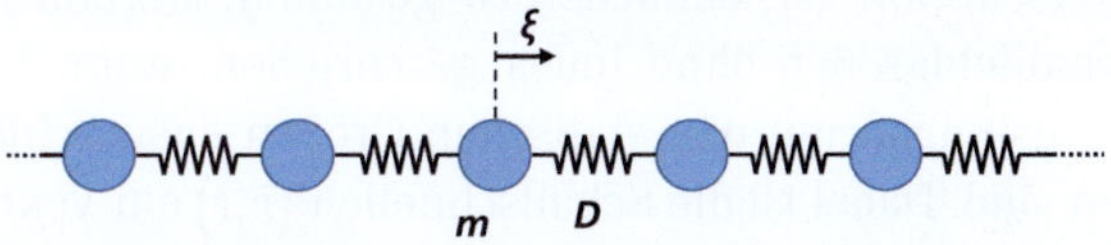

Bild 2.2 System gekoppelter Schwinger, bestehend aus einzelnen Massen m verbunden durch Federn mit der Federkonstante D: Die Auslenkung aus der Gleichgewichtslage ist ξ.

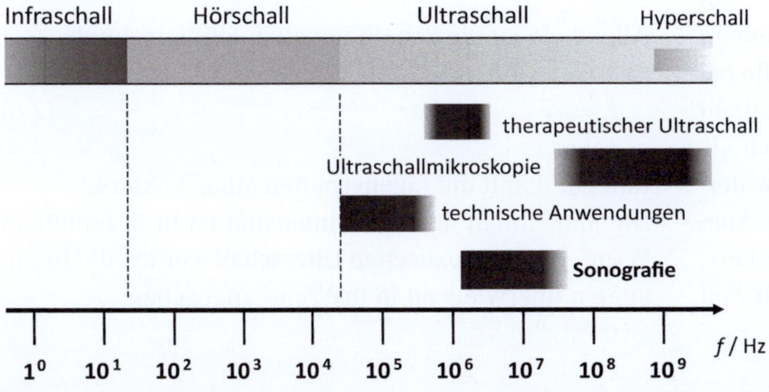

Bild 2.1 Nutzung des akustischen Spektrums für verschiedene Ultraschallanwendungen

I

2.1 Parameter und Wellenmoden von Ultraschallwellen

2.1.1 Ultraschallgrundgrößen

Ultraschallwellen können mit den aus der Akustik bekannten Grundgrößen (Lerch 2009) beschrieben werden. Die Ausbreitung einer Ultraschallwelle durch ein beliebiges Medium ist mit lokalen, periodischen Änderungen der Geschwindigkeit der Teilchen (der Schnelle), des Drucks und der Dichte verbunden. Der Begriff Teilchen wird nachfolgend für alle Komponenten verwendet (z.B. Moleküle, Partikel, Zellen usw.), aus denen sich das Ausbreitungsmedium zusammensetzt.
Für die von Zeit und Ort abhängigen Schallfeldgrößen gilt damit:

$$\begin{aligned}\tilde{\vec{v}}(\vec{r},t) &= \vec{v}_0 + \vec{v}_\sim(\vec{r},t)\\ \tilde{p}(\vec{r},t) &= p_0 + p_\sim(\vec{r},t)\\ \tilde{\rho}(\vec{r},t) &= \rho_0 + \rho_\sim(\vec{r},t)\end{aligned} \tag{2.1}$$

Der an einem Ort zu einer bestimmten Zeit herrschende Druck setzt sich aus dem statischen Wert p_0 und der periodischen Änderung $p_\sim$ zusammen. Dieser vom Ruhewert abweichende Anteil wird als Schallwechseldruck oder kurz Schalldruck bezeichnet. Entsprechend sind $\rho_\sim$ die Schalldichte und $\vec{v}_\sim$ die Schallschnelle. Um die Schreibweise einfacher zu gestalten, werden die Schallfeldgrößen ohne Index geschrieben, wenn Verwechslungen mit den statischen Größen ausgeschlossen sind. Dabei ist die Schallschnelle $\vec{v}(\vec{r},t)$ ein Vektor. Schalldruck $p(\vec{r},t)$ und Schalldichte $\rho(\vec{r},t)$ sind skalare Größen. Als Maßeinheiten finden die entsprechenden SI-Einheiten Anwendung. Der Schalldruck wird in Pascal (Pa) angegeben.
Die Schallkennimpedanz ist als das Verhältnis von Schalldruck zu Schallschnelle definiert und allgemein eine komplexe Größe, da Schalldruck und -schnelle bei der Ausbreitung der Welle nicht überall im Schallfeld in Phase sind. Die Schallkennimpedanz wird auch als spezifische akustische Impedanz oder als Wellenwiderstand des Mediums bezeichnet. Das weist auf die Analogie zur ebenfalls komplexen elektrischen Impedanz, dem Verhältnis von Spannung zu Strom, hin. Für den Fall einer ebenen Welle (Schalldruck und -schnelle in Phase) gilt:

$$Z = \frac{p}{v} = \rho_0 c \tag{2.2}$$

Wegen $Z = \rho_0 c$ bestimmen die Dichte und – über die Schallgeschwindigkeit – die elastischen Eigenschaften des Ausbreitungsmediums das Verhalten von Ultraschallwellen an Grenzflächen von Medien unterschiedlicher Impedanz (→ Kap. B I 2.2.2). Die Maßeinheit der Schallkennimpedanz ergibt sich in SI-Einheiten zu Pa · s/m oder N · s/m³. Oft wird die Einheit Rayl (nach Lord Rayleigh) benutzt. So hat z.B. Wasser bei Raumtemperatur eine Schallkennimpedanz von 1,48 MRayl (Tabelle 2.1).
Die Schallintensität ist die Energie der Welle, die pro Zeiteinheit durch eine Fläche hindurchtritt. Die im betrachteten Volumen $V = s \cdot A = ct \cdot A$ enthaltenen Teilchen besitzen die mittlere kinetische Energie $\overline{E}_{\text{kin}} = 1/2 \cdot m/2 \cdot \hat{v}^2 = 1/2 \cdot \rho_0 V \hat{v}^2$, mit $\hat{v}$ der Amplitude der Schnelle einer ebenen, harmonischen Welle. Wegen $\overline{E}_{\text{kin}} = \overline{E}_{\text{pot}}$ ergibt sich für die Energiedichte der Welle

$$w = \frac{2\overline{E}_{\text{kin}}}{V} = \frac{1}{2}\rho_0 \hat{v}^2 \tag{2.3}$$

Damit folgt für die Intensität I, bestimmt durch die Energie E, die aus dem Volumen V in der Zeit t durch die Fläche A hindurchfließt (Bild 2.3):

$$I = \frac{wV}{tA} = \frac{\frac{1}{2}\rho_0 \hat{v}^2 V}{tA} = \frac{\frac{1}{2}\rho_0 \hat{v}^2 ct\,A}{tA} = \frac{1}{2}\rho_0 c \hat{v}^2 \tag{2.4}$$

Mit Formel 2.2 folgt für eine ebene, harmonische Welle und die Effektivwerte von Schalldruck und -schnelle:

$$I = \frac{1}{2}\hat{p}\hat{v} = p_{\text{eff}} v_{\text{eff}} \tag{2.5}$$

Allgemein ist die Schallintensität definiert durch

$$\vec{I} = p\vec{v} \tag{2.6}$$

und hat damit die Eigenschaften eines Vektors.
Die Maßeinheit der Schallintensität ist in SI-Einheiten W/m². Im diagnostischen Ultraschall werden die Intensitäten überwiegend in mW/cm² angegeben.

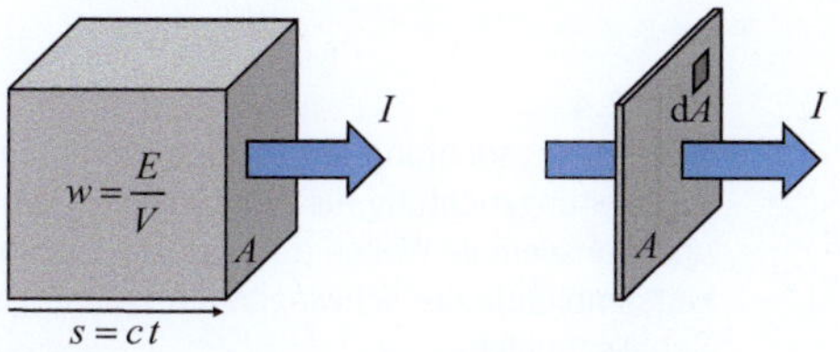

Bild 2.3 Definition der Schallfeldgrößen Intensität (links) und Leistung (rechts)

Die Schallleistung ist das Produkt aus der Intensität einer Schallwelle und der Fläche, durch die sie hindurchtritt (Bild 2.3). Es gilt:

$$P = \int_A \vec{I}\, \mathrm{d}\vec{A} \tag{2.7}$$

Werden die abgegebenen Intensitäten für jedes Element der Oberfläche eines Ultraschallwandlers bestimmt, so kann mit Formel 2.7 die Gesamtleistung der Ultraschallquelle ermittelt werden. Für ein homogenes Schallfeld mit konstanter Intensität I, das senkrecht durch eine Fläche A tritt, ergibt sich die Leistung zu $P = I\,A$.

2.1.2 Akustische Grundgleichungen

Zunächst wird die Ausbreitung von Ultraschallwellen in Flüssigkeiten betrachtet. Wasser als kompressible Flüssigkeit dient hier als Modell für die Ausbreitungsbedingungen im Weichgewebe. Zur Herleitung der Wellengleichung werden die Bewegungsgleichung, die Kontinuitätsgleichung und die Zustandsgleichung eines kompressiblen Mediums genutzt. Es wird vorausgesetzt, dass es nur zu geringen Verschiebungen der Teilchen aus der Gleichgewichtslage kommt und nur lokale Beschleunigungen der Teilchen auftreten. Das Ausbreitungsmedium selbst wird nicht beschleunigt.

Für den kräftefreien Fall und unter Vernachlässigung der konvektiven Beschleunigung, d. h. nur kleine, lokale Änderungen von p_0 und ρ_0, folgt aus dem zweiten newtonschen Axiom ($F = ma$) die Bewegungsgleichung

$$\frac{\partial \vec{v}}{\partial t} + \frac{1}{\rho_0} \operatorname{grad} p = 0 \tag{2.8}$$

Die Erhaltung der Masse wird durch die Kontinuitätsgleichung

$$\frac{\partial \rho}{\partial t} + \rho_0 \operatorname{div} \vec{v} = 0 \tag{2.9}$$

beschrieben.

Bei der Ausbreitung von Schallwellen laufen die Zustandsänderungen sehr schnell ab, sodass kein Wärmeaustausch mit der Umgebung erfolgen kann. Aus der adiabatischen Zustandsgleichung $pV^{\kappa} = \text{konst.}$ folgt mit $V = m / \rho$ bei konstanter Masse

$$\left(\frac{\tilde{p}}{p_0}\right) = \left(\frac{p_0 + p}{p_0}\right) = \left(1 + \frac{p}{p_0}\right) = \left(\frac{\tilde{\rho}}{\rho_0}\right)^{\kappa} =$$

$$\left(\frac{\rho_0 + \rho}{\rho_0}\right)^{\kappa} = \left(1 + \frac{\rho}{\rho_0}\right)^{\kappa} \tag{2.10}$$

Dabei ist $\kappa = C_p / C_V$ der Adiabatenexponent. Die Entwicklung der rechten Seite von Formel 2.10 in eine Reihe und die Näherung für $\rho / \rho_0 \ll 1$ ergibt für Gase

$$p = \kappa \frac{p_0}{\rho_0} \rho \tag{2.11}$$

Für Flüssigkeiten gilt mit der adiabatischen Kompressibilität χ entsprechend

$$p = \frac{1}{\chi \rho_0} \rho \tag{2.12}$$

Das Kompressionsmodul K ist der Kehrwert der Kompressibilität $K = 1/\chi$. Der jeweilige Faktor vor der Dichte in Formel 2.11 und Formel 2.12 beschreibt das Quadrat der Ausbreitungsgeschwindigkeit der Schallfeldgrößen Druck, Schnelle und Dichte. Für Gase gilt

$$c_0 = \sqrt{\kappa \frac{p_0}{\rho_0}} \tag{2.13}$$

Für Wellen in Flüssigkeiten gilt

$$c_0 = \sqrt{\frac{1}{\chi \rho_0}} = \sqrt{\frac{K}{\rho_0}} \tag{2.14}$$

In Gasen und Flüssigkeiten breitet sich Schall in Form von longitudinalen Kompressionswellen aus. Für isotrope elastische Festkörper, in denen auch Schubspannungen übertragen werden könnten, ergeben sich zwei Geschwindigkeitskomponenten. Dies ist zum einen die longitudinale Schallgeschwindigkeit (Bild 2.4 links)

$$c_L = \sqrt{\frac{\lambda + 2\mu}{\rho_0}} = \sqrt{\frac{E(1-\nu)}{\rho_0 (1+\nu)(1-2\nu)}} \tag{2.15}$$

und zum anderen die transversale Schallgeschwindigkeit (Bild 2.4 rechts) mit λ und μ der 1. und 2. Lamé-Konstante (μ ist identisch mit dem Schermodul G):

$$c_S = \sqrt{\frac{\mu}{\rho_0}} = \sqrt{\frac{E}{\rho_0 (2 + 2\nu)}} \tag{2.16}$$

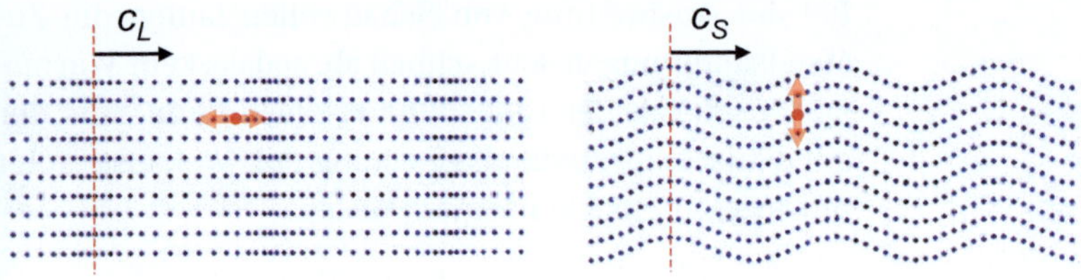

Bild 2.4
Schwingungsrichtung der Teilchen relativ zur Ausbreitungsrichtung für longitudinale Wellen (links) und transversale Wellen (rechts): Die Geschwindigkeitsamplitude der schwingenden Teilchen ist die Schallschnelle.

Die Geschwindigkeiten lassen sich auch mithilfe des Elastizitätsmoduls E und der Querkontraktionszahl (Poissonzahl) ν ausdrücken.
Die Ausbreitungsgeschwindigkeit ist generell temperaturabhängig, da Dichte und elastische Eigenschaften des Ausbreitungsmediums von der Temperatur abhängen. Dabei ist charakteristisch, dass der Temperaturkoeffizient $\mathrm{d}c\,/\,\mathrm{d}T$ für Wasser und Weichgewebe positiv (das gilt für Wasser bis zu Temperaturen von 70 °C) und für Fett negativ ist.
Im diagnostischen Frequenzbereich ist auch die Dispersion sehr gering (Duck 1990).
Die Schallgeschwindigkeit in Wasser kann sehr genau durch eine Temperaturmessung bestimmt werden. Für den Bereich der Raum- und der Körpertemperatur gilt folgendes Polynom mit der Temperatur T in °C (Lubbers/Graaff 1998):

$$c = 1404{,}30\frac{\mathrm{m}}{\mathrm{s}} + 4{,}70\frac{\mathrm{m}}{\mathrm{s}}\frac{T}{°\mathrm{C}} - 0{,}04\frac{\mathrm{m}}{\mathrm{s}}\frac{T^2}{(°\mathrm{C})^2} \tag{2.17}$$

Für Weichgewebe sind die Ausbreitungsgeschwindigkeiten der longitudinalen Wellen vergleichbar mit der von Wasser (Tabelle 2.1). Als Mittelwert wurde c = 1540 m/s für Weichgewebe festgelegt (→ Kap. B I 3.1). Die Ausbreitungsgeschwindigkeit der Scherwellen (transversalen Wellen) ist etwa deutlich kleiner, nämlich um den Faktor 1/1000 (→ Kap. B I 3.5.2).

Tabelle 2.1 Übersicht der Schallgeschwindigkeiten und akustischen Impedanzen für biologische Gewebe im Vergleich zu Wasser und Luft

Medium	T/°C	c_L/m/s	Z/Pa·s/m	
Luft	20	343	396	
Wasser	20	1482	1 482 000	→ Kap. A 14.1.2
	37	1523	1 523 000	
Fett	37	1430	1 525 700	
Blut	37	1585	1 664 200	→ Kap. A 14.1.2
Leber	37	1592	1 687 500	→ Kap A 8.1.1.2
Niere	37	1560	1 638 000	→ Kap. A 11.1.1
Muskel	37	1580	1 644 780	→ Kap. A 17.1.2
Knochen (Kortikalis)	20	3500	6 825 000	→ Kap. A 16.1.2

2.1.3 Wellengleichung

Durch Substitution der Dichte ρ in Formel 2.9 mithilfe von Formel 2.12 und Formel 2.14 erhält man folgendes Gleichungssystem:

$$\frac{\partial \vec{v}}{\partial t} + \frac{1}{\rho_0}\operatorname{grad} p = 0 \tag{2.18}$$

$$\chi\rho_0\frac{\partial p}{\partial t} + \rho_0 \operatorname{div}\vec{v} = \frac{1}{c^2}\frac{\partial p}{\partial t} + \rho_0\operatorname{div}\vec{v} = 0 \tag{2.19}$$

Nach partieller Ableitung von Formel 2.19 nach t und Substitution von $\partial\vec{v}\,/\,\partial t$ aus Formel 2.18 folgt mit dem Laplace-Operator $\Delta = \operatorname{div}\operatorname{grad}$ die Wellengleichung für den Schalldruck p, der sich mit der Schallgeschwindigkeit c ausbreitet.

$$\frac{1}{c^2}\frac{\partial^2 p}{\partial t^2} - \operatorname{div}\operatorname{grad} p = \frac{1}{c^2}\frac{\partial^2 p}{\partial t^2} - \Delta p = 0 \tag{2.20}$$

Auf vergleichbare Weise lassen sich aus den akustischen Grundgleichungen die Wellengleichungen für die Schallschnelle $\vec{v}$, die Schalldichte ρ und das Schnellepotenzial Φ als universelle Schallfeldgröße ableiten:

$$\frac{1}{c^2}\frac{\partial^2 \vec{v}}{\partial t^2} - \Delta\vec{v} = 0 \tag{2.21}$$

$$\frac{1}{c^2}\frac{\partial^2 \rho}{\partial t^2} - \Delta\rho = 0 \tag{2.22}$$

$$\frac{1}{c^2}\frac{\partial^2 \Phi}{\partial t^2} - \Delta\Phi = 0 \tag{2.23}$$

Das Schnellepotenzial $\Phi\left(\vec{r},t\right)$ beschreibt ein Schallfeld vollständig. Schallschnelle, -druck und -dichte lassen sich wie folgt aus Φ ableiten:

$$\vec{v} = -\operatorname{grad}\Phi \tag{2.24}$$

$$p = \rho_0\frac{\partial\Phi}{\partial t} \tag{2.25}$$

$$\rho = \frac{\rho_0}{c^2}\frac{\partial\Phi}{\partial t} \tag{2.26}$$

I

2.1.4 Lösung der Wellengleichung

Die Lösungsfunktionen der Differenzialgleichungen (Formel 2.20 bis Formel 2.23) beschreiben die Schallfeldgrößen in ihrer Abhängigkeit von Zeit und Ort. Für den Schalldruck folgt aus Formel 2.20

$$\underline{p}\left(\vec{r},t\right)=\hat{p}\,e^{j\left(\omega t\mp k\vec{n}\vec{r}+\varphi_0\right)} \tag{2.27}$$

Dabei ist $\omega=2\pi f$ die Kreisfrequenz, $k=2\pi/\lambda$ die Wellenzahl und $\vec{n}$ der Einheitsvektor in Ausbreitungsrichtung. Die Konstante φ_0 entspricht der Phase der Welle zur Zeit t = 0 am Koordinatenursprung.
Für eine in positive x-Richtung laufende, harmonische Welle (Bild 2.5) folgt daraus

$$p\left(x,t\right)=\hat{p}\cos\left(\omega t-kx+\varphi_0\right) \tag{2.28}$$

Diese relative einfache Lösung für harmonische Wellen hat besondere Bedeutung, da sich mittels Fourier-Synthese beliebige Wellenformen in ihrer Zeitabhängigkeit darstellen lassen.

2.1.5 Phasen- und Gruppengeschwindigkeit

Mit Bezug auf die sonografischen Verfahren, die Ultraschallpulse oder kurze Wellenzüge (Bursts) mit einer bestimmten Bandbreite verwenden, muss auch der Unterschied zwischen Gruppen- und Phasengeschwindigkeit der Welle betrachtet werden. Für Wellen einer Frequenz wird die Ausbreitungsgeschwindigkeit einer bestimmten Phase betrachtet, z. B. der Punkt maximalen Schalldrucks. Hier folgt aus $c=f\lambda$ die Phasengeschwindigkeit c_P mit

$$c_P=\frac{\omega\left(k\right)}{k} \tag{2.29}$$

Für die Ausbreitungsgeschwindigkeit multifrequenter Wellen (z. B. kurze, breitbandige Ultraschallpulse für die Bildgebung) wird Bezug auf das Signal insgesamt genommen. Die Position der Signalgruppe kann z. B. durch das Maximum der Einhüllenden definiert werden. Für die Gruppengeschwindigkeit c_G folgt

$$c_G=\frac{\partial\omega\left(k\right)}{\partial k} \tag{2.30}$$

Bei vernachlässigbarer Dispersion sind die Kreisfrequenz und Wellenzahl linear verknüpft und aus $\omega=c\cdot k$ folgt, dass die Phasen- und Gruppengeschwindigkeit identisch sind.

2.1.6 Ebene und sphärische Wellen

2.1.6.1 Ebene Wellen

Die Kontinuitätsgleichung (Formel 2.19) hat für den Fall einer in x-Richtung laufenden ebenen Welle die Form

$$\frac{1}{c^2}\frac{\partial p}{\partial t}+\rho_0\frac{\partial v}{\partial x}=0 \tag{2.31}$$

Mit Formel 2.28 für den Schalldruck einer ebenen Welle folgt nach Umformung und durch Einsetzen in Formel 2.31 mit anschließender Ableitung nach der Zeit t und Integration über den Weg x die Schallschnelle der ebenen Welle

$$v\left(x,t\right)=\frac{\hat{p}}{\rho_0 c^2}\frac{\omega}{k}\cos\left(\omega t-kx+\varphi_0\right) \tag{2.32}$$

Des Weiteren folgt mit $c=\omega/k$ und Formel 2.2

$$v\left(x,t\right)=\frac{\hat{p}}{\rho_0 c}\cos\left(\omega t-kx+\varphi_0\right)=$$

$$\hat{v}\cos\left(\omega t-kx+\varphi_0\right) \tag{2.33}$$

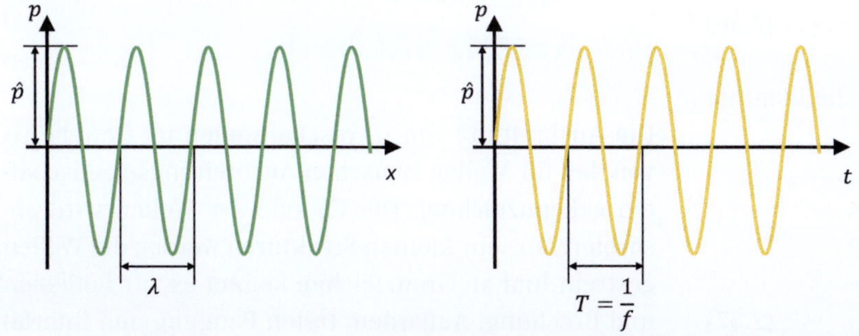

Bild 2.5
Schalldruck in Abhängigkeit von Ort und Zeit für eine harmonische Welle (eindimensional, $\varphi_0=0$)

I

Aus Formel 2.28, Formel 2.33 und Formel 2.6 leiten sich folgende Eigenschaften ebener Schallwellen ab:

- Schalldruck und -schnelle haben die gleiche Phase.
- Die Schallkennimpedanz (Formel 2.2) ist konstant.
- Die Schallintensität ist hier eine skalare Größe mit

$$I = v\,p = \rho_0 c v^2 = p^2 / \rho_0 c \qquad (2.34)$$

Die ebene Welle kann in vielen Fällen realer Schallfelder als Modell für die Schallausbreitung dienen. Das trifft insbesondere bei größeren Abständen zur Schallquelle (d. h. im Fernfeld) und für die Fokuszone bei fokussierten Schallfeldern zu (→ Kap. B I 2.3, Kap. B I 2.2.4 und Kap. B I 2.4.4). Hier besteht auch die Möglichkeit zur Bestimmung der Schallintensität über die Messung der Transienten des Schalldrucks und die anschließende Berechnung der abgeleiteten Intensität mit Formel 2.34.

2.1.6.2 Sphärische Wellen

Nach dem huygensschen Prinzip kann die Wellenausbreitung als Ausbreitung unendlich vieler sphärischer Wellen (in 2D: Kreiswellen, in 3D: Kugelwellen) betrachtet werden, die in ihrer Überlagerung die resultierende Wellenfront bilden (→ Kap. B I 2.4). Sphärische Wellen werden auch von punktförmigen Ultraschallquellen bzw. Quellen mit geringer Apertur im Vergleich zur Wellenlänge abgegeben.

Die Wellengleichung für sphärische Wellen erhält man durch Umformung des Laplace-Operators Δ für die räumlichen Polarkoordinaten r, θ und φ und unter Annahme von Radialsymmetrie, d. h., die Ableitungen nach θ und φ sind null:

$$\Delta = \frac{1}{r^2}\frac{\partial}{\partial r}\left(r^2 \frac{\partial}{\partial r}\right) = \frac{2}{r}\frac{\partial}{\partial r} + \frac{\partial^2}{\partial r^2} \qquad (2.35)$$

Die Wellengleichung für das Schnellepotenzial (Formel 2.23) erhält damit folgende Form:

$$\frac{1}{c^2}\frac{\partial^2 \Phi}{\partial t^2} = \frac{2}{r}\frac{\partial \Phi}{\partial r} + \frac{\partial^2 \Phi}{\partial r^2} \qquad (2.36)$$

Unter Anwendung der Produktregel kann die Identität der rechten Seite von Formel 2.36 mit

$$\frac{1}{r}\frac{\partial^2 (r\Phi)}{\partial r^2} = \frac{1}{r}\frac{\partial}{\partial r}\left(\Phi + r\frac{\partial \Phi}{\partial r}\right) =$$

$$\frac{1}{r}\frac{\partial \Phi}{\partial r} + \frac{1}{r}\frac{\partial \Phi}{\partial r} + \frac{\partial^2 \Phi}{\partial r^2} \qquad (2.37)$$

gezeigt werden und für die Wellengleichung der sphärischen Welle folgt

$$\frac{1}{c^2}\frac{\partial^2 (r\Phi)}{\partial t^2} - \frac{\partial^2 (r\Phi)}{\partial r^2} \qquad (2.38)$$

Als Lösung der Differenzialgleichung ergibt sich für das Schnellepotenzial der sphärischen Welle

$$\Phi(r,t) = \frac{\hat{\Phi}}{r}\cos(\omega t \mp kr + \varphi_0) \qquad (2.39)$$

oder in komplexer Schreibweise

$$\underline{\Phi}(r,t) = \frac{\hat{\Phi}}{r} e^{j(\omega t \mp kr + \varphi_0)} \qquad (2.40)$$

Mit Formel 2.24 folgt für die Schallschnelle einer sich vom Ursprung entfernenden sphärischen Welle

$$\underline{v}(r,t) = -\frac{\partial \underline{\Phi}}{\partial r} = \hat{\Phi}\left(\frac{1}{r^2} + \frac{jk}{r}\right) e^{j(\omega t - kr + \varphi_0)} \qquad (2.41)$$

und mit Formel 2.25 entsprechend für den Schalldruck

$$\underline{p}(r,t) = \rho_0 \frac{\partial \underline{\Phi}}{\partial t} = \hat{\Phi}\frac{j\omega\rho_0}{r} e^{j(\omega t - kr + \varphi_0)} \qquad (2.42)$$

Aus Formel 2.41, Formel 2.42 und Formel 2.6 leiten sich folgende Eigenschaften sphärischer Schallwellen ab:

- Schalldruck und -schnelle haben nicht die gleiche Phase.
- Die Schallkennimpedanz (Formel 2.2) ist erst für große Abstände zur Schallquelle ($kr \gg 1$) konstant.
- Die Schallintensität ist komplexwertig mit $\underline{I} = \underline{p}\,\underline{v}^*$ (Schallschnelle konjugiert komplex), wobei der Realteil der Wirkintensität entspricht.
- Die Amplitude der sphärischen Welle nimmt mit $1/r$ ab.

2.2 Schallausbreitung im Medium und durch Grenzflächen

Die Ausbreitung von Ultraschallwellen im Gewebe ist von den für Wellen typischen Ausbreitungseigenschaften gekennzeichnet. Die Energie der Wellen wird absorbiert, an sehr kleinen Strukturen werden die Wellen gestreut und an Grenzflächen kommt es zur Reflexion und Brechung. Außerdem treten Beugung und Interferenz auf. Der Doppler-Effekt führt zu Frequenzverschiebungen (→ Kap. B I 3.2).

2.2.1 Schallschwächung

Bei der Ausbreitung in einem Medium, so auch dem Gewebe, nehmen in Ausbreitungsrichtung Druck und Intensität stetig ab. Diese Schwächung (oder Dämpfung) α_D der Ultraschallwellen hat mehrere Ursachen:

- **Absorption** (Dissipation der Schallenergie in andere Energieformen, überwiegend Wärme)
- **Streuung** (Ablenkung der Schallenergie in verschiedene Raumrichtungen an kleinen Strukturen)
- **Reflexion/Transmission an Grenzflächen:** Nur ein Teil der Schallenergie tritt durch die Grenzfläche hindurch. Zusätzlich kann durch Brechung noch eine Richtungsänderung auftreten.
- **Schallfeldgeometrie:** Die Querschnittsfläche des Schallbündels ist von der geometrischen Form des Schallfeldes abhängig (→ Kap. B I 2.4). Mit zunehmendem Abstand von der Schallquelle divergiert das Schallbündel und die Schallenergie verteilt sich auf eine größere Fläche.

Die gesamte Schallschwächung setzt sich damit aus den einzelnen Beiträgen zusammen, wobei die wesentlichen Beiträge durch Absorption (Anteil 60 bis 80 %) und Streuung (Anteil 20 bis 40 %) geliefert werden.

$$\alpha_D = \alpha_{\text{Abs}} + \alpha_{\text{Streu}} + \alpha_{\text{Trans}} + \alpha_{\text{Geo}} \quad (2.43)$$

Da Absorption und Streuung von der Frequenz abhängen, zeigt auch die Schallschwächung eine Frequenzabhängigkeit. Für Weichgewebe ist diese im für die Sonografie genutzten Frequenzbereich annähernd linear mit b = 1,0 bis 1,2.

$$\alpha_D(f) = \alpha_{D0} f^b \quad (2.44)$$

Für Wasser ist b = 2. In einem durch den Arbeitsfrequenzbereich des Schallkopfes vorgegebenen Frequenzintervall mit der Mittenfrequenz f_c kann $\alpha_D(f)$ mit

$$\alpha_D(f) = \alpha_{D1} + \alpha_{D0}(f - f_c) \quad (2.45)$$

linear approximiert werden.

Die Schalldruckamplitude nimmt entsprechend dem Schwächungsgesetz exponentiell mit zunehmender Distanz z ab, wobei der Amplitudenschwächungskoeffizient α_D nicht mit dem Schwächungskoeffizienten der Intensität $\mu = 2\alpha_D$ verwechselt werden darf.

$$p(z) = p_0 e^{-\alpha_D z} \quad (2.46)$$

Wegen $I \propto p^2$ gilt für die Intensitätsabnahme während der Ausbreitung

$$I(z) = I_0 e^{-\mu z} = I_0 e^{-2\alpha_D z} \quad (2.47)$$

Die quantitative Angabe der Ultraschallschwächung erfolgt überwiegend in Dezibel (dB) mit

$$\text{dB} = 20 \log\left(\frac{p}{p_0}\right) = 10 \log\left(\frac{I}{I_0}\right) \quad (2.48)$$

In einigen Publikationen findet sich auch die Angabe in Neper (Np), die auf dem natürlichen Logarithmus beruht:

$$\text{Np} = \ln\left(\frac{p}{p_0}\right) \quad (2.49)$$

Die Umrechnung kann mit $\alpha_{dB} = 8{,}686 \cdot \alpha_{Np}$ (d. h. 1 Np = 8,686 dB bzw. 1 dB = 0,1151 Np) erfolgen.

In Tabelle 2.2 sind beispielhaft die Schwächungskoeffizienten biologischer Gewebe im Vergleich zu Wasser bei verschiedenen Frequenzen aufgeführt.

Tabelle 2.2 Übersicht des Amplitudenschwächungskoeffizienten für biologische Gewebe im Vergleich zu Wasser bei verschiedenen Frequenzen (Duck 1990)

Medium	$\alpha_{D0} \cdot f$	α_D bei 2 MHz	α_D bei 10 MHz	
	dB/(cm MHz)	dB/cm	dB/cm	
Wasser (mit $\alpha_{D0} f^2$)	0,002	0,008	0,200	→ Kap. A 14.1.2
Blut	0,15	0,30	1,50	→ Kap. A 14.1.2
Hirn	0,60	1,20	6,00	→ Kap. A 1.1.1.2.2
Leber	0,40	0,80	4,00	→ Kap A 8.1.1.2
Muskel	0,57	1,14	5,70	→ Kap. A 17.1.2
Knochen (Kortikalis)	12	> 24	> 120	→ Kap. A 16.1.2

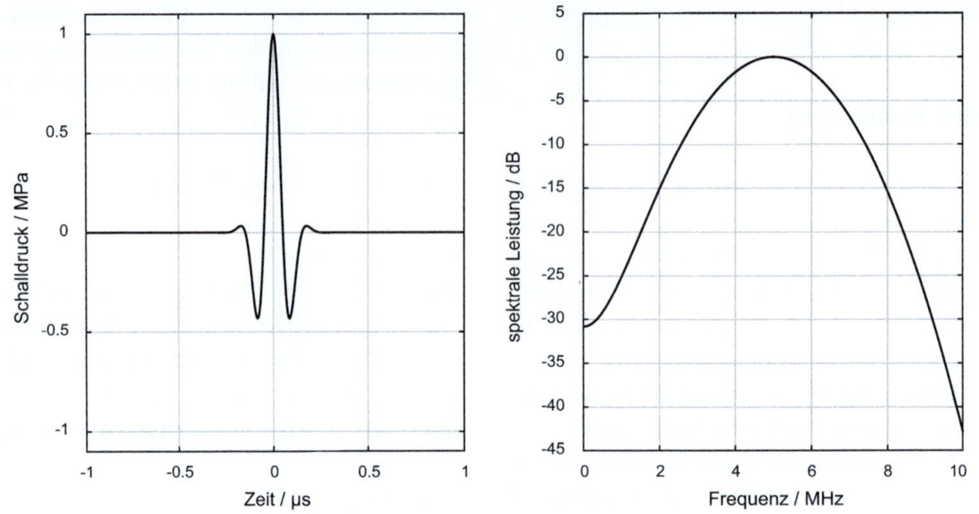

Bild 2.6 Gaußförmiger Ultraschallimpuls (Mittenfrequenz: 5 MHz) und dazugehöriges Leistungsspektrum

In der Sonografie werden kurze, breitbandige Ultraschallimpulse eingesetzt, um eine gute Ortsauflösung zu erhalten (→ Kap. B I 3.1.4). Ein gaußförmiger Impuls (ein Burst mit einer gaußförmigen Einhüllenden) kann als Modell für solch einen Schallimpuls herangezogen werden:

$$p(t) = e^{-\sigma t^2} \cos(2\pi f_c \cdot t) \tag{2.50}$$

Dabei ist σ einem Parameter für die Pulsdauer und f_c die Mittenfrequenz. Das Frequenzspektrum dieses Impulses ist ebenfalls gaußförmig (Azhari 2010) (Bild 2.6). Aufgrund der Frequenzabhängigkeit der Schwächung ändert sich während der Ausbreitung im Gewebe der spektrale Inhalt und damit auch die Form des Pulses. Die effektive Länge der Impulse vergrößert sich. Mit Formel 2.45 folgt für das Spektrum $|P(z,f)|$ des Ultraschallimpulses in der Tiefe z

$$|P(z,f)| = P(f) \cdot H(z,f) =$$

$$P(f) \cdot e^{-(\alpha_{D1} z + \alpha_{D0}(f - f_c) z)} \tag{2.51}$$

Das führt mit zunehmender Eindringtiefe z neben der erwarteten Verringerung der Ultraschallintensität zu einer Mittenfrequenzverschiebung in Richtung tieferer Frequenzen (engl. *center frequency downshift*) (Bild 2.7).

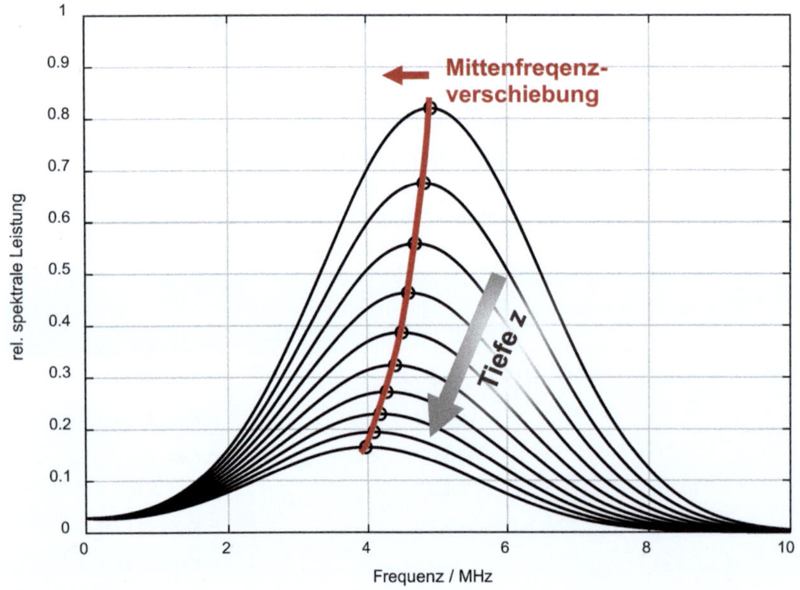

Bild 2.7
Veranschaulichung der Abnahme der Ultraschallintensität und Verschiebung der Mittenfrequenz in Folge der frequenzabhängigen Schwächung mit zunehmender Eindringtiefe

Die Berücksichtigung der Schallschwächung in der Lösung der Wellengleichung für eine in z-Richtung laufende ebene Welle (Formel 2.27) führt zu folgendem Ausdruck:

$$\underline{p}(z,t) = \hat{p}\, e^{-\alpha_D z} e^{j(\omega t - kz)} = \hat{p}\, e^{j[\omega t - z(k - j\alpha_D)]} \qquad (2.52)$$

Die Wellenzahl wird damit frequenzabhängig und folglich auch die Schallgeschwindigkeit. Es tritt also Dispersion auf, und Gruppen- und Phasengeschwindigkeit sind nicht mehr identisch (→ Kap. B I 2.1.5). Dieser Zusammenhang wird über die komplexe Wellenzahl $\underline{k} = k - j\alpha_D$ zum Ausdruck gebracht. Die Verbindung zwischen Schwächung und Dispersion kann mithilfe der auf lineare akustische Systeme angewendeten Kramers-Kronig-Beziehung (O'Donnell et al. 1981) beschrieben werden.

2.2.1.1 Absorption

Die verlustfreie Ausbreitung von Ultraschallwellen erfordert ein homogenes, ideal elastisches Medium. Das ist in der Realität nicht gegeben und insbesondere Weichgewebe zeigt viskoelastisches Verhalten. Bei sehr geringen Frequenzen (quasistatisch) erhalten die Partikel beim Durchgang einer Welle kinetische Energie, die bei deren Auslenkung in potenzielle Energie (d. h. in diesem Fall elastische Energie) umgewandelt und anschließend wieder freigegeben wird. Mit zunehmender Frequenz können die Partikel nicht mehr unmittelbar folgen. Die gespeicherte elastische Energie verbleibt in Form von Wärme im Medium und wird der Welle entzogen.

Flüssigkeiten (Wasser, Urin, Fruchtwasser, Blut) zeigen eine geringe Absorption und damit auch eine geringe Schallschwächung. Gewebe mit hohem Kollagenanteil (Sehnen, Knorpel, Bindegewebe) absorbieren deutlich stärker (Tabelle 2.2).

2.2.1.2 Streuung

Für Ultraschallwellenlängen im diagnostischen Bereich muss Weichgewebe (insbesondere das Parenchym von Organen wie Leber, Niere, Schilddrüse oder Hoden) als inhomogen betrachtet werden. Diese Inhomogenität kann als Variationen der Dichte und Kompressibilität in Größenordnungen sehr viel kleiner bis gleich der Wellenlänge betrachtet werden. Vereinfacht können die streuenden Strukturen (kurz Streuer) als Punktstreuer (Rayleigh-Streuer), kleine Flüssigkeitskugeln oder Kugelschalen betrachtet werden. Das Verhältnis zwischen dem Radius der Streuer a und der Wellenlänge bestimmt dann das Streuverhalten. An Streuern kleiner als die Wellenlänge erfolgt eine diffuse Streuung, d. h. die Energie der einfallenden Wellen wird über einen weiten Winkelbereich verteilt. Mit zunehmender Größe der Streuer setzt spiegelnde Streuung ein (Bild 2.8) und es gelten die Gesetzmäßigkeiten für Grenzflächen der akustischen Impedanz (→ Kap. B I 2.2.2).

Für die sonografische Bildgebung (→ Kap. B I 3.1) ist der Anteil der rückgestreuten Schallintensität von Bedeutung. Ausgehend vom effektiven Streuquerschnitt, der durch das Verhältnis der gesamten gestreuten Leistung zur einfallenden Intensität

$$\sigma_{\text{eff}} = \frac{P_s}{I_i} \qquad (2.53)$$

definiert ist, folgt für einen einzelnen kugelförmiger Streuer mit $ka \ll 1$ (Rayleigh-Streuer) (Strutt 1872) der differenzielle Streuquerschnitt pro Volumeneinheit, der als winkelabhängiger Faktor für die Stärke des gestreuten Feldes betrachtet werden kann, mit

$$\sigma_d(\vartheta) = \frac{k^4 V_s^2}{16\pi^2}\left[\left(\frac{\kappa_e - \kappa_0}{\kappa_0}\right) + \left(\frac{3(\varrho_e - \varrho_0)}{2\varrho_e + \rho_0}\right)\cos\vartheta\right]^2 \qquad (2.54)$$

Hier sind κ_e und ρ_e die Kompressibilität und Dichte des Streuers und κ_0 und ρ_0 die entsprechenden Werte für das umgebende Medium sowie $V_s = (4/3)\pi a^3$ das Volumen des Streuers (Morse/Ingard 1968). Für sehr schwache Streuer, d. h. bei sehr geringen Unterschie-

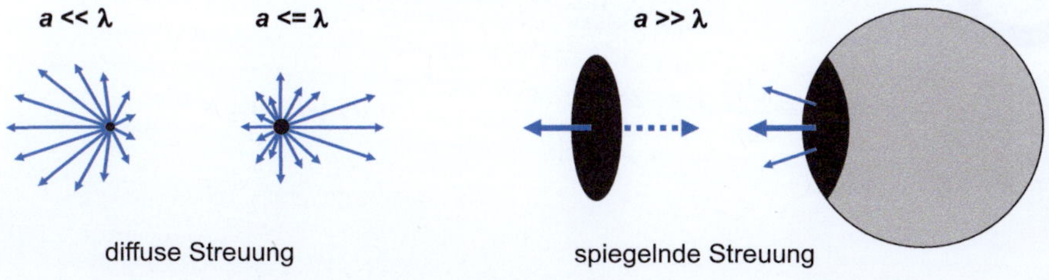

Bild 2.8
Streuverhalten in Abhängigkeit vom Größenverhältnis Streuer (mit Radius a) zu Wellenlänge λ: Die diffuse Streuung ist ungerichtet und frequenzabhängig. Die spiegelnde Streuung ist gerichtet und unabhängig von der Frequenz.

I

den in Kompressibilität und Dichte zwischen Streuer und Medium, folgt Formel 2.55 mithilfe der Born-Approximation, d. h., der Schalldruck im Inneren des Streuers entspricht dem Schalldruck der ungestörten, einfallenden Welle (Shung/Thieme 1993):

$$\sigma_d(\vartheta)=\frac{k^4V_s^2}{16\pi^2}\left[\left(\frac{\kappa_e-\kappa_0}{\kappa_0}\right)+\left(\frac{\varrho_e-\varrho_0}{\varrho_e}\right)\cos\vartheta\right]^2 \qquad (2.55)$$

Diese Annahme ist z. B. für normales Blut annähernd erfüllt (Streuung von Ultraschallwellen an Blut → Kap. B I 3.2 und Kap. A 14.1.2) und es kann von einem Ensemble mehrerer diskreter Streuer im Medium mit einer mittleren Streuerdichte $\overline{n}$ (mittlere Anzahl Streuer pro Volumeneinheit) ausgegangen werden.

Der differenzielle Streuquerschnitt pro Volumeneinheit unter einem Winkel $\vartheta = 180°$ ist dann der für die Ultraschallbildgebung relevante Rückstreukoeffizient $\sigma_b=\sigma_d(180°)$.

Durch Zusammenfassen der relativen Variationen von Kompressibilität und Dichte an der Streuerposition $\vec{r}_e$

$$\gamma_\kappa(\vec{r}_e)=\frac{\kappa_e(\vec{r}_e)-\kappa_0}{\kappa_0} \qquad \gamma_\varrho(\vec{r}_e)=\frac{\varrho_e(\vec{r}_e)-\varrho_0}{\varrho_e(\vec{r}_e)} \qquad (2.56)$$

zu einer kombinierten relativen Variation dieser Eigenschaften pro Streuer

$$\gamma_0(\vec{r}_e,\vartheta)=\gamma_\kappa(\vec{r}_e)+\gamma_\varrho(\vec{r}_e)\cos\vartheta \qquad (2.57)$$

kann mit dem Ensemblemittelwert $\langle\gamma_0^2\rangle$ die Streustärke $\overline{n}\langle\gamma_0^2\rangle$ beschrieben werden.

Der differenzielle Streuquerschnitt σ_0 für ein Ensemble von inkohärenten Streuern, die sehr klein im Vergleich zur Wellenlänge sind ($ka \ll 1$), ergibt sich mit Formel 2.55 zu

$$\sigma_0=\frac{k^4V_s^2}{16\pi^2}\overline{n}\langle\gamma_0^2\rangle \qquad (2.58)$$

Für den Fall kugelförmiger Streuer mit dem Radius a ergibt sich der differenzielle Streuquerschnitt σ_0 weiter vereinfacht zu

$$\sigma_0=\frac{1}{9}k^4a^6\overline{n}\langle\gamma_0^2\rangle=\frac{16\pi^4}{9c^4}f^4a^6\overline{n}\langle\gamma_0^2\rangle \qquad (2.59)$$

In Formel 2.59 ist die für die Rayleigh-Streuung typische Abhängigkeit des Streuquerschnitts zur vierten Potenz der Frequenz erkennbar.

Dieses einfache Streumodell ist noch nicht in der Lage, Informationen über die Struktur des streuenden Mediums, also im interessierenden Fall des Weichgewebes, zu liefern. Dafür müssen komplexere Anordnungen von Streuern unterschiedlicher Form und Größe betrachtet werden. Mithilfe eines von der Frequenz (über die Wellenzahl k) und vom effektiven Streuerdurchmesser D abhängigen Formfaktors

$$F(2k,D)=\frac{\sigma_b}{\sigma_0} \qquad (2.60)$$

Tabelle 2.3 Rückstreukoeffizienten und Formfaktoren für Streumodelle von Weichgewebe (mit J_n den Bessel-Funktionen n-ter Ordnung) (Insana et al. 1990)

Modell		Rückstreukoeffizient σ_b	Formfaktor $F(2k,D)$
Rayleigh-Streuer (Punktstreuer) mit $D = 2a$		$\sigma_b=\frac{k^4V_s^2}{16\pi^2}\overline{n}\gamma_0^2$	$F(2k,D)=1$
Flüssigkeitskugel mit $D = 2a$		$\sigma_b=\frac{k^4V_s^2}{16\pi^2}\overline{n}\gamma_0^2\left(\frac{3}{2ka}J_1(2ka)\right)^2$	$F(2k,D)=\left(\frac{3}{2ka}J_1(2ka)\right)^2$
Kugelschale mit $D = 2a$	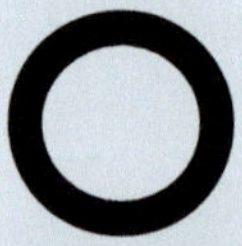	$\sigma_b=\frac{k^4V_s^2}{16\pi^2}\overline{n}\gamma_0^2J_0^2(2ka)$	$F(2k,D)=J_0^2(2ka)$
Gauß-Streuer (unscharf begrenzt)	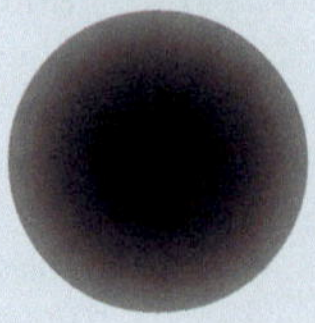	$\sigma_b=\frac{k^4V_s^2}{16\pi^2}\overline{n}\gamma_0^2e^{-2k^2D^2}$	$F(2k,D)=e^{-2k^2D^2}$

kann das Rückstreuverhalten einer modellierten Streuanordnung in Relation zur Rayleigh-Streuung gesetzt werden. Typische Streuermodelle sind Flüssigkeitskugeln, Kugelschalen oder Gauß-Streuer (Tabelle 2.3).

Die Streuung trägt nicht nur zur Schwächung der Ultraschallwellen während der Ausbreitung im Gewebe bei, sie bewirkt auch charakteristische Veränderungen ihres Frequenzinhalts. Die Quantifizierung dieser Veränderungen, gemeinsam mit der Analyse der frequenzabhängigen Absorption, bietet einen weiteren Ansatzpunkt für quantitative Sonografieverfahren.

2.2.2 Schalldurchgang durch Grenzflächen

2.2.2.1. Reflexions- und Transmissionskoeffizienten

An im Verhältnis zur Wellenlänge größeren, flächig ausgedehnten Grenzflächen der akustischen Impedanz (z. B. Bindegewebsschichten, Organ- und Gefäßgrenzen) kommt es zur teilweisen Reflexion und Transmission der Ultraschallwellen. Die jeweiligen Anteile werden durch die akustischen Impedanzen Z_1 und Z_2 der aneinandergrenzenden Gewebe bestimmt. Es wird zunächst der senkrechte Einfall ebener Wellen auf diese Grenzfläche betrachtet (Bild 2.9).

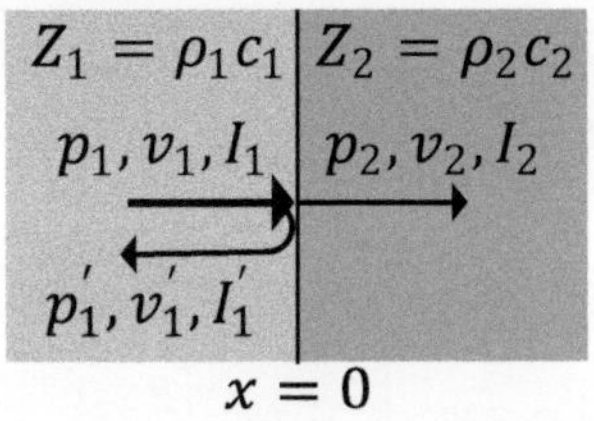

Bild 2.9 Indizierung von Schalldruck, -schnelle und -intensität für die einfallende, reflektierte und transmittierte Welle an einer Grenzfläche der akustischen Impedanz

An der Grenzfläche bei $x = 0$ muss für Schalldruck und Schallschnelle die Bedingung des stetigen Übergangs zwischen den Medien erfüllt sein:

$$\begin{aligned} p_1 + p_1' &= p_2 \\ v_1 + v_1' &= v_2 \end{aligned} \tag{2.61}$$

Dieses Gleichungssystem kann mit

$$p_1 = Z_1 v_1 \quad p_1' = -Z_1 v_1' \quad p_2 = Z_2 v_2 \tag{2.62}$$

entweder nur mit den Schalldrücken p_1, p_1' und p_2 sowie den Impedanzen Z_1 und Z_2 oder den jeweiligen Schallschnellen und den Impedanzen dargestellt werden.

Definiert man den Reflexionskoeffizienten als Verhältnis von reflektierter zu einfallender Schallgröße und den Transmissionskoeffizienten als Verhältnis von transmittierter zu einfallender Schallgröße, gelangt man durch Umformung zu den entsprechenden Gleichungen für den Schalldruck

$$R = \frac{p_1'}{p_1} = \frac{(Z_2 - Z_1)}{(Z_1 + Z_2)} \quad T = \frac{p_2}{p_1} = \frac{2Z_2}{(Z_1 + Z_2)} \tag{2.63}$$

und zu den Gleichungen für die Schallschnelle

$$R_v = \frac{v_1'}{v_1} = \frac{(Z_1 - Z_2)}{(Z_1 + Z_2)} \quad T_v = \frac{v_1'}{v_1} = \frac{2Z_1}{(Z_1 + Z_2)} \tag{2.64}$$

Aus Formel 2.63 und Formel 2.64 kann zudem das Auftreten von Phasensprüngen bei der Reflexion an Grenzflächen abgeleitet werden. Für $Z_1 > Z_2$ ist der reflektierte Schalldruck invertiert und für $Z_2 > Z_1$ ist die reflektierte Schallschnelle invertiert.

Aus den Stetigkeitsbedingungen an der Grenzfläche (Formel 2.61) sowie aus Formel 2.63 und Formel 2.64 folgt

$$R + 1 = T \quad R_v + 1 = T_v \tag{2.65}$$

Zur Beschreibung der reflektierten und transmittierten Intensität sind wegen Formel 2.6 die jeweiligen Koeffizienten für Schalldruck und -schnelle miteinander zu multiplizieren. Aus Formel 2.63 und Formel 2.64 folgt mit $r = R \cdot (-R_v)$ der Reflexionskoeffizient

$$r = \frac{I_1'}{I_1} = \frac{(Z_2 - Z_1)^2}{(Z_1 + Z_2)^2} \tag{2.66}$$

und mit $t = T \cdot T_v$ der Transmissionskoeffizient für die Schallintensität:

$$t = \frac{I_2}{I_1} = \frac{4Z_1 Z_2}{(Z_1 + Z_2)^2} \tag{2.67}$$

Aufgrund der Energieerhaltung gilt für die Intensitäten mit

$$r + t = 1 \tag{2.68}$$

die entsprechende Bilanzgleichung.

Trifft die Ultraschallwelle schräg auf eine Grenzfläche, dann finden die für alle Wellenarten gültigen Gesetzmäßigkeiten Anwendung. Nach dem Reflexionsgesetz ist der Winkel α zwischen dem Richtungsvektor der einfallenden Welle und der Normalen der Grenzfläche (Einfallslot) gleich dem Winkel α' zwischen Richtungsvektor der reflektierten Welle und dem Einfallslot.

$$\alpha = \alpha' \tag{2.69}$$

Für die Richtung der durch die Grenzfläche hindurchtretenden Welle gilt das snelliussche Brechungsgesetz:

$$\frac{\sin\alpha}{c_1} = \frac{\sin\vartheta}{c_2} \tag{2.70}$$

Dabei ist ϑ der Winkel zwischen der Richtung des gebrochenen Strahls und dem Einfallslot und c_1 sowie c_2 sind die Phasengeschwindigkeiten in den aneinandergrenzenden Medien.

Auch für einen schrägen Einfall muss an der Grenzfläche die Stetigkeitsbedingung erfüllt sein, wobei für die Schallschnelle nur die Komponente senkrecht zur Grenzfläche Berücksichtigung findet:

$$\begin{aligned} p_1 + p_1' &= p_2 \\ v_1 \cos\alpha + v_1' \cos\alpha &= v_2 \cos\vartheta \end{aligned} \tag{2.71}$$

Analog zur Betrachtung für den senkrechten Einfall kann aus diesem Gleichungssystem unter Nutzung von Formel 2.62 der Reflexions- und Transmissionskoeffizient für schrägen Einfall bestimmt werden.

Für den Reflexionskoeffizienten des Schalldrucks gilt dann

$$R = \frac{\left(Z_2 \cos\alpha - Z_1 \cos\vartheta\right)}{\left(Z_1 \cos\vartheta + Z_2 \cos\alpha\right)} \tag{2.72}$$

und für den Transmissionskoeffizienten gilt

$$T = \frac{2 Z_2 \cos\alpha}{\left(Z_1 \cos\vartheta + Z_2 \cos\alpha\right)} \tag{2.73}$$

Für den senkrechten Einfall ($\alpha = \vartheta = 90°$) gehen diese Gleichungen dann in Formel 2.63 über. Analog lässt sich Formel 2.64 für die Schallschnelle für einen schrägen Einfall erweitern.

2.2.2.2 Schalldurchgang durch Platten und Schichten

Während der Ausbreitung der Schallwellen im Körper, aber auch schon im Schallwandler selbst erfolgt der Durchgang durch Schichten mit unterschiedlicher akustischer Impedanz zum umgebenden Medium. Dabei kommt es zu Mehrfachreflexionen innerhalb der Schicht und zur Überlagerung der reflektierten, phasenverschobenen Wellen.

Zur analytischen Betrachtung wird von einer planparallelen Platte der Dicke d mit der Impedanz Z_2 ausgegangen. Diese befindet sich zwischen Medien mit den akustischen Impedanzen Z_1 und Z_3. Der Schalldurchgang erfolgt von Medium 1 über Medium 2 nach Medium 3 (Bild 2.10).

Bei der Reflexion überlagern sich die direkt mit dem Reflexionskoeffizienten R_{12} reflektierte Welle mit den durch die Grenzfläche 1 → 2 transmittierten, an der Grenzfläche 2 → 3 reflektierten und wieder durch die Grenzfläche 2 → 1 transmittierten Wellen. Innerhalb der Platte kommt es, unter Vernachlässigung der Absorption, noch zu weiteren Reflexionen. Bei jedem Durchlauf innerhalb der Platte erfolgt eine von der Plattendicke abhängige Phasenverschiebung um $2 \cdot k_2 d$.

Die phasenrichtige Addition der Wellenanteile ergibt dann eine Reihe der Form

$$R_{1\leftarrow 3} = R_{12} + T_{12} R_{23} T_{21} \cdot e^{ik_2 2d} + T_{12} R_{23} T_{21} \cdot e^{ik_2 2d} \left(R_{21} R_{23} \cdot e^{ik_2 2d}\right)^{n=1} + \ldots \tag{2.74}$$

sodass mithilfe der Summenformel für eine geometrische Reihe der Reflexionskoeffizient $R_{1\leftarrow 3}$ für die Platte mit

$$R_{1\leftarrow 3} = R_{12} + \frac{T_{12} R_{23} T_{21} \cdot e^{ik_2 2d}}{1 - R_{21} R_{23} \cdot e^{ik_2 2d}} \tag{2.75}$$

angegeben werden kann.

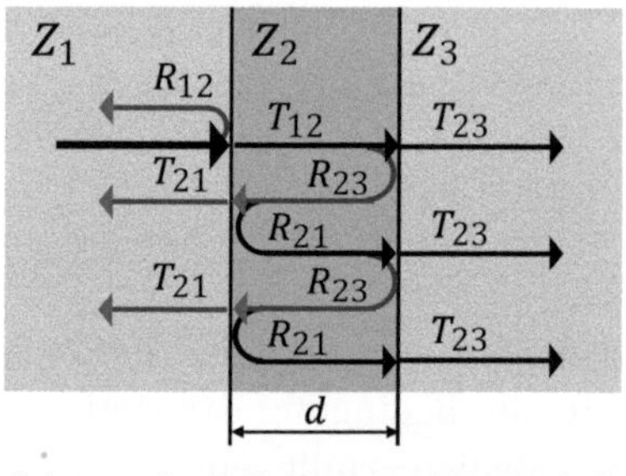

Bild 2.10 Indizierung der Reflexions- und Transmissionskoeffizienten für den Schalldurchgang vom Medium der Impedanz Z_1 zum Medium der Impedanz Z_3 durch eine Platte mit der Impedanz Z_2

Auch bei der Transmission durch die Platte kommt es zu Mehrfachreflexionen innerhalb der Platte und daraus resultierenden Phasenverschiebungen (beim direkten Durchgang nur um $k_2 d$). Die phasenrichtige Addition der transmittierten Wellenanteile ergibt eine Reihe der Form

$$T_{1\to3} = T_{12}T_{23} \cdot e^{ik_2d} + T_{12}T_{23} \cdot e^{ik_2d}$$
$$\left(R_{23}R_{21} \cdot e^{ik_2 2d}\right)^{n=1} + \ldots \qquad (2.76)$$

Mit Anwendung der Summenformel für eine geometrische Reihe ergibt sich der Transmissionskoeffizient $T_{1\to3}$ für die Platte zu

$$T_{1\to3} = \frac{T_{12}T_{23} \cdot e^{ik_2d}}{1 - R_{21}R_{23} \cdot e^{ik_2 2d}} \qquad (2.77)$$

Die frequenzabhängige Dämpfung $\alpha_D(f)$ der Ultraschallwellen in der Platte kann durch zusätzliche Terme in den Exponenten berücksichtigt werden:

$$e^{ik_2d} \to e^{ik_2d - \alpha_D d} \qquad e^{ik_2 2d} \to e^{ik_2 2d - \alpha_D 2d} \qquad (2.78)$$

Werden die Koeffizienten für den Schalldruck durch die entsprechenden Koeffizienten für die Schallschnelle ersetzt, erhält man die Gleichungen für den Reflexionskoeffizienten $R_{v,1\leftarrow3}$ und den Transmissionskoeffizienten $T_{v,1\to3}$ der Schallschnelle.

Für den Spezialfall $Z_1 = Z_3$, d. h., die Platte ist vom gleichen Medium eingeschlossen, wird bei einer Plattendicke von $n \cdot \lambda / 2$ der Transmissionskoeffizient maximal (im Idealfall akustisch transparent) und bei einer Plattendicke von $(2n-1) \cdot \lambda / 4$ wird der Reflexionskoeffizient maximal (mit n = 1, 2, 3, …).

2.2.2.3 Akustische Anpassung mit Lambda/4-Schichten

Beim Betrieb von piezoelektrischen Wandlern (→ Kap. B I 2.3.2) tritt das Problem auf, dass aufgrund der stark unterschiedlichen akustischen Impedanzen zwischen Piezokeramik (Festkörper) und Weichgewebe (Impedanz vergleichbar mit der von Wasser) die Schallwellen an der Grenzschicht zwischen Piezokeramik und Weichgewebe stark reflektiert werden und nur ein Bruchteil der Schallenergie den Wandler verlassen kann. Schallwandler werden deshalb mit einer akustischen Anpassung in Form einer λ/4-Schicht versehen, die eine spezifische akustische Impedanz aufweisen muss.

Für eine maximale Transparenz der Schallenergie muss der Transmissionskoeffizient der Intensität $t_{v,1\to3}$ maximal werden, also das Produkt aus den Transmissionskoeffizienten für Schalldruck und -schnelle. Analog zu Formel 2.67 folgt mit $t_{v,1\to3} = T_{1\to3} \cdot T_{v,1\to3}$ nach Vereinfachung

$$t_{1\to3} = \left[\frac{T_{12}T_{23} \cdot e^{ik_2d}}{1 - R_{21}R_{23} \cdot e^{ik_2 2d}}\right]^2 \frac{Z_1}{Z_3} \qquad (2.79)$$

Für eine Platte der Dicke $d = \lambda_2 / 4$ hat der Transmissionskoeffizient der Intensität dann den Betrag

$$t_{\lambda/4} = \left(\frac{T_{12}T_{23}}{1 - R_{21}R_{23}}\right)^2 \frac{Z_1}{Z_3} \qquad (2.80)$$

Mit Formel 2.63 kann gezeigt werden, dass unter der Bedingung

$$Z_2 = \sqrt{Z_1 Z_3} \qquad (2.81)$$

$t_{\lambda/4} = 1$ wird. Ein Schallwandler ist damit perfekt an ein Medium angepasst (*Acoustic Matching*), wenn die Plattendicke passend zur Arbeitsfrequenz und die richtige akustische Impedanz für das Material der Anpassungsschicht gewählt werden.

2.2.2.4 Akustische Linsen

In Analogie zu Fokussierung und Zerstreuung von Licht mit optischen Linsen können Ultraschallwellen mit akustischen Linsen fokussiert und zerstreut werden. Es gelten dieselben Gesetzmäßigkeiten, wobei hier im Gegensatz zur Optik die Geschwindigkeit der Wellen im Linsenmaterial auch höher als im Ausbreitungsmedium (Wasser oder Gewebe) sein kann. Entsprechend bestimmt die Schallgeschwindigkeit des Linsenmaterials die Form der Linse (Bild 2.11).

Mit einer ebenen Schalleintrittsfläche (Radius unendlich) und dem Radius R der Schallaustrittsfläche (konvex: $R < 0$, konkav: $R > 0$) folgt für den Fokusabstand d_f mit der sogenannten Linsenmacherformel für dünne Linsen (Hering et al. 2012)

$$\frac{1}{d_f} = \frac{n_{\text{Linse}} - n_{\text{Wasser}}}{n_{\text{Wasser}}}\left(-\frac{1}{R}\right) \qquad (2.82)$$

Mit dem akustischen Brechungsindex $n = 1\,\text{ms}^{-1} / c$ (statt der Lichtgeschwindigkeit im Vakuum wird eine Geschwindigkeitseinheit als Referenz angenommen) kann für akustische plankonvexe Linsen ($c_{\text{Linse}} < c_{\text{Wasser}}$) bzw. plankonkave Linsen ($c_{\text{Linse}} > c_{\text{Wasser}}$) der Fokusabstand mit

$$d_f = \frac{c_{\text{Linse}}}{c_{\text{Wasser}} - c_{\text{Linse}}} \cdot (-R) \qquad (2.83)$$

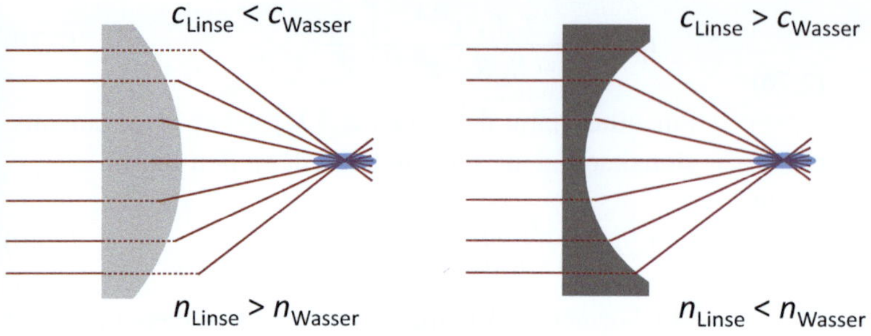

Bild 2.11
Fokussierung einer ebenen Ultraschallwelle mit einer plankonvexen (links) und plankonkaven (rechts) akustischen Linse

abgeschätzt werden. Aufgrund der gemachten Annahmen und der Verwendung von sphärischen Linsen anstelle von ellipsoidalen Linsen bildet sich kein perfekter Fokuspunkt, sondern ein gestreckter Fokusbereich (Bild 2.11) aus. Für die Fokussierung von Ultraschallwandlern ist das von Vorteil, da so das Schallfeld über einen größeren Tiefenbereich gebündelt werden kann. Akustische Linsen kommen unter anderem in Form von Zylinderlinsen bei der Fokussierung von Array-Wandlern zum Einsatz (Bild 2.24).

2.2.3 Beugung und Interferenz

Beugung und Interferenz als typische Wellenphänomene lassen sich auch bei der Ausbreitung von Ultraschallwellen beobachten. Es gelten sowohl das huygenssche Prinzip als auch das Superpositionsprinzip, d.h. die ungestörte Überlagerung von Teilwellen zu einer resultierenden Welle. Mit diesen Prinzipien lassen sich die Druckverteilung im Nahfeld eines Ultraschallwandlers, Nebenkeulen eines Schallfeldes (→ Kap. B I 2.4), die Ausbildung stehender Wellen und Artefakte in der Bildgebung (→ Kap. B I 3.1.4.4) erklären.
Beugung tritt insbesondere an den Kanten eines Hindernisses für die ungestörte Ausbreitung auf (Bild 2.12). Bei Hindernissen oder Öffnungen in der Größenordnung der Wellenlänge hängt der Beugungswinkel, genauso wie bei der Beugung von Licht, vom Verhältnis der Wellenlänge zur Hindernisgröße ab.

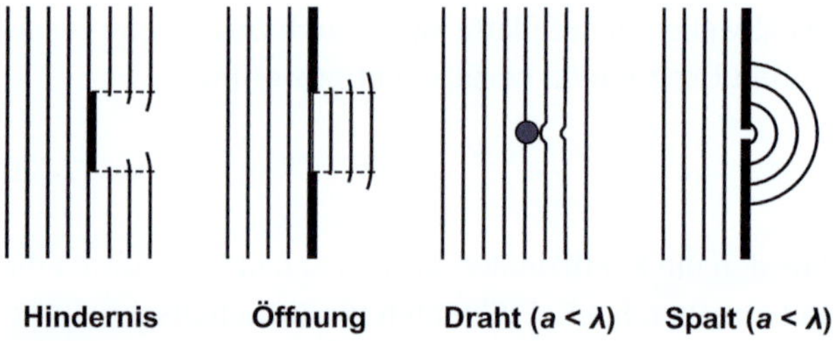

Bild 2.12 Beugungserscheinungen an Hindernissen und Öffnungen

Die konstruktive und destruktive Interferenz von phasenverschobenen Streuechos an der Mikrostruktur des Gewebes (Bild 2.13), die im Vergleich zur Ultraschallwellenlänge klein ist und damit vom Bildgebungssystem nicht mehr aufgelöst werden kann, erzeugt eine grau-weiß-strukturierte Textur im B-Bild (→ Kap. B I 3.1.2.2). Diese wird als Speckle bezeichnet (benannt nach einem gleichartigen Phänomen in der Laseroptik) und ist keine direkte Abbildung der Gewebemikrostruktur, wird aber von dieser beeinflusst – jedoch auch von den Eigenschaften des Bildgebungssystems. Moderne Ultraschallsysteme nutzen verschiedene Verfahren und Techniken zur Unterdrückung der Speckle (*Speckle Reduction*) (→ Kap. B I 3.4). Da das Speckle-Muster einem bestimmten Gewebebereich fest zugeordnet werden kann, wird es zur Detektion von Gewebeverschiebungen eingesetzt, so z. B. in der Elastografie (→ Kap. B I 3.5).

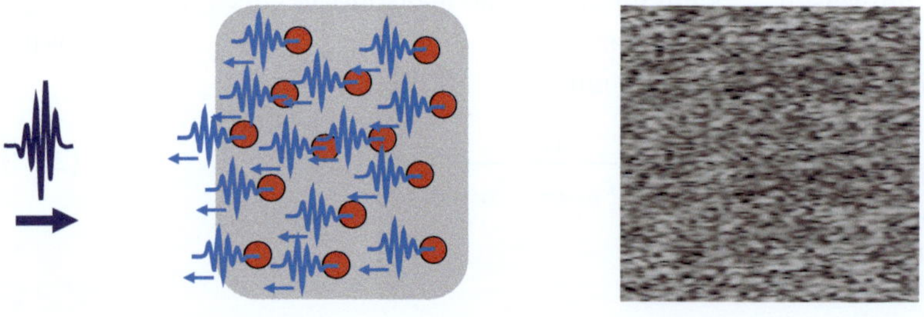

Bild 2.13
Entstehung von Speckle durch Interferenz von Streuechos der Gewebemikrostruktur (links) und resultierende Textur im Ultraschallbild (rechts)

I

2.2.4 Nichtlineare Effekte

Bei der Aufstellung der Wellengleichung und deren Lösung (→ Kap. B I 2.1.2 bis Kap. B I 2.1.4) wurde von geringen Schalldruckamplituden ausgegangen. Das lineare Verhalten des Ausbreitungsmediums wird in Formel 2.11 und Formel 2.12 beschrieben. Mit zunehmendem Schalldruck ist das Verhältnis zwischen Druckänderung und Dichteänderung nicht mehr linear und die Zustandsgleichung muss entsprechend erweitert werden. Das hat unmittelbare Auswirkungen auf die Ausbreitungsgeschwindigkeit der Welle. Damit müssen Formel 2.13 und Formel 2.14 allgemein als

$$c=\sqrt{\frac{\partial\tilde{p}}{\partial\tilde{\rho}}} \tag{2.84}$$

formuliert werden.

Wird der funktionale Zusammenhang zwischen Druck und Dichte $\tilde{p}(\tilde{\rho})$ in einer Taylor-Reihe entwickelt und nach dem quadratischen Term abgebrochen, so folgt für den Schalldruck

$$p=\left[\rho_0\left(\frac{\partial\tilde{p}}{\partial\tilde{\rho}}\right)_{\tilde{\rho}=\rho_0}\right]\frac{\rho}{\rho_0}+\frac{1}{2}\left[\rho_0^2\left(\frac{\partial^2\tilde{p}}{\partial\tilde{\rho}^2}\right)_{\tilde{\rho}=\rho_0}\right]\left(\frac{\rho}{\rho_0}\right)^2 \tag{2.85}$$

Es wird weiterhin von einem adiabatischen Prozess ausgegangen. Werden die Ausdrücke in den rechteckigen Klammern durch die Variablen A und B ersetzt, folgt

$$p=A\frac{\rho}{\rho_0}+\frac{1}{2}B\left(\frac{\rho}{\rho_0}\right)^2 \tag{2.86}$$

Mit Formel 2.84, Formel 2.86 und $A=\rho_0 c_0^2$ folgt nach Differenzierung und Reihenentwicklung bei Vernachlässigung der Glieder höherer Ordnung

$$c=c_0\left(1+\frac{B}{2A}\frac{\rho}{\rho_0}\right) \tag{2.87}$$

Das Verhältnis B/A wird als Nichtlinearitätsparameter bezeichnet. Üblich ist auch die Verwendung des Nichtlinearitätskoeffizienten $\beta=1+B/(2A)$, mit dem die Änderung der Ausbreitungsgeschwindigkeit in Abhängigkeit von der Schallschnelle mit $c=c_0+\beta v$ beschrieben werden kann. Der Nichtlinearitätsparameter für Wasser liegt bei ca. B/A = 5 (bei Raumtemperatur) und ist für Weichgewebe etwas höher.

Die Zunahme der Ausbreitungsgeschwindigkeit in der Überdruckphase und die entsprechende Abnahme in der Unterdruckphase führen zu einer Verformung der Welle. Diese Wellenaufsteilung (Bild 2.14), auch als Schockformation bezeichnet, prägt sich während der Ausbreitung im Medium immer stärker aus.

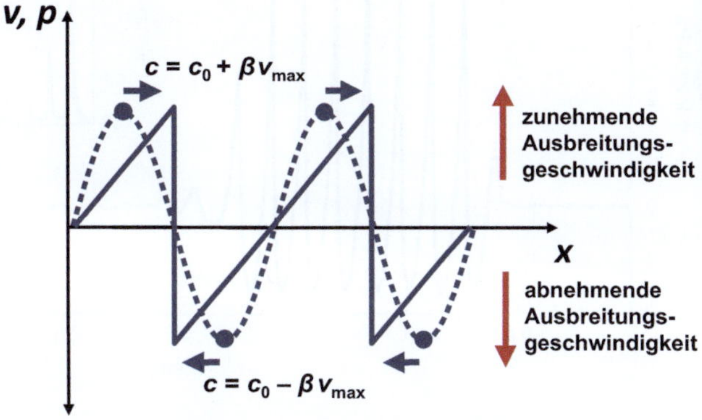

Bild 2.14 Umwandlung einer harmonischen Welle in eine sägezahnförmige Welle durch Wellenaufsteilung (Schockformation)

Dadurch entstehen Harmonische, d. h. Frequenzkomponenten mit ganzzahligen Vielfachen der Grundfrequenz (Bild 2.15). Die mit der Frequenz zunehmende Schallschwächung begrenzt wiederum die weitere Verformung der Welle mit zunehmender Eindringtiefe. Mit spezifischen Phasenlagen der einzelnen Frequenzkomponenten kann die für die Ausbreitung in Wasser und Weichgewebe typische, unsymmetrische Wellenform erklärt werden. Der Spitzendruck in der Kompressionsphase ist vom Betrag immer deutlich höher als der Spitzenwert in der Unterdruckphase.

Die Ausbildung harmonischer Komponenten während der Ausbreitung im Gewebe wird bei der Bilderzeugung ausgenutzt. Das Verfahren wird als *Tissue Harmonic Imaging* (THI) bezeichnet (→ Kap. B I 3.4.1) (Humphrey 2003).

Die nichtlineare Ausbreitung kann durch eine entsprechende Erweiterung der Wellengleichung (Formel 2.23) berücksichtigt werden. Die als Kuznetsov-Gleichung bekannte dreidimensionale Wellengleichung zweiter Ordnung für das Schnellepotenzial Φ beschreibt die dreidimensionale Ausbreitung in absorbierenden, thermoviskosen Fluiden. Die Verluste im Medium werden durch den Parameter b berücksichtigt (Lerch 2009).

$$\frac{\partial^2\Phi}{\partial t^2}-c_0^2\Delta\Phi=\frac{\partial}{\partial t}\left[b\Delta\Phi+\frac{1}{c_0^2}\frac{B}{2A}\left(\frac{\partial\Phi}{\partial t}\right)^2+(\nabla\Phi)^2\right] \tag{2.88}$$

In der Praxis werden verschiedene vereinfachte Formen zur Modellierung der nichtlinearen Ausbreitung eingesetzt. Die bekanntesten Vertreter sind Burgers-, Westervelt- und KZK-Gleichung (nach Khokhlov-Zabolotskaya-Kuznetsov).

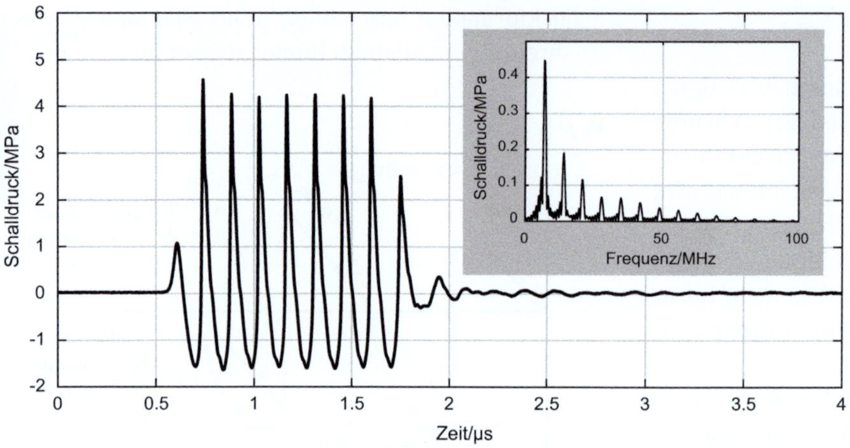

Bild 2.15
Beispiel für die veränderte Impulsform aufgrund der nichtlinearen Ausbreitung (Burst mit 8 Zyklen, Frequenz: 7 MHz, typisch für pw-Doppler) (→ Kap. B I 3.2.3)

Bei der Herleitung der Wellengleichung wurde davon ausgegangen, dass das Ausbreitungsmedium selbst keine Beschleunigung erfährt, sich also nicht wegbewegt (→ Kap. B I 2.1.2). Tatsächlich kann in freien Flüssigkeiten (z. B. in einem Wasserbecken) das Einsetzen einer Strömung beobachtet werden. Diese akustische Strömung wird durch die Wirkung des Schallstrahlungsdrucks p_{rad} hervorgerufen. Bezogen auf eine Fläche wirkt damit eine Schallstrahlungskraft $F_{rad} = p_{rad} \cdot A$. Mit Schallstrahlungskraftimpulsen (engl. *acoustic radiation force impuls*, ARFI) kann Gewebe lokal um wenige Mikrometer verschoben werden. Dieses Prinzip findet unter anderem Anwendung in der Elastografie (→ Kap. B I 3.5) (Sarvazyan et al. 2010).

Der Schallstrahlungsdruck ist eine Folge der Impulsübertragung von der Welle auf das Ausbreitungsmedium durch Absorption, Reflexion oder Streuung. Der Schallstrahlungsdruck kann mithilfe des daraus resultierenden Gradienten der Energiedichte der sich ausbreitenden Welle quantifiziert werden.

Ausgehend vom akustischen Strahlungsstresstensor

$$S_{ij} = \left(\overline{T} - \overline{V}\right)\delta_{ij} - \rho\overline{v_i v_j}\,, \qquad i,j = 1,2,3 \tag{2.89}$$

mit den Energiedichten V und T für die Anteile an potenzieller und kinetischer Energie

$$V = \frac{1}{2}\frac{p^2}{\rho c^2}\,, \quad T = \frac{1}{2}\rho\sum_{i=1}^{3} v_i^2 \tag{2.90}$$

folgt bei Betrachtung der Ausbreitung einer ebenen Welle ($i = j = 1$) für den Schallstrahlungsdruck

$$p_{\text{rad}} = -S_{11} = \frac{1}{2}\rho v_1^2 + \frac{1}{2}\frac{p^2}{\rho c^2} \tag{2.91}$$

Mit $I = p^2 / \rho c = \rho c v^2$ kann dann die Verbindung zur Intensität der Welle

$$p_{\text{rad}} = \frac{I}{c} \tag{2.92}$$

und mit $p_{\text{rad}} = F_{\text{rad}} / A$ und Formel 2.7 weiter zur akustischen Leistung der Welle

$$F_{\text{rad}} = \frac{IA}{c} = \frac{P}{c} \tag{2.93}$$

hergestellt werden.

Die Messung der Schallstrahlungskraft ist ein grundlegendes Verfahren in der Metrologie von Ultraschallfeldern und dient der Bestimmung der gesamten, zeitlich gemittelten akustischen Ausgangsleistung von Ultraschallwandlern (Beissner 1999).

2.3 Schallerzeugung

Diagnostische Ultraschallanwendungen nutzen überwiegend piezoelektrische Wandler zur Erzeugung von Ultraschallimpulsen und für den Empfang der Echos. Zunehmend werden auch alternative Wandlungskonzepte, wie z. B. kapazitive Wandler, eingesetzt. Für therapeutische Anwendungen, die größere Intensitäten und höhere Spitzendrücke erfordern, werden neben den Piezowandlern auch Funkenentladungen oder magnetostriktive Wandlungsverfahren eingesetzt.

2.3.1 Piezokeramische Wandler

Piezoelektrische Materialien sind in der Lage, elektrische Energie in mechanische Energie umzuwandeln (indirekter Piezoeffekt) und umgekehrt (direkter Piezoeffekt). Dabei bewirkt beim indirekten Piezoeffekt (auch als inverser Piezoeffekt bezeichnet) ein äußeres elektrisches Feld eine zur Feldstärke proportionale Dehnung. Beim direkten Piezoeffekt führt mechanische Spannung zu einer Ladungsverschiebung, die proportional zur wirkenden Kraft ist (Bild 2.16).

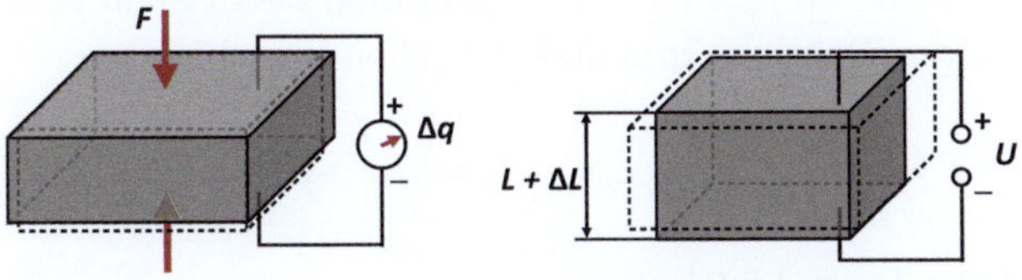

Bild 2.16 Ladungsverschiebung durch Einwirkung einer äußeren Kraft beim direkten Piezoeffekt und Dehnung durch Anlegen einer Spannung beim inversen Piezoeffekt

Piezoelektrische Materialien sind dielektrisch (nichtleitend) und zeigen eine Asymmetrie in der Kristallstruktur, die aufgrund von Kompression durch eine äußere Kraft zu einer Ladungsverschiebung führt. Die Ladungen können an der Oberfläche abgegriffen werden.

Ultraschallwandler für die Diagnostik sind vorwiegend aus polykristallinen, piezoelektrischen Keramiken aufgebaut. Diese Keramiken kristallisieren als Perowskite und sind damit auch pyro- und ferroelektrisch. Die zunächst in verschiedene Richtungen orientierten Domänen mit einheitlichem elektrischen Dipol (sogenannte weisssche Bezirke) müssen durch ein starkes äußeres elektrisches Feld geordnet werden (Bild 2.17), damit eine resultierende Polarisierung in die gewünschte Richtung entsteht. Die Polarisierung erfolgt mit Feldstärken in der Größenordnung von 1 bis 3 kV/mm bei erhöhter Temperatur. Steigt die Temperatur der Keramiken über die sogenannte Curie-Temperatur, verändert sich die Kristallstruktur und die Polarisation geht verloren. Die am häufigsten eingesetzten piezoelektrischen Keramiken sind Blei-Zirkonat-Titanat (PZT) und Bariumtitanat. Die Verwendung von aufwendiger zu fertigenden ferroelektrischen Einkristallen erlaubt den Aufbau von noch effektiveren Ultraschallwandlern (Park/Shrout 1997).

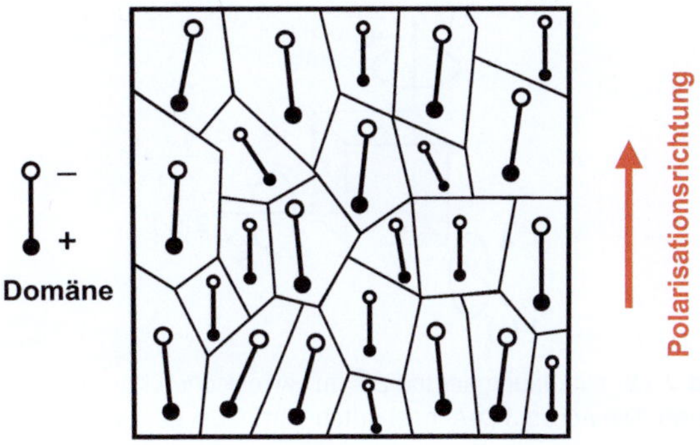

Bild 2.17 Schematische Darstellung der Domänenstruktur nach Polarisierung: Die ausgerichteten Domänen erzeugen eine resultierende Polarisation. Die Größe der Domänen liegt in der Größenordnung von einigen Mikrometern.

Zur exakten Beschreibung des Verhaltens piezoelektrischer Materialen unter Einwirkung von mechanischen Spannungen und elektrischen Feldern müssen die mechanischen und elektrischen Materialgleichungen gekoppelt werden (ANSI/IEEE Standard 176-1987). Diese Kopplung wird durch ein lineares, konstitutives Gleichungssystem beschrieben, das mittels elektrischer, elastischer und piezoelektrischer Materialkonstanten den Zusammenhang zwischen den Tensoren der mechanischen Spannung T und Dehnung S sowie den Vektoren der elektrischen Feldstärke E und dielektrischen Verschiebung D herstellt.

Das Gleichungssystem enthält jeweils eine Gleichung für den inversen Piezoeffekt

$$S = s^E T + d'E \tag{2.94}$$

und für den direkten piezoelektrischen Effekt

$$D = dT + \varepsilon^T E \tag{2.95}$$

Dabei sind s^E die elastischen Nachgiebigkeiten bei konstantem elektrischen Feld, ε^T sind die dielektrischen Konstanten bei konstanter mechanischer Spannung und d sind die piezoelektrischen Ladungskonstanten.

Die Formulierung mit drei- und vierstufigen Tensoren kann in eine übersichtlichere Matrixschreibweise (Voigt-Notation) überführt werden. Dabei werden den drei Achsen des kartesischen Koordinatensystems die Indizes 1 bis 3 zugeordnet, während die Indizes 4 bis 6 Scherungen in den Ebenen kennzeichnen, die von jeweils zwei der Achsen aufgespannt werden (Bild 2.18). Die Polarisationsrichtung wird der Achse 3 zugeordnet.

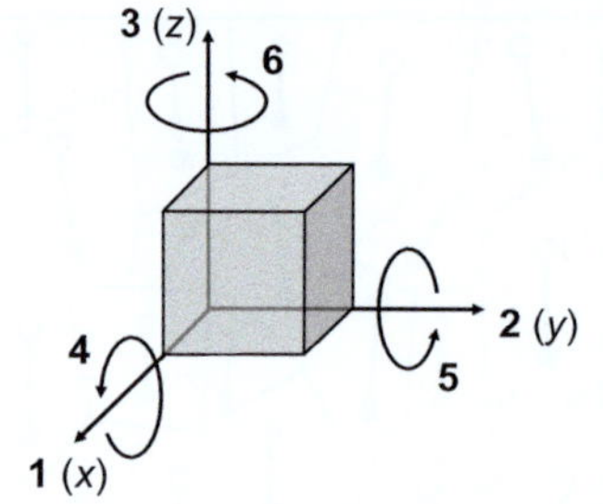

Bild 2.18 Zuordnung der Indizes im kartesischen Koordinatensystem: Die Achse 3 (z-Achse) entspricht dabei der Polarisationsrichtung.

Mit Formel 2.94 und Formel 2.95 folgt dann

$$\begin{pmatrix} S \\ D \end{pmatrix} = \begin{bmatrix} s^E & d' \\ d & \varepsilon^T \end{bmatrix} \begin{pmatrix} T \\ E \end{pmatrix} \qquad (2.96)$$

Für polarisierte piezoelektrische Keramiken (PZT) folgt vollständig ausgeschrieben (Gautschi 2002)

$$\begin{pmatrix} S_1 \\ S_2 \\ S_3 \\ S_4 \\ S_5 \\ S_6 \\ D_1 \\ D_2 \\ D_3 \end{pmatrix} = \begin{bmatrix} s_{11} & s_{12} & s_{13} & 0 & 0 & 0 & 0 & 0 & d_{31} \\ s_{12} & s_{11} & s_{13} & 0 & 0 & 0 & 0 & 0 & d_{31} \\ s_{13} & s_{13} & s_{33} & 0 & 0 & 0 & 0 & 0 & d_{33} \\ 0 & 0 & 0 & s_{44} & 0 & 0 & 0 & d_{15} & 0 \\ 0 & 0 & 0 & 0 & s_{44} & 0 & d_{15} & 0 & 0 \\ 0 & 0 & 0 & 0 & 0 & 2(s_{11}-s_{12}) & 0 & 0 & 0 \\ 0 & 0 & 0 & 0 & d_{15} & 0 & \varepsilon_{11} & 0 & 0 \\ 0 & 0 & 0 & d_{15} & 0 & 0 & 0 & \varepsilon_{11} & 0 \\ d_{31} & d_{31} & d_{33} & 0 & 0 & 0 & 0 & 0 & \varepsilon_{33} \end{bmatrix} \begin{pmatrix} T_1 \\ T_2 \\ T_3 \\ T_4 \\ T_5 \\ T_6 \\ E_1 \\ E_2 \\ E_3 \end{pmatrix} \qquad (2.97)$$

Da piezoelektrische Keramiken nach der Polarisation eine zylindrische Symmetrie um die Polarisationsachse 3 aufweisen, enthält die Matrix der Ladungskonstante d nur fünf, von Null verschiedene Elemente, wovon drei unabhängig sind (alle Richtungen senkrecht zur Achse 3 sind identisch und erhalten den Index 1). Das gilt entsprechend auch für die Elemente der elastischen Nachgiebigkeit s und der Dielektrizitätskonstante ε. Der erste Index der Elemente gibt dabei die Richtung der elektrischen Größe an und der zweite Index gibt die Richtung der mechanischen Größe an.

Für den Aufbau von piezoelektrischen Ultraschallwandlern werden dünne Keramikscheiben verwendet, die im Dicken-Mode (d_{33}-Mode) betrieben werden. Dabei wird über die Kontaktflächen das elektrische Feld in Polarisationsrichtung angelegt bzw. werden die erzeugten Ladungen abgegriffen (Bild 2.19). Die Kontaktierung kann z. B. durch Bedrucken mit einer Silberpaste oder Bedampfen mit Chrom-Nickel erfolgen.

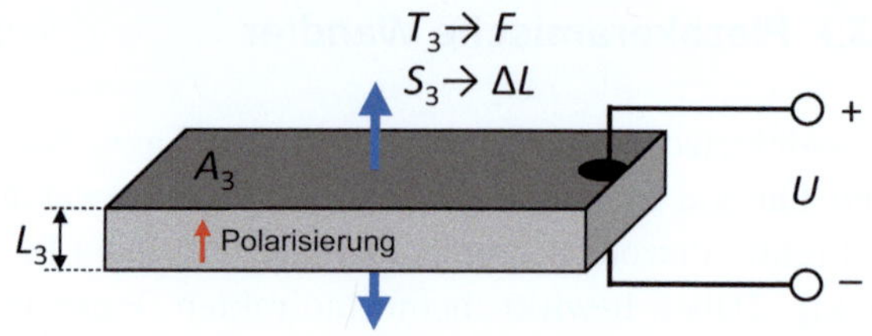

Bild 2.19 Kontaktierung einer piezokeramischen Scheibe für den Betrieb im Dicken-Mode

Diese Anordnung kann für die weitere Beschreibung als Zweitor mit einem elektrischen und einem mechanischen Tor betrachtet werden. Mit folgenden Definitionen für die mechanische Spannung, elektrische Feldstärke, Dehnung und dielektrischen Verschiebung

$$F = A_3 T_3 \qquad \Delta L = L_3 S_3 \qquad U = l_3 E_3 \qquad \Delta q = A_3 D_3 \qquad (2.98)$$

kann Formel 2.96 als

$$\begin{pmatrix} \Delta L \\ \Delta q \end{pmatrix} = \begin{bmatrix} \left(k_m^U\right)^{-1} & d' \\ d & C_{el}^F \end{bmatrix} \begin{pmatrix} F \\ U \end{pmatrix} \qquad (2.99)$$

ausgedrückt werden (Holterman/Groen 2013). Dabei sind k_m^U die Steifigkeit der Piezoscheibe bei konstanter Spannung U und C_{el}^F die Kapazität bei konstanter Kraft F. Alle Materialparameter sind von der Geometrie des Piezoelements abhängig.

Konkret folgt für die Materialparameter in Formel 2.99

$$k_m^U = \frac{A_3}{L_3}\frac{1}{s_{33}^E} \qquad C_{el}^F = \frac{A_3}{L_3}\varepsilon_{33}^T \qquad d = d_{33} \qquad (2.100)$$

Das konstitutive Gleichungssystem mit Formel 2.94 und Formel 2.95 bzw. in Matrixform (Formel 2.96) kann in drei weitere jeweils paarweise Abhängigkeiten umgeschrieben werden (ANSI/IEEE Standard 176-1987). Eine Variante ist die h-Form mit $h = \frac{d}{s^E \varepsilon^T - d^2}$ einer weiteren piezoelektrischen Konstanten.

$$\begin{pmatrix} T \\ E \end{pmatrix} = \begin{bmatrix} 1/s^D & -h' \\ -h & 1/\varepsilon^S \end{bmatrix} \begin{pmatrix} S \\ D \end{pmatrix} \qquad (2.101)$$

Eine im Dicken-Mode betriebene Piezoscheibe (Bild 2.19) hat die Kapazität $C_0 = \varepsilon^S A / L$. Für die durch eine Spannung U hervorgerufene dielektrische Verschiebung folgt damit

$$D = \varepsilon^S E = \frac{\varepsilon^S U}{L}\frac{A}{A} = \frac{C_0 U}{A} \qquad (2.102)$$

Ein Spannungsimpuls $U\delta(t)$ an den Elektroden erzeugt damit eine Impulskraft und Auslenkungen der Kontaktflächen. Unter Vernachlässigung von Reflexionen an den Grenzflächen ergibt sich für die Impulskraft (Szabo 2014) mit c_L der longitudinalen Schallgeschwindigkeit in der Piezoscheibe

$$F(t)=TA=\frac{hC_0U}{2}\left[-\delta(t)+\delta\left(t-\frac{L}{c_L}\right)\right] \tag{2.103}$$

Die Fourier-Transformierte von $F(t)$ liefert das Spektrum dieses Doppelimpulses mit

$$F(f)\propto \sin\left(\frac{\pi(2n+1)f}{2f_0}\right) \tag{2.104}$$

Hier ist $f_0=c_L/(2L)$ die Fundamentalfrequenz der Piezoscheibe, d.h. die erste Dickenresonanz bei $L=\lambda/2$. Nach Formel 2.104 treten im Dicken-Mode weitere Resonanzen nur bei ungeraden Vielfachen von f_0 auf, allerdings mit verringerter Amplitude. Die Frequenz der ersten Dickenresonanz ist indirekt proportional zur Dicke L der Piezoscheibe.

Dieser Zusammenhang kann auch mithilfe der Frequenzkonstante N, einer Materialkonstante der Piezokeramik, beschrieben werden. Für die Serienresonanzfrequenz f_s der Dickenschwingung einer Piezoscheibe folgt dann

$$f_s=\frac{N_t}{L} \tag{2.105}$$

Hier ist N_t die Frequenzkonstante für den Dicken-Mode. Für die Mehrzahl der Piezokeramiken betragen die Frequenzkonstanten ca. 2000 Hz m = 2 MHz mm. Eine Piezoscheibe von 1 mm Dicke hat somit eine Dickenresonanz bei ca. 2 MHz (Bild 2.21).

Das Resonanzverhalten einer Piezoscheibe wird sowohl von den elektrischen Eigenschaften (Kapazität des Dielektrikums C_0) als auch den mechanischen Eigenschaften bestimmt. Unter Ausnutzung der Kraft-Spannung-Analogie können die reziproke Federsteifigkeit als Kapazität C_1, die träge Masse als Induktivität L_1 und die inneren Verluste als Widerstand R_1 interpretiert werden und bilden einen Serienresonanzkreis, der parallel zur Kapazität C_0 geschaltet ist (Bild 2.20). Der Widerstand R_L repräsentiert zusätzlich die äußere Last, d.h. die Dämpfung durch das angekoppelte Medium.

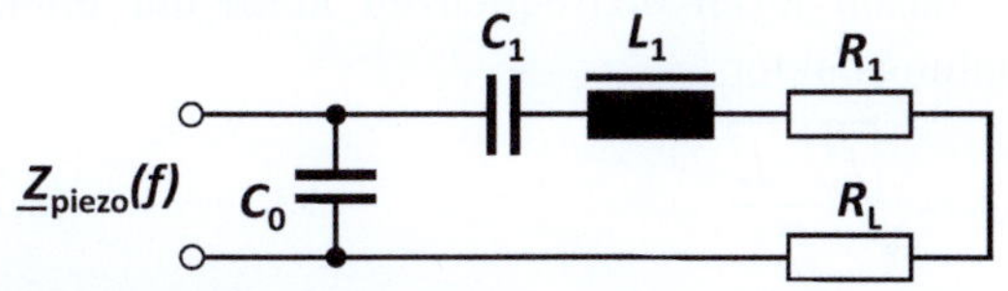

Bild 2.20 Die elektrische Ersatzschaltung für ein Piezoelement wird durch einen Reihenschwingkreis (C_1, L_1, R_1 + R_L) parallel zur Kapazität C_0 gebildet. Den typischen Verlauf der Impedanz Z_{piezo} in Abhängigkeit von der Frequenz zeigt beispielhaft das Bode-Diagramm in Bild 2.21.

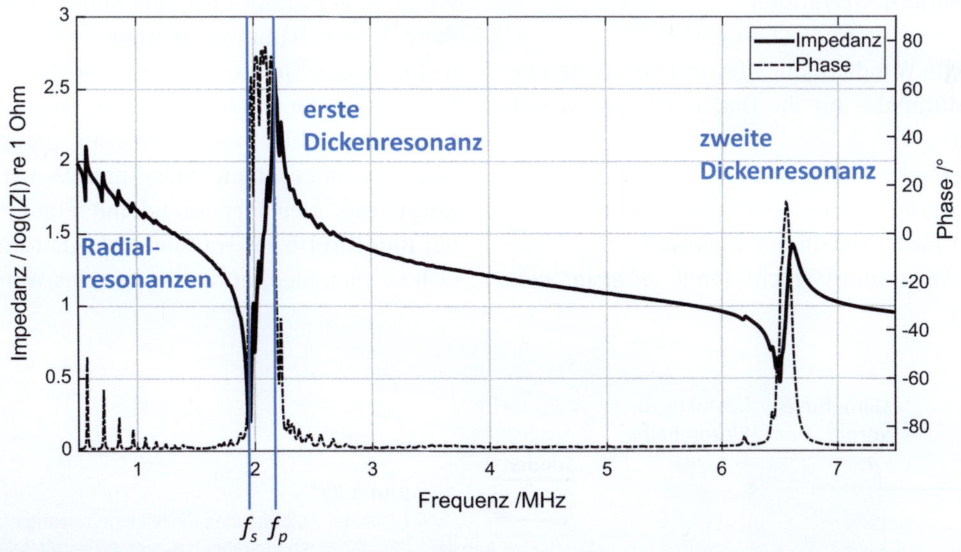

Bild 2.21 Messung der elektrischen Impedanz einer frei schwingenden Piezoscheibe mit 1 mm Dicke und 18 mm Durchmesser: Im Bode-Diagramm erkennbar sind die erste und zweite Dickenresonanz bei f_s = 1,95 MHz bzw. f_s = 6,50 MHz (dritte Harmonische) und die höheren Harmonischen der Radialresonanz.

Aus der Ersatzschaltung (Bild 2.20) ergeben sich zwei Resonanzen (bei Vernachlässigung von R_1 und R_L). Dabei handelt es sich zum einen um die Serienresonanz von L_1 und C_1

$$f_s = \frac{1}{2\pi}\sqrt{\frac{1}{L_1 C_1}} \tag{2.106}$$

und zum anderen um die Parallelresonanz von C_0 mit L_1 und C_1

$$f_p = \frac{1}{2\pi}\sqrt{\frac{C_0 + C_1}{C_0 L_1 C_1}} \tag{2.107}$$

Bei der Serienresonanz f_s ist die Impedanz der Ersatzschaltung minimal und bei der Parallelresonanz f_p entsprechend maximal. Die Phasenverschiebung zwischen Strom und Spannung ist im Resonanzfall null (Bild 2.21).

Aus diesen Resonanzfrequenzen kann der effektive Kopplungsfaktor

$$k_{\text{eff}} = \sqrt{\frac{f_p^2 - f_s^2}{f_p^2}} \tag{2.108}$$

berechnet werden, der das Verhältnis von umgewandelter Energie zur gesamten Energie beschreibt und auch Einfluss auf die Bandbreite des Ultraschallwandlers hat (→ Kap. B I 2.3.2.1).

2.3.2 Aufbau und Anregung von Piezowandlern

2.3.2.1 Einzelelementwandler

Piezoelektrische Wandlerelemente zur Erzeugung kurzer Ultraschallimpulse für die Diagnostik setzen sich zusammen aus

- einem piezoelektrischen Dickenschwinger (beidseitig kontaktierte, dünne Scheibe aus piezokeramischem oder piezokristallinem Material),
- einer λ/4-Anpassungsschicht (engl. *acoustic matching layer*),
- dem Dämpfungskörper (engl. *backing*) und
- dem elektrischen Anpassungsnetzwerk (engl. *electrical impedance matching network*).

Der prinzipielle Aufbau ist in Bild 2.22 dargestellt. Häufig werden für den Aufbau von Einzelelementwandlern Piezoscheiben mit Umkontaktierung verwendet, sodass beide Anschlussleitungen auf der Rückseite angelötet werden können. Die Piezoscheibe wird dann isoliert in ein Gehäuse eingesetzt und danach werden der Dämpfungskörper und die Anpassungsschicht angeklebt oder angegossen. Die elektrische Anpassung findet hinter dem Dämpfungskörper Platz. Der elektrische Anschluss erfolgt mit einem Koaxialstecker oder -kabel.

Die Dicke der Piezoscheiben wird nach Formel 2.105 entsprechend der gewünschten Arbeitsfrequenz des Wandlers gewählt. Insbesondere bei höherfrequenten Wandlern sind die Piezoscheiben mit Dicken im Submillimeterbereich sehr fragil (bei 10 MHz Arbeitsfrequenz ca. 0,2 mm) und mit entsprechender Vorsicht zu behandeln.

Piezokeramische Materialien haben mit einer akustischen Impedanz von ca. 30 MRayl eine um den Faktor 20 höhere Impedanz als Weichgewebe. Nach Formel 2.67 gelangen so nur etwa 18 % der Schallintensität in das Gewebe. Ist die Rückseite der Piezoscheibe offen, so verbleibt der größte Teil der Schallenergie im Piezo. In Folge wird der abgegebene Schallimpuls durch mehrfaches Nachschwingen verlängert. Ist die Piezoscheibe rückseitig mit einem absorbierenden Block aus einem Material mit ebenfalls hoher akustischer Impedanz – dem Dämpfungskörper – versehen, kann die nicht in das Gewebe abgegebene Schallenergie den Piezo über die Rückseite verlassen, im **Dämpfungskörper** absorbiert und in Wärme umgewandelt werden. Der abgegebene Schallimpuls wird damit verkürzt, was gleichbedeutend mit einer Vergrößerung der **Bandbreite** des Wandlers ist. Allerdings verringert sich so auch die Empfindlichkeit des Wandlers.

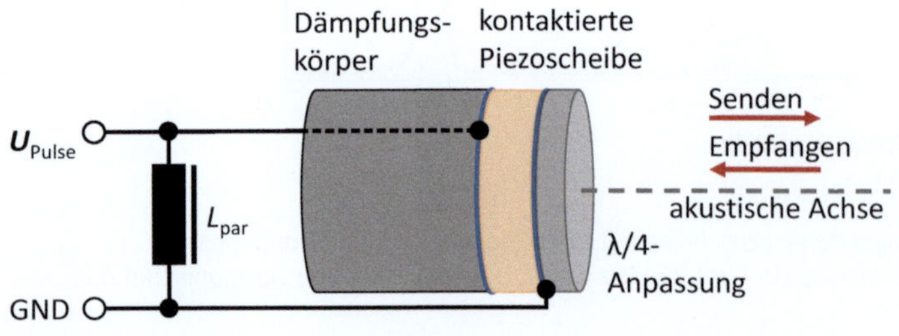

Bild 2.22
Typischer Aufbau eines Einzelelementwandlers für den Impulsbetrieb bestehend aus einer flächig kontaktierten Piezokeramik mit λ/4-Anpassungsschicht und Dämpfungskörper sowie der Parallelinduktivität L_{par} zur elektrischen Anpassung

Die Intensität der in das Gewebe abgegebenen Schallimpulse kann durch eine Anpassung der akustischen Impedanzen von Piezomaterial Z_{piezo} und Gewebe Z_g erhöht werden. Dazu wird auf die Vorderseite des Wandlers nach Formel 2.81 eine **λ/4-Anpassungsschicht** aus einem Material mit der Impedanz $Z_A = \sqrt{Z_{\text{piezo}} Z_g}$ aufgebracht (→ Kap. B I 2.2.2.3). Erfüllt die Arbeitsfrequenz f_0 die λ/4-Bedingung, kann 100 % Transmission erreicht werden. Auch für benachbarte Frequenzen verbessert sich durch diese Maßnahme die Schallabgabe ins Gewebe. Durch eine graduelle Anpassung der Impedanzen mit mehreren (in der Regel zwei bis drei) Anpassungsschichten kann die Bandbreite des Wandlers weiter erhöht werden.

Als Bandbreite B wird der Frequenzbereich eines Wandlers bezeichnet, innerhalb dessen noch mindestens 50 % der maximalen bei der Mitten- bzw. Arbeitsfrequenz f_0 abgegebenen Intensität I_{ab} erreicht werden (Bild 2.23).

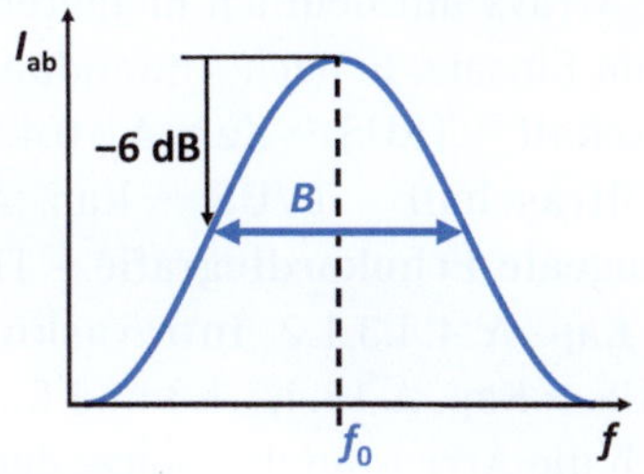

Bild 2.23 Kenngrößen des Frequenzspektrums eines Ultraschallwandlers: Arbeitsfrequenz f_0 und Bandbreite B

Die Effektivität bzw. Empfindlichkeit eines Ultraschallwandlers und die Frequenzbandbreite bedingen sich wechselseitig und müssen für die jeweilige Anwendung optimiert werden. Für eine gute axiale Auflösung in der Bildgebung (→ Kap. B I 3.1) sind kurze Ultraschallimpulse mit hoher Bandbreite erforderlich, die auch vom Wandler übertragen werden müssen. Die Wandlerelemente in modernen Schallköpfen erreichen heute Bandbreiten von bis zu 100 % der Mittenfrequenz. So kann ein Schallkopf mit 9 MHz Mittenfrequenz sicher einen Frequenzbereich von 5 MHz bis 12 MHz abdecken. Hohe Bandbreiten sind auch für die kontrastmittelspezifische Bildgebung von Bedeutung (→ Kap. B I 3.3).

Die **Resonanzfrequenz** und Bandbreite sind nicht nur von den mechanisch-akustischen Eigenschaften der Wandlerkomponenten abhängig, sondern auch von den elektrischen Eigenschaften des genutzten Systems zur Anregung (z. B. Impulsgenerator, Verstärker). Insbesondere für hochfrequente, breitbandige Wandler muss das elektrische Anpassungsnetzwerk gut abgestimmt sein.

Eine einfache, aber schon sehr wirkungsvolle Anpassung gelingt durch Zuschaltung einer abgestimmten Induktivität parallel (L_{par}) oder seriell (L_{ser}) zum Wandler:

$$L_{\text{par}} = \frac{1}{(2\pi f_s)^2 C_0} \qquad L_{\text{ser}} = \frac{1}{(2\pi f_p)^2 C_0} \tag{2.109}$$

Mit einer entsprechend abgestimmten Parallelinduktivität ist die elektrische Impedanz in der Nähe der Resonanzfrequenz nahezu realwertig und es tritt kaum Phasenverschiebung zwischen Strom und Spannung am Wandler auf, sodass die elektrische Energie maximal übertragen wird.

2.3.2.2 Array-Wandler

Array-Wandler sind spezielle Anordnungen von einzelnen Wandlerelementen entlang einer geraden oder gekrümmten Linie oder auf einer Fläche. Die Komponenten eines **Impulswandlers** (→ Kap. B I 2.3.2.1) sind im Aufbau erkennbar (Bild 2.24). Alle Elemente sind separat ansteuerbar. So können Elemente zu Gruppen zusammengeschaltet werden und innerhalb der Gruppe zueinander zeitverzögert angeregt werden. Damit wird es möglich, rein elektronisch das ausgesendete Schallbündel lateral zu verschieben, zu schwenken und variabel zu fokussieren – Funktionen, die für die Ultraschallbilderzeugung benötigt werden (→ Kap. B I 2.4.4 und Kap. B I 3.1).

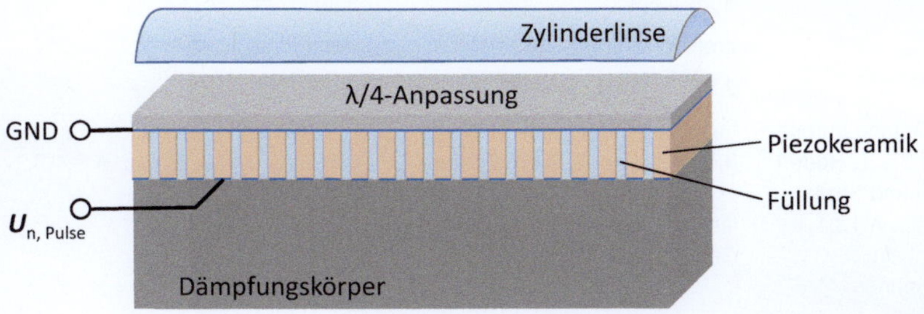

Bild 2.24
Aufbau eines Array-Wandlers: Jedes Element ist einzeln kontaktiert (im Bild ist nur ein Anschluss dargestellt) und kann separat angesteuert werden. Die Zylinderlinse dient der Fokussierung des Schallstrahls senkrecht zur Bildebene (→ Kap. B I 2.2.2.4).

I

Mechanisch bewegte Einzelelementwandler finden sich heute nur noch bei sehr alten Bildgebungssystemen. Sie sind nahezu vom Markt und aus den Kliniken verschwunden - nicht unbedingt wegen der Bildqualität, sondern eher aufgrund des höheren Verschleißes und der aufwendigeren Wartung.

Es kommen drei typische Schallkopfausführungen zum Einsatz, die sich hinsichtlich des Aufbaus und der darstellbaren Bildgeometrie unterscheiden: Linear-, Curved und Phased Arrays (Bild 2.25, Bild 3.7 und Tabelle 2.4).

Bei **Linear-Arrays** sind die Wandlerelemente auf einer geraden Linie angeordnet. Sie eignen sich zur Erzeugung von parallelen Schallbündeln, die einen rechteckigen Scanbereich über die Bildtiefe mit Scanlinien konstanter Dichte abdecken. Darstellbar ist allerdings nur ein von der Länge des Arrays (typischerweise 40 bis 60 mm) abhängiger Bildausschnitt. Dagegen sind bei **Curved Arrays** die Elemente auf einem Kreisbogen (typischerweise mit einem Radius von 50 bis 90 mm und einer Länge von 70 bis 100 mm) angeordnet. Der sektorförmige, sich in der Tiefe verbreiternde Bildausschnitt ermöglicht die Darstellung größerer Strukturen. Nachteilig ist die mit Abstand zum Schallkopf abnehmende Dichte der Scanlinien. Diesen Nachteil haben auch **Phased Arrays**, bei denen nur durch Schwenken des Schallbündels (engl. *beam steering*) der Scanbereich abgetastet wird. Die geringe aktive Array-Länge (typischerweise 15 bis 25 mm) bietet eine kleine Schalleintrittsfläche, sodass durch kleine Öffnungen hindurchgeschallt werden kann.

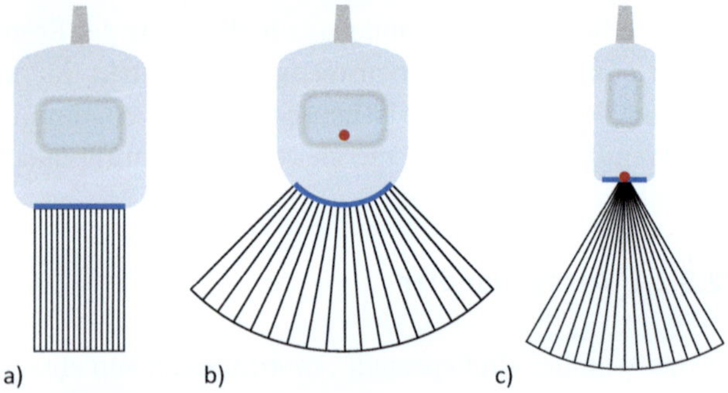

Bild 2.25 Typische Schallkopfbauformen und ihre Bildgeometrie: a) Linear-Array, b) Curved Array und c) Phased Array. Die roten Punkte markieren den virtuellen Ursprung der Schallbündel.

Zur Vermeidung von Intensitätsverlusten im vorgelagerten Gewebe werden konstruktiv angepasste Schallköpfe direkt in Körperhöhlen eingeführt und so näher an die Untersuchungsregion herangeführt. Endosonografiesonden sind daher für höhere Arbeitsfrequenzen ausgelegt. Überwiegend kommen abgewandelte Formen von Curved Arrays mit deutlich kleineren Radien der Kurvatur zum Einsatz. Je nach Anwendung (**transrektaler Ultraschall** - TRUS → Kap. A 10.4.3.1.2, **transvaginaler Ultraschall** - TVUS → Kap. A 12.4.4.1.2, **transösophageale Echokardiografie** - TEE → Kap. A 4.4.3.1.2 → Kap. A 4.4.3.1.2, **intravaskulärer Ultraschall** - IVUS → Kap. A 13.4.3.1.3 und Kap. A 4.4.5.3) befinden sich die Arrays an der Spitze der Sonde oder erstrecken sich um den Umfang. Zur Darstellung orthogonaler Bildebenen, z. B. für die Unterstützung einer ultraschallgeführten Biopsie der Prostata, sind die Sonden auch mit mehreren Arrays ausgestattet (Bild 2.26).

Tabelle 2.4 Übersicht der Eigenschaften der typischen Schallkopfbauformen

	Linear-Array	Curved Array	Phased Array
Elementanzahl	128 - 192	128 - 256	32 - 64
Bildgeometrie	Rechteck	Sektor	Sektor
Virtueller Ursprung der Scanlinien	sehr großer Abstand (→ ∞)	mittlerer Abstand (wenige cm)	geringer Abstand (wenige mm)
Liniendichte	homogen	inhomogen, Verringerung mit zunehmendem Abstand zum Schallkopf	stark inhomogen, sehr hohe Dichte unmittelbar vor dem Schallkopf
Kontaktfläche	mittelgroß, eben	groß, gekrümmt	klein, eben
Arbeitsfrequenz	5 ... 18 MHz	2,5 ... 9 MHz	2,5 ... 7,5 MHz
Anwendungen	oberflächennahe Organe (Schilddrüse → Kap. A 15.3.1.1, Hoden → Kap. A 12.1.2.1) und Strukturen (Gefäße → Kap. A 13.1.1, Lymphknoten, Muskeln → Kap. A 17.1.2, Sehnen)	tiefer liegende, große Organe (Leber → Kap. A 8.1.1.2, Niere → Kap. A 11.1.1), abdomineller Ultraschall, Gynäkologie/ Geburtshilfe	Herz (Echokardiografie → Kap. A 4.4.3.1), Thorax → Kap. A 5.4.3.1

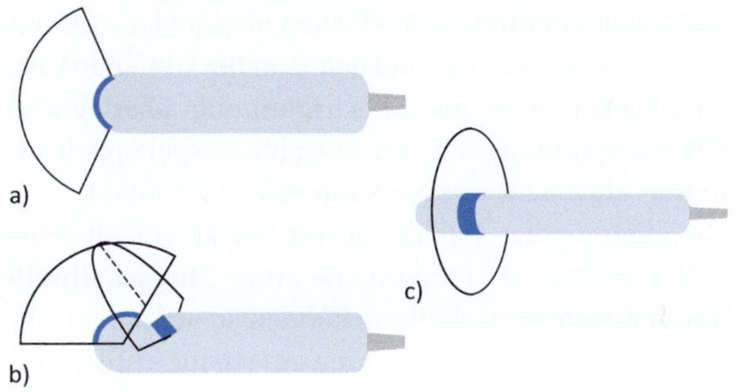

Bild 2.26 Spezielle Schallkopfbauformen für die Anwendung in Körperhöhlen (Endosonografie): a) Array an der Sondenspitze (*End Fire*), b) zwei orthogonal ausgerichtete Arrays (*Bi-Plane*) und c) Ring-Array (*Circular Array*)

2.3.3 Spezielle Schallkopftechnologien

In ihrer Eigenschaft als elektroakustische Wandler stellen die Schallköpfe ein wesentliches Glied in der gesamten Signalkette zur Erzeugung eines Ultraschallbildes dar. Entscheidend sind die Effizienz der Wandlung sowie die Größe und Anzahl der Einzelelemente. Die Entwicklung neuer Materialen und Fortschritte in der Mikrosystemtechnik führen dabei kontinuierlich zu neuen Schallkopftechnologien.

2.3.3.1 1,5D- und 2D-Arrays

Durch die weitere Untergliederung der rechteckigen Einzelelemente eines Array-Wandlers (→ Kap. B I 2.3.2.2) in drei bis sieben zu- bzw. abschaltbare Elementreihen (Bild 2.27) kann die Breite des Schallbündels senkrecht zur Bildebene beim Senden und Empfangen beeinflusst werden. Die Zylinderlinse (Bild 2.24) mit fixem Fokusabstand kann mit diesen 1,5D-Arrays ersetzt und der Fokusabstand variabel gestaltet werden. Bei geringen Bildtiefen wird nur die zentrale Elementreihe genutzt (kleine Wandlerapertur) und bei großen Tiefen werden alle Elementreihen genutzt (große Wandlerapertur) (→ Kap. B I 2.4).

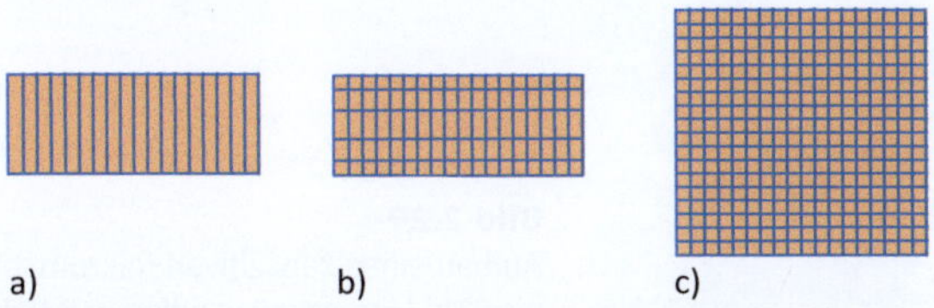

Bild 2.27 Anordnung der einzelnen Wandlerelemente in einem a) konventionellen Linear-Array, b) einem 1,5D-Array und c) einem 2D-Array (*Full Matrix Array*)

Die volle Kontrolle über die Richtung und die Form des Schallbündels kann nur mithilfe von 2D-Arrays (Matrix-Arrays) erreicht werden. Durch die zeitversetzte Anregung der einzelnen Wandlerelemente kann das Schallbündel in verschiedene Richtungen gelenkt und in verschiedenen Tiefen fokussiert (→ Kap. B I 2.4.4) werden. Damit bieten sich Matrix-Arrays insbesondere für die 3D-Sonografie (→ Kap. B I 3.1.2.4) an, aber auch schon in der konventionellen zweidimensionalen Bildgebung wirkt sich die Schichtdickenfokussierung positiv auf die Bildqualität aus. Die Fertigung, Kontaktierung und Ansteuerung von $2^{12} = 4096$ oder mehr Elementen bedeuten einen nicht unerheblichen technologischen Aufwand. Schon aus Gründen der Kontaktierung muss ein Teil der Ansteuerelektronik direkt in den Schallkopf integriert werden, wodurch wiederum thermische Probleme entstehen. Die bisher nur speziellen Anwendungen vorbehaltene Technologie wird sich aber immer mehr durchsetzen.

2.3.3.2 Hanafy Lens Transducer

Eine weitere Möglichkeit zur Fokussierung senkrecht zur Bildebene ohne die Aufteilung in Subelemente besteht in der Fertigung von Piezokeramiken mit einer graduellen, zum Elementrand zunehmenden Dicke (Bild 2.28). Bei den nach ihrem Erfinder Amin Hanafy benannten Hanafy Lens Transducern (Hanafy et al. 1995) variiert die effektive Wandlerapertur in Abhängigkeit von der Resonanzfrequenz der Piezokeramik. Die kleinere Apertur (zentraler Bereich des Wandlerelements mit geringer Dicke) ist bei hohen Frequenzen wirksam und optimiert das Schallbündel für den Nahbereich. Entsprechend wirkt die maximale Apertur (Randbereich mit größerer Dicke) bei tieferen Frequenzen und verlagert den Fokus des Schallbündels in die Tiefe. So stellt sich automatisch die optimale Fokussierung für den aufgrund der frequenzabhängen Schwächung erreichbaren Tiefenbereich ein. Schallköpfe dieser Art sind heute Standard für die **Schichtdickenfokussierung**.

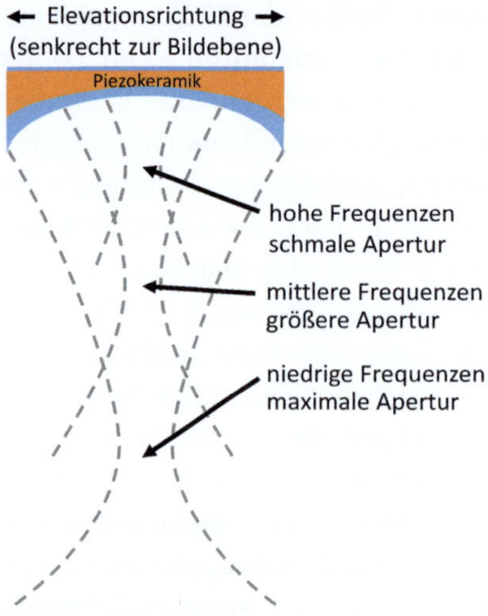

Bild 2.28 Seitenansicht eines Hanafy-Lens-Ultraschallwandlers

2.3.3.3 Kapazitive mikromechanische Ultraschallwandler

Anregung und Empfang von Ultraschallwellen müssen nicht ausschließlich auf dem piezoelektrischen Effekt beruhen. Auch das aus der Audiotechnik bekannte kapazitive Wandlerverfahren kann bei entsprechender Skalierung für hohe Ultraschallfrequenzen genutzt werden. Diese *Capacitive Micromachined Ultrasound Transducer* (CMUT) werden als *Micro Electro Mechanical System* (MEMS) realisiert. Die Herstellung erfolgt unter Nutzung etablierten Verfahren aus der Halbleitertechnologie. Deshalb sind CMUTs leicht mit weiteren elektronischen Komponenten auf einem Chip kombinierbar.

Die Funktion beruht auf den Schwingungen einer dünnen, durch eine Gleichspannung U_{DC} vorgespannten Membran (Klemm 2017). Im Sendebetrieb wird die Gleichspannung mit einer hochfrequenten Wechselspannung U_{HF} überlagert und mit der Frequenz der wechselnden elektrischen Feldkräfte aus der Gleichgewichtslage ausgelenkt. Dadurch wird eine Ultraschallwelle in das angrenzende Medium abgegeben. Während des Empfangs erzeugen auf den Wandler treffende Ultraschallwellen eine die Gleichspannung überlagernde Wechselspannung, die am Ausgang ausgekoppelt und weiterverarbeitet werden kann (Bild 2.29 links).

Mit einer Größe von ca. 50 µm wirkt ein einzelner CMUT nahezu als Punktquelle einer Ultraschallwelle. Durch Zusammenschaltung können so auf einem Chip verschiedene Array-Strukturen aufgebaut werden (Bild 2.29 rechts).

2.4 Schallfeldgeometrie

Die Schallfeldgeometrie beschreibt die räumliche Verteilung der Schallfeldgrößen (z. B. Schalldruck, Schallintensität) im Schallfeld, d. h. im Raum vor dem Ultraschallwandler. Zuverlässige Informationen über das Schallfeld sind für die Entwicklung von Ultraschallsystemen, aber auch für deren Anwendung und die Interpretation der Echosignale von grundlegender Bedeutung.

2.4.1 Punktquelle

Ausgehend von der Lösung der Wellengleichung für eine sphärische Welle (Formel 2.40) ergibt sich für die räumliche Abhängigkeit des Schnellepotenzials einer harmonisch oszillierenden Punktquelle

$$\underline{\Phi}(r) = \Phi_0 \frac{e^{-jkr}}{r} \tag{2.110}$$

Mit Formel 2.25 ergibt sich entsprechend für den Schalldruck

$$\underline{p}(r) = j\omega\rho_0\Phi_0 \frac{e^{-jkr}}{r} \tag{2.111}$$

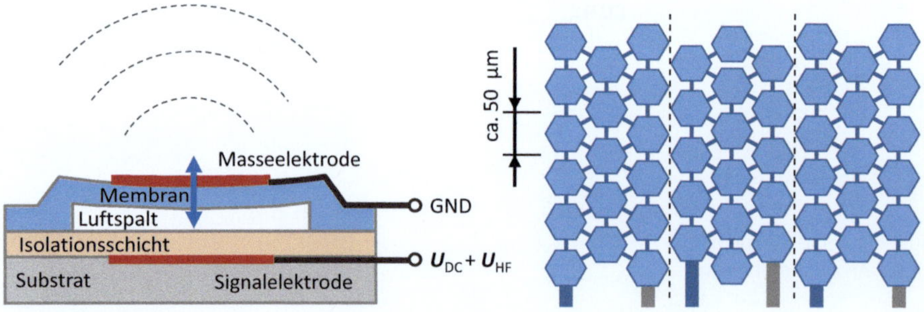

Bild 2.29
Aufbau eines kapazitiven mikromechanischen Ultraschallwandlers (CMUT) (links) und beispielhafte Realisierung einer Array-Struktur durch Kombination einzelner CMUTs (rechts)

Punktquellen können als Ausgangspunkte von Elementarwellen betrachtet werden, die jeweils einen Beitrag zum resultierenden Schallfeld einer spezifischen Wandlergeometrie liefern.

2.4.2 Kreisförmige Quelle

Aufgrund des relativ einfachen Aufbaus kommen in Technik und Medizin sehr häufig Einzelelementwandler mit kreisförmiger Apertur zur Anwendung. Diese Wandler können sehr gut mit dem Modell eines Kolbenstrahlers beschrieben werden, einer mit der Geschwindigkeit $v(t) = v_0 e^{i\omega t}$ harmonisch oszillierenden, kreisförmigen, starren Fläche mit dem Radius R, die in eine schallharte Wand eingebettet ist (Bild 2.30).

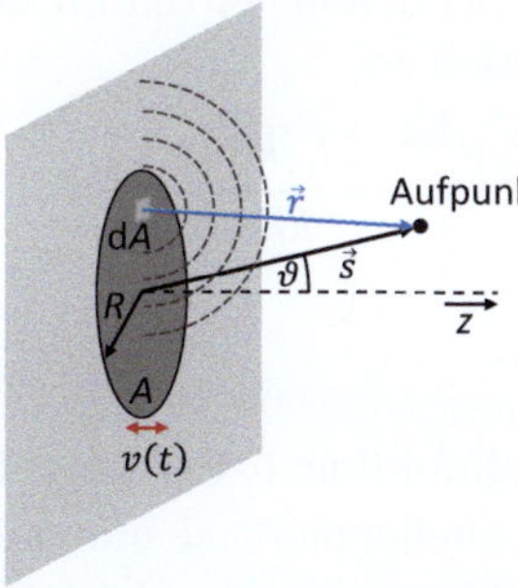

Bild 2.30 Ausgangsgrößen zur Bestimmung der Schalldruckverteilung im Raum vor dem Schallwandler am Beispiel eines Kolbenwandlers: Jedes Flächenelement d*A* der aktiven Wandleroberfläche *A* liefert einen Beitrag zum Schalldruck in einem betrachteten Punkt (Aufpunkt).

Für den Beitrag eines Flächenelements dA zum Schnellepotenzial des resultierenden Schallfeldes folgt mit Formel 2.110, $\Phi_0 = v_0 \mathrm{d}A/(4\pi)$ und einem Faktor 2 zur Berücksichtigung der einseitigen Abstrahlung

$$\mathrm{d}\Phi(\vec{r}) = \frac{v_0}{2\pi}\frac{e^{-jkr}}{r}\mathrm{d}A \qquad (2.112)$$

Das Schnellepotenzial in einem Aufpunkt (Bild 2.30) ergibt sich durch Integration über die gesamte Wandleroberfläche $A = 2\pi R^2$ zu

$$\Phi(\vec{r}) = \frac{v_0}{2\pi}\int_A \frac{e^{-jkr}}{r}\mathrm{d}A \qquad (2.113)$$

Für das Feld entlang der akustischen Achse z (Mittelsenkrechte auf der Wandleroberfläche) kann das Integral unter Ausnutzung der Zylindersymmetrie mit $\mathrm{d}A = r\,dr\,\mathrm{d}\varphi$ (φ ist der Drehwinkel um die Achse) analytisch gelöst werden:

$$\Phi(z) = -\frac{v_0}{jk}\left(e^{-jk\sqrt{R^2+z^2}} - e^{-jkz}\right) \qquad (2.114)$$

In dieser Lösung entspricht der erste Term in der Klammer dem vom Rand des Wandlers ausgehenden Wellenanteil (die sogenannte Randbeugungswelle) und der zweite Term einer ebenen Welle (Bild 2.31).

Mithilfe der eulerschen Identität und Additionstheoremen kann Formel 2.114 in

$$\Phi(z) = \frac{2v_0}{k}\sin\left(\frac{k}{2}\left(\sqrt{R^2+z^2} - z\right)\right)e^{-j\frac{k}{2}\left(\sqrt{R^2+z^2}+z\right)} \qquad (2.115)$$

umgeschrieben werden. Hier beschreibt der Term mit der Sinus-Funktion die Interferenz der Wellenanteile auf der akustischen Achse unmittelbar vor dem Wandler, dem Nahfeld. Charakteristische Nullstellen treten auf, wenn die Bedingung $\left(\sqrt{R^2+z^2} - z\right) = 2m\pi / k$ mit m = 1, 2, … erfüllt ist und wenn $kR > 2\pi m$ ist, wobei m die Anzahl der Punkte mit dem Schalldruck null bestimmt (Bild 2.32).

Als **Nahfeld** wird der Bereich bis zum letzten Schalldruckmaximum auf der akustischen Achse bezeichnet. Aus Formel 2.115 folgt mit $k\left(\sqrt{R^2+z^2} - z\right) = \pi$, d. h.,

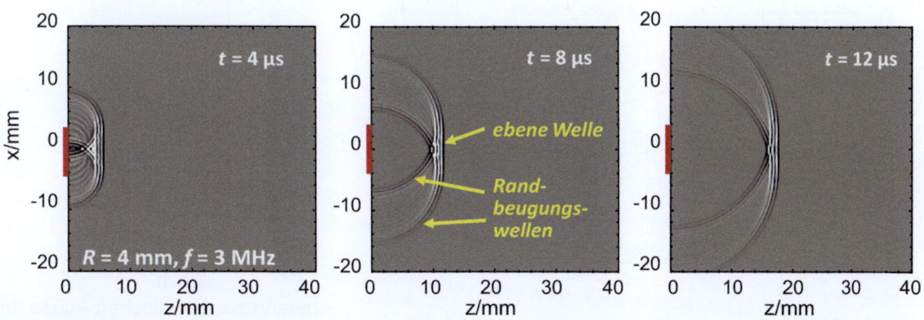

Bild 2.31 Ausbildung der ebenen Welle und der Randbeugungswellen zu verschiedenen Zeitpunkten nach dem Aussenden von einem Kolbenwandler mit Radius 4 mm; Simulation mit Field II (Jensen/Svendsen 1992, Jensen 1996)

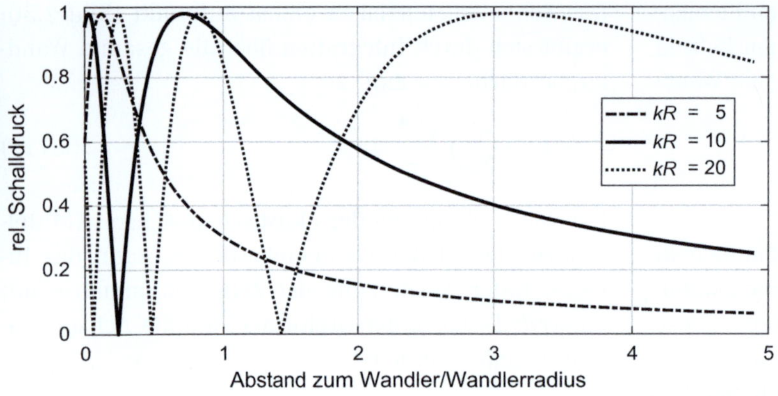

Bild 2.32
Druckverteilung auf der akustischen Achse in Abhängigkeit vom Verhältnis Wandlerabstand zu Wandlerradius z/R für verschiedene kR-Werte: Im Fall $kR = 5 < 2\pi$ existiert keine Nullstelle.

wenn der Sinus-Term den Wert 1 annimmt, für die Nahfeldlänge $z = l_N$

$$l_N = \frac{D^2 - \lambda^2}{4\lambda} = \frac{(2R)^2 - \lambda^2}{4\lambda} \approx \frac{R^2}{\lambda} \tag{2.116}$$

Die Näherung im letzten Term ist anwendbar, wenn die Apertur des Wandlers groß im Verhältnis zur Wellenlänge ist ($D \gg \lambda$). Bild 2.34 zeigt beispielhaft die Abhängigkeit der Nahfeldlänge von Apertur und Arbeitsfrequenz des Wandlers. Im Abstand der Nahfeldlänge weisen die Schallfelder einen natürlichen Fokusbereich auf, d. h., Schalldruck und Schallintensität sind auf einen relativ engen Bündelquerschnitt konzentriert. Im danach folgenden Fernfeld beginnt das Schallfeld zu divergieren. Um eine ausreichende Bündelung des Schallfeldes zu erreichen, erfordern tiefe Ultraschallfrequenzen (große Wellenlängen) eine entsprechend große Apertur des Wandlers.

Eine analytische Lösung von Formel 2.113 ist auch für das **Fernfeld** möglich, d. h. für Aufpunkte mit großem Abstand s zum Mittelpunkt des Kolbenwandlers. Unter der Bedingung $s \gg R$ kann die Differenz zwischen s und den Abständen R zu allen Flächenelementen dA vernachlässigt werden. Mit dieser Fernfeldnäherung ergibt sich das Schnellepotenzial an der durch (s, ϑ) definierten Position zu

$$\Phi(s,\vartheta) = \frac{v_0}{2} R^2 \frac{e^{-jks}}{s} \cdot \frac{2J_1(kR\sin\vartheta)}{kR\sin\vartheta} = \frac{v_0}{2} R^2 \frac{e^{-jks}}{s} \cdot R_{\text{fak}} \tag{2.117}$$

mit J_1 der Besselfunktion 1. Ordnung. Die Lösung beschreibt das Schnellepotenzial und mit Formel 2.25 auch den Schalldruck einer sphärischen Welle, der richtungsabhängig mit dem Winkel zur akustischen Achse ϑ variiert. Der entsprechende Term in Formel 2.117 wird als Richtungsfaktor R_{fak} bezeichnet. Das Maximum des Schalldrucks liegt auf der akustischen Achse und in Abhängigkeit von kR tritt eine bestimmt Zahl an Nebenmaxima auf. In Anlehnung an die Darstellung im **Richtdiagramm** (Bild 2.33) spricht man auch von Haupt- und Nebenkeulen.

Der **Öffnungswinkel** eines Ultraschallbündels wird mithilfe des Richtfaktors definiert. Für den Winkel ϑ,

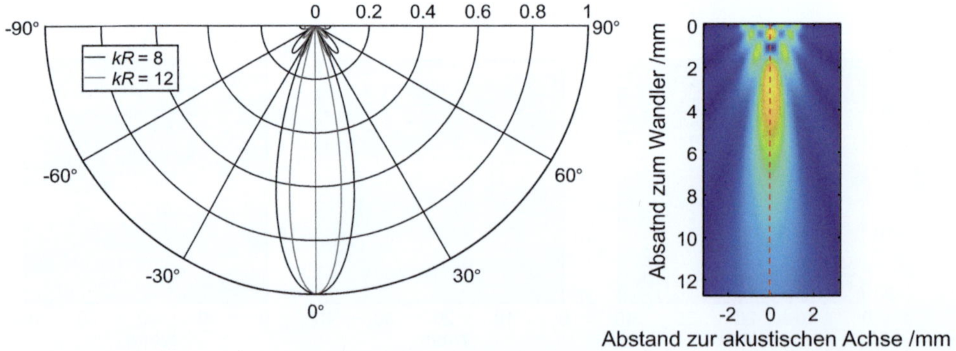

Bild 2.33 Links: Darstellung des Richtfaktors in Polarkoordinaten (Richtdiagramm) für $kR = 8$ und $kR = 12$; rechts: zum Vergleich die Richtung und Stärke der Nebenkeulen in der Schalldruckverteilung für $kR = 2$ (Simulation mit k-wave Toolbox, vgl. Treeby et al. 2018)

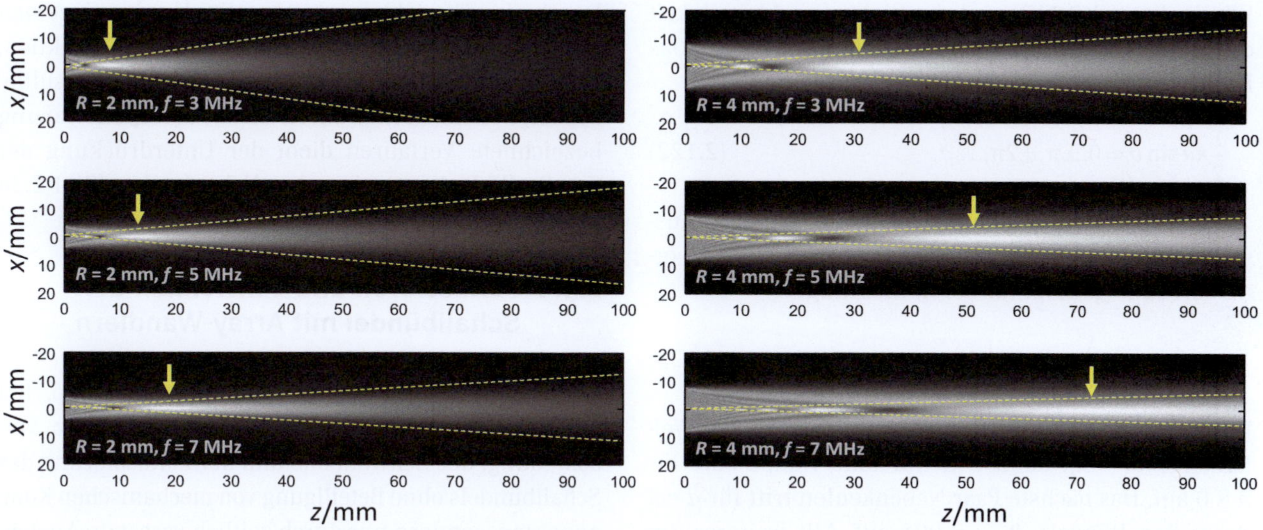

Bild 2.34 Abhängigkeit der Nahfeldlänge (gelbe Pfeile) und des Öffnungswinkels (gelbe, gestrichelte Linien) vom Radius des Wandlers und der Sendefrequenz: Simulation der Schalldruckverteilung mit Field II (Jensen/Svendsen 1992, Jensen 1996)

unter dem die Besselfunktion den Wert null annimmt ($J_1(3{,}8317) = 0$), ist die Grenze des Schallbündels festgelegt. Damit folgt aus Formel 2.117

$$\sin\vartheta = \frac{3{,}8317}{kR} = \frac{3{,}8317\,\lambda}{2\pi\,R} = 0{,}61\frac{\lambda}{R}$$
$$\vartheta \approx 0{,}61\frac{\lambda}{R} = 1{,}22\frac{\lambda}{D} \qquad (2.118)$$

Die Näherung ist für kleine Öffnungswinkel bis ca. 10° anwendbar. In Bild 2.34 wird deutlich, dass eine Vergrößerung der Apertur zu einer stärkeren Bündelung des Schallfeldes führt.

2.4.3 Lineare Gruppe von Quellen (Linear-Array)

Das Zusammenschalten von Einzelelementwandlern zu einer Gruppe, d. h. zu einem Array, bedingt weitere Charakteristika in der Schallfeldgeometrie. Als vereinfachtes Modell für ein Linear-Array, vergleichbar mit einem optischen Gitter, wird nachfolgend eine lineare Gruppe von N Punktstrahlern mit dem Abstand d betrachtet (Bild 2.35).

Mit Formel 2.110 folgt für das Schnellepotenzial im Aufpunkt als Summe der Potenziale der einzelnen Elemente Φ_m mit der Amplitude Φ_0/N

$$\underline{\Phi}(r) = \sum_{m=1}^{N} \Phi_m = \Phi_0 \frac{1}{N} \sum_{m=1}^{N} \frac{e^{-jkr_m}}{r_m} \qquad (2.119)$$

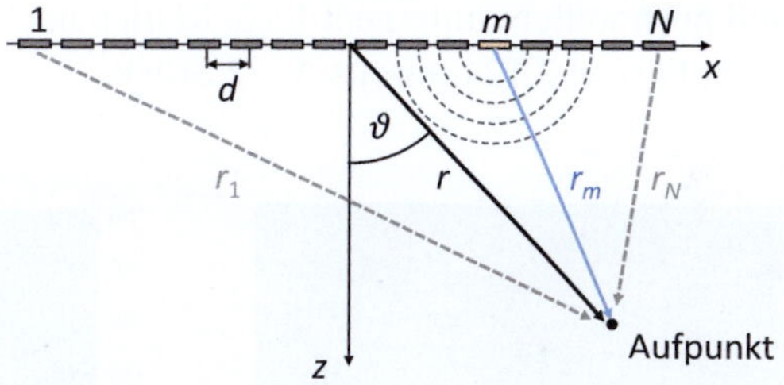

Bild 2.35 Veranschaulichung des vereinfachten Modells eines Linear-Arrays

Für große Abstände zum Array ($r \gg d$) kann $1/r_m \approx 1/r$ gesetzt werden. Mit $\Delta r_m = (m-1)d\sin\vartheta$, dem Gangunterschied der Punktwelle m zur Welle des Elements 1, folgt dann

$$\underline{\Phi}(r,\vartheta) = \Phi_0 \frac{1}{N} \frac{e^{-jkr}}{r} \sum_{m=1}^{N} e^{-jk(m-1)d\sin\vartheta} \qquad (2.120)$$

Der Summenterm kann als geometrische Reihe geschrieben werden. Nach weiterer Umformung unter Anwendung der Potenzgesetze und der eulerschen Identität (Lerch 2009) ergibt sich

$$\underline{\Phi}(r,\vartheta) = \Phi_0 \frac{e^{-jkr}}{r} e^{-j\frac{k}{2}(N-1)d\sin\vartheta} \cdot \frac{\sin\left(N\frac{k}{2}d\sin\vartheta\right)}{N\sin\left(\frac{k}{2}d\sin\vartheta\right)} \qquad (2.121)$$

Wie in Formel 2.117 wird die Richtungsabhängigkeit durch den letzten Term in der Gleichung definiert. Das **Richtungsdiagramm** nimmt für

$$\frac{1}{2}kd\sin\vartheta = 0, \pm\pi, \pm 2\pi, \ldots \qquad (2.122)$$

den Wert 1 an, was gleichbedeutend mit der Ausprägung von Haupt- und Nebenkeulen ist. Aus Formel 2.122 folgt dann für deren Richtung

$$\sin\vartheta_{max} = n\frac{\lambda}{d}, \quad n \in \mathbb{Z} \qquad (2.123)$$

Ist der Abstand der Punktstrahler kleiner als die Wellenlänge ($d < \lambda$), dann tritt nur eine Hauptkeule für $n = 0$ auf. Das nächste Paar Nebenkeulen tritt für $d = \lambda$ unter den Winkeln $\vartheta_{max} = 90°$ auf. Mit weiterer Zunahme von d nähert sich das Nebenkeulenpaar der Hauptkeule an, und es entstehen weitere Keulenpaare (Bild 2.36 oben). Zwischen den Haupt- und Nebenkeulen sind noch weitere untergeordnete Keulen nachweisbar, nach Formel 2.121 jeweils $N - 2$ Stück.

Durch eine Gewichtung der Amplituden der einzelnen Elemente des Arrays, z. B. mit einer Hanning-Funktion, werden die Beiträge der Randelemente zum resultierenden Schallfeld minimiert. Dieses als **Apodisierung** bezeichnete Verfahren dient der Unterdrückung der für die Bildgebung störenden Nebenkeulen (Bild 2.36 unten).

2.4.4 Fokussieren und Schwenken der Schallbündel mit Array-Wandlern

Zur Funktionalität von Array-Wandlern (→ Kap. B I 2.3.2.2) gehören die Möglichkeiten der lateralen Verschiebung, des Schwenkens und der Fokussierung des Schallbündels ohne Beteiligung von mechanischen Komponenten, sondern nur durch zeitlich versetzte Ansteuerung der einzelnen Array-Elemente.
Nachfolgend werden die Elemente weiterhin als Punktstrahler mit einem Abstand $d < \lambda$ betrachtet. Die Gesamtlänge des Arrays ist $L = (N-1)d$.

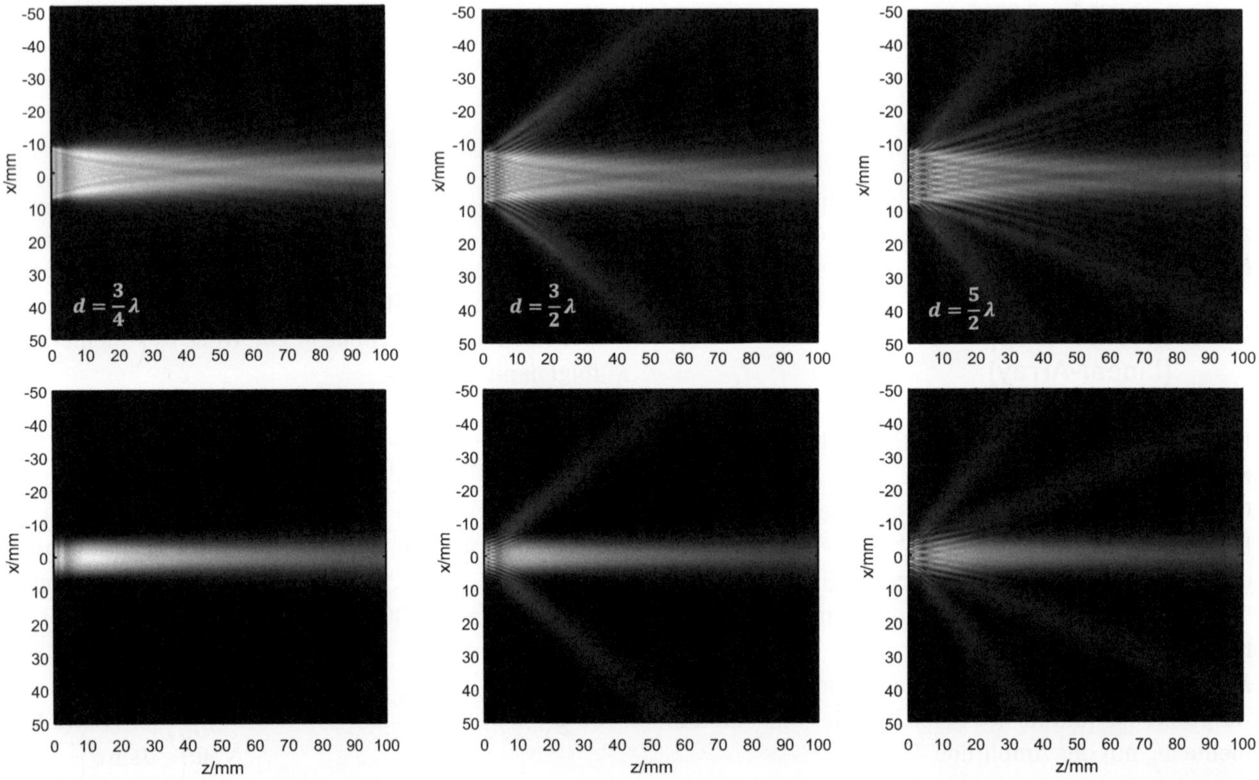

Bild 2.36 Anzahl und Richtung der für Linear-Arrays typischen Nebenkeulen (engl. *grating lobes*) für zunehmende Elementabstände (obere Reihe): Durch Apodisierung kann die Ausprägung der Nebenkeulen reduziert werden (untere Reihe). Simulation der Schalldruckverteilung mit Field II (Jensen/Svendsen 1992, Jensen 1996).

Zur **lateralen Verschiebung** des Schallbündels - der einfachsten Form des Schwenkens - wird eine bestimmte Anzahl nebeneinanderliegender Einzelelemente zu einer Gruppe zusammengefasst. Die Elementgruppe mit q + 1 Elementen hat damit die Länge $L_G = qd$ und kann wie ein separates Array betrachtet werden (Bild 2.37). Durch elementweise Verschiebung der aktiven Gruppe kann das Schallbündel entlang der Array-Länge von p = 1 bis $p = N - q$ verschoben werden. Durch zeitlich versetztes Zuschalten von Elementen auf der einen Seite und Abschalten auf der anderen Seite können auch Schrittweiten kleiner als der Elementabstand d realisiert werden.

Um die Richtung des Schallbündels zu ändern, d.h. zum Schwenken des Schallbündels (engl. *beam steering*), müssen alle beteiligten Elemente relativ zueinander um eine kurze Zeit verzögert werden. Dadurch wird erreicht, dass alle Elementarwellen entlang einer geraden Linie, deren Mittelsenkrechte der Ausbreitungsrichtung entspricht, in Phase sind (Bild 2.37).

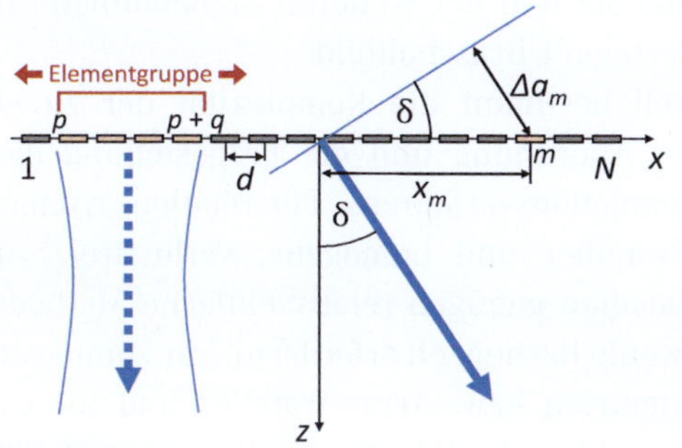

Bild 2.37 Laterale Verschiebung des Schallbündels durch Nutzung von Elementgruppen (links) und Schwenken des Schallbündels durch zeitliche Verzögerung der Anregung der Einzelelemente (rechts)

Mit der Laufzeit $\Delta t_{\delta,m} = \Delta a_m / c$ vom Element m bis zur Linie gleicher Phase folgt mit dem Abstand x_m des Elements m zum Zentrum des Arrays (bzw. der aktiven Gruppe)

$$x_m = (m-1)d \tag{2.124}$$

Mit $\Delta a_m = x_m \sin\delta$ folgt die erforderliche Zeitdifferenz zum Element 1 für ein Schwenken um den Winkel δ mit

$$\Delta t_{\delta,m} = \frac{1}{c}\left[(m-1)d - \frac{L}{2}\right]\sin\delta \tag{2.125}$$

Die Zeitdifferenz von Element zu Element beträgt $\Delta t_\delta = d\sin\delta / c$. Für das Beispiel in Bild 2.38 mit f_0 = 2 MHz und d = 0,75 λ = 0,58 mm wären das nur 97 ns Zeitdifferenz. Das letzte von 28 Array-Elementen der Gruppe würde 2,6 µs nach dem ersten Element angeregt werden.

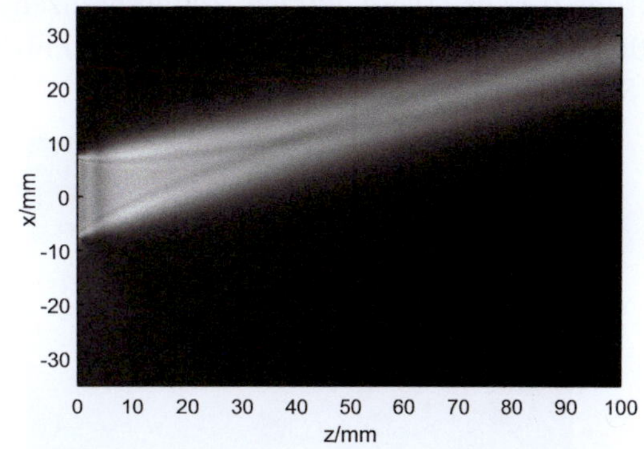

Bild 2.38 Schwenken eines unfokussierten Schallbündels um einen Winkel von 15°; Elementgruppe mit 28 Elementen, Elementabstand: 0,75 λ, Frequenz: 2 MHz; Simulation der Schalldruckverteilung mit Field II (Jensen/Svendsen 1992, Jensen 1996)

Eine weitere wesentliche Funktion der Array-Wandler ist die **elektronische Fokussierung** der Schallbündel. Damit sich alle von den Einzelelementen ausgehenden Wellenfronten in einem Punkt mit Abstand s_f zum Wandler treffen, muss die zeitversetzte Anregung derart erfolgen, dass sich eine gekrümmt kreisbogenförmige Wellenfront mit gleicher Phasenlage bildet (Bild 2.39). Die erforderliche Laufzeitdifferenz $t_{foc,m}$ für das Element m ergibt sich wieder aus dem Abstand zur Linie gleicher Phase

$$\Delta a_m = \sqrt{x_m^2 + s_f^2} - s_f \tag{2.126}$$

mit $\Delta t_{foc,m} = \Delta a_m / c$ zu

$$\Delta t_{foc,m} = \frac{1}{c}\left(\sqrt{x_m^2 + s_f^2} - s_f\right) \tag{2.127}$$

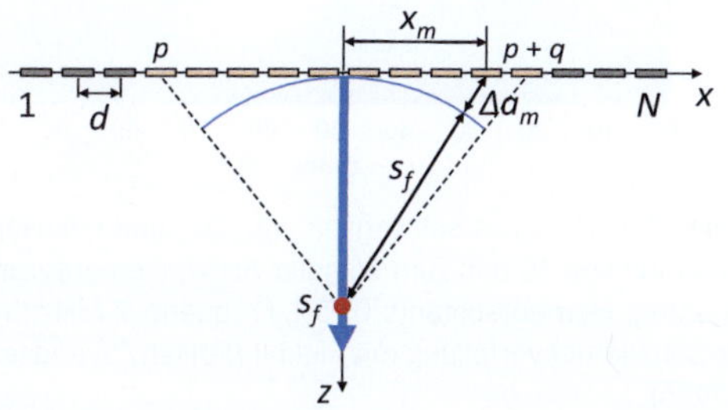

Bild 2.39 Fokussierung des Schallbündels durch zeitliche Verzögerung der Anregung der Einzelelemente: Die äußeren Elemente der Gruppe werden zuerst angeregt und die zentralen Elemente zuletzt.

Die geringste Zeitdifferenz zwischen zwei Elementen im Zentrum beträgt für das Beispiel in Bild 2.40 nur 2,1 ns und die maximale Differenz zwischen Rand und Zentrum 0,42 µs. Diese kurzen Zeitdifferenzen verdeutlichen die hohen Anforderungen an die Präzision und Stabilität der Ansteuerelektronik.

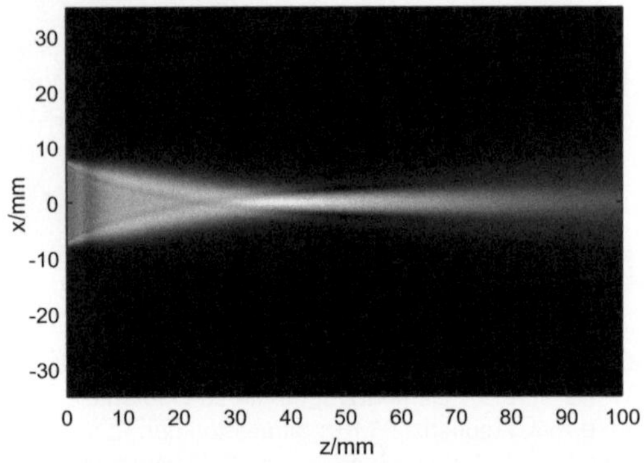

Bild 2.40 Fokussierung eines Schallbündels auf den Abstand von 50 mm zum Wandler-Array; Elementgruppe mit 28 Elementen, Elementabstand: 0,75 λ, Frequenz: 2 MHz; Simulation der Schalldruckverteilung mit Field II (Jensen/Svendsen 1992, Jensen 1996)

Durch Addition der für jedes Element gültigen Zeitdifferenzen mit

$$\Delta t_m = \Delta t_{\delta,m} + \Delta t_{foc,m} \tag{2.128}$$

können das **Schwenken** und **Fokussieren des Schallbündels** kombiniert werden (Bild 2.41).

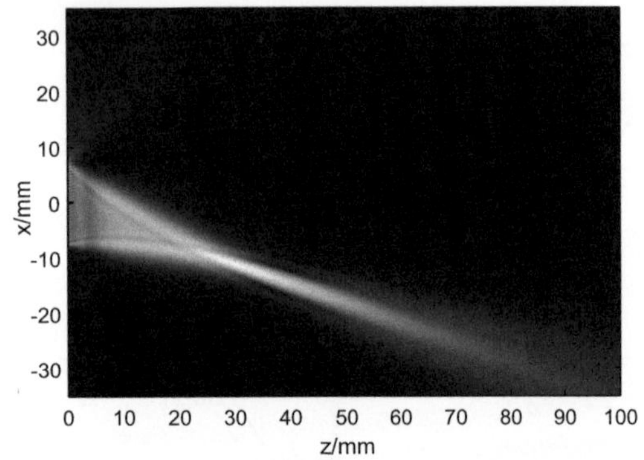

Bild 2.41 Gleichzeitiges Schwenken um -20° und Fokussieren auf einen Abstand von 40 mm zum Wandler-Array; Elementgruppe mit 28 Elementen, Elementabstand: 0,75 λ, Frequenz: 2 MHz; Simulation der Schalldruckverteilung mit Field II (Jensen/Svendsen 1992, Jensen 1996)

2.4.5 Simulation von Schallfeldern

Simulationen der Ausbreitung von Schallwellen können Entwicklungsprozesse neuer Schallkopftechnologien und Bildgebungstechniken erheblich beschleunigen, da eine Vielzahl von aufwendigen Testmessungen eingespart werden kann. Das bedeutet aber nicht, dass auf Messungen und reale Tests vollständig verzichtet werden kann, da Simulationsergebnisse regelmäßig durch Messungen verifiziert werden müssen. Schallfeldsimulationen sind auch von großer Bedeutung für die Planung therapeutischer Ultraschallanwendungen (→ Kap. B I 4) anhand der prognostizierten lokalen Intensitätswerte.

Die Möglichkeiten der Simulationen reichen von der Berechnung des Schallfeldes für verschiedene Wandlerbauformen unter variablen Anregungsbedingungen bis zur vollständigen Signalkette, vom Aussenden des Ultraschallimpulses über die Wechselwirkung mit dem modellierten Ausbreitungsmedium, den Empfang der Echosignale und der weiteren Signalaufbereitung bis zum fertigen Ultraschallbild.

Generell bestimmt die Komplexität der zu simulierenden Anordnung und die Fragestellung die Wahl des Simulationsverfahrens. Für rotationssymmetrische Schallwandler und homogene, verlustfreie Ausbreitungsmedien genügen relativ einfache Methoden (die auch wenig Rechenzeit erfordern). Für komplexe Wandlergeometrien bzw. Array-Wandler und inhomogene, frequenzabhängig dämpfende, dispersive Medien sind aufwendigere Methoden erforderlich. Der Rechenaufwand reduziert sich auch, wenn das Schallfeld nur in Ausbreitungsrichtung simuliert werden soll und Reflexionen keine Berücksichtigung finden.

Ein entscheidender Unterschied besteht darin, ob lineare Ausbreitungsbedingungen angenommen werden können oder nicht. Im linearen Fall ist das Superpositionsprinzip gültig und für die Berechnungen können z. B. auch Integral-Transformationen (Fourier, Laplace) genutzt werden. Für nichtlineare Ausbreitungsverhältnisse (→ Kap. B I 2.2.4) ist das nicht mehr möglich.

Jedes der drei grundlegenden numerischen Verfahren (Methode der finiten Differenzen – FDM, Methode der finiten Elemente – FEM, Integralgleichungsmethode – IEM) erfordert die Diskretisierung des Ausbreitungsmediums in ein Netz aus Subelementen, wobei deren Größenordnung im Subwellenlängen- bzw. Subperiodendauerbereich liegt. Innerhalb der Subelemente bzw. von Knoten zu Knoten werden die für das Medium geltenden akustischen Gleichungen (→ Kap. B I 2.1.2) approximiert. Zusammen mit den zu definierenden Randbedingungen bilden sie ein Gleichungssystem, das durch die gewählte numerische Methode gelöst werden muss.

Weiterführende Informationen und Details können bei Verweij et al. (Verweij et al. 2014) und in den Dokumentationen zu den Programmen nachgeschlagen werden. Eine Übersicht der verfügbaren Simulationstools findet sich auf der Website der IEEE Ultrasonics, Ferroelectrics and Frequency Control Society (IEEE UFFC).

Beispiele für die Simulation von Schallfeldern, d. h. der räumlichen Schalldruckverteilung, zeigen Bild 2.33 und Bild 2.34 für Kolbenstrahler sowie Bild 2.36, Bild 2.38, Bild 2.40 und Bild 2.41 für Array-Wandler. Simulationen der sich ausbreitenden Wellenfronten zu ausgewählten Zeitpunkten sind für ein homogenes Medium in Bild 2.31 und für ein inhomogenes Medium in Bild 2.43 dargestellt. Das Ergebnis der Simulation der Streusignale an einem im Computer realisierten 3D-Gewebemodell einschließlich der Rekonstruktion des Ultraschallschnittbildes zeigt Bild 2.44.

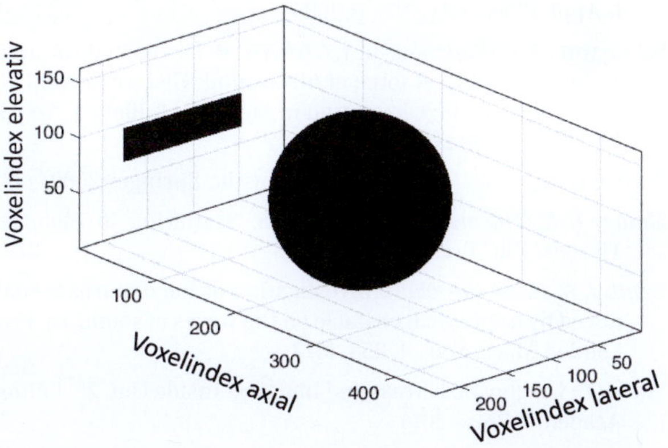

Bild 2.42 Schematische Darstellung des 3D-Computermodells einer eingebetteten Kugel mit um Faktor xx geringerer Impedanz zum umgebenden Medium (Wasser): Das Linear-Array hat 64 Elemente.

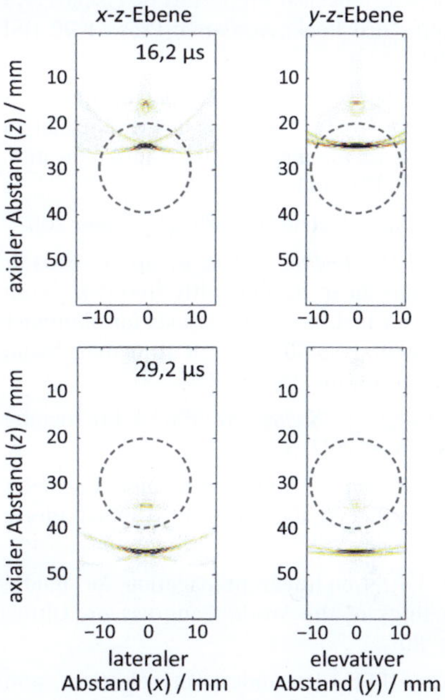

Bild 2.43 3D-Simulation der Wellenfronten des von einem 64-Element-Array abgegebenen Ultraschallimpulses (2,5 MHz, Fokusabstand: 30 mm) mit Echos an den Grenzflächen der eingebetteten Kugel nach 16,2 µs (obere Grenzfläche) und 29,2 µs (untere Grenzfläche); Simulation mit k-wave Toolbox (Treeby et al. 2018)

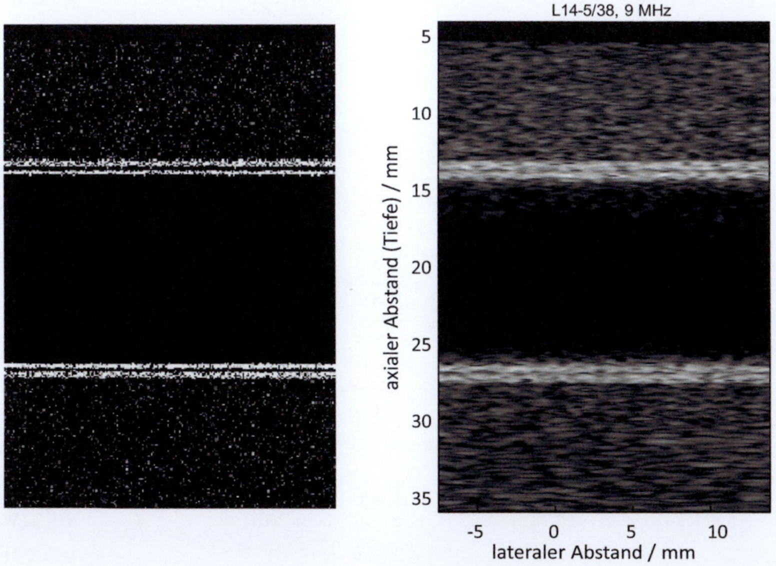

Bild 2.44
Schnitt durch das 3D-Computermodell einer Arterie (Lumendurchmesser: 12,6 mm, Intima-Media-Dicke: 0,5 mm) (links) und simuliertes Schnittbild (B-Mode) mit einem Linear-Array bei 9 MHz Arbeitsfrequenz (rechts); Simulation mit Field II (Jensen/Svendsen 1992, Jensen 1996)

I

Literatur

ANSI/IEEE Standard 176-1987. IEEE standard on piezoelectricity. American Standards National Institut, New York 1987

Azhari, H.: Basics of biomedical ultrasound for engineers. Wiley 2010

Beissner, K.: Ultrasonic power measurement by means of radiation force. In: Journal of The Acoustical Society of America, Volume 105, Issue 2, February 1999

Duck, Francis A.: Physical Properties of Tissues. A Comprehensive Reference Book. Academic Press 1990 (ISBN 978-0-12-222800-1)

Dussik, K. T.: Über die Möglichkeit, hochfrequente mechanische Schwingungen als diagnostisches Hilfsmittel zu verwerten. In: Zeitschrift für die gesamte Neurologie und Psychiatrie 174, 1942, S. 153 - 168

Gautschi, G.: Piezoelectric Sensorics. Springer 2002

Hanafy Amin M./Maslak, S./Plugge, Jay S.: Broadband phased array transducer design with frequency-controlled two-dimension capability and methods for manufacture thereof. Patentschrift: US5415175A. Patentinhaber: Siemens Medical Solutions USA, Inc. 16. Mai 1995

Hering, E./Martin, R./Stohrer, M.: Physik für Ingenieure. 11. Auflage. Springer 2012, S. 511

Holterman, J./Groen, P.: An Introduction to Piezoelectric Materials and Applications. Stichting Applied Piezo, Apeldoorn 2013

Humphrey, V. F.: Non-linear propagation for medical imaging. Proceedings of the World Congress on Ultrasonics 2003, pp. 73 - 80

IEEE UFFC - IEEE Ultrasonics, Ferroelectrics, and Frequency Control Society. *https://ieee-uffc.org/software*

Insana, M. F./Wagner, R. F./Brown, D. G./Hall, T. J.: Describing small-scale structure in random media using pulse-echo ultrasound. In: J. Acoust. Soc. Am. 87, 1990, p. 179

Jensen, J. A.: Field. A Program for Simulating Ultrasound Systems. Paper. Presented at the 10th Nordic-Baltic Conference on Biomedical Imaging. In: Medical & Biological Engineering & Computing, Volume 34, Supplement 1, Part 1, 1996, pp. 351 - 353

Jensen, J. A./Svendsen, N. B.: Calculation of pressure fields from arbitrarily shaped, apodized, and excited ultrasound transducers. In: IEEE Trans. Ultrason., Ferroelec., Freq. Contr., 39, 1992, pp. 262 - 267

Kino, G. S.: Acoustic waves: devices, imaging and analog signal processing. Prentice-Hall, Englewood Cliffs, 1988. pp. 300 - 312

Klemm, M.: Acoustic Simulation and Characterization of Capacitive Micromachined Ultrasonic Transducers. In: Dresdner Beiträge zur Sensorik, Band 66, TUDPress, 2017 (ISBN 978-3-95908-100-9)

Lerch, R./Sessler, G. M./Wolf, D.: Technische Akustik. Grundlagen und Anwendungen. Springer 2009 (DOI: 10.1007/978-3-540-49833-9)

Lubbers, J./Graaff, R.: A simple and accurate formula for the sound velocity in water. In: Ultrasound in Medicine & Biology, Vol. 24, No. 7, 1998, pp. 1065 - 1068

Morse, P. M./Ingard, K. U.: Theoretical Acoustics. McGraw Hill, New York 1968

O'Donnell, M./Jaynes, E. T./Miller, J. G.: Kramers-Kronig relationship between ultrasonic attenuation and phase velocity. In: J. Acoust. Soc. Am. 1981, pp. 696 - 701

Park, S. E./Shrout, T. R.: Ultrahigh Strain and Piezoelectric Behavior in Relaxor based Ferroelectric Single Crystals. In: J. Appl. Phys., 82 (1997), p. 1804

Sarvazyan, A. P./Rudenka, O. V./Nyborg, W. L.: Biomedical applications of radiation force of ultrasound. Historical roots and physical basis. In: Ultrasound in Medicine & Biology, Vol. 36, No. 9, 2010, pp. 1379 - 1394

Sessler, G. M./Wolf, D.: Technische Akustik. Springer 2009

Shung, K. K./Thieme, G. A.: Ultrasonic Scattering in Biological Tissues. CRC Press 1993

Strutt, J. W. (Lord Rayleigh): Investigation of the disturbance produced by a spherical obstacle on the waves of sound. In: Proc. London Math. Soc., 4, 253, 1872

Szabo, T.: Diagnostic Ultrasound Imaging: Inside Out. 2nd Edition. Academic Press 2014

Treeby, B. E./Budisky, J./Wise, E. S./Jaros, J. Cox, B. T.: Rapid calculation of acoustic fields from arbitrary continuous-wave sources. In: J. Acoust. Soc. Am., Vol. 143, No. 1, 2018, pp. 529 - 537

Verweij, M. D./Treeby, B. E./Dongen, K. W. A van/Demi, L.: Simulation of Ultrasound Fields. In: Comprehensive Biomedical Physics, Vol. 2, 2014, pp. 465 - 500

3 Diagnostischer Ultraschall

3.1 Ultraschallbildgebung

Klaus-Vitold Jenderka

Die ultraschallbasierte Erzeugung von **Schnittbildern** ist das bekannteste Verfahren in der Ultraschalldiagnostik. Daher wird der Begriff Sonografie nicht nur für das bildgebende Verfahren, sondern meist auch als Oberbegriff für alle diagnostischen Ultraschallverfahren verwendet.

Bei der Ultraschallbildgebung wird ausgenutzt, dass Ultraschallimpulse während ihrer Ausbreitung mit dem Gewebe in Wechselwirkung treten, sich dabei charakteristisch verändern und an den Gewebestrukturen reflektiert und gestreut werden, d. h. Echos erzeugen. Diese Echos bilden die Grundlage für die Erzeugung der Ultraschallbilder, die auch als Sonogramm bezeichnet werden. Mathematisch kann dieser Prozess durch Faltung der Funktionen dargestellt werden, die die elektroakustischen Eigenschaften des Ultraschallwandlers und die akustischen Eigenschaften des abzubildenden Gewebes beschreiben:

$$U(t) = h_s(t) * p_s(t,\vec{r}) * R(t,\vec{r}) * D(t,\vec{r}) * p_e(t,\vec{r}) * h_e(t) \quad (3.1)$$

Das nach Anregung des Wandlers mit einem kurzen elektrischen Impuls empfangene **Echosignal** $U(t)$ wird durch die gesuchte Reflektivität $R(t,\vec{r})\,\vec{r}$ und die frequenzabhängige Dämpfung $D(t,\vec{r})$ des Mediums geprägt. Zusätzlich wird es durch die Impulsantworten $h(t)$ des Schallwandlers beim Senden (*s*) und Empfangen (*e*) und die entsprechenden Schalldruckverteilungen $p(t,\vec{r})$ beeinflusst. Diese Faktoren bestimmen, in welcher Qualität (Bildkontrast und Auflösung) das Gewebe abgebildet werden kann (Bild 3.1).

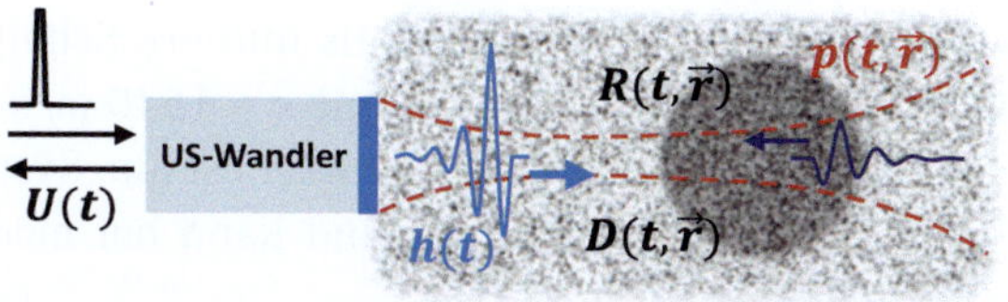

Bild 3.1 Veranschaulichung der Faktoren, die das empfangene Echosignal $U(t)$ bei der Wechselwirkung eines Ultraschallimpulses mit dem Gewebe beeinflussen: Für Einzelelementwandler können die Impulsantworten h_s und h_e sowie die Schalldruckverteilungen p_s und p_e für Senden und Empfangen als identisch angenommen werden. Für Wandler-Arrays können diese unterschiedlich sein.

3.1.1 Medizinische Anwendungen – kontrastgebende Gewebeeigenschaften

Zunächst erlaubt die Ultraschallbildgebung die Beurteilung der Anatomie und Morphologie von Körperregionen, Organen, Gefäßen und Läsionen, d. h. von Strukturen allgemein. An den weitgehend maßstabsgetreuen Abbildungen können Messungen vorgenommen werden (Länge, Umfang, Fläche, Volumen → Kap. B I 3.1.4.3). Anhand der dargestellten **Gewebetextur** kann der Zustand des Gewebes beurteilt werden, und selbst Bildartefakte (→ Kap. B I 3.1.4.4) liefern diagnostische Informationen. Die Amplitude der Echosignale wird in der Sonografie durch die Unterschiede in der Dichte und Schallgeschwindigkeit, d. h. der akustischen Impedanz, sowie der Kompressibilität innerhalb der Gewebsstruktur bestimmt, die wiederum die elastischen Eigenschaften des Gewebes repräsentieren. Damit unterscheiden sich die kontrastgebenden Eigenschaften grundlegend von denen für Computertomografie (CT → Kap. B II 2.2) und Magnetresonanztomografie (MRT → Kap. B III 2.1).

Die Unterschiede der Impedanz innerhalb der Strukturen von Weichgewebe betragen nur wenige Promille. Damit wird jeweils nur ein Bruchteil der eintreffenden Schallintensität reflektiert und gestreut und erzeugt auswertbare Echos. Der überwiegende Anteil der

I

Schallintensität kann sich weiter in das Gewebe hinein ausbreiten und dort wiederum Echos erzeugen. Damit ist eine grundlegende Bedingung für die Funktion des Verfahrens erfüllt.

Zu den grundlegenden Voraussetzungen für das Verfahren zählen also die geringen Unterschiede der akustischen Impedanz innerhalb des Weichgewebes und die moderate, hinreichend konstante Schallgeschwindigkeit von 1540 m/s. Diese entspricht etwa der Geschwindigkeit in physiologischer Kochsalzlösung bei 37 °C (vgl. auch Duck 1990).

Seit Ende der 1970er-Jahre wird als mittlere Schallgeschwindigkeit für Weichgewebe mit c = 1540 m/s gerechnet. Dieser Geschwindigkeitswert ist im System als Grundeinstellung hinterlegt und kann bei modernen Geräten angepasst werden.

3.1.2 Impuls-Echo-Verfahren

Das beim Sonar, in der zerstörungsfreien Materialprüfung und beim Ultraschallabstandssensor am Fahrzeug eingesetzte Impuls-Echo-Verfahren bildet ebenfalls die Grundlage für die Ultraschallbildgebung. Das Verfahren beruht darauf, dass periodisch kurze Ultraschallimpulse ausgesendet und die verzögert am Wandler registrierten Echos hinsichtlich ihrer Laufzeit und Amplitude bewertet werden. Durch Multiplikation der Laufzeit mit der Ausbreitungsgeschwindigkeit kann der Abstand der echogebenden Struktur zum Wandler bestimmt werden. Zusammen mit der Richtung des abgegebenen Ultraschallimpulses, d. h. der Richtung der akustischen Achse, kann die Position der Struktur im Raum eindeutig festgelegt werden.

3.1.2.1 A-Bild-Verfahren

Das A-Bild-Verfahren erzeugt ein eindimensionales Sonogramm und wird auch als Amplitude-Mode (kurz A-Mode) bezeichnet. Nach Anregung des Schallkopfes sendet dieser einen kurzen, breitbandigen Ultraschallimpuls aus, wobei Arbeitsfrequenz und Bandbreite von den Eigenschaften des Schallwandlers abhängen (→ Kap. B I 2.3.2). Anschließend registriert der Schallkopf die um die Laufzeit verzögert eintreffenden Echos aus dem Gewebe als eine hochfrequente Transiente (Bild 3.2).

Zur Unterdrückung von Rauschen durchläuft das Echosignal $U(t)$ einen an die Wandlerbandbreite angepass-

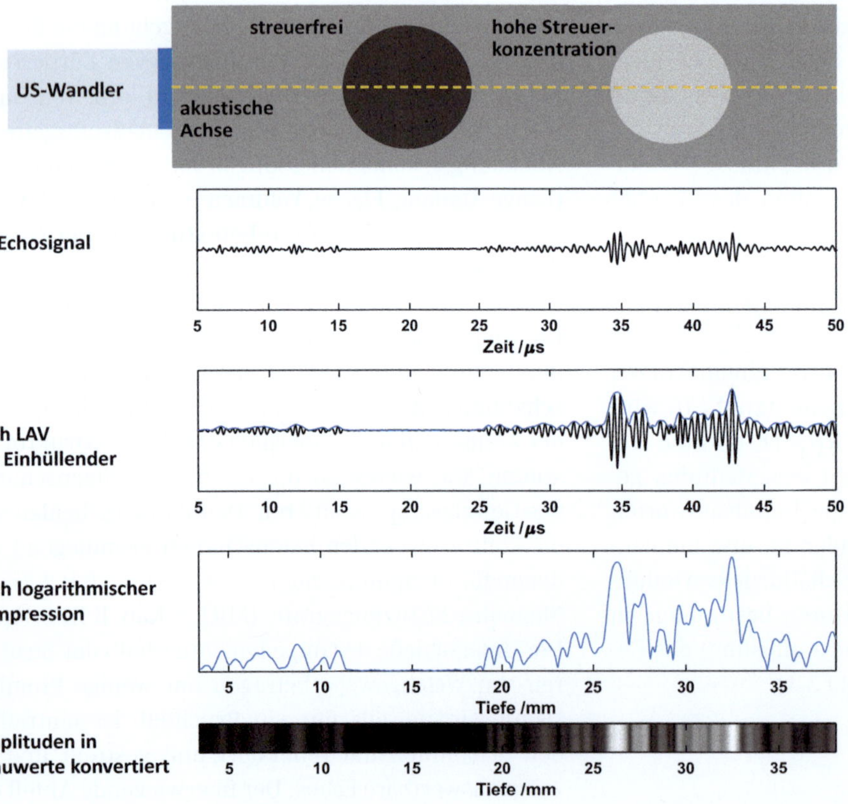

Bild 3.2
Prinzip des A-Bild-Verfahrens am Beispiel eines 3D-Computermodells, bestehend aus jeweils einer eingebetteten künstlichen Zyste und stärker streuenden Struktur: Aus dem hochfrequenten Echosignal wird in mehreren Verarbeitungsschritten ein eindimensionales Sonogramm erzeugt. Die abschließende Konvertierung in Grauwerte ist Grundlage für die Erzeugung eines 2D-Sonogramms (Simulation mit k-wave Toolbox, vgl. Treeby 2018).

ten Bandfilter. Die Unterdrückung der Frequenzen oberhalb der Bandbreite dient zudem der Vermeidung von Aliasing bei der späteren Digitalisierung der Echosignale.

Die Folgefrequenz der Sendeimpulse (engl. *pulse repetition frequency*, PRF) wird so gewählt, dass der nächste Sendeimpuls erst nach Eintreffen des letzten Echos aus der Tiefe der Untersuchungsregion eingetroffen ist. Die für eine eindeutige Tiefenzuordnung maximal mögliche Pulsfolgefrequenz f_{PRF} ergibt sich dann für eine Tiefe z mit der Schallgeschwindigkeit c zu

$$f_{\text{PRF}} = \frac{c}{2z} \tag{3.2}$$

Damit sind Pulsfrequenzen von einigen Kilohertz möglich.

Das empfangene Echosignal wird nun verstärkt, wobei sich der einstellbare Verstärkungsfaktor aus einem konstanten Anteil und einem von der Signallaufzeit abhängenden Anteil zusammensetzt. Die laufzeitabhängige Verstärkung (LAV, engl. *time-gain compensation*, TGC) dient dem Ausgleich des mit der Tiefe zunehmenden Amplitudenabfalls aufgrund der Dämpfung. Für die LAV kommen rauscharme, spannungsgesteuerte Verstärker zum Einsatz. Die Steuerspannung steigt dabei mit der Laufzeit linear in Dezibel an, wobei die Charakteristik des zeitlichen Verlaufs vom Nutzer angepasst werden kann (→ Kap. B I 3.1.2.2).

Die weitere Verarbeitung erfolgt mit digitalen Signalen. Das erfordert zunächst eine Analog-digital-Konvertierung (ADC) mit ausreichend hoher Abtastfrequenz und Auflösung. Es sollten wenigstens fünf Abtastpunkte pro Periodendauer der Arbeitsfrequenz erfasst werden. Daraus resultieren typische Abtastfrequenzen von mindestens 25 MHz bis hin zu 80 MHz oder höher. Die Auflösung sollte mindestens 12 Bit oder höher sein, um dem hohen **Dynamikumfang** der Echosignale gerecht zu werden.

Im nächsten Schritt wird die Einhüllende des verstärkten Signals $U_{\text{gain}}(t)$ gebildet, d. h., das Signal wird demoduliert und damit die unterliegende Ultraschallfrequenz entfernt. In modernen, digitalen Systemen wird dazu die Hilbert-Transformation $H\{\}$ genutzt. Die Hilbert-Transformierte eines transienten Signals entspricht dem Originalsignal mit einer 90°-Phasenverschiebung. Aus beiden wird das komplexwertige analytische Signal $\underline{U}_{\text{gain}}(t)$ gebildet:

$$\underline{U}_{\text{gain}}(t) = U_{\text{gain}}(t) + j \cdot H\{U_{\text{gain}}(t)\} \tag{3.3}$$

Der Betrag des analytischen Signals ist die für die nächsten Verarbeitungsschritte erforderliche Einhüllende des Echosignals:

$$A_{\text{env}}(t) = \left|\underline{U}_{\text{gain}}(t)\right| = \sqrt{U_{\text{gain}}^2(t) + H\{U_{\text{gain}}(t)\}^2} \tag{3.4}$$

Eine alternative Möglichkeit zur Bestimmung der Einhüllenden ist die **Quadraturdemodulation**, die weniger Rechenaufwand erfordert und sich sowohl soft- oder auch hardwaremäßig umsetzten lässt. Dazu wird das Echosignal $U_{\text{gain}}(t)$ mit einer Referenzfrequenz gemischt, d. h. multipliziert. Die spektralen Anteile im Bereich der Referenzfrequenz werden dabei hervorgehoben, sodass durch diesen Prozess gleichzeitig – insbesondere bei hoher Bandbreite des Echosignals – eine Frequenzselektion erfolgen kann. Die Mischung mit der Referenzfrequenz liefert das In-Phase-Signal $I(t)$ und die Mischung mit der um 90° phasenverschobenen Referenz liefert das Quadratursignal $Q(t)$. Die Einhüllende berechnet sich aus beiden Signalen zu

$$A_{\text{env}}(t) = \sqrt{I^2(t) + Q^2(t)} \tag{3.5}$$

Bei diesem Verfahren verbleiben noch Ripple mit der doppelten Frequenz des Referenzsignals in der Einhüllenden, sodass im Anschluss noch eine Tiefpassfilterung ausgeführt werden muss.

In dem so erhaltenen Signal (Bild), der sogenannten A-Linie, sind jetzt stärkere Einzelechos erkennbar und deren zeitlicher Abstand zum Schallwandler, aber auch untereinander kann gemessen werden.

Mithilfe der im Medium als konstant angenommenen Schallgeschwindigkeit (Mittelwert für Weichgewebe c = 1540 m/s) kann die Laufzeit der Echos mit

$$z = c \cdot \frac{1}{2} t \tag{3.6}$$

in den Abstand zum Schallwandler bzw. die Gewebetiefe z umgerechnet werden. Der Faktor ½ berücksichtigt dabei den Hin- und Rückweg des Ultraschallimpulses vom Wandler zum Reflektor.

Durch die Demodulation wurden die hochfrequenten Anteile der Ultraschallarbeitsfrequenz aus dem Signal entfernt, sodass jetzt eine Dezimierung der Abtastpunkte erfolgen kann (*Down-Sampling*). Die Dezimierung kann angepasst an die für die spätere Darstellung zur Verfügung stehende Pixelgröße d_P erfolgen, wobei die Möglichkeit einer späteren Ausschnittvergrößerung (Zoom) berücksichtigt werden sollte.

Um auch schwächere Echos darstellen zu können, die nicht von stark reflektierenden Grenzflächen stammen, erfolgt im nächsten Verarbeitungsschritt eine **logarithmische Kompression** der Einhüllenden mit

$$A_{\log C}(t)=\frac{\log\left(1+C\,A_{\text{env}}(t)\right)}{\log(1+C)} \tag{3.7}$$

wobei C ein wählbarer Kompressionsfaktor ist. Mit zunehmenden Kompressionsfaktor werden kleine Signalamplituden relativ zum Maximalwert stärker angehoben. Eine Normierung auf einen Referenzwert $A_{\max}$ (z. B. die maximale Echoamplitude) kann mit

$$A_{\log C}(t)=\frac{\log\left(1+C\,A_{env}(t)/A_{\max}\right)}{\log(1+C)}A_{\max} \tag{3.8}$$

erfolgen (Bild 3.3).

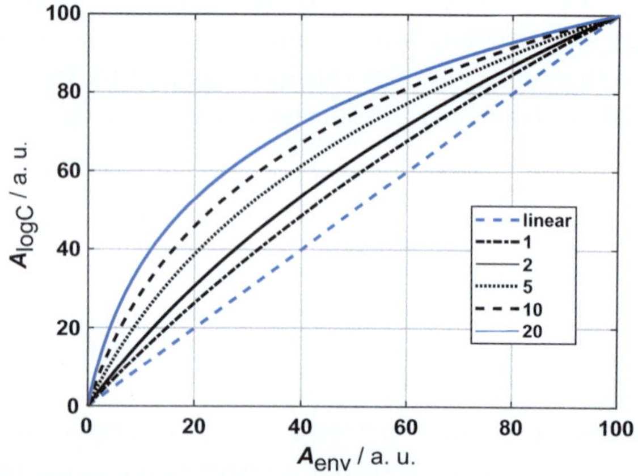

Bild 3.3 Anhebung kleiner Echosignalamplituden durch logarithmische Kompression mit verschiedenen Kompressionsfaktoren (1 bis 20)

Durch Umwandlung der logarithmierten Amplituden in Grauwerte (z. B. von 0 – Schwarz bis 255 – Weiß) kann eine Helligkeitslinie (Brightness-Line bzw. B-Line) als Grundlage für ein Schnittbild, d. h. zweidimensionales Sonogramm, erzeugt werden.

3.1.2.2 B-Bild-Verfahren

Dieses Verfahren stellt eine Erweiterung des A-Bild-Verfahrens um eine Dimension dar, d. h., es wird ein zweidimensionales Sonogramm erzeugt, bei dem die Echoamplituden als Helligkeitswerte dargestellt werden. Die Bezeichnung lautet entsprechend Brightness-Mode (kurz B-Mode). Unter der Annahme, dass sich die Ultraschallimpulse geradlinig innerhalb eines schmalen Schallbündels ausbreiten und die Schallgeschwindigkeit im Medium konstant ist, sind für die Erzeugung eines B-Bildes folgende Schritte erforderlich (Bild 3.4):

- Verschieben und/oder Schwenken des Schallbündels über die vorgesehene Bildebene (→ Kap. B I 2.4.4)
- Erzeugung des Bildkontrasts durch Umwandlung der A-Linien in einen Vektor von Grauwerten (→ Kap. B I 3.1.2.1)
- abbildungstreue, maßstabsgerechte Zuordnung der Grauwerte auf die Elemente der Bildmatrix

Die abbildungstreue Zuordnung der Grauwerte auf die Elemente der Bildmatrix $B(i,j)$, d. h. die einzelnen Pixel mit den Indexpaaren $\{i,j\}$ (i – Spaltenindex, j – Zeilenindex), wird als **Scankonvertierung** bezeichnet.

Im Fall von N parallelen Scanlinien (typisch für Linear-Arrays) mit einem Linienabstand d_S erfolgt die Zuord-

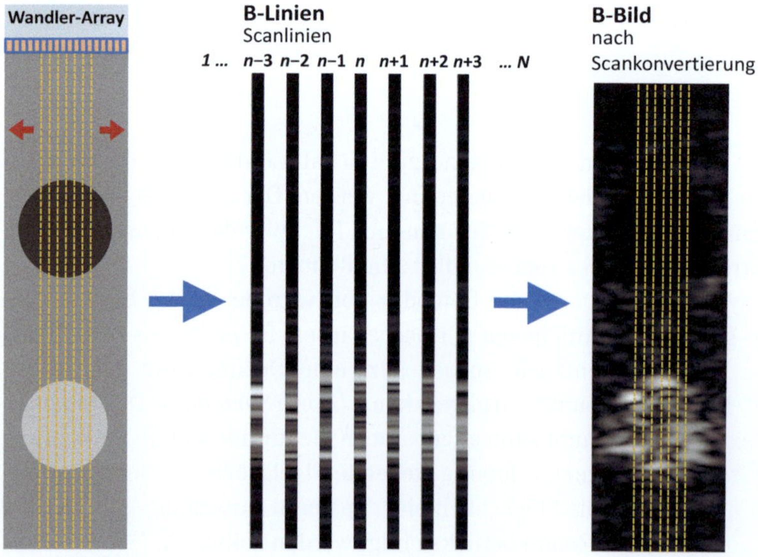

Bild 3.4
Prinzip des B-Bildverfahrens am Beispiel eines Linear-Arrays: Durch laterale Verschiebung des Schallbündels werden eine Anzahl N von B-Linien (Grauwertvektoren) erfasst und die Grauwerte abbildungstreu den Elementen der Bildmatrix (Pixeln) zugeordnet (Scankonvertierung).

nung der Grauwerte zu den Pixeln $\{i,j\}$ mit der Pixelgröße d_P in Abhängigkeit von der Nummer der Scanlinie n und der Echolaufzeit t_L (bzw. Echotiefe $ct_L/2$) nach folgender Vorschrift (Bild 3.5):

$$\begin{aligned} i &= \left\lfloor \frac{1}{d_P} \cdot n d_S \right\rfloor \\ j &= \left\lfloor \frac{1}{d_P} \cdot c \frac{1}{2} t_L \right\rfloor \end{aligned} \tag{3.9}$$

Der Abbildungsmaßstab sollte über die Pixelgröße d_P so gewählt werden, dass die Scanbreite Nd_s mit der darstellbaren Bildbreite $S_B d_p$ korrespondiert. Ansonsten wird nicht die volle Scanbreite angezeigt oder die Bildmatrix ist nicht voll ausgefüllt.

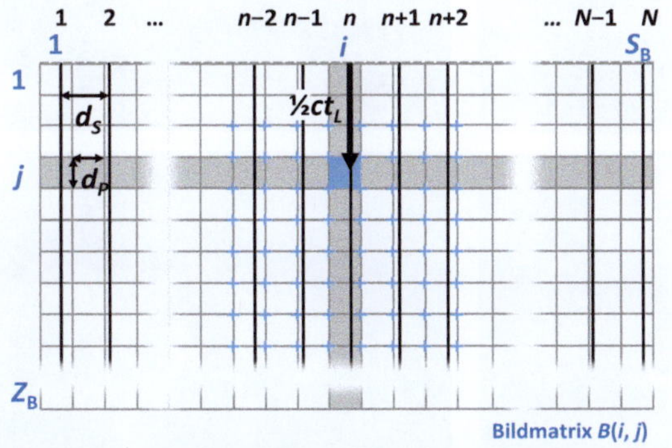

Bild 3.5 Zuordnung der Echoamplituden von N parallelen Scanlinien auf die Elemente der Bildmatrix mit S_B Spalten und Z_B Zeilen; typische Scankonvertierung nach lateraler Verschiebung der Scanlinien bei der Abbildung mit Linear-Arrays

Etwas anders erfolgt die Zuordnung im Fall von N radialen Scanlinien (typisch für Curved und Phased Arrays), deren Richtung sich jeweils um einen Winkel ϑ_S unterscheidet. Der Winkel ϑ_n einer Scanlinie n zur Richtung der Spalten der Bildmatrix ergibt sich hier zu

$$\vartheta_n = \left(n - \frac{N}{2} \right) \vartheta_S \tag{3.10}$$

Mit dem Krümmungsradius des Schallkopfes R_C, der Pixelgröße d_P und der Echolaufzeit t_L (bzw. Echotiefe $ct_L/2$) lautet die Vorschrift zur Zuordnung der Grauwerte auf die Pixel $\{i,j\}$ (Bild 3.6):

$$\begin{aligned} i &= \left\lfloor \frac{1}{d_P} \cdot \left(c \frac{1}{2} t_L + R_C \right) \sin \vartheta_n \right\rfloor \\ j &= \left\lfloor \frac{1}{d_P} \cdot \left(c \frac{1}{2} t_L + R_C \right) \cos \vartheta_n \right\rfloor \end{aligned} \tag{3.11}$$

Nach der Scankonvertierung entsprechend Formel 3.9 und Formel 3.11 sind einzelne Elemente der Bildmatrix B nicht besetzt oder mehrfach besetzt (insbesondere bei Sektorscans). Zur Erzeugung einer voll besetzten Bildmatrix B_{full} müssen fehlende Pixelwerte ergänzt und Mehrfachbelegungen korrigiert werden. Das gelingt mithilfe einer Häufigkeitsmatrix $M(i,j)$, die während der Scankonvertierung die Anzahl der den jeweiligen Pixeln zugewiesenen Grauwerte mitzählt. Für mehrfach belegte Pixel mit $M(i,j) > 0$ wird der Mittelwert der den Pixeln zugeordneten Grauwerte mit $B_{\text{full}}(i,j) = B(i,j) / M(i,j)$ berechnet und für nicht belegte Pixel mit $M(i,j) = 0$ nach bilinearer oder bikubischer Interpolation (Burger/Burge 2015) ergänzt.

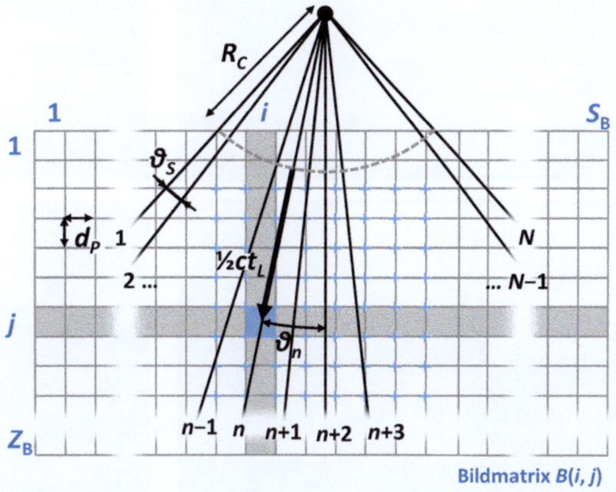

Bild 3.6 Zuordnung der Echoamplituden von N radialen Scanlinien auf die Elemente der Bildmatrix mit S_B Spalten und Z_B Zeilen; typische Scankonvertierung nach Schwenken der Scanlinien bei der Abbildung mit Curved und Phased Arrays

Linear-Arrays, die durch eine homogene Liniendichte bei relativ schmalen Bildbereich gekennzeichnet sind (→ Kap. B I 2.3.2.2), eignen sich für die Abbildung kleiner Organe (Schilddrüse, Hoden) und oberflächennaher Strukturen (Lymphknoten, Gefäße) (Bild 3.7 und Bild 3.8). Die Arbeitsfrequenzen liegen oberhalb von 5 MHz. Durch zusätzliches Schwenken der Scanlinien an den Bildrändern kann ein trapezförmiger, in der Tiefe verbreiterter Bildbereich erzeugt werden.

Die Darstellung größerer, tiefer liegender Organe ist Aufgabe der Curved Arrays (Bild 3.7 und Bild 3.8). Die in der Tiefe auseinanderlaufenden Scanlinien und Arbeitsfrequenzen – bevorzugt im Bereich von 2,5 bis 5 MHz – gestatten die Abbildung größerer Areale in der Tiefe auf Kosten einer mit der Tiefe abnehmenden Liniendichte. Curved Arrays werden aufgrund des fächerförmigen Bildbereichs vor allem für den abdominellen und gynäkologischen Ultraschall genutzt. Bei

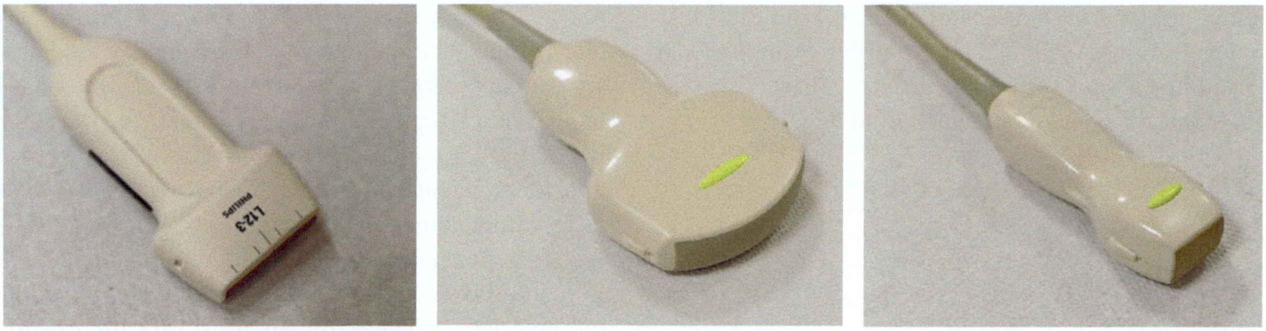

Bild 3.7 Beispiele für den typischen Aufbau von Linear-, Curved und Phased Arrays

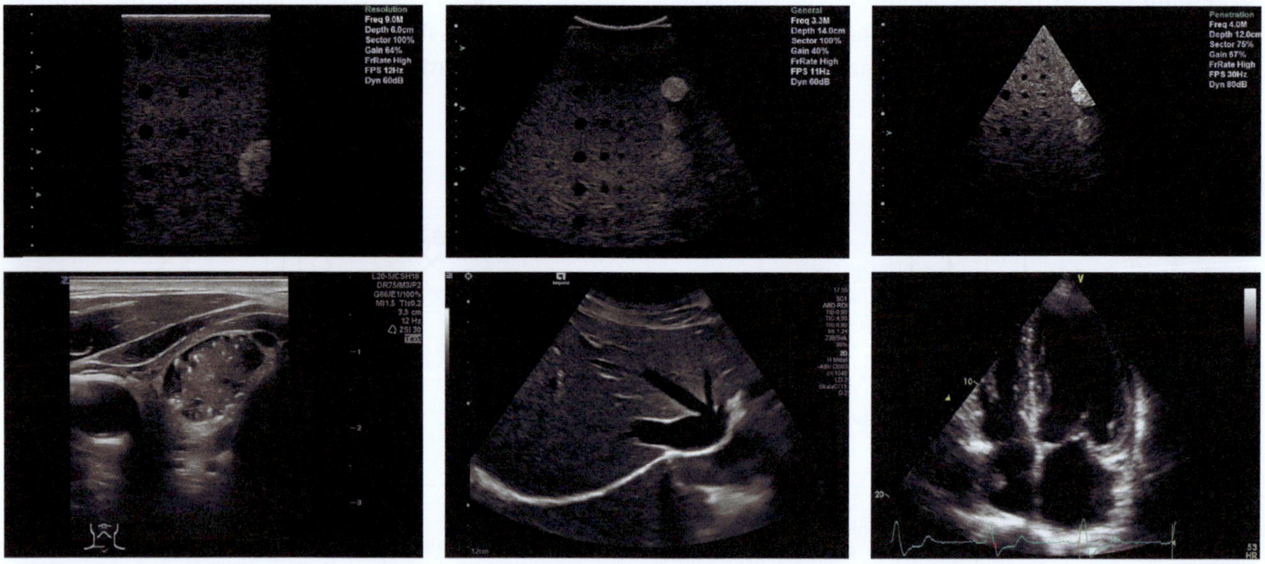

Bild 3.8 Zu sehen sind Beispiele von B-Bildern mit den typischen Scangeometrien für Linear-, Curved und Phased Arrays. Die obere Reihe zeigt Schnittbilder eines Ultraschallprüfkörpers. Die untere Reihe zeigt eine Auswahl typischer Anwendungen: punktförmige Verkalkungen in einer Schilddrüse, Venen-Stern in der Leber und Herz im Vier-Kammer-Blick (von links nach rechts, mit freundlicher Genehmigung von S. Delorme, Heidelberg, B. Gaßmann, Berlin und E. Lieback, Berlin)

der Anwendung ist auf einen möglichst vollständigen Kontakt der aktiven Wandlerfläche mit der Haut zu achten.

In der Echokardiografie (→ Kap. A 4.4.3.1) und beim Ultraschall des Thorax (→ Kap. A 5.4.3.1) kommen bevorzugt Phased Arrays zum Einsatz (Bild 3.7 und Bild 3.8). Hier gewährleistet die kleine Kontaktfläche die Nutzung der Schallfenster zwischen den Rippen. Der sektorförmige Bildbereich bedingt aber auch eine stark inhomogene Liniendichte, die mit zunehmender Tiefe schnell abnimmt. Die Arbeitsfrequenzen liegen im Bereich von 2,5 bis 7,5 MHz.

3.1.2.3 TM-Verfahren

Das TM-Verfahren (kurz TM-Mode oder M-Mode von engl. *time motion*) nutzt im Gegensatz zum B-Mode stationäre Scanlinien zur Darstellung der Verschiebung von Gewebestrukturen in Abhängigkeit von der Zeit. Dabei wird die Richtung der Scanlinie beibehalten und die B-Linien (→ Kap. B I 3.1.2.2) werden in ihrer zeitlichen Abfolge nebeneinander dargestellt (Bild 3.9). Ruhende Strukturen erzeugen im TM-Mode horizontale Linien und bewegte Strukturen erzeugen ansteigende oder abfallende Linien.

Das TM-Bild repräsentiert ein Weg-Zeit-Diagramm, sodass der Anstieg einer Linie der aktuellen Bewegungsgeschwindigkeit der jeweiligen Struktur (z.B. einer Mitralklappe) entspricht. Der TM-Mode wird bevorzugt

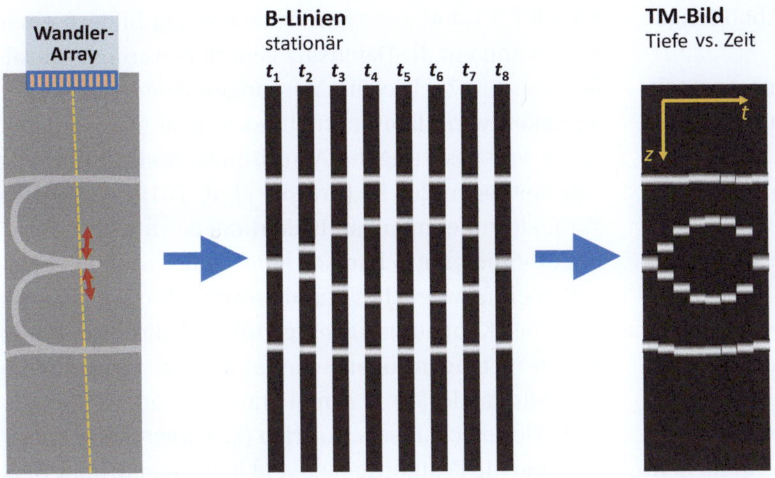

Bild 3.9
Prinzip des TM-Bildverfahrens am Beispiel eines Phased Arrays: Die B-Linien (Grauwertvektoren) eines stationären Schallbündels werden im zeitlichen Abstand $\Delta t = 1/f_{PRF}$ erfasst und nebeneinander den Elementen der Bildmatrix zugeordnet. Die Darstellung entspricht so einem Weg-Zeit-Diagramm.

in der Echokardiografie (→ Kap. A 4.4.3.1) eingesetzt, z.B. zur Beurteilung der Herzkontraktion oder der Klappenfunktion (Bild 3.10).
Die Position und Richtung der Scanlinie für die Ableitung eines TM-Bildes wird im B-Mode eingestellt, ebenso die darzustellende Tiefe. Über die Pulsfolgefrequenz f_{PRF} wird die zeitliche Auflösung eingestellt.
Bei der Anwendung in der Echokardiografie wird in der Regel zusätzlich ein EKG (→ Kap. A 4.4.4.2) aufgezeichnet und mit im Bild dargestellt (Bild 3.10). Grundsätzlich kann die B-Line auch noch von farbcodierten Flussinformationen (→ Kap. B I 3.2.6) überlagert werden. Dieses Abbildungsverfahren wird als Color-M-Mode bezeichnet.

3.1.2.4 Volumendarstellung

Darstellungen in drei Dimensionen dienen der Untersuchung der räumlichen Lagebeziehungen von anatomischen Strukturen sowie von deren Form und Volumen. 3D-Darstellungen werden auch bei CT, MRT und PET (Positronen-Emissions-Tomografie → Kap. B II 2.5.9) genutzt und die dort angewandten Methoden zur Visualisierung der 3D-Datensätzen können auch bei der **3D-** und **4D-Sonografie** verwendet werden. Die 4D-Sonografie nutzt wiederum die Echtzeitfähigkeit der Ultraschallbildgebung aus und stellt das Volumen in Abhängigkeit von der Zeit dar (z.B. 3D-Darstellung des Herzens im Verlauf eines Herzzyklus → Kap. A 4.2.1).

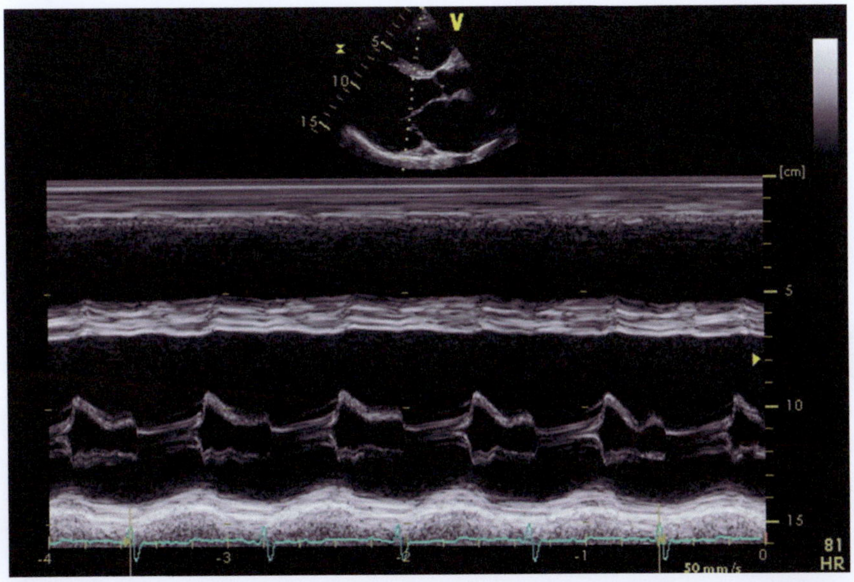

Bild 3.10
Darstellung der Bewegung einer Mitralklappe im M-Mode (mit freundlicher Genehmigung von E. Lieback, Berlin)

I

Prinzipiell müssen für dreidimensionale Abbildungsverfahren drei Bedingungen erfüllt sein:

- Erfassung eines dreidimensionalen Datensatzes mit der kontrastgebenden Größe (in der Sonografie die Echoamplitude (B-Linie, → Kap. B I 3.1.2.1)
- maßstabsgetreue Zuordnung der Daten zu einem Punkt im Raum (Voxel)
- geeignete Visualisierung der Daten in der Bildebene (auf dem Display)

Schon allein durch Beobachtung der Abfolge von B-Bildern, die durch manuelles Schwenken des Schallkopfes über der anatomischen Struktur erfasst werden, kann gedanklich eine räumliche Vorstellung der Struktur entstehen. Einen ersten Hinweis auf die räumlichen Lageverhältnisse erhält man durch den Einsatz von Bi-Plane-Sonden. Neben dem Schwenken sind auch andere Bewegungen des Schallkopfes möglich, die nacheinander verschiedene Ebenen des Zielvolumens erfassen (z. B. lineare Verschiebung oder geeignete Rotation des Schallkopfes).

In 3D-Sonografiesystemen werden die Scans automatisiert durchgeführt und dabei gleichzeitig die genaue Lage der Bildebene im Raum erfasst (Fenster et al. 2001). Freihändig, manuell geführte konventionelle Sonden (*Freehand Systems*) müssen über Positionsgeber zur Erfassung der Lage im Raum (*Tracking System*) verfügen (Bild 3.11a). Dafür werden bevorzugt elektromagnetische oder optische Systeme eingesetzt (Hoskins et al. 2010). Vor der Anwendung ist eine Kalibrierung erforderlich (Hsu et al. 2009). Auch auf Basis der Dekorrelationen von Mustern (Speckles → Kap. B I 2.2.3 und Kap. B I 3.1.4.4) zwischen benachbarten Bildern einer Serie kann ein 3D-Datensatz generiert werden (Mozaffari/Lee 2017). Die für Messungen erforderliche Genauigkeit wird damit aktuell noch nicht erreicht, aber durch Verbesserung der Algorithmen und Anwendung von Methoden der KI (Prevost et al. 2018) wird diese Methode zunehmend an Bedeutung gewinnen.

Die 3D-Sonden mechanisch abtastender Systeme beinhalten ein bewegliches Wandler-Array. Das Gehäuse ist mit einer Koppelflüssigkeit gefüllt und die Ultraschallwellen gelangen über eine akustisch transparente Kunststoffabdeckung zum Patienten und wieder zurück. Der mechanische Antrieb (z. B. über Schrittmotoren) und die Positionsgeber sind in die Sonde integriert (Bild 3.11b bis Bild 3.11d).

Für die Erfassung von 3D-Datensätzen bieten Matrix-Arrays (2D-Arrays) noch viel weitreichendere Vorteile (→ Kap. B I 2.3.3.1). Die Arrays bestehen aus mehreren tausend Einzelelementen, und die erforderliche Ansteuerelektronik ist in den Schallkopf integriert. Dadurch ist es möglich, das Schallbündel innerhalb des abzutastenden Volumens zu verschieben und zu schwenken (Bild 3.12). Da keine mechanischen Komponenten für die Bewegung des integrierten Arrays mehr erforderlich sind, verringert sich der Wartungsaufwand und verbessern sich sowohl die Erfassungszeit als auch die Genauigkeit der Volumendatensätze. Zusätzlich werden Bewegungsartefakte vermieden und die Voraussetzungen für die 4D-Sonografie verbessert.

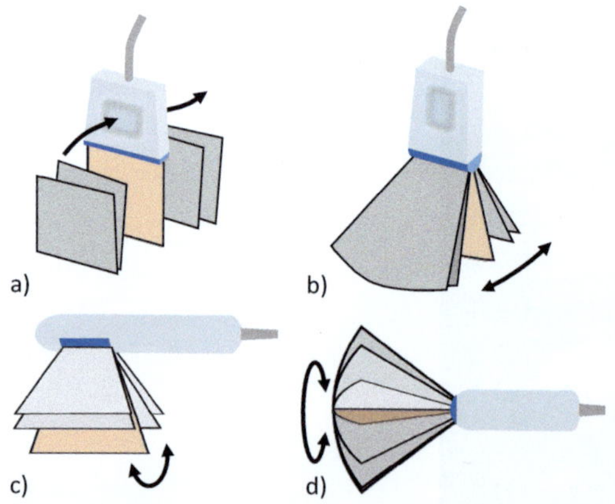

Bild 3.11 Erfassung von dreidimensionalen Datensätzen: a) manuell geführter konventioneller Array-Wandler mit externer Lageerfassung (Freihandsysteme), b) mechanisch geschwenktes Array integriert in 3D-Schallsonde; endoskopische 3D-Sonden mit c) geschwenkter und d) rotierender Scanebene

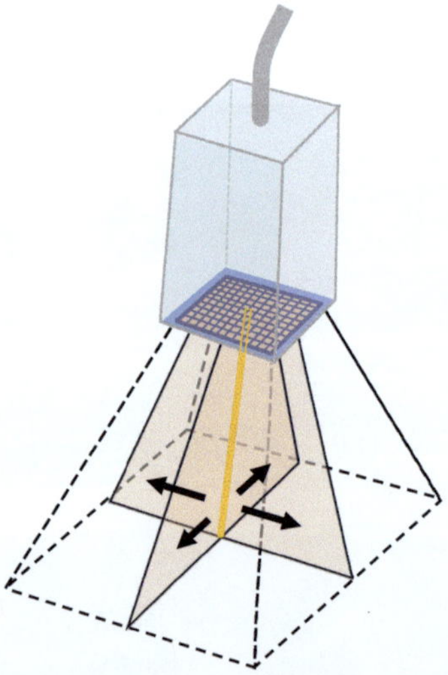

Bild 3.12 Erfassung des Volumens mit einem 2D-Wandler-Array: Durch zeitversetzte Ansteuerung von Wandlergruppen innerhalb des Arrays können der Austrittspunkt und die Richtung des Schallbündels (→ Kap. B I 2.4.4) gesteuert und das vorgesehene Volumen abgetastet werden.

Für die Erzeugung der Volumendatensätze und die Rekonstruktion der dreidimensionalen Ultraschallbilder stehen zwei Verfahren zur Verfügung:

- **Voxelbasierte Rekonstruktion:** Die auf verschiedenen Ebenen erfassten Echoamplituden werden Voxeln in einem Volumendatensatz zugeordnet. Dazu werden die für Curved und Phased Arrays beschriebenen Methoden (→ Kap. B I 3.1.2.2) entsprechend auf die dritte Dimension erweitert. Alle Informationen aus den B-Linien bzw. B-Bildern bleiben erhalten.
- **Merkmalsbasierte Rekonstruktion:** Innerhalb des Volumendatensatzes werden Merkmale oder Oberflächen von anatomischen Strukturen detektiert und nur diese dreidimensional dargestellt. Dieser Prozess der Segmentierung kann automatisch, teilautomatisch oder rein manuell erfolgen. Insgesamt werden bei diesem Prozess die im Datensatz enthaltenen Informationen reduziert.

Prinzipiell können innerhalb eines vollständigen Volumendatensatzes verschiedene, unterschiedlich orientierte und geneigte Ebenen definiert und die enthaltenen Grauwerte als Bild dargestellt werden. Neben den originalen 2D-B-Bildern, aus denen das Volumen rekonstruiert wurde, können auch Schnittbilder erzeugt werden, die mit einem konventionellen B-Bild-System nicht darstellbar sind, insbesondere Bildebenen parallel zur Schallaustrittsfläche des Schallkopfes, sogenannte **C-Bilder** (Bild 3.13).

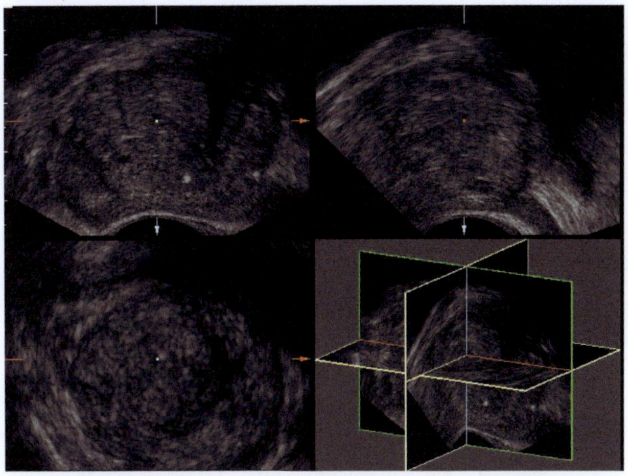

Bild 3.13 Visualisierung eines 3D-Datensatzes mit drei orthogonalen Schnittebenen: Der Datensatz wurde mit einer endoskopischen 3D-Sonde (Bild 3.11d) aufgenommen (mit freundlicher Genehmigung von H. Heynemann, Gutenberg).

Abschließend erfolgt die geeignete Darstellung der 3D-Daten auf dem 2D-Display. Zur Visualisierung steht eine Auswahl von Methoden zur Verfügung (Tabelle 3.1), die sowohl auf voxel- als auch merkmalsbasierte Rekonstruktionsdaten zurückgreifen und diese einzeln oder in Kombination darstellen. Als Standardansicht werden zunächst drei orthogonale Ebenen dargestellt. Die Qualität von Volumendarstellungen auf Basis der merkmalsbasierten Rekonstruktion hängt direkt mit der Segmentierung der anatomischen Strukturen zusammen. Sehr gute Ergebnisse werden bei Grenzflächen

Tabelle 3.1 Verfahren zur Visualisierung von Volumendatensätzen in der 3D-Sonografie (Fenster et al. 2005): Diese Verfahren werden auch zur Visualisierung von CT-, MRT- und PET-3D-Datensätzen angewendet.

Methode	Darstellung	Prinzip
Extraktion von Bildebenen aus dem 3D-Datensatz (engl. *multiplanar reformatting*, MPR)	orthogonale Ebenen (engl. *orthogonal planes*)	Darstellung der Grauwertbilder von drei senkrecht aufeinanderliegenden Ebenen: Die jeweiligen Schnittebenen sind markiert und der Schnittpunkt aller drei Ebenen ist variabel (Bild 3.13).
	Ebenen auf Polyeder (engl. *cube view*)	Darstellung der Grauwertbilder auf den Flächen eines Polyeders (z. B. eines Quaders): Die Anzahl, Position und Orientierung der Ebenen sind variabel.
Volumen-Rendering durch Projektion von 3D-Datensätzen auf eine Ebene (engl. *volume rendering*)	Projektion der maximalen oder minimalen Intensität (engl. *max or min intensity projection*)	ausschließliche Darstellung des maximalen (oder minimalen) Grauwertes aller in Projektionsrichtung liegenden Voxel
	Rendering der Transluzenz (engl. *translucency rendering*)	gewichtete Summierung der Transparenz und Opazität der Voxeldaten entlang einer Projektionslinie
Oberflächen-Rendering von segmentierten 3D-Daten (engl. *surface rendering*)	Oberflächen von anatomischen Strukturen/Organen	Anpassung eines Gitters aus geometrischen Grundformen (z. B. Dreiecksgitter) an die segmentierten Oberflächen und Belegung mit einer spezifischen, dem Organ zugeordneten Textur: Durch virtuelle Beleuchtung und Schattierung in Verbindung mit einer animierten Rotation um verschiedene Achsen (d. h. eine Ansicht aus verschiedenen Perspektiven) wird die Oberflächentopografie verdeutlicht (Bild 3.14).

I

zwischen Strukturen mit sehr unterschiedlichen akustischen Eigenschaften erzielt, wie z. B. zwischen umgebendem Fruchtwasser/Fötus oder Blut/Ventrikel. Auch die Nutzung anderer Parameter, z. B. der mit dem Power-Doppler detektierten Blutströmung (→ Kap. B I 3.2.6.3), ist für die Segmentierung geeignet.

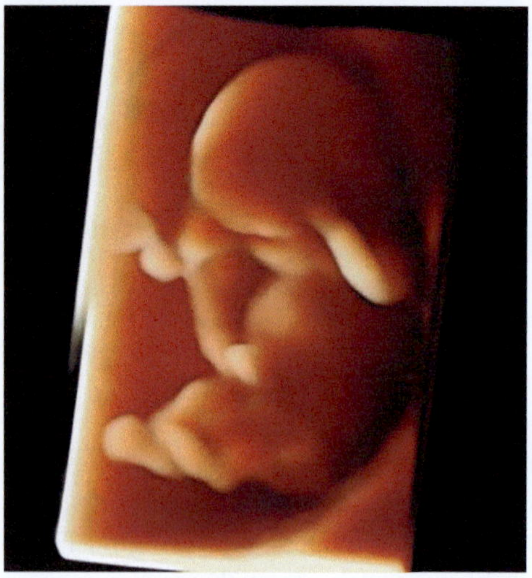

Bild 3.14 Darstellung eines Fötus (12 Wochen) mit gerenderter Oberfläche (Surface Mode); mit freundlicher Genehmigung von G. Seliger, Halle

3.1.3 Ultraschall-Computertomografie (USCT)

Mithilfe von speziell angeordneten Wandler-Arrays (Bild 3.15) lassen sich nicht nur auf Echos basierende Bilder (Impuls-Echo-Prinzip → Kap. B I 3.1.2) erzeugen, sondern auch Bilder aus verschiedenen Projektionen von transmittierten Ultraschallsignalen. Die Ultraschall-Computertomografie (USCT) ist ein tomografisches Abbildungsverfahren mit rekonstruktivem Bildaufbau, das vergleichbare Algorithmen für die Bildrekonstruktion wie bei CT (→ Kap. B II 2.2) und MRT (→ Kap. B III 2.1) nutzt.

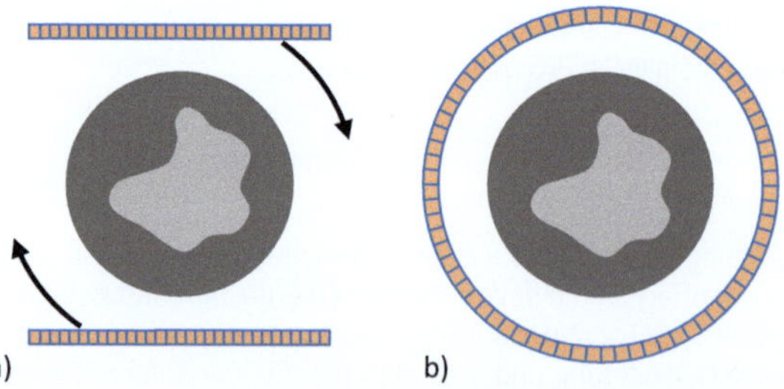

Bild 3.15 Varianten eines USCT-Systems: a) Zwei gegenüberstehende Linear-Arrays rotieren um das zu untersuchende Organ. b) Ein ringförmiges Array umschließt das Organ.

Von einzelnen Wandlerelementen werden nacheinander unfokussierte, sphärische Wellen abgegeben und von den weiteren Array-Elementen separat aufgezeichnet. Durch entsprechende Phasenverschiebung der empfangenen Signale können verschiedene Schallwege durch die anatomische Struktur synthetisiert (→ Kap. B I 2.4.4) und die notwendigen Projektionen für eine tomografische Bildrekonstruktion erzeugt werden.

Geeignete Parameter, die für jeden Schallweg erfasst werden können, sind die Laufzeit und die Amplitudenabnahme der Ultraschallwellen. Bei bekannter akustischer Weglänge können daraus Projektionen für die Schallgeschwindigkeit und Schallschwächung erzeugt werden. Insgesamt ergeben sich hieraus Möglichkeiten zur Berechnung verschiedener **Tomogramme** (Gemmecke/Ruiter 2007):

- Schallgeschwindigkeitstomografie (engl. *Time of Flight Transmission Tomography*)
- Reflexions-/Beugungstomografie (engl. *Reflection/ Diffraction Tomography*)
- Absorptionstomografie (engl. *Absorbtion Transmission Tomography*)

Die Vorteile des Verfahrens liegen in der Reduzierung von Bildartefakten (→ Kap. B I 3.1.4.4) wie Abschattungen und Speckle. Auch eine höhere räumliche Auflösung ist möglich. Bei entsprechender Konfiguration kann das Verfahren auf 3D erweitert werden (Ruiter et al. 2013).

Aufgrund der anatomischen Gegebenheiten ist das bevorzugte Anwendungsgebiet der USCT die Mammadiagnostik (→ Kap. A 3.5.3.1.3, vgl. auch André et al. 2013). Trotz der aufwendigen Technik (z. B. sehr hohe Anzahl von Wandlerelementen, Verarbeitung sehr großer Datenmengen) sind erste kommerzielle Systeme bereits am Markt verfügbar (Bild 3.16).

3.1.4 Aufbau und Eigenschaften von Ultraschallsystemen

3.1.4.1 Systemaufbau und Funktionsgruppen

Das Kernstück moderner, digitaler Ultraschalldiagnostiksysteme bildet ein leistungsfähiger Computer, der mit Mehrkernprozessoren (Multicore-CPU) und mehreren Grafikprozessoren (GPU) ausgestattet ist. Letztere sorgen für eine schnelle Verarbeitung der großen Anzahl digitaler Signale. Diese Aufgabe wurde in frühe-

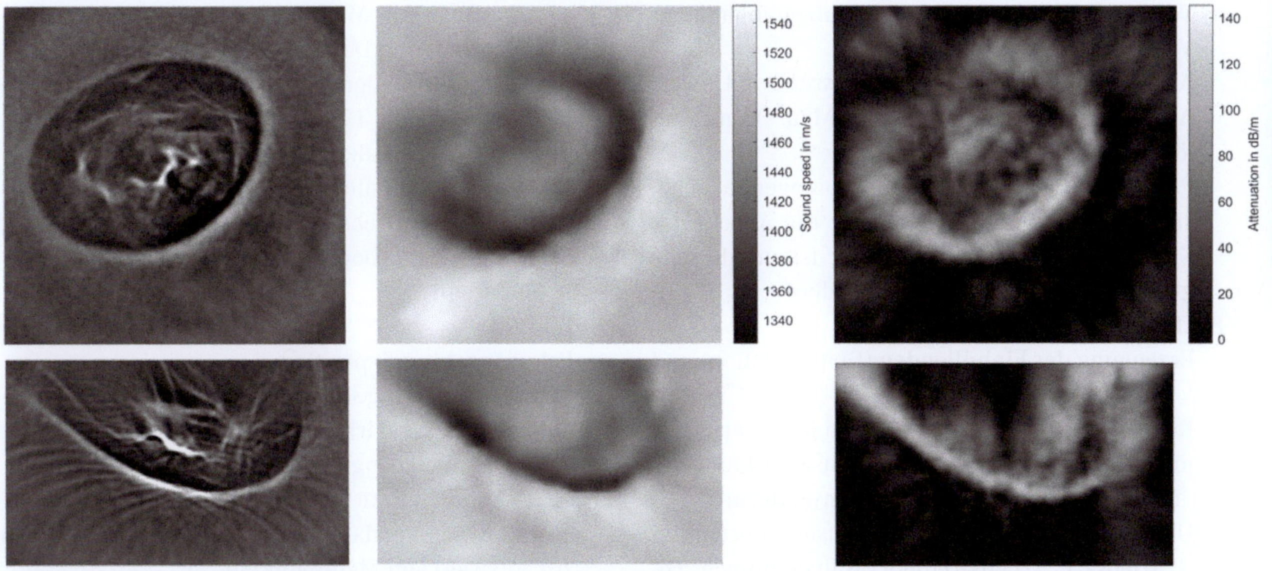

Bild 3.16 Anwendung der USCT an der Mamma: Reflexionsbild und Parameterbilder der Schallgeschwindigkeit und Dämpfung (von links nach rechts) der frontalen Ebene (oben) und der sagittalen Ebene (unten); mit freundlicher Genehmigung von N. Ruiter und Th. Hopp (KIT Karlsruhe)

ren Gerätegenerationen noch von digitalen Signalprozessoren (DSP) übernommen.

In einem diagnostischen Ultraschallsystem können drei Funktionsgruppen abgegrenzt werden (Bild 3.17): das Frontend als Schnittstelle zwischen Schallkopf und digitalisierten Ultraschallsignalen, das Backend zur Steuerung des Signalflusses, der Verarbeitung der Echosignale und zur Bilderzeugung sowie das Nutzer-Interface zur Bedienung des Geräts und zur Datensicherung.

Die Funktionsgruppen haben im Detail folgende Aufgaben:

- **Frontend**
  - elektrischer Anschluss der Schallköpfe (je nach Gerät 2 bis 4 Stück)
  - Phasenverzögerung und Spannungsverstärker für die Einzelelemente des Arrays in Echtzeit: Die Anzahl der Kanäle der sogenannten *Transmit Beamformer* beeinflusst die Leistungsklasse des Systems. High-End-Geräte verfügen über 64 oder mehr Kanäle.

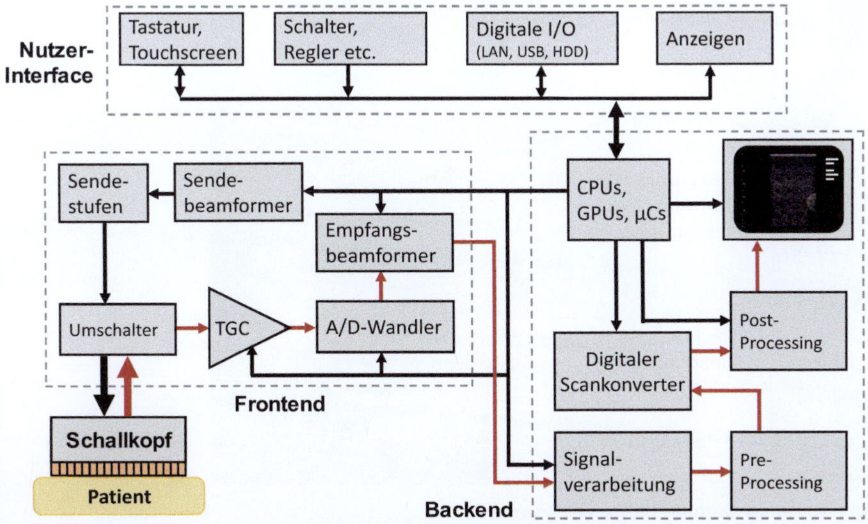

Bild 3.17
Funktionsgruppen und Signalfluss in einem diagnostischen Ultraschallsystem: Die Signalkette der empfangenen Ultraschallechos ist mit roten Pfeilen markiert (nach Szabo 2014).

I

  - Vorverstärker einschließlich laufzeitabhängiger Verstärkerstufen (TGC)
  - Analog-digital-Wandlung mit ausreichend hoher Abtastfrequenz (mindestens 40 MSa/s) und Auflösung (mindestens 12 Bit)
  - Phasenverzögerung für die empfangenen Echosignale an den Einzelelementen: Die Anzahl der Kanäle der *Receive Beamformer* ist mindestens gleich der Kanalzahl für das Senden.
- **Backend**
  - Erzeugung der Einhüllenden (Demodulation) und logarithmische Kompression
  - Konvertierung der Amplituden in Grauwerte
  - maßstabgerechte, verzerrungsfreie Zuordnung auf die Pixel der Bildmatrix (Scankonvertierung)
  - Überlagerung des Bildes mit Zusatzinformation (Betriebsart, Arbeitsfrequenz, Einstellungen, Fokuspositionen, akustische Ausgangswerte, Piktogramme usw.)
  - Bereitstellung von Softwaretools zur Vermessung
- **Nutzer-Interface**
  - Einstellung der Betriebsart unter Nutzung von vorgefertigten oder selbst angelegten Voreinstellungen (engl. *presets*)
  - Anzeige von Auswahlmenüs
  - Bedienelemente wie Schalter, Regler oder Touchscreen zur Einstellung von Parametern für die Bildgebung (z. B. Verstärkung inklusive TGC, Bildtiefe, Fokusanzahl und -position)
  - Tastatur für Eingaben
  - Anschluss von Medien und Systemen zur Dokumentation und Datensicherung (DICOM, PACS)

Die wichtigsten Bedienelemente des Nutzer-Interface sind folgende (Bild 3.19):

- Auswahl des Schallkopfes und Aktivierung
- Bilderfassung anhalten (Bild „einfrieren", engl. *freeze*)
- Auswahl der Betriebsart (z. B. B-Mode, TM-Mode, 3D, Farbdoppler, PW-Doppler oder Kombinationen)
- Arbeitsfrequenz
- Bildtiefe
- Fokusanzahl und -position
- Grundverstärkung und Charakteristik der laufzeitabhängigen Verstärkung (TGC)
- akustische Ausgangsleistung (Sendeleistung)
- Anpassung/Optimierung des Bildes
- Tastatur für Eingaben und Trackball oder Touchpad zur Auswahl von Menüpunkten

Je nach gewählter Betriebsart wird die Liste der einstellbaren Parameter angepasst. In modernen Systemen werden Parameter (z. B. die TGC und Fokuszonen) automatisch nach der Analyse von Bildparametern angepasst.

In der Regel sind die gesamten Hardwarekomponenten in einem Gehäuse verbaut, das auf einem Rollwagen montiert ist und auch den Monitor und die Bedienelemente inklusive Ablagen für Zubehör enthält (Bild 3.18 und Bild 3.19). Portabilität und ergonomisches Design für ein ermüdungsfreies Arbeiten spielen eine große Rolle. Solche Systeme könne mit allen verfügbaren Techniken und Abbildungsmodalitäten ausgestattet werden (High-End-Geräte).

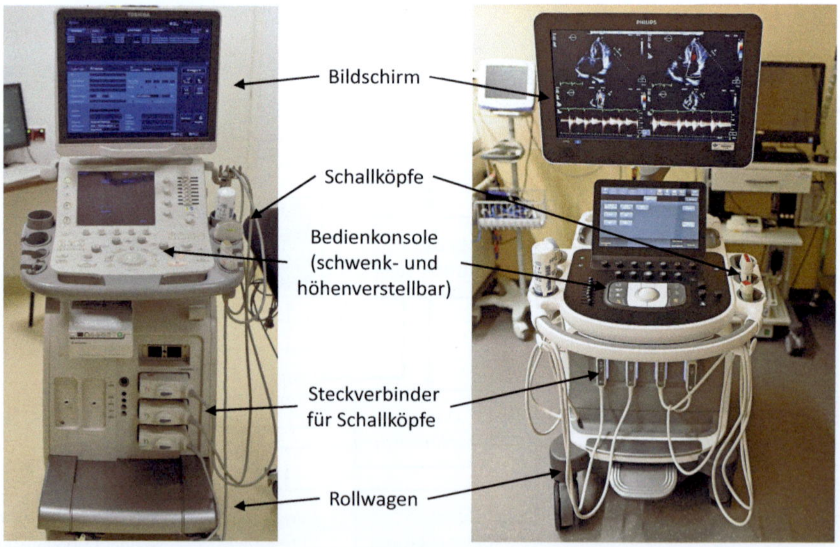

Bild 3.18 Typischer Aufbau und Komponenten voll ausgestatteter Ultraschallsysteme

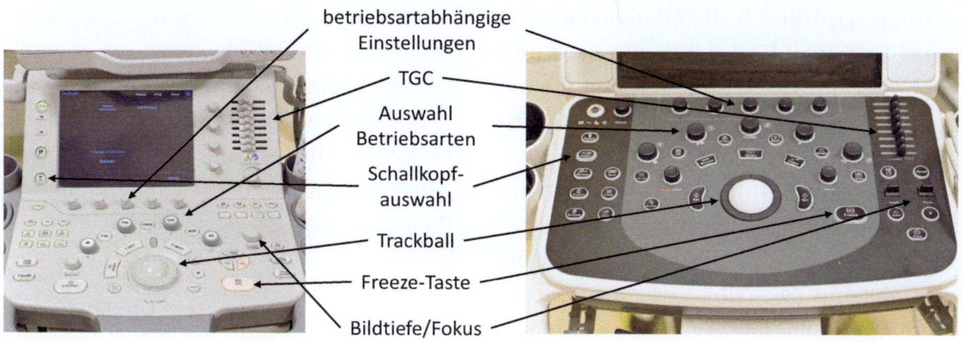

Bild 3.19 Beispiele zur Anordnung der Eingabe-, Einstell- und Auswahlelemente auf der Bedienkonsole

In den letzten Jahren wurden die Geräte bei annähernd gleichbleibender Funktionalität immer kompakter und höher integriert. Viele Systeme sind daher tragbar und können z. B. leicht aus dem Geräteträger (Rack, Rollwagen) entnommen werden, der vornehmlich für die Anschlüsse an die Peripherie (Stromversorgung, Netzwerk) und die Vorhaltung von Zubehör und Utensilien genutzt wird.

Inzwischen gibt es auch ein Angebot von Hand-held-Geräten. Hier ist die Hardware des Frontends im Schallkopf integriert, während Backend und Nutzer-Interface durch Software auf einem Tablet oder Smartphone realisiert werden (Bild 3.20). Der Datenaustausch erfolgt via USB oder drahtlos. Damit sind diese Geräte besonders wertvoll in Situationen, in denen schnell ein erster Befund erhoben werden muss, wie z. B. in der Notaufnahme. Bei der Auswahl eines Hand-held-Geräts (das gilt selbstverständlich auch für alle Ultraschallsysteme) ist darauf zu achten, dass alle Zulassungen vorhanden sind und das Gerät klassifiziert ist (ECMUS 2019).

3.1.4.2 Bildqualität und Auflösungsvermögen

Die Qualität des finalen Ultraschallbildes wird im Wesentlichen bereits durch den in das Gewebe abgegebenen Ultraschallimpuls beeinflusst. Das heißt, Informationen, die in den empfangenen Echosignalen nicht enthalten sind, können auch nicht durch fortgeschrittene Methoden der Signal- und Bildverarbeitung im Bild dargestellt werden.

Qualitätsmerkmale für das Ultraschallbild sind

- Abbildungstreue,
- räumliche Auflösung,
- Grauwertauflösung und
- Bildartefakte.

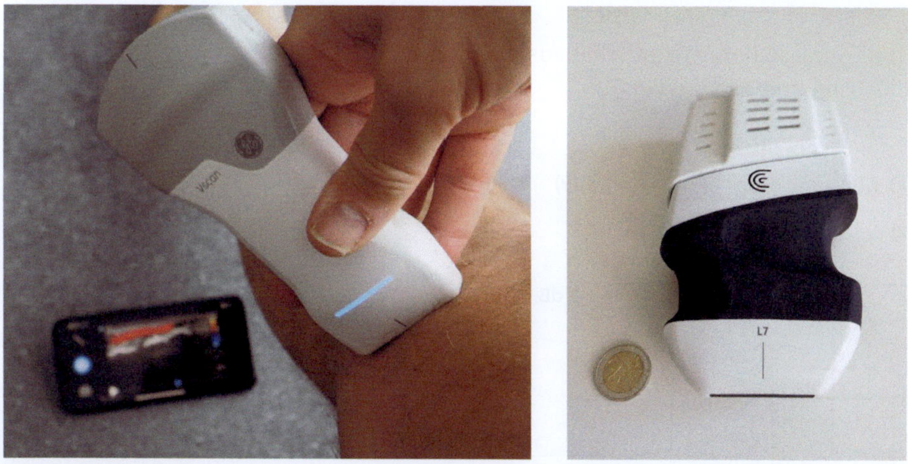

Bild 3.20 Ausführungen von Hand-held-Geräten: Die effektiven Scanzeiten betragen ca. 60 min. Links: Dualsonde mit Curved Array (2 - 5 MHz) und Linear-Array (3 - 12 MHz), Masse: 205 g. Rechts: Singlesonde mit Linear-Array (4 - 13 MHz), Masse: 364 g (mit freundlicher Genehmigung von André Müller, Küblis, Schweiz, und Christian Kollmann, Wien, Österreich)

I

Die Abbildungstreue wird durch die Genauigkeit der Scankonvertierung (→ Kap. B I 3.1.2.2) beeinflusst und Bildartefakte (→ Kap. B I 3.1.4.4) sind von den für die Bilderzeugung getroffenen Annahmen und der spezifischen Untersuchungssituation abhängig.

Das räumliche (bzw. örtliche) Auflösungsvermögen beschreibt die Fähigkeit zur Differenzierung von Strukturen geringster Abmessungen im Bild, d. h. den erforderlichen Mindestabstand zwischen zwei Strukturen, damit diese im Bild noch separat dargestellt werden.

Eine quantitative Beschreibung der zu erwartenden Auflösungsgrenze erfolgt mithilfe der Punktbildfunktion (engl. *point spread function*, PSF), die für ein Ultraschallecho durch die Einhüllende des hochfrequenten Impulses in z-Richtung und den Querschnitt in x- und y-Richtung repräsentiert wird. Die Funktionen f_1 und f_2 zweier Strukturen und deren Abstand in der jeweiligen Raumrichtung (Bild 3.21) bestimmen die Auflösungsgrenze. Ist die Senke der Echointensität zwischen den Maxima -1 dB oder darunter, so sind die Echos der beiden Strukturen noch als getrennte Bildpunkte erkennbar. Unter Annahme einer gaußförmigen PSF muss der räumliche Abstand der Breite der PSF bei -6,8 dB entsprechen, d. h., der Schnittpunkt der beiden Funktionen muss bei -6,8 dB der Echointensität liegen. In erster Näherung kann wegen -6,8 dB ≈ -6 dB die Halbwertsbreite H der PSF bei einer Abnahme der Intensität um 50 % gegenüber dem Maximalwert als Auflösungsgrenze d_{limit} angenommen werden.

Im Ultraschallbild ist die Auflösung für alle drei Raumrichtungen unterschiedlich (Bild 3.22). Es wird unterschieden zwischen

- der axialen Auflösung in Richtung der Schallausbreitung,
- der lateralen Auflösung senkrecht zur Schallausbreitung in der Bildebene und
- der elevativen Auflösung senkrecht zur Schallausbreitung und Bildebene.

Die Auflösung in den jeweiligen Richtungen wird in verschiedenem Maße von der Frequenz und der Bandbreite des Ultraschallimpulses und von der Schallfeldgeometrie, d. h. der gewählten Fokussierung, beeinflusst.

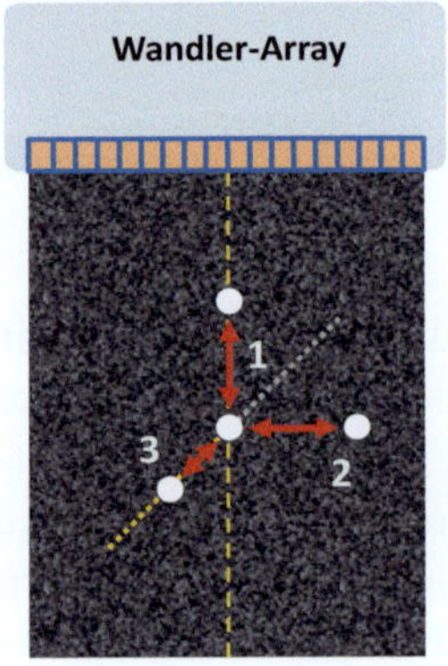

Bild 3.22 Richtungsabhängiges Auflösungsvermögen: (1) axiale, (2) laterale und (3) elevative Auflösung

Die **axiale Auflösung** wird durch die räumliche Länge des Ultraschallimpulses $\Delta L_p = c \cdot \Delta t_P$ mit der Schallgeschwindigkeit c und der zeitlichen Länge Δt_P bestimmt. Um zwei aneinandergrenzende Strukturen aufzulösen, muss die Echolaufzeit zwischen den Strukturen größer als die Impulslänge Δt_P sein und damit der Abstand der Strukturen mindestens die halbe Impulslänge ΔL_p betragen (Bild 3.23). Mit $\Delta L_p = H$, der Halbwertsbreite der PSF, folgt für den minimalen, noch auflösbaren axialen Abstand

$$d_{\text{axial}} = \frac{1}{2} c \cdot \Delta L_p = \frac{1}{2} c \cdot \Delta t_p \qquad (3.12)$$

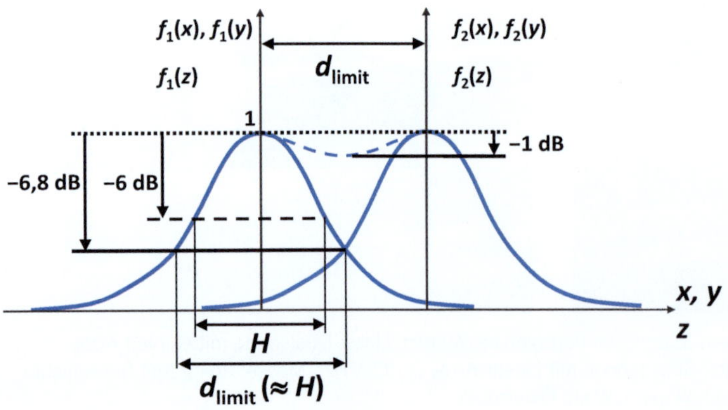

Bild 3.21
Festlegung der Auflösungsgrenze d_{limit} mithilfe der Punktbildfunktionen (PSF) zweier benachbarter Strukturen

Das heißt, die axiale Auflösungsgrenze entspricht der halben Impulslänge und wird durch die Schallwellenlänge bzw. Frequenz und die Bedämpfung der Wandlerelemente bestimmt. Die effektive Länge von breitbandigen Ultraschallimpulsen (→ Kap. B I 2.3.2) beträgt etwa 3 bis 4 Wellenlängen. Damit liegt der noch auflösbare axiale Abstand im Bereich von 1,5 bis 2 Wellenlängen. Bei einer Arbeitsfrequenz von 5 MHz kann somit eine axiale Auflösung von etwa 0,5 mm und bei 10 MHz bereits von 0,25 mm erwartet werden. Damit liegt das axiale Auflösungsvermögen im Submillimeterbereich.

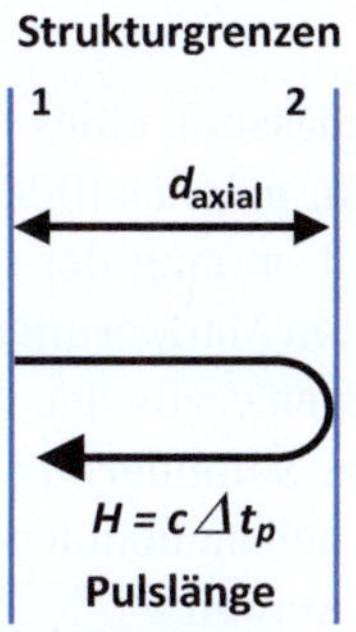

Bild 3.23 Theoretische Auflösungsgrenze in axialer Richtung in Abhängigkeit von der Pulslänge

Die **laterale Auflösung** wird durch die -6-dB-Breite des Schallbündels bestimmt. Damit können nebeneinanderliegende Strukturen nur aufgelöst werden, wenn sie um die Bündelbreite auseinanderliegen. Die erzielbare laterale Auflösung ist von der Fokussierung des abgegebenen und empfangenen Schallbündels (→ Kap. B I 2.4.4) abhängig. Nur im Bereich der Fokuszone kann eine bestmögliche laterale Auflösung erfolgen (Bild 3.24). Mithilfe von mehreren Sende-Empfangs-Zyklen mit unterschiedlichem Fokusabstand pro Scanlinie und der dynamischen Empfangsfokussierung, d. h. dem elektronischen Mitführen des Empfangsfokus eines Array-Wandlers mit der Echotiefe, kann eine über die Tiefe gleichmäßige Auflösung erreicht werden. Im Fokusbereich kann eine laterale Auflösung in der Größenordnung von 3 bis 5 Wellenlängen erzielt werden.

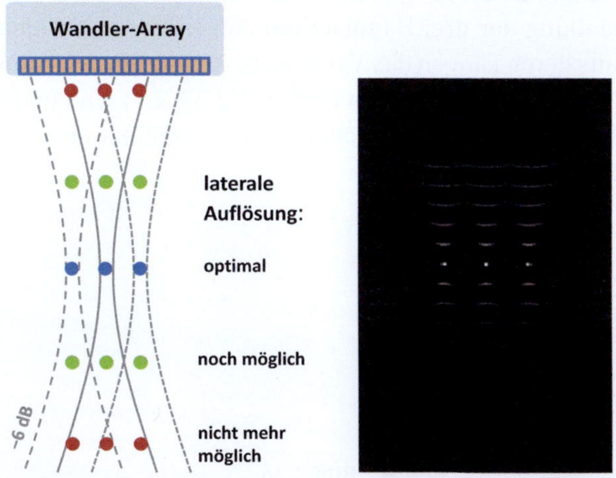

Bild 3.24 Abhängigkeit der lateralen Auflösung von der -6-dB-Bündelbreite: Nur direkt im Fokus können punktförmige Strukturen als solche abgebildet werden (links). Mit zunehmender Bündelbreite werden die Punkte als Bögen dargestellt, wie die Simulation der Abbildung einer Matrix von Punktreflektoren zeigt (rechts). Simulation mit Field II (Jensen/Svendsen 1992, Jensen 1996).

Die Auflösung senkrecht zur Ausbreitungsrichtung und senkrecht zur Bildebene, die **elevative Auflösung**, ist genauso wie die laterale Auflösung von der Breite des Schallbündels abhängig. Diese wird von der Länge der Einzelelemente des Wandler-Arrays und die Fokussierung durch die auf dem Wandler angebrachte akustische Linse beeinflusst. Der elevative Fokusabstand ist damit für konventionelle Array-Wandler festgelegt und kann nicht angepasst werden. Eine variable Fokussierung in Elevationsrichtung gelingt nur mit 1,5D- und 2D-Arrays (→ Kap. B I 2.3.3.1).

Die Unterscheidbarkeit verschiedener anatomischer Strukturen wird durch die Diskrepanz der Grauwerte zwischen diesen Strukturen, den Bildkontrast, bestimmt. Die Definition des Kontrasts im Ultraschallbild leitet sich aus dem Kontrast optischer Abbildungen zu

$$K = \left| \frac{\bar{A}_{\text{Struktur}} - \bar{A}_{\text{Referenz}}}{\bar{A}_{\text{Struktur}} + \bar{A}_{\text{Referenz}}} \right| \tag{3.13}$$

ab, wobei es sich bei $\bar{A}$ um die mittleren Grauwerthelligkeiten der Struktur und der Referenz handelt (z. B. umgebendes Gewebe oder Hintergrund). Werte nahe 1 stehen für sehr guten Kontrast. Entsprechend sind Strukturen mit $K = 0$ im Bild nicht erkennbar. Der Bildkontrast kann über die Einstellung von Parametern wie Echoverstärkung und Sendeleistung, aber auch durch die Auswahl der Kompression der Echoamplituden vom Benutzer beeinflusst werden.

Ein Merkmal für die Abbildungsqualität ist die Erkennbarkeit von Zysten. Das Auflösungsvermögen senkrecht zur Ausbreitungsrichtung, d. h. lateral und elevativ, muss ausreichend hoch sein, damit die Pixel des echoarmen Bereichs der Zystenregion nicht mit Grauwerten des angrenzenden Gewebes überschrieben werden (Bild 3.25).

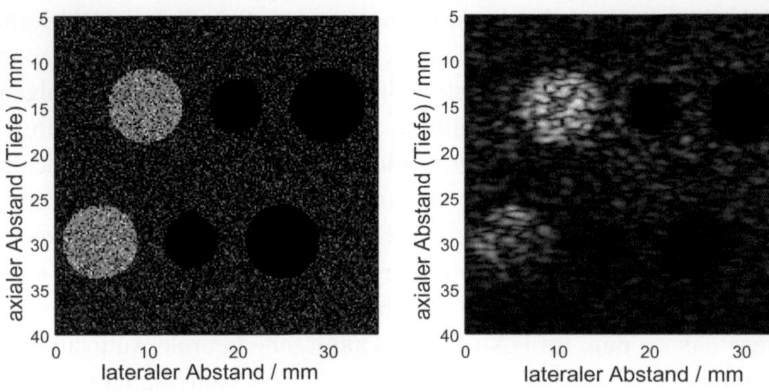

Bild 3.25
Links: Schnitt durch ein 3D-Computermodell mit zwei stärker streuenden kugelförmigen Strukturen (Ø 8 mm) und vier künstlichen Zysten (Kugeln ohne Streuer mit Ø 6 mm und 8 mm). Rechts: simuliertes Schnittbild (B-Mode) mit einem Linear-Array bei 2,5 MHz. Durch den ab 25 mm Tiefe zunehmenden Durchmesser des Schallbündels verringert sich die laterale Auflösung. Der Kontrast der unteren kleinen Zyste ist deutlich verschlechtert. Simulation mit k-wave Toolbox (Treeby 2018).

3.1.4.3 Messungen im Ultraschallbild

In einem abbildungstreuen Ultraschallbild können direkt alle Größen gemessen werden, die in der Ebene darstellbar sind (Längen, Abstände, Umfang, Flächen, Winkel). Die Ausmessung erfolgt durch die Platzierung von Abstandsmarken (engl. *calliper*) auf den Begrenzungen der anatomischen Strukturen im Bild. Dazu wird die Bilderfassung angehalten (Freeze-Taste) und die erforderlichen Markierungen können mithilfe der Bedienelemente (Tasten, Trackball oder Touchpad) positioniert werden. Die Berechnung der Größen wird durch entsprechende Werkzeuge der Systemsoftware vorgenommen.

Die aktuellen Abstände der Marker werden ebenso wie daraus abgeleitete Größen (Bild 3.26) sofort angezeigt. Kann z. B. von einer elliptischen Querschnittsfläche ausgegangen werden, so ist die Bestimmung der Fläche aus den gemessenen Längen der Hauptachsen der Ellipse näherungsweise möglich. Zur Messung von Winkeln sind drei Marker erforderlich, da die Winkel eines Dreiecks durch die Kantenlängen eindeutig bestimmt sind.

Eine zuverlässigere Bestimmung von Umfang und Fläche, insbesondere bei unregelmäßig geformten Strukturen, ist durch Anpassung eines Polygonzuges an die Umrisse der Struktur möglich (Bild 3.27). Dazu werden die Marker manuell entlang der Strukturbegrenzung bewegt und es werden Markierungen gesetzt. Die Summe der Segmentlängen ergibt den Umfang, und die Fläche kann durch die Summierung der Teilflächen der eingeschlossenen, nebeneinanderliegenden schmalen Trapeze berechnet werden.

In 2D-Abbildungen kann die Volumenbestimmung nur indirekt über Näherungsverfahren erfolgen. Das betrachtete Organ kann zum einen an eine einfach zu beschreibende geometrische Grundform (z. B. Ellipsoid) angenähert werden oder die durch einen Polygonzug definierten Trapeze können in der dritten Dimension zu dünnen Scheiben erweitert werden, deren Volumina aufaddiert werden. Bei Organen, die annähernd die Form eines Ellipsoids aufweisen (z. B. Niere), können nacheinander zwei orthogonale Schnittbilder mit Darstellung der drei Hauptachsen aufgenommen werden, aus deren Längen das Volumen bestimmt werden kann. 3D-Aufnahmeverfahren (→ Kap. B I 3.1.2.4) sind in der Lage, alle für die Berechnung von Volumina erforderlichen Daten zu liefern.

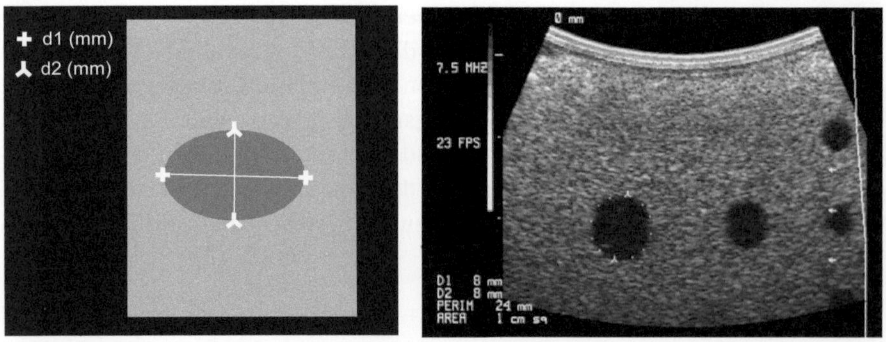

Bild 3.26
Positionierung der Marker zur Längenmessung (links): Das Softwaretool ermittelt daraus, unter Annahme einer elliptischen Form, Umfang und Fläche der markierten Struktur im Bild eines Prüfkörpers (rechts).

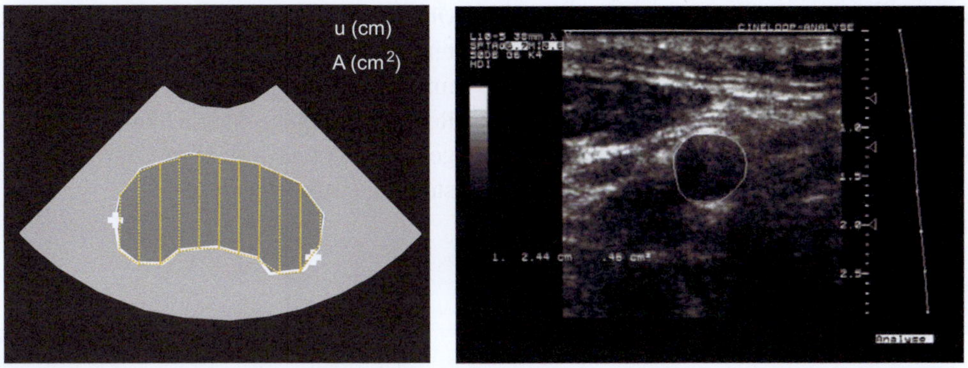

Bild 3.27 Messung von Umfang und Fläche durch Umfahren der Struktur und Markierung eines Polygonzuges (links): Beispiel zur Messung des Querschnitts eines Gefäßes (A. carotis communis) (rechts)

3.1.4.4 B-Bild-Artefakte

Bei der Erfassung der Echosignale mehrerer gerichteter Scanlinien und deren Verarbeitung zu einer Bildinformation werden Annahmen getroffen, die aufgrund der spezifischen Verhältnisse bei der Ausbreitung von Ultraschall durch das Gewebe (→ Kap. B I 2.2) und der Schallfeldgeometrie (→ Kap. B I 2.4) nur annähernd erfüllt sind (Kremkau 2007):

- konstante Schallgeschwindigkeit in Ausbreitungsrichtung
- geradlinige Ausbreitung
- geringe Variabilität der Ultraschallschwächung im Ausbreitungsmedium
- konstanter, schmaler Durchmesser des Schallbündels

Die in der Praxis unvermeidlichen Abweichungen von den getroffenen Annahmen führen dann zu typischen B-Bild-Artefakten, die bei bestimmten Untersuchungsbedingungen zu beobachten sind. Artefakte werden nach der Art ihrer Entstehung klassifiziert (Tabelle 3.2) und sind nicht grundsätzlich als Bildstörung zu betrachten. Bei Kenntnis der Entstehungsmechanismen (Bild 3.28) können relevante diagnostische Informationen abgeleitet werden, wie z. B. die Identifizierung von Nierensteinen oder flüssigkeitsgefüllten Zysten. In der Lungensonografie (→ Kap. A 5.4.3.1) wird anhand des Auftretens von „A-Linien" und „B-Linien" zwischen normalen und pathologischen Befunden unterschieden (Schmid et al. 2020). Diese im Lungenultraschall spezifische und leider gebräuchliche Bezeichnung der Arte-

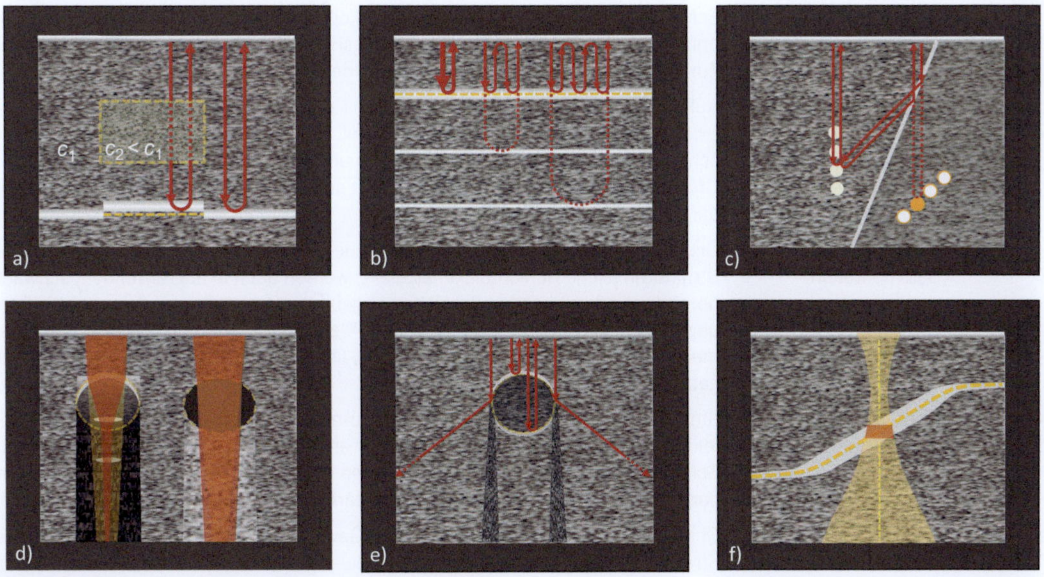

Bild 3.28 Entstehung von B-Bild-Artefakten: a) Entfernungsartefakt, b) Mehrfachreflexionen, c) Spiegelechos, d) Schallauslöschung/-verstärkung, e) Tangentenartefakt und f) Schichtdickenartefakt

I

fakte ist etwas ungewöhnlich, da diese Begriffe schon im Zusammenhang mit dem A- und B-Bild-Verfahren verwendet werden (→ Kap. B I 3.1.2).

Erkennbar sind Artefakte allgemein daran, dass sie sich bei einer leichten Bewegung (Verschieben oder Kippen) des Schallkopfes relativ zu den abgebildeten anatomischen Strukturen verschieben.

Obwohl Artefakte diagnostische Informationen enthalten, gibt es eine Anzahl von Verfahren zur Artefaktunterdrückung (→ Kap. B I 3.4), so z. B. zur Speckle-Reduktion. Diese Möglichkeiten sollten deshalb nur gezielt und im Kontext mit der diagnostischen Fragestellung eingesetzt werden.

Tabelle 3.2 Klassen von B-Bild-Artefakten (nach Jenderka 2009)

Änderung der Schallausbreitung	Entfernungsartefakt	Differenzen zwischen der gewählten mittleren Schallgeschwindigkeit (Standard: 1540 m/s) und der Schallgeschwindigkeit im Gewebe (z. B. in Fett, Muskel oder Implantaten) führen zu Geometriefehlern (Bild 3.28a). Messungen (Abstand, Umfang, Volumen) werden durch die nicht formtreue Abbildung beeinträchtigt.
	Mehrfachreflexionen/ Reverberation	mehrfache, hintereinanderliegende Abbildung von Strukturen (Bild 3.28b) mit großem Impedanzunterschied zur Umgebung (hoher Reflexionskoeffizient) durch mehrfache Erfassung hin- und herlaufender Echos, z. B. zwischen Schallkopf und reflektierender Struktur oder zwischen zwei stark reflektierenden Grenzflächen
	Spiegelechos	Darstellung von Strukturen, die nicht in geradliniger Ausbreitungsrichtung liegen, durch Reflexion/Spiegelung an Grenzflächen zwischen Bereichen unterschiedlicher Schallgeschwindigkeit (Bild 3.28c). Strukturen können dadurch mehrfach abgebildet werden.
	Brechungsartefakt	Verschiebung der Position von Strukturen durch Brechung der Schallwellen an Grenzflächen zwischen Bereichen mit unterschiedlicher Schallgeschwindigkeit. Strukturen können dadurch mehrfach abgebildet werden (z. B. die Aorta, vgl. auch Heyne 2000).
Inhomogene Schallschwächung	Schallauslöschung (Schallschatten)	Verringerte Schallintensität hinter stark absorbierenden oder reflektierenden Strukturen (z. B. Nierensteinen). Aus dem abgeschatteten Bereich gelangen nur sehr stark abgeschwächte Echos zurück zum Schallkopf. Im Bild entsteht hinter der Struktur ein dunkler Streifen in Schallausbreitungsrichtung (Bild 3.28d links).
	Schallverstärkung (Bildüberhöhung)	Größere Schallintensität hinter schwach absorbierenden Strukturen (z. B. flüssigkeitsgefüllten Zysten, größeren Blutgefäßen) im Vergleich zu den angrenzenden Bereichen. Im Bild entsteht hinter der Struktur ein heller Streifen in Schallausbreitungsrichtung (Bild 3.28d rechts), da die weniger abgeschwächten Echos weiter verstärkt werden.
	Tangenteneffekt/ Randschatten	Seitliche Ablenkung von unter flachem Winkel einfallenden Ultraschallwellen durch Reflexion an Grenzflächen von anatomischen Strukturen (z. B. Gefäßwänden, Harnblase). Die Echos gelangen nicht zurück zum Schallkopf. Im Bild entstehen Schallschatten hinter annähernd parallel zur Schallausbreitungsrichtung verlaufenden Grenzflächen, die selbst nur noch schwach oder gar nicht abgebildet werden (Bild 3.28e).
Schallfeldgeometrie	Schichtdickenartefakt	Aufgrund des unterschiedlichen, von der Tiefe abhängigen Querschnitts des Schallbündels (→ Kap. B I 2.4.4) erzeugen auch nicht auf der angenommenen Scanlinie (d. h. der akustischen Achse) liegende Strukturen Echos und tragen zur Abbildung bei. Schräg verlaufende Grenzflächen vor und hinter der lateralen und elevativen Fokuszone werden verbreitert dargestellt (Bild 3.28f).
	scheinbare Sedimentation	Die Echos von nicht auf der angenommenen Scanlinie liegenden stark reflektierenden Strukturen (siehe Schichtdickenartefakt) werden auch in angrenzenden, schwach reflektierenden und streuenden Bereichen abgebildet. Der angrenzende echofreie Bereich wird beim Bildaufbau mit Grauwerten gefüllt. Kleine, eigentlich echofreie Strukturen sind nicht mehr erkennbar (Bild 3.25). In schmalen, länglichen Zysten kann eine Sedimentation vorgetäuscht werden.
	Nebenkeulen-/ Bogenartefakt	Stark reflektierende anatomische Strukturen in Richtung einer Nebenkeule des Schallfeldes (→ Kap. B I 2.4.3) können zu einer abgeschwächten Abbildung dieser Struktur in Schallausbreitungsrichtung führen. Dieses Artefakt wird in echoarmen Bereichen erkennbar, die sich in direkter Umgebung der stark reflektierenden Strukturen befinden.
Strukturartefakte	Speckle	Charakteristische Textur in homogenen Gewebebereichen, die durch Interferenzen von Streuwellen an der Mikrostruktur des Gewebes entsteht. Die abgebildete Textur ist keine direkte Abbildung dieser Struktur, wird aber von der Größe und Verteilung der beteiligten streuenden Strukturen im Gewebe beeinflusst (→ Kap. B I 2.2.3).

3.2 Dopplersonografie

Bernhard Gaßmann

Die Ultraschalldiagnostik gibt den Untersuchenden mit dem Grauwertschnittbild nicht nur Einblicke in die Morphologie der zu untersuchenden Region des Patienten, sondern auch die Möglichkeit zur funktionellen Beurteilung der Organe und Gefäße mit der Dopplersonografie. Mit dem nach Christian Doppler benannten Effekt werden Relativbewegungen zwischen Quelle und Empfänger gemessen. Die Messung der Blutströmungsgeschwindigkeiten gibt den Untersucheden wichtige Hinweise bei der Differenzierung eines Befundes zwischen normalen und pathologischen Flussprofilen. Die Dopplersonografie ist eine unverzichtbare Methode in der medizinischen Ultraschalldiagnostik (Kubale/Stiegler 2002, Fehske 1988, Wilkenshoff/Kruck 2008). Für die jeweilige Fragestellung gibt es folgende Techniken:

- **Pulsed-Wave-Doppler (PW-Doppler)** – lokale Geschwindigkeitsmessung
- **Continuous-Wave-Doppler (CW-Doppler)** – Geschwindigkeitsmessung entlang einer Schalllinie
- **Farbdoppler** – flächenhafte Darstellung der Blutströmung in einer ROI (*Region of Interest*), superpositioniert im Grauwertbild
- **Power-Doppler** – flächenhafte Darstellung der Strömungsintensität in einer ROI, superpositioniert im Grauwertbild

3.2.1 Doppler-Effekt

Generell beschreibt der **Doppler-Effekt** die Veränderung der Wahrnehmung von elektromagnetischen und mechanischen Wellen, wenn eine Relativbewegung zwischen Sender und Empfänger existiert. In der Astronomie und Kosmologie ist die sogenannte Rotverschiebung bekannt, die die Entfernung von Sternen und Galaxien (Sender, Lichtquelle) von der Erde (Beobachter, Empfänger) beschreibt.

In der medizinischen Ultraschalldiagnostik ist die Messung der Blutströmungsgeschwindigkeiten (→ Kap. A 13.4.3.1) von großem Interesse bei der Diagnosestellung. Die korpuskulären Bestandteile des Blutes, zu mehr als 90 % Erythrozyten (→ Kap. 14.1.2.2), sind die sich bewegenden Rückstreukörper und somit die Verursacher des Doppler-Effekts. Der zeitliche Ablauf von gesendeten Schallwellen in biologisches Gewebe führt durch die Bewegung der Erythrozyten zu einer Stauchung oder Dehnung der gesendeten Schallwelle, je nach Relativbewegung aufeinander zu oder voneinander weg. Diese Frequenzänderung ist messbar und wird als **Dopplerfrequenz** bezeichnet. Im Fall der Geschwindigkeitsmessung des Blutes in den Gefäßen (Herz, Arterien, Venen, Kapillaren → Kap. A 13.1.1) sendet der ruhende Sender (Schallkopf) Schallimpulse in Richtung der Gefäße aus. Die Bewegung der Erythrozyten verursacht den ersten Doppler-Effekt. Gleichzeitig sind die Erythrozyten als Streukörper Sender des rückgestreuten Signals, das vom Schallkopf empfangen wird. Ein Doppler-Effekt ist sowohl auf dem Weg der Schallimpulse vom Wandler zum Blut (Hinweg) zu registrieren als auch vom Blut als Rückstreuzentrum zurück zum Wandler (Rückweg).

Die gemessenen Dopplerfrequenzen liegen bei den vorkommenden Geschwindigkeiten (einige mm/s bis maximal ca. 6,5 m/s) im hörbaren Bereich (einige Hz bis ca. 20 kHz). Deshalb sind Ultraschallgeräte mit zweikanaligen Lautsprechern ausgestattet, die eine Differenzierung der Flussrichtung der Erythrozyten zulassen. Da das menschliche Ohr mit dem nachgeschalteten Hirn einen optimalen Frequenzanalysator darstellt, ist die Doppleruntersuchung mit der akustischen Kontrolle indiziert.

3.2.1.1 Mathematische Beschreibung der Frequenzverschiebung

Die Schallwelle, ausgesendet vom Schallwandler mit der Frequenz f_0, „erfasst“ auf dem Weg durchs Gewebe unter anderem auch die Erythrozyten, die mit der Geschwindigkeit v im Blutgefäß strömen. Die Schallwelle breitet sich im Gewebe mit der mittleren Schallgeschwindigkeit c aus. Die strömenden Erythrozyten erfahren eine veränderte Welle mit der Frequenz f_1 (Bild 3.29 links) (Krestel 1980).

$$f_1 = f_0\left(1+\frac{v}{c}\right) \text{ bzw. } \Delta f = f_0\frac{v}{c} \tag{3.14}$$

Die so veränderte Schallwelle wird nun durch die strömenden Erythrozyten gestreut (reflektiert) und gelangt zurück zum Schallwandler, der jetzt als ruhender Empfänger fungiert und die Schallwelle mit der Frequenz f_2 (Bild 3.29 rechts) detektiert.

$$f_2 = f_1\left(\frac{1}{1-\frac{v}{c}}\right) \tag{3.15}$$

I

Dies ist eine vereinfachte Annahme für bewegte Objekte mit geringer Geschwindigkeit ($c \gg v$):

$$f_2 = f_1\left(1+\frac{v}{c}\right) \quad (3.16)$$

Die Zusammenfassung beider Phasen ergibt folgende Gleichung:

$$f_2 = f_0\left(1+\frac{v}{c}\right)^2 = f_0\left(1+2\frac{v}{c}+\left(\frac{v}{c}\right)^2\right) \quad (3.17)$$

3.2.1.2 Vereinfachung für Geschwindigkeiten klein gegen die Wellengeschwindigkeit

Mit $c \gg v$ kann das quadratische Glied vernachlässigt werden und es ergibt sich die empfangene Frequenz f_R.

$$f_R = f_0\left(1+2\frac{v}{c}\right) \quad (3.18)$$

Die eigentliche Dopplerfrequenz (Δ_f, f_D) ist die Differenzfrequenz zwischen Senden und Empfangen.

$$\Delta_f = f_D = f_R - f_0 = 2 f_0 \frac{v}{c} \quad (3.19)$$

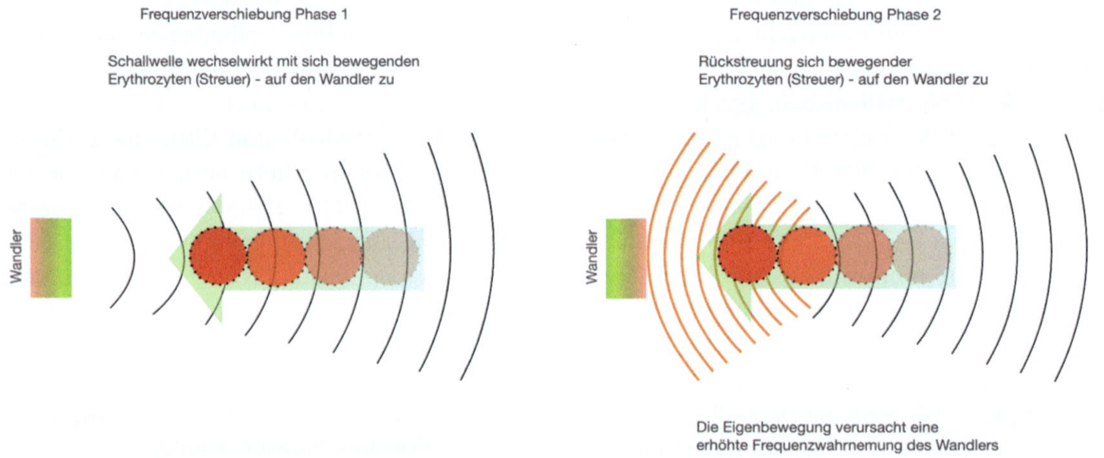

Bild 3.29 Frequenzverschiebung Phase 1: Die Erythrozyten bewegen sich auf den Schallwandler zu und erfahren dabei eine kürzere Wellenlänge. Frequenzverschiebung Phase 2: Die Bewegung der Erythrozyten verändert das vom Schallwandler empfangene Rückstreusignal (kürzere Wellenlänge).

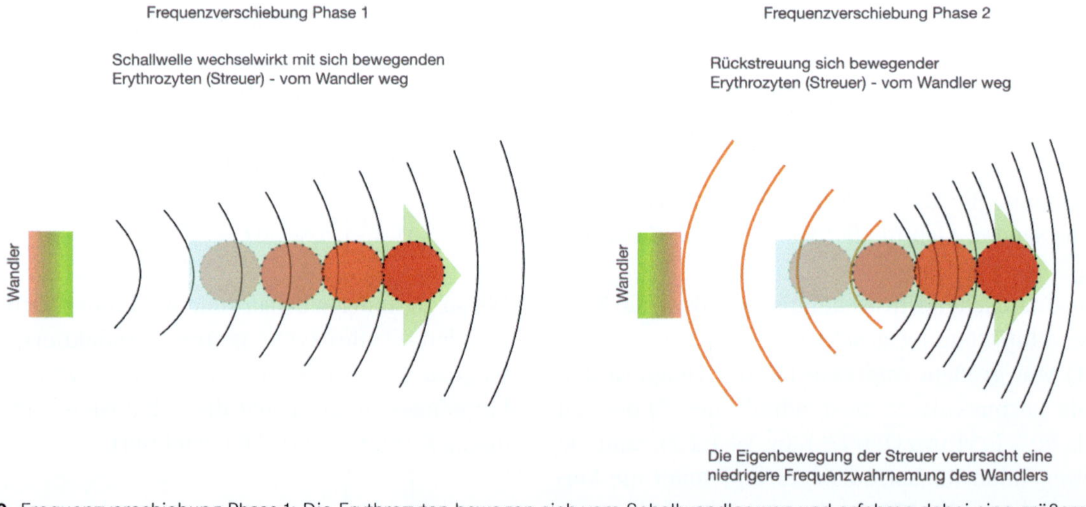

Bild 3.30 Frequenzverschiebung Phase 1: Die Erythrozyten bewegen sich vom Schallwandler weg und erfahren dabei eine größere Wellenlänge. Frequenzverschiebung Phase 2: Die Bewegung der Erythrozyten verändert das vom Schallwandler empfangene Rückstreusignal (größere Wellenlänge).

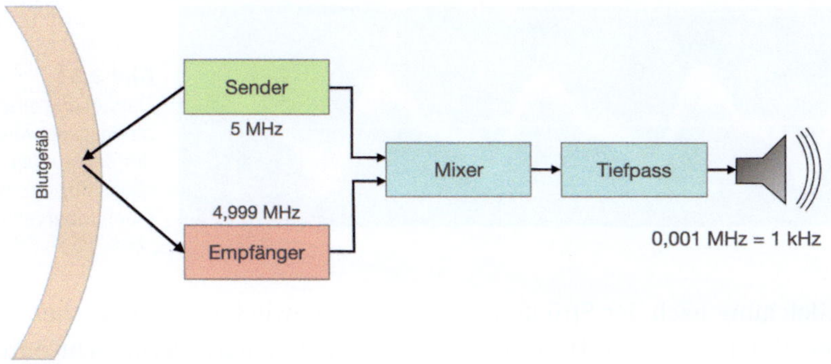

Bild 3.31 Stark vereinfachte Darstellung der Signalverarbeitung für die Dopplerdiagnostik: Je nach Anwendungsart (CW-, PW- oder Farbdoppler) ist die Ausgestaltung des Mixers technisch abweichend realisiert. Das Ergebnis ist ein akustisches Signal, das nicht nur zur Tonausgabe führt. Für die Dokumentation ist eine Ausgabe dieser Dopplerdaten auf dem Monitor im Sinne einer spektralen Verteilung oder auch einer flächenhaften Darstellung erforderlich.

Ganz allgemein ergibt sich für den Doppler-Effekt bei bewegter Quelle und bewegtem Beobachter (f_B) folgende Gleichung für Schallwellen:

$$f_B = f_0 \frac{\left(1 \pm \frac{v}{c}\right)}{\left(1 \mp \frac{v}{c}\right)} \tag{3.20}$$

Das jeweils obere Zeichen für Addition oder Subtraktion gilt für die Bewegung zwischen Quelle und Empfänger aufeinander zu und das jeweilige untere Zeichen für die Bewegung voneinander weg.

3.2.1.3 Abhängigkeit der Messung vom Einstrahlwinkel

Die bisherigen Betrachtungen basieren auf der Annahme, dass sich die Reflektoren (Streuer) auf einer geradlinigen Verbindung bewegen. Der Geschwindigkeitsvektor der Streuer liegt in der Richtung des ausgesendeten Schallstrahls vom Schallwandler (Sender). In der medizinischen Praxis ist dies in der Regel nicht der Fall. Es wird demnach nur die Projektion der Geschwindigkeitsvektoren auf die sogenannte akustische Achse gemessen. Das Messergebnis wird durch den Kosinus des Winkels zwischen akustischer Achse und Bewegungsvektor korrigiert (Bild 3.32).

$$\Delta f = f_D = f_R - f_0 = 2 f_0 \frac{v}{c} \cos\alpha \tag{3.21}$$

Die Dopplerfrequenz liegt bei der Strömungsgeschwindigkeit der Erythrozyten im Menschen und den verwendeten Sendefrequenzen (1 - 10 MHz) im hörbaren Bereich. Flussphänomene im Körper (pulsatiler Fluss, venöser Fluss, Stenosen, ...) lassen sich daher akustisch wie auch grafisch auf dem Monitor des Ultraschallgeräts differenzieren.

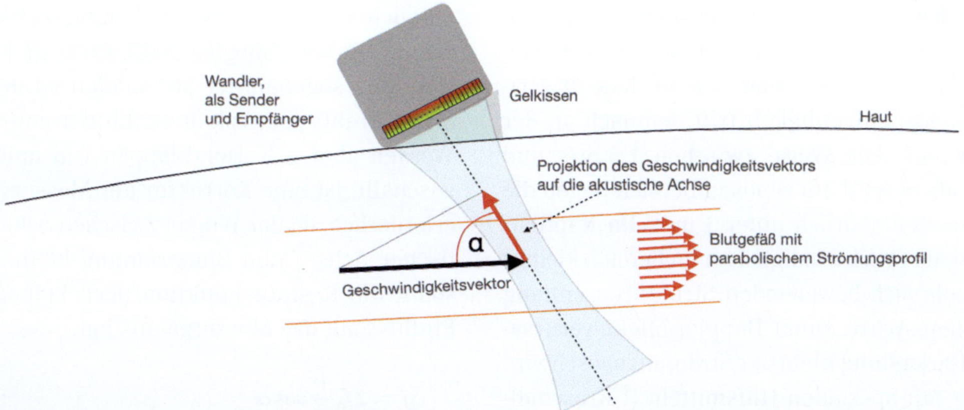

Bild 3.32 Messung der Projektion des Geschwindigkeitsvektors auf die akustische Achse: Die tatsächliche Geschwindigkeit (Dopplerfrequenz) muss anhand der Kenntnis des Winkels errechnet werden.

I

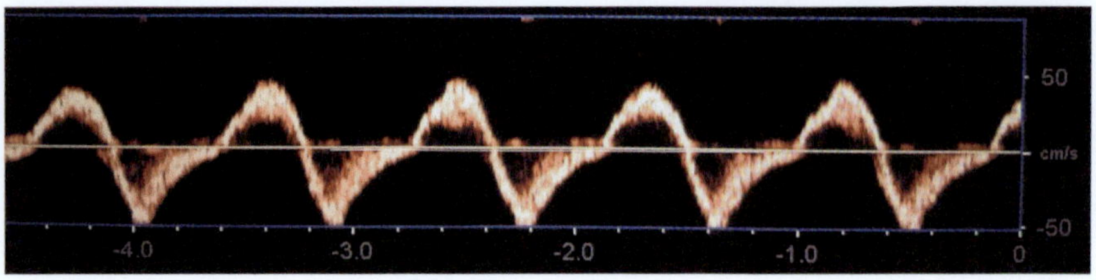

Bild 3.33
Darstellung einer Flusskurve mit der Strömungsgeschwindigkeit auf der y-Achse und der Zeit auf der x-Achse: Schwere Pulmonalinsuffizienz zeigt den Pendelfluss in einer Lebervene (Dr. R. Stetter, Worms)

Die Umstellung der Gleichung nach der Strömungsgeschwindigkeit gibt den Untersuchenden Hinweise auf die Diagnose. Die Strömungsgeschwindigkeit der Erythrozyten ist gegebenenfalls das Maß für die Differenzierung der hämodynamischen Relevanz eines Flussphänomens.

$$v = \frac{1}{2}\frac{f_D}{f_0}\frac{c}{\cos\alpha} \qquad (3.22)$$

Der Einstrahlwinkel beeinflusst demnach das Messergebnis erheblich. Die Kenntnis des Einstrahlwinkels ist die Voraussetzung für verlässliche Geschwindigkeitsmessungen. Je größer der Einstrahlwinkel, desto größer der Messfehler, weil kleine Abweichungen vom tatsächlichen Winkel große Geschwindigkeitsvariationen zur Folge haben (Kubale/Stiegler 2002, Fehske 1988, Wilkenshoff/Kruck 2008).
Die Strömungsgeschwindigkeit wird in der Regel auf der y-Achse und der zeitliche Flussverlauf auf der x-Achse gezeigt (Bild 3.33). In der angiologischen Ultraschalldiagnostik wird gelegentlich die Dopplerfrequenz synonym zur Geschwindigkeit auf der y-Achse angezeigt.

3.2.1.4 Blutflussgeschwindigkeiten im menschlichen Körper

Im gesunden Kreislauf eines erwachsenen Menschen kann man die auftretenden Strömungsgeschwindigkeiten den Gefäßregionen zuordnen. Die höchste erwartbare Strömungsgeschwindigkeit tritt demnach an der Aortenklappe auf. Alle Werte zwischen 1,5 m/s und 2 m/s gelten als normal. Im venösen Bereich liegen die Geschwindigkeiten deutlich unter 1 m/s. Im Kapillarbereich liegen die Geschwindigkeiten im Bereich kleiner 1 mm/s. Da alle sich bewegenden Strukturen entlang der akustischen Achse einen Doppler-Effekt verursachen, ist die Darstellung kleinster Strömungsgeschwindigkeiten nur mit speziellen Hilfsmitteln (Ultraschallkontrastmittel → Kap. B I 3.3) und weiterer Verfahren möglich. Diese kleinen Strömungsgeschwindigkeiten „verschwinden" im Rauschen der anderen störenden Dopplersignale, verursacht durch Atembewegung, arterielle Pulsation und „Zittern" der Hand der untersuchenden Person. Um diese störenden Signale auszublenden, wird der sogenannte Wandfilter aktiviert, der die ganz niedrigen Dopplerfrequenzen ausfiltert. Aus dieser Betrachtung ergibt sich, dass für die unterschiedlichen Geschwindigkeitsbereiche die Einstellungen der Signalverarbeitung anzupassen sind. Dabei auftretende Artefakte (Aliasing) können durch den Wechsel des Dopplerverfahrens vermieden werden. Bei hochgradigen Stenosen sind Geschwindigkeiten bis zu 6,50 m/s messbar. Hier setzt die Hämolyse ein, weil die Scherkräfte im Blut (nicht newtonsche Flüssigkeit) die Erythrozytenmembran zerreißen.

3.2.2 CW-Dopplerverfahren

Continuous-Wave-(CW-)Dopplerverfahren beruhen auf einer quasikontinuierlichen Messung aller Bewegungen entlang eines Sendestrahls, dessen Rückstreuungen zu einem zweiten Schallwandler mit der Sendefrequenz verglichen werden. Dabei kann nicht der Ort der gemessenen Bewegung bestimmt werden, sondern nur das Vorhandensein dieser Bewegungen. Wie bereits beschrieben, wird nur die Projektion auf die akustische Achse gemessen. Eine Korrektur der Messung ist nur möglich, wenn die Messung kombiniert mit dem B-Bild erfolgt (Kubale/Stiegler 2002, Kuttruff 1998). Bei Verwendung sogenannter Stiftsonden ist der Verlauf des Schallstrahls zum Vektor der Blutströmung unbekannt. Werden aber z.B. Herzklappen von apikaler Position geschallt, ist eine Korrektur der Messergebnisse nicht erforderlich, da der Winkel zwischen Schallstrahl (akustischer Achse) und Blutströmung kleiner 15° ist und somit die Kosinus-Funktion noch keinen erheblichen Einfluss auf das Messergebnis hat.

$$\Delta f = 2 f_0 \frac{v}{c} \cos\alpha \qquad (3.23)$$

Bild 3.34 und Bild 3.35 erläutern das Prinzip des CW-Dopplers. Der CW-Doppler hat die Echokardiografie (→ Kap. B I 4.4.3.1 und Kap. A 4.4.3.1) als vorrangiges Einsatzgebiet, weil mit diesem Verfahren sehr hohe Strömungsgeschwindigkeiten gemessen werden können. Das vom PW-Doppler bekannte Aliasing tritt beim CW-Doppler nicht auf.

Auch wenn alle Strömungsgeschwindigkeiten entlang der akustischen Achse detektiert werden, ist der Einsatz gerechtfertigt (es fehlt die lokale Zuordnung), da die zu bestimmenden hohen Strömungsgeschwindigkeiten bei Stenosen und Insuffizienzen (→ Kap. A 4.3.2.3) nur an der im Grauwertbild orientierten Stenose/Insuffizienz auftreten kann (Fehske 1988, Wilkenshoff/Kruck 2008).

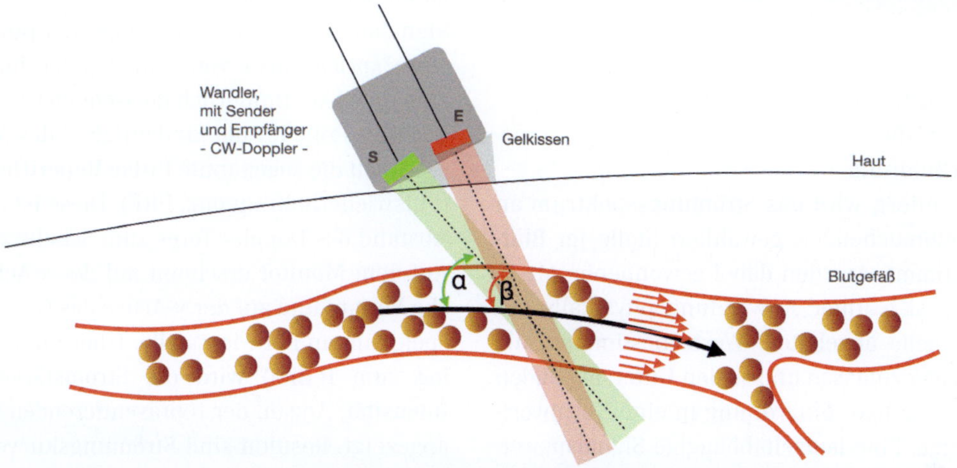

Bild 3.34 Prinzip des CW-Dopplers: Sender und Empfänger befinden sich in einem Gehäuse. Beide arbeiten kontinuierlich. Die Winkeldifferenz zwischen ihnen ist so gering, dass keine Auswirkungen auf das Messergebnis zu erwarten sind. Alle Geschwindigkeiten entlang der akustischen Achse erzeugen einen Doppler-Effekt. Im Ergebnis erscheint das Spektrum der Strömungsgeschwindigkeiten. Die Häufigkeit (entspricht der Intensität des Rückstreusignals, spektral aufgelöst) der sich bewegenden Erythrozyten wird über den Helligkeitswert in der Skala von 0 bis 255 codiert.

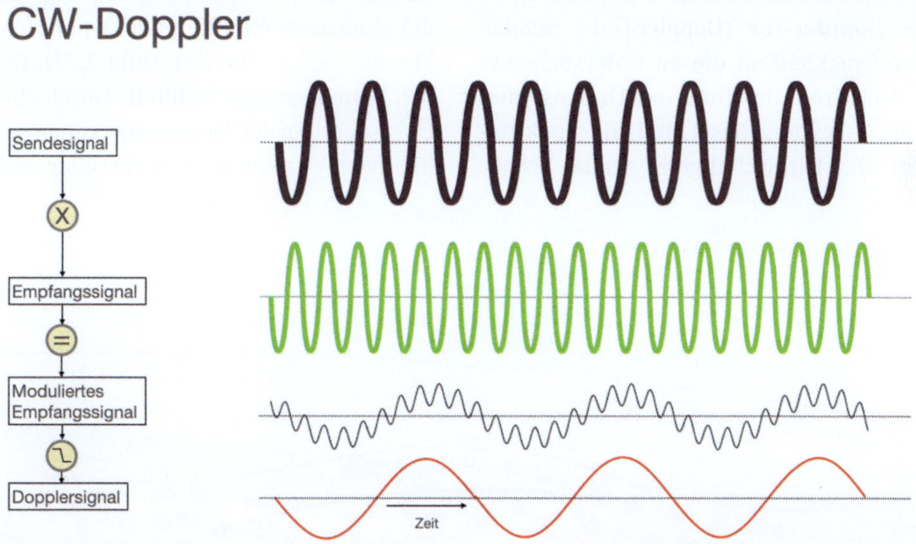

Bild 3.35 Prinzip des CW-Dopplers: Das Sendesignal wird phasenkorrekt mit dem Empfangssignal multipliziert. Das Ergebnis ist ein Signal, in dem der hochfrequente Teil auf das Dopplersignal moduliert ist. Ein Tiefpassfilter „entfernt" den HF-Anteil. Resultat ist das Dopplersignal, das durch die Bewegung der Erythrozyten verursacht wird und im Rückstreusignal zum Schallwandler enthalten ist. Für die Richtungsdetektion ist eine weiterführende Signalverarbeitung erforderlich (siehe Quadraturdemodulation und FFT).

I

3.2.3 Impulsdopplerverfahren (PW-Doppler)

Im klinischen Routineeinsatz ist der PW-Doppler neben der B-Bild-Sonografie das wichtigste Hilfsmittel für die sofortige Diagnose und Verlaufskontrolle bei Störungen in der Blutzirkulation:

- arteriell
- venös
- zentral
- peripher
- intrakraniell
- fetale Diagnostik
- Echokardiografie
- Organdurchblutung

Im B-Bild orientiert, wird das Strömungsspektrum an einer von Untersuchenden gewählten Stelle im Blutkreislauf bestimmt. Aus den dabei gewonnenen Messwerten lassen sich unter Anwendung physikalischer Strömungsmodelle abgeleitete Werte bestimmen, die eine Normierung zulassen und so den Untersuchenden eine Graduierung bzw. Einordnung in eine Normwerttabelle gestatten. Eine laufzeitabhängige Signalauswertung ist die Basis dieser ortscodierten Dopplerfrequenz-Messung.

3.2.3.1 Prinzip des Impulsdopplers

Im Grauwertbild orientiert, setzen die Untersuchenden das sogenannte **Doppler-Tor** (Doppler-Gate, *Sample Volume*) mit dem Trackball an die zu untersuchende Stelle. Dann wird die Größe des Tores den Dimensionen des Gefäßdurchmessers angepasst und die Spektralanalyse aktiviert. Das Ultraschallgerät sendet Schallpulse, die entlang der gewählten Richtung fokussiert sind (Bild 3.36). Der Abstand des Doppler-Tores zum Schallwandler ist bekannt. Daher wird der Empfänger für den Zeitraum des Empfangs „freigeschaltet“, wenn das Rückstreusignal aus der gewählten Tiefe des Tores zu erwarten ist. Dann erfolgt die Aussendung des nächsten Sendepulses. Auf diese Weise werden viele auszuwertende, zeitlich aufeinanderfolgende Signale von der gewählten Untersuchungsstelle aufgezeichnet und einer Signalanalyse unterzogen. Wegen der pulsartigen Messung spricht man vom Pulsdoppler im Unterschied zum quasi kontinuierlich messenden CW-Doppler. Eine wichtige Rolle für die Eindeutigkeit des Messergebnisses spielt die sogenannte **Pulse Repetition Frequency** (Pulswiederholfrequenz, PRF). Diese ist abhängig vom Abstand des Doppler-Tores zum Schallwandler.

Auf dem Monitor erscheint auf der x-Achse der zeitliche Verlauf und auf der y-Achse das Geschwindigkeitsspektrum an der Messstelle. Über die Helligkeit (analog zum B-Bild) wird die Stromstärke (Häufigkeit, Intensität, Anzahl der repräsentierenden Erythrozyten) angezeigt. Resultat sind Strömungskurven, die Aussagen über Flussphänomene zulassen.

Für die spektrale Darstellung ist mathematischer Aufwand erforderlich. Die Quadraturdemodulation und die Fourier-Transformation sind die gängigen Verfahren (Evans et al. 1991, Kuttruff 1998, Kristoffersen 1985).

Das Abtast-Theorem (Nyquist) legt die Grenzen für die eindeutige Messung der Dopplerfrequenz fest. Der Messbereich ist die PRF (Bild 3.37). Demnach können bei Mittellage der Nulllinie Geschwindigkeiten ohne Überschreiten der Messgrenze gemessen werden, wenn die Dopplerfrequenzen nicht über ±PRF/2 hinausge-

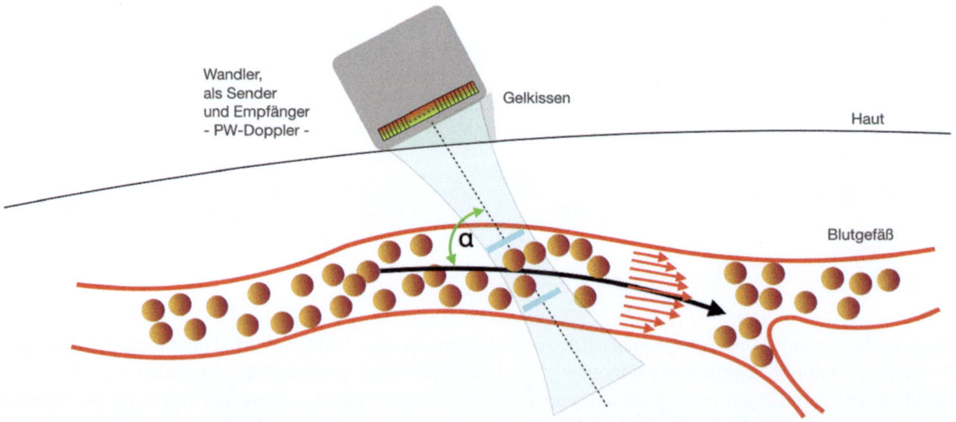

Bild 3.36 Prinzip des PW-Dopplers: Im B-Bild wird die zu untersuchende Stelle im Gefäß mit einem sogenannten Doppler-Tor (Doppler-Gate, *Sample Volume*) festgelegt. Es wird ein Schallpuls gesendet und das rückgestreute Signal wird nur aus diesem Bereich des Doppler-Tores aufgezeichnet. Durch Wiederholung dieser Pulstechnik gelingt die Bestimmung der Dopplerfrequenz.

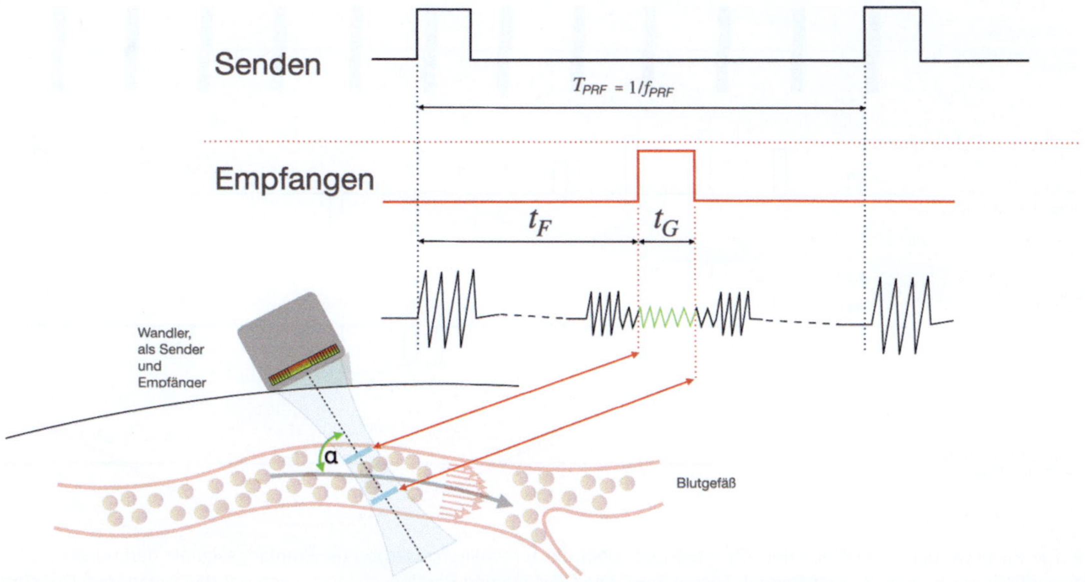

Bild 3.37 Das Senden sogenannter Bursts mit konstanter Frequenz (PRF) ist Merkmal des PW-Dopplers. Der Empfang des rückgestreuten Signals wird durch die Laufzeit der Schallwellen bis zum Doppler-Tor und zurück zum Schallwandler gesteuert. t_F und t_G repräsentieren die Laufzeit des Schallsignals durch das eingestellte Doppler-Tor. Damit sind Lage und Größe des Untersuchungsvolumens frei wählbar und an das betrachtete Gefäß und die anatomischen Gegebenheiten anpassbar.

hen. Für den Fall, dass die gemessene Dopplerfrequenz ±PRF/2 überschreitet, wird das zugehörige Spektrum in der entgegengesetzten Hälfte des Spektrums angezeigt. Dies wird als **Aliasing** bezeichnet. Eine Korrektur ist durch die Verschiebung der Nulllinie oder durch Erhöhung der PRF möglich. Für eine eingestellte Tiefe zur Erfassung der Dopplerfrequenz gibt es durch die Laufzeit des Schallpulses bis in die voreingestellte Eindringtiefe und zurück eine maximale PRF.

3.2.3.2 Signalverarbeitung im Basisband

Bild 3.38 zeigt die Signalverarbeitung im Basisband. Alle Bewegungen (strömendes Blut, Pulsationen der Gefäßwände, Atembeweglichkeit) erzeugen einen Doppler-Effekt, der entlang der Schallzeile aufgezeichnet wird. Für eine durch die Untersuchenden eingestellte Tiefe (Doppler-Tor) stehen diese Informationen am Ausgang des Quadraturdemodulators zur Verfügung (Bild 3.39).

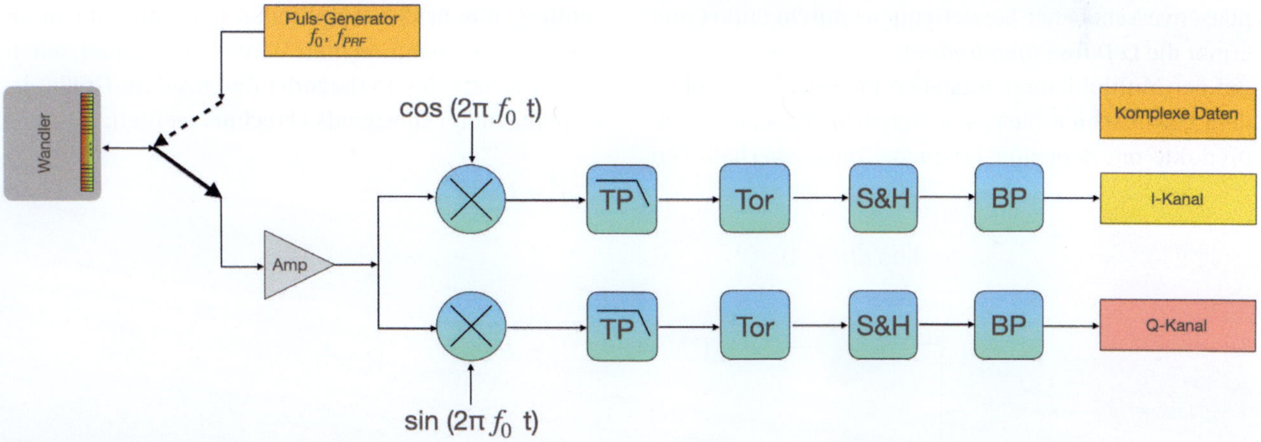

Bild 3.38 Das verstärkte Empfangssignal wird in zwei Kanäle aufgeteilt und mit der Cosinus- bzw. Sinusfunktion der Sendefrequenz multipliziert. Die anschließende Tiefpassfilterung und Torschaltung erzeugen das Signal, das mit der Sample- und Hold-Technik die Dopplerfrequenz extrahiert. Die Bandpassfilterung begrenzt die obere Darstellung auf ±PRF/2. Die untere Grenze eliminiert die störenden Signale von Wandbewegungen. Daher erscheint um die Nulllinie ein dunkler, signalfreier Streifen. Diese niederfrequenten Dopplersignale werden vom sogenannten Wandfilter von der Darstellung ausgeblendet.

I

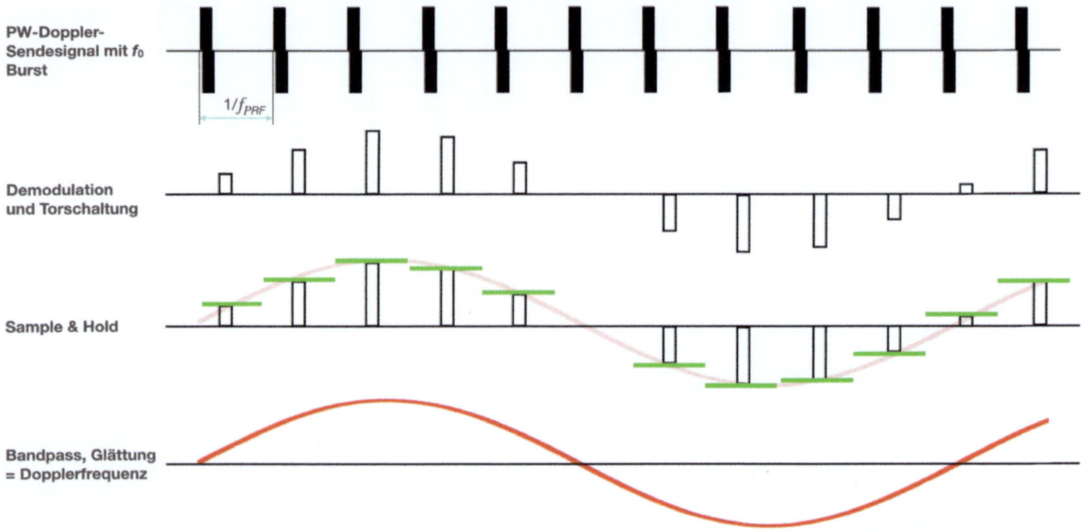

Bild 3.39 Die Pulse werden im Abstand der PRF gesendet. Über die Torschaltung werden die Empfangssignale demoduliert. Die Amplitudenwerte sind mit der Sample & Hold-Technik gespeichert. Die Glättung und Bandpassfilterung erzeugt das zugehörige Dopplersignal.

Quadraturdemodulation

Vergleicht man das Sende- und das Empfangssignal miteinander, sind Veränderungen festzustellen. Die Absorption und Streuung verringern die Empfangsamplitude. Bewegungen und Strömungen verändern den Frequenzgehalt (Doppler-Effekt). Um diese Bewegungen aus dem Empfangssignal zu extrahieren, wird die Quadraturdemodulation (→ Kap. B I 3.1.2.1), auch als I/Q-Demodulation bezeichnet, benutzt (Bild 3.40). Das Empfangssignal wird in zwei Wege aufgeteilt. Der eine Weg der Demodulation wird mit der originalen Phasenlage des Sendesignals (*in phase*) durchgeführt und ergibt die **I-Daten**. Der zweite Weg wird mit um 90° phasenverschobener Sendefrequenz durchgeführt und ergibt die **Q-Daten** (*quadrature*).

Bei der Multiplikation entstehen im Signal $I_r(t)$ neben dem gewünschten Basisbandsignal zusätzliche Mischprodukte mit doppelter Frequenz. Diese oberhalb von ±PRF/2 liegenden Frequenzanteile werden durch einen nachfolgenden Tiefpassfilter (TP) ausgefiltert.

Die Größe der Einzelkomponenten I und Q sind mit einer Winkelfunktion berechenbar:

$$I = A \cos\omega_0 t \tag{3.24}$$

$$Q = A \sin\omega_0 t \tag{3.25}$$

Das I-Signal ist am Ausgang dieser Schaltung eine Amplitude, die den Realteil des momentan anliegenden Signals beschreibt. Das Q-Signal ist ebenfalls eine Amplitude, die aber den zugehörigen Imaginärteil repräsentiert. Aus beiden Amplituden kann nun, da sie im Ursprung in einem rechten Winkel zueinanderstehen, mit dem Satz des Pythagoras die absolute Größe des empfangenen Echosignals errechnet werden:

$$A^2 = I^2 + Q^2 \tag{3.26}$$

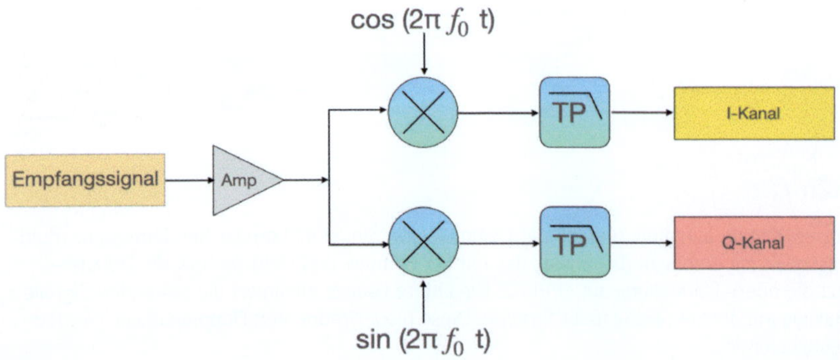

Bild 3.40
Prinzip der Quadraturdemodulation

oder

$$A = \sqrt{I^2 + Q^2} \quad (3.27)$$

3.2.3.3 Abtastung des HF-Signals

Mit der Verfügbarkeit schneller Analog-digital-Wandler mit Abtastfrequenzen weit höher als 20 MHz nahm die Relevanz einer zweiten, gleichwertigen Möglichkeit zur Signalverarbeitung für die Anwendung in Impulsdopplersystemen zu.
Werden die hochfrequenten Echosignale digitalisiert und die Amplitudenwerte der aufeinanderfolgenden Echosequenzen zu einer festgelegten Verzögerung nach dem Senden (entsprechend t_F nach Bild 3.37) aneinandergereiht, erhält man ebenfalls das gesuchte Dopplersignal. Hier gilt als Bedingung für eine eindeutige Rekonstruktion, dass sich die Streuer zwischen den einzelnen Pulszyklen um nicht mehr als eine Strecke von $\lambda/4$ fortbewegen, d. h.

$$\frac{v_{\max}}{f_{\mathrm{PRF}}} < \frac{\lambda}{4} = \frac{c}{4 f_0} \quad (3.28)$$

Nach Umstellen und Einsetzen der Dopplergleichung (mit $\alpha = 0$) ergibt sich für die maximale Dopplerfrequenz $\Delta f_{\max}$

$$\Delta f_{\max} = 2 f_0 \frac{v_{\max}}{c} < \frac{f_{\mathrm{PRF}}}{2} \quad (3.29)$$

Dies entspricht der Schlussfolgerung aus dem Abtasttheorem.

Zur Erfassung der für die eindeutige Rekonstruktion notwendigen komplexen Dopplersignale (*I*- und *Q*-Kanal) sind jeweils zwei um ¼ f_0 (entspricht einer Phasenverschiebung von $\pi/2$) versetzte Amplitudenwerte zu digitalisieren (Bild 3.41).

3.2.3.4 Grenzwerte

Die Größe und Form des Untersuchungsvolumens wird axial durch die Öffnungszeit der Torschaltung t_G und lateral durch den Querschnitt des Schallbündels bestimmt. Dieser ist abhängig vom Wandlerabstand und vergrößert sich im Fernfeld. Generell wird die maximale Untersuchungstiefe von der Pulswiederholungsfrequenz f_{PRF} begrenzt, da vor Aussenden eines neuen Pulspakets die Streusignale des vorherigen Zyklus am Wandler eingetroffen sein müssen.
Wird in der Beziehung zwischen Messtiefe d und Laufzeit t_F

$$d = \frac{c}{2} t_F \quad (3.30)$$

als Zeit die Periodendauer der Pulswiederholfrequenz $t_{\mathrm{PRF}} = 1/f_{\mathrm{PRF}}$ eingesetzt, folgt die Bedingung für die maximale Messtiefe zu

$$d_{\max} = \frac{c}{2 f_{\mathrm{PRF}}} \quad (3.31)$$

Aus dem Abtasttheorem und zur Vermeidung von Aliasing folgt eine weitere Einschränkung für die maximal messbare Dopplerfrequenz $\Delta f_{\max}$. Um die maximal bestimmbare Blutflussgeschwindigkeit zu berechnen,

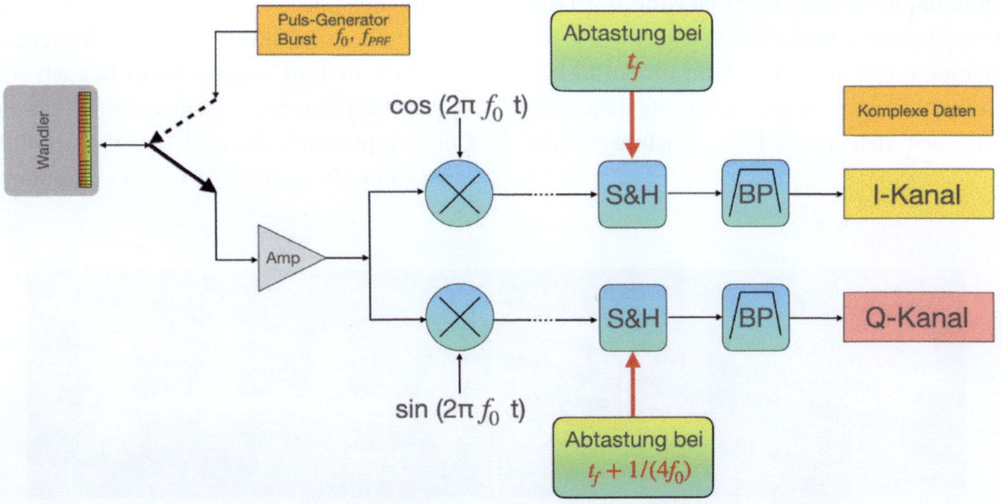

Bild 3.41 Gewinnung des Dopplersignals mittels HF-Abtastung

wird die Dopplergleichung herangezogen und für $v = v_{max}$ sowie für $\Delta f = \Delta f_{max}$ gesetzt. Damit folgt durch Substitution

$$\frac{c}{4d_{max}} = 2f_0 \frac{v_{max}}{c} \cos\alpha \tag{3.32}$$

Umgestellt als Produkt von v_{max} und d_{max} ergibt dies

$$v_{max}\, d_{max} = \frac{c^2}{8f_0 \cos\alpha} \tag{3.33}$$

Danach ist das Produkt aus größter erreichbarer Messtiefe und maximaler messbarer Flussgeschwindigkeit konstant. Je tiefer das Gefäß liegt, desto geringer ist die nachweisbare Flussgeschwindigkeit. Je näher das Gefäß in Richtung Wandler an der Peripherie liegt, desto höhere Flussgeschwindigkeiten sind messbar.

Im Folgenden wird kurz auf die Rolle der Frequenz des Sendeimpulses eingegangen, da dessen Länge zusammen mit der lateralen Breite des Schallbündels die räumliche Auflösung bestimmt.

Eine niedrige Sendefrequenz hat den Vorteil einer relativ großen Messtiefe bei hoher nachweisbarer Geschwindigkeit. Gleichzeitig hat eine niedrige Sendefrequenz, im Vergleich zu einer höher gewählten, eine geringere axiale Auflösung zur Folge (Auflösung längs des Dopplerschallstrahls) und bewirkt ebenso eine geringere resultierende Dopplerfrequenz bei gleicher Flussgeschwindigkeit (Dopplergleichung).

Die axiale Auflösung ist durch die Länge des Sendeimpulses bestimmt. Da der Sendeimpuls mindestens vier Schwingungen, d.h. eine Länge von 4λ, aufweisen muss, nimmt die axiale Auflösung mit steigender Frequenz zu. Andererseits ist mit einer axialen Verkürzung des Sendeimpulses eine Verringerung der Empfindlichkeit des Systems und eine Verbreiterung des Sendespektrums verbunden. Die laterale Auflösung hängt generell von der Form der Strahlungscharakteristik ab und lässt sich durch Fokussierung verbessern.

Beim praktischen Einsatz eines Impulsdopplersystems können die Anwendenden die Lage und Größe des Untersuchungsvolumens auf einfache Weise mit entsprechenden Bedienelementen einstellen. Anspruchsvoll ist dagegen die anatomische Ortsbestimmung eines Gefäßes sowie die entsprechende Zuordnung zum Wandlerabstand und die richtige Wahl der Torbreite. Daher werden Impulsdoppler zunehmend in Verbindung mit einem B-System als sogenannter Duplexscan verwendet.

Das Impulsdopplerverfahren ermöglicht auch das gleichzeitige Aufzeichnen von Dopplersignalen aus mehreren hintereinanderliegenden *Sample Volumes.* Bei der parallelen Verarbeitung der Signale aus verschiedenen Torpositionen spricht man von Multi-Gate-Dopplersystemen. Liegen die Messfenster dicht hintereinander und sind dabei hinreichend schmal (ca. 1 mm), können Variationen in der Fließgeschwindigkeit über den Gefäßquerschnitt untersucht bzw. Geschwindigkeitsprofile gemessen werden. In der Echokardiografie kommt der Multi-Gate-Doppler zum Einsatz, wenn die gemessene Geschwindigkeit den Messbereich überschreitet (Aliasing) und gewährleistet ist, dass die anderen Torpositionen keinen störenden Einfluss auf die Messung des gesuchten Flussphänomens haben (z.B. Klappenstenosen).

3.2.4 Spektraldarstellung und Spektralanalyse des Dopplersignals

Moderne Dopplersysteme ermöglichen eine Darstellung des Dopplersignals in Form des zeitlichen Verlaufs der Geschwindigkeitsverteilung. Dazu werden die Signale des *I*- und *Q*-Kanals (komplexes Dopplersignal) digitalisiert und einer schnellen Fourier-Transformation (FFT, in der Computertechnik auch als diskrete FT bezeichnet) unterzogen. Die typische Darstellung eines Dopplerspektrums im Zeitverlauf zeigt Bild 3.42. Dabei entspricht die Anzeige auf der y-Achse der Dopplerfre-

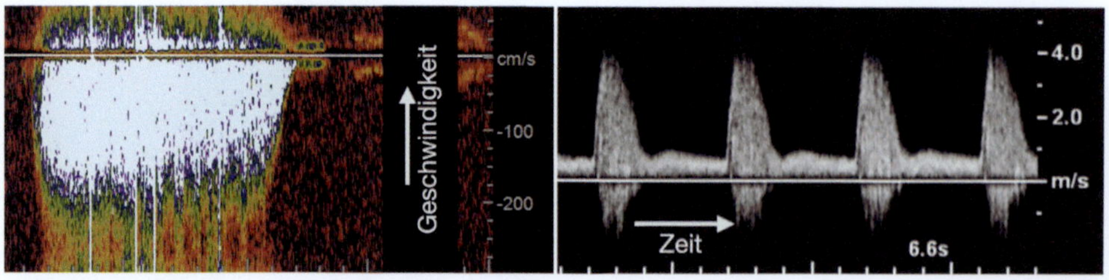

Bild 3.42 Typische Spektraldarstellungen von Blutflüssen in Gefäßen

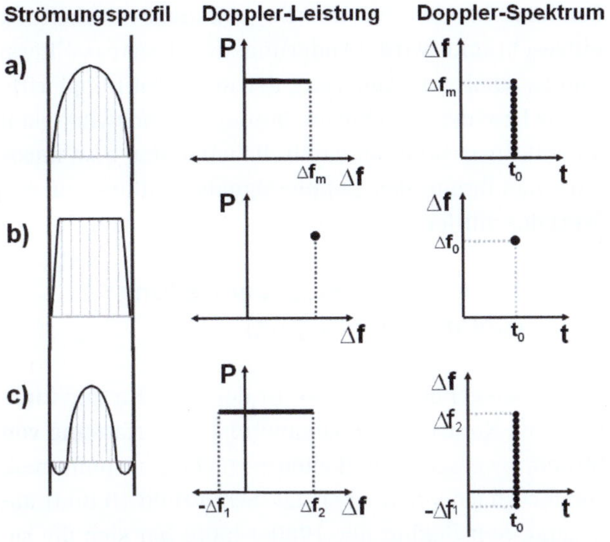

Bild 3.43 Charakteristische Strömungsprofile mit den jeweiligen Spektren (*P*: Leistung, *Δf*: Dopplerfrequenz, *t*: Zeit): a) laminare Strömung, b) Kastenprofil, c) wandständige Flussumkehr

quenz oder der Strömungsgeschwindigkeit der zu untersuchenden Flüssigkeit (Kubale/Stiegler 2002, Kristoffersen 1985).

Aus der Breite des Dopplerspektrums lassen sich Rückschlüsse auf das Strömungsprofil ziehen. Voraussetzung ist, dass das Messfenster den überwiegenden Teil des Gefäßquerschnitts überdeckt.

Anhand des Spektrums lassen sich Rückschlüsse auf die Strömung der Erythrozyten ziehen. Blut (→ Kap. A 14.1.2) ist eine nicht-newtonsche Flüssigkeit (innere Reibung, Schub- und Scherspannungen). In den Gefäßen gibt es unterschiedliche Strömungsprofile (Bild 3.43):

- parabolisches Strömungsprofil im Gefäßquerschnitt (newtonsche Flüssigkeit)
- kastenförmiges Strömungsprofil
- gleichzeitiger Vorwärtsfluss (im Zentrum) und Rückfluss (wandständig)

Ursache ist der periphere Widerstand gegen die Fortleitung der Pulswelle oder eine

- laminare Strömung (venöser Fluss) bzw.
- turbulente Strömung (Stenosen, Herzklappen).

3.2.5 Duplexverfahren

Als **Duplexverfahren** ist die Kombination von Ultraschallschnittbild (B-Bild-Verfahren) und Impulsdopplerverfahren eingeführt. Das B-Bild erlaubt dabei eine Zuordnung des zu ortenden Gefäßes im umliegenden Gewebebereich zur Lage des Wandlers und die exakte Positionierung des Messfensters im Gefäßlumen (Bild 3.44). Die Blutgefäße erscheinen als dunkle Kanäle, da das Blut im Vergleich zum Gewebe eine tausendfach geringere Rückstreuung liefert und somit quasi echofrei erscheint. Bei dem noch zu behandelnden Farbdopplerverfahren wird der Blutfluss farbcodiert wiedergegeben.

In modernen Systemen werden die Multielementwandler durch selektiven Betrieb der entsprechenden Wandlerelemente sowohl zur Erzeugung des B-Bildes als auch zur Ableitung der Dopplersignale genutzt. Dabei sind verschiedene Zeitregime möglich. Bis zur endgültigen Positionierung des Messtores ist nur das B-Bild aktiv.

Mit dem eingeblendeten Cursor, der die Leitlinie (Richtung des Dopplerschallbündels) kreuzt, kann der Winkel zwischen dem Ultraschallstrahl und der Gefäßachse bestimmt und somit der Einfallswinkel des Ultraschallstrahls angegeben werden. Nach Formel 3.21 ist dadurch

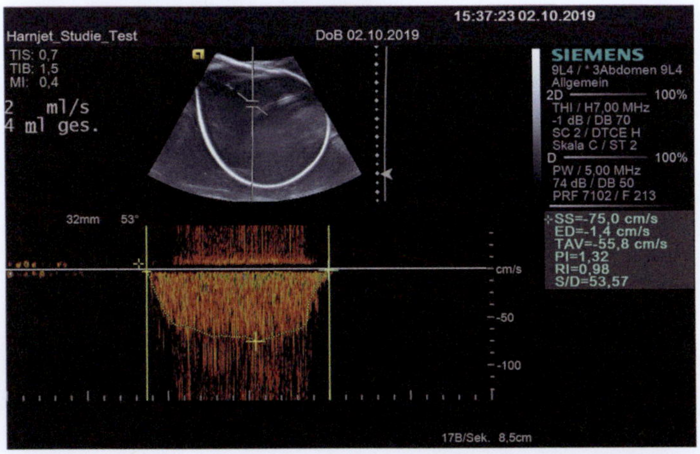

Bild 3.44
Duplexverfahren: In einem Blasenphantom wird das Messtor vor dem modellierten Ostium positioniert. Danach wird der Einstrom (Hochdruckinjektor) in das Blasenphantom mit dem PW-Doppler gemessen. Die Winkelkorrektur gibt dann den Hinweis auf die tatsächlichen Geschwindigkeiten.

eine quantitative Bestimmung der Strömungsgeschwindigkeit möglich.

Trotz der Unterstützung durch das B-Bild sind bei der Winkelbestimmung Fehler möglich. So kann beispielsweise der Verlauf des untersuchten Gefäßes nicht vollständig in der Bildebene liegen, wodurch Winkelanteile bis zu 5° oder mehr leicht unberücksichtigt bleiben können. Der Fehler bei der Geschwindigkeitsbestimmung bleibt unter 10 %, wenn der Einschallwinkel unter 15° gehalten wird.

Die mittlere Strömungsgeschwindigkeit $\overline{v}$ ist die über den Gefäßquerschnitt gemittelte Fließgeschwindigkeit. Deren korrekte Messung erfordert eine gleichförmige Überdeckung des auszumessenden Gefäßabschnitts durch das Schallbündel und eine klare Abgrenzung zu Nachbargefäßen sowie ein adäquates Signal-Rausch-Verhältnis. Kritisch wird die Bestimmung des Gefäßquerschnitts A angesehen. So lassen sich Gefäßwände (→ Kap. A 13.1) im B-Bild nicht immer klar abgrenzen und sind in Bewegung (Pulsieren von Arterien). Dabei gehen Unsicherheitsbeiträge in der Radiusbestimmung quadratisch in das Resultat der Volumenflussmessung ein. Hinzu kommt, dass für den Gefäßquerschnitt nicht notwendigerweise ein Kreisprofil vorliegen muss. Der Volumenfluss ergibt zu

$$Q = \frac{\overline{v}\,A}{\cos\alpha} \tag{3.34}$$

Zur Problematik des erwähnten Signal-Rausch-Verhältnisses (S/N) ist anzuführen, dass bei einer Rauschunterdrückung im unteren Frequenzbereich auch der Durchlassbereich für die Dopplersignalverarbeitung eingeschränkt wird (Änderung des Hochpassfilters) und es somit zur Änderung der mittleren Dopplerfrequenz bzw. der errechneten mittleren Geschwindigkeit kommt. Insgesamt hat damit die wirksame bzw. messbare Bandbreite des Dopplersignals Einfluss auf den Wert der mittleren Strömungsgeschwindigkeit $\overline{v}$.

3.2.6 Farbcodierte Flussdarstellung (Color Flow Imaging)

Ein vorwiegendes Interesse in der Medizin zur funktionellen Kontrolle von Organen ist die Erfassung von Strömungsgeschwindigkeiten – nicht nur punktuell, sondern flächenhaft über das Schnittbild (B-Bild) angezeigt. Seit Beginn der 1980er-Jahre hat sich die sogenannte Farbdopplersonografie etabliert (Synonyme: FKDS – farbcodierte Dopplersonografie, CFI – Color Flow Imaging, FD – Farbdoppler). Die Darstellung erfolgt superpositioniert zum B-Bild, d. h., es ist ein „Nacheinander-Verfahren". Zunächst wird das B-Bild erzeugt und gespeichert. Danach wird eine ROI hinsichtlich der Strömungsgeschwindigkeiten untersucht und auf das B-Bild überlagert (Bild 3.45).

Die herzphasenkorrekte Darstellung der Strömungen ist von sehr großer Bedeutung. Daher liegt der technische Wert bei der Darstellung auf einer hohen Bildwiederholfrequenz. Dies erfordert andere technische Lösungen, da die für den PW-Doppler angewandten Techniken für die „Echtzeit"-Darstellung zu viel Zeit in Anspruch nehmen. Deshalb finden für die FKDS andere

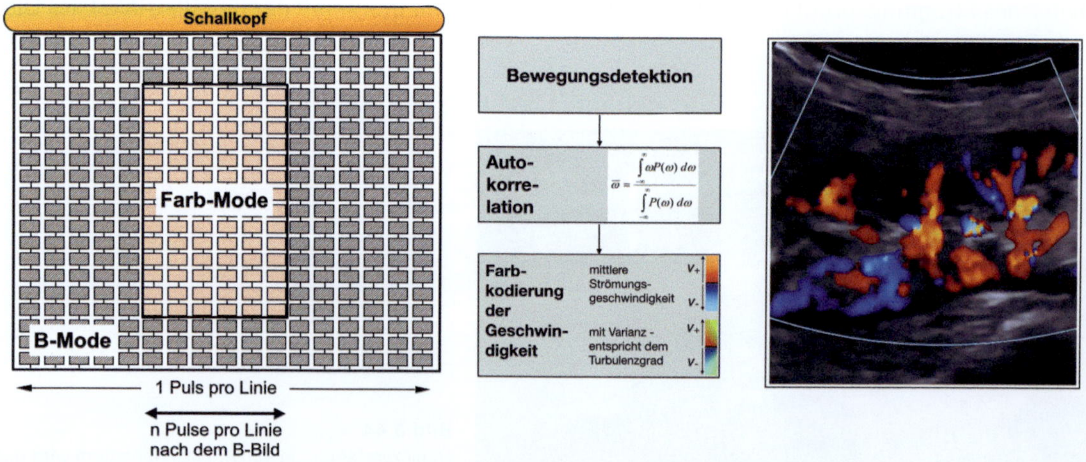

Bild 3.45 Prinzip des Vorgehens bei der Signalverarbeitung zur Gewinnung der mittleren Strömungsgeschwindigkeit in einer ROI: Konventionell gilt, dass die Bewegung der Erythrozyten auf den Schallwandler rot und vom Schallwandler weg blau codiert wird. Über die Bestimmung der Streubreite im Empfangssignal können Rückschlüsse auf den Turbulenzgrad der Strömung gezogen werden. Dies entspricht der Beimischung grüner Farben im Farbbalken.

Techniken Anwendung, die nachfolgend erläutert werden. Diagnostisch geht es maßgeblich um die Bewertung von dynamischen Prozessen - also die Beobachtung von Flussphänomenen über mehrere Herzaktionen oder interventionelle Eingriffe. Die Aufzeichnung von Sequenzen ist zwingend. Die Anwendung von Techniken, die eine hohe Bildwiederholfrequenz ermöglichen, steht im Vordergrund. Als Beispiel soll ein Patient mit einer Herzfrequenz von 60 bpm (pro Sekunde ein Herzschlag) dienen. Wenn 10 Bilder pro Sekunde mit dem Farbdoppler möglich sind, bleiben 3 Bilder für die Beurteilung der systolischen Funktion (→ Kap. A 4.2.1). Das ist nicht möglich. Also muss die Bildwiederholfrequenz auf 30 - 50 Bilder pro Sekunde gesteigert werden, damit eine Beurteilung der systolischen Funktion des Herzens überhaupt möglich wird.

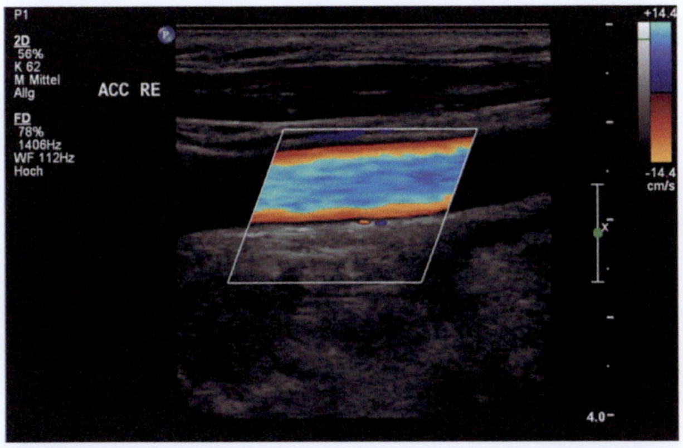

Bild 3.46 Farbcodierte Flussdarstellung in einer Arteria Carotis Communis: Dieses Bild gibt Hinweise auf die Komplexität bei der Beurteilung von FKDS-Bildern. Geräteparameter und individuelle Einstellungen sind entscheidend bei der korrekten medizinischen Wertung dieser Bilder/Sequenzen. Ohne Kenntnis der Einstellungen lässt dieses Bild keine diagnostischen Hinweise zu.

3.2.6.1 Das Farbdopplerverfahren - Autokorrelation

Das aus dem CW- oder PW-Dopplerverfahren bekannte Dopplerspektrum liefert eine Vielzahl charakteristischer Geschwindigkeitsparameter, wie sie aus der momentanen Maximal-, Modal- oder Medianfrequenz und insbesondere aus der mittleren Frequenz, die sich aus der gewichteten Summe der einzelnen Frequenzkomponenten berechnet, abgeleitet werden. Da jeweils nur ein Parameter farbcodiert wiedergegeben werden kann und sich nur für einen der vorangehend genannten Geschwindigkeitsparameter über die Autokorrelation ein zeitsparendes Berechnungsverfahren anbietet, ist unter der Farbdopplerdarstellung eine Abbildung der momentanen Verteilung der mittleren Flussgeschwindigkeit zu verstehen (Krestel 1980, Evans et al. 2002, Kristoffersen 1985).

Da sich der Gefäßverlauf innerhalb des gewählten Bildausschnitts ändern kann oder nicht bekannt ist, wird generell keine Winkelkorrektur vorgenommen. Das bedeutet, dass es sich bei der dargestellten Geschwindigkeitsinformation um die Komponenten der mittleren Geschwindigkeit in Richtung des Schallbündels handelt. Die tatsächliche Geschwindigkeit kann durchaus höher liegen und ist hier auch nur mithilfe des PW-Dopplerverfahrens in einem Messfenster bestimmbar. Die Kombination aus B-Bild, Farbdoppler und PW-Doppler wird als Triplex-Mode bezeichnet (Bild 3.48).

Zur Unterdrückung von „ungewünschten" Dopplersignalen wird der MIT-Filter (Moving Target Indicator) eingesetzt. Dieser dient sozusagen als Wandfilter für sich bewegende Objekte (Bild 3.49). Die Technik ist aus der Radartechnik bekannt und auf Schnelligkeit optimiert.

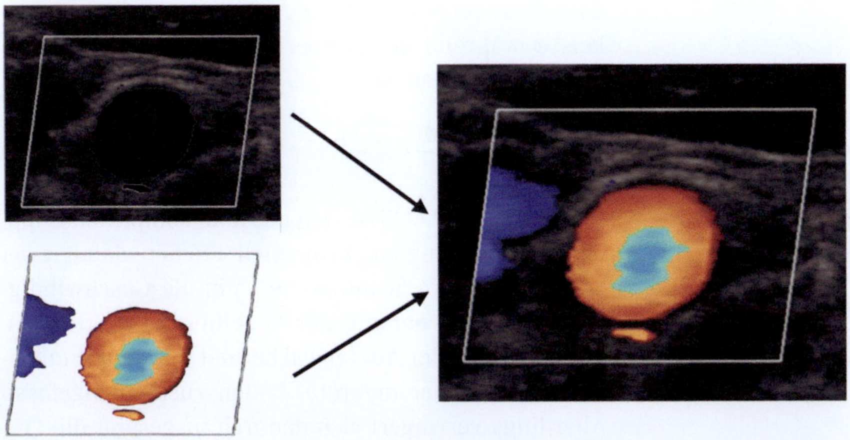

Bild 3.47
Zusammensetzung des finalen Bildes aus den Komponenten B-Bild und Farbdoppler

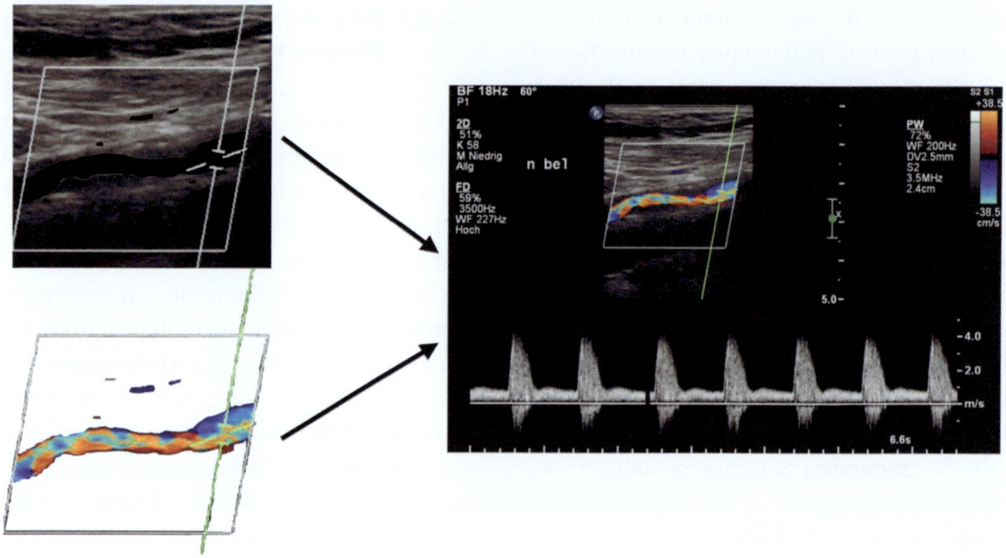

Bild 3.48 Triplex-Mode: Zusammensetzung des finalen Bildes aus den Komponenten B-Bild, Farbdoppler und PW-Doppler

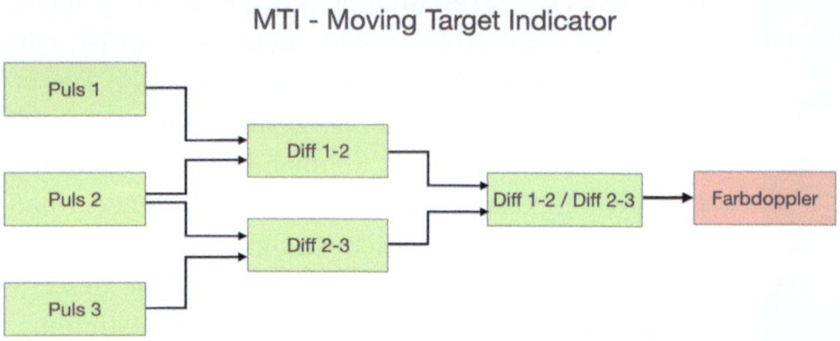

Bild 3.49
MTI-Filter (Moving Target Indicator) als Wandfilter für sich bewegende Objekte im Farbdoppler: Durch Differenzbildung wird Bewegung detektiert und auch die Richtung der Bewegung relativ zum Sender/Empfänger bestimmt.

Für die gewichtete, mittlere (Kreis-)Frequenz des Dopplerspektrums $\overline{\omega} = 2\pi \overline{f}$, aus der sich nach der Dopplergleichung die mittlere Fließgeschwindigkeit berechnen lässt, kann

$$\overline{\omega} = \frac{\int_{-\infty}^{\infty} \omega P(\omega)\, d\omega}{\int_{-\infty}^{\infty} P(\omega)\, d\omega} \tag{3.35}$$

angesetzt werden. Dabei ist $P(\omega)$ das Leistungsspektrum des Dopplersignals.

Des Weiteren gilt für ein Zeitsignal, dass dessen Autokorrelationsfunktion R nach Wiener-Chintschin gleich der Fouriertransformierten des Leistungsspektrums ist:

$$R(t) = \int_{-\infty}^{\infty} P(\omega)\, e^{i\omega t} d\omega \tag{3.36}$$

Damit liefert der Quotient aus der ersten Ableitung der Autokorrelationsfunktion $\dot{R}(t)$ und $R(t)$ für $t = 0$ ebenfalls die mittlere Dopplerfrequenzverschiebung:

$$\overline{\omega} = -i \frac{\dot{R}(0)}{R(0)} \tag{3.37}$$

Nach weiterer Umformung und Vereinfachung folgt, dass diese proportional zur Änderung des Phasenwinkels φ während der Zeitperiode $T = 1/f_{\text{PRF}}$ zwischen zwei Sendezyklen ist:

$$\overline{\omega} \cong \frac{\varphi(T) - \varphi(0)}{T} = \frac{\varphi(T)}{T} \tag{3.38}$$

Der Phasenwinkel lässt sich aus dem komplexen Dopplersignal bestimmen. Prinzipiell reichen damit zwei Sendezyklen pro Scanlinie aus, um die Geschwindigkeitsverteilung entlang der Scanlinie zu bestimmen. Zur Erhöhung der Aussagesicherheit und Empfindlichkeit werden aber mehrere Zyklen zusammengefasst. Allerdings verringert sich dadurch insgesamt die Frequenz des Farbdopplerbildes. Die Anzahl der genutzten Pulszyklen ist deshalb am Gerät einstellbar (Persistence).

Das Autokorrelationsverfahren liefert neben der mittleren Dopplerfrequenzverschiebung auch noch deren Varianz, d. h. also auch die ortsaufgelöste Varianz der Fließgeschwindigkeit. Aus diesem Parameter lassen sich z. B. Rückschlüsse auf das Auftreten von Wirbeln innerhalb der Strömung ziehen.

Mithilfe der zu jedem Farbdopplerbild gehörenden geräteeigenen Farbskala (Bild 3.50) kann eine Zuordnung zwischen der Farbe der Bildpunkte (Pixel) und der relativen Fließgeschwindigkeit, deren Varianz, der Fließrichtung und der relativen Anzahl der streuenden Blutteilchen erfolgen. Insgesamt handelt es sich aber immer um eine qualitative Bewertung, da – wie bereits erwähnt – unter anderem keine Korrektur des Einschallwinkels erfolgt.

Die Flussrichtungen im Farbdopplerbild können dadurch unterschieden werden, dass in der Gerätegrundeinstellung Rot den Fluss auf den Schallkopf bzw. Scanner hin kennzeichnet und Blau den Fluss vom Scanner weg kennzeichnet. Die Farbsättigung wird von der Zahl der beteiligten Rückstreuer der jeweiligen Flussgeschwindigkeit bestimmt, d. h. je geringer die Zahl der Streuteilchen ist, desto blasser ist die entsprechende Farbe. Die Zumischung von Grüntönen wird zur Darstellung der Geschwindigkeitsvarianz genutzt (Turbulenzen).

Jeder Farbumschlag oder eine Farbänderung (auch innerhalb des Flussprofils) ist als eine Geschwindigkeitsänderung zu werten. So kann es z. B. beim Aliasing-Artefakt zu einem Farbumschlag innerhalb einer durchaus noch laminaren Strömung kommen, nur weil die Bedingung für die Impulsfolgefrequenz für die entsprechende Tiefe nicht stimmt.

Bild 3.50 zeigt den schematischen Aufbau eines Farbdopplersystems. Gegenüber dem Impulsdoppler erfolgte eine Erweiterung hinsichtlich der Echtzeitberechnung der Autokorrelationsfunktionen und der Zwischenspeicherung der Werte über mehrere Pulszyklen. In der Regel werden vor dem Autokorrelator noch Signalbestandteile stationärer Reflektoren entfernt. Nach Berechnung der Geschwindigkeitsparameter erfolgt abschließend die Überlagerung der Farbpixel im ausgewählten Farbfenster des B-Bildes.

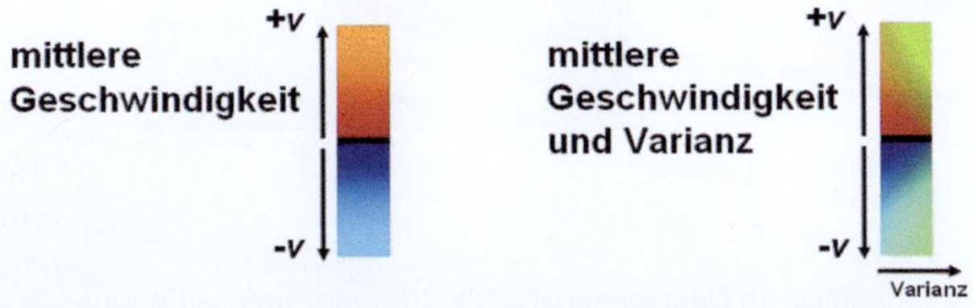

Bild 3.50 Typische Darstellung der Geschwindigkeits- und Varianzverteilung im Farbdoppler

3.2.6.2 Das Laufzeitverfahren – Kreuzkorrelation

Die Bestimmung der Bewegungsgeschwindigkeit von streuenden Blutbestandteilen (z. B. Erythrozythen-Aggregaten → Kap. A 14.1.2) gelingt durch die Messung der zwischen zwei Sendezyklen zurückgelegten Wegstrecke respektive Signallaufzeit. Beim Laufzeit- oder CVI-Verfahren (engl. *color celocity imaging*) handelt es sich um ein Echoverfahren, bei dem eine Farbcodierung der Differenzen der Echolaufzeiten vorgenommen wird, die sich aus der Verfolgung von Rückstreuechos gleicher, streuender Strukturen im Zeitintervall zwischen zwei Impulsfolgen in verschiedenen Abschnitten entlang einer Scanlinie ergeben (Bild 3.51).

Aus der Laufzeitdifferenz Δt eines Streuers, der bei seiner Bewegung mit der Geschwindigkeit v vom Schallstrahl nacheinander an zwei Orten 1 und 2 getroffen wird (Bild 3.50), ergibt sich die Flussgeschwindigkeit nach dem Laufzeitverfahren zu

$$v_{CVI} = \frac{c\,\Delta t}{2T\cos\alpha} \qquad (3.39)$$

Hier sieht man die Abhängigkeit der Geschwindigkeit vom Einschallwinkel α. Es besteht keine Abhängigkeit von der Sendefrequenz. Von Vorteil ist der Wegfall der Wandfilterung. Dadurch soll gegenüber dem Farbdoppler das Erreichen geringerer Flussgeschwindigkeiten leichter möglich sein.

Für die Zukunft ergibt sich durch Aussenden ebener Wellenfronten mit hoher Folgefrequenz bei gleichzeitiger Anregung aller Wandlerelemente und der anschließenden parallelen Registrierung der Echosignale an jedem einzelnen Wandlerelement die Möglichkeit einer hohen Bildwiederholfrequenz. Aus der Vielzahl von Einzelbildern lassen sich mit Techniken zur Verfolgung von Bildmustern (*Speckle Tracking*) Geschwindigkeitsvektoren in der Bildebene ermitteln. Bei dem als *Vector Velocity Imaging* bezeichneten Verfahren werden – zusätzlich zur farbcodierten Geschwindigkeitsinformation – die die momentane Flussrichtung indizierenden Pfeile dem Bild überlagert (Bild 3.52) (Kubale/Stiegler 2002).

I

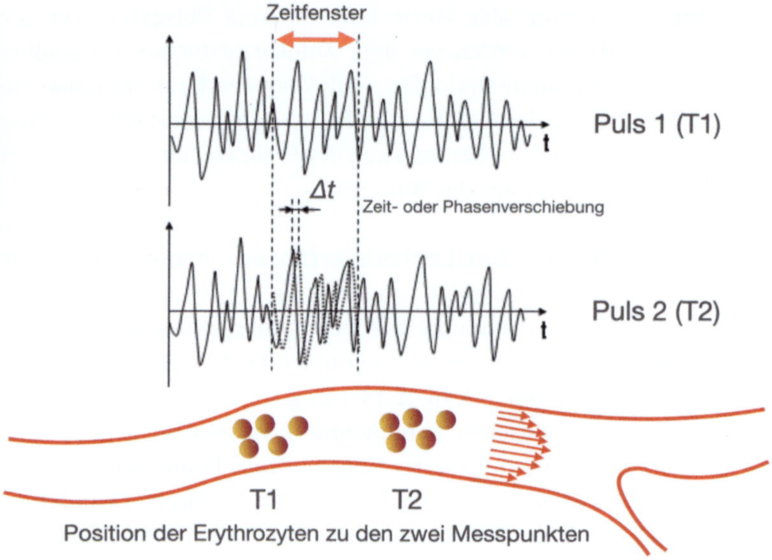

Bild 3.51
Zu den Zeitpunkten T1 und T2 wird im Empfangssignal das charakteristische Rückstreusignal einer Erythrozytengruppe gesucht. Aus der Zeitdifferenz ergibt sich die Strömungsgeschwindigkeit, weil der zeitliche Abstand zwischen T1 und T2 bekannt ist. Daraus ergibt sich eine flächenhafte Darstellung der Geschwindigkeiten innerhalb einer ROI. Das Kreuzkorrelationsverfahren wird für dieses Verfahren genutzt (Kubale/Stiegler 2002, Kuttruff 1998, Kristoffersen 1985).

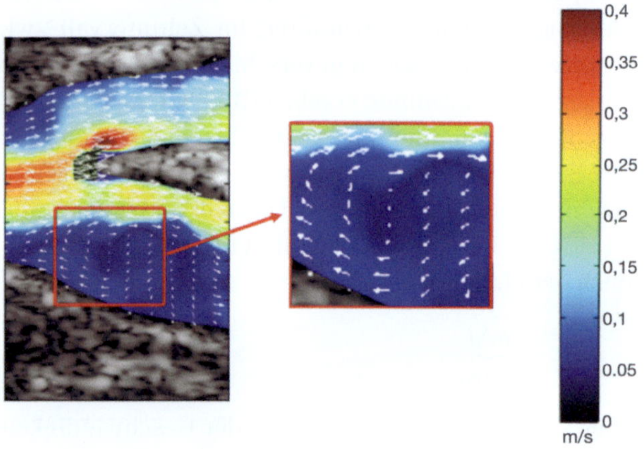

Bild 3.52 Vector-Velocity-Imaging – Carotissinus mit Verwirbelungen (roter Rahmen)

3.2.6.3 Power-Dopplerverfahren

Beim Power-Dopplerverfahren (auch: amplitudencodierter Farbdoppler) werden die gestreuten Signalamplituden bewertet und entsprechend farbcodiert, die eine Dopplerfrequenzverschiebung aufweisen. In Bild 3.53 wird das Quadrat der Rückstreuamplitude, also die Intensität bzw. Leistung, dargestellt.

Dabei bestimmt die Zahl der strömenden Erythrozyten die Farbsättigung. Das Power-Dopplerverfahren liefert keine Informationen über die Flussrichtung (unidirektional) und die Flussgeschwindigkeit. Einige Hersteller bieten auch einen bidirektionalen Power-Doppler an.

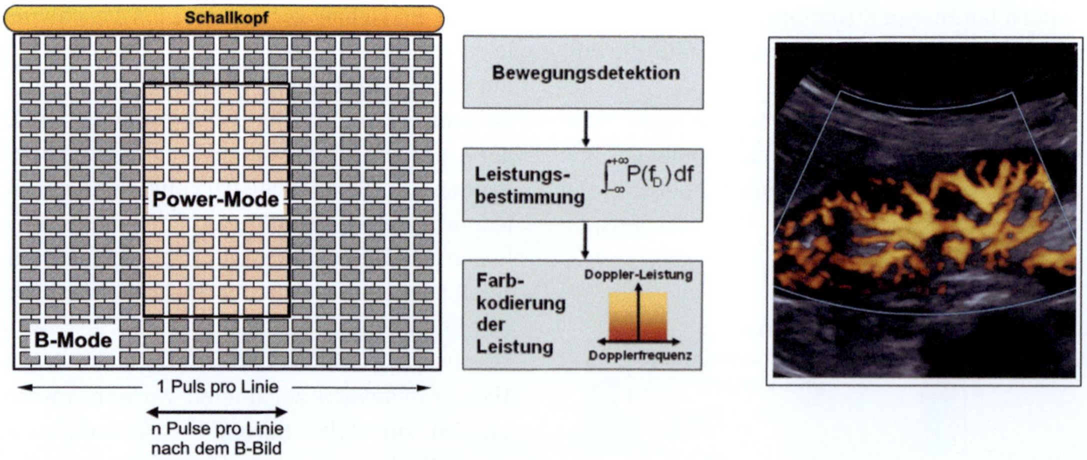

Bild 3.53 Prinzip der Signalverarbeitung bei der Erstellung eines intensitätsmodulierten Dopplersignals: Die Strömungsintensität (entspricht der Zahl der erfassten Erythrozyten) wird farbcodiert angezeigt. Die höhere Zahl von Pulsen (im Vergleich zum Farbdoppler) steigert die Empfindlichkeit für die Erfassung kleiner Flussgeschwindigkeiten, erhöht aber gleichzeitig die Anfälligkeit für Bewegungsartefakte.

Die Flussrichtung kann codiert werden (wie üblich: blaue Farbe vom Schallwandler weg, rote Farbe auf den Schallwandler zu). Es kann das Vorhandensein von Fluss nachgewiesen werden, dies allerdings deutlich empfindlicher als mit dem Farbdopplerverfahren, da durch das Integrationsverfahren ein Dynamikgewinn erzielt wird. Das Verfahren eignet sich daher besonders zum Nachweis geringer Flüsse und von Perfusion (Bild 3.54). Aliasing tritt nicht auf. Die Artefaktanfälligkeit ist deutlich erhöht.

Um die Empfindlichkeit hinsichtlich der Darstellung kleiner Flüsse zu verbessern, wurden Dopplerverfahren entwickelt, die ohne Wandfilter innerhalb der ROI arbeiten. Dabei wird ein „globaler" Doppler-Effekt bestimmt, der die Organbewegung (z. B. durch Atmen oder mitgeteilte Pulsation benachbarter großer Arterien) registriert und von allen anderen gemessenen Dopplerfrequenzen innerhalb der ROI subtrahiert. Das Ergebnis ist ein der digitalen Subtraktionsangiografie (DSA) vergleichbares Bild (Bild 3.55 und Bild 3.56).

Zusammenfassung

Die Signalverarbeitungskette für die Doppler-Ultraschalldiagnostik ist komplex (Bild 3.57). Die Entwicklungen in der Mikroelektronik und deren Anwendung in den neueren Ultraschallgeräten führen zu einer deutlichen Steigerung bei der Leistungsfähigkeit der Signalverarbeitung. Dies eröffnet Perspektiven, wie sie sich beispielsweise aus dem sogenannten *Plane Wave Imaging* ergeben (→ Kap. B I 3.4.4). Am Prinzip der Signalauswertung ändert sich dabei wenig, aber die Signalerfassung und Speicherung gestatten auch retrospektiv eine Signalanalyse in verschiedenen Modi (Kubale/Stiegler 2002, Kristoffersen 1985).

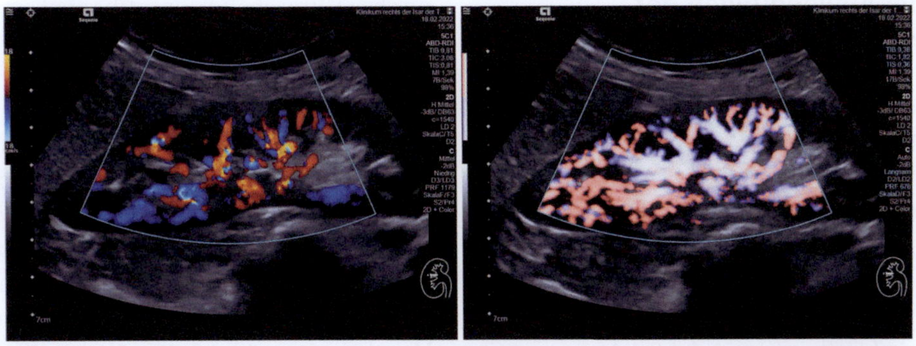

Bild 3.54 Vergleich von Farb- und Power-Doppler: Farbdoppler (links) und bidirektionaler Power-Doppler (rechts) (Dr. K. Stock, München)

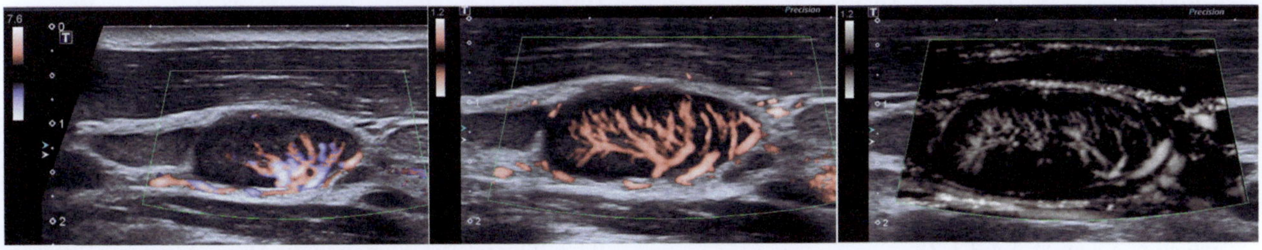

Bild 3.55 Lymphknoten: Farbdoppler – Power-Doppler – Grauwerte in der ROI unterdrückt (DSA) (Dr. D. Weiss, Thun)

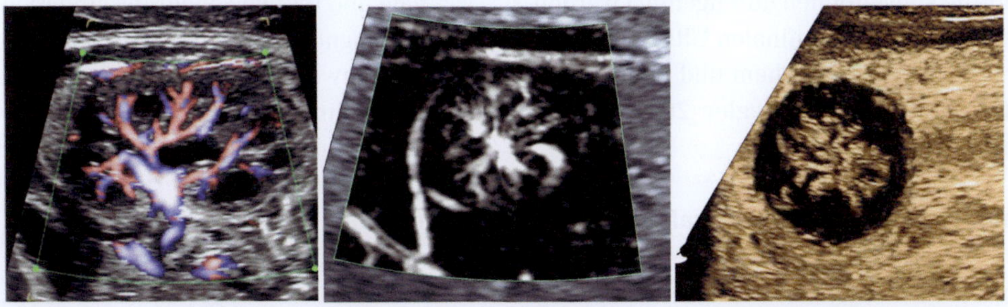

Bild 3.56 FNH: Farbdoppler – Power-Doppler (Grauwerte in der ROI unterdrückt (DSA)) – Kontrastmittel (Prof. Dr. W. Wermke, Berlin)

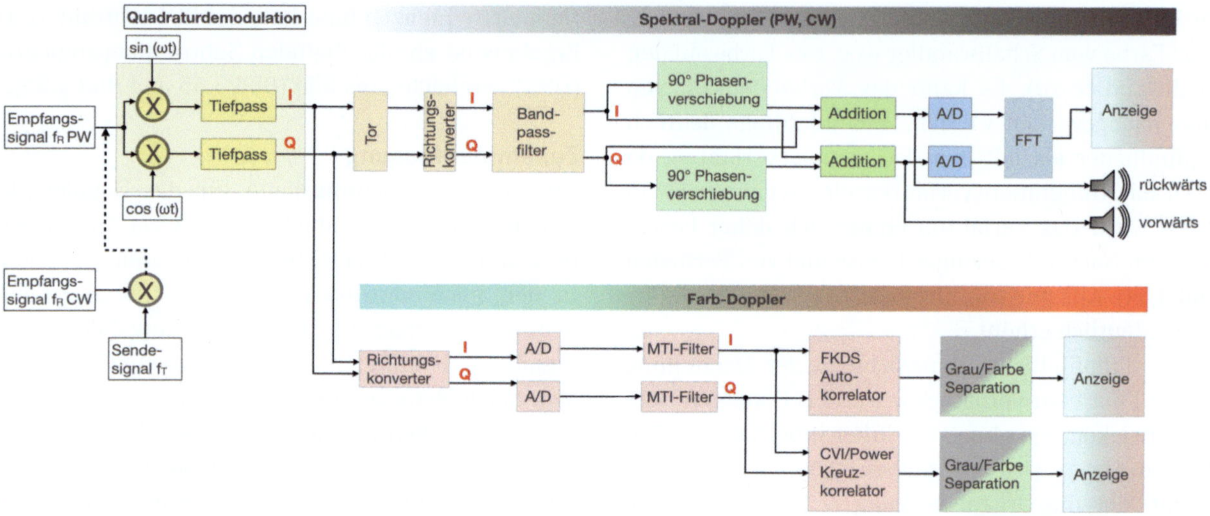

Bild 3.57 Prinzip der Signalverarbeitung für Spektral- und Farbdoppler

3.2.7 Spezielle Anwendungen der Dopplerverfahren

Grundsätzlich kann bei Anwendungsgebieten der Ultraschalldiagnostik auch die intraluminale Dopplersonografie zusätzliche Hinweise für die Diagnosefindung geben. Die folgende Aufzählung zeigt die Entwicklung und Etablierung spezialisierter Anwendungen im Lauf der Zeit:

- Echokardiografie
  - transthorakal (TTE → Kap. A 4.4.3.1.1)
  - transösophageal (TEE → Kap. A 4.4.3.1.2)
- rektale Sonografie (→ Kap. A 10.4.3.1.2)
- vaginale Sonografie (→ Kap. A 12.4.4.1.2)
- Endosonografie des oberen Gastro-Intestinaltrakts (EUS → Kap. A 7.4.3.1.2)
- transkranielle Dopplersonografie (TCD → Kap. A 1.6.3.1.2)
- intraluminale Sonografie (Gefäße, speziell Coronararterien → Kap. A 4.4.3.1.2)

Während die Echokardiografie und die transkranielle Dopplersonografie konventionell durchgeführt werden, ist die Anwendung der intraluminalen Ultraschalldiagnostik mit erheblichem technischem und finanziellem Aufwand verbunden (Kubale/Stiegler 2002, Fehske 1988, Wilkenshoff/Kruck 2008).

3.2.7.1 Intraluminale Dopplersonografie

Transösophageale und endokavitäre Sonografie sind bekannt. Transvaginale, rektoskopische und endoskopische Ultraschalldiagnostik sind etabliert. Hierbei spielen Gefäßuntersuchungen zur Beurteilung einer Funktion eine untergeordnete Rolle.

Die transösophageale Echokardiografie (TEE → Kap. A 4.4.3.1.2) hingegen ist eine unersetzbarere Möglichkeit zur Funktionsbeurteilung des Herzens ohne die Störung vorgelagerten Gewebes. Auch bei interventionellen Eingriffen am Herzen ist die die TEE unverzichtbar. Für die TEE gelten alle genannten Voraussetzungen und Limitationen, wie in Kapitel B I 3.2.7.2 beschrieben. Neben der Morphologie und Funktionsdiagnostik gestattet die TEE die dreidimensionale Darstellung von Herzklappen als Hilfsmittel für die modernen Techniken zum Klappenersatz (→ Kap. A 4.5.2.3 und Kap. A 4.5.4.5).

Die Endosonografie (endoskopische Ultraschalluntersuchung, EUS → Kap. A 7.4.3.1.2) ist ein weithin bekanntes Einsatzgebiet bei der Suche nach Läsionen und Prozessen im oberen Gastrointestinaltrakt. In Kombination mit dem Einsatz von Ultraschallkontrastmitteln (→ Kap. B I 3.3) bietet sich hier auch die Möglichkeit zur Differenzierung raumfordernder Prozesse im Abdomen.

Vaginale und rektale Sonografie sind regulärer Bestandteil der Diagnostik der weiblichen Genitale, der Prostata und bei Schwangerschaften (→ Kap. 12.4.4.1).

Die Darstellung der Morphe intraluminarer Strukturen ist unbestritten die Domäne dieser Technik. Die Funktionsbeurteilung ist limitiert, da der Durchmesser des Katheters im Vergleich zum Lumen des jeweiligen Gefäßes die Hämodynamik beeinflusst.

Abgesehen von TEE-Sonden, EUS-Sonden, rektalen und vaginalen Sonden ist die intraluminale Gefäßdiagnos-

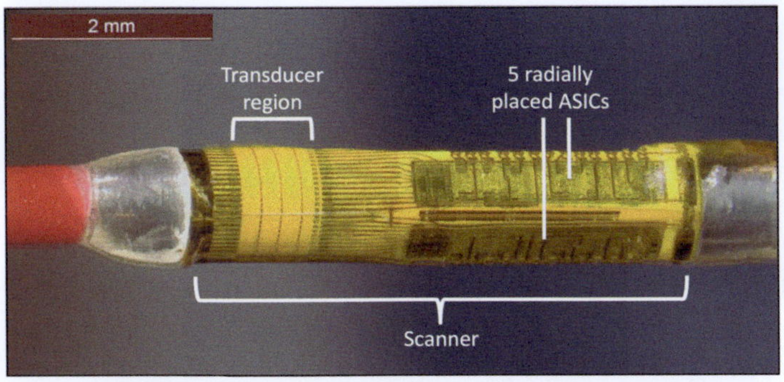

Bild 3.58
Intravaskulärer Ultraschall (IVUS): Volcano Eagle Eye Catheter (Philips) ø 1,2 mm, 64 Piezoelemente auf dem Umfang

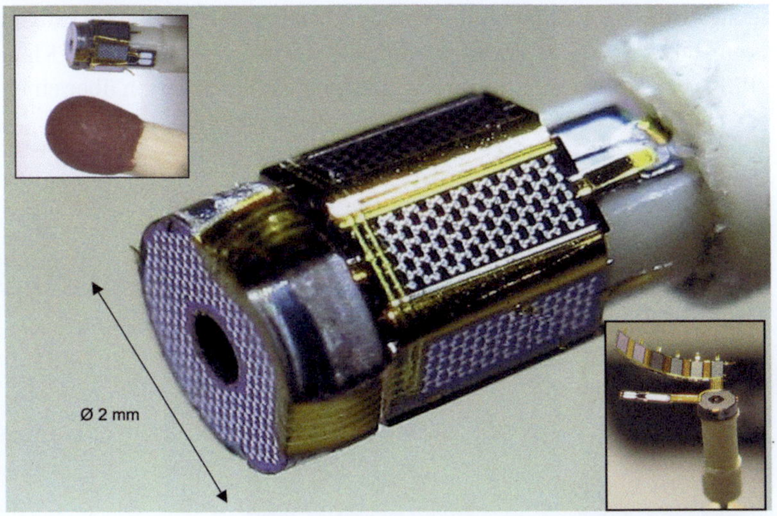

Bild 3.59
Intravaskulärer Ultraschall (IVUS) - CMUT-Prototyp (Philips) mit frontaler und circumferenzieller Bildgebung: Doppleranalyse ist nicht möglich, da der Durchmesser der Sonde das Lumen - und damit die Hämodynamik - maßgeblich beeinflusst.

tik mit Ultraschall kostspielig, da diese Sonden nur einmalig verwertbar sind. Sie bleibt somit speziellen Fragestellungen in der Coronardiagnostik vorbehalten.

3.2.7.2 Echokardiografie

Die Echokardiografie (→ Kap. A 4.4.3.1) ist nach der Auskultation die erste Untersuchung bei kardialer Fragestellung. Während die sogenannte ein- und zweidimensionale Echokardiografie (B- und M-Mode) die Morphe des Herzens ergründen, ist die Dopplerechokardiografie die Methode der Wahl für die Beurteilung der globalen und detaillierten Funktionsdiagnostik des Herzens. B- und M-Mode setzen voraus, dass die erhobenen Messwerte aus Standardschnittebenen erhoben werden. Die Dopplerechokardiografie gestattet jede Schallebene, die das zu ermittelnde Strömungsphänomen am besten zur Darstellung bringt (nicht an Standardschnittebenen gebunden).

Die hohe Bildwiederholfrequenz erlaubt neben der Beurteilung der Herzklappen auch die Beurteilung der diastolischen und systolischen Funktion. In Verbindung mit der B-Bild-Sonografie gelingt die Beurteilung der Herzwandbewegung in Ruhe und unter Belastung (Stressecho) (Fehske 1988, Wilkenshoff/Kruck 2008).

Basis der sogenannten Echtzeituntersuchung ist die Erzielung hoher Bildwiederholraten. Folgende Maßnahmen zur Erzielung einer hohen Bildwiederholfrequenz (Farbdoppler) existieren:

- B-Bild-Sektor verkleinern
- Zeilenzahl verringern (Auflösungsverlust im B-Bild)
- Farb-ROI verkleinern
- Eindringtiefe optimieren
- Korrelation ausschalten

Mit dem PW-(CW-)Doppler werden folgende Strukturen untersucht:

- Aortenklappe
- Mitralklappe
- Pulmonalklappe
- Tricuspidalklappe
- Lungenvenen
- Aorta - ascendens, arcus, descendens

- Pulmonalarterie rechts und links
- Defekte im atrialen und ventrikulären Septum

Der CW-Doppler ist ein unverzichtbares Hilfsmittel in der Echokardiografie. Hohe Strömungsgeschwindigkeiten bei Klappenstenosen und -insuffizienzen erfordern den Einsatz des CW-Dopplers, um auftretendes Aliasing beim PW-Doppler zu umgehen.

Der Farbdoppler zeigt Flussphänomene unmittelbar. Die Vermessung von Stenosen/Insuffizienzen (→ Kap. A 4.3.2.3) erfolgt grundsätzlich mit einem Spektral-Doppler (PW oder CW). Es gibt nur ein Messverfahren, bei dem der Farbdoppler als Hilfsmittel eingesetzt wird: die Bestimmung von Regurgitationsvolumina an Herzklappen (Proximal Isovelocity Surface Area - PISA, vgl. Wilkenshoff/Kruck 2008).

Physikalische Modelle dienen der Beurteilung der Flussphänomene am Herzen. Aus den mit dem Spektraldoppler abgeleiteten Messwerten lassen sich mittels dieser Modelle Normwerte für die Beurteilung der Klappenfunktion erheben (Wilkenshoff/Kruck 2008):

- Bernoulli-Gleichung: liefert Druckgradienten über den Fluss einer Herzklappe
- Kontinuitätsgleichung: berechnet die Öffnungsfläche einer Klappe, die im B-Bild (aufgrund von Verkalkungen) nicht mehr planimetrierbar ist
- PHT (Pressure Half Time): Die Öffnungsfläche von Klappen wird unter bestimmten Voraussetzungen aus der Strömungsgeschwindigkeit durch die Klappen und daraus abgeleiteten Druckwerten über einen semi-emprischen Vergleich ermittelt.

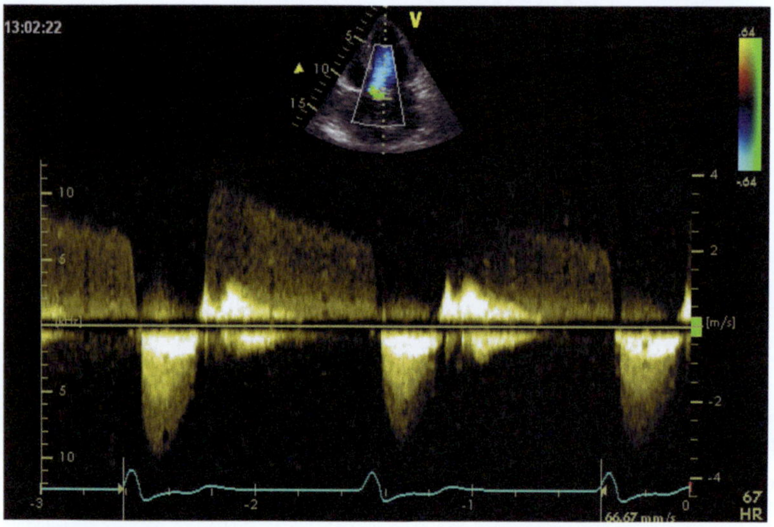

Bild 3.60 Aorteninsuffizienz und Aortenstenose mit Darstellung des mitralen Einstroms (Dr. E. Lieback, Berlin)

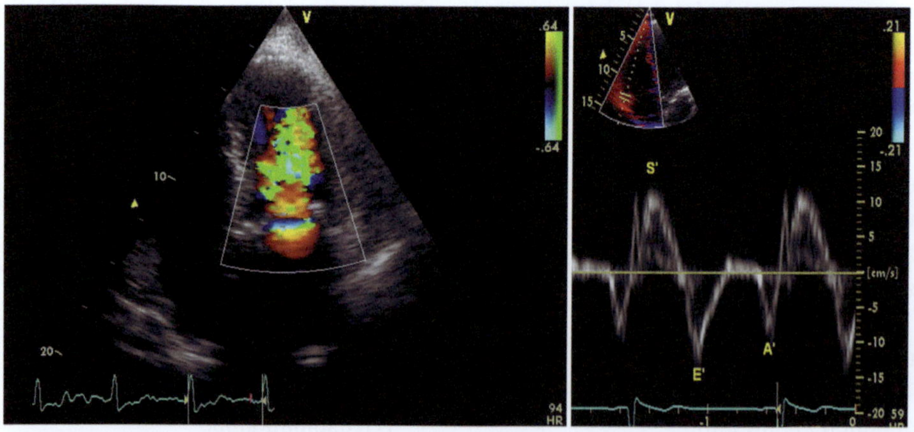

Bild 3.61 Mitralstenose mit deutlichem PISA-Phänomen an der Mitralklappe: Bestimmung der Rechtsherzfunktion über TDI und PW-Doppler (Dr. E. Lieback, Berlin)

Ist die Herzwandbewegung im Fokus der Untersuchung, wird das sogenannte Tissue Doppler Imaging (TDI) aktiviert. Dabei wird die Wandfilterfunktion des Farbdopplers invertiert. Die Blutflussgeschwindigkeiten, die im Bereich oberhalb ca. 30 cm/s liegen, werden ausgeblendet und die Herzwandbewegung wird farbig codiert angezeigt. Die Rückstreuung des Herzmuskels ist etwa 30 - 40 dB über der Rückstreuung des Blutes, und die Wandbewegungsgeschwindigkeit liegt im Bereich von 10 - 20 cm/s. Eine detaillierte Beurteilung der Herzwandbewegung in den in den lokalen Wandabschnitten des linken Ventrikels (16 Elementmodell, 17 Elementmodell) ist eingeschränkt. Diese Darstellung ist naturgemäß winkelabhängig und liefert kein umfassendes Bild der Wandkinetik des Herzens.

3.2.7.3 Transkranielle Dopplersonografie

Flussnachweis und quantitative Bestimmung sind im Fokus der transkraniellen Dopplersonografie (→ Kap. A 1.6.3.1.2). Die stark dämpfende Kalotte und die kleinen Schallfenster am Schädel zwingen zum Einsatz niederfrequenter Schallwandler (Phased Array 2,5 - 3,5 MHZ). Sowohl in der fetalen Diagnostik als auch in der klinischen Routine bei Erwachsenen spielen abgeleitete Werte (aus der Gefäßdiagnostik) die entscheidende Rolle bei der Diagnosefindung (Bild 3.62 und Bild 3.63). Widerstandsindex (RI) und Pulsatilitätsindex (PI) sind mit Normwerttabellen vergleichbar und geben den Ärztinnen und Ärzten Hinweise auf mögliche Therapien (Kubale/Stiegler 2002).

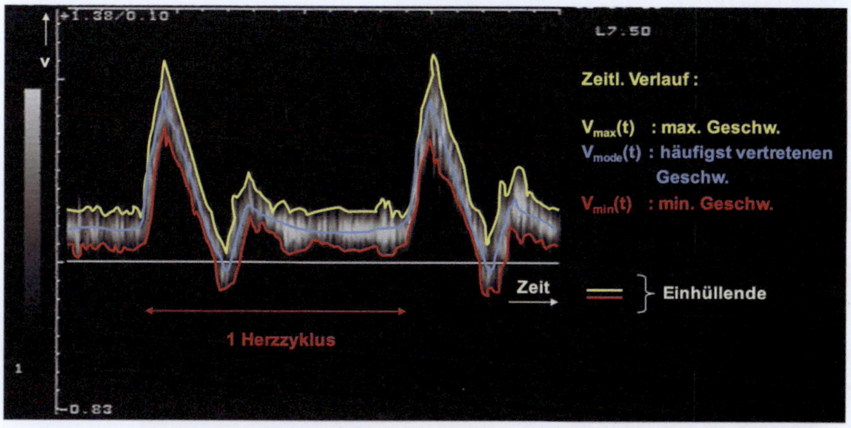

Bild 3.62 Dopplerkurve: Messwerte, die aus der Dopplerkurve entnommen werden (Prof. C. Kollman, Wien)

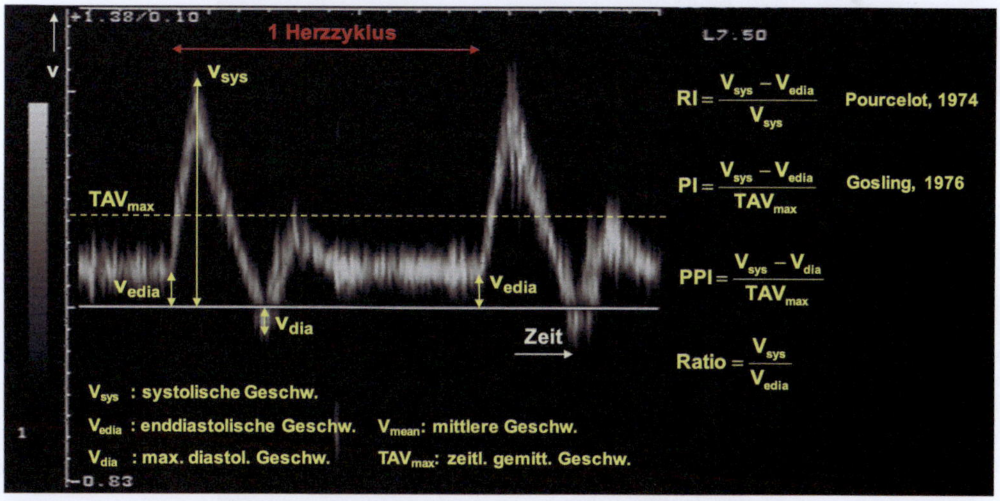

Bild 3.63 Dopplerkurve: abgeleitete Messwerte, die eine Klassifizierung gestatten (Prof. C. Kollman, Wien)

I

3.2.8 Dopplerartefakte

Artefakte treten bei allen Messverfahren auf. Das Erkennen der Artefakte ist die Basis für eine korrekte Diagnosestellung. Die wichtigsten Artefakte in der Dopplersonografie sind im Folgenden zusammengestellt (Bild 3.64 bis Bild 3.76).

Verstärkung

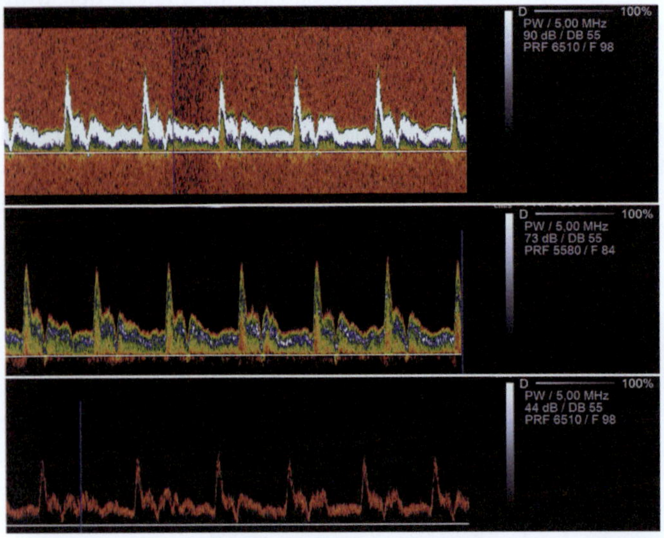

Bild 3.64
Einfluss der Verstärkung im Spektraldoppler: Zu hoch und zu niedrig eingestellte Verstärkung verhindern das Erkennen des Geschwindigkeitsverlaufs. Insbesondere die Detektion von systolischen Spitzengeschwindigkeiten und enddiastolischen Geschwindigkeiten wird erschwert, obwohl diese Werte für die Einordnung der hämodynamischen Relevanz wichtig sind.

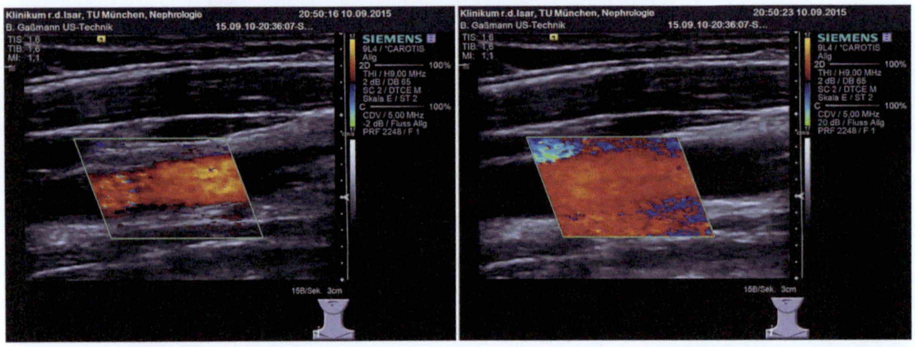

Bild 3.65 Einfluss der Verstärkung im Farbdoppler: Die Verstärkung im Farbdoppler ist so einzustellen, dass die untersuchten Gefäße im Lumen gefüllt sind und keine Farbpixel im Wandbereich und darüber hinaus auftreten.

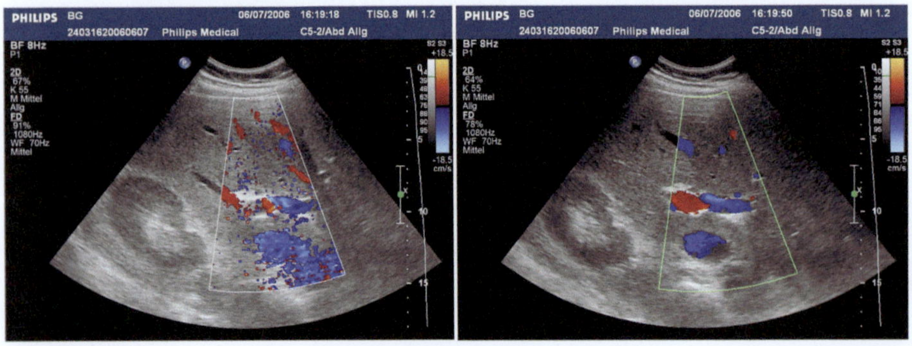

Bild 3.66 Einfluss der Verstärkung im Farbdoppler: Artifizielle Farbpixel in der ROI deuten darauf hin, dass die Verstärkung zu hoch eingestellt ist.

Pulswiederholfrequenz (*pulse repetition frequency*, PRF)

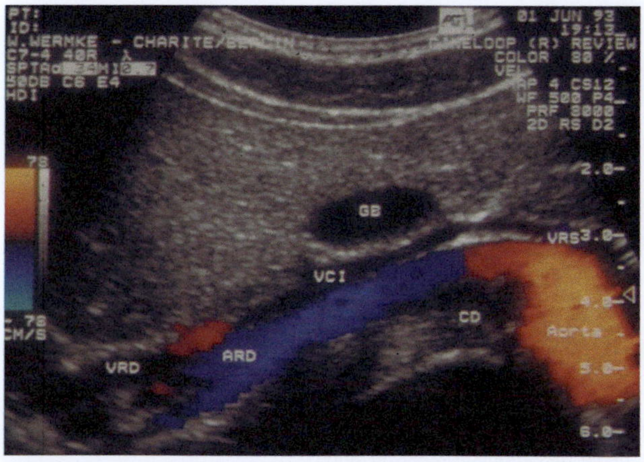

Bild 3.67 Die Richtungsumkehr des Blutflusses (relativ zum Schallwandler) aus der Aorta in die rechte Nierenarterie ist deutlich zu erkennen (Farbumschlag von Rot - aus der Aorta - in die rechte Nierenarterie - zu Blau). Dazwischen ist auch die Stelle (schwarz) zu erkennen, wo der Schallstrahl senkrecht auf dem Geschwindigkeitsvektor steht und bei 90° der Doppler-Effekt wegen der Cosinusfunktion null ist. Die VCI ist ohne Fluss dargestellt, weil die PRF für die Darstellung venöser Strömungsgeschwindigkeiten zu hoch gewählt ist. Bei Verringerung der PRF wird die Cava durchblutet dargestellt. In den Arterien erscheint Aliasing (Prof. W. Wermke, Berlin).

Brechung - doppelte Aorta

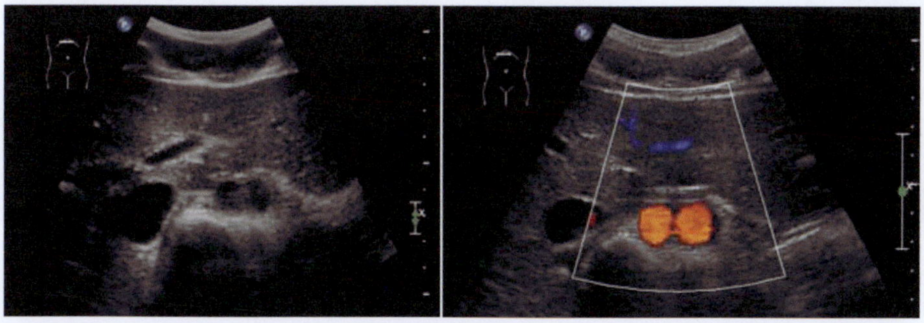

Bild 3.68 In seltenen Fällen kann es bei ganz bestimmter Position des Schallwandlers unter dem Xiphoid zu einer Brechung kommen, die eine Dopplung der Gefäße vortäuscht. Hier ist sowohl im Grauwertbild als auch im Farbdoppler eine doppelte Arterie zu erkennen. Real ist nur eine Aorta vorhanden. Leichtes Kippen und Bewegen des Schallwandlers lassen dieses Artefakt erkennen (Prof. J.-Y. Meuwly, Lausanne).

Wandfilter

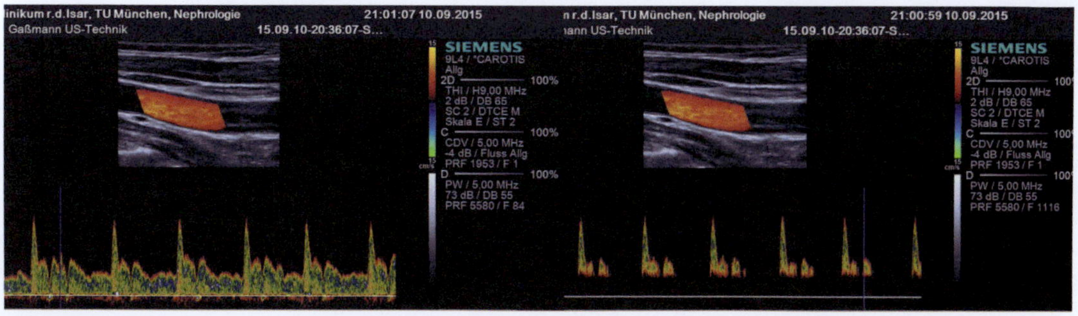

Bild 3.69 Ist der Wandfilter zu hoch eingestellt, sind die enddiastolischen Geschwindigkeiten nicht detektierbar.

I

Aliasing und PRF

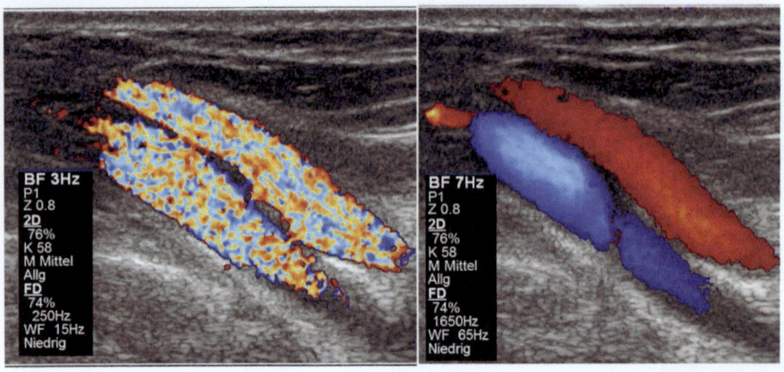

Bild 3.70 Ist die PRF zu niedrig eingestellt, ist eine Differenzierung der Flussrichtung und eine Unterscheidung zwischen Arterie und Vene nicht möglich. Im Farbdoppler erscheint ein Mosaikmuster. Die Dopplerfrequenz ist größer als PRF/2 im Farbdoppler. Die Folge ist, dass die Anzeige der Geschwindigkeit in der komplementären Farbe erfolgt. Ursache ist das gepulste Messverfahren.

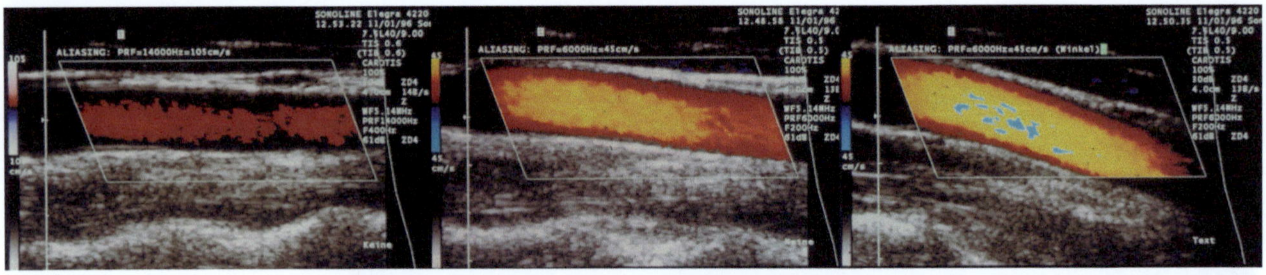

Bild 3.71 Veränderung der Flussdarstellung durch Verringerung der PRF und des Einschallwinkels: Wandständige Flüsse werden bei zu hoher PRF nicht dargestellt. Das parabolische Strömungsprofil ist bei angemessener PRF deutlich zu erkennen. Etwas mehr Gel zwischen Schallwandler und Haut ändert den Einschallwinkel zwischen der ROI und der Flussrichtung. Ohne Änderung der PRF tritt Aliasing auf.

Aliasing

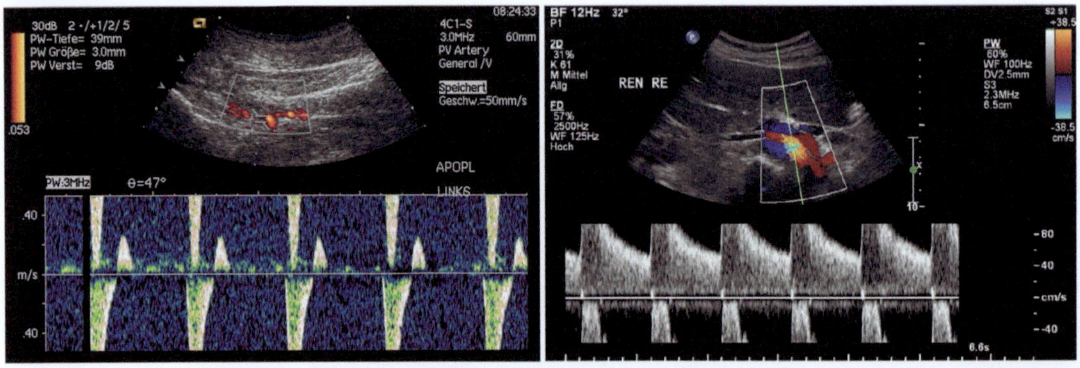

Bild 3.72 Ist die Dopplerfrequenz größer als PRF/2, wird das Ergebnis in der entgegengesetzten Richtung (bezogen auf die Nulllinie im Spektrum) angezeigt. Das ist Resultat des gepulsten Messverfahrens (Aliasing). Eine Korrektur ist in Grenzen möglich (Verschiebung der Nulllinie). Gleiches gilt im Farbdoppler: Es wird ein Farbumschlag in die komplementäre Farbe angezeigt – ein klassisches Zeichen für eine zu gering eingestellte PRF. Die gewählte Tiefe des Doppler-Tores (im Farbdoppler die Tiefe der ROI) legt die maximal mögliche PRF fest.

Clutter

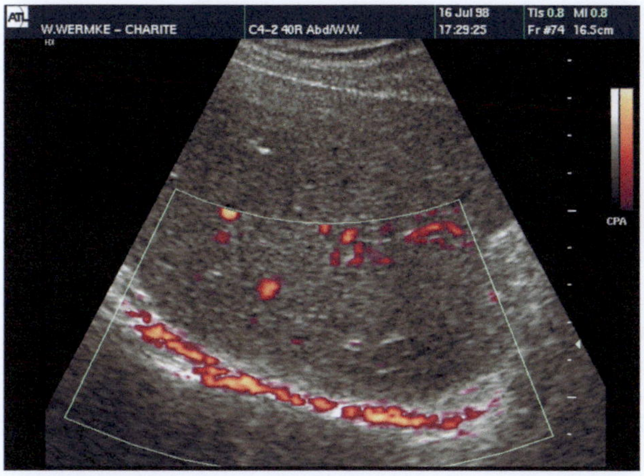

Bild 3.73
Im Power-Doppler werden kleinste Bewegungen dargestellt. Da sich das Zwerchfell zwischen den Pulsen zur Bildgewinnung bewegt (Atmung) führt dies zu einer „durchbluteten" Darstellung des Zwerchfells. Die minimalen Ortsänderungen des Zwerchfells - durch Atmung relativ zum Schallwandler - werden als Phasenverschiebung detektiert und so farblich codiert.

Twinkling

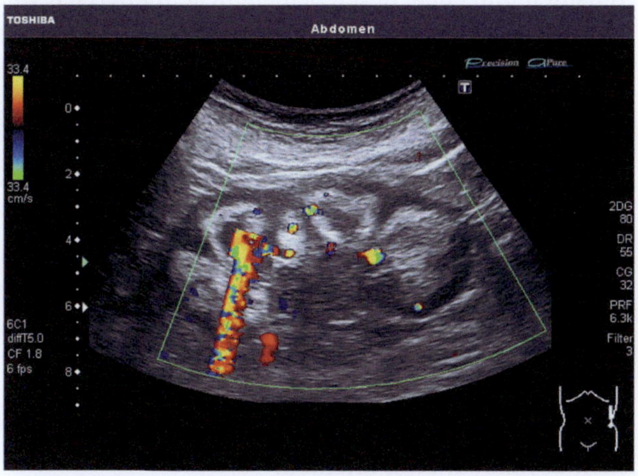

Bild 3.74
Twinkling entsteht an verkalkten Strukturen. Im Farbdoppler ist das Auftreten von Twinkling der Nachweis eines Steines (Verkalkung). Das empfangene Signal ist nicht korreliert zum Sendesignal und erzeugt im Farbdoppler ein Mosaikmuster.

Spiegelung

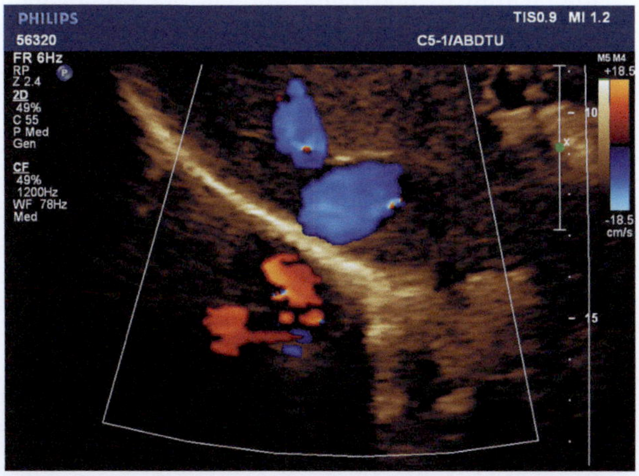

Bild 3.75
Die aus der B-Bild-Diagnostik bekannte Spiegelung an starken Reflektoren ist auch im Farbdoppler sichtbar. Da es eine Spiegelung ist, ist die Flussdarstellung in der entgegengesetzten Farbe. Hier ist die Spiegelung von Lebergefäßen am Zwerchfell zu sehen.

Winkelkorrektur

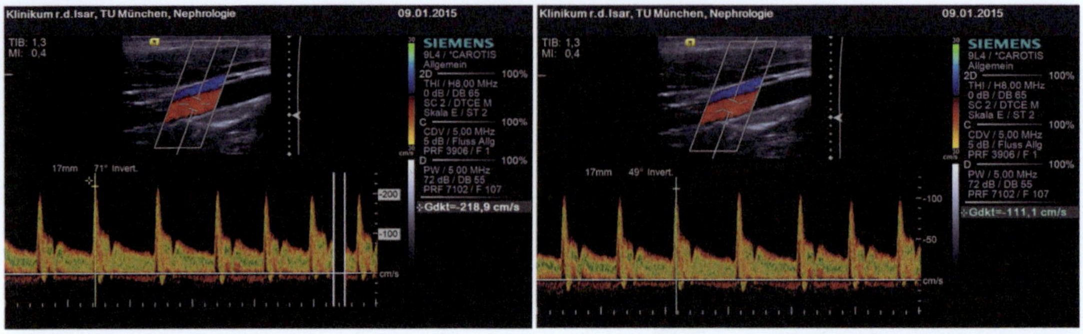

Bild 3.76 Die sogenannte Winkelkorrektur passt die Skala der Geschwindigkeit (y-Achse) an die reale Geschwindigkeit des Blutes im untersuchten Gefäß an. Im B- oder Farbdopplerbild wird der Verlauf der Gefäßachse dargestellt. Mittels eines Cursors wird die Gefäßachse manuell eingestellt (Cosinusfunktion) und die Skalierung der Geschwindigkeit den realen Verhältnissen angepasst. Winkelkorrekturen größer 60° sind nicht empfehlenswert, da der Messfehler größer 30 % ist.

3.3 Ultraschallkontrastmittel (UKM)

Klaus-Vitold Jenderka

Kontrastmittel dienen in der Sonografie, genauso wie in den anderen Bildgebungsverfahren, der Verbesserung des Bildkontrasts zwischen verschiedenen anatomischen Strukturen. Im Ultraschall wird das durch Einbringen von Partikeln zur effektiven Erhöhung der Streuung (→ Kap. B I 2.2.1.2) erreicht. Aufgrund des großen Unterschieds der akustischen Impedanz und des resonanten Verhaltens eignen sich dafür gasgefüllte **Mikrobläschen**, die in den Blutkreislauf eingebracht werden. Aktuell sind insgesamt vier Sorten Kontrastmittel kommerziell verfügbar (Frinking et al. 2020):

- SonoVue® (Bracco Imaging S. p. A.)
- Luminity (Lantheus Medical Imaging Inc)
- Optison (GE Healthcare)
- Sonzoid (GE Healthcare/Daiichi Sankyo, nicht in EU)

3.3.1 Aufbau und Funktion von UKM

Die Mikrobläschen der zur Verfügung stehenden Ultraschallkontrastmittel (UKM) sind mit schwer löslichen Gasen, wie z. B. Schwefelhexafluorid (SF6) oder Octafluorpropan (C3F8), gefüllt. Diese Kontrastmittel werden der zweiten Generation zugeordnet. Die erste Generation war noch mit Luft gefüllt. Die Bläschen sind von einer stabilisierenden, flexiblen Hülle aus Phospholipiden, Proteinen, Kohlenhydraten, Galaktose oder Tensiden umgeben, deren Schichtdicke im Bereich von 10 bis 200 nm liegt (Bild 3.77). Die Größenverteilung der Mikrobläschen reicht bis maximal 10 µm, wobei die mittlere Größe im Bereich 2 bis 4 µm liegt (Bild 3.78 links). Insgesamt wird dadurch erreicht, dass die Kontrastmittelbläschen über längere Zeit stabil bleiben, Kapillaren passieren können und mehrere Lungenpassagen überstehen. Dadurch wird das UKM im gesamten Blutvolumen verteilt (engl. *blood pool agent*). Die Zirkulationsdauer beträgt ca. 5 bis 10 min. Anschließend wird das Gas nach dem Auflösen der Bläschen über die Lunge abgeatmet.

Die echoverstärkende Wirkung der Kontrastmittelbläschen beruht auf zwei Effekten:

- Aufgrund der geringen Bläschengröße im Vergleich zur Ultraschallwellenlänge können die Kontrastmittelbläschen als **Rayleigh-Streuer** mit dem Streuquerschnitt σ_0 betrachtet werden. Der Unterschied in Dichte und Kompressibilität zwischen eingeschlossenem Gas und umgebendem Fluid (d. h. dem Blut) führt in Abhängigkeit von der Konzentration der Kontrastmittelbläschen zu einer deutlichen Erhöhung der rückgestreuten Ultraschallintensität (Kollmann/Putzmann 2005).
- Die Kontrastmittelbläschen stellen aufgrund der Federsteifigkeit des eingeschlossenen Gases und der Trägheit der umgebenden Flüssigkeit ein schwingungsfähiges, resonantes System dar. Je nach Anregung durch die Ultraschallwellen führen die Bläschen harmonische oder nicht harmonische Schwingungen aus. Die periodischen Änderungen des Bläs-

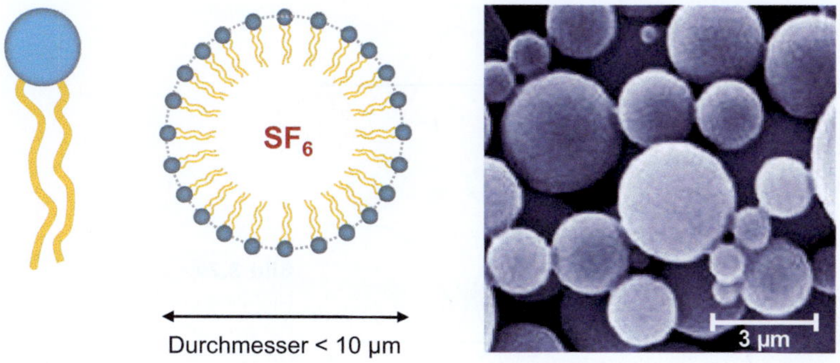

Bild 3.77 Struktur eines Kontrastmittelbläschens am Beispiel von SonoVue® (Bracco Imaging S. p. A.): Die stabilisierende Hülle ist aus Phospholipiden mit hydrophilem Kopf und hydrophober Kette (links) aufgebaut, die eine monomolekulare Schicht bilden, wobei die hydrophile Oberfläche mit dem Blut in Kontakt steht (Mitte). Die flexible Hülle erlaubt eine leichte Änderung der Form und Größe der Bläschen in Folge von Druckschwankungen. Die mittlere Bläschengröße ist vergleichbar mit der Größe von Erythrozyten (rechts).

chendurchmessers haben eine noch deutlichere Änderung des Streuquerschnitts zur Folge und erzeugen durch das nichtlineare Verhalten zusätzliche Frequenzkomponenten im rückgestreuten Signal (Postema et al. 2004).

Die Resonanzfrequenz eines freien Mikrobläschens (Anderson 1980) liegt bei

$$f_{res} = \frac{1}{2\pi R_0}\sqrt{\frac{3\kappa p_0}{\varrho_0}} \qquad (3.40)$$

Dabei ist R_0 der Bläschenradius, κ der Isentropenexponent, p_0 der Druck und ρ_0 die Dichte der umgebenden Flüssigkeit. Die Resonanzfrequenz ist damit indirekt proportional zur Größe der Mikroblasen. Für freie Bläschen mit 3 µm Durchmesser in Wasser und bei Normaldruck ergibt sich eine Resonanzfrequenz von ca. 2,2 MHz (bei Annahme eines adiabatischen Prozesses mit $\kappa = 1{,}4$).

Die stabilisierende Hülle von Kontrastmitteln hemmt die Ausdehnung der Blasen, wodurch die Resonanzfrequenz weiter zunimmt. Das kommt durch einen zusätzlichen Term mit der Steifigkeit der Hülle S_{Shell} und der effektiven Masse m zum Ausdruck (deJong et al. 1992):

$$f_{res\mathrm{Shell}}^2 = f_{res}^2 + \frac{S_{\mathrm{Shell}}}{(2\pi)^2 m} \qquad (3.41)$$

Für die Resonanzfrequenz eines stabilisierten Bläschens ergibt sich dann

$$f_{res\mathrm{Shell}} = \frac{1}{2\pi R_0}\sqrt{\frac{3\kappa p_0}{\varrho_0} + \frac{S_{\mathrm{Shell}} R_0^2}{m}} \qquad (3.42)$$

Die Resonanzfrequenzen der Ultraschallkontrastmittel liegen damit bei der gegebenen Größenverteilung im Bereich der Arbeitsfrequenzen von Sonden in der Echokardiografie und dem abdominellen Ultraschall (Bild 3.78 rechts).

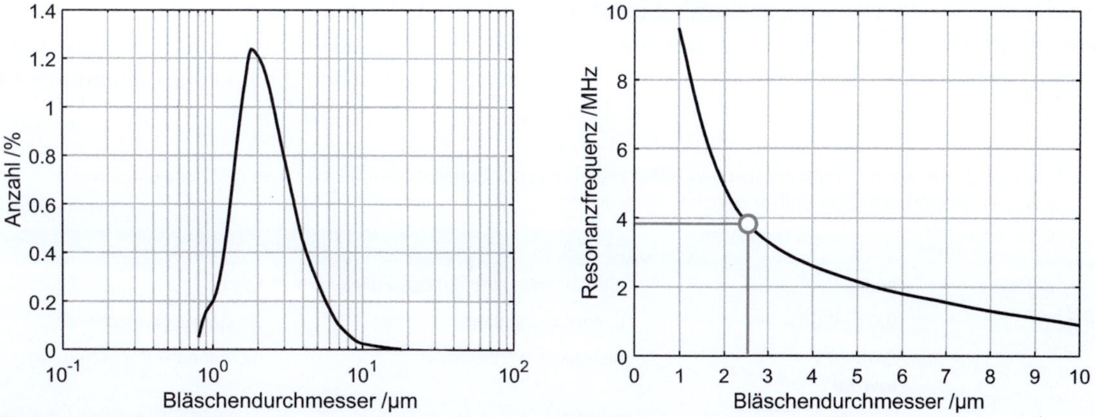

Bild 3.78 Typische Größenverteilung (links) und größenabhängige Resonanzfrequenzen (rechts) von UKM am Beispiel von SonoVue® (Bracco Imaging S. p. A.): Bei dem mittleren Durchmesser der Bläschen von 2,5 µm liegt die Resonanzfrequenz in der Nähe von 4 MHz (Abbildungen nach Greis 2004).

I

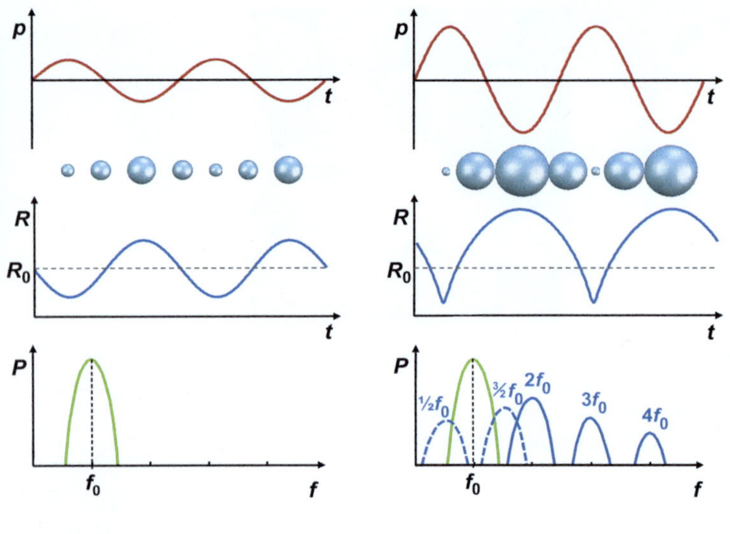

Bild 3.79
Nichtlineares Verhalten von Kontrastmittelbläschen: Bei geringem Schalldruck folgt der Blasenradius den Druckschwankungen (links). Bei hohen Schalldrücken kann in der Überdruckphase das eingeschlossene Gas nicht weiter komprimiert werden. In der Unterdruckphase dehnen sich die Blasen stark aus (rechts). Das führt zu zusätzlichen harmonischen ($2\,f_0$, $3\,f_0$, ...) sowie sub- ($1/2\,f_0$) und ultraharmonischen ($3/2\,f_0$) Frequenzkomponenten im Resonanzspektrum.

Mit zunehmender Schalldruckamplitude, d.h. bei erhöhter Sendeleistung, geht der lineare Zusammenhang zwischen Schalldruck und Blasendurchmesser verloren. Das eingeschlossene Gas setzt in der Überdruckphase der weiteren Kompression einen Widerstand entgegen und in der Unterdruckphase steigt der Blasendurchmesser überproportional an (Bild 3.79). Diese periodischen, asymmetrischen Formänderungen erzeugen eine akustische **Rückstreuung**, deren Frequenzspektrum neben der Fundamentalfrequenz f_0 auch harmonische Frequenzen bei ganzzahligen Vielfachen der Fundamentalfrequenz enthalten. Insbesondere die entstehenden sub- und ultraharmonischen Frequenzkomponenten sind spezifisch für Kontrastmittelbläschen.

Das unterschiedliche Verhalten in Abhängigkeit von der Schalldruckamplitude (Tabelle 3.3) ist Grundlage für die Verfahren zur **kontrastspezifischen Bildgebung**. Durch die charakteristische, spektrale Signatur der Kontrastmittelechos wird eine Trennung von den Gewebeechos ermöglicht.

3.3.2 Kontrastspezifische Bildgebung

Voraussetzungen für eine kontrastspezifische Bildgebung (engl. *Contrast Harmonic Mode*, CHI) sind einmal breitbandige Schallköpfe, deren Bandbreite neben der gewählten Arbeitsfrequenz f_0 mindestens noch den Bereich der ersten Harmonischen bei $2\,f_0$ umfasst. Außerdem muss das Ultraschallsystem in der Lage sein, den Schallkopf mit Pulssequenzen unterschiedlicher Phasenlage anzuregen und die empfangenen Echos digital zu verarbeiten. Bei der aktuellen Gerätegeneration gehört das zum Standard.

Zur Trennung der Rückstreusignale von Gewebe und UKM werden spezielle Pulsfrequenzen (Tabelle 3.4) eingesetzt, die eine effiziente Unterdrückung der Fundamentalfrequenz ermöglichen. Die Trennung mithilfe von Frequenzfiltern ist prinzipiell auch möglich, wobei aufgrund der teilweisen Überlappung der Frequenzbänder von fundamentalem Sendeimpuls und harmonischem Echo (Bild 3.80) keine vollständige Unterdrü-

Tabelle 3.3 Verhalten von Kontrastmittelbläschen in Abhängigkeit von der Schalldruckamplitude: Der mechanische Index (MI → Kap. B I 5.2) ist proportional zum Spitzenwert des Unterdrucks.

Schalldruckamplitude	Mechanischer Index (MI)	Verhalten der Mikrobläschen	Akustischer Effekt
null	null	allmähliche Diffusion des Füllgases	keiner
sehr gering	0,01 - 0,05	lineare Oszillation	verstärkte Rückstreuung
gering	0,05 - 0,2 **low MI**	nichtlineare Oszillation	nichtlineare Rückstreuung
mittel	0,2 - 0,7	zusätzlich nichtlineare Ausbreitung	zusätzlich nichtlineare Gewebeechos
hoch	> 0,7 **high MI**	Blasenkollaps/-zerstörung	transiente akustische Emissione

Tabelle 3.4 Pulssequenzen zur Detektion harmonischer Signalkomponenten (Averkiou 2020)

Pulssequenz	Funktionsprinzip
Pulse Inversion (PI)	Sequenz aus zwei invertierten Pulsen und Summation der Echos (Chapman/Lazenby 1997, Hope Simpson et al. 1999)
Singe Pulse Cancelation (SPC)	abwechselnd invertierte Pulse auf aneinandergrenzenden Scanlinien und Summation der Echos (Variante der PI, ermöglicht höhere Bildfrequenz)
Power Modulation (PM), auch Amplitude Modulation (AM)	Sequenz aus zwei Pulsen mit einfacher und doppelter Amplitude und Subtraktion des zweifachen Echos des einfachen Pulses vom Echo des zweifachen Pulses (Brock-Fisher et al. 1996)
Power Pulse Inversion (PPI)	Sequenz aus drei jeweils invertierten Pulsen: Die minimale Verschiebung des Gewebes aufgrund von Bewegungen wird als Phasenverschiebung φ zwischen den Echosignalen betrachtet. Mit dem Additionstheorem $\sin(\vartheta)+\sin(\vartheta+2\varphi)=2\sin(\vartheta+\varphi)$ für kleine Winkel φ ergibt die Summe aus zwei gleichartigen um 2 φ verschobenen (d. h. die Summe aus den Echosignalen des ersten und dritten Pulses) ein Echosignal mit doppelter Amplitude und der Phasenverschiebung φ. Abschließend erfolgt eine Summation mit dem zweifachen Echosignal des zweiten Pulses.
Contrast Pulse Sequencing (CPS), auch Amplitude Modulated Pulse Inversion (AMPI)	Sequenz aus zum Teil invertierten und amplitudenmodulierten Pulsen (z. B. angepasste Kombination der Echosignale: ½ pos. - 1 neg. - ½ pos.). Bei diesen Sequenzen wird ein Anteil der Energie der höheren Harmonischen in den Bereich der Fundamentalfrequenz zurück transformiert (Phillips 20019), die sonst außerhalb der Übertragungsbandbreite des Schallwandlers liegen.

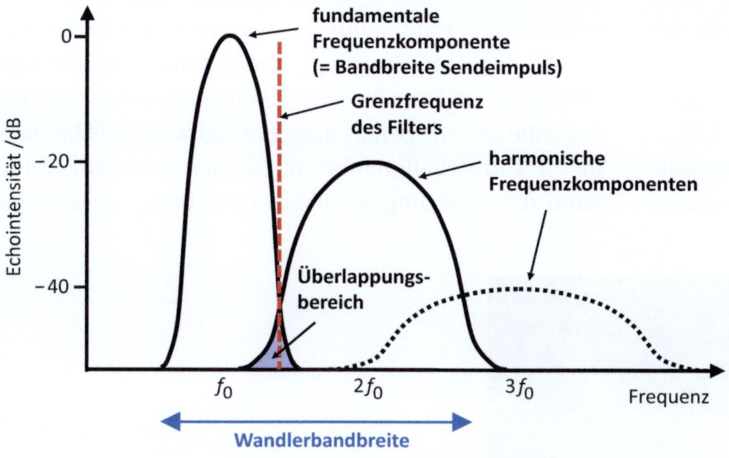

Bild 3.80
Überlappung der Frequenzbänder der fundamentalen und harmonischen Frequenzen bei breitbandiger Anregung: Die Frequenzkomponenten oberhalb 3 f_0 liegen außerhalb der Empfangsbandbreite des Schallkopfes (Abbildung nach Jenderka 2009).

ckung gelingt. Nur bei eingeschränkter Bandbreite mit der Konsequenz einer verminderten räumlichen Auflösung wäre eine ausreichende Trennung möglich.

Das zugrunde liegende Prinzip der Trennung von Gewebe- und Kontrastmittelechos wird beispielhaft mit dem Pulse-Inversion-Verfahren erläutert (Bild 3.81). Zur Aufnahme eines Bildes wird pro Scanlinie eine Sequenz von zwei zueinander invertierten Impulsen ausgesendet. Die Gewebeechos sind aufgrund der linearen Antwort des Gewebes ebenfalls zueinander invertiert. Die Echos der Mikrobläschen enthalten in Folge des nichtlinearen Verhaltens dagegen harmonische Frequenzkomponenten mit unterschiedlicher Phasenlage. Bei der Summation der Echos dieser Pulssequenz heben sich die linearen Anteile des Gewebes auf und es verbleiben nur die harmonischen Signalkomponenten des Kontrastmittels. Aufgrund der bei höheren Schalldrücken ebenfalls einsetzenden nichtlinearen Ausbreitung im Gewebe (→ Kap. B I 2.2.4) kann ein Anteil Gewebeecho im kontrastspezifischen Signal verbleiben. Durch eine an das Kontrastmittel und das Anwendungsgebiet angepasste Einstellung der Sendeleistung - kontrolliert über den **mechanischen Index MI** - können die nichtlinearen Effekte im Gewebe unterdrückt werden. Diese Vorgehensweise wird als Low-MI-Anwendung bezeichnet.

Das Senden von mehreren Pulsen pro Scanlinie führt insgesamt zu einer Verringerung der Bildfrequenz. Die PI- und PM-Sequenzen setzen zudem voraus, dass keine bzw. nur ganz geringe Verschiebungen von Gewebe und Mikrobläschen stattfinden, was nicht in jedem Fall gewährleistet ist und zu Bewegungsartefakten führt (Shen/Li 2002).

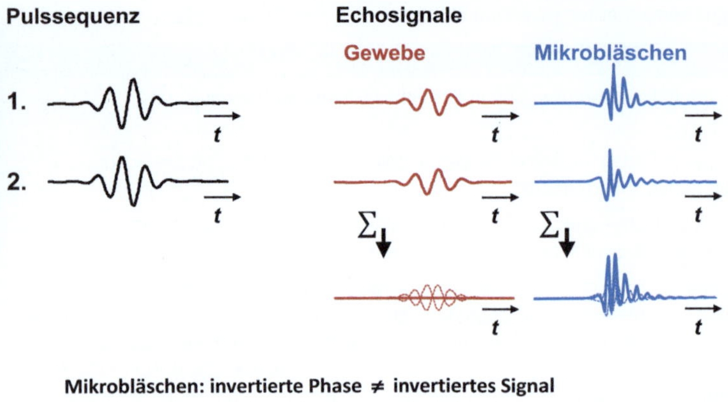

Bild 3.81
Prinzip des Pulse-Inversion-Verfahrens zur Trennung der Echosignale der Mikrobläschen von den Gewebeechos

Ultraschallbildgebungsverfahren mit kontrastspezifischer Signalverarbeitung werden als CEUS (engl. *contrast enhanced ultrasound*) zusammengefasst. Neben dem konventionellen B-Bild (das auch durch die UKM verstärkt kontrastiert ist) wird ein Bild auf Basis der selektierten Echosignale der Kontrastmittelbläschen erzeugt. Dieses kann farbcodiert dem B-Bild überlagert oder neben dem B-Bild dargestellt werden (Bild 3.82). Bei diesen *Low-MI*-Anwendungen wird die Sendeleistung (und damit der Schalldruck) und die Bildfrequenz so gewählt, dass einerseits die Kontrastmittelbläschen nicht zerstört werden und mehrere Kreisläufe überstehen und andererseits die spezifischen Eigenschaften des UKM ausgenutzt werden können (Tabelle 3.4). Im zeitlichen Verlauf kann so die unterschiedliche Dynamik der Auffüllung mit Kontrastmittel beobachtet (Bild 3.83) und zur Befunderhebung genutzt werden.
Auch die gezielte Zerstörung der Kontrastmittelbläschen durch Ultraschallimpulse mit hoher Druckamplitude kann zur Abbildung genutzt werden. In der starken Un-

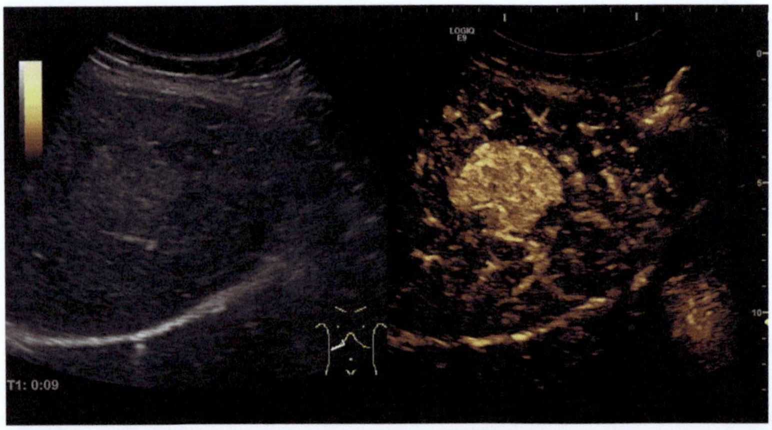

Bild 3.82
CEUS der Leber: Früharterielles Hyperenhancement einer fokal-nodulären Hyperplasie (→ Kap. A 8.3.4.1). Die Läsion demarkiert sich im kontrastspezifischen Bild (rechts) besser als im B-Bild (links); mit freundlicher Genehmigung von Th. Karlas, Universitätsklinikum Leipzig.

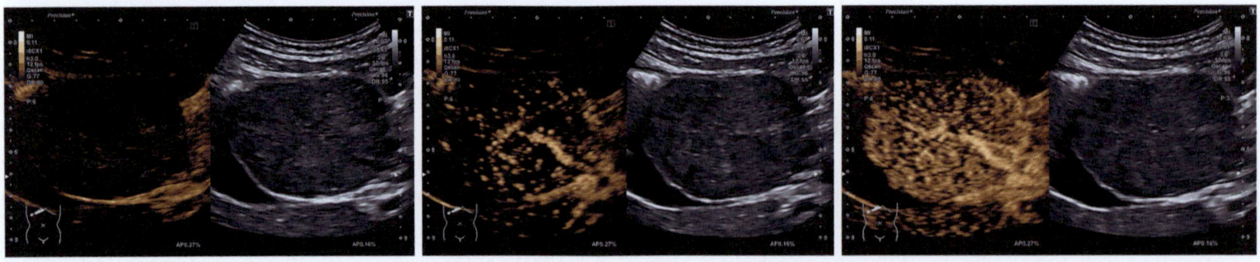

Bild 3.83 Unterschiedliche Kontrastierung im zeitlichen Verlauf am Beispiel einer fokal-nodulären Hyperplasie (→ Kap. A 8.3.4.1): ohne UKM, Herausbildung des „Speichen"-Musters 8 s nach Kontrastmittelgabe und Hyperenhancement 15 s nach Kontrastmittelgabe (von links nach rechts); mit freundlicher Genehmigung von Th. Karlas, Universitätsklinikum Leipzig

terdruckphase vergrößert sich das Blasenvolumen auf ein Vielfaches. Die Hülle kann den wirkenden Kräften nicht mehr standhalten und die Bläschen in der Bildebene werden zerstört bzw. fragmentiert und emittieren bei diesen *High-MI*-Anwendungen ein breitbandiges akustisches Signal, das eine große Anzahl harmonischer Frequenzkomponenten enthält.

Diese **stimulierten akustischen Emissionen** (engl. *stimulated acoustic emission*, SAE) werden periodisch durch Ultraschallimpulse mit hoher Amplitude bei Frequenzen an der unteren Grenze der Wandlerbandbreite ausgelöst (in der Echokardiografie EKG-getriggert bei etwa jedem dritten bis fünften Herzzyklus). So kann sich das Gewebe wieder mit Kontrastmittel auffüllen. Die Verfahren werden deshalb auch als *Intermittent-Imaging*- oder *Flash-Replenishment*-Methode bezeichnet (Bild 3.84).

Zur Detektion und entsprechenden Abbildung der akustischen Emissionen der kollabierenden Blasen wird der harmonische Signalanteil aus dem Echosignal herausgefiltert – entweder durch konventionelle Filterung oder mit den vorangehend beschriebenen Verfahren (Tabelle 3.4). Insbesondere der Power-Doppler (→ Kap. B I 3.2.6.3) oder auch Farbdoppler (→ Kap. B I 3.2.6.1) sind für die Detektion der kollabierenden Kontrastmittelbläschen geeignet, da die Signaldekorrelation durch das Verschwinden der Bläschen als Bewegung interpretiert wird. Analysiert wird die Dopplerfrequenzverschiebung im Bereich der doppelten Sendefrequenz. Das Verfahren wird entsprechend als **Harmonic Power Doppler** bezeichnet (Averkiou 2020).

3.3.3 Quantifizierung der Perfusion mit UKM

Die Intensität der von den **Mikrobläschen** rückgestreuten Echosignale ist bei niedrigen Schalldrücken und geringer Kontrastmitteldosis proportional zur Konzentration der Bläschen im Gewebe. Zu hohe Konzentrationen würden in tieferen Bereichen Abschattungen bewirken und so die abgebildeten Echointensitäten verfälschen. Durch die räumliche und zeitliche Erfassung der Echointensität in einer *Region of Interest* (ROI) ergibt sich so die Möglichkeit zur quantitativen Beurteilung der Gewebeperfusion.

Aus den an die aufgezeichneten Zeit-Intensitäts-Kurven (engl. *time intensity curves*, TIC) (Bild 3.85) angepassten Modellgleichungen und deren Parametern können Indizes berechnet werden, die Perfusion und Blutvolumen charakterisieren (Krix et al. 2003).

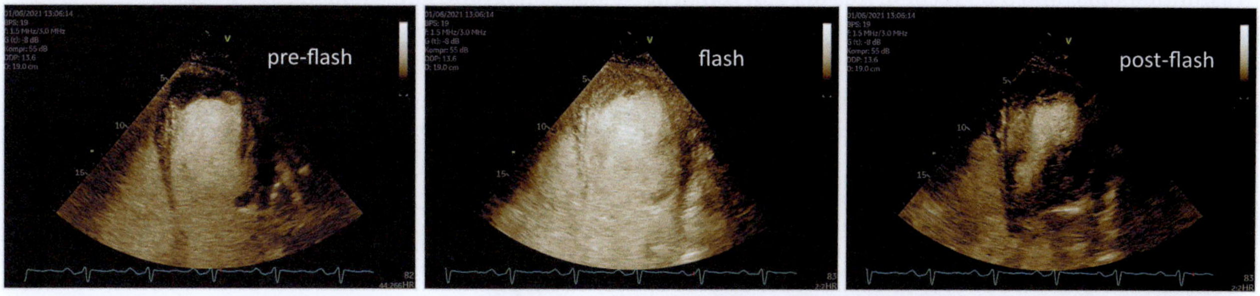

Bild 3.84 Darstellung des linken Ventrikels (LV → Kap. A 4.4.3.1) mit der Flash-Replenishment-Methode bei kontinuierlicher Infusion von SonoVue®: Vor dem Flash (links) sind LV-Cavum, Myokard und apikaler Thrombus gut abgrenzbar, während des Flashs (Mitte) ist das gesamte Bild stark aufgehellt und nach dem Flash (rechts) füllt sich das Myokard mit lokal unterschiedlicher Dynamik wieder auf (mit freundlicher Genehmigung von A. Hagendorff, Universitätsklinikum Leipzig).

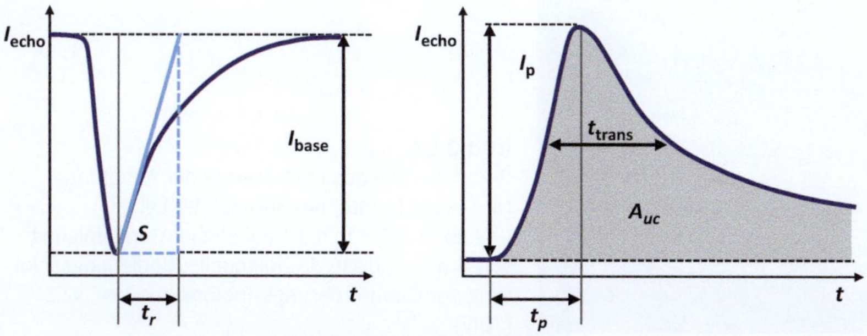

Bild 3.85 Zeit-Intensitäts-Kurven (TIC) für die Refill-Kinetik (links) und die Bolus-Kinetik (rechts) mit den Kurvenformparametern: Refill-Zeit t_r, Basiswert Echointensität I_{base}, Anstieg Echointensität S, Maximum (Peak) der Echointensität I_p, Zeit bis zum Peak t_p, mittlere Transferzeit t_{trans} und Fläche unter der Kurve A_{uc}

Es kommen zwei Verfahren zur Anwendung, die sich hinsichtlich der Kontrastmittelgabe unterscheiden: Refill-Kinetik und Bolus-Kinetik.

Bei der **Refill-Kinetik** (auch Flash-Replenishment-Kinetik) wird nach intravenöser Kontrastmittelgabe und kardiopulmonarer Passage abgewartet, bis eine gleichmäßige Verteilung der Mikroblasen erfolgt ist. Mit Ultraschallimpulsen hoher Druckamplitude werden dann die Kontrastmittelblasen in der Bildebene zerstört (*flash*, siehe High-MI-Anwendungen). Die Echointensität geht entsprechend schlagartig zurück und steigt mit dem Wiedereinströmen (*wash in*) des Kontrastmittels wieder an (Bild 3.85 links). Über die Anpassung einer exponentiellen Modellgleichung an den wiederansteigenden Kurvenverlauf mit

$$I_{\text{echo}}(t) = I_{\text{base}}\left(1 - e^{-t/t_r}\right) \tag{3.43}$$

kann der zeitliche Anstieg der Echointensität S als Parameter für die Auffüllgeschwindigkeit bestimmt werden. Zusammen mit dem relativen Blutvolumen, repräsentiert durch den Basiswert der Echointensität I_{base}, ergibt sich durch Multiplikation eine relative Maßzahl für die Perfusion.

Die **Bolus-Kinetik** nutzt den zeitlichen Verlauf der Echointensität in der ROI nach Injektion eines Kontrastmittelbolus (Bild 3.85 rechts). Aus der Kurvenform der An- und Abflutungsphase (*wash in* und *wash out*) werden auch hier Parameter zur Charakterisierung der relativen Perfusion des Gewebes abgeleitet. Das sind der Perfusionsindex PI (auch relativer Blutfluss, RBF) mit

$$PI = \frac{A_{\text{uc}}}{t_{\text{trans}}} \tag{3.44}$$

und der Anstieg der Echointensität während der Einströmphase β in der Modellgleichung:

$$I_{\text{echo}}(t) = I_{\text{p}}\left(\frac{t}{t_{\text{p}}}\right)^{\beta t} e^{-\beta(t - t_{\text{p}})} \tag{3.45}$$

Neben der Ergänzung der qualitativen Beurteilung der zeitlichen An- und Abflutung des Kontrastmittels in normalem Gewebe und Läsionen durch quantitative Daten ist auch eine Visualisierung in Form eines Parameterbildes möglich. Dazu können ausgewählte Parameter farbcodiert dem kontrastspezifischen und dem nativen B-Bild überlagert werden (Bild 3.86).

Mithilfe von Ultraschallkontrastmitteln kann auch eine gezielte Einschleusung oder der Transport von Wirkstoffen in ausgewählte anatomische Strukturen erfolgen (→ Kap. B I 7.1 zu Targeted Drug Delivery). Die akustisch angeregten Mikroblasen unterstützen entweder die temporäre Veränderung der Zellmembranen oder werden auf der Hülle mit Wirkstoffen beladen.

3.3.4 Klinische Anwendung von UKM

Für eine ganze Reihe klinischer Fragestellungen können UKM die differenzialdiagnostische Aussagekraft der Sonografie entscheidend verbessern:

- Gastrointestinaltrakt: Visualisierung von entzündlichen Darmwandveränderungen (→ Kap. A 7.4.3.1 und Kap. A 10.4.3.1); Dünndarm (M. Crohn → Kap. A 7.3.3.4), Dickdarm (Colitis ulcerosa → Kap. A 10.3.3.5)

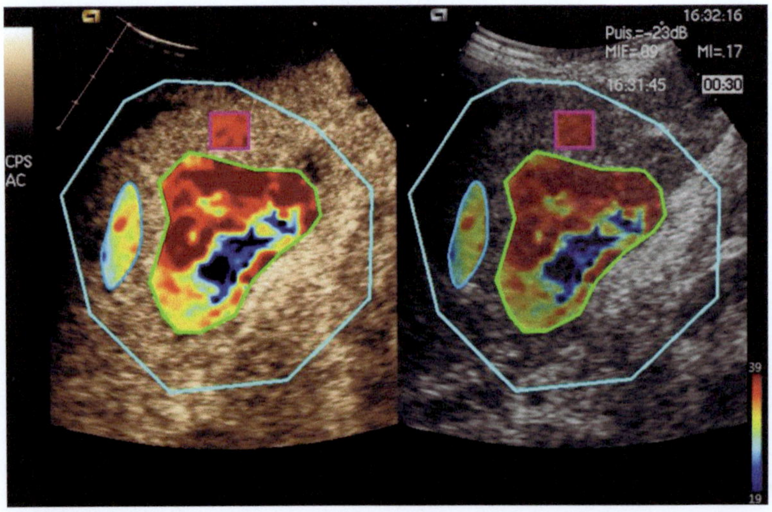

Bild 3.86
Parameterbild des Mittelwertes der Anflutungsrate (wash in rate) am Beispiel der Leber (→ Kap. A 8.4.3.1); mit freundlicher Genehmigung von Bracco Suisse SA, Bildquelle: Bedienungsanleitung der Quantifizierungs-Toolbox VueBox® v7.2 (2019)

I

- Leber (→ Kap. A 8.4.3.1): Differenzialdiagnose von Lebertumoren (→ Kap. A 8.3.4)
- Pankreas (→ Kap. A 9.4.3.1): Charakterisierung sonografisch bekannter Läsionen: Pankreatitis (→ Kap. A 9.3.3), Pankreasneoplasien (→ Kap. A 9.3.4)
- Milz (→ Kap. A 14.4.3.1): Differenzierung zwischen Lymphomen und Infarkt
- Nieren (→ Kap. A 11.4.4.1.1): Differenzierung zwischen Zysten und Tumoren (→ Kap. A 11.3.5), Perfusionsdiagnostik (→ Kap. A 11.4.4.1.2)
- Gefäße (→ Kap. A 13.4.3.1): Stenosen, Dissektionen

3.4 Spezielle Scanverfahren

Klaus-Vitold Jenderka

3.4.1 Tissue Harmonic Imaging (THI)

Im konventionellen B-Bild-Verfahren (→ Kap. B I 3.1.2.2) werden zur Bilderzeugung Frequenzkomponenten der Echosignale genutzt, die im Frequenzband der vom Wandler abgegebenen Ultraschallimpulse liegen (engl. *fundamental mode*). Aufgrund der nichtlinearen Effekte während der Ausbreitung der Schallimpulse im Gewebe (→ Kap. B I 2.2.4) kommt es zur Aufsteilung der Wellen und damit zur Entstehung von Oberwellen, den Harmonischen. Das heißt, nicht nur die Wechselwirkung der Ultraschallimpulse mit den Kontrastmittelbläschen, sondern auch die Ausbreitung im Gewebe selbst - insbesondere bei etwas höheren Schalldruckamplituden ab ca. 0,5 MPa - erzeugt harmonische Frequenzkomponenten. Diese entstehen erst während der Ausbreitung mit zunehmendem Abstand vom Schallkopf (Bild 3.87). So wird die frequenzabhängige Dämpfung nur während des Rückweges zum Schallkopf wirksam und die Vorteile der Bildgebung mit höheren Frequenzen, d.h. schmalere Schallbündel (→ Kap. B I 2.4), können in Bezug auf das Auflösungsvermögen genutzt werden.

Beim *Tissue Harmonic Imaging* (THI) werden deshalb mit zunehmender Eindringtiefe die harmonischen Frequenzkomponenten der Echosignale für die Bilderzeugung genutzt. Für die Abtrennung der Fundamentalfrequenzen können prinzipiell die gleichen Verfahren genutzt werden wie beim *Contrast Harmonic Imaging* (→ Kap. B I 3.3.2, Tabelle 3.4).

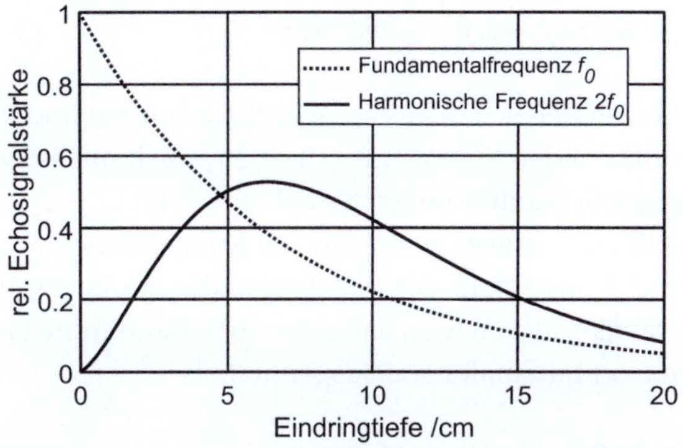

Bild 3.87 Veranschaulichung des Verhältnisses zwischen den Echosignalstärken der fundamentalen und der harmonischen Frequenzkomponenten in Abhängigkeit von der Eindringtiefe

Mit THI kann in größeren Bildtiefen, insbesondere bei schwierig zu schallenden Patienten, eine Verbesserung des Signal-Rausch-Abstandes und des lateralen Auflösungsvermögens erreicht werden (Anvari et al. 2015) (Bild 3.88). Mittlerweile ist THI Standard bei alle modernen Gerätesystemen und kann in der Regel

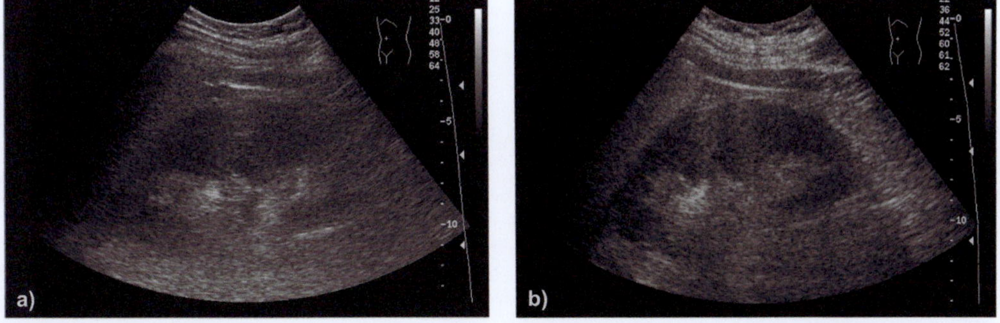

Bild 3.88 Beispiel einer schwer darstellbaren Niere im a) konventionellen Mode und b) mit THI: Die Detailerkennbarkeit - auch bei größerer Eindringtiefe - ist deutlich verbessert.

I

über die Auswahl der Arbeitsfrequenz aktiviert werden.

Eine Signalanhebung der harmonischen Signalanteile im Bild kann mit dem Verfahren *Differential Tissue Harmonic Imaging* (DTHI) erreicht werden. Dabei gibt der breitbandige Schallkopf simultan Ultraschallimpulse mit der Fundamentalfrequenz f_0 und die Harmonische mit $f_1 = 2\,f_0$ ab, die sich überlagern. Durch die nichtlinearen Effekte während der Ausbreitung kommt es zur Multiplikation der Frequenzen f_0 und f_1. Der Vorgang ist vergleichbar mit der Funktion eines Mischers in der HF-Technik. Wegen

$$\cos(2\pi f_0)\cos(2\pi f_1) = \frac{1}{2}\cos\left(2\pi(f_1+f_0)\right)+\frac{1}{2}\cos\left(2\pi(f_1-f_0)\right) \tag{3.46}$$

gelangen neben den aus der nichtlinearen Ausbreitung resultierenden Signalen $2\,f_0$ und $2\,f_1$ auch die aus der Mischung resultierenden Signale $f_1 - f_0$ und $f_0 + f_1$ zum Schallkopf zurück, wobei nur die Komponenten $f_1 - f_0$ und $2\,f_0$ innerhalb der Wandlerbandbreite liegen. Bei diesem Verfahren wird damit die volle Bandbreite beim Senden und Empfangen ausgenutzt.

3.4.2 Panoramaverfahren

Linear-Arrays sind aufgrund der limitierten Breite des Bildausschnitts (→ Kap. B I 2.3.2.2) nicht in der Lage, ausgedehnte anatomische Strukturen vollständig darzustellen. Zur Beurteilung von größeren Organen (z. B. Niere, Leber, weibliche Brust, Schilddrüse) oder dem Verlauf von Gefäßen (z. B. Beinvenen) bzw. Hohlorganen (z. B. Harnleiter) ist die geschlossene Darstellung in einem Bild von Vorteil. Prinzipiell können die Echodaten zur Erstellung von sogenannten **Panoramabildern** mithilfe von Positionsgebern (Tracking-Systemen → Kap. B I 3.1.2.4) erfasst und entsprechend kombiniert werden. Weniger aufwendig ist die Verwendung von Stitching-Algorithmen, die überlappende Einzelbilder zu einem Panorama zusammensetzen.

Bei den sonografischen **Panoramaverfahren** (engl. *extended field of view* oder *wide field of view*) werden während der seitlichen Verschiebung des Schallkopfes entlang einer Linie über die interessierende Körperregion die Bilder in Echtzeit erfasst und analysiert. Bei ausreichender Überlappung werden die neuen Bilder in der richtigen Lage und Orientierung dem bereits aufgebauten Bild hinzugefügt.

Während der Aufnahme des **Panoramabildes** ist das dargestellte Schnittbild in drei Bereiche untergliedert (Bild 3.89): den bereits gespeicherten Bildanteil, den aktuell analysierten Überlappungsbereich und den noch nicht verarbeiteten Bereich des Livebildes. Hier können während der Bilderfassung noch Korrekturen bei der seitlichen Verschiebung vorgenommen werden.

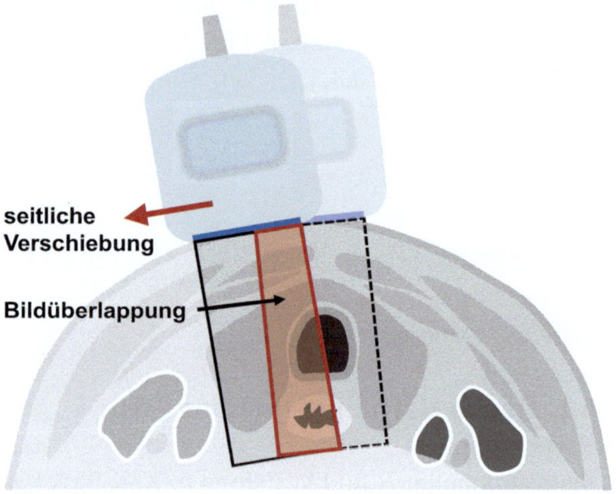

Bild 3.89 Prinzip des Panoramabildverfahrens

Dieses Scanverfahren erlaubt es, auch an gekrümmten Oberflächenbereichen Panoramabilder bis 60 cm Breite ohne spezielle Hilfsmittel zur Führung des Schallkopfes aufzunehmen (Bild 3.90). Artefakte werden vermieden, wenn die Bildtiefe kleiner als der Krümmungsradius der Körperoberfläche gewählt wird.

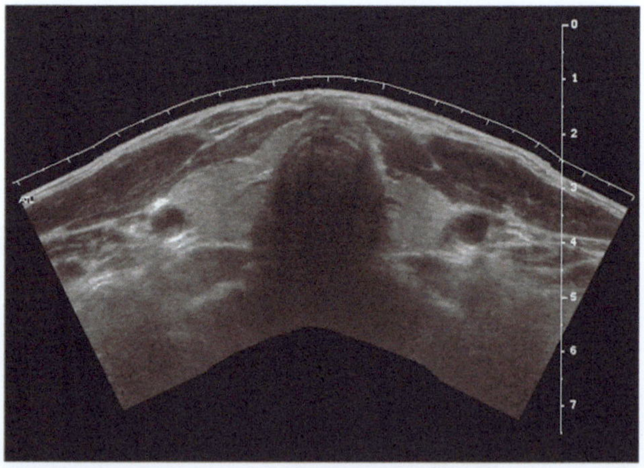

Bild 3.90 Darstellung der Schilddrüse (→ Kap. A 15.3.4.3.1) im Panoramaverfahren

Eine Vergrößerung des Bildausschnitts ist bei **Linear** und **Curved Arrays** auch durch Schwenken des Schallbündels über den durch die Bauform des Schallkopfes vorgegebenen Scanbereich hinaus möglich (Bild 3.91). Die Kombination der Scanmoden von Phased Arrays mit Linear und Curved Arrays gestattet die Darstellung größerer Organe und interessierender Bereiche bei stationärem Schallkopf.

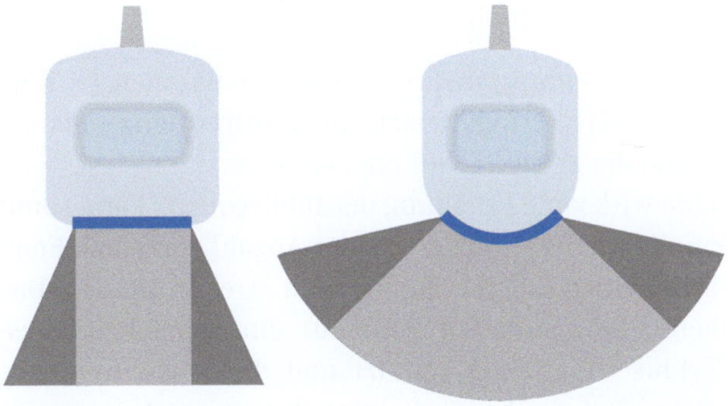

Bild 3.91 Vergrößerung der Scanbereiche bei Linear-Arrays (links) und Curved Arrays (rechts) mit der typischen Trapezform bzw. dem bis zu 140° vergrößerten Sektor

3.4.3 Bildüberlagerung in Echtzeit

3.4.3.1 Echtzeit-Compound-Scan (Realtime Spatial Compounding)

Ausgehend vom Prinzip der *Compound-Scanner* (Aufnahme von Echosignalen mit einem Einzelelementwandler unter verschiedenen Winkeln und Überlagerung zu einem Schnittbild) aus der Anfangszeit des diagnostischen Ultraschalls stellt das Überlagern von Bildern in Echtzeit mit unterschiedlicher Scanrichtung eine Weiterentwicklung dar. Damit wird es möglich, anatomische Strukturen aus verschiedenen Richtungen zu betrachten und die zusätzlich gewonnenen Informationen für die Bilderzeugung zu nutzen.

Durch Variation des Einschallwinkels (*Beam Steering* → Kap. B I 2.4.4) wird die zu untersuchende Region nacheinander aus mehreren verschiedenen Richtungen sonografisch abgebildet und die voneinander unabhängigen Einzelbilder werden in einem resultierenden Bild zusammengeführt, das kontinuierlich aktualisiert wird (Bild 3.92). Damit kommt es zu keiner wesentlichen Einschränkung der Bildfrequenz, wobei schnell ablaufende Bewegungen etwas verschwommen dargestellt werden können. Insgesamt ist eine erhebliche Reduzierung des **Speckle**- und des **Tangentenartefakts** (→ Kap. B I 3.1.4.4) zu beobachten, d.h., gleichartige Strukturen werden mit einem einheitlichen Grauwert dargestellt und parallel zur Schallrichtung liegende Grenzflächen werden erfasst (Entrekin et al. 2001). Umlaufende Grenzen von Organen oder Blutgefäßen können so geschlossen dargestellt werden.

Das Verfahren des *Spatial Compoundings* wird auch bei der Aufnahme von dreidimensionalen Datensätzen (→ Kap. B I 3.1.2.4) und beim *Plane Wave Imaging* (→ Kap. B I 3.4.4) angewendet.

3.4.3.2 Frequency Compounding

Aktuell verfügbare breitbandige Schallköpfe (→ Kap. B I 2.3.2) ermöglichen das Senden und Empfangen von unterschiedlichen Frequenzen innerhalb ihrer Bandbreite (z.B. weist die Bezeichnung eines Linear-Arrays mit „L5-11“ auf eine Bandbreite von 5 bis 11 MHz hin).

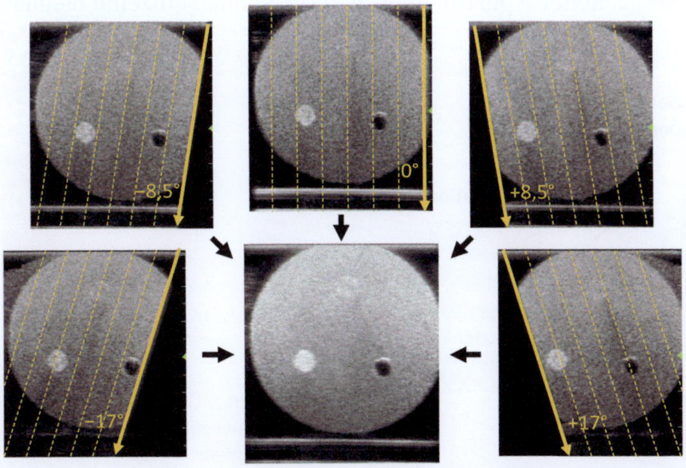

Bild 3.92
Prinzip des Echtzeit-Compound-Scans am Beispiel eines Ultraschallphantoms: Es werden nacheinander Bilder mit verschiedenen Scanrichtungen aufgenommen und der Mittelwert in einem resultierenden Bild dargestellt. Die Abfolge der Scanrichtungen erfolgt dabei nicht mit stetig ansteigenden Scanwinkeln, sondern wechselt ständig zwischen positiven und negativen bzw. kleinen und großen Winkeln.

Beim *Frequency Compounding* werden, abweichend vom *Spatial Compounding,* Bilder mit unterschiedlichem Frequenzinhalt überlagert. Zur Gewinnung der frequenzselektiven Einzelbilder kommen folgende Techniken zur Anwendung:

- Vor der Berechnung der Einhüllenden des Echos (Demodulation → Kap. B I 3.1.2.1) erfolgt eine Zerlegung der hochfrequenten Echosignale in verschiedene Frequenzkomponenten. Dazu werden digitale Frequenzfilter benutzt. Ebenso ist eine Filterung im Rahmen der Quadraturdemodulation möglich. Aus den Helligkeitslinien mit jeweils unterschiedlichem Frequenzinhalt werden Einzelbilder erzeugt, die zu einem resultierenden Bild kombiniert werden (Bild 3.93). Eine unterschiedliche Gewichtung der Frequenzen ist dabei möglich.
- Nacheinander werden Ultraschallimpulse mit unterschiedlicher Mittenfrequenz vom Schallkopf abgegeben und aus den empfangenen Echos werden frequenzselektive Bilder erzeugt, die zu einem resultierenden Bild (gegebenenfalls spezifisch gewichtet) zusammengefasst werden.
- Eine spezielle Variante zur Visualisierung der Frequenzinformation ist die Zuordnung von unterschiedlichen Farbwerten (z. B. aus dem RGB-Farbraum) zu den frequenzspezifischen Einzelbildern. Die so erhaltene farbcodierte Frequenzinformation wird dem konventionellem B-Bild überlagert.

Die Verfahren des *Spatial Compoundings* und des *Frequency Compoundings* sind kombinierbar.

3.4.4 Bildgebung mit ebenen Wellen (Plane Wave Imaging)

Bei den konventionellen Scanverfahren zur Erzeugung eines Schnittbildes (→ Kap. B I 3.1.2.2) muss bis zum Aussenden des Ultraschallpulses auf der jeweils nächsten Scanlinie die Zeit bis zum Eintreffen der Echos aus der größten betrachteten Tiefe abgewartet werden. Die erreichbare Bildfrequenz wird somit von der Bildtiefe z_{max}, der Anzahl der Scanlinien N_{scan} und der Schallgeschwindigkeit im Gewebe c bestimmt. Mit Formel 3.6 folgt für die Bildfrequenz (engl. *frame rate*)

$$f_B = \frac{1}{N_{scan}} \cdot \frac{c}{2\,z_{max}} \tag{3.47}$$

Bei Verwendung mehrerer Sendefokuszonen (→ Kap. B I 2.4.4) verringert sich die **Bildfrequenz** entsprechend der Fokusanzahl pro Scanlinie.

Eine wirksame Erhöhung der Bildfrequenz kann somit nur durch die Reduzierung der Anzahl der Sende-Empfang-Zyklen und der Fokuszonen erreicht werden. Das heißt, im Extremfall wird nur ein Sende-Empfangs-Zyklus (N_{scan} = 1) genutzt und die Wellenfront des ausgesendeten Ultraschallimpulses muss das gesamte abzubildende Gewebe erfassen. Dies gelingt mit unfokussierten sphärischen oder ebenen Wellen. Auf die sendeseitige Fokussierung wird damit vollständig verzichtet.

Damit werden Bildfrequenzen in der Größenordnung der typischen Linienfrequenzen (d. h. der **Pulswiederholfrequenz**, engl. *pulse repetition frequency*, PRF) von 5 kHz bis 10 kHz möglich. Das bedeutet eine Erhöhung um etwa den Faktor 100 gegenüber den Bildfrequenzen bei konventionellen Scanverfahren.

Die Bildgebung mit ebenen Wellen (*Plane Wave Imaging*, PWI) nutzt das Prinzip der synthetischen Apertur, das in der Radartechnik (*Synthetic Apertur Radar*, SAR) und in der zerstörungsfreien Werkstoffprüfung mit Ultraschall schon etabliert ist, in abgewandelter Form. Bei der Ultraschallbildgebung mit **synthetischer Apertur** (Jensen 2006) senden einzelne Elemen-

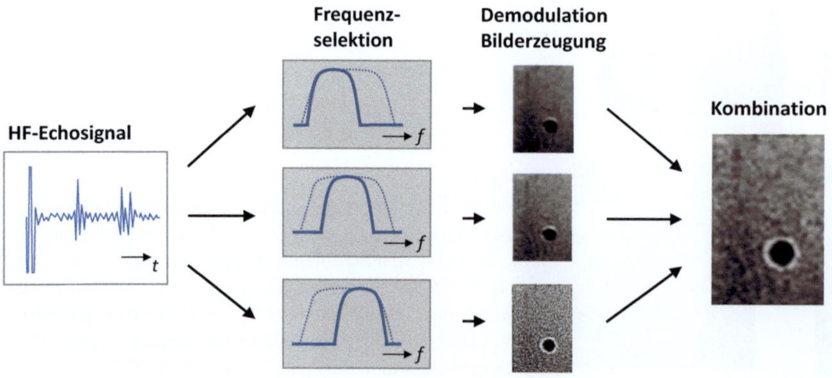

Bild 3.93
Prinzip des Frequency Compoundings auf Basis der Frequenzfilterung der hochfrequenten Echosignale

te oder kleine Elementgruppen sphärische Wellen mit begrenzter Winkelausdehnung aus und alle Array-Elemente empfangen und speichern separat die Echosignale. Bei der anschließenden Summation, d.h. der linearen Superposition, der demodulierten und für jeden Bildpunkt entsprechend gegeneinander zeitverzögerten Echosignale erhält man ein Bild mit geringer Auflösung. Dieses Verfahren zur Bildrekonstruktion wird als **Delay-and-Sum-Verfahren** (DAS) bezeichnet (Bild 3.94, Demi 2018). Durch Wiederholung des Vorgangs bei schrittweiser Verschiebung der aktiven Elemente entlang des Arrays entsteht eine Reihe von Bildern geringer Auflösung, die abschließend durch Summation zu einem hochaufgelösten Bild zusammengeführt werden. Die gesamte Array-Länge bildet damit die synthetische Apertur.

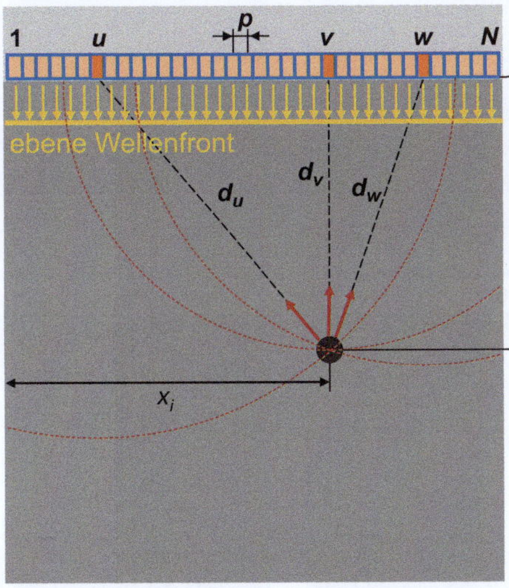

Bild 3.94 Prinzip des Delay-and-Sum-(DAS-)Verfahrens: Abhängigkeit des Abstandes d_k zwischen dem gewünschten Fokuspunkt $\{x_i, z_j\}$ und den einzelnen Wandlerelementen, hier für die ausgewählten Elemente $k = u, v, w$ und für eine ebene, parallel zur Wandleroberfläche ($\delta = 0°$) ausgesendete Wellenfront

Bei der Bildgebung mit ebenen Wellen wird im einfachsten Fall durch zeitgleiche Anregung aller Piezoelemente des Arrays eine ebene, zum Wandler parallele Wellenfront erzeugt (Bild 3.94). Ein geringer zeitlicher Versatz zwischen der Anregung benachbarter Elemente entsprechend Formel 2.125 in Kapitel B I 2.4.4 schwenkt die Wellenfront um einen Winkel δ (Montaldo et al. 2009).

Nach dem Aussenden der ebenen Welle werden die eintreffenden Echos von allen N Elementen des Arrays separat aufgezeichnet. Die Rekonstruktion der Echoamplitude an einem ausgewählten Bildpunkt $\{i,j\}$, dem synthetischen Fokuspunkt, erfolgt nach dem Prinzip der synthetischen Apertur durch eine definierte, für die empfangenen Echosignale jedes Elements spezifische, zeitliche Verzögerung (engl. *delay*) und anschließende Summierung (engl. *sum*).

Die für das DAS-Verfahren erforderliche Verzögerungszeit für jedes Element bei Fokussierung auf einen synthetischen Fokuspunkt mit den Koordinaten $\{x_i, z_j\}$ setzt sich aus der Laufzeit $t_{tx}(i, j, \delta)$ der Wellenfront bis zum Fokuspunkt und den Laufzeiten $t_{rx}(i, j, k)$ zurück zu den einzelnen Elementen $k = 1 \ldots N$ zusammen. Die Transmissionsverzögerung ist dabei vom Winkel δ zwischen den Normalen von Wellenfront und Wandlerfront abhängig:

$$t_{tx}(i,j,\delta) = \frac{1}{c}\left(x_i \sin\delta + z_j \cos\delta\right) \tag{3.48}$$

Für eine Wellenfront parallel zum Wandler ($\delta = 0°$, Bild 3.94) folgt mit der Schallgeschwindigkeit c entsprechend

$$t_{tx,\text{parallel}}(j) = \frac{1}{c} z_j \tag{3.49}$$

Die Entfernungen d_k vom Fokuspunkt zu den Elementen bestimmen die Empfangsverzögerungen für die Elemente.

$$d_k^2 = \left(p\left(k - \frac{1}{2}\right) - x_i\right)^2 + z_j^2 \tag{3.50}$$

Dabei ist p der Abstand zwischen den Mittelpunkten der Array-Elemente (engl. *pitch*) und setzt sich aus der Elementbreite und der Lücke zwischen den Elementen (engl. *kerf*) zusammen (→ Kap. B I 2.3.2.2). Die erforderlichen Empfangsverzögerungen ergeben sich damit zu

$$t_{rx}(i,j,k) = \frac{1}{c}\sqrt{\left(x_k - x_i\right)^2 + z_j^2} \tag{3.51}$$

mit der Position $x_k = p\left(k - \frac{1}{2}\right)$ der Mittelpunkte der jeweiligen Elemente k auf dem Array.

Die Verzögerungszeiten für alle Bildpunkte und Array-Elemente können in Form einer Matrix zusammengefasst werden:

$$t_{\text{delay}}(i,j,k,\delta) = t_{tx}(i,j,\delta) + t_{rx}(i,j,k) \tag{3.52}$$

Die Verzögerungszeiten in Abhängigkeit von der Elementnummer stellen für jeden Bildpunkt $\{i,j\}$ eine Hyperbel dar, deren Scheitelpunkt immer bei dem Element

I

mit dem geringsten Abstand zum jeweiligen Bildpunkt liegt (Bild 3.95).

Das auf einen Bildpunkt $\{i,j\}$ fokussierte Echosignal für eine ebene Welle unter dem Winkel δ wird abschließend durch Summation der hochfrequenten Echosignale $U_k(t)$ unter Berücksichtigung der nach Formel 3.52 bestimmten Verzögerungszeiten $t_{k,\text{delay}}$ berechnet:

$$U_{i,j}(t) = \sum_{k=1}^{N} U_k\left(t + t_{k,\text{delay}}(i,j)\right) \tag{3.53}$$

Liegen die Echosignale bereits als IQ-Daten vor (→ Kap. B I 3.1.2), muss bei der Summation ein zusätzlicher Term zur Mitführung der Phase berücksichtigt werden (Perrot et al. 2021).

Durch die zu realisierenden sehr kurzen Verzögerungszeiten von wenigen Nanosekunden (Bild 3.95) stellen sich hohe Anforderungen an die Abtastfrequenz bei der Digitalisierung der Echosignale und an die digitale Signalverarbeitung insgesamt (Cheung et al. 2012). Bereits am Markt verfügbare Geräte nutzen unter anderem mehrere Grafikprozessoren (GPU) für die parallele Verarbeitung der Daten.

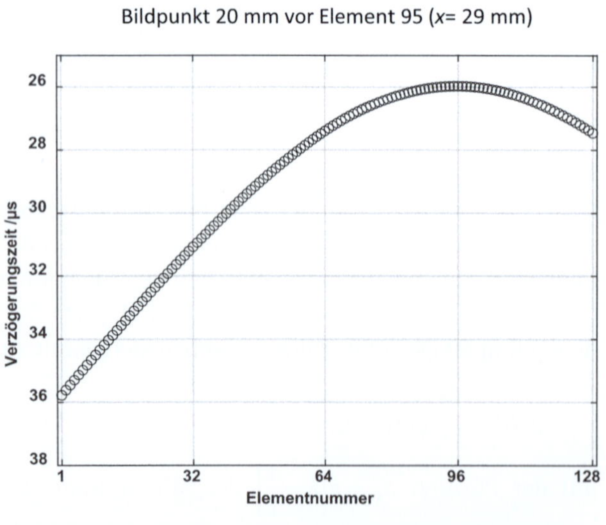

Bild 3.95 Erforderliche Verzögerungszeiten für die 128 Elemente eines Linear-Arrays (Elementabstand 0,305 mm) bei Fokussierung auf einen Bildpunkt bei {29 mm, 20 mm}, d. h. im Abstand von 20 mm zu Element Nr. 95

Da beim Plane Wave Imaging (PWI) unfokussierte Wellenfronten ausgesendet und ausschließlich mit empfangsseitiger Richtungsdetektion und Fokussierung gearbeitet wird, erreicht die Bildqualität einzelner Sende-Empfangs-Zyklen nicht die konventioneller Scanverfahren mit sendeseitig fokussierten Wellenfronten. Dieser Nachteil kann durch die kohärente, räumliche Überlagerung von Echodaten von Wellenfronten unterschiedlicher Richtung (engl. *spatial coherent compounding*) ausgeglichen werden. Die extrem hohen Bildraten erlauben so eine deutliche Verbesserung der Bildqualität bei immer noch hoher Bildrate (Montaldo et al. 2009, Tanter/Fink 2014).

Der Zusammenhang zwischen der Anzahl der unter verschiedenen Winkeln abgegebenen ebenen Wellen und der erreichbaren Bildqualität wird bereits bei Anwendung des einfachen DAS-Verfahrens deutlich (Bild 3.96). Bereits die Nutzung von 11 ebenen Wellen bei der Abbildung eines Ultraschallphantoms führt zu einer über den gesamten Bildbereich gleichmäßig guten räumlichen Auflösung und Kontrastierung.

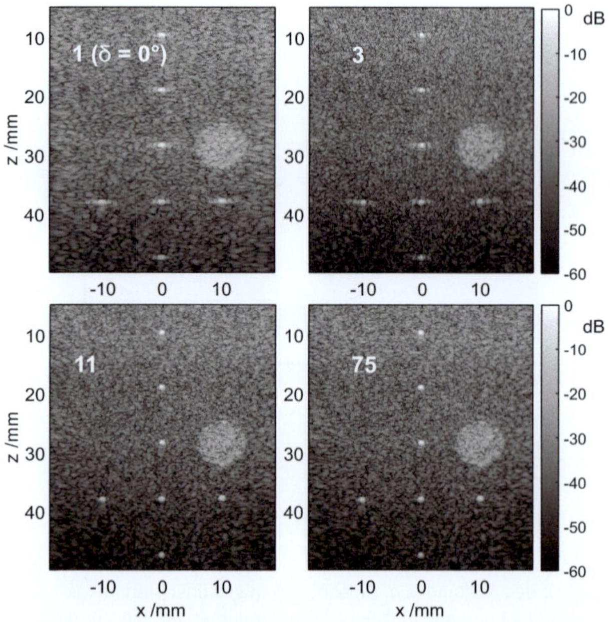

Bild 3.96 Beispiel zur Bildrekonstruktion mit unterschiedlicher Anzahl von ebenen Wellen (1, 3, 11 und 75) im Winkelbereich von −16° bis +16° unter Nutzung des DAS-Verfahrens: Die Echosignale wurden an einem Ultraschallphantom aufgenommen. Die Datensätze und Software wurden im Rahmen der Plane Wave Imaging Challenge in Medical UltraSound (PICMUS) zur Verfügung gestellt (*https://www.creatis.insa-lyon.fr/Challenge/IEEE_IUS_2016*, Liebgott et al. 2016).

Weiterentwicklungen der Verfahren zur Bildrekonstruktion führen ebenfalls zu einer Verbesserung der Bildqualität. Dazu zählen z. B. folgende Verfahren:

- Filtered Delay Multiply and Sum (F-DMAS) (Matrone et al. 2016, Prieur et al. 2018)
- Phasenkohärenz (Camacho et al. 2009)
- Minimum Varianz Beamforming (Holfort et al. 2009)

- Fourier-basiertes Beamforming (Schiffner/Schmitz 2016, Besson et al. 2016)

Die Bildgebungsverfahren mit ebenen Wellen (auch Ultrafast Ultrasound Imaging) sind unter anderem Voraussetzung für die Detektion von Scherwellen in der Elastografie (→ Kap. B I 3.5). Für die Dopplersonografie (→ Kap. B I 3.2) wurden basierend auf den hohen Bildraten Verfahren zur gleichzeitigen Darstellung des Farbdopplerbildes und der abgeleiteten Dopplerspektren an verschiedenen Punkten im Gefäßlumen entwickelt (Tanter/Fink 2014). Die prinzipiell mögliche Erweiterung auf 3D unter Nutzung von Matrix-Arrays (→ Kap. B I 2.3.3.1) wurde für Anwendungen in der Echokardiografie erprobt (Provost et al. 2014).

3.4.5 Codierte Anregung (Coded Excitation)

Die Eindringtiefe, d.h. die Tiefe, aus der noch Echos mit ausreichendem Signal-Rausch-Abstand empfangen werden können, hängt von den Dämpfungseigenschaften des Gewebes, der Frequenz und der Intensität des ausgesendeten Ultraschallimpulses ab (→ Kap. B I 2.2.1). Um noch ein ausreichendes Auflösungsvermögen (→ Kap. B I 3.1.4.2) zu erhalten, kann die Arbeitsfrequenz nicht beliebig abgesenkt werden. Eine beliebige Erhöhung der Schalldruckamplitude des Sendeimpulses, die ebenfalls den Signal-Rausch-Abstand verbessern würde, scheidet aus Gründen der Ultraschallsicherheit (→ Kap. B I 5) aus.

Einen Ausweg bietet hier die Verwendung von codierten Sendeimpulsen. Sie enthalten mehr Energie und können durch geeignete Decodierungsverfahren besser aus den stark verrauschten Echosignalen herausgefiltert werden. In der Praxis werden über die Phasenlage binär codierte Anregungen oder frequenzmodulierte Anregungen (sogenannte Chirps) (Bild 3.97) eingesetzt. Beide Varianten bleiben durch die Impulsantwort der Wandlerelemente weitgehend unverändert.

Die Codierung der Sendeimpulse führt aber auch zu einer Verlängerung der Pulsdauer, was sich nachteilig auf das räumliche Auflösungsvermögen, insbesondere in axialer Richtung, auswirkt. Bei der Decodierung muss deshalb das Signal nicht nur aus dem Rauschen herausgefiltert, sondern auch verkürzt werden. Dazu wird das empfangene Echosignal mit dem zeitlich invertierten Sendesignal korreliert.

Durch die angepasste Filterung (engl. *matched filter*), die mathematisch einer Faltung entspricht, erhält man im Ergebnis ein rekonstruiertes Echo mit vergrößerter Amplitude (Faktor vier bei exakter Übereinstimmung eines 4 Bit-Codes), aber auch Nebenmaxima (engl. *range lobes*) durch Übereinstimmungen bei teilweiser Überlappung. Wird eine Sequenz aus zwei komplementären Sendepulsen, ein Golay Pair, gesendet, so heben sich nach Addition der rekonstruierten Echos die Nebenmaxima auf und man erhält einen kurzen Empfangspuls mit der 8-fachen Amplitude (Bild 3.98) (Chiao/Hao 2005).

Der durch die codierte Anregung vergrößerte Signal-Rausch-Abstand (Anhebung des SNR bis zu 10 dB, vgl. Misaridis et al. 2000) erhöht die Eindringtiefe, verdeutlich die Darstellung von Läsionen in der Tiefe und verbessert insgesamt die Bildqualität (Pedersen et al. 2003). Alternativ kann der zusätzliche Spielraum zur Erhöhung der Arbeitsfrequenz genutzt werden, wodurch wiederum das räumliche Auflösungsvermögen verbessert wird.

Das Prinzip der codierten Anregung ist auch Grundlage für ein zur farbkodierten Flussdarstellung, die auf dem Dopplerprinzip beruht (→ Kap. B I 3.2.6), alternatives Verfahren der Darstellung des fließenden Blutes. Beim B-Flow werden die schwachen Rückstreusignale der Blutzellen im Rauschen detektiert (Weskott 2000) und nach Anpassung der Echoamplituden an die Gewebeechos mit im B-Bild dargestellt (Bild 3.99). Die Verwendung binärer Codierungen gestattet auch das

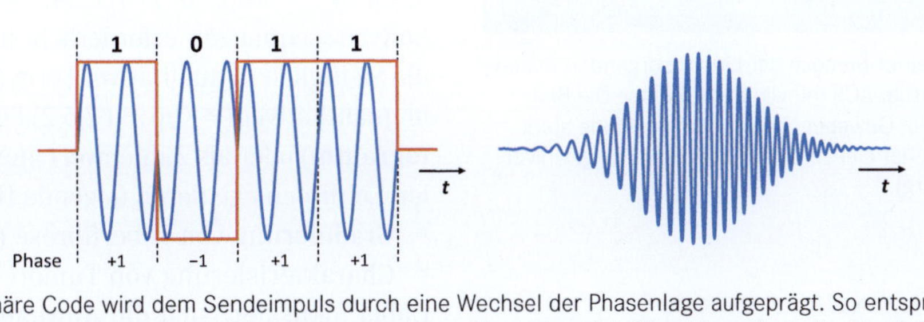

Bild 3.97 Links: Der binäre Code wird dem Sendeimpuls durch eine Wechsel der Phasenlage aufgeprägt. So entspricht der digitale Wert 1 einer positiven Phasenlage (+1) und der digitale Wert 0 einer negativen Phasenlage (-1, Signal invertiert). Rechts: Bei der Chirp-Anregung ändert sich die Frequenz des Sendeimpulses kontinuierlich (linear oder nichtlinear). Es sind verschiedene Formen der Einhüllenden möglich (Misaridis/Jensen 2005).

I

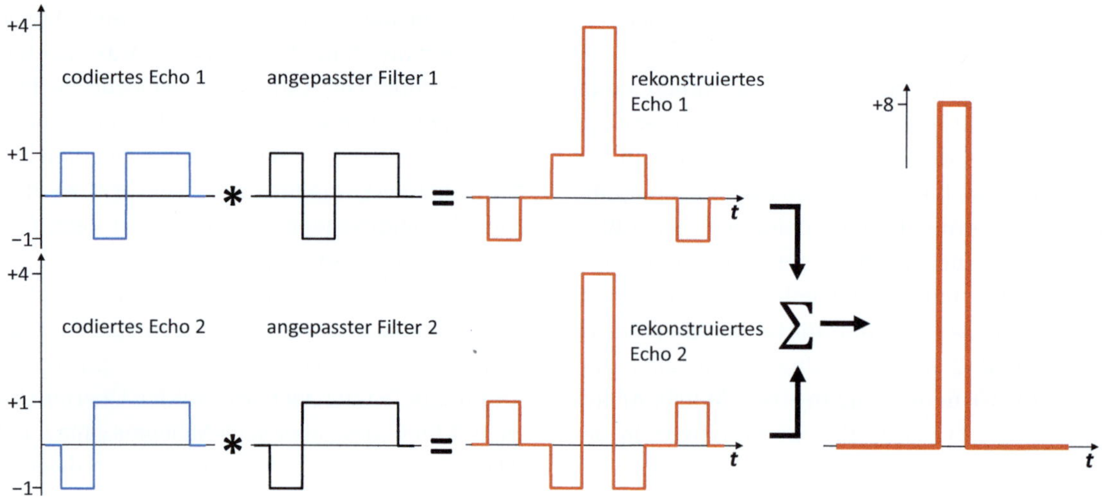

Bild 3.98 Beispiel einer Sequenz der Echos eines mit 4 Bit binär codierten Golay Pairs und den dazugehörigen Matched Filters: In Summe ergibt sich ein kurzes Echo mit einfacher Pulsdauer und 8-facher Amplitude (modifiziert nach Chiao/Hao 2005).

zeitlich parallele Aussenden mehrerer Ultraschallimpulse, da während des Empfangs die Echos über die Codierung wieder getrennt werden können (Gran 2008). Die damit verbundene Erhöhung der Bildfrequenz kann unter anderem zur Verbesserung der Echtzeitfähigkeit in der Volumendarstellung genutzt werden (→ Kap. B I 3.2.1.4).

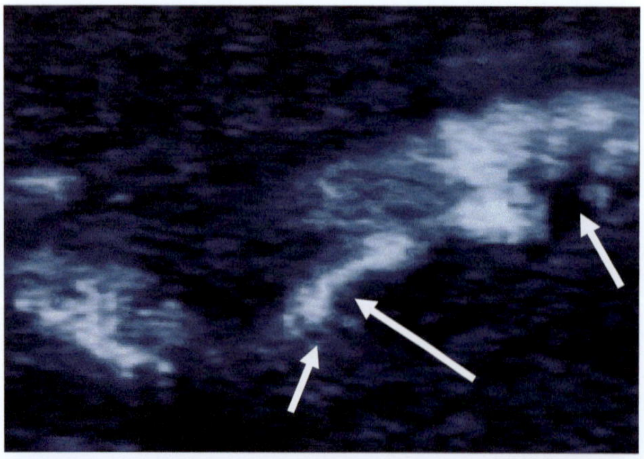

Bild 3.99 Darstellung einer Stenose der hirnversorgenden Schlagader (Arteria carotis interna, ACI) mit Ulcus im B-Flow: Die Blutechos sind gegenüber den Gewebeechos in der Amplitude stark angehoben (mit freundlicher Genehmigung von E.-M. Jung, Universitätsklinikum Regensburg).

3.5 Elastografie

Heiko Tzschätzsch

Die **Elastografie** ist ein Verfahren zur Bestimmung der mechanischen Eigenschaften von Weichgewebe und beruht auf Folgendem:

- Erzeugen einer mechanischen Spannung (manuell, intrinsisch, per Schallkopf)
- Detektieren der resultierenden Gewebedeformation mittels medizinischer Bildgebung (Ultraschall → Kap. B I 3.1) oder Magnetresonanztomografie (→ Kap. B III 2.1)
- Bestimmung und Visualisierung der Gewebesteifigkeit

Für die Ultraschall-Elastografie erfolgt 1. und 2. mittels klinischer Ultraschallgeräte/-schallköpfe. Es bedarf keiner zusätzlichen Hardware (Ausnahmen: Transient Elastography → Kap. B I 3.5.2.3 und Time Harmonic Elastography → Kap. B I 3.5.2.4), jedoch sind spezielle Softwaresequenzen erforderlich. Je nach Methode wird die Steifigkeit in qualitativer Form (→ Kap. B I 3.5.1) oder in quantitativer (→ Kap. B I 3.5.2) Form visualisiert (**Elastogramm**) oder als Zahlenwert angegeben. Nach aktuellen Leitlinien existieren folgende Hauptanwendungen:

- Graduierung von Leberfibrose (→ Kap. A 8.3.2.1)
- Charakterisierung von Tumoren

Dabei fokussiert sich die Anwendung der Elastografie auf

- Leber (→ Kap. A 8.3.4.2),

- Brust (→ Kap. A 3.4.4.2),
- Schilddrüse (→ Kap. A 15.3.3.3.2) und
- Prostata (→ Kap. A 12.3.4.4.1).

Mittlerweile werden fast alle Organe im menschlichen Körper mit Elastografie untersucht. Die elastografische Untersuchung des Herzens mit *Strain Imaging* und *Strain Rate Imaging* ist ein separates Feld und wird daher hier nicht mit aufgeführt.

3.5.1 Qualitative Darstellung der Gewebesteifigkeit

Die qualitativen Methoden beruhen darauf, dass die Stärke der Gewebedeformation direkt von der applizierten Spannung und der Gewebesteifigkeit abhängig ist. Bei gleicher Spannung erfährt weiches Gewebe eine größere Deformation als hartes Gewebe. Aufgrund von Randbedingungen und zwischenliegenden Gewebegrenzflächen ist im zu untersuchenden Gewebe ankommende Spannung jedoch nicht genau bestimmt. Daher kann die Deformation nur in qualitativer Form (weich bis hart) im Elastogramm visualisiert werden. Zur Tumorcharakterisierung bedarf es also immer eines Referenzgewebes in gleicher Tiefe. Eine Fibrosegraduierung ist mit den qualitativen Methoden nur eingeschränkt möglich. Da die Berechnung der Deformation bei den qualitativen Methoden in sehr kleinen Bildbereichen erfolgt, ist die effektive Auflösung im Vergleich zu den quantitativen Methoden etwas besser.

3.5.1.1 Strain Imaging

Beim **Strain Imaging** (SI) kann die mechanische Spannung auf zwei Arten erzeugt werden (Varghese et al. 2009):

- leichtes externes Drücken mit dem Ultraschallkopf auf das Organ
- interne Bewegung (Pulswelle, Herzbewegung)

Die erzeugte Gewebedeformation wird über einen kurzen Zeitbereich mittels B-Mode aufgenommen. Durch ein Vergleichen der Bildpunkte verschiedener B-Bilder (Speckle Tracking) wird die resultierende Gewebedeformation (engl. *strain*) bestimmt und als Elastogramm dargestellt (Bild 3.100). Durch Gewebegrenzflächen kann es zu Artefakten kommen.

3.5.1.2 Acoustic Radiation Force Impulse Imaging

Beim **Acoustic Radiation Force Impuls Imaging** (ARFI Imaging) erfolgt die Spannungserzeugung direkt im zu untersuchenden Organ durch einen kurzen, starken und fokussierten Ultraschallimpuls (engl. *acoustic radiation force impuls*, ARFI, Bild 3.101). Dies führt zu weniger Artefakten durch Gewebegrenzflächen im Vergleich zu Strain Imaging, limitiert jedoch die Messtiefe auf 5 cm. Die resultierende Gewebedeformation wird wenige Millisekunden nach der ARFI-Anregung an derselben Stelle mittels Korrelationsverfahren detektiert.

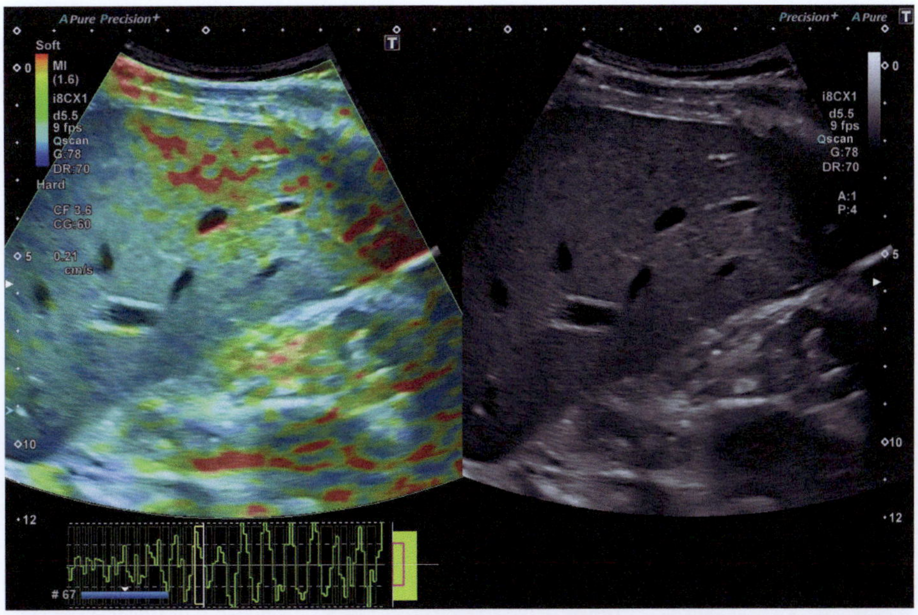

Bild 3.100 Strain Imaging an einer gesunden Leber (→ Kap. A 8.1): Weiches Gewebe wird in Rot und hartes in Blau dargestellt.

Die Elastogramme (Bild 3.102) sind vergleichbar mit denen des Strain Imaging (Nightingale et al. 2011).

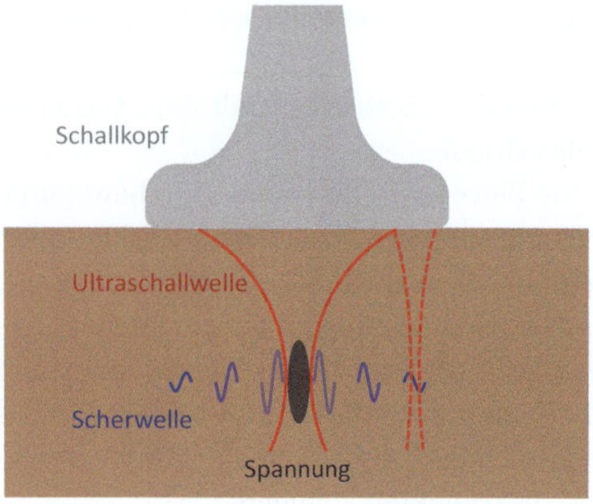

Bild 3.101 ARFI erzeugt fokussierte Spannung: Aus dieser resultiert eine Gewebedeformation und ein lateral propagierender Scherwellenpuls. Deren Ankunftszeit wird an einer bestimmten lateralen Position (gestrichelte Linie) detektiert.

3.5.2 Quantitative Darstellung der Gewebesteifigkeit

Die quantitativen Methoden bestimmen die Scherwellengeschwindigkeit (engl. *shear wave speed*, SWS oder c_S) als Maß der Gewebesteifigkeit. Im Gegensatz zu den in der Bildgebung eingesetzten Kompressionswellen sind Scherwellen Transversalwellen (→ Kap. B I 2.1.2). Das heißt, die Bewegungsrichtung des Gewebes ist rechtwinklig zur Ausbreitungsrichtung der Welle. Die SWS im menschlichen Weichgewebe beträgt etwa 1 bis 10 m/s und ist bei pathologischen Veränderungen (Tumor, Fibrose) in der Regel erhöht. Die Anzeige erfolgt über ein quantitatives Elastogramm oder per Zahlenwert. Je nach Hersteller wird die SWS noch in andere elastografische Größen umgerechnet:

- Schermodul $G = SWS^2 \cdot \rho$
- Elastizitätsmodul $E = 3 \cdot G$
- Die Dichte ρ wird mit 1000 m³/kg angenommen.

3.5.2.1 Point Shear Wave Elastography

Die **Point Shear Wave Elastography** (pSWE) verwendet ARFI, um an der zu messenden Gewebestelle eine Spannung zu erzeugen (Nightingale et al. 2016; Bruno et al. 2016). Bei den meisten Herstellern ist die Eindringtiefe auf 5 cm limitiert. Aus der Spannung resultiert nicht nur eine lokale Deformation, sondern es werden auch lateral propagierende Scherwellen erzeugt (Bild 3.101). Deren Ankunftszeiten werden an mehreren lateralen Positionen innerhalb eines kleinen Messfensters (0,5 cm × 1 cm) detektiert (Bild 3.103). Aus Ankunftszeiten und Distanzen erfolgt die Berechnung der SWS. Diese wird als einzelner Zahlenwert dargestellt. Der kleine Messbereich führt zu Limitationen bei der Übersicht in großen Organen und bei sehr kleinen Strukturen, wie z. B. im Nierenkortex (→ Kap. A 11.1.1.2).

3.5.2.2 Shear Wave Elastography Imaging

Das **Shear Wave Elastography Imaging** (SWEI) kann als Erweiterung der pSWE (→ Kap. B I 3.5.2.1) betrachtet werden (Nightingale et al. 2003). Um statt eines Punktwertes ein Elastogramm zu erhalten, erfolgt eine Sequenz von ARFI-Anregung und Ultraschall-Detek-

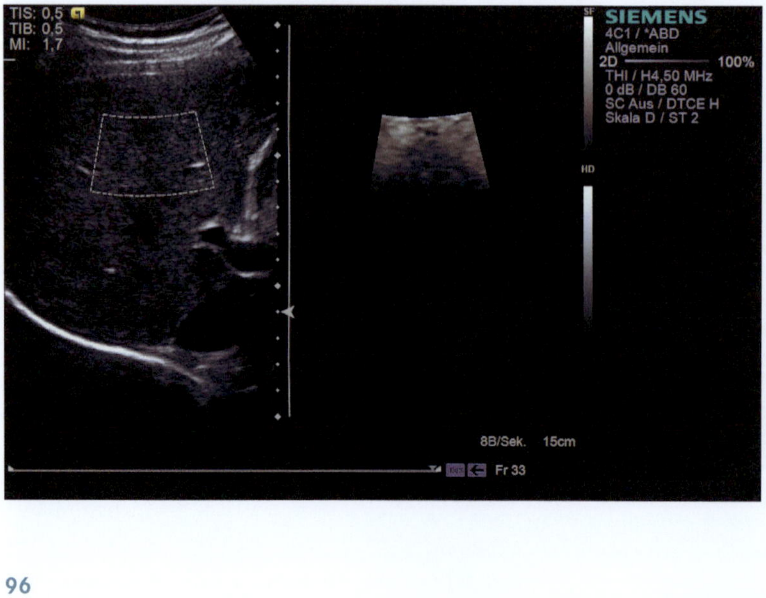

Bild 3.102
ARFI Imaging an einer gesunden Leber (→ Kap. A 8.1): Weiches Gewebe wird in Weiß und hartes in Schwarz dargestellt.

I

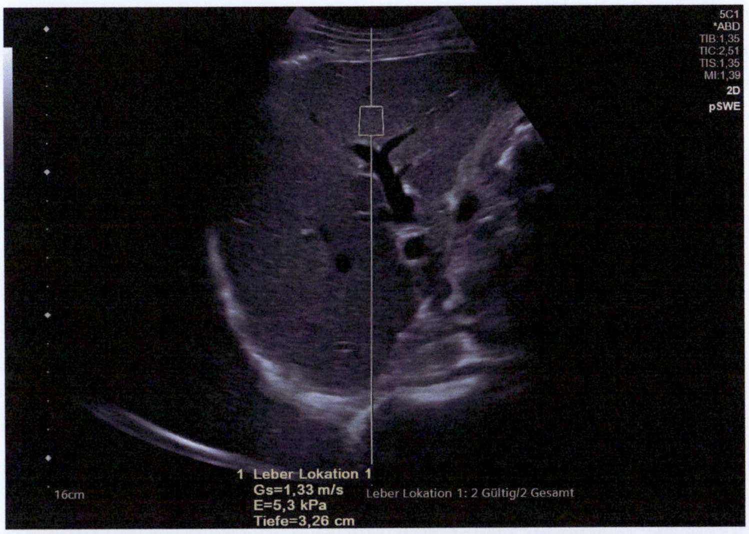

Bild 3.103
Point Shear Wave Elastography an einer gesunden Leber (→ Kap. A 8.1): Die gemessene Scherwellengeschwindigkeit beträgt 1,33 m/s.

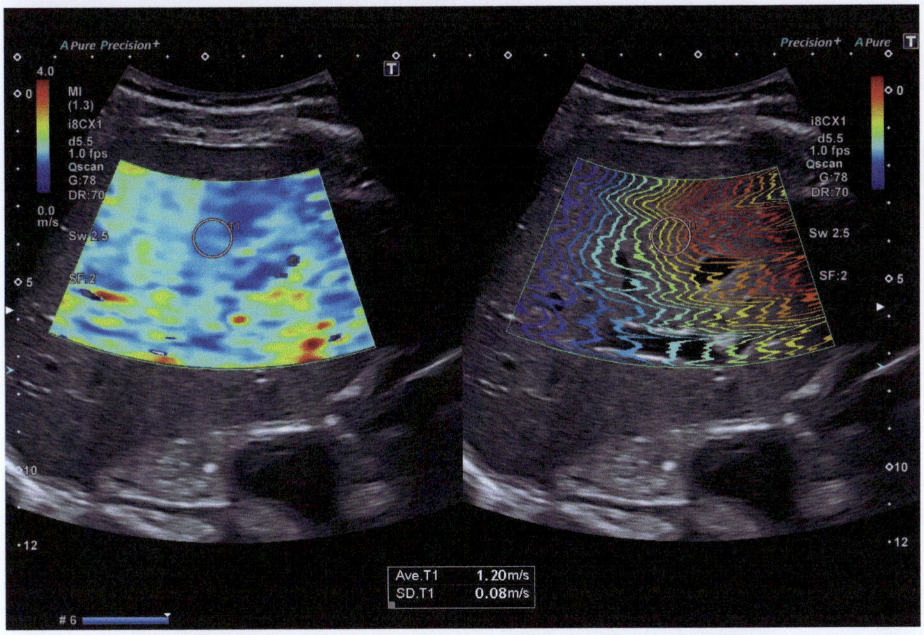

Bild 3.104
Shear Wave Elastography Imaging an einer gesunden Leber (→ Kap. A 8.1): Die gemessene Scherwellengeschwindigkeit beträgt 1,20 m/s.

tion über einen größeren Bereich. Das finale Elastogramm hat dabei, je nach Hersteller und verwendetem Schallkopf, eine maximale Größe von ungefähr 9 cm × 4 cm (Bild 3.104).

3.5.2.3 Transient Elastography

Die **Transient Elastography** (TE) ist ein reines Elastografiegerät und verwendet einen eigens entwickelten Schallkopf (Sandrin et al. 2002). Die Anregung erfolgt über einen Einzelelementwandler, der auf einer Vibrationseinheit aufgebracht ist. Diese erzeugt einen transienten Puls (einzelner 50-Hz-Zyklus), der zur Ausbildung einer axial propagierenden Scherwelle führt. Die Aufnahme der erzeugten Gewebedeformation erfolgt entlang eines Tiefenbereichs von 2,5 cm bis 6,5 cm im M-Mode. Zur Berechnung der Gewebesteifigkeit wird die Gewebedeformation als Orts-Zeit-Diagramm dargestellt (Bild 3.105). Aufgrund der besonderen Art der Scherwellenanregung ist ein spezieller Algorithmus zur geometrischen Korrektur notwendig. Die TE bietet aufgrund ihres minimalistischen Schallkopfes nur den A-Mode (→ Kap. B I 3.1.2.1) bzw. M-Mode (→ Kap. B I 3.1.2.3) an und keine zweidimensionale

I

Bildgebung. Dadurch ist die Möglichkeit der anatomischen Darstellung und Orientierung sehr eingeschränkt. Verbunden mit dem festen Tiefenbereich beschränkt sich die Anwendung ausschließlich auf die globale Quantifizierung von Leber (zur Fibrosegraduierung) und Milz (zur Detektion von portaler Hypertension → Kap. A 8.3.2.1). Die TE war die erste kommerziell erhältliche Elastografiemethode und ist damit die am besten validierte. Allerdings wird die diagnostische Leistung mittlerweile von neueren Methoden wie dem SWEI übertroffen.

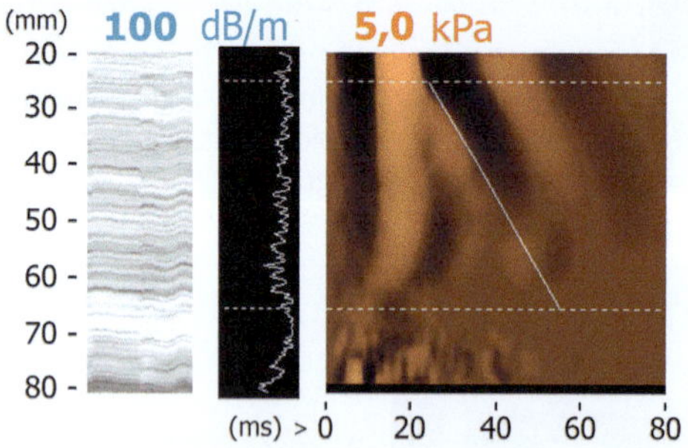

Bild 3.105 Transient Elastography an einer gesunden Leber (→ Kap. A 8.1). M-Mode (links); A-Mode (Mitte); visualisierte Gewebedeformation im Orts-Zeit-Diagramm (rechts) mit linearer Regression (gestrichelte Linie). Die gemessene Scherwellengeschwindigkeit beträgt 1,29 m/s (Elastizitätsmodul = 5 kPa).

3.5.2.4 Time Harmonic Elastography

Die **Time Harmonic Elastography** (THE) verwendet zur Erzeugung der Gewebedeformation einen in eine Patientenliege eingebauten Lautsprecher (Tzschätzsch et al. 2016). Dieser sendet niederfrequente multifrequente Vibrationen (30 – 60 Hz). Dies hat folgende Vorteile:

- Vollständiges Ausleuchten des Körpers mit Scherwellen: Die Eindringtiefe von ca. 13 cm wird nur durch Ultraschallabsorption limitiert.
- Gleichzeitiges Erzeugen der Gewebedeformation im gesamten Körper: Das Elastogramm füllt den gesamten B-Mode aus (Bild 3.106).

Die Roh-Ultraschalldaten werden über 1 s aufgenommen und anschließend wird über eine Phasenversatzmethode die axiale Gewebedeformation bestimmt. Die Trennung der einzelnen Vibrationsfrequenzen erfolgt über eine zeitliche Fouriertransformation, während eine Phasengradientenmethode die Scherwellengeschwindigkeit für jede Frequenz berechnet. Das finale Elastogramm ergibt sich aus dem harmonischen Mittel der Einzelelastogramme.

3.6 Bildschirme für die Sonografie

Bernd Homberg

Die Grundlagen über Bildschirme für medizinische Anwendungen und deren allgemeine technische Beschreibung sind in Kapitel B II 2.7 dargelegt. In diesem Unterkapitel wird auf die Besonderheiten von Bildschirmen für die Sonografie eingegangen.

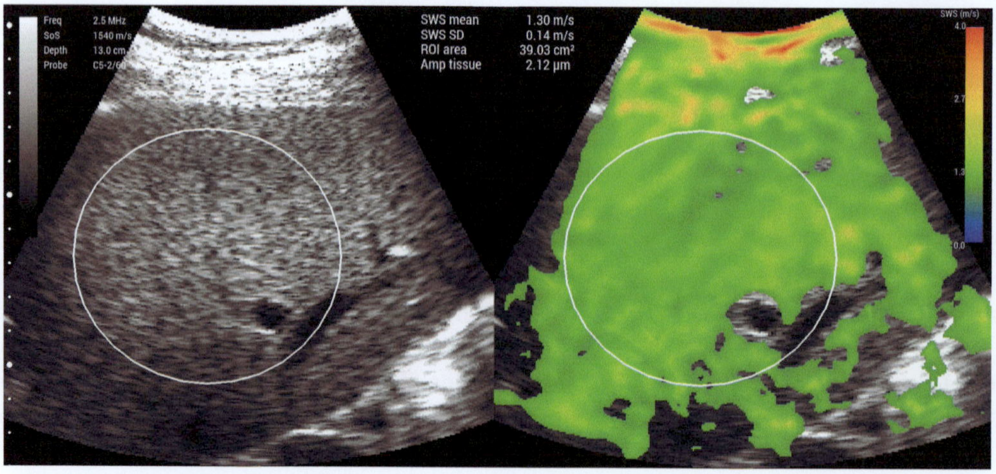

Bild 3.106 Time Harmonic Elastography an einer gesunden Leber (→ Kap. A 8.1): Die gemessene Scherwellengeschwindigkeit beträgt 1,30 m/s.

3.6.1 Systemintegration

Die Bildschirme von Sonografiegeräten sind im Allgemeinen stark in diese integriert. Kompakte Sonografiegeräte der unteren Preisklasse sind dabei ähnlich aufgebaut wie ein Notebook-PC mit einem in den Gehäusedeckel integrierten Displaymodul. Die mechanische und elektrische Integration der Displaymodule zusammen mit dem Steuerrechner und der Sonografiehardware wird üblicherweise vom Hersteller des Sonografiegeräts selbst durchgeführt. Leistungsfähigere Sonografiegeräte im mittleren und oberen Preissegment bestehen hingegen aus einem mobilen (fahrbaren) Grundgerät mit einem an einem Schwenkarm angebrachten Bildschirm (Bild 3.107). Solche Bildschirme werden meist kundenspezifisch von Displayfachfirmen im Auftrag des Herstellers des Sonografiegeräts entwickelt und gefertigt. Die Form- und Farbgebung des Gehäuses sowie die Gestaltung der Bedienerschnittstellen dieser Bildschirme ist in das Gesamtdesign des Sonografiegeräts integriert und vom Hersteller vorgegeben. Der Bildschirm kann zusätzlich noch einen Touchscreen für die Bedienung beinhalten oder mit geeigneten Lautsprechern ausgestattet sein. Lautsprecher dienen bei Dopplersonografie dazu, den Blutfluss in den Gefäßen hörbar zu machen.

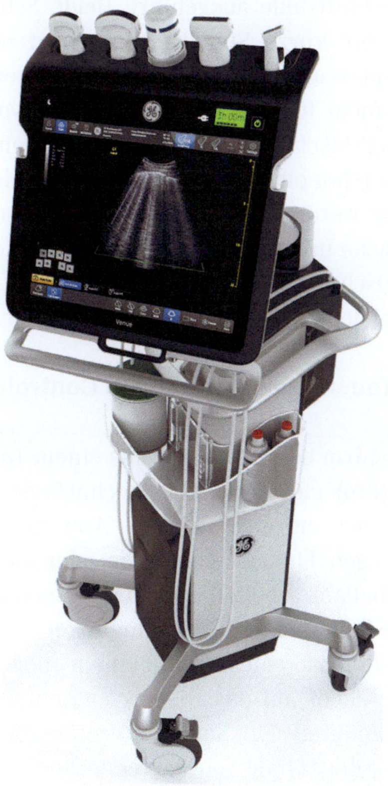

Bild 3.107 Sonografiegerät „Venue" für die Notfallmedizin von GE Healthcare (© GE Healthcare GmbH)

3.6.2 Aufbau des Bildschirms

3.6.2.1 Blockbild

Der im Folgenden beschriebene Aufbau des Bildschirms (Bild 3.108) bezieht sich auf keine konkrete Ausführung des Sonografiegeräts eines bestimmten Herstellers. Der Aufbau wird daher im Einzelfall von der Beschreibung abweichen.

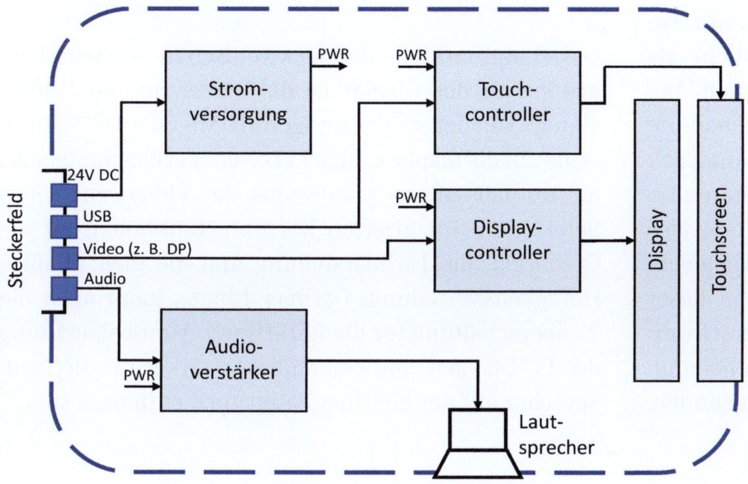

Bild 3.108
Blockbild des Bildschirmaufbaus eines Sonografiegeräts

I

3.6.2.2 Mechanische Gestaltung

Die Gestaltung des Gehäuses erfolgt nach den Designvorgaben des Herstellers des Sonografiegeräts und kann folgende Elemente enthalten:

- wasserdichte Ausführung mindestens der Vorderseite
- glatte Oberfläche, die sich einfach reinigen und desinfizieren lässt
- integrierte Halterungen für Ultraschallköpfe
- kundenspezifische mechanische Schnittstelle zum Schwenkarm des Grundgeräts
- kundenspezifische Stecker für die elektrischen Schnittstellen
- Lautsprecher auf der Rückseite/Unterseite
- Griff für die Positionierung des Bildschirms mithilfe des Schwenkarms

3.6.2.3 Elektrische Schnittstellen

Zu den elektrischen Schnittstellen lässt sich Folgendes festhalten:

- Die Stromversorgung erfolgt über Gleichspannung aus dem Grundgerät (z. B. 24 V DC).
- Die Videoschnittstelle vom Grundgerät ist typischerweise als HDMI oder DisplayPort ausgeführt.
- USB ist die Datenschnittstelle des Touchscreens.
- Die Audioschnittstelle für die Lautsprecher kann analog (3,5-mm-Klinke) oder integriert in die digitale Videoschnittstelle (z. B. HDMI) ausgeführt sein.

3.6.2.4 Display

Der Bildschirm besteht aus einem Farb-LC-Display mit einstellbarer LED-Hintergrundbeleuchtung in IFS- oder FFS-Technologie mit hohem Kontrastumfang, um Anwendungen sowohl bei hellem Umgebungslicht als auch in abgedunkelten Räumen zu ermöglichen. Die IFS- oder FFS-Technologie sorgt für eine konstante Gradation und damit für einen guten Bildeindruck über einen weiten Blickwinkelbereich. Zur weiteren Erhöhung des Bildschirmkontrasts kommen teilweise auch LC-Displays mit Mini-LED-Hintergrundbeleuchtung oder OLED-Displays zum Einsatz. Der Vorteil dieser Technologien ist, dass die Restleuchtdichte in schwarzen Bildpartien nahezu gen null tendiert. Ein bekannter Nachteil von Displays mit Mini-LED-Hintergrundbeleuchtung sind Halo-Effekte, die sich aus der Tatsache ergeben, dass jede Mini-LED eine ganze Gruppe von Pixeln hinterleuchtet. Ein Nachteil bei OLED-Displays ist deren Neigung zum „Einbrennen“ ortsfester Bildinhalte, wie z. B. der grafischen Benutzeroberfläche (GUI), wegen der geringeren Lebensdauer der blauen OLED-Leuchtstoffe. Die elektrische Signalschnittstelle für die Übertragung des Videosignals ist als LVDS- oder als eDP-Schnittstelle ausgeführt. Beide Schnittstellen sind nur für kurze Signalverbindungen direkt zwischen Displaycontroller und Display ausgelegt und eignen sich nicht für die Signalverbindung vom Grundgerät zum Bildschirm. Das Bildsignal der Sonografie ist vom Prinzip her ein monochromes Signal. Mehrfarbige Bildinhalte werden zusätzlich für die grafische Benutzeroberfläche und für die Falschfarbendarstellung von physiologischen Daten verwendet, wie z. B. des Blutflusses bei der Dopplersonografie (Bild 3.109).

3.6.2.5 Touchscreen und Touch Controller

Der Bildschirm besteht zudem aus einem Touchscreen in PCAP-(Projected-Capacitive-)Technologie mit geeignetem Touch Controller, der in der Anwendung unempfindlich gegen Flüssigkeitstropfen oder das Auflegen des Handballens arbeitet. Um einen besseren Bildkontrast unter hellen Raumlichtbedingungen zu erreichen, kann der Touchscreen auch mit einem optischen transparenten Kleber auf das Display aufgebracht werden (Optical Bonding). Für Sonografiegeräte, deren Bedienung nicht über einen Touchscreen, sondern über eine Tastatur erfolgt, wird anstelle des Touchscreens eine Schutzglasscheibe vor dem Display eingebaut.

3.6.2.6 Display Controller

Die Hauptfunktion der elektronischen Ansteuerbaugruppe für das Display ist die Umsetzung des Videosignals von der systemseitigen HDMI- oder DP-Schnittstelle auf die displayseitige LVDS- oder eDP-Schnittstelle. Sie enthält zudem mindestens die Videosignalverarbeitung mit integrierten Korrekturfunktionen für die Gradation, die Farbdarstellung und die gleichmäßige Helligkeitsverteilung. Darüber hinaus kann auch die Treiberschaltung für die LED-Hintergrundbeleuchtung des LC-Displays und der Audioverstärker für die Lautsprecher auf der gleichen Baugruppe enthalten sein.

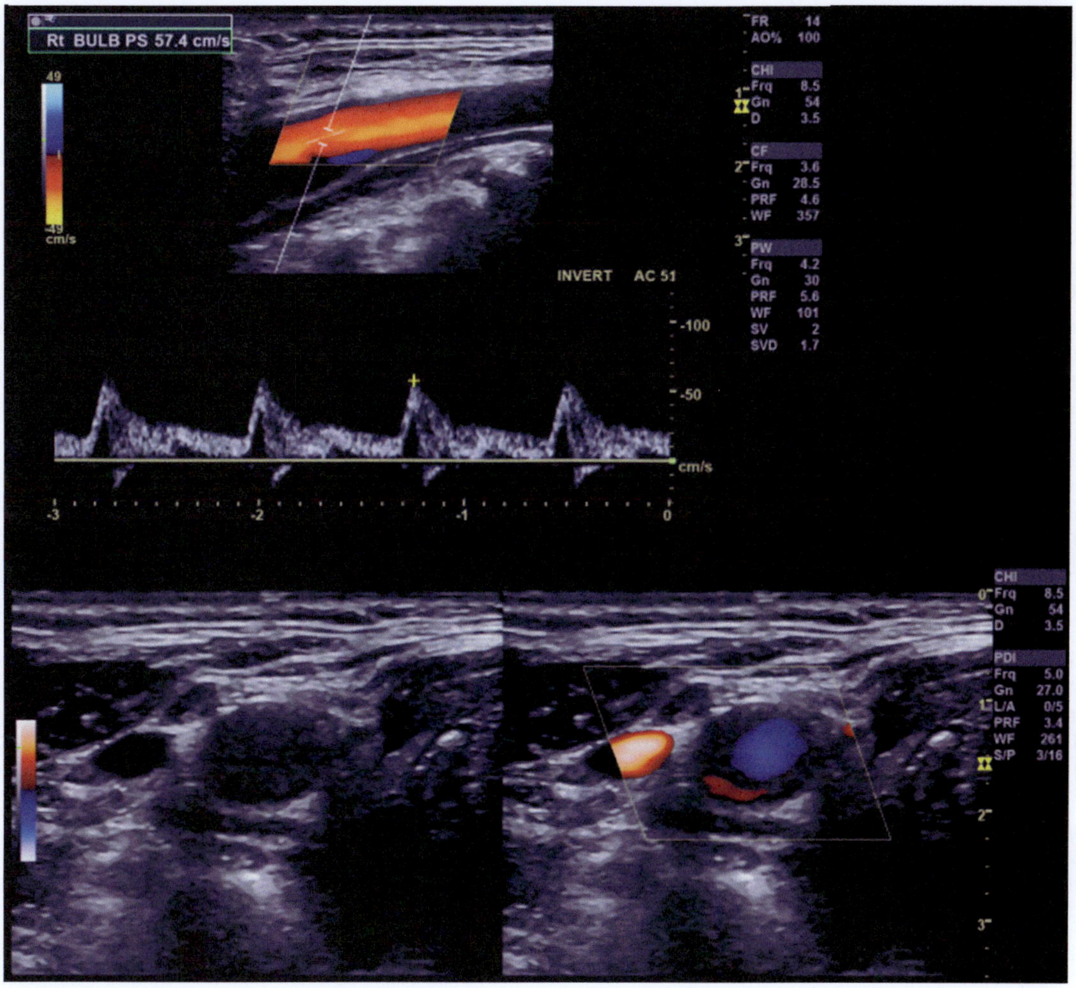

Bild 3.109 Dopplersonografie mit Falschfarbendarstellung

3.6.2.7 Stromversorgung

Auch bei einer Stromversorgung mit Gleichspannung aus dem Grundgerät werden noch Komponenten für die lokale Pufferung und Filterung dieser Gleichspannung eingebaut sowie - falls erforderlich - DC/DC-Konverter, um verschiedene stabile Gleichspannungen für aller Komponenten des Bildschirms zur Verfügung zu stellen.

3.6.2.8 Lautsprecher

Lautsprecher können rückseitig im Bildschirm enthalten sein. Die Auslegung und Anordnung der Lautsprecher und deren Gehäuse ist sehr stark von der Gestaltung des gesamten Sonografiegeräts abhängig.

Literatur

Anderson, Aubrey L./Hampton, Loyd D.: Acoustics of gas-bearing sediments I. In: Background. J. Acoust. Soc. Am. 67, 1980, pp. 1865 - 1889. *https://doi.org/10.1121/1.384453*

André, M./Wiskin, J./Borup, D.: Clinical results with ultrasound computed tomography of the breast. In: *Mamou, J./Oelze, M. (Hrsg.):* Quantitative ultrasound in soft tissues. Springer, Dordrecht 2013, S. 395 - 432. *https://doi.org/10.1007/978-94-007-6952-6_15*

Anvari, A./Forsberg, F./Samir, A.E.: A Primer on the Physical Principles of Tissue Harmonic Imaging. In: Radiographics, Nov.-Dec., 35 (7), 2015, S. 1955 - 1964 (DOI: 10.1148/rg.2015140338)

Michalakis, A./Averkiou, M.F./Bruce, J.E./Powers, P.S./Sheeran, P./Burns, N.: Imaging Methods for Ultrasound Contrast Agents. In: Ultrasound in Med. & Biol., Vol. 46, No. 3, 2020, pp. 498 - 517. *https://doi.org/10.1016/j.ultrasmedbio.2019.11.004*

Bamber, J./Cosgrove, D./Dietrich, C.F./Fromageau, J./Bojunga, J./Calliada, F./Cantisani, V./Correas, J.-M./D'Onofrio, M./Drakonaki, E.E./Fink, M./Friedrich-Rust, M./Gilja, O.H./Havre,

I

R. F./Jenssen, C./Klauser, A. S./Ohlinger, R./Saftoiu, A./Schaefer, F./Sporea, I./Piscaglia, F.: EFSUMB guidelines and recommendations on the clinical use of ultrasound elastography. Part 1: Basic principles and technology. In: Ultraschall Med 34, 2013, pp. 169 – 184 (DOI:10.1055/s-0033-1335205)

Barr, R. G./Cosgrove, D./Brock, M./Cantisani, V./Correas, J. M./Postema, A. W./Salomon, G./Tsutsumi, M./Xu, H.-X./Dietrich, C. F.: WFUMB Guidelines and Recommendations on the Clinical Use of Ultrasound Elastography: Part 5. Prostate. In: Ultrasound Med Biol 43, 2017, pp. 27 – 48 (DOI: 10.1016/j.ultrasmedbio.2016.06.020)

Barr, R. G./Nakashima, K./Amy, D./Cosgrove, D./Farrokh, A./Schafer, F./Bamber, J. C./Castera, L./Choi, B. I./Chou, Y.-H./Christoph F Dietrich 11, C. F./Hong Ding 12, H./Giovanna Ferraioli 13, G./Carlo Filice 13, C./Friedrich-Rust, M./Hall, T-J./Nightingale, K. R./Palmeri, M. L./Shiina, T./Suzuki, S./Sporea, I./Wilson, S./Kudo, M.: WFUMB guidelines and recommendations for clinical use of ultrasound elastography: Part 2: Breast. In: Ultrasound Med Biol 41, 2015, pp. 1148 – 1160 (DOI: 10.1016/j.ultrasmedbio.2015.03.008)

Baun, J.: Contrast-Enhanced Ultrasound. A Technology Primer. In: Journal of Diagnostic Medical Sonography, Vol. 33, No. 6, Nov. 2017, pp. 446 – 452 (DOI: 10.1177/8756479317715221)

Besson, A./Zhang, M./Varray, F./Liebgott, H./Friboulet, D./Wiaux, Y./Thiran, J.-P./Carrillo, R. E./Bernard, O.: A Sparse Reconstruction Framework for Fourier-Based Plane-Wave Imaging. In: IEEE Transactions on Ultrasonics, Ferroelectrics, and Frequency Control, Vol. 63, No. 12, Dec. 2016, pp. 2092 – 2106 (DOI: 10.1109/TUFFC.2016.2614996)

Brock-Fisher, G. A./Poland, M. D./Rafter, P. G.: Means for increasing sensitivity in non-linear ultrasound imaging systems. Patentschrift: US5577505A. Patentinhaber: Koninklijke Philips NV. 1996

Bruno, C./Minniti, S./Bucci, A./Mucelli, P./Arfi, R.: From basic principles to clinical applications in diffuse chronic disease-a review. In: Insights Imaging 7, 2016, pp. 735 – 746 (DOI: 10.1007/s13244-016-0514)

Burger, W./Burge, M. J.: Digitale Bildverarbeitung. Kapitel 22. X. media.press, Springer Verlag, Berlin/Heidelberg 2015

Camacho, J./Parrilla, M./Fritsch, C.: Phase Coherence Imaging. In: IEEE Transactions on Ultrasonics, Ferroelectrics, and Frequency Control, Vol. 56, No. 5, May 2009, pp. 958 – 974 (DOI: 10.1109/TUFFC.2009.1128)

Chapman, C. S./Lazenby, J. C.: Ultrasound imaging system employing phase inversion subtraction to enhance the image. Patentschrift: US5632277A. Patentinhaber: Siemens Medical Solutions USA, Inc. 1997

Cheung, C. C. P./Yu, A. C. H./Salimi, N./Yiu, B. Y. S./Tsang, I. K. H./Kerby, B./Azar, R. Z./Dickie, K.: Multi-channel pre-beamformed data acquisition system for research on advanced ultrasound imaging methods. In: IEEE Trans Ultrason Ferroelect Freq Contr. Vol. 59 (2), 2012, pp. 243 – 253

Chiao R. Y./Hao, X.: Coded excitation for diagnostic ultrasound. A system developer's perspective. In: IEEE Transactions on Ultrasonics, Ferroelectrics, and Frequency Control, Vol. 52, No. 2, Feb. 2005, pp. 160 – 170 (DOI:10.1109/TUFFC.2005.1406543)

Cosgrove, D./Barr, R./Bojunga, J./Cantisani, V./Chammas, M. C./Dighe, M./Vinayak, S./Xu, J.-M./Dietrich, C. F.: WFUMB Guidelines and Recommendations on the Clinical Use of Ultrasound Elastography: Part 4. Thyroid. In: Ultrasound Med Biol 43, 2017, pp. 4 – 26 (DOI: 10.1016/j.ultrasmedbio.2016.06.022)

Cosgrove, D./Piscaglia, F./Bamber, J./Bojunga, J./Correas, J.-M./Gilja, O. H./Klauser, A. S./Sporea, I./Calliada, F./Cantisani, V./D'Onofrio, M./Drakonaki, E. E./Fink, M./Friedrich-Rust, M./Fromageau, J./Havre, R. F./Jenssen, C./Ohlinger, R./Săftoiu, A./Schaefer, F./Dietrich; C. F.: EFSUMB guidelines and recommendations on the clinical use of ultrasound elastography. Part 2: Clinical applications. In: Ultraschall Med 34, 2013, pp. 238 – 253 (DOI:10.1055/s-0033-1335375)

de Jong, N./Hoff, L./Skotland, T./Bom, N.: Absorption and scatter of encapsulated gas filled microspheres. Theoretical considerations and some measurements. In: Ultrasonics, Volume 30, Issue 2, 1992, pp. 95 – 103. *https://doi.org/10.1016/0041-24X(92)90041-J*

Demi, L.: Practical Guide to Ultrasound Beam Forming: Beam Pattern and Image Reconstruction Analysis. In: Appl. Sci. 2018, 8, 1544. *https://doi.org/10.3390/app8091544*

Dietrich, C. F./Bamber, J./Berzigotti, A./Bota, S./Cantisani, V./Castera, L./Cosgrove, D./Ferraioli, G./Friedrich-Rust, M./Gilja, O. H./Goertz, R. S./Karlas, T./de Knegt, R./de Ledinghen, V./Piscaglia, F./Procopet, B./Saftoiu, A./S Sidhu, P. S./Sporea, I./Thiele, M.: EFSUMB Guidelines and Recommendations on the Clinical Use of Liver Ultrasound Elastography. Update 2017 (Long Version). In: Ultraschall Med 38, 2017, e16-e47 (DOI: 10.1055/s-0043-103952)

Duck, Francis A.: Physical Properties of Tissues. A Comprehensive Reference Book. Academic Press 1990 (ISBN 978-0-12-222800-1)

ECMUS – Safety Committee of EFSUMB: Recommendations and Information about regulatory aspects related to the use of hand-held ultrasound devices. 2019. *https://efsumb.org/wp-content/uploads/2020/12/Recommendation-handheld-devices_2019.pdf*

Entrekin, R. R./Porter, B. A./Sillesen, H. H./Wong, A. D./Cooperberg, P. L./Fix, C. H.: Real-time spatial compound imaging. Application to breast, vascular, and musculoskeletal ultrasound. In: Seminars in Ultrasound, CT and MRI, Volume 22, Issue 1, 2001, pp. 50 – 64. *https://doi.org/10.1016/S0887-2171(01)90018-6*

Evans, D. H./McDicken, W. N./Skidmore, R./Woodcock, J. P.: Doppler Ultrasound. Physics, Instrumentation and Clinical Applications. Wiley & Sons 1991

Fehske, W.: Praxis der konventionellen und farbcodierten Doppler-Echokardiographie. Huber 1988

Fenster A./Ding, M./Hu, N./Ladak, H. M./Li, G./Cardinal, N./Dónal B./Downey, D. B.: Visualization and Segmentation Techniques in 3D Ultrasound Images. In: *Bhanu, B./Pavlidis, I. (Hrsg.):* Computer Vision Beyond the Visible Spectrum. Advances in Pattern Recognition. Springer, London 2005. *https://doi.org/10.1007/1-84628-065-6_8*

Fenster, A./Downey, D. B./Cardinal, H. N.: Three-dimensional ultrasound imaging. In: Phys. Med. Biol. 46 (2001) R67–R99

Ferraioli, G./Filice, C./Castera, L./Choi, B. I./Sporea, I./Wilson, S. R./Cosgrove, D./Dietrich, C. F./Amy, D./Bamber, J. C./Barr, R./Chou, Y.-H./Ding, H./Farrokh, A./Friedrich-Rust, M./Hall, T. J./Nakashima, K./Nightingale, K. R./Palmeri, M. L./Schaefer 18, F./Shiina, T./Suzuki, S./Kudo, M.: WFUMB guidelines and recommendations for clinical use of ultrasound elastography: Part 3: Liver. In: Ultrasound Med Biol 41, 2015, pp. 1161 – 1179 (DOI: 10.1016/j.ultrasmedbio.2015.03.007)

Frinking, P./Segers, T./Luan, Y./Tranquart, F.: Three Decades of Ultrasound Contrast Agents. A Review of the Past, Present and Future Improvements. In: Ultrasound in Medicine & Biology, Volume 46, Issue 4, 2020, pp. 892 - 908. *https://doi.org/10.1016/j.ultrasmedbio.2019.12.008*

Gemmeke, H./Ruiter, N. V.: Nuclear Instruments and Methods in Physics Research. Section A: Accelerators, Spectrometers, Detectors and Associated Equipment, 580 (2007), pp. 1057 - 1065

Gran, F./Jensen, J. A.: Spatial encoding using a code division technique for fast ultrasound imaging. In: IEEE Trans. Ultrason. Ferroelectr. Freq. Control 2008 Jan, 55 (1), pp. 12 - 23 (DOI: 10.1109/TUFFC.2008.613)

Greis, C.: Technology overview: sonoVue. In: Eur Radiol Suppl 14, P11–P15 (2004). *https://doi.org/10.1007/s10406-004-0076-3*

Heyne, J. P.: Die doppelte Aorta. Rarität oder Artefakt im Ultraschall. In: Ultraschall Med 21(3), 2000, S. 145 - 148 (DOI: 10.1055/s-2000-3791)

Holfort, I. K./Gran, F./Jensen, J. A.: Broadband minimum variance beamforming for ultrasound imaging. In: IEEE Transactions on Ultrasonics, Ferroelectrics, and Frequency Control, Vol. 56, No. 2, February 2009, pp. 314 - 325 (DOI: 10.1109/TUFFC.2009.1040)

Hope Simpson, D./Chin, C. T./Burns, P. N.: Pulse inversion Doppler. A new method for detecting nonlinear echoes from microbubble contrast agents. In: IEEE Trans Ultrason Ferroelectr Freq Control 46, 1999, pp. 372 - 382

Hoskins, P./Martin, K./Thrush, A.: Diagnostic Ultrasound, Physics and Equipment. 2nd Edition. Cambridge University Press 2010

Hsu, P. W./Prager, R. W./Gee, A. H./Treece, G. M.: Freehand 3D Ultrasound Calibration. A Review. In: *Sensen C. W./Hallgrímsson B. (Hrsg.):* Advanced Imaging in Biology and Medicine. Springer, Berlin/Heidelberg 2009. *https://doi.org/10.1007/978-3-540-68993-5_3*

Jenderka, K. V.: Technische Grundlagen. In: *Tuma, J. J./Trinkler, F. (Hrsg.):* Sonografische Differenzialdiagnose. Krankheiten des Urogenitalsystems. Systematischer Atlas. Deutscher Ärzte-Verlag, Köln 2009, S. 1 - 25

Jensen, J. A.: Field. A Program for Simulating Ultrasound Systems. Paper. Presented at the 10th Nordic-Baltic Conference on Biomedical Imaging. In: Medical & Biological Engineering & Computing, Volume 34, Supplement 1, Part 1, 1996, pp. 351 - 353

Jensen, J. A., Nikolov, S. I./Gammelmark, K. L./Pedersen, M. H.: Synthetic aperture ultrasound imaging. In: Ultrasonics, Volume 44, Supplement, 2006, pp. e5–e15. *https://doi.org/10.1016/j.ultras.2006.07.017*

Jensen, J. A./Svendsen, N. B.: Calculation of pressure fields from arbitrarily shaped, apodized, and excited ultrasound transducers. In: IEEE Trans. Ultrason., Ferroelec., Freq. Contr., 39, 1992, pp. 262 - 267

Kollmann C./Putzer, M.: Ultraschallkontrastmittel - physikalische Grundlagen. In: Der Radiologe (6), 2006, S. 503 - 512

Kremkau, F. W.: Seeing is believing? Sonographic artifacts. In: Physics Today 3, 2007, pp. 84 - 85

Krestel, E.: Bildgebende Systeme für die Medizin und die medizinische Diagnostik. Siemens 1980

Kristoffersen, K.: On the Processing of Doppler Signals in Ultrasound Blood Velocity Measurements. Dissertation. Trondheim 1985

Krix, M./Kauczor, H.-U./Delorme, S.: Moderne sonographische Methoden zur Quantifizierung von Gewebeperfusion. In: Der Radiologe. Band 43, Nr. 10, 2003. S. 823 - 830

Kubale, R./Stiegler, H.: Farbkodierte Duplexsonographie. Thieme 2002

Kudo, M.: Foreword to the WFUMB guidelines and recommendations on the clinical use of ultrasound elastography. In: Ultrasound Med Biol 41, 2015, p. 1125 (DOI: 10.1016/j.ultrasmedbio.2015.03.00)

Kuttruff, H.: Physik und Technik des Ultraschalls. Hirzel 1998

Liebgott, H./Rodriguez-Molares, A./Jensen, J. A./Bernard, O.: Plane-Wave Imaging Challenge in Medical Ultrasound. In: IEEE International Ultrasonics Symposium, Tours, France 2016

Matrone, G./Savoia, A. S./Magenes, G.: Filtered Delay Multiply And Sum beamforming in plane-wave ultrasound imaging. Tests on simulated and experimental data. 2016 IEEE International Ultrasonics Symposium (IUS), 2016, pp. 1 - 4 (DOI: 10.1109/ULTSYM.2016.7728902)

Misaridis, T./Gammelmark, K./Jørgensen, C. H./Lindberg, N./Thomsen, A. H./Pedersen, M. H./Jensen, J. A.: Potential of coded excitation in medical ultrasound imaging. In: Ultrasonics, Vol. 38, 2000. S. 183 - 189

Misaridis, T./Jensen, J. A.: Use of modulated excitation signals in medical ultrasound. Part I: basic concepts and expected benefits. In: IEEE Transactions on Ultrasonics, Ferroelectrics, and Frequency Control, Vol. 52, No. 2, Feb. 2005, pp. 177 - 191 (DOI: 10.1109/TUFFC.2005.1406545)

Montaldo, G./Tanter, M./Bercoff, J./Benech, N./Fink, M.: Coherent plane-wave compounding for very high frame rate ultrasonography and transient elastography. In: IEEE Trans Ultrason Ferroelect Freq Contr. Vol. 56(3), 2009, pp. 489 - 506

Mozaffari, M. H./Lee, W. S.: Freehand 3-D Ultrasound Imaging. A Systematic Review. In: Ultrasound in Medicine & Biology, Volume 43, Issue 10, 2017, pp. 2099 - 2124. *https://doi.org/10.1016/j.ultrasmedbio.2017.06.009*

Nightingale, K.: Acoustic Radiation Force Impulse (ARFI) Imaging: a Review. In: Curr Med Imaging Rev 7, 2011, pp. 328 - 339 (DOI: 10.2174/157340511798038657)

Nightingale, K./McAleavey, S./Trahey, G.: Shear-wave generation using acoustic radiation force: in vivo and ex vivo results. In: Ultrasound Med Biol 29, 2003, pp. 1715 - 1723 (DOI: 10.1016/j.ultrasmedbio.2003.08.008)

Pedersen, M. H./Misaridis, T./Jensen, J. A.: Clinical evaluation of chirp-coded excitation in medical ultrasound. In: Ultrasound in Medicine & Biology, Volume 29, Issue 6, 2003, pp. 895 - 905. *https://doi.org/10.1016/S0301-5629(02)00784-6*

Perrot, V./Polichetti, M./Varray, F./Garcia, D.: So you think you can DAS? A viewpoint on delay-and-sum beamforming. In: Ultrasonics, Vol. 111, 2021, 106309. *https://doi.org/10.1016/j.ultras.2020.106309*

Phillips, P. J.: Contrast Pulse Sequences (CPS). Imaging nonlinear Microbubbles. In: Proceedings 2001 IEEE Ultrasonics Symposium. S. 1739 - 1745

Postema, M./Wamel van, A./Lancee, C. T./de Jong, N.: Ultrasound-Induced Encapsulated Microbubble Phenomena. In: Ultrasound Med Biol 30 (6), 2004. S. 827 - 840

Prevost, R./Salehi, M./Jagoda, S./Kumar, N./Sprung, J./Ladikos, A./Bauer, R./Zettinig, O./Wein, W.: 3D freehand ultrasound without external tracking using deep learning. In: Medical

I

Image Analysis, Volume 48, 2018, pp. 187 – 202. *https://doi.org/10.1016/j.media.2018.06.003*

Prieur, F./Rindal, O. M. H./Austeng, A.: Signal Coherence and Image Amplitude With the Filtered Delay Multiply and Sum Beamformer. In: IEEE Transactions on Ultrasonics, Ferroelectrics, and Frequency Control, Vol. 65, No. 7, July 2018, pp. 1133 – 1140 (DOI: 10.1109/TUFFC.2018.2831789)

Provost, J./Papadacci, C./Arango, J. E./Imbault, M./Fink, M./Gennisson, J. L./Tanter, M./Pernot, M.: 3D ultrafast ultrasound imaging in vivo. In: Physics in medicine and biology, 59 (19), 2014, L1-L13. *https://doi.org/10.1088/0031-9155/59/19/L1*

Ruiter, N. V./Zapf, M./Dapp, R./Hopp, T./Kaiser, W. A./Gemmeke, H.: First results of a clinical study with 3D ultrasound computer tomography. 2013 IEEE International Ultrasonics Symposium (IUS), Prague, S. 651 – 654, *https://doi.org/10.1109/ULTSYM.2013.0168*

Saftoiu, A./Gilja, O. H./Sidhu, P. S./Dietrich, C. F./Cantisani, V./Amy, D./Bachmann-Nielsen, M./Bob, I./Bojunga, J./Brock, M./Calliada, F./Clevert, D. A./Correas, J.-M./D'Onofrio 14, M./Ewertsen, C./Farrokh, A./Fodor, D./Fusaroli, P./Havre, R. F./Hocke, M./Ignee, A./Jenssen, C./Klauser, A. S./Kollmann, C./Radzina, M./Ramnarine, K. V./Sconfienza, L. M./Solomon, C./Sporea, I./Ştefănescu, H./Tanter, M./Vilmann, P.: The EFSUMB Guidelines and Recommendations for the Clinical Practice of Elastography in Non-Hepatic Applications: Update 2018. In: Ultraschall Med 40, 2019, pp. 425 – 453 (DOI: 10.1055/a-0838-9937)

Sandrin, L./Tanter, M./Gennisson, J. L./Catheline, S./Fink, M.: Shear elasticity probe for soft tissues with 1-D transient elastography. In: IEEE Trans Ultrason Ferroelectr Freq Control 49, 2002, pp. 436 – 446 (DOI: 10.1109/58.996561)

Schiffner, M. F./Schmitz, G.: A low-rate parallel Fourier domain beamforming method for ultrafast pulse-echo imaging. 2016 IEEE International Ultrasonics Symposium (IUS), 2016, pp. 1 – 4 (DOI: 10.1109/ULTSYM.2016.7728419)

Schmid, M./Escher, F./Clevert, D. A.: Sonographische Bildgebung der Lunge bei COVID-19. In: Der Radiologe 60, 2020, S. 919 – 926. *https://doi.org/10.1007/s00117-020-00747-6*

Shen, C. C./Li, P. C.: Motion artifacts of pulse inversion-based tissue harmonic imaging. In: IEEE Trans Ultrason Ferroelectr. Vol. 49, No. 9, 2002. S. 1203 – 1211

Shiina, T./Nightingale, K. R./Palmeri, M. L./Hall, T. J./Bamber, J. C./Barr, R. G./Castera, L./Choi, B. I./Chou, Y.-H./Cosgrove, D./Dietrich, C. F./Ding, H./Amy, D./Farrokh, A./Ferraioli, G./Filice, C./Friedrich-Rust, M./Nakashima, K./Schaefer, F./Sporea, I./Suzuki, S./Wilson, S./Kudo, M.: WFUMB guidelines and recommendations for clinical use of ultrasound elastography: Part 1: Basic principles and terminology. In: Ultrasound Med Biol 41, 2015, pp. 1126 – 1147 (DOI: 10.1016/j.ultrasmedbio.2015.03.009)

Szabo, T.: Diagnostic Ultrasound Imaging: Inside Out. 2nd Edition. Academic Press 2014

Tanter, M./Fink, M.: Ultrafast Imaging in Biomedical Ultrasound. In: IEEE Transactions on Ultrasonics, Ferroelectrics, and Frequency Control, Vol. 61, No. 1, January 2014

Treeby, B. E./Budisky, J./Wise, E. S./Jaros, J./Cox, B. T.: Rapid calculation of acoustic fields from arbitrary continuous-wave sources. In: J. Acoust. Soc. Am., Vol. 143, No. 1, 2018, pp. 529 – 537

Tzschätzsch, H./Trong, M. N./Scheuermann, T./Ipek-Ugay, S./Fischer, T./Schultz, M./Braun, J./Sack, I.: Two-Dimensional Time-Harmonic Elastography of the Human Liver and Spleen. In: Ultrasound Med Biol 42, 2016, pp. 2562 – 2571 (DOI: 10.1016/j.ultrasmedbio.2016.07.004)

Varghese, T.: Quasi-Static Ultrasound Elastography. In: Ultrasound Clin 4, 2009, pp. 323 – 338 (DOI: 10.1016/j.cult.2009.10.009)

Weskott, H. P.: B-flow – a new method for detecting blood flow. In: Ultraschall Med 21 (2), 2000, 59 – 65 (DOI: 10.1055/s-2000-319)

Wilkenshoff, U./Kruck, I.: Handbuch der Echokardiographie. Thieme 2008

4 Therapeutischer Ultraschall

Einführung

Jürgen Jenne

Im Vergleich zur Ultraschalldiagnostik ist die therapeutische Anwendung von Ultraschallwellen in der Medizin deutlich weniger verbreitet. Obwohl die therapeutische Nutzung z. B. von hochenergetischem fokussiertem Ultraschall (**HIFU, High Intensity Focused Ultrasound**) bzw. von **Focused Ultrasound Surgery (FUS)** zur gezielten thermischen Ablation von Gewebe schon in den 1940er-Jahren vorgeschlagen (Lynn et al. 1942) und von den Fry-Brüdern in den 1950ern erforscht wurde (Fry et al. 1954, Fry et al. 1955), kam es erst Jahrzehnte später zu einer Anwendung mit kommerziell verfügbaren Therapiegeräten.

Der Durchbruch des therapeutischen Ultraschalls erfolgte mit der Entwicklung der **Lithotripsie** (→ Kap. B I 4.2), also der nichtinvasiven Zertrümmerung von Nierensteinen (→ Kap. A 11.5.1.2.9) mittels Stoßwellen, Mitte der 1980er-Jahre. Daneben hat sich die Ultraschalltherapie in der Physiotherapie als Teil der Elektrotherapie zur Behandlung des Bewegungsapparats etabliert, insbesondere von Muskeln, Sehnen und Gelenken (→ Kap. A 16.6.1.1.5).

Erst mit der Verfügbarkeit des diagnostischen Ultraschalls und der Magnetresonanztomografie (MRT) war die Überwachung und Steuerung der nichtinvasiven lokalen thermischen Ablation von Tumoren mittels HIFU bzw. FUS (→ Kap. B I 4.3) geschaffen. Dies führte allgemein zu einer Zunahme und Intensivierung der Forschung und Entwicklung auf dem gesamten Gebiet des therapeutischen Ultraschalls. Dieser Trend hält unvermittelt an. So hat sich z. B. die HIFU-Therapie des Prostatakarzinoms inzwischen klinisch etabliert und steht den Patienten als Therapieoption in vielen urologischen Therapiezentren zur Verfügung. Des Weiteren bietet HIFU eine Behandlungsoption für Tumoren der Leber, der Knochen, aber auch gutartiger Uterusmyome. Mit Entwicklung des transkraniellen MR-gesteuerten fokussierten Ultraschalls (tcMRgFUS) ist es inzwischen sogar möglich, das Gehirn durch die intakte Schädeldecke mit Ultraschallwellen zu behandeln. Es lassen sich damit gezielt Strukturen thermisch zerstören, um z. B. den Tremor, das „Zittern" von Patienten mit essenziellem Tremor oder der Parkinson-Krankheit nichtinvasiv zu behandeln.

Die große Stärke des therapeutischen Ultraschalls ist sein sehr großes Anwendungsspektrum. Neben der thermischen Ablation ermöglicht hochenergetischer Ultraschall auch eine mechanische Gewebedestruktion. Darüber hinaus können Schallwellen mit geringerer Intensität und bei kürzeren Expositionszeiten eine Reihe hochinteressanter biologischer Wirkungen hervorrufen, die therapeutisch genutzt werden können. So wird die gezielte Stimulation von Nerven möglich oder auch die Heilung von Knochen gefördert.

Wird die Ultraschallexposition mit der Gabe von gasgefüllten Mikrobläschen, sogenannten **Ultraschallkontrastmitteln** (→ Kap. B I 3.3), kombiniert, so können der Transport und die gezielte lokale Aufnahme von Wirkstoffen, wie z. B. Chemotherapeutika, oder genetischen Materials in Zellen deutlich erhöht werden. Die Kombination von Ultraschall mit Mikrobläschen ermöglicht auch eine lokale und transiente Öffnung der Blut-Hirn-Schranke, wodurch sich ganz neue Therapiemöglichkeiten ergeben.

Diese Art von Ultraschall mit niedriger Intensität wird als **LIPUS** (engl. **Low-Intensity Pulsed Ultrasound**) bezeichnet. Sie spielt auch bei verschiedenen Aspekten der Geweberegeneration eine wichtige Rolle (→ Kap. B I 4.4). Aufgrund der vielfältigen Variationsmöglichkeiten der Anwendung von Ultraschallwellen (Amplitude, Frequenz, kontinuierliche oder gepulste Anregung, Pulsform und Anwendungsdauer) gibt es zum Teil große Überlappungsbereiche einzelner Beschallungsparameter zwischen Stoßwellenlithotripsie, HIFU/FUS und LIPUS, die in den folgen Unterkapiteln beschrieben werden.

I

4.1 Grundlegende Ultraschallgewebeeffekte

Jürgen Jenne

Die Wirkung von Ultraschallwellen auf biologisches Gewebe ist sehr komplex und hängt von vielen Parametern des Ultraschallfeldes ab. Grundsätzlich können folgende Ultraschalleffekte unterschieden werden:

- **thermische Effekte** (→ Kap. B I 4.1.1)
- **Kavitation** (→ Kap. B I 4.1.2)
- **nichtthermische, nicht Kavitationseffekte** (NTNC) (→ Kap. B I 4.1.3)

Bild 4.1 verdeutlicht den Zusammenhang zwischen den Parametern des in das Gewebe eingestrahlten Ultraschallfeldes, den hierbei auftretenden physikalischen Phänomenen und den verschiedenen induzierten Gewebeeffekten. Je nach Art der Gewebewirkung werden diese therapeutisch genutzt. Dies führt zu einer Vielzahl unterschiedlicher Therapieansätze für die Behandlung verschiedenster Erkrankungen.

Durch die geeignete Wahl der eingestrahlten Ultraschallparameter können diese Effekte mehr oder weniger gut getrennt im Gewebe hervorgerufen werden:

- Durch lange Expositionszeiten und mäßige Ultraschallintensitäten kann das Gewebe erwärmt werden, ohne dass es zur Ausbildung von Kavitation kommt.
- Durch hohe (negative) Druckamplituden und kurze Pulse kommt es zur Ausbildung von Kavitation und anderen mechanischen Effekten, ohne dass das Gewebe erwärmt wird.
- Signifikante thermische Effekte und Kavitation können durch geringe Druckamplituden und Einwirkzeiten verhindert werden. So treten ausschließlich NTNC-Effekte auf.

4.1.1 Thermische Effekte

Bewegt sich eine Schallwelle durch ein Medium, so wird sie absorbiert (→ Kap. B I 2.2.1.1), d. h., Teile der Ultraschallenergie werden in Wärme umgewandelt. Die hierbei abgegebene Wärmemenge hängt von der Intensität des Ultraschallfeldes und vom Absorptionskoeffizienten des Gewebes ab:

$$Q = -\vec{\nabla}\vec{I} = 2\alpha \cdot \left|\vec{I}\right|$$

Q = Wärmemenge pro Volumenelement und Zeit
I = Intensität
α = Absorptionskoeffizient des Gewebes

Die **Ultraschallabsorption** des Gewebes wurde in Kapitel B I 2.2.1.1 behandelt. Mit zunehmender Frequenz nimmt die Absorption des Gewebes zu (Bild 4.2). Im Bereich von ca. 1 – 10 MHz gilt für den Absorptionskoeffizienten α

$$\alpha(f) = \alpha_0 f^m \tag{4.1}$$

wobei α_0 die Absorption bei 1 MHz ist. m in Abhängigkeit von Gewebe und Orientierung beläuft sich auf Werte zwischen 1 und 1,3.

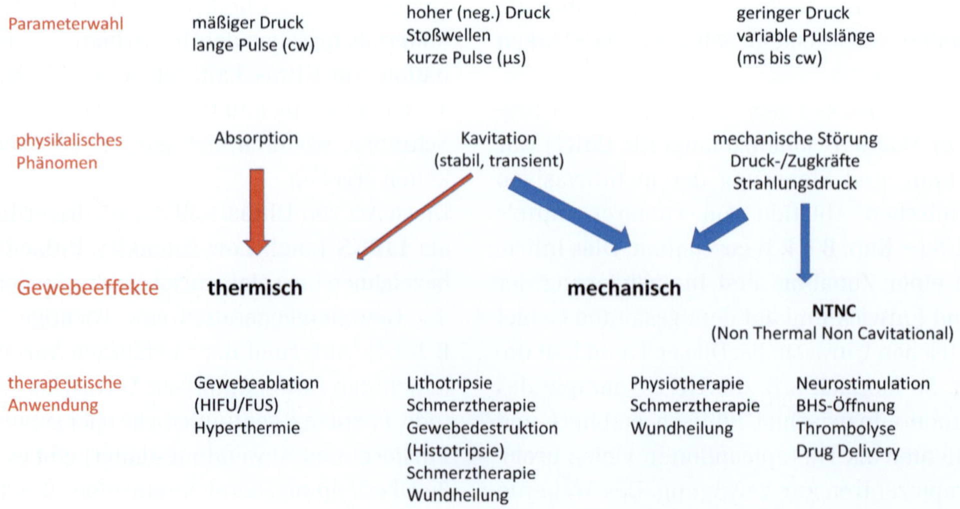

Bild 4.1 Parameter eines eingestrahlten Ultraschallpulses bestimmen die induzierten Gewebeeffekte. Diese können dann therapeutisch genutzt werden.

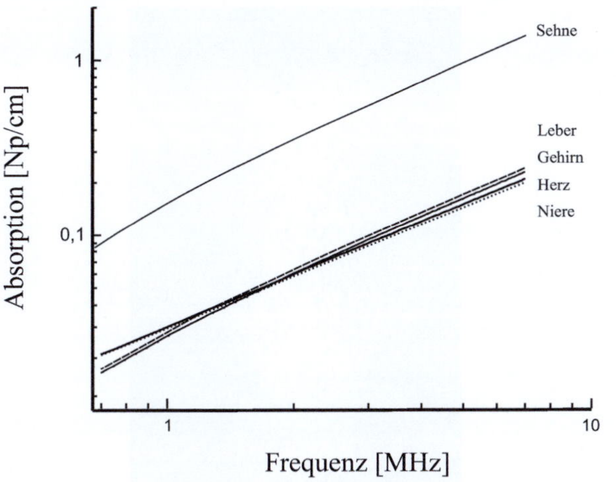

Bild 4.2 Absorption in verschiedenen Geweben in Abhängigkeit von der Frequenz (nach Goss et al. 1979)

Wird eine Stelle im Körper erwärmt, so kommt es zur Ausbildung eines Temperaturgradienten und zu einem Wärmestrom in Richtung der niedrigeren Temperatur. Dieser hält so lange an, bis sich ein Gleichgewichtszustand zwischen Wärmeerzeugung und Wärmeabfluss in die Umgebung eingestellt hat.

Die Wärmeleitung im Gewebe wird durch die **Bio-Heat-Transfer-Gleichung (BHTE)** beschrieben (Pennes 1948):

$$c_v \rho \frac{\partial T}{\partial t} = \lambda \Delta T - W c_v T + q \qquad (4.2)$$

Der Diffusionsterm auf der rechten Seite beschreibt den Wärmetransport aufgrund der thermischen Leitfähigkeit λ des Gewebes. Der zweite Term, der Perfusionsterm, berücksichtigt die Durchblutung des Gewebes, das Wärme abtransportiert. W ist die Perfusionskonstante. Sie gibt die Blutmasse an, die pro Zeit und Volumeneinheit durch das Gewebe transportiert wird. c_v ist die Wärmekapazität des spezifischen Gewebes. q ist der Quellterm der Wärmeerzeugung.

Biologisches Gewebe ist nur in einem begrenzten Temperaturbereich überlebensfähig. Zeitlich längere Temperaturerhöhungen über einen Schwellenwert hinaus führen zum Zelltod. Hierbei hängt die schädigende Wirkung sowohl von der Dauer als auch von der Temperaturerhöhung durch die Exposition ab. In Experimenten wurde folgende Beziehung zwischen verschiedenen Expositionszeiten und Temperaturen gefunden (Sapareto/Dewey 1984):

$$t_1 = t_2 R^{T_1 - T_2} \qquad (4.3)$$

T_1 und T_2 sind zwei unterschiedliche Temperaturen mit den Einwirkzeiten t_1 und t_2. Für den Zelltod wurden die Referenzwerte T = 43 °C und $t43 \geq 240$ min gefunden. Hieraus kann die Zeit berechnet werden, die bei einer vorgegebenen Temperatur notwendig ist, um das Gewebe thermisch zu zerstören (Bild 4.3). Für Temperaturen unter 40 °C sind keine irreversiblen Gewebeeffekte bekannt (Nyborg et al. 1992).

Auf dieser Grundlage wurde von Sapareto und Dewey das Modell der „**Cumulative Equivalent Minutes** at 43 °C“ entwickelt (Dewey 2009). Das Modell erlaubt die Berechnung einer thermischen Dosis aus dem zeitlichen Verlauf der Temperatur.

$$\mathrm{CEM}_{43°\mathrm{C}}(t) = \int_0^t R_{T(\tau)}^{43°\mathrm{C} - T(\tau)} d\tau \text{ mit } R_{T(\tau)} =$$

$$\begin{cases} 0, & T(\tau) \leq 39°\mathrm{C} \\ 0.25, & 39°\mathrm{C} < T(\tau) \leq 43°\mathrm{C} \\ 0.5, & 43°\mathrm{C} > T(\tau) \end{cases} \qquad (4.4)$$

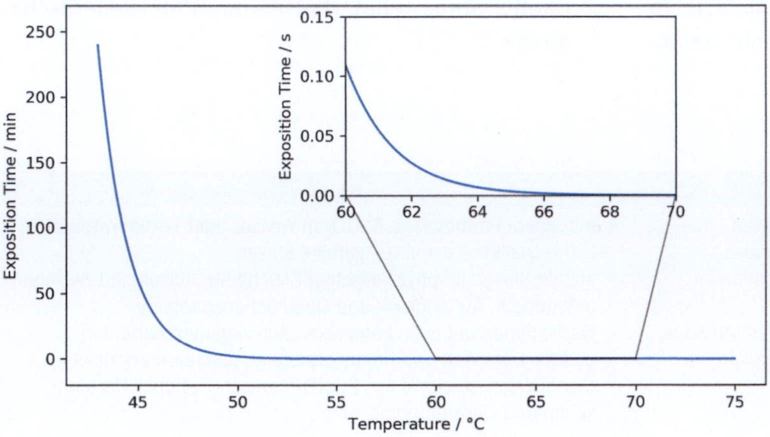

Bild 4.3
Beziehung zwischen Temperatur und Expositionszeit für den Eintritt des Zelltodes (mit freundlicher Genehmigung von Sven Rothlübbers, Fraunhofer MEVIS)

Für die sichere Zerstörung des Gewebes wird ein **CEM43** von 240 angenommen. Diese Gleichung wurde für die Hyperthermie entwickelt und gilt streng genommen nur für Temperaturen von bis zu 46 °C. Bei der Gewebeablation mit HIFU wird das Gewebe sehr kurz auf wesentlich höhere Temperaturen (> 55 °C) erhitzt. Daher wurden z. B. Korrekturen des Parameters *R* vorgeschlagen (Mouratidis et al. 2019).

In der Praxis wird neben der thermischen Dosis auch das Konzept der Schwellenwerttemperatur benutzt, um eine effektive thermische Ablation zu bestimmen. Ab einer solchen Grenztemperatur, z. B. 62 °C, wird das Gewebe unabhängig von der Expositionszeit zerstört (Hill/ter Haar 1995).

4.1.2 Kavitation

Kavitation ist die Bildung, Entwicklung und Dynamik von Hohlräumen bzw. Blasen in flüssigen Medien und deren Kollaps. Kavitationsblasen können in der Unterdruckphase einer Schallwelle entstehen, wenn das Material den Zugkräften nicht mehr standhält, aufreißt und sich ein Hohlraum bildet. So können sich in einem Ultraschalfeld ganze Kavitationsblasenfelder bzw. Kavitationswolken bilden (Bild 4.4). In der Natur kann Kavitation auch durch niedrige Drücke in Flüssigkeitsströmungen entstehen, die sogenannte Strömungskavitation.

Grundsätzlich werden zwei Arten von Kavitation unterschieden: die **transiente** und die **stabile Kavitation** (Tabelle 4.1), wobei der Übergang zwischen beiden fließend ist (Flynn 1964). **Transiente Kavitation**, die manchmal auch als „echte" oder „inertiale" Kavitation bezeichnet wird, tritt in der Regel nur bei höheren Drücken auf und verursacht auch größere biologische Effekte. Je nach „Stärke" des äußeren Schallfeldes können stabil oszillierende Mikroblasen, wie sie z. B. in Ultraschallkontrastmitteln verwendet werden, anfangen zu kollabieren und zu jetten (siehe folgende Ausführungen). In diesem Fall spricht man ebenfalls von transienter Kavitation (engl. *inertial cavitation*)

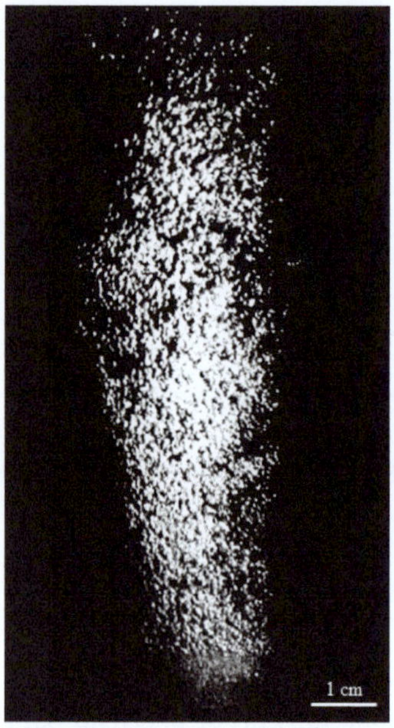

Bild 4.4 Stroboskopaufnahme eines Kavitationsblasenfeldes in gereinigtem und entgastem Wasser, erzeugt von der Stoßwelle eines Lithotripters: p_+ = 60 MPa, p_- = 14 MPa; maximaler Blasendurchmesser: 1,1 mm, Belichtungszeit: 4 µs

Kavitation ist ein Schwellenwertphänomen, d. h., unter sonst konstanten Bedingungen tritt Kavitation erst oberhalb eines bestimmten negativen Drucks auf. Somit kann durch die Wahl eines geringen negativen Drucks das Auftreten von Kavitation vermieden werden.

Die Kavitationsschwelle und das Auftreten von Kavitation sind von vielen weiteren Parametern abhängig:

- **Frequenz:** Die Kavitationsschwelle steigt mit zunehmender Frequenz. In Wasser und Blut zeigt sie eine nahezu quadratische Abhängigkeit (Bild 4.5).
- **Charakteristik des Ultraschallpulses:** Pulsform (Stoß-, Sinuswelle), Pulsdauer, Pulswiederholfrequenz

Tabelle 4.1 Arten der Kavitation

Transiente Kavitation (Inertial Cavitation)	Stabile Kavitation
▪ mit Dampf der umgebenden Flüssigkeit gefüllte Blasen ▪ außerhalb des physikalischen Gleichgewichtszustandes ▪ Oszillation mit rapidem Wachstum und Größenpulsation im äußeren Ultraschallfeld ▪ heftiger Blasenkollaps mit einer Vielzahl von Sekundäreffekten ▪ erzeugt ein typisches breitbandiges akustisches Signal	▪ mit einem Fremdgas, z. B. CO_2 in Wasser oder Perfluorpropan im Ultraschallkontrastmittel, gefüllte Blasen ▪ stabile Blasen im physikalischen Gleichgewichtszustand zwischen Innendruck, Außendruck und Oberflächenspannung ▪ Oszillationen mit auch komplexen Schwingungszuständen ▪ emittiert, je nach Schwingungszustand, diskretes akustisches Signal gegebenenfalls aus Subharmonischen, höher Harmonischen und Ultraharmonischen

- **Temperatur und Umgebungsdruck:** Mit steigender Temperatur nimmt die Kavitationsschwelle ab und die Wahrscheinlichkeit der Blasenbildung zu. Mit zunehmendem Umgebungsdruck nimmt die Kavitationsschwelle zu.
- **Eigenschaften des Mediums:** Dichte, Viskosität, Wärmeleitfähigkeit, Oberflächenspannung, Fremdgasgehalt
- **Kavitationskeime:** Die Nukleation von Kavitationsblasen ist stark von der Anwesenheit sogenannter Kavitationskeime abhängig. Dies können Fragmente kollabierter Blasen sein oder auch raue Grenzschichten und Fremdkörper. Ultraschallkontrastmittel, eine Suspension von gasgefüllten Mikrobläschen, sind ideale Kavitationskeime, da die Mikroblase schon vorhanden ist.
- **Vorgeschichte:** Sobald ein Ultraschallpuls an einer Stelle Kavitation induziert hat, ist die Kavitationsschwelle stark herabgesetzt, sodass weitere Ultraschallpulse auch bei deutlich geringerem negativen Druck Kavitation verursachen.

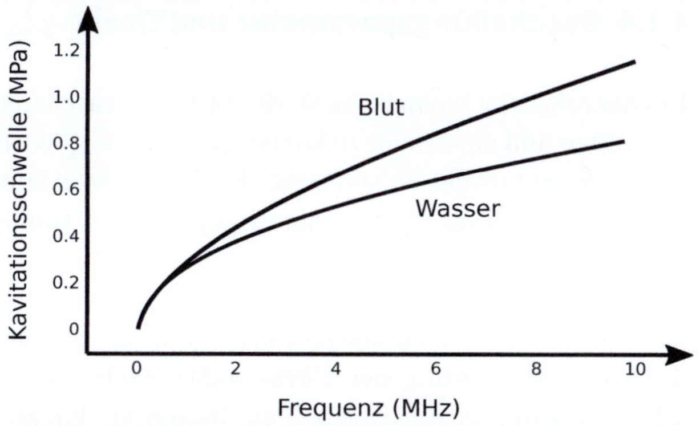

Bild 4.5 Kavitationsschwelle in Abhängigkeit von der Frequenz in Wasser und Blut (modifiziert nach Apfel/Holland 1991)

Kavitationsblasen entziehen dem Ultraschallfeld Energie und konzentrieren sie auf kleinem Raum. Diese Energie wird beim Blasenkollaps freigesetzt, bei dem theoretisch[1] Temperaturen bis zu $T \approx 10^4\,\mathrm{K}$ entstehen und der einige Sekundäreffekte zur Folge haben kann:

- Erzeugung von Stoßwellen (engl. *shock waves*)
- Jetbildung bei nicht symmetrischem Kollaps
- Bildung von Kavitationskeimen (Fragmentation)
- Sonolyse von Wasser (Hydrolyse) und Bildung freier Radikale
- Sonolumineszenz
  Emission von Licht und elektromagnetischer Strahlung

Diese Sekundäreffekte der Kavitation tragen sehr stark zur biologischen Wirkung des Ultraschalls bei.

Das Auftreten von Kavitation kann sehr viele verschiedene Gewebeeffekte hervorrufen. Die wichtigsten Gewebeeffekte sind folgende:

- **Mikroströmungen:** Mikroblasen oszillieren heftig im eingestrahlten Schallfeld. Diese Oszillation kann zu starken lokalen sogenannten Mikroströmungen in der Nähe von Zellmembranen führen (Bild 4.6). Insbesondere bei transienter Kavitation können in der Unterdruckphase des eingestrahlten Ultraschallfeldes die Mikroblasen auf ein Vielfaches ihrer Ausgangsgrößen anwachsen. In den Überdruckphasen werden sie wieder extrem stark komprimiert, d.h., die Blasen pulsieren im Takt des äußeren Feldes in ihrer Größe. Dies führt ebenfalls zu Mikroströmungen und mechanischen Effekten im Gewebe.
- **Blasenkollaps** und **Jetting:** Kollabiert bzw. implodiert eine solche Blase im Bereich einer Grenzschicht, z.B. einer Zellmembran, unsymmetrisch, so bildet sich ein Flüssigkeitsjet aus (Bild 4.7). Da dieser Flüssigkeitsstrahl eine sehr hohe Geschwindigkeit hat und senkrecht auf die Grenzschicht gerichtet ist, kann er die Zellmembran beschädigen.

Kavitation, also die Oszillation der Mikroblasen, die Mikroströmungen und das Blasenjetting, kann in Zellmembranen kurzzeitige Löcher verursachen. Diese Perforation von Zellmembranen durch Kavitation nennt man *Sonoporation*.

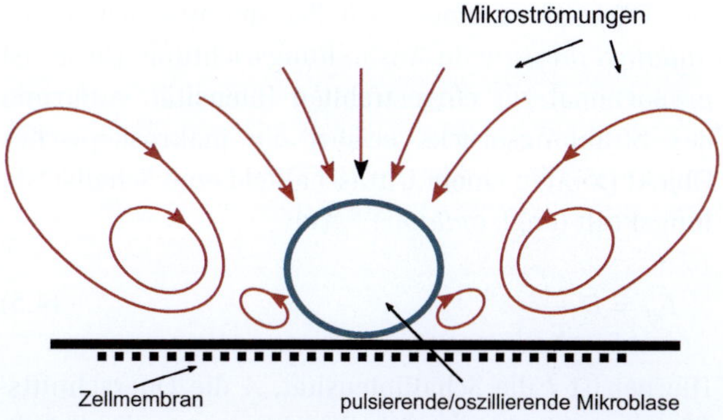

Bild 4.6 Pulsation und Oszillation einer Mikroblase vor einer Zellmembran: Durch die schnelle Bewegung der Mikroblase im Schallfeld entstehen lokal Mikroströmungen (nach Leighton 1997).

---

[1] Erkenntnis aus der Analyse der emittierten Strahlung kollabierender Kavitationsblasen

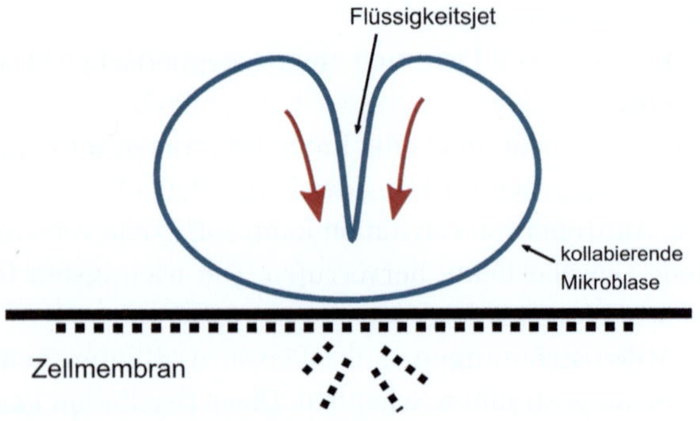

Bild 4.7 Unsymmetrischer Blasenkollaps vor einer Zellmembran: Zwischen Blasenoberfläche und Zellmembran ist wenig Flüssigkeit, die der schnellen Bewegung der Blasenwand folgen könnte. Der Kollaps im oberen Teil der Mikroblase verläuft schneller und die Blasenwand schnürt sich ein. Es kommt zur Ausbildung eines Flüssigkeitsjets, der die Zellmembran im rechten Winkel trifft (modifiziert nach Jenne 2001; vgl. auch Leighton 1997).

4.1.3 Nichtthermische, nichtkavitative Effekte (NTNC-Effekte)

Mechanische Gewebeeffekte können nicht nur durch die Dynamik von Kavitationsblasen hervorgerufen werden, sondern auch von sogenannten nichtthermischen, nichtkavitativen Effekten (**NTNC-Effekten**). Diese basieren auf den mittelbaren und unmittelbaren Wirkungen (Rosenfeld 2003)

- der durch die akustische Welle hervorgerufenen Variationen von Spannung und Dehnung,
- des Schallstrahlungsdrucks und
- der durch den Schallstrahlungsdruck hervorgerufenen „akustischen Strömung" von Flüssigkeiten.

In einem Schallfeld kommt es aufgrund von nichtlinearen Effekten zu einem Schallstrahlungsdruck (engl. *radiation pressure*) in Ausbreitungsrichtung. Dieser ist proportional zur eingestrahlten Intensität. Aufgrund des Strahlungsdrucks erfährt ein makroskopisches Objekt ($\gg \lambda$) in einem Ultraschallfeld eine Schallstrahlungskraft (engl. *radiation force*):

$$F_{RF} = D\frac{AI}{c} \tag{4.5}$$

Hierbei ist I die Schallintensität, A die Querschnittsfläche senkrecht zur Schallstrahlachse, c die Schallgeschwindigkeit und D ein Faktor zwischen 1 (idealer Absorber) und 2 (idealer Reflektor).

Die Kraft F_{RF} auf ein Teilchen ist sehr stark von der Größe des Teilchens im Verhältnis zur Wellenlänge abhängig. Bei kleinen Teilchen, z. B. Mikroblasen, kommt es zusätzlich zu Resonanzeffekten. Diese können durch Strahlungskräfte hohe Beschleunigungen erfahren. Ein Sonderfall sind stehende Wellen, dort können sich Gasblasen je nach Größe aufgrund der Strahlungskraft in Druckbäuchen bzw. in Druckknoten sammeln (Rosenfeld 2003).

Aufgrund der Schallstrahlungskraft entsteht in absorbierenden Flüssigkeiten ein Druckgradient, der eine Gleichströmung zur Folge hat. Diese Strömung wird zur Unterscheidung der durch Kavitation erzeugten Mikroströmung auch Quarzwind genannt. Durch diese Strömung wird der Transport von Teilchen und Wärme gefördert. Darüber hinaus können durch Geschwindigkeitsgradienten besonders im Bereich von Grenzflächen Scherkräfte entstehen (Rosenfeld 2003).

Neben den thermischen und den Kavitationseffekten fallen die biologischen NTNC-Effekte oft nicht auf, da sie relativ schwach ausgeprägt sind. Allerdings gibt es eine Reihe von Anwendungen mit geringen Schallintensitäten, deren Wirkung genau auf die NTNC-Effekte zurückgeführt werden.

4.1.4 Beschallungsparameter und Dosis

Um die mögliche biologische Wirkung des Ultraschalls beurteilen und einordnen zu können, ist eine möglichst genaue Kenntnis des Schallfeldes, der Zielstruktur und der Beschallungsparameter notwendig. Da die Ultraschallwirkung sehr komplex ist, ist ein einfacher, alle Effekte umfassender Dosisbegriff, wie z. B. in der Strahlentherapie, schwer zu fassen (Shaw et al. 2015). Um dennoch die Wirkung der Ultraschalltherapie einzuschätzen, kann der Dosisbegriff auf bestimmte Effekte beschränkt werden, wie z. B. die Wärmedosis (→ Kap. B I 4.1.1).

Die wichtigsten Beschallungsparameter zur Charakterisierung des eingestrahlten Ultraschalls sind folgende:

- Frequenz [Hz]
- Druck [Pa]:
  - Druckamplitude: Dieser Wert ist nur bei kleinen Druckamplituden aussagekräftig, wenn keine nichtlinearen Ausbreitungseffekte auftreten und die Beträge von positiver und negativer Druckamplitude gleich groß sind.
  - p_+: maximaler positiver Druck (engl. *peak positive pressure*)
  - p_-: maximaler negativer Druck (engl. *peak negative pressure*)

- p_{PP}: Wechseldruckamplitude (engl. *peak to peak pressure*)
  Druckdifferenz zwischen maximalem positivem und negativem Druck einer Periode
- Intensität [W/cm²]
  - räumliche und zeitliche Spitzenintensität I_{SPTP} (engl. *spatial peak and temporal peak*)

$$I_{SPTP} = \frac{p^2}{\rho_0 c} = \frac{p^2}{Z} \quad (4.6)$$

  - räumliche Spitzenintensität und zeitlich gemittelte Intensität I_{SPTA} (engl. *spatial peak and temporal average*) mit dem Druck p, der Schallschnelle v, der Periodendauer T und der Schallimpedanz Z
    Streng genommen gilt der rechte Ausdruck nur für harmonische Wellen.

$$I_{SPTA} = \frac{1}{T}\int_0^T pv dt \underset{harm.}{=} \frac{p^2}{2Z} \quad (4.7)$$

  - über eine Fläche und Zeit gemittelte Intensität I_{SATA} (engl. *spatial average and temporal average*)
  - über eine Fläche gemittelter zeitlicher Spitzenwert I_{SATP} (engl. *spatial average and temporal peak*)
- Pulslänge [*s*, *n*]: Zeitdauer oder Anzahl der Perioden eines einzelnen Ultraschallpulses
- Duty Cycle [%]: Verhältnis zwischen Impulsdauer (US ON) und Periodendauer (US ON + US OFF)
- Pulswiederholrate, Pulswiederholfrequenz (PRF, engl. *pulse repetition frequency*) [Hz]: Anzahl der applizierten Pulse pro Zeit
- Anzahl der Ultraschallpulse [*n*]
- Leistung [*P*]: Hier muss zwischen akustischer und elektrischer Leistung unterschieden werden, die über den Wirkungsgrad der Schallquelle verknüpft sind. Diese lässt sich bei vielen HIFU-Therapiegeräten einstellen.
- Energie [*J*]: Hierbei handelt es sich um die während eines Pulses oder während der gesamten Therapie applizierte Gesamtenergie. Nur dieser Wert wird von manchen Therapiegeräten angegeben.

Welche Ultraschallparameter für eine vollständige Charakterisierung einer Therapie notwendig sind, hängt von der Therapie selbst ab. Leider geben die Therapiegeräte den Benutzenden häufig nicht genügend Informationen, um die applizierte Schalldosis ausreichend zu beschreiben.

Neben den vorangehend beschriebenen Schallparametern hängt die Wirkung des eingestrahlten Ultraschalls stark von den akustischen Eigenschaften der verschiedenen Gewebearten und ihrer Anordnung im Schallfeld ab. So kann es z. B. durch Reflexion des Schalls an Grenzschichten zu Knochen oder gasgefüllten Hohlräumen zur Ausbildung von stehenden Wellen kommen, die zur Verstärkung bzw. Abschwächung der Schallparameter und damit zu ungewollten biologischen Effekten führen können.

4.2 Extrakorporale Stoßwellenlithotripsie (ESWL)

Christian Bohris

Bei der extrakorporalen Stoßwellenlithotripsie (**ESWL**) werden Stoßwellen von außen auf einen Stein im Körper fokussiert, um diesen zu zertrümmern. Der Begriff **Lithotripsie** leitet sich von den griechischen Wörtern „Stein“ und „zerreiben“ ab. Das Verfahren wurde für die Urologie entwickelt, um **Harnsteine**, die sich in der Niere bilden, den Harnfluss behindern und zu starken Schmerzen (Nierenkoliken) führen können, in kleine Fragmente von unter 2 mm Größe zu zerkleinern. Diese können danach auf natürlichem Wege mit dem Urin ausgeschieden werden. Das nichtinvasive Verfahren wurde in Deutschland von der Firma Dornier und der Universität München entwickelt und 1980 zum ersten Mal am Patienten erfolgreich angewendet. Wenige Jahre danach hatte sich die ESWL weltweit als Standardverfahren etabliert und wurde seitdem millionenfach angewendet (→ Kap. A 11.5.1.2.9).

4.2.1 Stoßwellen

Mit der **Stoßwelle** oder auch **Schockwelle** beschreibt man eine akustische Welle, deren Druckverlauf einen sprunghaften Anstieg und eine hohe Amplitude aufweist. Bei Lithotriptern wird nach einer Anstiegszeit von wenigen Nanosekunden je nach Energiestufe und Fokussierung der Stoßwellenquelle eine maximale Druckamplitude von typischerweise 20 MPa bis über 100 MPa erreicht. Dem Druckpuls schließt sich ein zeitlich längerer Zuganteil mit geringerer negativer Amplitude an (Bild 4.8). Führt man eine Frequenzana-

I

lyse durch, liegt der Hauptanteil des Energiespektrums um 200 kHz.

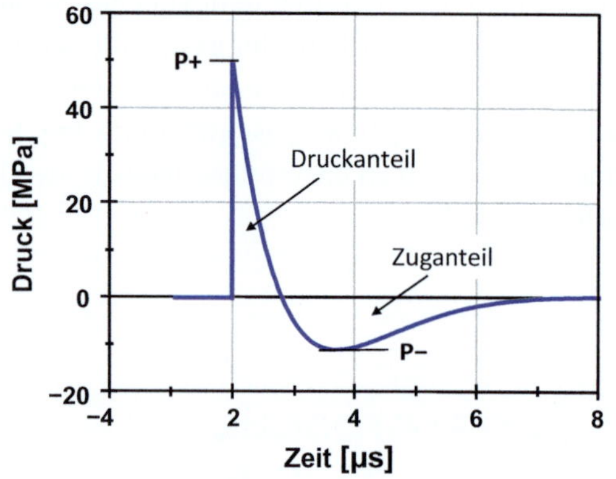

Bild 4.8 Zeitlicher Druckverlauf einer Stoßwelle im Fokus

Bei Lithotriptern, die wie das erste kommerzielle Gerät Dornier HM3 Stoßwellen mit einer Unterwasser-Funkenstrecke erzeugen, beobachtet man die charakteristische steile Stoßfront. Lange dachte man, der sprunghafte Druckanstieg sei für die Zertrümmerung sehr wichtig. Es hat sich allerdings inzwischen gezeigt, dass auch Druckpulse mit etwas längeren Anstiegszeiten (~ 0,1 - 0,3 µs) für die Zertrümmerung geeignet sind. In der Praxis werden diese daher ebenfalls als Stoßwellen bezeichnet, auch wenn sie keine ausgeprägte Stoßfront besitzen.

4.2.1.1 Erzeugung von Stoßwellen

Bei heutigen Lithotriptern werden im Wesentlichen drei unterschiedliche Verfahren zur Erzeugung von Stoßwellen eingesetzt:

- elektrohydraulisches Verfahren (→ Kap. B I 4.2.1.1.1)
- elektromagnetisches Verfahren (→ Kap. B I 4.2.1.1.2)
- piezoelektrisches Verfahren (→ Kap. B I 4.2.1.1.3)

Allen gemeinsam ist, dass die Stoßwellen in Wasser erzeugt und über ein wassergefülltes Koppelkissen in den Patienten geleitet werden (Bild 4.9). Generell handelt es sich um fokussierte Wellen, sodass die Energie pro Fläche am Stein im Fokus besonders hoch ist, aber das Gewebe, das von der Welle durchlaufen wird, nur moderaten Energien ausgesetzt wird.

4.2.1.1.1 Elektrohydraulisches Verfahren

Mit einer Funkenstrecke, die sich in Wasser befindet, wird durch Anlegen einer Hochspannung eine Funkenentladung erzeugt. Die sehr hohe Stromstärke des Durchschlags führt zu einer sich radial expandierenden Plasmablase. Wenn sich die Grenzfläche nur noch mit Schallgeschwindigkeit weiter ausdehnt, wird eine radiale Druckwelle mit Stoßfront an das umgebende Wasser abgegeben. Die Elektrode und damit der Ursprung der sphärischen Welle liegt im Brennpunkt eines elliptischen Metallreflektors. Deren Amplitude nimmt zunächst umgekehrt proportional zum Quadrat des Radius ab. Die Wellenanteile werden am Reflektor schallhart reflektiert. Im zweiten Brennpunkt des abgeschnittenen Ellipsoids addieren sich die Wellenanteile wieder phasenrichtig und erzeugen eine Stoßwelle mit hoher Amplitude. Aufgrund der Randbeugungswelle entsteht eine sich an den Druckpuls anschließende Zugwelle.

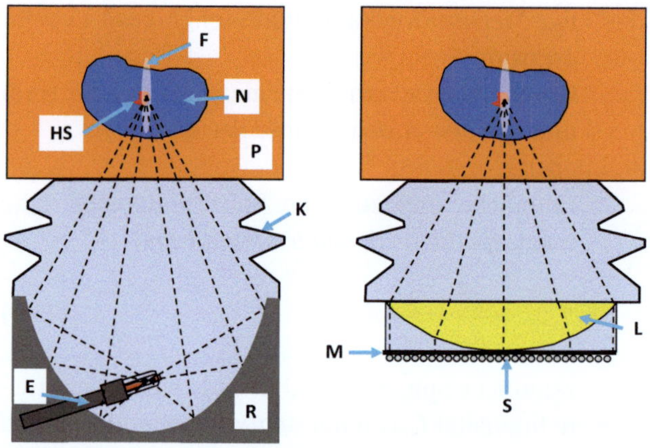

Bild 4.9 Links: Elektrohydraulische Stoßwellenquelle mit Unterwasser-Funkenstrecke **(E)**, elliptischem Reflektor **(R)** und Fokalbereich **(F)**. Schematische Darstellung des Patienten **(P)** mit Niere **(N)** und Harnstein **(HS)**. Akustische Ankopplung mit wassergefülltem Koppelkissen **(K)**. Rechts: Elektromagnetische Stoßwellenquelle mit Flachspule **(S)** und Membran **(M)**. Fokussierung der ebenen Welle mit Linse **(L)**.

Der wesentliche Nachteil dieses Verfahrens besteht darin, dass die Spitzen der Elektroden relativ schnell abgetragen werden und sich ihr Abstand dadurch kontinuierlich vergrößert. Die Amplitude der Stoßwelle im Fokus variiert dadurch stärker und nimmt im Mittel ab, sodass die Anwendenden nach einer oder einigen wenigen Patientenbehandlungen die Funkenstrecke tauschen müssen.

4.2.1.1.2 Elektromagnetisches Verfahren

Die elektromagnetische Stoßwellenquelle verwendet eine Flachspule, auf der eine Metallmembran aufliegt. Durch die Flachspule wird ein hoher Strompuls geleitet, indem ein Kondensator (Energieinhalt etwa 100 J) mit einem schnellen Schalter über die Flachspule entladen wird. Der Strompuls induziert ein Magnetfeld, das in der Membran wiederum gegenläufige Ströme und damit ein entgegengesetztes Magnetfeld erzeugt (lenzsche Regel). Aufgrund der beiden entgegengesetzten Magnetfelder wird die Membran von der Spule stark wegbeschleunigt. Im darüberliegenden Wasser wird eine ebene Druckwelle mit einer Amplitude von wenigen Megapascal (MPa) erzeugt, die mit einer akustischen Linse fokussiert wird. Aufgrund von nichtlinearen Effekten (→ Kap. B I 2.2.4) bei der Ausbreitung durch das Wasser bzw. Gewebe steilt der Druckpuls, der anfangs eher einer sinusförmigen Halbwelle ähnelt, zunehmend auf. Bei niedrigeren Energiestufen bzw. schwacher Fokussierung bildet sich die Stoßfront nicht vollständig aus und der Puls besitzt eine längere Anstiegszeit.

4.2.1.1.3 Piezoelektrisches Verfahren

Mehrere hundert piezoelektrische Elemente mit kreisförmigem Querschnitt (etwa 10 mm Durchmesser) werden auf einem Kugelabschnitt angeordnet. Durch einen Spannungspuls werden die Elemente gleichzeitig angeregt. Durch die geometrische Anordnung überlagern sich die emittierten Pulse phasengleich im Fokus. Ähnlich wie bei dem elektromagnetischen Verfahren kommt es durch nichtlineare Effekte (→ Kap. B I 2.2.4) zur Ausbildung einer Stoßwelle.

4.2.1.2 Charakteristische Schallfeldgrößen von Stoßwellen

Die Charakterisierung von Stoßwellenfeldern ist durch die Norm IEC 61846 festgelegt. Der Fokus ist der Ort, an dem der Spitzendruck des Druckanteils maximal ist (Bild 4.8). Die Fokuszone beschreibt das Volumen, in dem der Spitzendruck mindestens den halben Fokuswert erreicht. Die Fokuszone lässt sich typischerweise durch ein Ellipsoid (Bild 4.9) mit einer langen axialen Achse in Ausbreitungsrichtung und kurzen lateralen Achsen beschreiben. Die Energieflussdichte einer Stoßwelle entspricht der Energie, die pro Flächeneinheit hindurchtritt. Integriert über eine Fläche, typischerweise eine Kreisfläche mit Radius r um den Fokus, ergibt sich die Pulsenergie.
Typische Daten für einen Lithotripter sind in Tabelle 4.2 zusammengestellt.

Tabelle 4.2 Schallfeldgrößen eines Lithotripters (Dornier Delta III mit elektromagnetischer Stoßwellenquelle) bei einer für die ESWL von Harnsteinen typischen Energiestufe

Physikalische Größe	Formelzeichen	Wert
positiver Spitzenschalldruck	$P+$	41 MPa
negativer Spitzenschalldruck	$P-$	-8 MPa
Energieflussdichte	ED	0,44 mJ/mm²
laterale Fokalbreite	f_x, f_y	6,0 mm
axiale Fokalausdehnung	f_z	60 mm
Pulsenergie: Energie, die durch eine Fläche mit 12 mm Durchmesser transmittiert wird (r = 6 mm)	E (12 mm)	32 mJ

4.2.1.3 Wechselwirkung von Stoßwellen mit dem Stein

Ein Harnstein von 7 bis 12 mm Größe bedarf etwa 1000 - 3000 Stoßwellen bis zur vollständigen Zertrümmerung (Restfragmente kleiner 2 mm). Typischerweise zerbricht der Stein nach einigen hundert Stoßwellen in mehrere größere Fragmente, die danach sukzessive zerkleinert werden (Bild 4.10). Mehrere Effekte tragen dazu bei, die von Größe, Geometrie und mechanischen Eigenschaften des Steins bzw. der Steinfragmente und dessen Umgebung (Gewebe oder Urin) abhängen (Smith et al. 2012).

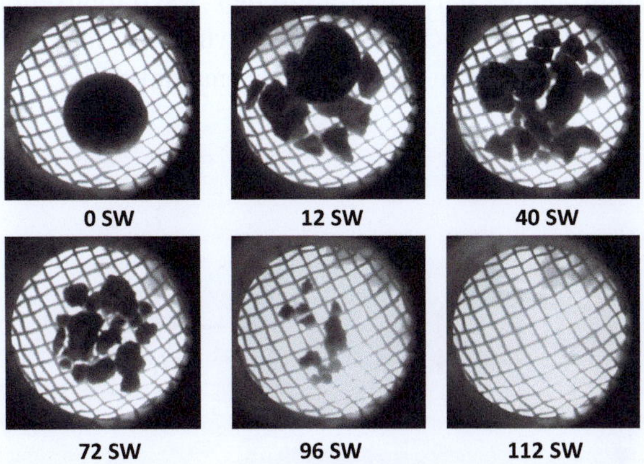

Bild 4.10 Lithotripsie einer Gipskugel in einem Körbchen (2 mm Maschenweite): Die Bildserie zeigt die mit der Zahl der applizierten Stoßwellen (SW) fortschreitende Zertrümmerung, bis alle Fragmente durch die Maschen des Körbchens gefallen sind.

Trifft die Stoßwelle auf einen Stein, wird sie an der Eintrittsfläche teilweise reflektiert und teilweise transmittiert. Der transmittierte Anteil übt im Stein Druck- und Zugspannungen aus. An der Steinrückseite kommt es wieder zu einer Reflexion/Transmission. Da es sich an

I

der Rückseite um eine schallweiche Reflexion handelt, d. h., die Druckwelle mit hoher Amplitude nach Phasenumkehr zu einer Zugwelle wird, treten wegen Überlagerung der Wellenanteile im Stein besonders hohe negative Druckamplituden in einem gewissen Abstand von der Steinrückseite auf, die die Festigkeit des Steins übersteigen (Hopkinson-Effekt).

Da die Amplitude der Stoßwelle lateral zum Fokus stark abfällt, liegt ein Druckgradient quer zur Ausbreitungsrichtung vor, der im Stein zu Scherspannungen führt. Auch am Rand des Steins kommt es zu starken Spannungen, da die Wellenanteile im Stein denen außerhalb wegen unterschiedlicher Schallgeschwindigkeiten vorauseilen.

Der negative Zuganteil der Stoßwelle kann im Urin, der eine gegenüber Gewebe geringere Kavitationsschwelle besitzt, Kavitationsblasen in der Nähe des Steins bilden. Kollabierende Kavitationsblasen greifen die Oberfläche der Fragmente an und tragen so zur Feinfragmentation bei.

In der Umgebung des Fokus kann sich aber auch **Kavitation** im Blut von Gefäßen bilden. Die dadurch verursachten Hämatome in der Niere stellen eine relevante Nebenwirkung der ESWL dar. Aus diesem Grund sollte die Pulswiederholrate niedrig sein, damit möglichst wenige Mikrobläschen nach einem Blasenkollaps zurückbleiben, die für eine nachfolgende Stoßwelle Kavitationskeime darstellen und den Kavitationseffekt verstärken. Je nach Energiestufe wird eine maximale Pulswiederholrate von 1 bis 2 Hz empfohlen.

Trotz der hohen Amplituden spielen thermische Effekte bei der ESWL keine Rolle. Wegen der niedrigen Pulswiederholrate ist die auf den Fokusbereich applizierte mittlere akustische Leistung von < 0,1 W sehr niedrig. Darüber hinaus ist die Absorption bei 200 kHz – etwa dem Maximum des Frequenzspektrums der Stoßwelle – relativ gering.

4.2.2 Klinische Anwendung der Lithotripsie

4.2.2.1 Lithotriptersysteme

Es gibt eine Vielzahl von Lithotriptersystemen auf dem Markt. Je nach Ausführung wird die Stoßwellenquelle mit dem Koppelkissen (Bild 4.9) durch einen Tragarm entweder an einer festen Position oder – mit entsprechend aufwendiger Mechanik – im manuell oder elektrisch einstellbaren Winkel gehalten. Der Wasserdruck im Koppelkissen lässt sich so regeln, dass ein guter Kontakt zum Körper bei unterschiedlicher Eindringtiefe hergestellt wird. Um Kavitation im Kissen zu verhindern, sollte das Wasser kontinuierlich entgast werden. Generell wird der Stein entweder mit einem Röntgen-C-Bogen (→ Kap B II 2.1.5.5) oder diagnostischem Ultraschall geortet (Bild 4.11). Die Bildgebungseinheiten können entweder als separate Module mit dem Lithotripter verbunden werden, aber auch fest in den Lithotripter integriert sein. Der Patient wird mit einer motorisch angetriebenen Liege so positioniert, dass der Stein im Fokus der Stoßwellenquelle zum Liegen kommt.

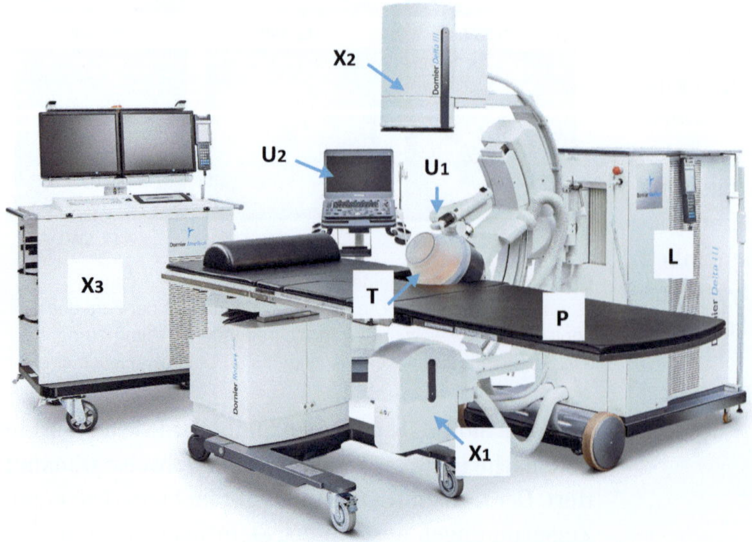

Bild 4.11
Modernes Lithotriptersystem Dornier Delta III – Lithotripter **(L)** mit Therapiekopf **(T)**: Für die Steinortung steht ein Röntgensystem mit Röntgenquelle **(X1)**, Bilddetektor **(X2)** sowie Monitorwagen mit Steuereinheit **(X3)** sowie ein Ultraschallsystem mit Transducer **(U1)** sowie Scanner **(U2)** zur Verfügung. Der Patient bzw. der Stein wird mit einer Liege **(P)** positioniert.

4.2.2.2 Ablauf einer ESWL bei Harnsteinen

Analgosedierung

Während der ESWL-Behandlung von 20 bis 40 min Dauer sollen die Patienten möglichst stabil und mit flacher Atmung liegen, sodass der Stein gut im Fokus getroffen wird. Da die Stoßwellen Schmerzen verursachen, wird eine mehr oder weniger starke Analgosedierung, in manchen Fällen auch eine Vollnarkose, durchgeführt. Dabei werden verschiedene Patientenparameter (EKG, Sauerstoffsättigung, Blutdruck) überwacht.

Steinortung

Die Patienten werden auf der Liege meist in Rückenlage vorpositioniert. Das Koppelkissen des Therapiekopfes wird mit Ultraschallgel blasenfrei an den Patienten angekoppelt. Beim Dornier Delta III lässt sich die Ankopplung mithilfe einer kleinen Videokamera, die im Therapiekopf integriert ist, überprüfen. Der Stein wird nun mithilfe von Ultraschall- oder Röntgenbildgebung auf den Fokus der Stoßwelle eingestellt. Dazu wird der Patient auf der Liege in den drei Raumachsen so gefahren, dass der Stein im Fokus, der auf dem Monitor als Fadenkreuz eingeblendet ist, positioniert ist.

Behandlung

In der Regel wird mit einer niedrigen Stufe beginnend die Stoßwellenenergie in mehreren Stufen erhöht. Die maximale Stufe wird je nach Fall und auch Schmerzakzeptanz der Patienten individuell gewählt. Die benötigte Dosis hängt neben der Härte und Größe des Steins auch von der Steinlage und Eindringtiefe ab. Um Hämatome zu vermeiden, sollten bei Nierensteinen Energiestufe und Pulswiederholfrequenz entsprechend begrenzt werden. Besondere Vorsicht gilt bei der Behandlung von Patienten mit Vorerkrankungen und Kindern.

Während der ESWL wird die Position des Steins zum Fokus regelmäßig mit Bildgebung überprüft und auf Zeichen beginnender Fragmentation geachtet. Auch wenn es Fälle gibt, in denen sich der Stein im Bild zunehmend schwächer darstellt und gegebenenfalls ganz verschwindet, ist dies nicht die Regel. Ob der Stein ausreichend fragmentiert ist, ist während oder unmittelbar nach Behandlung oft nicht zu sagen.

4.2.2.3 Ausblick

Trotz der guten klinischen Ergebnisse bei vergleichsweise geringen Nebenwirkungen verliert die ESWL in Deutschland zunehmend an Bedeutung. Immer häufiger werden die Harnsteine stattdessen endoskopisch (→ Kap. A 11.5.2.7) behandelt. Die flexiblen Endoskope werden über die Harnröhre und Blase bis zum Stein im Harnleiter oder in der Niere geschoben. Unter Sichtkontrolle können die Steine mittels Laserlithotripsie (→ Kap. A 11.5.2.7) in etwa 3 - 4 mm kleine Teile zertrümmert werden, die dann mit einem Körbchen herausgezogen werden können. Alternativ werden die Steine bei hohen Laserleistungen in sehr kleine Fragmente zerkleinert (Dusting). Auch wenn der endoskopische Eingriff unter Vollnarkose invasiver als die ESWL ist und entsprechend etwas mehr Nebenwirkungen beobachtet werden, wird das endoskopische Verfahren von vielen Anwendern heute bevorzugt. Die Zahl notwendiger Wiederholungsbehandlungen ist verglichen mit der ESWL meist geringer.

4.2.3 Weitere klinische Anwendungen der ESWL

Weitere klinische Anwendungen der ESWL sind folgende:

- Steine in Gallenblase und Gallengang (→ Kap. A 8.5.1.7)
- Steine im Pankreas und Pankreasgang (→ Kap. A 9.5.2.5)
- Störungen der Knochenbruchheilung (Pseudoarthrosen) (→ Kap. A 16.6.1.1.5)

4.3 Hochintensiver fokussierter Ultraschall (HIFU/FUS)

Jürgen Jenne

Der Begriff *High Intensity Focused Ultrasound* (HIFU) ist ein Sammelbegriff, der die Verwendung von fokussiertem Ultraschallfeldern hoher Intensität zu therapeutischen Zwecken bezeichnet. Die Fokussierung des Ultraschallfeldes ermöglicht einerseits eine lokal begrenzte

I

und präzise Anwendung und andererseits die Erzeugung sehr hoher Energiedichten im Fokus des Schallfeldes. So ist mit HIFU meist die lokale thermische Ablation von Gewebe gemeint, die auch seltener als FUS, *Focused Ultrasound Surgery*, bezeichnet wird. FUS kann aber auch nur für *Focused Ultrasound* stehen, ein Oberbegriff, der auch die Anwendung niedriger Intensitäten einschließt.

4.3.1 Erzeugung fokussierter Ultraschallfelder

Im Bereich HIFU und FUS werden piezokeramische Ultraschallwandler, auch als (US-)Wandler oder auch (US-) Transducer bezeichnet, eingesetzt, deren Ultraschallfeld auf verschiedene Weisen fokussiert wird (Bild 4.12):

- **Geometrische Fokussierung**
  Hierbei wir das piezoelektrische Material so geformt bzw. angeordnet, dass ein fokussiertes Ultraschallfeld erzeugt wird. Meist werden sphärische Keramiken eingesetzt, deren Krümmungsradius der Brennweite entspricht. Für spezielle Anwendungen, die z. B. einen größeren Fokusbereich benötigen, können auch andere fokussierende Formen gewählt werden.
- **Fokussierungslinsen**
  Das Feld einer planen Piezoscheibe wird hierbei durch eine akustische Sammellinse fokussiert. Da die Transducer in der Regel in Wasser abstrahlen, sind die meisten Sammellinsen, deren Material eine höhere Schallgeschwindigkeit als Wasser hat, konkav geformt. Wählt man eine Seite der Linse plan, kann man diese direkt mit der Piezokeramik verkleben und hat gleichzeitig eine Impedanztransformation. Linsen können aber auch das schon fokussierte Schallfeld formen. Als Linsenmaterial werden oft Kunststoffe verwendet, die sich drucken lassen und somit nahezu jede Form annehmen können. So wird es möglich, die Verzerrung eines fokussierten Schallfeldes, z. B. beim Durchgang durch den Schädelknochen, zu kompensieren (Maimbourg et al. 2018, vgl. auch Kap. B I 2.2.2.4).
- **Elektronische Fokussierung**
  Hierzu ist ein sogenannter Phased-Array-Ultraschallwandler notwendig, der aus vielen Einzelelementen aufgebaut wird. Diese Einzelelemente werden phasenversetzt angeregt, sodass aufgrund der Interferenz der emittierten Ultraschallwellen ein fokussiertes Ultraschallfeld entsteht. Wie in der Diagnostik lässt sich hiermit auch die Position des Schallfokus dynamisch verändern (*Beam Steering*). Darüber hinaus ermöglicht die Phased-Array-Technik, das Schallfeld zu formen, um z. B. das Fokusvolumen zu vergrößern (→ Kap. B I 2.4.4).

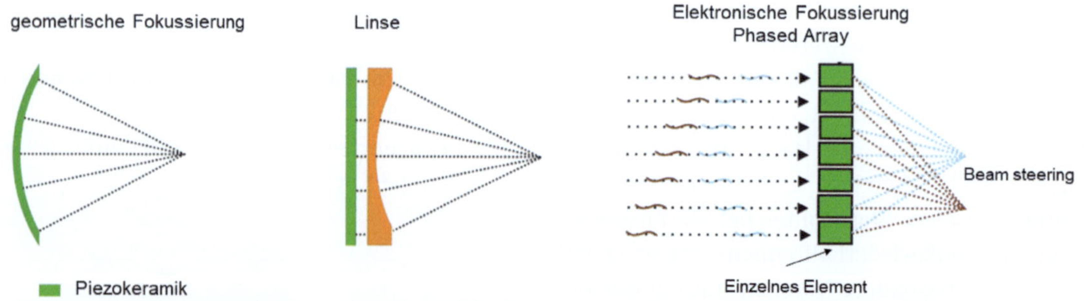

Bild 4.12 Erzeugung fokussierter Ultraschallfelder

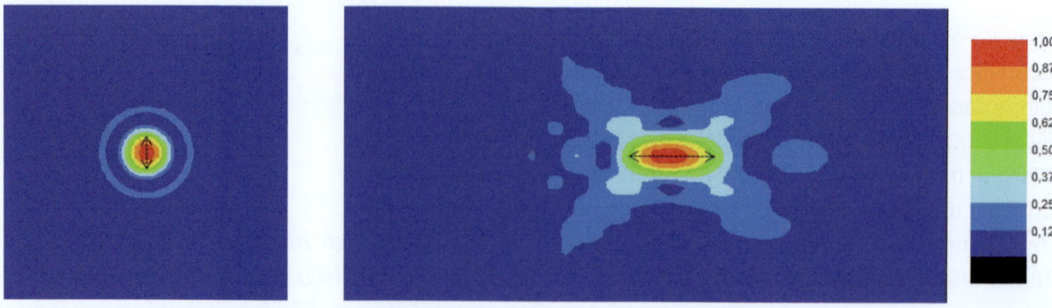

Bild 4.13 Druckverteilung, Querschnitt und Längsschnitt eines fokussierten Ultraschallfeldes: Der Ultraschallwandler hatte einen Durchmesser von 60 mm und eine Brennweite von 67 mm. Die Nebenmaxima sind deutlich zu sehen. Die Pfeile zeigen den -6-dB-Fokusbereich (1,8 mm × 8 mm). Es sind relative Einheiten angegeben.

Aufgrund der im Vergleich zur Optik großen Wellenlänge kann der Ultraschallfokus nicht mehr als punktförmig angesehen werden, sondern hat eine gewisse Größe, den Fokusbereich. Häufig definiert man die Fokuszone als den Bereich, in dem die Intensität des Schallfeldes auf -3 dB, also die Hälfte der Maximalintensität, gefallen ist. In der Literatur wird oft auch die -6-dB-Zone angegeben, in der der Druck auf die Hälfte und die Intensität auf ¼ abgefallen sind (Bild 4.13).

Die Fokusgröße hängt von der Wandlergeometrie und insbesondere vom Verhältnis des Durchmessers bzw. des Radius zur Brennweite ab. Eine sphärisch geformte Piezokeramik erzeugt einen länglichen, rotationsellipsoidalen Fokus, der oft als zigarrenförmig beschrieben wird. Grundsätzlich ist die Größe des Fokus beugungsbegrenzt und kann nicht beliebig verkleinert werden. Für den Radius r_0 und die Länge l_f (siehe Bild 4.14, vgl. Kuttruff 1988) ergeben sich

$$r_0 \approx 0{,}257\,\frac{\lambda f'}{a} \tag{4.8}$$

$$l_f \approx 1{,}8\,\lambda\left(\frac{f'}{a}\right)^2 \tag{4.9}$$

Hierbei ist λ die Wellenlänge, a der Radius des Wandlers und f' die Brennweite.

Der maximale Druck $p_{\max}$ eines solchen Feldes im Fokus (Cline et al. 1995) kann mit

$$p_{\max} = \frac{ka}{R}\sqrt{\frac{ZP}{2\pi}} \tag{4.10}$$

abgeschätzt werden (mit der Wellenzahl $k = 2\pi/\lambda$, dem Radius a, und dem Krümmungsradius der sphärischen Piezokeramik $R = f'$, der Impedanz des Mediums und der akustischen Leistung P). Die Verstärkung der Intensität durch die Fokussierung ist hierbei

$$G = \frac{k^2 a^4}{4R^2} \tag{4.11}$$

In den meisten Fällen, insbesondere bei komplexen Phased-Array-Wandlern, müssen die Ultraschallfelder numerisch aus der Geometrie des Aufbaus berechnet werden. Nur für wenige Fälle gibt es analytische Lösungen. Es gibt einige frei verfügbare Programme zur Berechnung akustischer und thermischer Felder wie k-wave (Treeby/Cox 2010), mSound (Gu/Jing 2021) und FOCUS (Zeng/McGough 2008). Ein Überblick über die gängigen Modellierungsmethoden ist in Gu/Jing 2015 zusammengefasst.

4.3.2 Ultraschallwandler für HIFU und FUS

In Kapitel B I 2.3.2 wurde der Aufbau diagnostischer Schallwandler erläutert. Die grundlegenden Prinzipien gelten ebenso für Hochleistungsultraschallwandler, auch wenn andere Aspekte als bei der Diagnostik in den Vordergrund rücken. Für die thermische Ablation müssen die Wandler fokussierten, kontinuierlichen Ultraschall (engl. *Continuous Wave*, CW) mit hohen Leistungen erzeugen, was bei der Auswahl der Materialien, der Geometrie und der elektrischen Ansteuerung berücksichtigt werden muss.

In Bild 4.14 ist der Aufbau eines sphärisch geformten Ultraschallwandlers mit festem Fokus skizziert. Diese Art von Wandler ist weit verbreitet, sehr robust und einfach elektrisch anzusteuern. Die wichtigsten Elemente sind folgende:

- **Piezokeramik**
  Die Hochleistungspiezokeramiken können in beliebiger Form – als Platte, Zylinder oder in einer fokussierenden Geometrie – hergestellt werden. Zum Beispiel werden sogenannte „harte" Bleizirkonat-Bleititanat-Werkstoffe PZT verwendet, die der großen elektrischen und mechanischen Belastung standhalten. Diese haben einen hohen piezoelektrischen Kopplungsfaktor, eine hohe Güte und niedrige dielektrische Verluste. Die Keramiken führen Dickenschwingungen aus und werden in Resonanz bei ihrer Grundfrequenz oder der zweiten harmonischen Frequenz betrieben. Da die Resonanzfrequenz von der Dicke der Keramik abhängt, können die Materialien bei höheren Frequenzen so dünn werden, dass größere Elemente z. B. durch ein Backing auf der Rückseite oder durch eine Anpassung auf der Vorderseite stabilisiert werden müssen. Beide Seiten der Keramik sind, durch Sputtern oder Siebdruck, leitend beschichtet. Diese Elektroden werden mit dem elektrischen Signal beaufschlagt. Hierbei muss bei großflächigen Keramiken auf eine gleichmäßige Stromverteilung geachtet werden.
- **Akustische Anpassung**
  Damit möglichst viel akustische Leistung von der Piezokeramik in das Ankoppelmedium, meist Wasser, abgegeben wird, wird diese in Abstrahlrichtung mit einer oder mehreren Anpassschichten zur Impedanztransformation versehen. Für eine möglichst verlustfreie Ankopplung werden $\lambda/4$ dicke Anpassschichten mit einer Impedanz von

$$Z_{\lambda/4} = \sqrt{Z(\mathit{Piezokeramik}) \cdot Z(\mathit{Ankoppelmedium})}$$

I

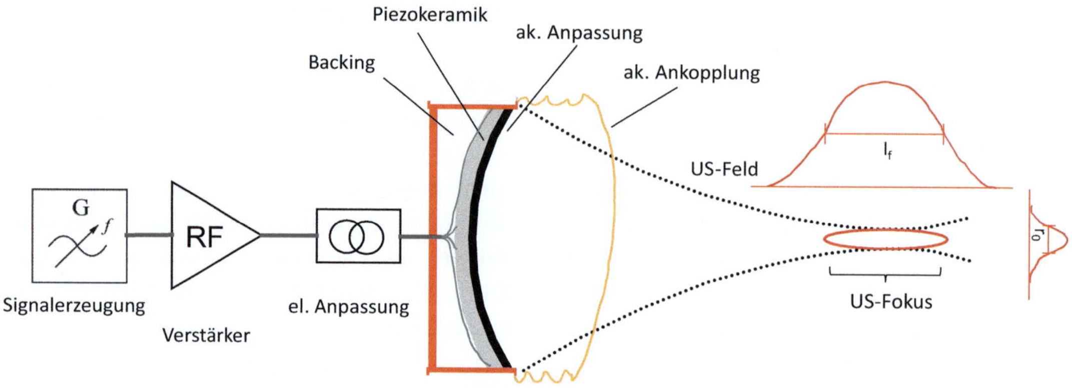

Bild 4.14 Schematischer Aufbau eines Ultraschallwandlers mit geometrischer Fokussierung

verwendet (Millner 1987, vgl. auch Kap. B I 2.2.2.3). Diese bestehen oft aus Kunstharzen, die zur Einstellung der akustischen Impedanz mit Metallstäuben, z. B. Wolfram, versehen werden. Diese Anpassung ist schmalbandig. Um eine höhere Bandbreite zu erreichen, können verschiedene $\lambda/4$-Anpassschichten aus unterschiedlichen Materialien kombiniert werden.

- **Backing**
  Um die Abstrahlung des Ultraschalls in eine Richtung zu optimieren, ist eine vollkommene akustische Fehlanpassung auf der Rückseite der Piezokeramik vorteilhaft. Am einfachsten wird diese erreicht, wenn die Rückseite der Piezokeramik aus Luft besteht, sogenanntes *Air-Backing*. Alternativ lassen sich aber auch Materialien mit von der Piezokeramik abweichender Impedanz verwenden. Diese können die Piezokeramik mechanisch stabilisieren und über integrierte Kühlkanäle kühlen. In diesem Fall ist eine gute Impedanzanpassung in Auskoppelrichtung besonders wichtig.
- **Akustische Ankopplung des Wandlers**
  Die akustische Ankopplung des Therapiewandlers an die Hautoberfläche erfolgt in der Regel mithilfe eines flüssigen Ankoppelmediums, meist entgastem Wasser, das mit einem Balg oder einer Membran abgegrenzt wird. Durch die Dicke des Ankoppelmediums kann bei Wandlern mit einem festen Fokus die Tiefe der Fokuslage von der Körperoberfläche aus eingestellt werden. Die Membran muss zudem noch mit Ultraschallgel oder mit Wasser gut an die Hautoberfläche angekoppelt und vor Austrocknung während der Applikation geschützt werden.
  Die Ankoppelflüssigkeit selbst erfüllt noch einen anderen Zweck. Sie kühlt sowohl die Wandleroberfläche als auch die Haut an der Ankoppelstelle.
- **Elektronische Ansteuerung**
  Für HIFU- und FUS-Anwendungen wird ein Continuous-Wave-Sinussignal mit der Resonanzfrequenz auf die Ultraschallwandler gegeben. Je nach Größe des Wandlers und Eindringtiefe in das Gewebe muss die Leistung mehrere 100 W betragen. Um die Verluste möglichst gering zu halten, erfolgt eine Anpassung der elektrischen Impedanz zwischen Wandler und Verstärker.

Bild 4.15 zeigt einen kleinen HIFU-Wandler mit einer festen Fokusgeometrie. Diese werden in einigen Therapiegeräten seit Jahren klinisch eingesetzt. Sie sind mechanisch sehr robust, haben einen hohen Wirkungsgrad und kommen mit einer sehr einfachen elektrischen Ansteuerung aus, weshalb sie vergleichsweise kostengünstig produziert werden können.

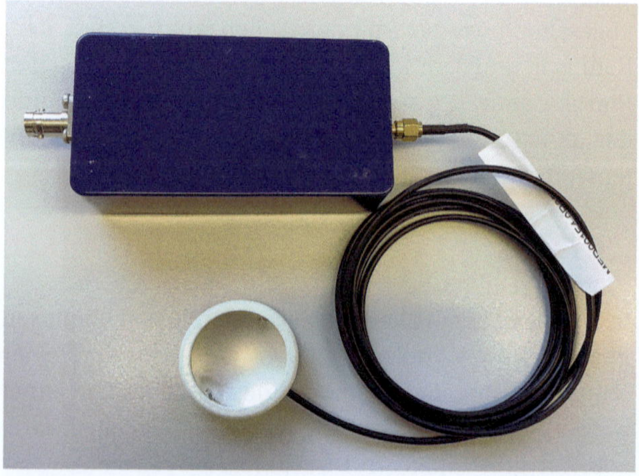

Bild 4.15 Sphärischer Ultraschall-Transducer mit elektrischer Anpassung: Der MR-kompatible Transducer von Medsonic LTD, Zypern (*http://www.medsonic.com.cy*) hat einen Durchmesser von 35 mm und eine feste Brennweite von ebenfalls 35 mm. Die Grundfrequenz ist 4,0 MHz.

Allerdings ist es bei vielen Anwendungen vorteilhaft, wenn der Fokusabstand dynamisch verändert oder ein Zielvolumen ohne mechanische Verfahrung des Wandlers abgedeckt werden kann. Daher werden zunehmend Phased-Array-Wandler eingesetzt. Damit kann der Fokus des Feldes räumlich positioniert (engl. *Beam Steering*) und in der Form variiert werden (engl. *Beam Shaping*). Darüber hinaus wird es möglich, durch Anpassung der Schallfeldgeometrie Feldverzerrungen, z.B. beim Durchgang des Schallfeldes durch den Schädelknochen, zu korrigieren.

Beim Aufbau eines **Phased-Array**-Wandlers müssen einige grundlegende Dinge berücksichtigt werden:

- **Anzahl und Größe der Einzelelemente**
  Um einen großen Schwenkbereich und eine ideale Feldformung zu erreichen, sollte der Durchmesser der einzelnen Wandlerelemente im Bereich der Wellenlänge liegen. Auf der anderen Seite ist zur Erzeugung einer hohen akustischen Leistung eine große aktive Wanderfläche und je nach Anwendung auch eine große Apertur des Wandlers notwendig. Dies würde zu einer viel zu hohen Zahl an Elementen führen, sodass hier ein Kompromiss zwischen Größe und Anzahl der Einzelelemente eingegangen werden muss. Inzwischen gibt es Phased-Array-Wandler mit einigen tausend Elementen.
- **Anordnung und Verteilung der Elemente**
  Je nach gewünschter Schallfeldgeometrie werden die Einzelelemente schon in einer fokussierenden Form angeordnet, z.B. auf einem Teil einer Kugelschale. Ein Spezialfall ist die Anordnung von konzentrischen Ringelementen. Mit diesen *Annular Arrays* ist nur eine Verschiebung des Fokus entlang der Symmetrieachse möglich.
  Auch die räumliche Verteilung der einzelnen Elemente ist von großer Bedeutung. Ist der Abstand der einzelnen Elemente (*Pitch*) größer als $\lambda/2$, kommt es, bei einer fertigungstechnisch günstigen symmetrischen Anordnung der Wandlerelemente, aufgrund des räumlichen Aliasing-Effekts zur Ausbildung von Nebenkeulen im Ultraschallfeld (engl. *Grating Lobes*). Um dies zu verhindern, müssen die einzelnen Elemente unsymmetrisch angeordnet werden. Dies kann durch eine „pseudo"-zufällige (engl. *random*) Verteilung der Elemente oder durch eine Anordnung wie auf einer vollkommen unsymmetrischen Fibonacci-Spirale erfolgen.
- **Elektrische Ansteuerung**
  Im Gegensatz zu einem Single-Element-Transducer benötigt ein Phased Array eine Vielkanalelektronik, um alle Elemente separat mit einem elektrischen Signal zu versorgen. Zudem muss eine Steuerelektronik alle Kanäle steuern und kontrollieren. Wichtig sind hier schnelle Umschaltzeiten der Phasenverteilung der Elemente, um z.B. mit dem Ultraschallfokus einer Organbewegung zu folgen. Aufwendigere Lösungen ermöglichen es, neben der Phase auch die Intensität und die Frequenz der Einzelelemente einzustellen.

4.3.3 Ablation von Gewebe

Die weitaus häufigste Anwendung von kontinuierlichem fokussiertem Ultraschall ist die gezielte lokale **thermische Ablation von Gewebe** (HIFU, FUS), wie sie z.B. zur Therapie des Prostatakarzinoms (→ Kap. A 12.5.2.2.1), von gutartigen Uterusmyomen (→ Kap. A 12.3.4.1.3) oder auch des Gehirns Anwendung findet. Eine alternative Ablationsmethode, die zurzeit in ersten Studien klinisch evaluiert wird, ist die lokale mechanische Destruktion von Gewebe, *Histotripsy* bzw. *Boiling Histotripsy*.

Im Folgenden werden die Grundzüge beider Ablationsmethoden dargestellt und danach auf einige klinische Anwendungen exemplarisch eingegangen.

4.3.3.1 HIFU und Focused Ultrasound Surgery (FUS)

Das Prinzip der thermischen Gewebeablation mit HIFU ist in Bild 4.16 verdeutlicht. Ein stark fokussiertes Schallfeld wird durch die intakte Haut in den Köper eingekoppelt. Im Fokusbereich kommt es aufgrund der hohen Ultraschallintensität zu einer Erwärmung des Gewebes und innerhalb von Sekunden zur thermisch induzierten Denaturierung der Eiweiße im Gewebe und zur Ausbildung einer Koagulations-Nekrose, die auch als (Gewebe-)Läsion bezeichnet wird. Das Gewebe zwischen dem Schallwandler und dem Zielgebiet wird aufgrund der geringen Energiedichte des Schallfeldes nur schwach erwärmt und bleibt intakt. Somit ist es möglich, Gewebe im Körperinnern vollkommen nichtinvasiv, von außerhalb des Körpers, zu zerstören. Aufgrund des großen Gradienten des Schallfeldes im Fokusbereich sind die Gewebeläsionen scharf begrenzt, sodass der Randbereich zwischen zerstörtem und intaktem

Gewebe nur einige Zellschichten beträgt. Aufgrund ihrer hohen Präzision wird diese Art der Gewebeablation bei bestimmten Anwendungen auch als Focused Ultrasound Surgery (FUS), also als eine andere Art der Chirurgie, bezeichnet.

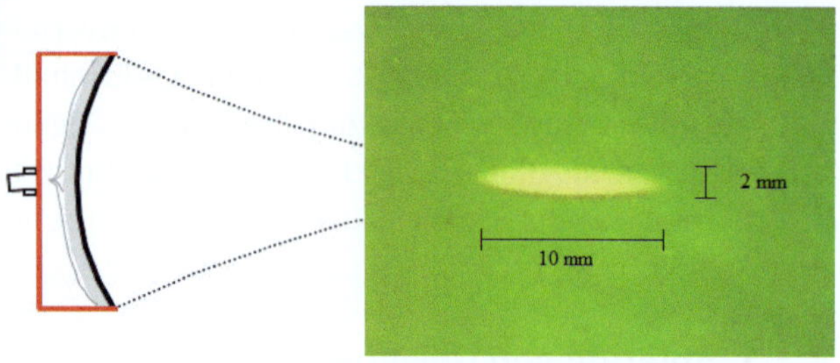

HIFU-Transducer transparentes Phantom

Bild 4.16 Prinzip der Ablation von Gewebe mit HIFU: Der Schallwandler hat einen Durchmesser von 60 mm und eine Brennweite von 68 mm und arbeitet bei einer Frequenz von 1,7 MHz. Das gewebeähnliche Phantom ist transparent und mit Eiweiß versetzt, das bei Erwärmung denaturiert und eine opake „Läsion" bildet. Die Läsion ist hier zur Verdeutlichung vergrößert dargestellt.

Die induzierte Läsionsgröße ist stark von der Geometrie des eingestrahlten Schallfeldes abhängig. Im Allgemeinen sind die Einzelläsionen im Verhältnis zum Zielvolumen eher klein und decken das Zielgebiet, z. B. einen Tumor, in der Regel nicht ab. Durch Verlängerung der Expositionszeit werden die induzierten Läsionen zwar größer, doch ab einer gewissen Temperatur kocht das Gewebe und es bilden sich Gasblasen im Zielgebiet. Diese reflektieren das Ultraschallfeld und führen zu einem einseitigen Wachstum der Läsion in Richtung des Ultraschallwandlers. Das Läsionswachstum wird meist unregelmäßig und kann nicht mehr sicher vorhergesagt werden. In der Literatur wird die Form der Läsion als *Tadpole Shaped* (kaulquappenförmig) bezeichnet (Bild 4.18). Da koaguliertes Gewebe eine höhere Schallabsorption als Normalgewebe hat, ist es schwierig, im Nachhinein das intakte Gewebe hinter dieser eventuell ungewollten Läsion zu zerstören. Um größere Zielvolumina zu behandeln, werden die Einzelläsionen kombiniert, sodass das gesamte Zielgebiet lückenlos zerstört wird (Bild 4.19). Um Überhitzungen des Gewebes im Fokus und eine damit verbundene nicht vorhersagbare Läsionsbildung zu vermeiden, muss zwischen den einzelnen Beschallungen eine Pausenzeit eingehalten werden. Diese schützt auch das durchstrahlte Gewebe zwischen Schallwandler und Zielgebiet vor Überhitzung und ungewollten Schäden.

Aufgrund der vielen Einzelbeschallungen und der notwendigen Pausenzeiten kommt es bei großen Zielvolumen zu sehr langen Behandlungszeiten, sodass die Ab-

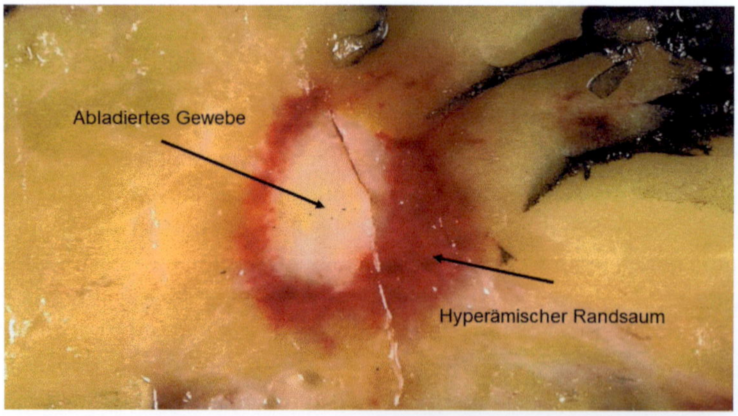

Bild 4.17
Makroskopisches Resektat aus einer Brust erhaltenden OP zur Therapie eines Mamakarzinoms 5 Tage nach HIFU-Therapie: In der Mitte ist gut sichtbar das thermisch lückenlos zerstörte Gewebe. Die Läsion ist von einem hyperämischen Randsaum umgeben (Huber et al. 2001).

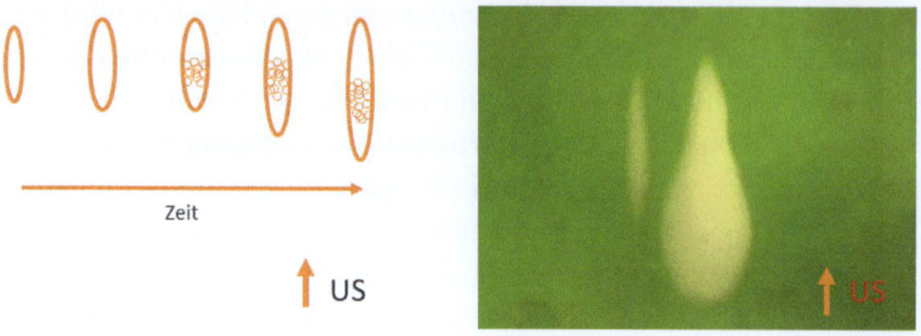

Bild 4.18
Schematische Darstellung der Blasenbildung und des Läsionswachstums in Richtung des eingestrahlten Feldes (roter Pfeil): Das Blasenfeld reflektiert den Schall in Richtung des Ultraschallwandlers zurück. Dort wird das Gewebe außerhalb des anvisierten Fokus erwärmt und zerstört. Da die gesamte Schallenergie reflektiert wird, findet hinter dem Blasenfeld im eigentlichen Fokusbereich kein Energieeintrag mehr statt. Die Zielregion bleibt unbehandelt.

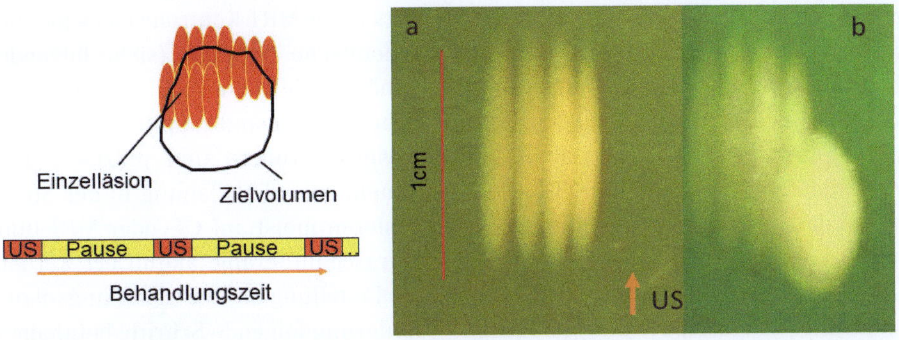

Bild 4.19 Um größere Gewebeareale zu behandeln, werden einzelne Läsionen kombiniert, bis das Zielgebiet lückenlos zerstört ist (links): a) Kombination von Läsionen im transparenten Gewebephantom und b) irreguläres Läsionswachstum bei Überhitzung aufgrund von zu kurzen Pausenzeiten zwischen den Ultraschallpulsen (rechts)

lation großer Tumoren einige Stunden dauern kann. Eine Möglichkeit, dies zu verkürzen, ist die sogenannte volumetrische Ablation. Hierbei wird der Fokus während der Beschallung meist auf Kreis- oder Spiralbahnen senkrecht zur Schallachse bewegt. So wird das Gewebe innerhalb eines größeren Zylinders erwärmt, wobei das Innere des Zylinders passiv über die Wärmediffusion erhitzt wird. Wird die Temperaturänderung während der Beschallung ausreichend genau überwacht, z. B. mittels MR-Thermometrie (→ Kap. B I 4.3.4.2), kann die Volumenablation in Echtzeit gesteuert und eine Überhitzung des Gewebes vermieden werden (Petrusca et al. 2014).

Um die Therapie mit HIFU/FUS genauer vorherzusagen und zu optimieren, existieren einige, auch kostenlose, Simulationsprogramme sowohl für die Berechnung der Ultraschallausbreitung im Gewebe als auch für die Simulation der hierbei entstehenden Temperatur und die Größe der Gewebeläsionen. Hier sei nochmals auf k-wave, mSound oder FOCUS hingewiesen, auf die schon in Kapitel B I 4.3.1 zur Ultraschallfeldverteilung referenziert wurde. Für eine Näherung der Temperaturentwicklung während und nach Ende der Beschallung bei Annahme eines gaußförmigen Fokus sei auf Cline et al. 1993 verwiesen.

4.3.3.2 Histotripsy und Boiling Histotripsy

Ziel der **Histotripsy**, auch als *Soft-Tissue Lithotripsy* bezeichnet, ist es, im Fokus des Schallfeldes transiente Kavitation im Gewebe zu erzeugen. Bei der sogenannten Cavitation-Cloud Histotripsy (Bild 4.20) werden kurze (ca. 1 - 20 µs) Pulse mit einem sehr hohen negativen Druck (p_- ~ 10 - 15 MPa) und einer Pulswiederholfrequenz von einigen 100 Hz eingestrahlt (Parsons et al. 2006). Das Kollabieren und die Dynamik der transienten Kavitationsblasen zerreißen die Zellen in kleine Stücke und homogenisieren das Gewebe im Fokus. Je nach Gewebeart wird dieses sogar verflüssigt und ein Hohlraum bleibt zurück. Hierbei wird das Gewebe nicht erhitzt. Die Schädigung ist rein mechanisch. Wie bei der thermischen Ablation entstehen scharf begrenzte Gewebenekrosen.

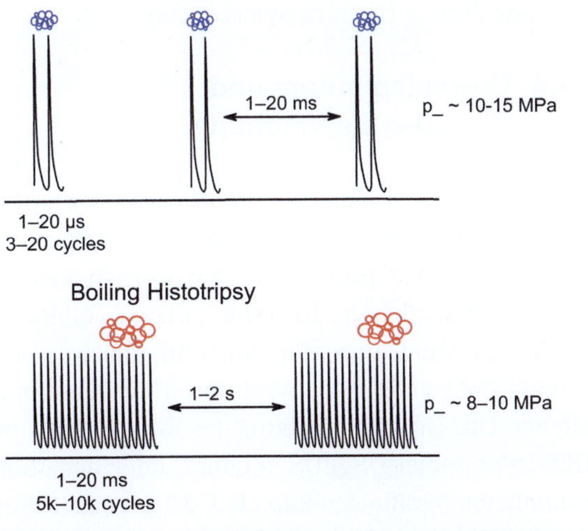

Bild 4.20 Vergleich Cavitation-Cloud Histotripsy und Boiling Histotripsy (Khokhlova et al. 2015): Beide Methoden führen zu einer mechanischen Homogenisierung des Gewebes im Fokus.

Bei der sogenannten *Boiling Histotripsy* (Bild 4.20) werden ebenfalls Mikrobläschen im Fokus des Schallfeldes erzeugt. Allerdings sind die Druckpulse moderater (p_- ~ 8 - 10 MPa), dafür aber um das Zehnfache länger. Aufgrund des hohen Drucks kommt es zu nichtlinearen Effekten (→ Kap. B I 2.2.4) und die Wellenfronten steilen sich zu Stoßwellen auf. Diese 1 - 20 ms langen

Stoßwellen heizen das Gewebe im Fokus wesentlich effektiver als lineare Wellenformen, sodass das Gewebe im Fokus umgehend verkocht und sich Dampfbläschen bilden. Diese Blasen oszillieren im Schallfeld der nachfolgenden Ultraschallpulse, wachsen sehr schnell an, kollabieren wieder, bilden Mikrojets (→ Kap. B I 4.1.2) aus und zerstören so das Gewebe. Verglichen mit dem linearen Fall ist der Fokus kleiner (Khokhlova et al. 2015).

Histotripsy und **Boiling Histotripsy** sind gerade in der Translation hin zur klinischen Anwendung. Die mechanische Destruktion könnte einige Vorteile gegenüber der thermischen haben. So werden hoch absorbierende Strukturen wie Knochen, die im Schallfeld vor oder hinter dem Fokus liegen, nicht erwärmt, da die effektive Beschallungszeit sehr gering ist. Zudem hat sich in Tierversuchen gezeigt, dass Haltestrukturen der Organe erhalten bleiben. Hohe Drücke können allerdings auch zur Bildung von Kavitation und somit zu Folgeschäden an unerwünschten Stellen abseits des Fokus führen.

Während für die **Cavitation-Cloud Histotripsy** spezielle Geräte zur Erzeugung der hohen Drücke notwendig sind, können einige kommerzielle HIFU-Systeme auch Pulse für Boiling Histotripsy erzeugen.

4.3.4 Therapieplanung und Therapieüberwachung

Fokussierter Ultraschall hat den großen Vorteil, dass Gewebe äußerst präzise von außerhalb tief im Körper durch die intakte Haut behandelt werden kann. Um dies zu ermöglichen, ist eine präzise, bildbasierte Therapieplanung, -durchführung und -überwachung in Echtzeit notwendig. Dies wird durch die Kombination mit der Ultraschallbildgebung (→ Kap. B I 3), meist HIFU oder selten USgFUS genannt, oder der Magnetresonanztomografie (→ Kap. B I 2.1), auch MRgFUS genannt, erreicht. Es handelt sich also um eine bildgestützte Therapie, die in die Kategorie *Image Guided Therapy* (→ Kap. B VIII 2.1) fällt.

Die Planung von HIFU und FUS kann je nach Anwendung sehr unterschiedlich sein. Ein Ansatz ist es, das Zielvolumen in den Patienten kontinuierlich darzustellen und die Schallquelle so auszurichten, dass der Ultraschallfokus im Zielgebiet liegt. Nach Wahl der Leistung und der Beschallungszeit wird dieser Punkt beschallt. Dieser Vorgang wird so lange wiederholt, bis das komplette Zielvolumen behandelt wurde. Besonders unter MRT-Kontrolle ist es möglich, durch subtherapeutische Testpulse (siehe folgende Ausführungen) zunächst die Fokusposition zu testen, bevor der eigentliche Ablationspuls appliziert wird.

Anspruchsvollere und präzisere Planungsmethoden ähneln sehr der Planung in der Strahlentherapie. Sie basieren meist auf CT- oder MRT-Bildern, die vor der Ultraschalltherapie akquiriert werden. Darauf erfolgt die Erstellung eines Behandlungsplans, der je nach Anforderung folgende Schritte beinhalten kann:

- Segmentierung des Zielvolumens, z. B. eines Tumors
- Segmentierung von Risikoorganen und Risikostrukturen wie z. B. folgenden:
  - gasgefüllter Organe wie Lunge, Darm und Magen, die vom Ultraschall nicht durchdrungen werden können
  - Knochen wie Rippen, Wirbelsäule oder auch der Schädel, die das Schallfeld dämpfen, verzerren und aufgrund der hohen Absorption im Schallfeld sehr stark erwärmt werden
  - verschiedene Strukturen wie Gefäße, Nervenbahnen etc., die auf keinen Fall durch Erwärmung oder mechanische Ultraschalleffekte geschädigt werden dürfen
- Positionierung des Schallwandlers
- Berechnung der Beschallungsparameter wie Position, Intensität, Puls- und Pausenzeit oder auch Beschallungstrajektorie: Dies kann gegebenenfalls durch Simulationen unterstützt werden.
- Berücksichtigung der Bewegung

Der Behandlungsplan wird dann auf die während der Therapie akquirierten Bilder übertragen und auf diese Weise wird die Behandlung durchgeführt.

Eine besondere Herausforderung ist die Behandlung bewegter Organe wie der Leber oder der Niere. Diese können in Atemanhaltetechnik behandelt werden. Da diese zu sehr langwierigen Therapien führt, ist es sinnvoll, den Ultraschallfokus dem bewegten Organ nachzuführen, was ein robustes Tracking der Bewegung voraussetzt. Ein Überblick gibt z. B. das TRAN-FUSIMO-Projekt (*https://www.trans-fusimo.eu/en/home.html*).

Die Anforderungen an die Überwachung der HIFU-/FUS-Therapie sind hoch und werden sowohl von der Ultraschall- als auch der MR-Bildgebung nur teilweise erfüllt:

- Darstellung des Zielgebiets, z. B. eines Tumors
- Darstellung der Risikoorgane und -strukturen (siehe vorangegangene Ausführungen)

- Darstellung eines geeigneten akustischen Fensters, also des vom Ultraschall durchstrahlten Weges, vom Schallwandler bis zum Zielgebiet: Das akustische Fenster muss frei sein und darf keine blockierenden Strukturen wie Lufteinschlüsse oder auch Knochen enthalten.
- Kontrolle der Position des Ultraschallfokus durch subtherapeutische Testpulse, die das Gewebe nur schwach im Fokus erwärmen bzw. mechanisch verrücken, ohne es irreversibel zu verändern. Diese Testpulse können mittels MR-Thermometrie oder Methoden des *Acoustic Radiation Force Imagings* (→ Kap. B I 2.2.4) detektiert werden. Auf diese Weise können anvisierte Fokuspositionen kontrolliert werden.
- Überwachung und Kontrolle der Ankopplung des Ultraschalls an die Haut, Darstellung von kleinsten Lufteinschlüssen zwischen Koppelmembran und Haut
- Darstellung und Überwachung der induzierten Temperaturerhöhung oder der Kavitation- bzw. Blasenbildung durch die Ultraschallapplikation
- Darstellung des Therapiefortschritts und des Therapieergebnisses durch Erfassung der Gewebeveränderungen: Typisch ist die Kontrastmittelgabe nach Ende der Therapie. So können die Position und die Umrisse der nicht mehr durchbluteten Gewebeläsion erfasst werden (Bild 4.26d).

4.3.4.1 Diagnostischer Ultraschall zur Therapieüberwachung

Diagnostischer Ultraschall (→ Kap. B I 3) zum Therapie-Monitoring hat einige Vorteile. Er ist vergleichswiese kostengünstig und kann leicht in das Therapiegerät integriert werden. Meist lassen sich die Ziel- und Risikoorgane ausreichend gut im B-Bild darstellen. Wird der diagnostische Ultraschallwandler in die Mitte des therapeutischen Wandlers integriert – Inline-Ultraschall –, so kann der Schallweg genau überwacht werden.

Das Ultraschall-Monitoring hat auch einige Nachteile. Während des therapeutischen Ultraschallpulses wird bei den meisten klinischen Geräten das B-Bild so stark überstrahlt, dass dessen Interpretation meist nicht mehr möglich ist. Zudem benutzen alle klinischen Systeme nur zweidimensionalen Ultraschall, somit kann nur eine Schicht angezeigt werden. In der Regel ist auf dem B-Bild gut zu erkennen, wenn sich bei der Beschallung im Fokus eine Wolke von Gasblasen gebildet hat, die je nach applizierter Intensität einige Zeit persistieren kann. Deren klinische Aussage bez. der Gewebeschädigung ist allerdings sehr umstritten.

Die Ultraschall-Thermometrie spielt als Monitoring-Instrument zurzeit keine Rolle bei der klinischen Anwendung. Wird Gewebe erwärmt, so dehnt es sich aus und die Schallgeschwindigkeit ändert sich. Hierbei verändert bzw. verschiebt sich das Rückstreumuster, was z.B. mit Autokorrelationsanalysen quantifiziert werden kann (Seo et al. 2011, Miller et al. 2002, Simon et al. 1998). Dieses *Thermal Strain Imaging* (TSI) ist sehr empfindlich gegenüber auch nur kleinsten Bewegungen und hat sich bisher als nicht ausreichend robust erwiesen. Bild 4.21 zeigt die Temperatur als farbcodiertes Overlay während einer HIFU-Beschallung in einem Gewebephantom.

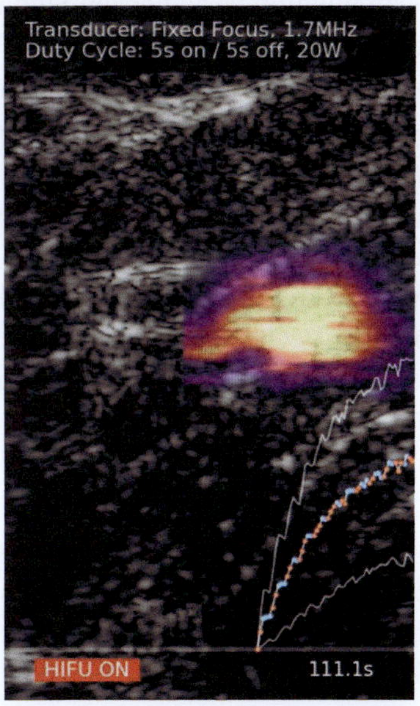

Bild 4.21 Ultraschall-Thermometrie während der HIFU-Ablation eines Gewebephantoms: Die Schicht wurde senkrecht zur Schallachse durch den Fokus gelegt. Die Kurven geben den Mittelwert und die Standardabweichung der Messung an. Das störende Ultraschalltherapiesignal wurde aus den Rohdaten des Bildes gefiltert (mit freundlicher Genehmigung von Sven Rothlübbers, Fraunhofer MEVIS).

Eine Alternative für das Monitoring der mechanischen, aber auch die thermische Ablation ist die Detektion von Kavitationsblasen, die während des Ablationsprozesses entstehen. *Passive Cavitation Detection* (PCD) oder allgemeiner auch das *Passive Acoustic Mapping* (PAM) ermöglichen die räumliche Detektion und Analyse auftretender transienter und stabiler Kavitation (Coussios et al. 2007).

I

Andere Monitoring-Ansätze zielen auf die Veränderung der mechanischen Eigenschaften des Gewebes durch die FUS-Ablation ab. Koaguliert das Gewebe und wird Wasser aus diesem Bereich gedrängt, ändern sich die elastischen Gewebeeigenschaften. Wird das Gewebe langsam erwärmt, wird es zunächst weicher und mit zunehmendem Koagulationsgrad steifer (Hou et al. 2014).

So können die Induktion von Gewebeläsionen durch *Acoustic Radiation Force Imaging* (ARFI) oder auch *Shear Wave Imaging* (SWI) beobachtet und quantifiziert werden (Bing et al. 2011, Arnal et al. 2011b). Die *Shear Wave Thermometry* (SWT) ermöglicht sogar ein sehr schnelles Temperatur-Mapping (Arnal et al. 2011a).

Die Technik *Harmonic Motion Imaging for Focused Ultrasound* (HMIFU) (Hou et al. 2014, Maleke/Konofagou 2008) moduliert die Intensität des FUS-Signals mit einem niederfrequenten periodischen Signal. Der Strahlungsdruck erzeugt so eine oszillierende Verrückung des Gewebes, insbesondere im Fokusbereich. Diese periodische Verschiebung der Streuzentren wird dann mittels Ultraschallabtastung erfasst.

All diese ultraschallbasierten Monitoring-Methoden wurden präklinisch evaluiert. Eine Translation in die klinische Anwendung ist noch nicht erfolgt. Ausnahmen sind passive Kavitationsdetektoren (PCD) bei der Therapie des Gehirns, um das Auftreten von Kavitation zu erkennen und zu verhindern.

Zur Beurteilung des Therapieerfolgs wird nach Ende der Therapie eine konventionelle kontrastverstärkte Ultraschalluntersuchung durchgeführt. Sie zeigt sehr genau aufgrund der fehlenden Durchblutung die Lage und die Abmessung der HIFU-induzierten Gewebeläsion (Bild 4.26d).

4.3.4.2 Magnetresonanztomografie zur Therapieüberwachung

Die MRT-gestützte Überwachung der Therapie mit fokussiertem Ultraschall hat einige Vorteile. Durch ihren exzellenten Weichteilkontrast können die meisten Tumoren sehr genau abgegrenzt werden. Darüber hinaus ermöglicht sie die freie Orientierung der Aufnahmeschichten und eine 3D-Darstellung. Der größte Vorteil ist allerdings die MR-Thermometrie.

Es gibt mehrere temperaturempfindliche MR-Parameter, die separat gemessen werden können, wie die T_1- und die T_2-Relaxationszeiten, die Protonendichte, der Diffusionskoeffizient, der Magnetisierungstransfer und die Protonenresonanzfrequenz (PRF) (Rieke/Butts Pauly 2008). Für die FUS hat sich die PRF als besonders effektiv erwiesen und wird bei allen klinischen MRgFUS-Applikationen eingesetzt. Wird das Gewebe erwärmt, so verschiebt sich die Resonanzfrequenz der Protonen im Wasser. Durch die Temperaturerhöhung werden die Wasserstoffbrückenbindungen zwischen den H_2O-Molekülen schwächer, die abschirmende Elektronenhülle um den H-Kern verändert sich und damit auch die Resonanzfrequenz der Wasserstoffkerne. Diese Verschiebung der Resonanzfrequenz (*Proton Resonance Frequency Shift*, PRFS) und somit auch die Temperaturdifferenz kann als Phasenänderung zwischen einem Referenzbild vor der Erwärmung des Gewebes und den Bildern des erwärmten Gewebes gemessen werden. Die Abhängigkeit der PRFS von der Temperatur ist nahezu linear und vom Gewebetyp unabhängig. Der große Nachteil ist allerdings, dass die PRF-Methode nicht in Fettgewebe funktioniert und dass die Bewegungen zwischen Referenzbild und Temperaturbild zu großen Messartefakten führen können. Um diese zu kompensieren, wurden verschiedene Techniken wie die referenzlose Thermometrie (Rieke et al. 2004, Salomir et al. 2012) oder die Atlasmethoden entwickelt.

Die PRFS-Methode ist eine relativ schnelle (~ Sek.) und ausreichend genaue Methode (~ Grad), die Temperaturänderung zwischen Referenz- und Temperaturbild zu berechnen, sodass hieraus eine thermische Dosis (→ Kap. B I 4.1.1) bestimmt werden kann (Bild 4.22).

Durch Kopplung der MR-Thermometrie und des Beschallungssystems ist es möglich, die Position des scannenden Ultraschallfokus und die Ultraschallintensität so zu steuern, dass auch großflächige Bereiche sicher homogen erwärmt (Hyperthermie) oder koaguliert werden können (Petrusca et al. 2014). Werden kurze Ultraschalltestpulse geringer Intensität appliziert, sodass das Gewebe kurz im Fokus erwärmt, aber nicht geschädigt wird, so können diese durch die MR-Thermometrie detektiert und die aktuelle Fokusposition überprüft werden (Bild 4.23). Alternativ ist die Detektion der Fokusposition auch mittels MR-ARFI (*MR-Acoustic Radiation Force Imaging*) möglich. Hier wird die Verschiebung des Gewebes durch die Schallstrahlungskraft im Fokus mittels der MR detektiert (Kaye et al. 2011).

Die großen Nachteile einer MR-gesteuerten Ultraschalltherapie liegen im hohen technischen Aufwand und

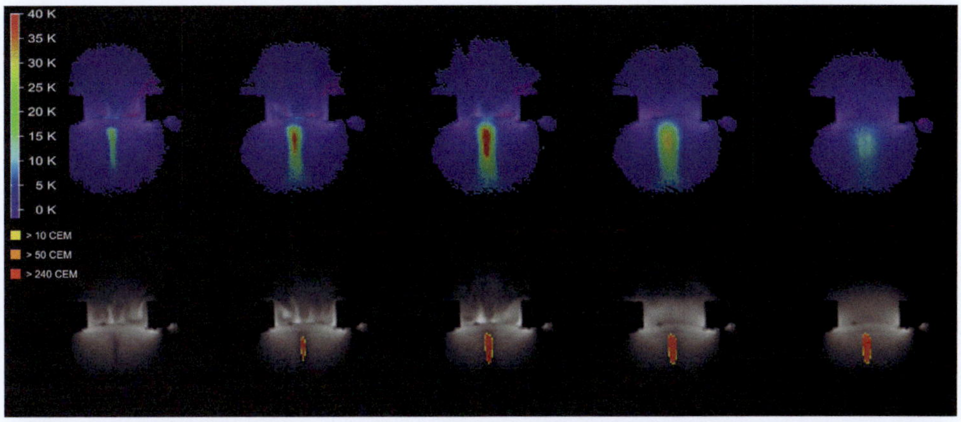

Bild 4.22 MR-Thermometrie (Maier et al. 2009) in einem beschallten Gewebephantom: Temperaturentwicklung entlang der Schallachse durch den Fokus (oben) und Verlauf der thermischen Dosis in CEM (unten). Während die Temperatur nach Ende der Beschallung abnimmt, verändert sich die thermische Dosis nur noch gering (4. und 5. Darstellung von links). Die Messung und Bereitstellung der Bilder erfolgte durch Florian Maier vom Deutsches Krebsforschungszentrum.

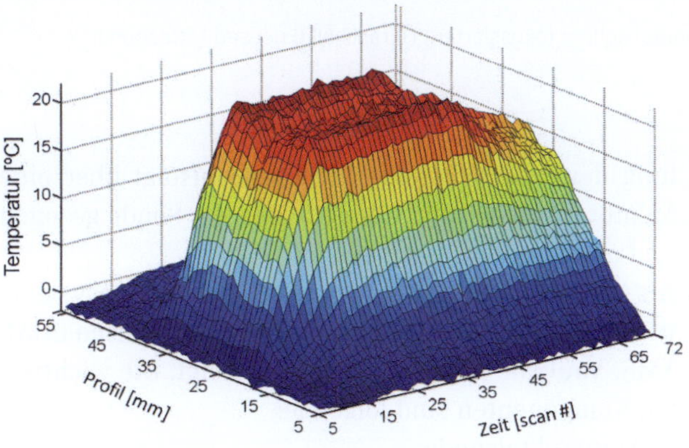

Bild 4.23 Kontrollierte Erwärmung eines größeren Gewebevolumens über eine längere Zeit (Bereitstellung des Bildes durch Rares Salomir, Universität Genf)

insbesondere in den sehr hohen Kosten, die mit der MRT verbunden sind. Das Ultraschalltherapiesystem muss in den MR-Scanner mit seinem starken statischen Magnetfeld, den schnellen Gradientenfeldern und seinen starken HF-Pulsen integriert werden, ohne dass sich beide Geräte gegenseitig zu stark beeinflussen. Darüber hinaus steht in der Bohrung des MR-Scanners wenig Platz zur Integration des Ultraschallsystems zur Verfügung. Zudem werden MR-gestützte Therapien in der Regel von Radiologen durchgeführt oder zumindest begleitet, was ebenfalls die allgemeine Anwendung in anderen Fachbereichen einschränkt.

4.3.5 Klinische Anwendungen

Mit der Entwicklung geeigneter Bildgebungsmethoden wie dem diagnostischen Ultraschall oder der Magnetresonanztomografie war die Grundlage für eine sichere klinische Anwendung der Therapie mit hoch energetischem fokussiertem Ultraschall gegeben. Es wurden sehr viele Vorschläge für den klinischen Einsatz von HIFU bzw. FUS gemacht, von denen es einige in die klinische Anwendung geschafft haben. Einen detaillierten Überblick auf internationaler Ebene über die therapeutischen Anwendungen von Ultraschall, über medizinische Indikationen, den Entwicklungsstand und auch über die Arbeitsgruppen, die in diesem Bereich forschen, sammelt und veröffentlicht die Focused Ultrasound Foundation in ihrem jährlichen *State of the Field Report* (Focused Ultrasound Foundation 2021). Bild 4.24 zeigt eine Übersicht der häufigsten weltweiten klinischen Anwendungen.

Im Folgenden ist die klinische Anwendung mit Ultraschall- und MRT-Überwachung exemplarisch beschrieben.

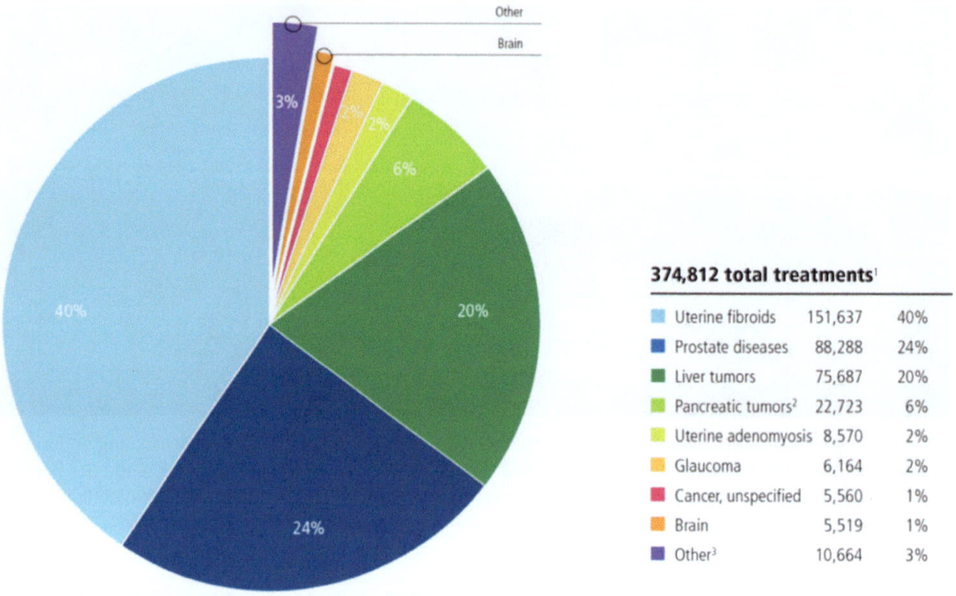

Bild 4.24 Überblick über aktuelle klinische Anwendungen von hoch energetischem fokussiertem Ultraschall (Focused Ultrasound Foundation 2021)

4.3.5.1 Prostata

Die HIFU-Therapie des Prostatakarzinoms (→ Kap. A 12.5.2.2.1) ist ein typisches Beispiel für eine mit diagnostischem Ultraschall überwachte Therapie. Die HIFU-Applikation erfolgt transrektal, d. h., eine Behandlungssonde, die den HIFU- und einen diagnostischen Inline-Ultraschallwandler enthält, wird in den Enddarm der Patienten eingeführt und der Schallkopf so direkt unter der Prostata positioniert. Die Ankopplung des Schalls an die Darmwand erfolgt über eine Membran, die wie ein Kondom über die Sonde gezogen und mit Kühlflüssigkeit gespült wird.

Als typisches Beispiel eines HIFU-Therapiesystems wird in Bild 4.25 das System Focal One der Firma EDAP TMS, Vaulx-en-Velin, Frankreich gezeigt. Die wichtigsten Komponenten sind folgende:

- Transrektalsonde
  - Löffelförmiger (ca. 40 × 60 mm), sphärisch geformter Annular-Array-Therapie-Transducer mit

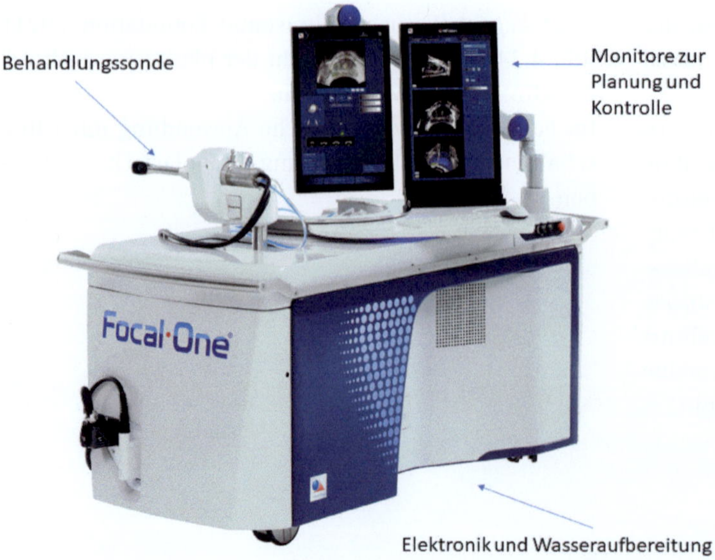

Bild 4.25
System für die HIFU-Therapie der Prostata von EDAP TMS

einer geometrischen Brennweite von 60 mm: Dieser hat 16 Elemente und eine Frequenz von 3 MHz (Bild 4.26b).

  - Senkrecht zur Längsachse der Sonde ist ein diagnostischer Ultraschallwandler im Zentrum des Therapiewandlers angeordnet. Das Array umfasst 192 Elemente und hat eine Mittenfrequenz von 7,5 MHz (Bild 4.26a).
  - Der Therapie-Diagnostik-Transducer kann entlang der Sondenachse verschoben und um diese geschwenkt werden. So kann der HIFU-Fokus einerseits in der Prostata positioniert werden, andererseits können 3D-Ultraschallbilder für die Therapieplanung und für die Kontrolle des Therapieerfolgs (CEUS) aufgenommen werden.
  - Die Kühlung und Ankopplung erfolgt mit Wasser, dem ein Kavitationshämmer zugesetzt wurde.
- Steuerung, Elektronik mit Kühlwasseraufbereitung
- Therapieplanungssoftware: Zur genauen Therapieplanung können zuvor akquirierte MR-Bilder und 3D-Ultraschalldaten elastisch registriert werden (Bild 4.26). Daten einer Prostatabiopsie können ebenfalls in die Planung mit einbezogen werden.

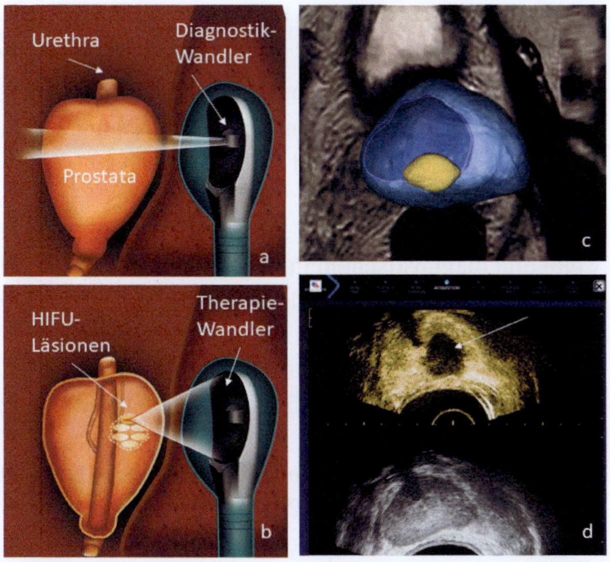

Bild 4.26 HIFU-Therapie der Prostata: a) Akquisition der Ultraschallbilder, b) lokalisierte Ablation des Zielvolumens, c) Fusion von Ultraschall- und MR-Bildern zur Therapieplanung, d) Ultraschallkontrastmittelaufnahmen: Der nicht durchblutete Bereich der induzierten Gewebeläsion, siehe Pfeil, ist gut zu sehen (mit freundlicher Genehmigung der Firma EDAP TMS für die Bereitstellung der Bilder).

In der Regel wird je nach Tumorlage eine Hälfte oder auch die gesamte Prostata behandelt. Hierbei wird versucht, zumindest auf einer Seite der Prostata das neurovaskuläre Bündel zu schonen. Durch die Kombination von multiparametrischer MRT zur genauen Abgrenzung des Tumorgewebes und der 3D-Ultraschallbilder ist es möglich, die Ablation auf das Tumorgewebe zu begrenzen und den Rest der Prostata zu schonen. Hierdurch soll die Wahrscheinlichkeit von Nebenwirkungen wie Harninkontinenz und Impotenz reduziert werden. Somit ermöglicht HIFU als eines der wenigen Verfahren eine lokalisierte Teilbehandlung der Prostata. Der genaue Ablauf der Therapie wird im YouTube-Video unter *https://www.youtube.com/watch?v=j_6btuLJa-c* sehr gut dargestellt.

Ein ähnliches und auch klinisch etabliertes HIFU-Therapiesystem wird von der Firma SonaCARE, Charlotte, NC, USA, mit dem Sonablate angeboten (*https://sonacaremedical.com*). Ein MRT-gestütztes Therapiesystem mit transrektaler Sonde ist das Exablate der Firma INSIGHTEC, Tirat Carmel, Israel (*https://www.insightec.com/products/exablate-prostate/overview*). Einen alternativen Therapieansatz verfolgt die Firma Profound Medical, Mississauga, ON, Kanada mit dem TULSA-PRO-System (*https://profoundmedical.com/new-tulsa*). Hier wird ein Katheter mit kleinen planen Ultraschallwandlern in den Ureter bis zur Prostata eingeführt. Die strahlenden Wandler rotieren und erwärmen so die Prostata unter MR-Kontrolle. Die MR-Thermometrie ermöglicht es, die Erwärmung der Prostata sehr genau zu steuern und die Therapie zu kontrollieren.

4.3.5.2 Abdomen

Für die abdominelle Anwendung gibt es sowohl MRT- als auch ultraschallgesteuerte Therapiesysteme. Ein typisches Beispiel ist die MRgFUS von Myomen des Uterus (→ Kap. A 12.3.4.1.3). Ziel der Therapie ist es, das Volumen dieser manchmal sehr großen, aber gutartigen Tumoren der Gebärmutter zu verkleinern. Bild 4.27 zeigt das System Exablate Body der Firma INSIGHTEC (*https://www.insightec.com/exablate-body*). Der Ultraschallwandler ist in einer ankoppelbaren Patientenliege des MRT-Scanners integriert. Die Beschallung erfolgt von unten über ein Wasserbad bzw. ein wassergefülltes Ankoppelkissen.

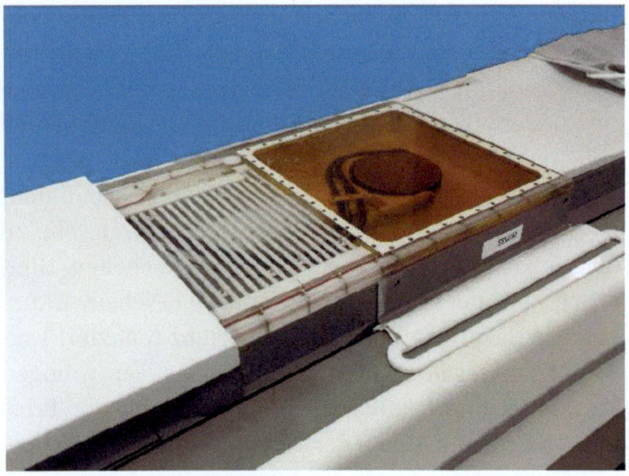

Bild 4.27 Der Ultraschall-Transducer des Therapiesystems Exablate Body ist in die Patientenliege des MRT-Scanners integriert (INSIGHTEC).

Der Therapiewandler hat folgende Eigenschafen:

- Phased-Array-Transducer mit 208 Elementen (16 Ringe mit 8 Segmenten), die in einer Ringstruktur angeordnet sind
- sphärisch geformt, mit einem Durchmesser von 130 mm und einer Brennweite von 1 - 18 cm
- Frequenz: 1 - 1,2 MHz
- maximale Leistung 300 W (CW)

Der Schallwandler wird mit einem 5-achsigen Positioniersystem (3 Translation, 2 Rotation) ausgerichtet, das von MR-kompatiblen Piezomotoren angetrieben wird. Die Signalerzeugung, Wasserentgasung und Kühlung erfolgen im Technikraum des MR-Scanners. Bedient wird er über eine Konsole im Kontrollraum des MR-Tomographen.

Das System ist MR-kompatibel, sodass auch die hochintensiven FUS-Pulse die MR-Messung nicht übermäßig beeinflussen. Therapieplanung, -Monitoring und -Kontrolle erfolgen mittels MRT. Zur Bildgebung werden die verschiedenen Spulen des Scanners benutzt. Das System kann nur mit MR-Scannern von GE Healthcare betrieben werden.

Auch die MRgFUS für die Therapie von Knochenmetastasen (→ Kap. A 16.4.4) ist von der FDA zugelassen. Hierfür wurde von INSIGHTEC ein frei beweglicher Transducer mit Ankoppelbalg entwickelt, der an beliebigen Stellen des Körpers auf die Haut aufgesetzt und mit Bändern befestigt werden kann. Der Transducer des *Conformal Bone Systems* hat folgende Eigenschaften:

- quadratisches (8 × 8 cm), planes Phased Array mit 1024 Elementen (32 × 32)
- Frequenz: 500 kHz
- Die Leistung des Wandlers ist softwareseitig begrenzt, da aufgrund der hohen Absorption im Knochen eine höhere Leistung nicht notwendig ist.

Darüber hinaus wird das Gerät auch für die Therapie von gut- und bösartigen Tumoren außerhalb des Abdomens im Rahmen experimenteller Ansätze eingesetzt.

Ein vergleichbares Gerät ist das Sonalleve der Firma Profound (*https://profoundmedical.com/sonalleve*). Es ist für die Benutzung in MR-Tomographen der Firma Philips Healthcare konzipiert.

Auch ultraschallgesteuerte Behandlungssysteme sind für die Therapie im Abdomen entwickelt worden. Eines der ältesten kommerziellen Ultraschalltherapiegeräte ist das Modell JC der Firma Haifu Medical Technology Co. Ltd., Chongqing, China (*http://www.haifumedical.com/html/article/23.html*).

4.3.5.3 Behandlung oberflächlicher Organe

Besonders ideal für HIFU sind hautnahe Ziele, die einen leichten akustischen Zugang haben und sich wenig bewegen. Therapiesysteme für diese Anwendungen hat die Firma Theraclion, Maalakoff, Frankreich (*https://www.theraclion.de*) mit dem Echopulse bzw. dem Sonovain entwickelt (*https://www.theraclion.de*). Ziel ist die Ablation gutartiger Tumoren der Schilddrüsen (→ Kap. A 15.3.3.3.1), der Brust und von Krampfadern (→ Kap. A 13.3.1.4).

Die Systeme benutzen HIFU-Wandler mit fester Brennweite und diagnostischem Inline-Ultraschall zur Therapieführung (Bild 4.28). Zu den wesentlichen Elemente zählen folgende:

- Therapiewandler mit fester Brennweite von 38 mm, einem Durchmesser von 56 mm und einer Frequenz von 3 MHz
- Linear-Diagnostik-Wandler mit 128 Elementen und einer Frequenz von 5 - 12 MHz
- Ankoppelbalg mit dünner Membran, durchströmt von entgastem und gekühltem Wasser als Ankoppelmedium
- „Robotersystem“ zur kartesischen dreiachsigen Positionierung und Drehung des Ultraschallwandlers um die Symmetrieachse
- Ein passiver Haltearm ermöglicht die quasi kraftfreie Positionierung und Ankopplung des Beschallungskopfes auf der Haut. Die Feinausrichtung des Fokus übernimmt das Positioniersystem.

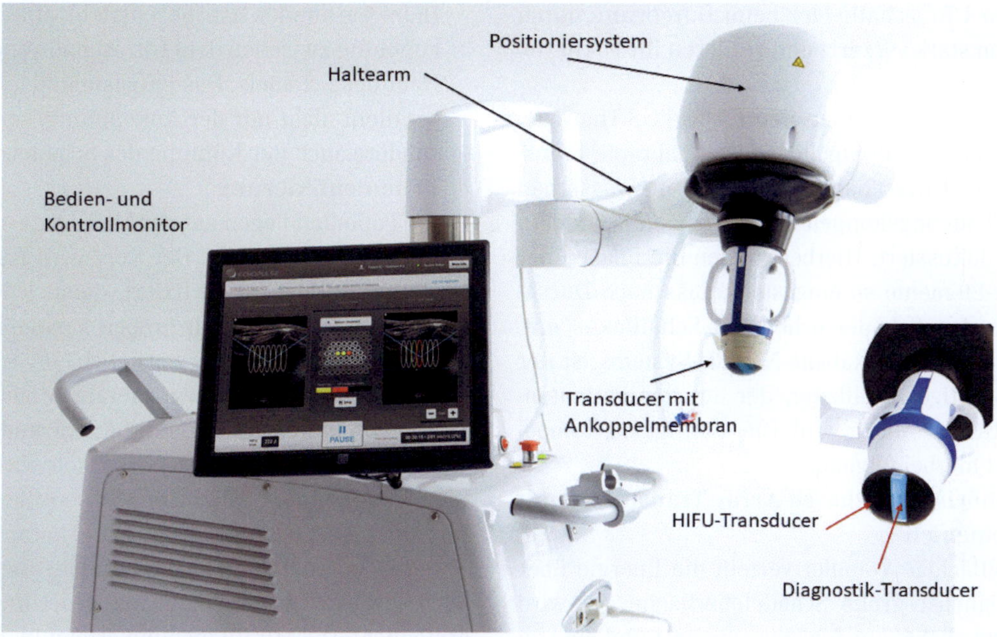

Bild 4.28 Therapiesystem Echopulse/Sonovain

- Versorgungssystem mit Elektronik für den Therapie- und Diagnostikwandler, Wasseraufbereitung und Steuerung inklusive Workstation
- Software zur Bedienung, Steuerung, Therapieplanung und -überwachung

4.3.5.4 Gehirn

Einer der wohl interessantesten Therapieansätze mit fokussiertem Ultraschall ist die Behandlung des Gehirns durch den intakten Schädel. Je nach Anwendung soll der Ultraschall verschiedene Effekte im Gehirn hervorrufen:

- Induktion thermischer Läsionen, um bestimmte Punkte im Gehirn gezielt zu zerstören: Indikationen sind essenzieller Tremor (ES), Tremor bei Morbus Parkinson (→ Kap. A 1.5.2.7.1), neuropathische Schmerzen (→ Kap. A 1.5.2.6), Epilepsie (→ Kap. A 1.5.2.2) oder auch Gehirntumoren. Die punktgenaue Gewebeablation soll hier neurochirurgische Eingriffe ersetzen (Lev-Tov et al. 2021).
- Gezielte transiente Öffnung der Blut-Hirn-Schranke (BHS) (→ Kap. A 1.1.1.3.1) zur Unterstützung des Stofftransports in oder auch aus dem Gehirn: So können bestimmte Wirkstoffe, wie z. B. Chemotherapeutika, die normalerweise die BHS nicht überwinden können, in das Gehirn transportiert werden (→ Kap. B I 7).
- transkranielle Neurostimulation, also die gezielte Aktivierung oder Hemmung neuronaler Aktivität, insbesondere zur Therapie von psychiatrischen Erkrankungen, wie z. B. Zwangsstörungen (*Opressive Compulsive Disorder*)

Diese drei Anwendungen befinden sich in verschiedenen Translationsstufen in die klinische Anwendung. Während die gezielte Ablation weltweit in klinischen Studien erforscht wird, gibt es für die Öffnung der BHS bislang nur wenige Studien. Zur Neurostimulation gibt es erste experimentelle Geräte, grundsätzlich ist hier aber noch viel präklinische Grundlagenforschung notwendig. Im Folgenden soll das tcMRgFUS-System Exablate Neuro der Firma INSIGHTEC, Tirat Carmel, Israel, vorgestellt werden, da es das erste auf dem Markt war und heute das am weitesten verbreitete Gerät ist (*https://www.insightec.com/products/exablate-neuro/overview*).

Insbesondere die sichere Ablation im Gehirn stellt eine große technische Herausforderung dar. Der Schädelknochen hat eine wesentlich höhere Absorption (30 - 60-fache) als das Hirngewebe und damit auch eine sehr hohe Dämpfung. Dies führt dazu, dass der größte Teil der eingestrahlten Ultraschallenergie absorbiert wird und der Schädel sich stark erwärmt. Darüber hinaus wird das Ultraschallfeld sehr stark gedämpft, sodass mit relativ hoher Leistung und längeren Expositionszeiten gearbeitet werden muss. Zudem werden die

I

fokussierten Ultraschallfelder beim Durchgang durch den Knochen stark verzerrt und verlieren ihr Fokussierung.

Bild 4.29 zeigt das Prinzip der tcMRgFUS-Therapie. Das von einem halbkugelförmigen Therapie-Transducer erzeugte Ultraschalfeld wird über ein Wasserbad an die Kopfhaut angekoppelt und durch den Schädel in das Gehirn fokussiert. Hierbei werden die Phasen der Transducer-Elemente so eingestellt, dass nach Durchgang durch den Schädelkochen ein Schallfokus entsteht. Herzstück des Exablate-NEURO-Systems ist der große, helmartige Applikator, der auf der Patientenliege des MRT-Installiert wird. Die wichtigsten Komponenten sind hierbei folgende:

- **Hemisphärischer Phased-Array-Transducer mit 1024 Elementen**
  Der großflächige Wandler verteilt die Energie über eine möglichst große Schädeloberfläche. So wird die Energiedichte am Schädel reduziert und eine zu hohe Erwärmung verhindert. Für die Ablation hat der Transducer eine Frequenz von 650 kHz. Die relativ niedrige Frequenz ermöglicht nach Phasenkorrektur eine ausreichend genaue Fokussierung und reduziert die Erwärmung des Schädels. In einer zweiten Version des Transducers zur Öffnung der Blut-Hirn-Schranke wird eine Frequenz von 450 MHz verwendet. Die niedrigere Frequenz verringert die Aberration, vergrößert aber das Risiko der Ausbildung von stehenden Wellen.
- **Ankopplung**
  Die Ankopplung erfolgt über ein Wasserbad zwischen dem rasierten Schädel und dem Transducer. Das Wasserbad wird von einem runden Faltenbalg begrenzt, dessen eine Seite enganliegend um den Kopf gezogen wird und dessen Gegenseite mit dem Helm verbunden ist. So entsteht eine direkte Ankopplung zwischen dem Ultraschallwandler und der Haut des Schädels. Das entgaste und gekühlte Wasser dient nicht nur der Ankopplung, sondern insbesondere auch der Kühlung des Schädels.
- **Patientenfixierung**
  Die Patienten liegen auf der MRT-Liege mit dem Kopf im Behandlungshelm. Der Kopf wird fest mit einem stereotaktischen Ring fixiert, damit jede Bewegung ausgeschlossen ist. Zur groben Positionierung kann die Neigung des Helms zusätzlich eingestellt werden.

Weitere Komponenten des Therapiesystems sind die Signalerzeugung, die Wasserkühlung und -entgasung sowie die Steuerung. Die Steuerkonsole wird im Bedienraum des Scanners neben der MR-Konsole installiert.

Die komplette transkranielle FUS-Therapie findet im MR-Scanner statt, der die Therapie überwacht und auch die exakte Positionierung des Ultraschallfokus ermöglicht. Die MR-Bildgebung erfolgt in der Regel mit der Ganzkörperspule. Zur Verbesserung der Bildqualität bietet der Hersteller inzwischen auch eine in den Ankoppelbalg integrierte Spule an. Die Überwachung der Therapie erfolgt durch die MR-Thermometrie (→ Kap. B I 4.3.4.2, Bild 4.30). Ein weiteres Überwachungselement ist ein Kavitationsdetektor, der bei Auftreten von Kavitation die Beschallung unterbricht.

Grundlage für die Therapieplanung ist die MR-Bildgebung und eine CT-Untersuchung, die vor der Therapie durchgeführt werden. Aus den CT-Daten wird einerseits der sogenannte SDR (Skull Density Ratio) und durch *Adaptive Focussing* die Phasenverteilung des Ultraschallfeldes für die individuelle Schädelgeometrie berechnet (Aubry et al. 2003, Clement/Hynynen 2002, D'Souza et al. 2020). SDR ist das Verhältnis von kortikalem zu spongiösem Knochen und gibt an, wie durch-

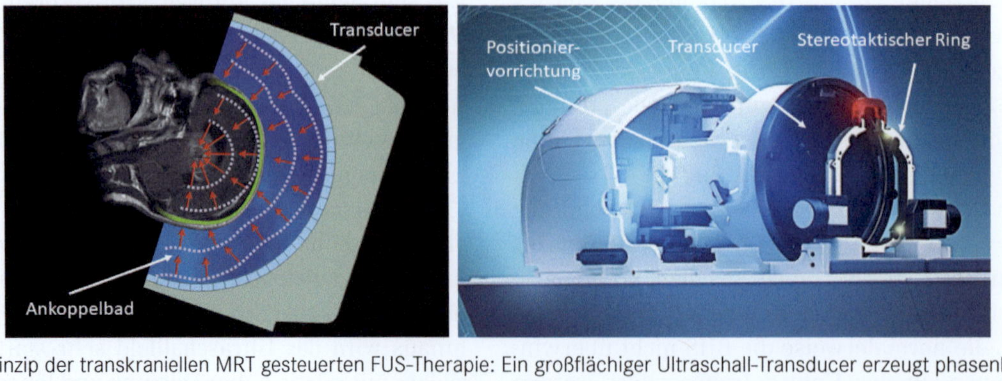

Bild 4.29 Prinzip der transkraniellen MRT gesteuerten FUS-Therapie: Ein großflächiger Ultraschall-Transducer erzeugt phasenkorrigierte Ultraschallfelder, die über ein Koppelbad an den Schädel angekoppelt werden (links). Rechts ist ein Therapiehelm auf der Liege des MRTs zu sehen.

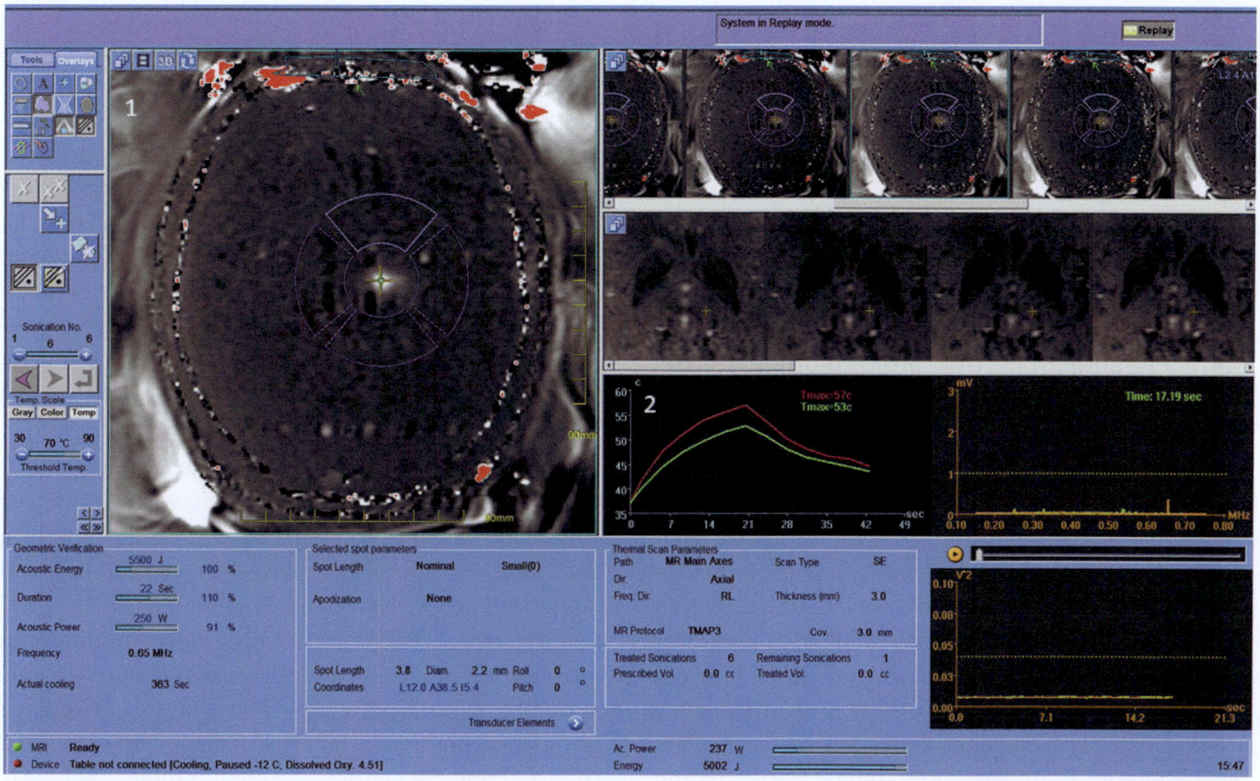

Bild 4.30 Benutzeroberfläche mit Thermometriebildgebung: 1) Phasenbild am Ende der Beschallung: Die Temperatur ist als heller Fleck zu sehen. 2) Zeitlicher Temperaturverlauf: Die rote Kurve zeigt die Temperatur des heißesten Pixels. Die grüne Kurve zeigt den Durchschnittswert in diesem Bereich (Zentrum für MR-Forschung, Universitäts-Kinderspital Zürich, Schweiz).

lässig der Schädelknochen für Ultraschallwellen ist. Er sollte eine gewisse Schwelle nicht unterschreiten.

Die finale Definition des Zielvolumens erfolgt durch die Therapeuten am Anfang der Therapie auf morphologischen MR-Bildern. Morphologisch ist der Zielpunkt bei funktionellen Störungen wie dem Tremor nicht darstellbar. In diesen Fällen wird auf Atlasdaten oder Traktografiedaten auf Basis der MR-Voruntersuchung zurückgegriffen. Die Bestimmung der finalen Zielposition wird allerdings mit Testpulsen festgelegt. Diese Testpulse erwärmen das Gewebe kurzzeitig auf 45 – 50 °C und rufen transiente neurologische Effekte hervor, die nach kurzer Zeit wieder verschwinden. Die Therapeuten untersuchen die Patienten nach jedem Ultraschallpuls. Hört etwa der Tremor auf und tritt keine Nebenwirkung auf, wie z. B. Taubheit in den Fingern oder Kribbeln in der Hand, so ist die richtige Position gefunden. An dieser Position wir das Gewebe durch einen oder zwei Therapiepuls(e) höherer Intensität (56 – 60 °C) thermisch abladiert (Purrer et al. 2019).

Die MRgFUS ist etabliert, und zentrale Bereiche des Gehirns lassen sich mit dem dargestellten System sicher behandeln. Strukturen nahe dem Schädelknochen, z. B. Tumoren, sind so nicht sicher thermisch zu zerstören, da der Knochen zu stark erwärmt würde.

4.4 Ultraschallanwendungen mit geringen Intensitäten (LIPUS)

Regina Puts, Nirina Beilfuß, Urszula Zabarylo, Kay Raum

Im Gegensatz zum HIFU werden Ultraschallanwendungen mit niedriger Intensität als nichtinvasives, gewebeschonendes bzw. regenerierendes therapeutisches Mittel vor allem zur Fraktur- und Weichteilheilung eingesetzt. In der Regel wird gepulster Ultraschall mit Intensitäten innerhalb des diagnostischen Bereichs ($I_{SATA} < 100$ mW/cm²) angewendet und als **LIPUS** (engl. *Low-Intensity Pulsed Ultrasound*) bezeichnet. Die physikalischen Phänomene, die durch LIPUS induziert werden, sind nicht nur komplex, sondern unterscheiden sich auch zwischen In-vivo-Anwendungen (d. h. klinischen Anwendungen) und In-vitro-Anwendungen (d. h. experimentellen Anwendungen). Im Folgenden werden die Mechanismen der stimulierenden Wirkung von LIPUS am Beispiel der Knochenheilung erläutert und auf Beispiele der therapeutischen Anwendungen dieser Technik eingegangen.

4.4.1 Physikalische und biologische Effekte der LIPUS-Anwendung

Für LIPUS-Anwendungen werden normalerweise runde, unfokussierte Schallwandler mit einer Ultraschallfrequenz von 1,5 MHz verwendet. Das System Exogen® (Bioventus LLC, Durham, NC) wird weltweit für die Behandlung von frischen Frakturen sowie bei verzögerter Knochenheilung und nicht heilenden Frakturen eingesetzt (Bild 4.31). Der Schall wird durch folgende Konfiguration definiert: gepulste Sinuswellen (im Burst Modus) mit einer Frequenz von 1,5 MHz, einer Pulswiederholrate (PRF) von 1 kHz, einem Tastverhältnis von 20 % (d. h. 200 µs ON/800 µs OFF) und einer Intensität, die unterhalb der Kavitationsschwelle für biologische Gewebe liegt. Das portable Gerät erfordert kein medizinisch qualifiziertes Personal für die Bedienung. Die Behandlung kann vom Patienten zu Hause durchgeführt werden und dauert 20 min pro Tag über einen Zeitraum von mehreren Wochen bis zur Heilung der Fraktur.

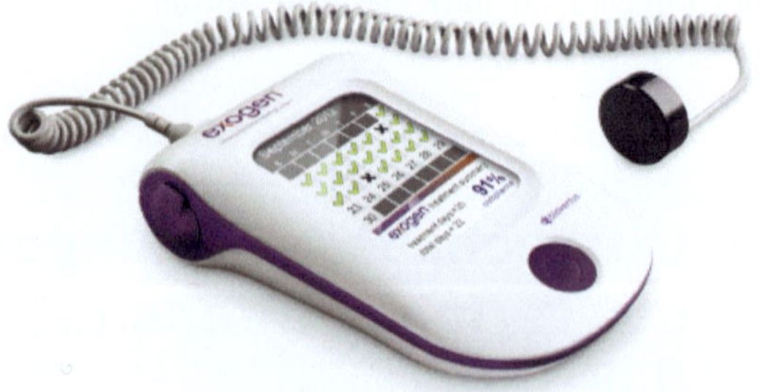

Bild 4.31 Therapiesystem LIPUS EXOGEN

Die Intensitätsverteilung im Schallfeld eines Exogen-Wandlers ist in Bild 4.32 dargestellt.

Üblicherweise wird zur Beschreibung der eingebrachten Schallintensität der räumlich und zeitlich gemittelte Intensitätswert (I_{SATA}) angegeben, wobei A_{eff} die effektive Wandleroberfläche bezeichnet und P die gesamte akustische Leistung ist.

$$I_{SATA} = \frac{P}{A_{eff}} \qquad (4.12)$$

Bei einer kontinuierlichen Welle ist die Strahlungskraft zeitinvariant. Bei gepulster Anregung variiert sie periodisch mit der Pulswiederholungsfrequenz PRF, d. h. dem Kehrwert der Periode zwischen den Emissionen zweier aufeinanderfolgender Pulse (engl. *pulse repetition frequency*). Für gepulste Burst-Anregung (normalerweise mit einer PRF von 1 kHz und einem An/Aus-Verhältnis von 1:4, d. h. τ_{on} = 200 µs und τ_{off} = 800 µs) ist die Beziehung zwischen der zeitlichen Spitzenintensität (I_{TP}) und der zeitlich gemittelten Intensität (I_{TA})

$$I_{TA} = \tau_{on} \cdot \text{PRF} \cdot I_{TP} = 0{,}2 \cdot I_{TP} \qquad (4.13)$$

Der Strahlungsdruck p_{rad} hängt von der Position im Schallfeld, der PRF und der mittleren Schallintensität während der Pulsdauer τ_{on} ab, wobei I_{PA} (engl. *pulse average*, PA) die über die Pulsdauer τ_{on} gemittelte Intensität I_{TA} ist (→ Kap. B I 2.2.4, Formel 2.93).

$$p_{rad} = \frac{1}{2} \frac{|p|^2}{\rho_0 c_0} = \frac{I_{PA}}{c_0} \qquad (4.14)$$

Die durch LIPUS hervorgerufenen physikalischen Effekte können wie folgt kategorisiert werden:

- extrazelluläre mechanische Effekte (→ Kap. B I 4.4.1.1)
- Mechanotransduktion auf zellulärer Ebene (→ Kap. B I 4.4.1.2)

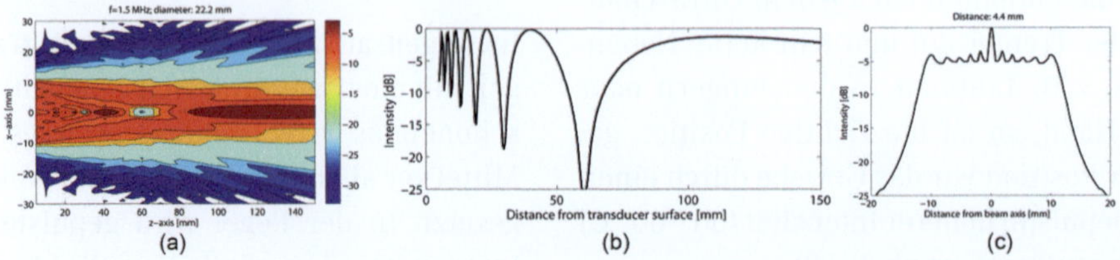

Bild 4.32 a) Zeitliche Spitzenintensitätsverteilung (I_{TP}) eines ebenen, kreisförmigen Schallkopfes mit 22 mm Durchmesser: Der Schallkopf ist im Ursprung des Koordinatensystems der x-y-Ebene. b) Axiale Intensitätsverteilung (I_{TP}) entlang der Strahlachse (x, y = 0). c) Laterale Intensitätsverteilung (I_{TP}) in einem Abstand von 4,4 mm von der Schallkopfoberfläche.

- nichtthermische, nichtkavitative Effekte auf molekularer Ebene (→ Kap. B I 4.4.1.3)
- Für In-vitro-Anwendungen wurde in zahlreichen Studien ein kommerziell verfügbares EXOGEN-Gerät (Sonic Accelerated Fracture Healing System - SAFHS Model) verwendet. Für die Behandlungen der Zellen in Kulturplatten wurden vom Hersteller sechs modifizierte Ausgänge für die sechs Mulden einer Zellkulturplatte hergestellt (Pounder/Harrison 2008). Mit diesem und vergleichbaren experimentellen Systemen werden eine Reihe von sekundären (parasitären) Effekten erzeugt, die bei der Interpretation der durch LIPUS hervorgerufenen Effekte berücksichtigt werden sollten.
- parasitäre thermische und mechanische Effekte bei In-vitro-Anwendungen (→ Kap. B I 4.4.1.4)

4.4.1.1 Extrazelluläre mechanische Effekte

Gepulste Schallquellen können mechanische Effekte mit verschiedenen Frequenzen hervorrufen (Bild 4.33). Die Ultraschallwelle selbst verursacht zeitlich periodische Expansionen und Kompressionen des Mediums. Bei einer Frequenz von 1 MHz beträgt die Wellenlänge etwa 1,5 mm in weichen Geweben oder im Zellkulturmedium. Die dadurch versursachte Dehnung in Zellen entspricht bei LIPUS dem 10^{-5}-Fachen der applizierten Intensität. Durch die gepulste Anwendung variiert die Strahlungskraft mit der Pulswiederholungsfrequenz (typischerweise 1 kHz), was zu oszillierenden Dehnungen und Kompressionen in Richtung der Schallstrahlachse führen kann (Argadine et al. 2005, Greenleaf et al. 2006). Letztlich verursacht die gerichtete Schallstrahlungskraft eine akustisch induzierte Strömung von Flüssigkeiten und gelösten Partikeln (Bild 4.33b).

Abhängig von Gewebeart und angewandter Frequenz erreichen die Strömungsgeschwindigkeiten die Werte von 3 cm/s in Wasser (bei 3,5 MHz, a = 2,82 cm², Fokusabstand: 95 mm, CW, P = 140 mW, P_a = 0,23 MPa, I_{SATA} ~ 50 mW/cm²) (Žauhar et al. 2006) bis zu 9 cm/s bei Kurzpulsanregung (P = 140 mW, P_a = 4 MPa, I_{SATA} ~ 50 mW/cm²). In Zellkulturflaschen wurden Werte von 0,4, 6,0 und 19,4 cm/s bei 130, 480 und 1770 mW/cm² bei 3 MHz und kontinuierlicher Schallanregung gemessen (Harle et al. 2005).

Befinden sich Gasblasen oder kleine Inhomogenitäten einer Flüssigkeit im Schallfeld, können Mikroströmungen entstehen. Sie induzieren dann je nach Anregungsfrequenz eine zirkulierende Flüssigkeitsbewegung, was zu komplexen Strömungen führen kann. Es wird vermutet, dass die Wellenausbreitung durch das hochporöse Kallusgewebe im Frakturspalt eine Flüssigkeitsmikrobewegung in den Poren hervorrufen kann. Sowohl die Mikroströmungen als auch das akustische Streaming können den extrazellulären Transport von Nährstoffen und zellulären Abbauprodukten begünstigen und die Reibungskräfte erzeugen, die wiederum Mechanorezeptoren an den Zellmembranen aktivieren bzw. die Eigenschaften der Membranen, wie z. B. deren Permeabilität, verändern und somit eine Reihe von biologischen Reaktionen auf zellulärer Ebene auslösen.

4.4.1.2 Mechanotransduktion auf zellulärer Ebene

Die physiologische Aktivität von gewebebildenden Zellen hängt in hohem Maße von den mechanischen Eigenschaften des umgebenden Mediums ab. Stammzellen, die auf einer Matrix mit unterschiedlicher Steifigkeit gezüchtet werden, können in eine Reihe von

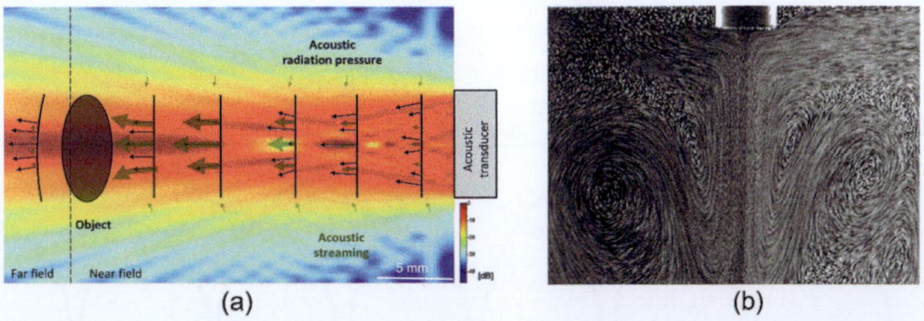

Bild 4.33 Wirkung einer akustischen Strahlungskraft und Strömungen auf ein Objekt in einem Schallfeld: a) In Flüssigkeiten führt die Strahlungskraft (schwarze Pfeile) zu einer akustischen Strömung (grüne Pfeile). Die inhomogene Intensitätsverteilung im Nahfeld führt zu einer regionalen Abhängigkeit der Richtung und der Amplitude der Strahlungskraft. Die Geschwindigkeit der akustischen Strömung nimmt von der Schallwandleroberfläche zum Fokusbereich hin allmählich zu. Feste Grenzflächen unterbrechen die Strömung, aber nicht den Strahlungsdruck. b) Akustische Strömung, visualisiert durch zehn überlagerte Bilder von Maisstärkepartikeln im Schallfeld eines nicht fokussierenden 32-MHz-Schallwandlers, die im zeitlichen Abstand von 200 ms aufgenommen wurden (Nowicki et al. 1998).

I

Zellarten - von Gehirn- und Fettzellen auf einer weichen Matrix bis hin zu Knorpel- und Knochenzellen auf einer steiferen Matrix - differenzieren (Lynn et al. 1942). Mechanische Stimuli können Zellen auch in Bioreaktoren zugeführt werden, wobei durch die Anwendung von mechanischer Spannung und Dehnung versucht wird, die lokale Verformung der extrazellulären Matrix (ECM) im Organ zu imitieren (Plunkett/O'Brien 2011). Bioreaktoren mit Ultraschallanwendung zur mechanischen Vorkonditionierung von Zellen wurden ebenfalls schon entwickelt (Puts et al. 2016, Sahu et al. 2020, Subramanian et al. 2013). Das mechanische Signal, z. B. Zug, Druck, Scherspannung, führt zu Konformationsänderungen verschiedener Rezeptoren auf der Zelloberfläche (Bild 4.34), die entweder die Zelle mit der ECM verbinden (z. B. Integrine, Syndecan-4, dehnungsaktivierte Ionenkanäle) oder die Zellen miteinander verbinden (z. B. Cadherine, Connexine) (Padilla et al. 2016, Roper et al. 2012).

Dieses Signal wird in eine chemische Reaktion umgewandelt, die sich über das Zytoskelett ausbreitet. Die Reize werden in den Zellkern weitergeleitet und beeinflussen die Aktivität mechanosensitiver Transkriptionsfaktoren. Diese Transkriptionsfaktoren verändern dann die Genexpression im Zellkern, die schließlich das zelluläre Schicksal bestimmt, d. h. Überleben, Proliferation, Differenzierung und Migration (Wang 2017). Bei der Beschreibung der Wirkung von Ultraschall auf die Zellbestandteile werden die verschiedenen Komponenten der Zellen, z. B. Zellkerne und intrazelluläre Strukturen, in die die Zellen eingebettet sind, als Oszillatoren betrachtet. Die Wirkung von gepulstem Ultraschall kann zu oszillatorischen Verschiebungen zwischen intrazellulären Elementen unterschiedlicher Dichte (Or/Kimmel 2009) oder zu sogenannter Fluoridierung und zum nachfolgenden Umbau des Zytoskeletts führen (Mizrahi et al. 2012). Es gibt zahlreiche mathematische Modelle, die das Verhalten der zellulären Komponenten unter dem Einfluss des Ultraschalls beschreiben. Das sogenannte Bilayer-Sonophor-Modell beschreibt das spezifische, periodische Aufblähen und Entleeren des Zwischenraumes einer Doppellipidschicht der Membran (Krasovitski et al. 2011), das unterhalb der Kavitationsschwelle auftritt. In-vitro-

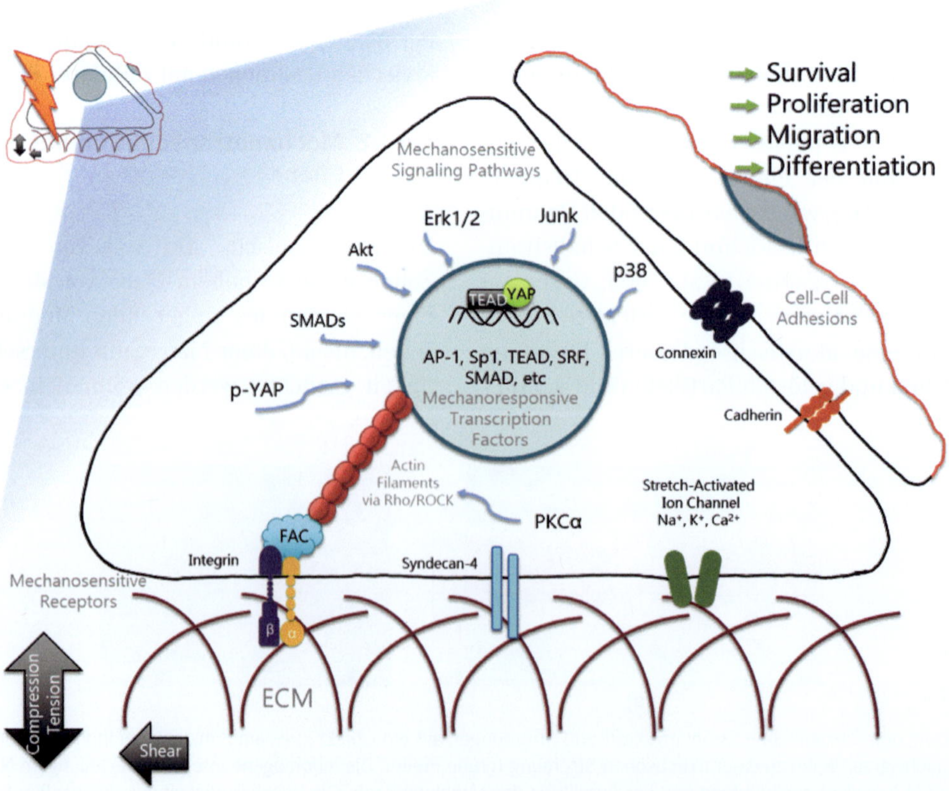

Bild 4.34 Wege der Mechanotransduktion: Mechanische Signale werden von mechanosensitiven Rezeptoren auf der Zelloberfläche erkannt und dann im Zytoplasma über das Zytoskelett und Signalwege zum Zellkern weitergeleitet, wo mechanosensitive Transkriptionsfaktoren die Genexpression regulieren.

Studien haben gezeigt, dass LIPUS direkt Prozesse im Zellkern beeinflusst.

4.4.1.3 Nichtthermische, nichtkavitative Effekte auf molekularer Ebene

Mit der Wechselwirkung von Ultraschall mit Molekülen beschäftigt sich die Molekularakustik. Die wichtigsten Parameter zur Beschreibung der auftretenden Phänomene sind die Schallgeschwindigkeit (Sarvazyan 1991), die Schallabsorption (Morse et al. 1999) und die Streuung (Schaaffs 1967). Aus Messungen dieser Parameter lassen sich Rückschlüsse auf die Änderung der akustischen Material- bzw. Gewebeeigenschaften infolge der molekularen Wechselwirkungen (Molekül-Molekül- oder Molekül-Lösungsmittel) oder z. B. der Hydratation ziehen. Diese Effekte sind auf elektrostatische Wechselwirkungen, Steifigkeit interatomarer Bindungen und Relaxationsvorgänge zurückzuführen. Sie können die Funktion von biologischen Molekülen stark beeinflussen. Bei zu hohen Schallintensitäten kann es zur Schädigung der DNA durch Kavitation (Elsner/Lindblad 1989), aber auch durch nichtkavitative Effekte kommen (Hawley et al. 1963).

4.4.1.4 Parasitäre thermische und mechanische Effekte bei In-vitro-Anwendungen

Aufgrund der geringen Schallintensitäten kommt es in vivo nur zu einer vernachlässigbaren Temperaturerhöhung. Bei In-vitro-Untersuchungen können jedoch Temperaturanstiege von ca. 3 °C durch eine Erwärmung des Schallwandlers erreicht werden, wenn der Schallkopf mit Koppelgel direkt an den Boden der Zellkulturplatte gekoppelt ist (Leskinen/Hynynen 2012). Nichtsdestotrotz können äußerst temperaturempfindliche Enzyme, wie z. B. MMP-1 und Kollagenasen, in ihrer Aktivität beeinflusst werden. Parasitäre mechanische Effekte können durch Reflexionen und die Bildung von stehenden Wellen hervorgerufen werden. Aufgrund der geringen Wegstrecke und der geringen Dämpfung im Kulturmedium (0,0014 dB/cm bei 1 MHz und 37 °C (Hensel et al. 2011) werden die Schallwellen kaum absorbiert bzw. von der Kulturschale weggeleitet. An parallelen Grenzflächen kommt es zu Mehrfachreflexionen und Interferenzen, dadurch zur Modulation der Druckamplituden und der Verlängerung der On-Phasen (Bild 4.35) und unter bestimmten Umständen zur Ausbildung stehender Wellen.

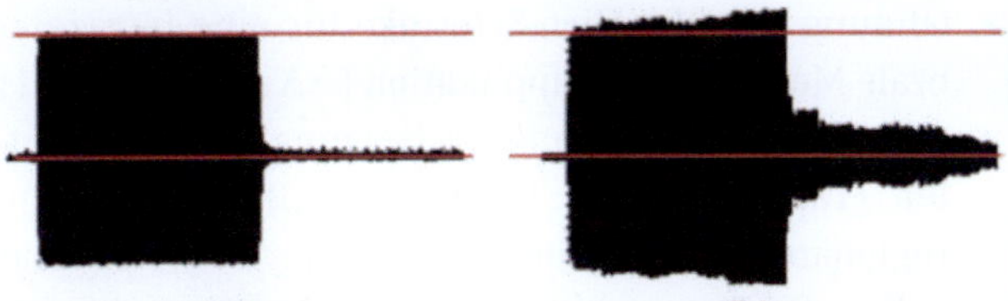

Bild 4.35 Zeitliches LIPUS-Wellenmuster in einer Kulturschale mit dem Schallkopf auf dem Boden der Schale und a) mit Absorberkammer bzw. b) ohne Absorberkammer auf der Oberseite der Schale: Ohne Absorberkammer ist ein Anstieg der Intensität während der On-Phase und ein verzögerter Abfall während der Off-Phase zu erkennen, was zu nicht vernachlässigbaren Erhöhungen der effektiven Spitzen- (I_{TP}) und zeitlichen Durchschnittsintensitäten (I_{TA}) führt.

4.4.1.5 Definition einer LIPUS-Dosis und Bedarf einer Standardisierung

Um die physikalischen und biologischen Effekte der LIPUS-Stimulation zu identifizieren und zwischen unterschiedlichen Studien, sowohl in vitro als auch in vivo, zu vergleichen, benötigt man standardisierte Bedingungen (Puts et al. 2021). Besonders bei den In-vitro-Experimenten spielen die Positionierung der Zellkulturgefäße relativ zur Ultraschallquelle sowie die Auswahl der geeigneten Leistung eine wichtige Rolle (Padilla 2014). Da die Effektivität der LIPUS-Stimulation und die Größe der hervorgerufenen Bioeffekte sehr stark intensitätsabhängig sind, ist die Herleitung einer akustischen „Dosis" von großer Bedeutung. Bis jetzt ist nicht abschließend geklärt, welche Parameter der Stimulation für bestimmte Bioeffekte verantwortlich sind. Die genauen Angaben zu Schallkopfgeometrie, Intensität, Spitzendruck, Tastverhältnis, Pulsdauer und Mittenfrequenz für unterschiedliche Geometrien des Aufbaus müssen so ausgewählt werden, dass einerseits die gewünschten Bioeffekte erzeugt und andererseits die Nebeneffekte wie stehende Wellen und Erwärmung vermieden werden.

4.4.2 LIPUS-Anwendungen

Ultraschallanwendungen mit geringer Intensität (LIPUS) kommen bei folgenden Erkrankungen entweder bereits in der klinischen Routine oder im Rahmen von kontrollierten klinischen Studien zum Einsatz:

- Unterstützung der Knochenbruchheilung (→ Kap. A 16.3.3)
- nichtoperative Behandlung der verzögerten Knochenbruchheilung und von Pseudarthrosen (→ Kap. A 16.4.5.6)

- Öffnung der Blut-Hirn-Schranke für eine intrazerebrale Medikamentenapplikation (→ Kap. A 1.1.1.3.1)
- gezielter Transport und Freisetzung von Wirkstoffen (**Targeted Drug Delivery**), z. B. in der lokoregionären Tumortherapie (→ Kap. A 19.1.5 und → Kap. B I 7)
- **Neurostimulation** bzw. Neuromodulation mit Ultraschall, z. B. zur Behandlung von Epilepsie und Parkinson

4.4.2.1 Targeted Drug Delivery

Der gezielte Transport von Wirkstoffen, wie z. B. genetischem Material, Chemotherapeutika oder auch Antikörpern in bestimmte Körperbereiche, z. B. einen Tumor oder ein bestimmtes Organ, und die Aufnahme dieses Wirkstoffes in das Gewebe bzw. die Zellen ist das Ziel der Targeted Drug Delivery (→ Kap. B I 7.1).

Das Konzept der Targeted Drug Deliverys ist schon sehr alt. Die Translation in die klinische Anwendung hat sich jedoch als schwierig und langwierig erwiesen. Ein Beispiel ist ThermoDox (*https://celsion.com/thermodox*), ein in thermosensitive Liposome verpacktes Doxorubincin, ein Chemotherapeutikum, das bei Erwärmung auf 40 – 45 °C freigesetzt wird.

4.4.2.2 Neurostimulation mit Ultraschall

Konstantin Weise

Die **transkranielle fokussierte Ultraschallstimulation** (engl. *transcranial focused ultrasound stimulation*, TFUS) ist eine neue Technik zur nichtinvasiven Neurostimulation (Bild 4.36). Im Vergleich zur magnetischen (→ Kap. B III 3.2.1) oder elektrischen (→ Kap. B IV 3.1.1.1.1) nichtinvasiven Hirnstimulation hat diese Technik eine höhere räumliche Auflösung und kann auch tiefe Strukturen im Gehirn erreichen. Darüber hinaus deuten sowohl Tier- als auch Humanstudien darauf hin, dass mit dieser Technik potenziell verschiedene Stellen des zentralen und peripheren Nervensystems erreicht werden können. In Abhängigkeit von den Stimulationsparametern konnte bisher ein breites Spektrum von Wirkungen festgestellt werden. Dies reicht von der Unterdrückung oder der Unterstützung der neuronalen Aktivität bis hin zur Gewebeablation (Ablösung). Im Jahr 2013 wurde das Verfahren erstmals am Menschen angewendet (Hameroff et al. 2013). Hameroff et al. haben mit einer unfokussierten Variante den posterioren frontalen Kortex bei 31 Patienten mit chronischen Schmerzen stimuliert. Die erste Anwendung der fokussierten Ultraschallstimulation wurde von Legon et al. im Jahr 2014 am somatosensorischen Kortex durchgeführt (Legon et al. 2014). Die Technik kann auch verwendet werden, um Wirkstoffe in ein bestimmtes Hirnareal zu transportieren. Die bisher am meisten erforschte Anwendung ist die Verabreichung von Chemotherapie (→ Kap. A 19.1.5). Aufgrund der Neuheit des Verfahrens wird es jedoch noch nicht für therapeutische Zwecke eingesetzt und ist Gegenstand derzeitiger neurowissenschaftlicher Forschung. Eine Zusammenfassung über den aktuellen Kenntnisstand ist im Übersichtsartikel von Tyler et al. zu finden (Tyler et al. 2018).

Um eine bestimmte Hirnregion anzuvisieren, besteht die erste Herausforderung darin, dass die einzelnen Ultraschallwellen das Ziel gleichzeitig und phasengerecht erreichen müssen, ohne dass es aufgrund der Inhomogenität des Schädelknochens und des Gehirns zu unterschiedlichen akustischen Reflexionen, Brechungen und Verzerrungen kommt. Aus diesem Grund müssen die einzelnen Ultraschallwellen entsprechend den akustischen Eigenschaften des Kopfes zeitlich verschoben werden.

Zur Simulation der Ultraschallwellen müssen partielle Differenzialgleichungen zweiter Ordnung für Wellen und/oder elastische Gleichungen gelöst werden. Dies kann mithilfe der folgenden Methoden erfolgen:

- Finite-Differenzen-Zeitbereich-Methode (FDTD)
- Pseudo-Spektral-Zeitbereich-Methode (PSTD)
- Hybrid-Winkelspektrum-Methode (HAS)

Im Gegensatz zur magnetischen Stimulation (→ Kap. B III 3.2.1) oder elektrischen Stimulation (→ Kap. B IV 3.1.1.1.1) ist die Simulationsdauer unter Verwendung von FDTD- und PSTD-Methoden wesentlich länger und liegt im Bereich von mehreren 10 h. Die HAS-Methode ist im Gegensatz dazu um bis zu zwei Größenordnungen schneller und verkürzt die Berechnungszeit auf Minuten. Mit ihrem Geschwindigkeitsvorteil eröffnet sie die Möglichkeit, die Behandlung in Echtzeit zu simulieren und die Behandlung entsprechend anzupassen, wie z. B. durch die Neupositionierung des Ziels.

Die mechanische Wechselwirkung zwischen den Ultraschallwellen und den neuronalen Membranen wirkt sich auf mechanosensitive, spannungsgesteuerte Ionenkanäle aus (Bild 4.36). Dem Doppelschicht-Sonophore-Modell zufolge führt die mechanische Energie der Ultraschallwellen zu periodischen Ausdehnungen und

Kontraktionen der Zellmembranen. Bei einer progressiven Zunahme der Membrandehnung verändern sich die damit verbundenen Bioeffekte. Bei moderaten Intensitäten werden zunächst mechanosensitive Proteine aktiviert. Mit zunehmender Intensität kommt es zur Porenbildung, und bei der maximalen Dehnung, die mit der Technik erreicht werden kann, kann es sogar zu Membranbrüchen und irreversiblen Läsionen kommen. In den Leitlinien der U. S. Food and Drug Administration (FDA) wurde der Sicherheitsschwellenwert für den diagnostischen Einsatz von Ultraschall bei Erwachsenen festgelegt, der für die Neuromodulation verwendet werden kann. Diese Parameter sind $I_{SSPA} \leq 190\,W/cm^2$ (pulsgemittelte Intensität an dem Punkt im Schallfeld, wo ein Maximum oder ein lokales Maximum innerhalb eines bestimmten Bereichs ist), $I_{SPTA} \leq 94\,mW/cm^2$ (zeitliches Mittel des räumlichen Spitzenwertes) und ein mechanischer Index ≤ 1,9 (FDA 2019).

In Anbetracht der elektrischen Eigenschaften wird vermutet, dass die dynamische Fluktuation der Membrandoppelschicht die momentane Membrankapazität verändert und zu einem kapazitiven Strom führt, der potenziell spannungsabhängige Natrium- und Kaliumkanäle aktiviert.

Literatur

Apfel, R. E./Holland, C. K.: Gauging the likelihood of cavitation from short-pulse, low-duty cycle diagnostic ultrasound. In: Ultrasound in Medicine & Biology, Vol. 17, No. 2, 1991, pp. 179 - 185. *https://doi.org/10.1016/0301-5629(91)90125-G*

Argadine, H. M./Kinnick, R. R./Bolander, M. E./Greenleaf, J. F.: 1 kHz low power sound stimulates ATDC5 chondrocytes. In: IEEE Ultrasonics Symposium, Vol. 2, 18.-21 September 2005, pp. 996 - 998 (DOI: 10.1109/ULTSYM.2005.1603018)

Arnal, B./Pernot, M./Tanter, M.: Monitoring of thermal therapy based on shear modulus changes: II. Shear wave imaging of thermal lesions. In: IEEE Transactions on Ultrasonics, Ferroelectrics, and Frequency Control, Vol. 58, No. 8, 2011a, pp. 1603 - 1611 (DOI: 10.1109/TUFFC.2011.1987)

Arnal, B./Pernot, M./Tanter, M.: Monitoring of thermal therapy based on shear modulus changes: I. shear wave thermometry. In: IEEE Transactions on Ultrasonics, Ferroelectrics, and Frequency Control, Vol. 58, No. 2, 2011b, pp. 369 - 378 (DOI: 10.1109/TUFFC.2011.1814)

Aubry, J. F./Tanter, M./Pernot, M./Thomas, J. L./Fink, M.: Experimental demonstration of noninvasive transskull adaptive focusing based on prior computed tomography scans. In: The Journal of the Acoustical Society of America, Vol. 113, No. 1, 2003, pp. 84 - 93 (DOI: 10.1121/1.1529663)

Bing, K. F./Rouze, N. C./Palmeri, M. L./Rotemberg, V. M./Nightingale, K. R.: Combined ultrasonic thermal ablation with interleaved ARFI image monitoring using a single diagnostic curvilinear array. A feasibility study. In: Ultrason Imaging, Vol. 33, No. 4, 2011, pp. 217 - 232 (DOI: 10.1177/016173461103300402)

Clement, G. T./Hynynen, K.: A non-invasive method for focusing ultrasound through the human skull. In: Physics in

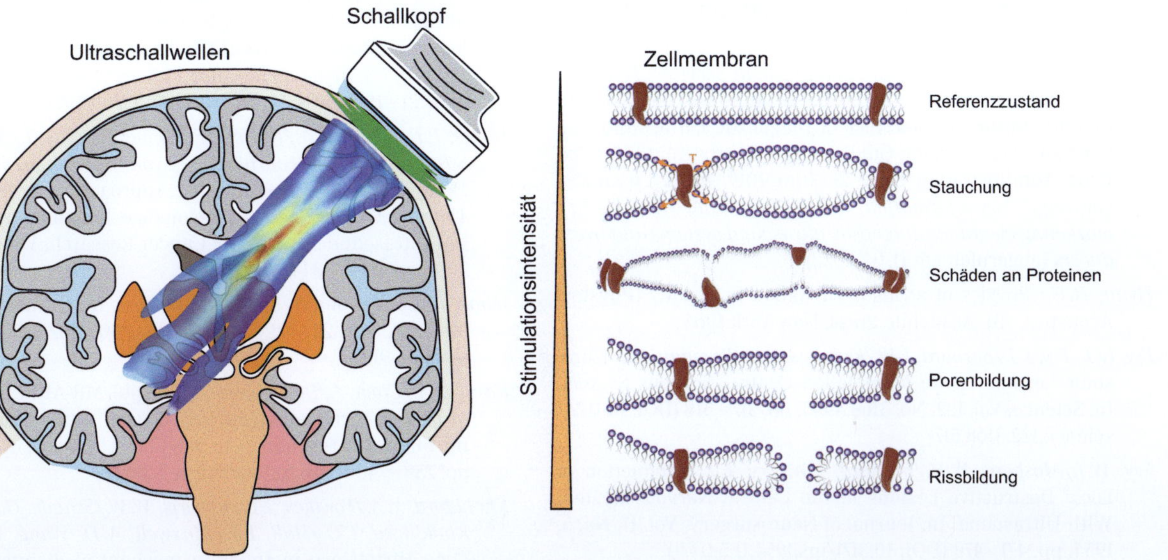

Bild 4.36 Links: Grundprinzip der Ultraschallstimulation: Ein Schallkopf wird auf die Kopfoberfläche der Probanden aufgebracht. Durch gezielte Überlagerung der Ultraschallwellen kann ein Maximum des Schalldrucks im Inneren des Gehirns erzeugt werden. Rechts: Wirkmechanismen des Schalldrucks auf Zellmembrane: Der Ultraschall erhöht allmählich die Spannung in der Membran. Bei moderaten Stimulationsintensitäten werden die Zellmembrane gedehnt und gestaucht, was zu einer Aktivierung mechanosensitiver Proteine führt. Bei zunehmender Stimulationsintensität werden die Membranproteine beschädigt, bis es schließlich zur Porenbildung oder sogar zu einem Membranriss kommt (modifiziert aus Di Biase et al. 2019, Original aus Krasovitski et al. 2011).

I

Medicine and Biology, Vol. 47, No. 8, 2002, pp. 1219 – 1236 (DOI: 10.1088/0031-9155/47/8/301)

Cline, H. E./Hynynen, K./Watkins, R. D./Adams, W. J./Schenck, J. F./Ettinger, R. H./Freund, W. R./Vetro, J. P./Jolesz, F. A.: Focused US system for MR imaging-guided tumor ablation. In: Radiology, Vol. 194, No. 3, 1995, pp. 731 – 737 (DOI: 10.1148/radiology.194.3.7862971)

Cline, H. E./Schenck, J. F./Watkins, R. D./Hynynen, K./Jolesz, F. A.: Magnetic resonance-guided thermal surgery. In: Magnetic Resonance in Medicine, Vol. 30, No. 1, 1993, pp. 98 – 106. *https://doi.org/10.1002/mrm.1910300115*

Coussios, C. C./Farny, C. H./ter Haar, G./Roy, R. A.: Role of acoustic cavitation in the delivery and monitoring of cancer treatment by high-intensity focused ultrasound (HIFU). In: International Journal of Hyperthermia, Vol. 23, No. 2, 2007, pp. 105 – 120 (DOI: 10.1080/02656730701194131)

Dewey, W. C.: Arrhenius relationships from the molecule and cell to the clinic. In: International Journal of Hyperthermia, Vol. 25, No. 1, 2009, pp. 3 – 20 (DOI: 10.1080/02656730902747919)

Di Biase, L./Falato, E./Di Lazzaro, V.: Transcranial Focused Ultrasound (tFUS) and Transcranial Unfocused Ultrasound (tUS) Neuromodulation. From Theoretical Principles to Stimulation Practices. In: Front Neurol, Vol. 10, 2019, p. 549 (DOI: 10.3389/fneur.2019.00549)

D'Souza, M./Chen, K. S./Rosenberg, J./Elias, W. J./Eisenberg, H. M./Gwinn, R./Taira, T./Chang, J. W./Lipsman, N./Krishna, V./Igase, K./Yamada, K./Kishima, H./Cosgrove, R./Rumià, J./Kaplitt, M. G./Hirabayashi, H./Nandi, D./Henderson, J. M./Butts Pauly, K./Dayan, M./Halpern, C. H./Ghanouni, P.: Impact of skull density ratio on efficacy and safety of magnetic resonance-guided focused ultrasound treatment of essential tremor. In: Journal of Neurosurgery (JNS), Vol. 132, No. 5, 2020, pp. 1392 – 1397 (DOI: 10.3171/2019.2.JNS183517)

Elsner, H. I./Lindblad, E. B.: Ultrasonic degradation of DNA. In: DNA, Vol. 8, No. 10, Dec 1989, pp. 697 – 701 (DOI: 10.1089/dna.1989.8.697)

FDA – U. S. Department of Health and Human Services, Food and Drug Administration, Center for Devices and Radiological Health: Marketing Clearance of Diagnostic Ultrasound Systems and Transducers: Guidance for Industry and Food and Drug Administration Staff. 27. Juni 2019. *https://www.fda.gov/regulatory-information/search-fda-guidance-documents/marketing-clearance-diagnostic-ultrasound-systems-and-transducers* (abgerufen am 11. 04. 2022)

Flynn, H. G.: Physics of acoustic cavitation in liquids (Physical Acoustics, IB). Academic Press, New York 1964

Fry, W. J./Fry, F. J./Barnard, J. W./Krumins, R. F./Brennan, J. F.: Ultrasonic Lesions in the Mammalian Central Nervous System. In: Science, Vol. 122, No. 3168, 1955, pp. 517 – 518 (DOI: 10.1126/science.122.3168.517)

Fry, W. J./Mosberg, W. H./Barnard, J. W./Fry, F. J.: Production of Focal Destructive Lesions in the Central Nervous System With Ultrasound. In: Journal of Neurosurgery, Vol. 11, No. 5, 1954, pp. 471 – 478 (DOI: 10.3171/jns.1954.11.5.0471)

Focused Ultrasound Foundation: 2021 State of the Field Report. 2021

Goss, S. A./Frizzell, L. A./Dunn, F.: Ultrasonic absorption and attenuation in mammalian tissues. In: Ultrasound in Medicine & Biology, Vol. 5, No. 2, 1979, pp. 181 – 186. *https://doi.org/10.1016/0301-5629(79)90086-3*

Greenleaf, J. F./Argadine, H. M./Bolander, M. E.: 1I-4 Stimulation of Proteoglycan Synthesis with Low-Intensity 1 kHz Vibration. In: 2006 IEEE Ultrasonics Symposium, 2.–6. Oktober 2006, pp. 849 – 851 (DOI: 10.1109/ULTSYM.2006.221)

Gu, J./Jing, Y.: Modeling of wave propagation for medical ultrasound: a review. In: IEEE Transactions on Ultrasonics, Ferroelectrics, and Frequency Control, Vol. 62, No. 11, 2015, pp. 1979 – 1992 (DOI:: 10.1109/TUFFC.2015.007034).

Gu, J./Jing, Y.: MSOUND. An Open Source Toolbox for Modeling Acoustic Wave Propagation. In: Heterogeneous Media, Vol. 68, No. 5, 2021, pp. 1476 – 1486 (DOI: 10.1109/TUFFC.2021.3051729)

Hameroff, S./Trakas, M./Duffield, C./Annabi, E./Gerace, M. B./Boyle, P./Badal, J. J.: Transcranial ultrasound (TUS) effects on mental states. A pilot study. In: Brain Stimulation, Vol. 6, No. 3, 2013, pp. 409 – 415 (DOI: 10.1016/j.brs.2012.05.002)

Harle, J./Mayia, F./Olsen, I./Salih, V.: Effects of ultrasound on transforming growth factor-beta genes in bone cells. In: Eur Cell Mater, Vol. 10, 2005, pp. 70 – 76 (DOI: 10.22203/ecm.v010a08)

Hawley, S. A./Macleod, R. M./Dunn, F.: Degradation of DNA by Intense, Noncavitating Ultrasound. In: The Journal of the Acoustical Society of America, Vol. 35, No. 8, 1963, pp. 1285 – 1287 (DOI: 10.1121/1.1918685)

Hensel, K./Mienkina, M. P./Schmitz, G.: Analysis of Ultrasound Fields in Cell Culture Wells for In Vitro Ultrasound Therapy Experiments. In: Ultrasound in Medicine & Biology, Vol. 37, No. 2011, pp. 2105 – 2115. *https://doi.org/10.1016/j.ultrasmedbio.2011.09.007*

Hill, C. R./ter Haar, G. R.: High intensity focused ultrasound – potential for cancer treatment. In: The British Journal of Radiology, Vol. 68, No. 816, 1995, pp. 1296 – 1303 (DOI: 10.1259/0007-1285-68-816-1296)

Hou, G. Y./Marquet, F./Wang, S./Konofagou, E. E.: Multi-parametric monitoring and assessment of high-intensity focused ultrasound (HIFU) boiling by harmonic motion imaging for focused ultrasound (HMIFU). An ex vivo feasibility study. In: Physics in medicine and biology, Vol. 59, No. 5, 2014, pp. 1121 – 1145 (DOI: 10.1088/0031-9155/59/5/1121)

Huber, P. E./Jenne, J. W./Rastert, R./Simiantonakis, I./Sinn, H. P./Strittmatter, H. J./Fournier, D. von/Wannenmacher, M. F./Debus, J.: A New Noninvasive Approach in Breast Cancer Therapy Using Magnetic Resonance Imaging-guided Focused Ultrasound Surgery. In: Cancer Research, Vol. 61, No. 23, 2001, pp. 8441 – 8447

Jenne, J.: Cavitations in biological tissues. In: Ultraschall in der Medizin, Vol. 22, No. 5, 2001, pp. 200 – 207 (DOI: 10.1055/s-2001-17913)

Kaye, E. A./Chen, J./Butts Pauly, K.: Rapid MR-ARFI method for focal spot localization during focused ultrasound therapy. In: Magnetic resonance in medicine, Vol. 65, No. 3, 2011, pp. 738 – 743 (DOI: 10.1002/mrm.22662)

Khokhlova, V. A./Fowlkes, J. B./Roberts, W. W./Schade, G. R./Xu, Z./Khokhlova, T. D./Hall, T. L./Maxwell, A. D./Wang, Y.-N./Cain, C. A.: Histotripsy methods in mechanical disintegration of tissue. Towards clinical applications. In: International Journal of Hyperthermia, Vol. 31, No. 2, 2015, pp. 145 – 162 (DOI: 10.3109/02656736.2015.1007538)

Krasovitski, B./Frenkel, V./Shoham, S./Kimmel, E.: Intramembrane cavitation as a unifying mechanism for ultrasound-induced bioeffects. In: Proceedings of the National Academy of Sciences, Vol. 108, No. 8, 2011, pp. 3258 - 3263 (DOI: 10.1073/pnas.1015771108)

Kuttruff, H.: Physik und Technik des Ultraschalls. Physik in unserer Zeit, No. 4. S. Hirzel Verlag, Stuttgart 1988

Legon, W./Sato, T. F./Opitz, A./Mueller, J./Barbour, A.: Transcranial focused ultrasound modulates the activity of primary somatosensory cortex in humans. In: Nature Neuroscience, Vol. 17, No. 2, 2014, pp. 322 - 329 (DOI: 10.1038/nn.3620)

Leighton, T.: The Acoustic Bubble. Academic Press 1997, S. 613

Leskinen, J. J./Hynynen, K.: Study of factors affecting the magnitude and nature of ultrasound exposure with in vitro set-ups. In: Materials Science, Medicine Ultrasound in medicine & biology, Vol. 38, No. 5, 2012, pp. 777 - 794

Lev-Tov, L./Barbosa, D. A. N./Ghanouni, P./Halpern, C. H./Buch, V. P.: Focused ultrasound for functional neurosurgery. In: Journal of Neuro-Oncology, 2021 (DOI: 10.1007/s11060-021-03818-3)

Lynn, J. G./Zwemer, R. L./Chick, A. J./Miller, A. E.: A new method for the generation and use of focused ultrasound in experimental biology. In: Journal of General Physiology, Vol. 26, No. 2, 1942, pp. 179 - 193 (DOI: 10.1085/jgp.26.2.179)

Maier, F./Krafft, A. J./Jenne, J. W./Semmler, W./Bock, M.: TAM - A Thermal Ablation Monitoring Tool. In vivo Evaluation. In: World Congress on Medical Physics and Biomedical Engineering. München/Springer, Berlin/Heidelberg 2009

Maimbourg, G./Houdouin, A./Deffieux, T./Tanter, M./Aubry, J.-F.: 3D-printed adaptive acoustic lens as a disruptive technology for transcranial ultrasound therapy using single-element transducers. In: Physics in Medicine and Biology, Vol. 63, 2018, p. 025026 (DOI: 10.1088/1361-6560/aaa037)

Maleke, C./Konofagou, E. E.: Harmonic motion imaging for focused ultrasound (HMIFU). A fully integrated technique for sonication and monitoring of thermal ablation in tissues. In: Physics in Medicine and Biology, Vol. 53, No. 6, 2008, pp. 1773 - 1793 (DOI: 10.1088/0031-9155/53/6/018)

Miller, N. R./Bamber, J. C./Meaney, P. M.: Fundamental limitations of noninvasive temperature imaging by means of ultrasound echo strain estimation. In: Ultrasound in Medicine & Biology, Vol. 28, No. 10, 2002, pp. 1319 - 1333. *https://doi.org/10.1016/S0301-5629(02)00608-7*

Millner, R.: Ultraschalltechnik. Grundlagen und Anwendungen. Materialwissenschaft und Werkstofftechnik, No. 12. VEB Fachbuchverlag Leipzig, Weinheim. Lizenzausgabe für den Physik Verlag GmbH, Weinheim 1987, S. 440

Mizrahi, N./Zhou, E. H./Lenormand, G./Krishnan, R./Weihs, D./Butler, J. P./Weitz, D. A./Fredberg, J. J./Kimmela, E.: Low intensity ultrasound perturbs cytoskeleton dynamics. In: Soft Matter, Vol. 8, No. 8, 2012, pp. 2438 - 2443 (DOI: 10.1039/C2SM07246G)

Morse, R./Ma, L. D./Magin, R. L./Dunn, F.: Ultrasound interaction with large unilamellar vesicles at the phospholipid phase transition. Perturbation by phospholipid side chain substitution with deuterium. In: Chemistry and Physics of Lipids, Vol. 103, No. 1, 1999, pp. 1 - 10. *https://doi.org/10.1016/S0009-3084(99)00068-7*

Mouratidis, P. X. E./Rivens, I./Civale, J./Symonds-Tayler, R./ter Haar, G.: Relationship between thermal dose and cell death for "rapid" ablative and "slow" hyperthermic heating. In: International Journal of Hyperthermia, Vol. 36, No. 1, 2019, pp. 228 - 242 (DOI: 10.1080/02656736.2018.1558289)

Nowicki, A./Kowalewski, T./Secomski, W./Wójcik, J.: Estimation of acoustical streaming: theoretical model, Doppler measurements and optical visualisation. In: European Journal of Ultrasound, Vol. 7, No. 1, 1998, pp. 73 - 81. *https://doi.org/10.1016/S0929-8266(98)00020-2*

Nyborg W./Carson, P. L./Carstensen, E. L./Dunn, F./Miller, D. L./Miller, M. W./Thompson, H. E./Ziskin, M. C./Edwards, M.: NCRP Report No. 113 - Exposure Criteria for medical diagnostic ultrasound. I. Criteria based on thermal mechanisms National Council on Radiation Protection and Measurement. Bethesda, Maryland (ISBN 0-929600-25-8, 1992)

Or, M./Kimmel, E.: Modeling Linear Vibration of Cell Nucleus in Low Intensity Ultrasound Field. In: Ultrasound in Medicine & Biology, Vol. 35, No. 6, 2009, pp. 1015 - 1025. *https://doi.org/10.1016/j.ultrasmedbio.2008.11.011*

Padilla, F./Puts, R./Vico, L./Guignandon, A./Raum, K.: Stimulation of Bone Repair with Ultrasound. In: Adv Exp Med Biol, Vol. 880, 2016, pp. 385 - 427 (DOI: 10.1007/978-3-319-22536-4_21)

Parsons, J. E./Cain, C. A./Abrams, G. D./Fowlkes, J. B.: Pulsed cavitational ultrasound therapy for controlled tissue homogenization. In: Ultrasound in Medicine & Biology, Vol. 32, No. 1, 2006, pp. 115 - 129. *https://doi.org/10.1016/j.ultrasmedbio.2005.09.005*

Pennes, H. H.: Analysis of Tissue and Arterial Blood Temperatures in the Resting Human Forearm. In: Journal of Applied Physiology, Vol. 1, No. 2, 1948, pp. 93 - 122 (DOI: 10.1152/jappl.1948.1.2.93)

Petrusca, L./Auboiroux, V./Goget, T./Viallon, M./Muller, A./Gross, P./Becker, C. D./Salomir, R.: A Nonparametric Temperature Controller With Nonlinear Negative Reaction for Multi-Point Rapid MR-Guided HIFU Ablation. In: IEEE Transactions on Medical Imaging, Vol. 33, No. 6, 2014, pp. 1324 - 1337 (DOI: 10.1109/TMI.2014.2310704)

Plunkett, N./O'Brien, F. J.: Bioreactors in tissue engineering. In: Technology and Health Care, Vol. 19, 2011, pp. 55 - 69 (DOI: 10.3233/THC-2011-0605)

Pounder, N. M./Harrison, A. J.: Low intensity pulsed ultrasound for fracture healing. A review of the clinical evidence and the associated biological mechanism of action. In: Ultrasonics, Vol. 48, No. 4, 2008, pp. 330 - 338. *https://doi.org/10.1016/j.ultras.2008.02.005*

Purrer, V./Keil, V. C./Grötz, S./Hamed, M./Upadhyay, N./Faber, J./Boecker, H./Borger, V./Pieper, C./Wüllner, U.: Magnetresonanzgesteuerter hoch fokussierter Ultraschall. In: Der Nervenarzt, Vol. 90, No. 4, 2019, pp. 408 - 411 (DOI: 10.1007/s00115-018-0627-9)

Puts, R./Ruschke, K./Ambrosi, T. H./Kadow-Romacker, A./Knaus, P./Jenderka, K.-V./Raum, K.: A Focused Low-Intensity Pulsed Ultrasound (FLIPUS) System for Cell Stimulation. Physical and Biological Proof of Principle. In: IEEE Trans Ultrason Ferroelectr Freq Control, Vol. 63, No. 1, 2016, pp. 91 - 100 (DOI: 10.1109/TUFFC.2015.2498042)

Puts, R./Vico, R./Beilfuß, N./Shaka, M./Padilla, F./Raum, K.: Pulsed ultrasound for bone regeneration - outcomes and hurdles in the clinical application. A systematic review. In: Eur Cell Mater., Vol. 41, No. 1473 - 2262 (Electronic), 2021, pp. 281 - 311 (DOI: 10.22203/eCM.v042a20)

Rieke, V./Butts Pauly, K.: MR thermometry. In: Journal of Magnetic Resonance Imaging, Vol. 27, No. 2, 2008, pp. 376 - 390. *https://doi.org/10.1002/jmri.21265*

I

Rieke, V./Vigen, K. K./Sommer, G./Daniel, B. L./Pauly, J. M./Butts, K.: Referenceless PRF shift thermometry. In: Magnetic Resonance in Medicine, Vol. 51, No. 6, 2004, pp. 1223 - 1231. *https://doi.org/10.1002/mrm.20090*

Roper, J./Harrison, A./Bass, M. D.: Induction of adhesion-dependent signals using low-intensity ultrasound. In: J Vis Exp, No. 63, 2012, pp. e4024 (DOI: 10.3791/4024)

Rosenfeld, E.: Nicht-thermische, nicht-kavitative Wirkungen von Ultraschall. In: Ultraschall Med, Vol. 24, No. 01, 2003, pp. 40 - 44

Sahu, N./Budhiraja, G./Subramanian, A.: Preconditioning of mesenchymal stromal cells with low-intensity ultrasound: influence on chondrogenesis and directed SOX9 signaling pathways. In: Stem Cell Research & Therapy, Vol. 11, No. 1, 2020, p. 6 (DOI: 10.1186/s13287-019-1532-2)

Salomir, R./Viallon, M./Kickhefel, A./Roland, J./Morel, D. R./Petrusca, L./Auboiroux, V./Goget, T./Terraz, S./Becker, C. D./Gross, P.: Reference-Free PRFS MR-Thermometry Using Near-Harmonic 2-D Reconstruction of the Background Phase. In: IEEE Transactions on Medical Imaging, Vol. 31, No. 2, 2012, pp. 287 - 301 (DOI: 10.1109/TMI.2011.2168421)

Sapareto, S. A./Dewey, W. C.: Thermal dose determination in cancer therapy. In: International Journal of Radiation Oncology, Biology, Physics, Vol. 10, No. 6, 1984, pp. 787 - 800. *https://doi.org/10.1016/0360-3016(84)90379-1*

Sarvazyan, A. P.: Ultrasonic Velocimetry of Biological Compounds. In: Annual Review of Biophysics and Biophysical Chemistry, Vol. 20, No. 1, 1991, pp. 321 - 342 (DOI: 10.1146/annurev.bb.20.060191.001541)

Schaaffs, W.: Molecular Acoustics/Molekularakustik. Landolt-Börnstein: Numerical Data and Functional Relationships in Science and Technology - New Series. Springer, Berlin/Heidelberg 1967, p. 286

Seo, C. H./Shi, Y./Huang, S.-W./Kim, K./O'Donnell, M.: Thermal strain imaging. A review. In: Interface Focus, Vol. 1, No. 4, 2011, pp. 649 - 664 (DOI: 10.1098/rsfs.2011.0010)

Shaw, A./ter Haar, G./Haller, J./Wilkens, V.: Towards a dosimetric framework for therapeutic ultrasound. In: International Journal of Hyperthermia, Vol. 31, No. 2, 2015, pp. 182 - 192 (DOI: 10.3109/02656736.2014.997311)

Simon, C./VanBaren, P./Ebbini, E. S.: Two-dimensional temperature estimation using diagnostic ultrasound. In: IEEE Transactions on Ultrasonics, Ferroelectrics, and Frequency Control, Vol. 45, No. 4, 1998, pp. 1088 - 1099 (DOI: 10.1109/58.710592)

Smith, A. D./Badlani, G. H./Preminger, G./Kavoussi, L. R.: Smith's textbook of endourology. 3rd Edition. 2012

Subramanian, A./Turner, J. A./Budhiraja, G./Guha Thakurta, S./Whitney, N. P./Nudurupati, S. S.: Ultrasonic bioreactor as a platform for studying cellular response. In: Tissue Eng Part C Methods, Vol. 19, No. 3, 2013, pp. 244 - 255 (DOI: 10.1089/ten.TEC.2012.0199)

Treeby, B. E./Cox, B. T.: k-Wave. MATLAB toolbox for the simulation and reconstruction of photoacoustic wave fields. In: Journal of Biomedical Optics, Vol. 15, No. 2, 2010, pp. 1 - 12 (DOI: 10.1117/1.3360308)

Tyler, W. J./Lani, S. W./Hwang, G. M.: Ultrasonic modulation of neural circuit activity. In: Current Opinion in Neurobiology, 50, 2018, pp. 222 - 231

Tyler, W. J./Tufail, Y./Finsterwald, M./Tauchmann, M. L./Olson, E. J./Majestic, C.: Remote excitation of neuronal circuits using low-intensity, low-frequency ultrasound. In: PLoS One, Vol. 3, No. 10, 2008, p. e3511 (DOI: 10.1371/journal.pone.0003511)

Wang, N.: Review of Cellular Mechanotransduction. In: J Phys D Appl Phys, Vol. 50, No. 23, 2017, p. 233002 (DOI: 10.1088/1361-6463/aa6e18)

Žauhar, G./Duck, F. A./Starritt, H. C.: Comparison of the Acoustic Streaming in Amniotic Fluid and Water in Medical Ultrasonic Beams. In: Ultraschall Med, Vol. 28, No. 02, 2006, pp. 152 - 158 (DOI: 10.1055/s-2005-858366)

Zeng, X./McGough, R. J.: Evaluation of the angular spectrum approach for simulations of near-field pressures. In: Acoustical Society of America Journal, Vol. 123, 2008, p. 68 (DOI: 10.1121/1.2812579)

5 Ultraschallsicherheit

Klaus-Vitold Jenderka

Der diagnostische Ultraschall gilt als eines der sichersten bildgebenden Verfahren in der Medizin, insbesondere da hier mit mechanischen Wellen und nicht mit ionisierender Strahlung gearbeitet wird. Ein weiterer Grund ist, dass deutlich geringere Energiemengen im Vergleich zu therapeutischen Ultraschallverfahren (→ Kap. B I 4) eingesetzt werden, bei denen eine Wirkung das Ziel der Anwendung ist. Ultraschall ist damit aber prinzipiell in der Lage, **biologische Wirkungen** und Effekte im Gewebe hervorzurufen, weshalb Sicherheitsaspekte auch bei diagnostischen Anwendungen berücksichtigt werden müssen. Dies gilt auch deshalb, weil abhängig von Betriebsart und Geräteeinstellung Ultraschallintensitäten erreicht werden können, bei denen biologische Effekte unter ungünstigen Bedingungen auftreten können. Das betrifft vor allem besonders **sensitive Gewebe**, d. h. Anwendungen am Fetus oder Neugeborenen und am Auge.

5.1 Wirkungsmechanismen

Die grundlegenden Ultraschall-Gewebeeffekte wurden bereits in ausführlicher Weise in Kapitel B I 4.1 behandelt. Davon sind für diagnostische Ultraschallanwendungen

- die thermischen Wechselwirkungen (→ Kap. B I 4.1.1) und
- die Kavitation (→ Kap. B I 4.1.2)

relevant. Die nichtthermischen, nichtkavitativen Wechselwirkungen (NTNC) (→ Kap. B I 4.1.3) stellen bei den in konventionellen diagnostischen Verfahren eingesetzten Ultraschallintensitäten kein Risiko für eine schädigende Wirkung dar. Bei der Etablierung neuer Verfahren, wie z. B. der Elastografie mit über die Schallstrahlungskraft angeregten Scherwellen (ARFI → Kap. B I 3.5), muss eine Neubewertung des Risikos erfolgen.

Ein besonderes Merkmal der Ultraschall-Gewebewechselwirkungen ist, im Unterschied zur Wirkung ionisierender Strahlung, dass unterhalb einer Schwelle (→ Kap. B I 5.3) keine schädlichen biologischen Wirkungen auftreten können (Barnett et al. 1994, Strahlenschutzkommission 1998).

5.1.1 Thermische Effekte

Die während der Ausbreitung einer Ultraschallwelle wirkende Absorption (→ Kap. B I 2.2.1.1, Tabelle 2.2) bewirkt eine Umwandlung der mechanischen Energie der Welle in Wärme, die im Gewebe deponiert wird. Die Rate d_Q/d_t der pro Volumeneinheit V deponierten Wärme hängt vom Absorptionskoeffizienten $\alpha_{\text{Abs}}(f) = \alpha_{\text{Abs},0}\, f$ (die Absorption wird hier als linear abhängig von der Frequenz angenommen) und der im Gewebe vorherrschenden zeitlich gemittelten Intensität I_{ta} ab (O'Brien 2007):

$$\frac{\dot{Q}}{V} = 2\alpha_{\text{Abs},0} f\, I_{ta} \qquad (5.1)$$

Die pro Zeiteinheit und Volumen deponierte Wärme ΔQ bewirkt im Gewebe einen Temperaturanstieg ΔT, für den unter Vernachlässigung von im Gewebe stattfindender Wärmeleitung und -strömung

$$\Delta Q = \rho V c_Q \Delta T \qquad (5.2)$$

gilt. Dabei ist ρ die Dichte und c_Q die spezifische Wärmekapazität des Gewebes. Mit Formel 5.1 und Formel 5.2 kann der theoretisch mögliche, unter ungünstigen Bedingungen zu erwartende Temperaturanstieg pro Zeit berechnet werden:

$$\frac{\Delta T}{\Delta t} = \frac{2\alpha_0 f\, I}{\rho c_Q} \qquad (5.3)$$

I

Diese unter Worst-Case-Bedingungen abgeschätzten Anstiegsraten der Temperatur stellen einen oberen Grenzwert dar und sind real im Gewebe nicht zu erwarten, verdeutlichen aber den Zusammenhang zwischen der Intensität des Ultraschallfeldes und den frequenzabhängigen Absorptionseigenschaften des Gewebes (Tabelle 5.1). Bei Anwendungen mit zeitlich gemittelten Intensitäten bis zu 100 mW/cm² (am Auge 50 mW/cm²) kann davon ausgegangen werden, dass kein Risiko einer Schädigung durch thermische Effekte besteht. In diesem Fall besteht auch kein Grund zu einer zeitlichen Limitierung der Untersuchung.

Entsprechend den einzuhaltenden Vorgaben zur Zulassung eines diagnostischen Ultraschallsystems liegt das Maximum für den räumlichen Spitzenwert der zeitlich gemittelten Intensität I_{spta} bei 720 mW/cm², wobei hier die Schallschwächung im Gewebe (die sogenannte *Derated Intensity*) mit α_{D0} = 0,3 dB/MHz/cm bereits berücksichtigt wurde (FDA 2019). Bei Ausnutzung dieses Grenzwertes könnten unter ungünstigen Bedingungen kritische Temperaturerhöhungen eintreten (Tabelle 5.1), sodass hier eine zeitliche Begrenzung der Untersuchung angebracht ist (und wenn möglich eine Reduzierung der akustischen Ausgangsgrößen).

Die an einem spezifischen Punkt im Gewebe vorherrschenden Intensitätswerte hängen von der Schallfeldgeometrie ab (→ Kap. B I 2.4), d. h. der Lage der Fokuszone, und der zwischen Schallkopf und dem betrachteten Punkt liegenden Gewebeschicht, d. h. dem Abstand zum Schallkopf. Daher sind in der Haut und den oberen Gewebeschichten die größten Temperaturanstiege zu erwarten. Bei stark fokussierenden Schallwandlern gibt es zusätzlich im Bereich der Fokuszone ein lokales Maximum des Temperaturanstiegs (Koch 2001).

Die abgegebene Leistung und die im Gewebe auftretenden Intensitäten hängen auch von der gewählten Betriebsart ab. Generell haben **abtastende Verfahren** (z. B. B-Mode → Kap. B I 3.1.2.2) geringere zeitlich gemittelte Intensitätswerte als **nicht abtastende Verfahren** (z. B. PW-Doppler → Kap. B I 3.2.3). Der Unterschied wird bei der Messung der Temperaturverteilung an der aktiven Fläche eines Schallkopfes bei Emission in Luft deutlich (Bild 5.1). Der große Unterschied der akustischen Impedanz zwischen Schallkopf und Luft (→ Kap. B I 2.2.2.1) bewirkt, dass die akustische Energie den Schallkopf nicht verlassen kann und an der Wandlerfront lokal zu einem Temperaturanstieg führt (bei Ankopplung an Gewebe tritt dieser Effekt nicht auf). Im B-Mode bewirkt der Scanvorgang eine geringe, über die Länge des Schallkopfes verteilte Temperaturerhöhung. Im Farbdoppler-Mode (→ Kap. B I 3.2.6) wird nur über einen Teilbereich des Schallkopfes gescannt und beim PW-Doppler (→ Kap. B I 3.2.3) wird nicht gescannt. In Kombination mit den höheren Pulsfolgefrequenzen der Dopplerbetriebsarten treten lokal größere Temperaturerhöhungen auf.

Tabelle 5.1 Abschätzung der in das Gewebe eingebrachten Wärmemenge und maximaler, unter Worst-Case-Bedingungen zu erwartender Temperaturanstieg bei verschiedenen Intensitäten, Amplitudenabsorptionskoeffizienten und Arbeitsfrequenzen nach Formel 5.2 und Formel 5.3 (ter Haar 2011)

I_{ta} mW/cm³	f MHz	α_{Abs} = 0,4 dB/MHz/cm		α_{Abs} = 0,6 dB/MHz/cm	
		ΔQ pro cm³/J	ΔT pro min/K	ΔQ pro cm³/J	ΔT pro min/K
100	3	1,66	0,40	2,49	0,59
	7	3,87	0,92	5,80	1,39
720	3	11,9	2,9	17,9	4,3
	7	27,9	6,7	41,8	10,0

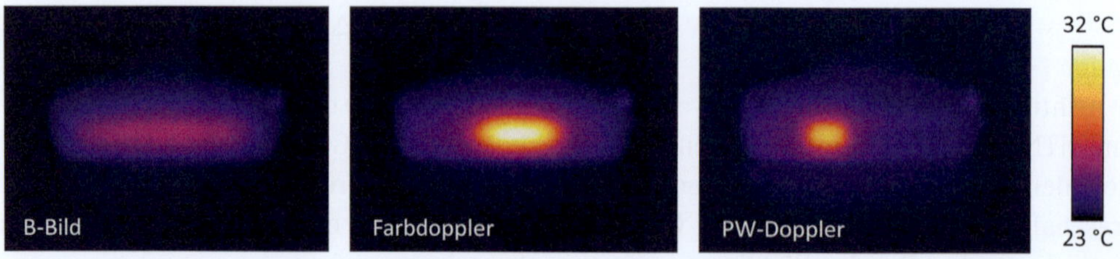

Bild 5.1 Mit einer IR-Kamera aufgezeichnete Temperaturverteilungen auf der Schallaustrittsfläche eines Linear-Arrays bei Schallabstrahlung in Luft für die am häufigsten genutzten Betriebsarten: Die Gehäusetemperatur des Schallkopfes entspricht etwa der Umgebungstemperatur (Quelle: Jenderka/Delorme 2020).

Mit Einführung des Online-Display-Standards (ODS) im Jahr 1992 (NEMA/AIUM 1992) und der weltweiten Umsetzung zeigen die Geräte auf dem Display mit dem thermischen Index (TI) den maximal zu erwartenden Temperaturanstieg an (→ Kap. B I 5.2).

5.1.2 Kavitationseffekte

Kavitation, d. h. die Entstehung von gasgefüllten Mikroblasen, kann in der Unterdruckphase einer sich ausbreitenden Ultraschallwelle auftreten. Kavitation ist ein Schwelleneffekt, d. h., es muss ein bestimmter gewebeabhängiger negativer Spitzendruck im Schallfeld erreicht werden (Kavitationsschwelle). Auch die Anwesenheit von sogenannten Kavitationskeimen ist eine Voraussetzung. Die Arten der Kavitation (stabile und transiente), die Bedingungen für das Auftreten von Kavitation und die möglichen Wirkungen auf das Gewebe sind ausführlich in Kapitel B I 4.1.2 erläutert.

Ultraschallkontrastmittel (UKM → Kap. B I 3.3.1) stellen ideale Kavitationskeime dar, sodass nach Kontrastmittelgabe besondere Vorsicht geboten ist und mit geringeren Druckamplituden (d. h. geringerer Sendeleitung) geschallt werden sollte (*low*-MI-Anwendungen → Kap. B I 3.3.2). Innerhalb von 24 h nach einer Untersuchung mit UKM ist auch von einer extrakoporalen Stoßwellenlithotripsie (ESWL → Kap. B I 4.2) abzuraten.

Zur Abschätzung des Risikos eines Auftretens von Kavitation wird entsprechend dem Online-Display-Standard (ODS) (NEMA/AIUM 1992) auf dem Display der mechanische Index (MI) (→ Kap. B I 5.2) angezeigt.

5.2 Indizes zur Risikoabschätzung

Der **Online-Display-Standard (ODS)** in der aktuellen Fassung (NEMA 2004) ist ein Indexkonzept, das mit den angezeigten Indizes eine Möglichkeit zur Risikoabschätzung während der Untersuchung gibt. Der thermische Index (engl. *thermal index*, TI) ist das Verhältnis der gedämpften Ausgangsleistung P_α an einem bestimmten Punkt im Gewebe und der gedämpften Ausgangsleistung $P_{\alpha,1\,K}$, die an diesem Punkt für eine Temperaturerhöhung um 1 K erforderlich ist:

$$TI = \frac{P_\alpha}{P_{\alpha,1K}} \qquad (5.4)$$

Für verschiedene Untersuchungssituationen (Tabelle 5.2) erfolgt die Berechnung des thermischen Index auf Basis entsprechender Gewebemodelle, die sich in ihren akustischen und thermischen Eigenschaften unterscheiden. Ebenso wird berücksichtigt, ob in einem abtastenden oder nicht abtastenden Bildgebungs-Mode gearbeitet wird. Die Details zur Berechnung, die deutlich über die einfache Definition in Formel 5.4 hinausgeht, sind in der DIN EN 62359 ausführlich beschrieben (DIN 2018). Dies gilt auch für die Bestimmung des TI bei der Kombination von verschiedenen Betriebsarten (z. B. dem Duplexverfahren, → Kap. B I 3.2.5).

Tabelle 5.2 Thermische Indizes nach Gewebemodell

Index	Bezeichnung	Anwendung
TIS	TI für Weichgewebe (engl. *soft tissue*, TI)	nur Weichteile im Schallfeld
TIB	TI für Knochen (engl. *bone*, TI)	Knochen in unmittelbarer Nähe des Fokus (z. B. Fötus im 2. und 3. Trimester)
TIC	TI für Schädelknochen (engl. *cranial-bone*, TI)	Knochen in der Nähe des Schalleintritts (z. B. Schädeluntersuchungen bei Kindern und Erwachsenen, Kopfuntersuchungen an Neugeborenen)

Der TIS für einen abtastenden Mode (z. B. B-Mode) berechnet sich nach folgender Formel (DIN 2018) mit der auf ein Quadrat von 1 cm Kantenlänge des Schallkopfes beschränkten Ausgangsleistung P_{1x1}, der akustischen Arbeitsfrequenz (engl. *acoustic working frequency*) f_{aws} und der Konstanten $C_{TIS,1}$ = 210 mW MHz, die die Eigenschaften des Gewebemodells – hier des Weichgewebes – repräsentiert.

$$TIS = \frac{P_{1x1}\, f_{aws}}{C_{TIS,1}} \qquad (5.5)$$

Die akustische Arbeitsfrequenz entspricht der Mittenfrequenz des abgegebenen Ultraschallimpulses.

Der nach dem ODS größtmögliche Wert für den TI liegt bei 6.

Der mechanische Index (engl. *mechanical index*, MI) berechnet sich aus dem gedämpften Spitzenwert des **Schallunterdrucks** $p_{r,\alpha}(z_{MI})$ in Megapascal und der akustischen Arbeitsfrequenz f_{awf} in Megahertz mit

$$MI = \frac{p_{r,\alpha}(z_{MI})}{C_{MI}\sqrt{f_{awf}}} \qquad (5.6)$$

Dabei entspricht z_{MI} dem Abstand vom Schallkopf bis zu der Ebene des maximalen gedämpften Pulsintegrals des quadrierten Schalldrucks (d. h. dem Integral von $p^2(t)$ über die Pulslänge) und der akustischen Arbeitsfrequenz f_{awf}. Der Dämpfungskoeffizient wird mit $\alpha = 0{,}3$ dB/MHz/cm angenommen (DIN 2018). Der Faktor C_{MI} = 1 MPa/MHz$^{-1/2}$ sorgt dafür, dass der Index dimensionslos ist.

Der Maximalwert nach ODS liegt für den MI bei 1,9.

Die Werte der Indizes stehen in direktem Zusammenhang mit der Betriebsart (z. B. abtastend oder nicht abtastend, Ultraschallsignal als Puls oder Burst) und den jeweils gewählten Einstellungen (z. B. Sendeleistung, Arbeitsfrequenz). Deshalb ist bei der Optimierung des Bildes so vorzugehen, dass zunächst die Gesamtverstärkung und laufzeitabhängige Verstärkung (→ Kap. B I 3.1.4) angepasst werden. Diese haben keinen Einfluss auf TI und MI. Erst wenn die erforderliche Bildqualität so nicht erreicht werden kann, sollte eine schrittweise Anhebung der Sendeleistung erfolgen (Bild 5.2), deren Erhöhung wegen der größeren Druckamplituden und der Intensitätszunahme generell auch zu höheren Werten von TI und MI führt.

Die berechneten Indizes basieren auf vorangegangenen Messungen der akustischen Ausgangsgrößen der Geräte für alle Betriebsarten und Konsole-Schallkopf-Kombinationen (Bild 3.18), die vom Hersteller durchzuführen sind. Die zu messenden Größen und die entsprechenden Messverfahren sind im Normenwerk der International Electrotechnical Commission (IEC), Technical Committee (TC) 87 Ultrasonics, beschrieben. Eine Übersicht zu den aktuellen Normungsprojekten von TC 87 ist über *https://www.iec.ch* unter „Standards development – List of Technical Committees“ abrufbar.

Neben der DIN EN 62359 (DIN 2018) sind die wichtigsten Messnormen, die auch in deutscher Übersetzung vorliegen, die Norm zur Messung und Charakterisierung von medizinischen Ultraschallfeldern DIN EN 62127-1 (DIN 2024) und die Norm zur Messung der Ultraschalleistung DIN EN 61161 (DIN 2013). Kommt es zu einer Überschreitung der Indexwerte bei der Untersuchung von besonders sensitiven Geweben, sind die in Tabelle 5.3 aufgeführten Maßnahmen zu ergreifen. Generell sollte in diesen Fällen die Untersuchungszeit auf das unbedingt erforderliche Minimum reduziert und die Indikation zu dieser Untersuchung noch einmal überdacht werden.

Tabelle 5.3 Erforderliche Maßnahmen bei Überschreitung der Werte für den thermischen Index TI und den mechanischen Index MI (Kollmann et al. 2019)

Indexwert	Anwendungsgebiet	Maßnahme
TI > 0,7	Embryo und Fötus	Verringerung der Expositionszeit
TI > 1	Auge	Nicht anwenden!
TI > 3	Embryo und Fötus	Nicht anwenden!
MI > 0,3	Lunge und Darm von Neugeborenen	Verringerung der Expositionszeit
MI > 0,7	Kontrastmittelsonografie	Verringerung der Expositionszeit bei allgemein erhöhtem Risiko, strenge Indikation

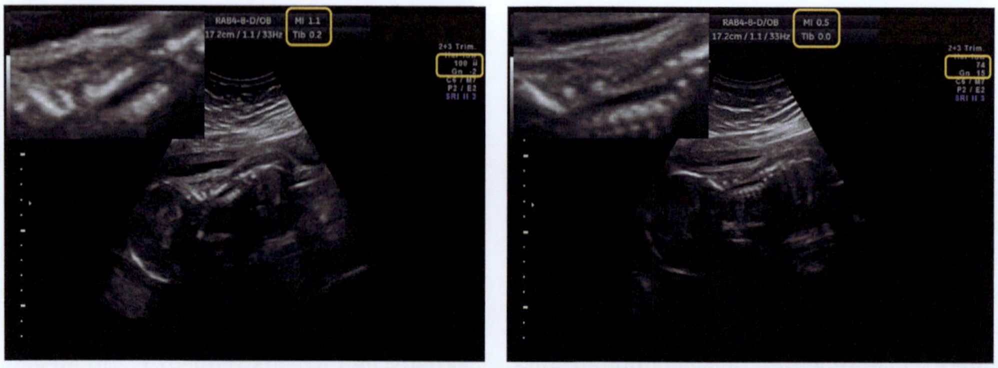

Bild 5.2 Darstellung eines Fötus im B-Bild mit vergleichbar guter Bildqualität bei unterschiedlichen Kombinationen von Sendeleistung und Verstärkung: Links: MI = 1,1 und TIB = 0,2 bei maximaler Ausgangsleistung (100) und geringer Verstärkung (-2). Rechts: MI = 0,5 und TIB = 0,0 bei reduzierter Ausgangsleistung (74) und angehobener Verstärkung (15) (Quelle: ECMUS Safety Powerpoint Presentation, *http://www.efsumb.org/blog/wp-content/uploads/2017/09/SafetyIssues.pptx*)

5.3 Empfehlungen und Richtlinien

Die nationalen und internationalen wissenschaftlichen Fachgesellschaften für Ultraschall in der Medizin, wie z. B. die EFSUMB (European Federation of Societies for Utrasound in Medicine and Biology, *https://www.efsumb.org*) und die WFUMB (World Federation for Ultrasound in Medicine and Biology, *http://wfumb.info*), unterhalten Arbeitsgruppen, die Richtlinien und Empfehlungen für die sichere Anwendung von Ultraschall herausgeben und entsprechend nach neuester wissenschaftlicher Erkenntnisse bewerten (Kollmann et al. 2019). Auf europäischer Ebene ist ECMUS, das EFSUMB Committee for Medical Ultrasound Safety, für die entsprechenden Stellungnahmen zuständig (*https://efsumb.org/safety-statements*).

Auf Bundesebene erstellt die Strahlenschutzkommission (SSK) Empfehlungen zur Patientensicherheit (Strahlenschutzkommission 1998), nimmt die Risikobewertung der möglichen Nebenwirkungen von Ultraschall in der Anwendung am Menschen vor und bringt diese in den Beratungsprozess für die Legislative ein. Bei Bedarf erfolgt eine Abstimmung mit den jeweiligen wissenschaftlichen Fachgesellschaften. So hat im Jahr 2018 der Bundesgesetzgeber die „Verordnung zum Schutz vor schädlichen Wirkungen nichtionisierender Strahlung" (NiSV 2018) erlassen. Diese Verordnung betrifft Ultraschallgeräte, die

- Schallintensitäten > 100 mW/cm^2 abgeben können,
- zu einem MI > 0,4 oder TI > 0,7 führen und
- für Bildgebung zu nichtmedizinischen Zwecken eingesetzt werden.

Seit dem Jahr 2021 ist damit in Deutschland die Ultraschallabbildung eines Fötus zu nichtmedizinischen Zwecken, das sogenannte „Baby-Kino" oder „Baby-TV", ausgeschlossen. Diese durchaus berechtigte Entscheidung hat allerdings zu einer erheblichen Verunsicherung der Frauen geführt, denn von der regulären Ultraschalluntersuchung einmal pro Trimester sollte in keinem Fall Abstand genommen werden (Heling/Kozlowski 2020). Ebenso unterliegt die Ultraschallanwendung zu Ausbildungs- und Forschungszwecken nicht der NiSV und ist erlaubt.

Für die diagnostische Anwendung von Ultraschall am Menschen sollen, in Übereinstimmung mit den Stellungnahmen der Fachgesellschaften (Kollmann et al. 2019), folgende Hinweise Beachtung finden:

- In der konventionellen B-Bildsonografie (2D und 3D) sind keine gefährlichen Temperaturerhöhungen zu erwarten (TI < 0,7). Aufgrund der Abtastung der abgebildeten Region sind auch bei länger dauernder Anwendung nur Temperaturanstiege von wenigen Zehntel Kelvin zu erwarten. Damit können Screening-Untersuchungen bedenkenlos durchgeführt werden.
- Eine Erhöhung der Temperatur um bis zu 1,5 K über 37 °C ist unbedenklich. Jegliche Erwärmung von Gewebe < 1 K wird als völlig unkritisch gesehen (Bild 5.3).
- Potenziell gefährlich ist eine Temperaturerhöhung um 4,5 K über 37 °C in Embryonen und Föten für länger als 5 min (Bild 5.3).
- Besondere Vorsicht ist bei nicht abtastenden Betriebsarten geboten. Mit der Verweildauer des Ultraschallstrahls an einem Ort (engl. *dwell time*) steigt das Risiko einer Schädigung. Beim PW-Doppler kann im Einzelfall eine Gewebeerwärmung ≥ 1 K auftreten. Die PW-Doppler-Anwendung sollte deshalb nur unter klarer medizinischer Indikationsstellung erfolgen.
- Bei intrakavitären Anwendungen ist die mögliche Eigenerwärmung des Wandlers zu berücksichtigen.
- Der Einsatz von Ultraschallkontrastmitteln sollte bis 24 h vor einer ESWL vermieden werden.
- Generell ist Vorsicht bei stark fiebernden Patienten geboten.
- Dem ALARA-Prinzip (*as low as reasonably achievable*) sollte bei jeder Anwendung gefolgt werden.

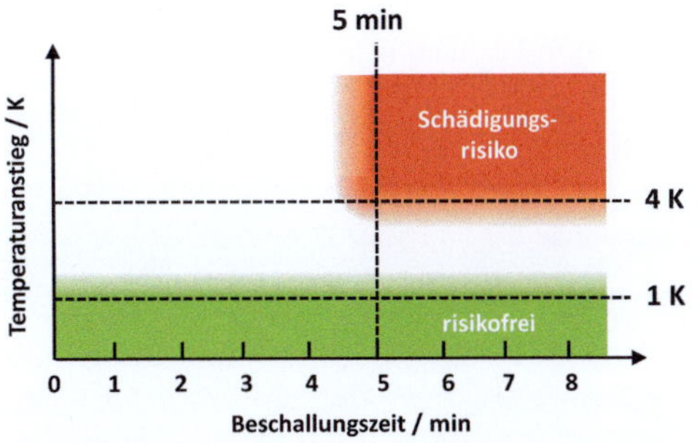

Bild 5.3 Eine Temperaturerhöhung < 1 K, auch bei länger andauernden Untersuchungen, stellt aus thermischen Gründen kein Risiko für das Auftreten schädigender Wirkungen dar. Untersuchungen mit Schallintensitäten, die eine Temperaturerhöhung von > 4 K im Gewebe erzeugen können und länger als 5 min andauern, stellen potenziell ein Schädigungsrisiko dar.

I

Literatur

Barnett, S. B/ter Haar, G. R./Ziskin, M. C./Nyborg, W. L./Maeda, K./Bang, J.: Current status of research on biophysical effects of ultrasound. In: Ultrasound Med. & Biol. 20 (1994), pp. 205 – 218

DIN EN 61161:2013-11: Ultraschall – Leistungsmessung – Schallfeldkraft-Waagen und Anforderungen an ihre Funktionseigenschaften (IEC 61161:2013). Deutsche Fassung von EN 61161:2013. Deutsches Institut für Normung (DIN) e. V. 2013

DIN EN 62127-1:2024-08: Ultraschall – Hydrophone – Teil 1: Messung und Charakterisierung von medizinischen Ultraschallfeldern. Deutsche Fassung von EN 62127-1:2022. Deutsches Institut für Normung (DIN) e. V. 2024

DIN EN 62359:2018-09: Ultraschall – Charakterisierung von Feldern – Prüfverfahren für die Ermittlung des thermischen und des mechanischen Indexes, bezogen auf medizinische Ultraschalldiagnostikfelder (IEC 62359:2010 + Cor.:2011 + A1:2017). Deutsche Fassung von EN 62359:2011 + A1:2018. Deutsches Institut für Normung (DIN) e. V. 2018

FDA – U. S. Department of Health and Human Services, Food and Drug Administration, Center for Devices and Radiological Health: Marketing Clearance of Diagnostic Ultrasound Systems and Transducers: Guidance for Industry and Food and Drug Administration Staff. 27. Juni 2019. *https://www.fda.gov/regulatory-information/search-fda-guidance-documents/marketing-clearance-diagnostic-ultrasound-systems-and-transducers*

Heling K. S./Kozlowski P.: Sicherheitsaspekte des Ultraschalls in der Pränataldiagnostik. In: Ultraschall in der Medizin 41(02), 2020, S. 116 – 119 (DOI: 10.1055/a-1104-3412)

Jenderka, K. V./Delorme, S.: Sicherheitsaspekte der Ultraschalldiagnostik. In: Der Radiologe 2020, 60, Abb. 2, S. 354. *https://doi.org/10.1007/s00117-020-00659-5*

Koch, C.: Thermische Wirkungen von Ultraschall. In: Ultraschall in der Medizin 22(03), 2001, pp. 146 – 152 (DOI: 10.1055/s-2001-15245)

Kollmann C./Jenderka K. V./Moran C./Draghi F./Jimenez Diaz J./Sande R.: EFSUMB clinical safety statement for diagnostic ultrasound (2019 Revision). In: Ultraschall in der Medizin – European Journal of Ultrasound, 08. Oktober 2019 (DOI: 10.1055/a-1010-6018)

NEMA – National Electrical Manufacturers Association/AIUM – American Institute of Ultrasound in Medicine: Standard for Real-Time Display of Thermal and Mechanical Acoustic Output Indices on Diagnostic Ultrasound Equipment. Rockville, Maryland/USA 1992

NEMA – National Electrical Manufacturers Association/AIUM – American Institute of Ultrasound in Medicine: Standard for real-time display of thermal and mechanical acoustic output indices on diagnostic ultrasound equipment (Revision 2). 1998

NEMA – National Electrical Manufacturers Association: Standard for real-time display of thermal and mechanical acoustic output indices on diagnostic ultrasound equipment (Revision 2). NEMA UD 3-2004 (R2009). 2004

O'Brien, W. D.: Ultrasound-biophysics mechanisms. In: Progress in Biophysics and Molecular Biology, Volume 93, Issues 1 – 3, 2007, pp. 212 – 255. *https://doi.org/10.1016/j.pbiomolbio.2006.07.010.*

Strahlenschutzkommission (SSK): Empfehlungen zur Patientensicherheit bei Anwendungen der Ultraschalldiagnostik in der Medizin. Empfehlung der Strahlenschutzkommission. Veröffentlichungen der Strahlenschutzkommission, Band 41, Bundesanzeiger Nr. 145a (Beilage) vom 7. August 1998

ter Haar, G.: Ultrasonic imaging: safety considerations. In: Interface Focus (2011) 1, pp. 686 – 697 (DOI: 10.1098/rsfs.2011.0029)

Verordnung zum Schutz vor schädlichen Wirkungen nichtionisierender Strahlung bei der Anwendung am Menschen (NiSV). 29. November 2018 (BGBl. I S. 2034, 2187; 2021 I S. 5261). *https://www.gesetze-im-internet.de/nisv/BJNR218700018.html*

6 Weitere Ultraschall-anwendungen

6.1 Knochendichte-bestimmung

Klaus-Vitold Jenderka

Neben den Standardverfahren zur Messung der Knochendichte (→ Kap. A 16.4.2.2.2) auf Basis ionisierender Strahlen mit der Dual-Röntgen-Absorptiometrie (engl. *dual-energy X-ray absorptiometry*, DEXA → Kap. B II 2.2.6.1) haben sich auch **quantitative Ultraschallverfahren** (QUS) in der Praxis etabliert. Auf Grundlage der gemessenen frequenzabhängigen Ultraschalldämpfung und der Schallgeschwindigkeit im Knochen erfolgt eine Bestimmung der Knochendichte und Abschätzung des Frakturrisikos. Als weiteres Verfahren kommt auch die periphere quantitative Computertomografie (pQCT) zum Einsatz.

Die Messung der quantitativen akustischen Parameter am Knochen erfolgt in Transmission. Dabei gibt der Sendewandler TX einen Ultraschallimpuls ab, der den Knochen einschließlich des vorgelagerten Gewebes durchläuft und vom Empfangswandler RX registriert wird (Bild 6.1a). Eine spezielle Variante der Transmissionsmessung für Röhrenknochen erfordert Schallwandler, die schräg angekoppelt werden bzw. den Ultraschallimpuls schräg aussenden bzw. empfangen (Bild 6.1b). Moderne Systeme nutzen dafür die äußeren Elementgruppen von Linear-Arrays und schwenken die Schallbündel um den benötigten Winkel (→ Kap. B I 2.4.4). Mit dieser Konfiguration wird die Wellengeschwindigkeit in der Kortikalis (→ Kap. A 16.1.1.1.1 und Kap. A 16.1.2.2) gemessen, die dabei als **akustischer Wellenleiter** betrachtet werden kann.

Die Messungen erfolgen an den gut zugänglichen Knochen der äußeren Extremitäten, wie Fersenbein (Calcaneus) und Fingergliedern (Phalangen) bzw. Schienbein (Tibia) und Speiche (Radius) (Baroncelli 2008).

Für die Messungen werden kurze, breitbandige Ultraschallimpulse mit Arbeitsfrequenzen im Bereich von 0,5 bis 1,25 MHz genutzt, also unterhalb des für die Bildgebung genutzten Frequenzbereichs (→ Kap. B I 3.1). Sowohl die Ausbreitungsgeschwindigkeit als auch die frequenzabhängige Dämpfung der Ultraschallwellen hängen vorwiegend von der anisotropen Knochenstruktur und der Porosität, aber auch von der Mineraldichte (engl. *bone mineral density*, BMD) ab (Njeh et al. 2001). Die grundsätzliche Eignung zur Diagnose der Osteoporose (→ Kap. A 16.4.2.2.2) ist damit gegeben.

6.1.1 Messung des Parameters SOS

Zur Bestimmung des Parameters SOS (engl. *speed of sound*) wird die Laufzeit von Ultraschallpulsen durch den Knochen und dessen Dicke gemessen. Beim **Kontaktverfahren** (Bild 6.2) befindet sich die Extremität direkt zwischen den Schallwandlern, die mit Gel akustisch angekoppelt sind.

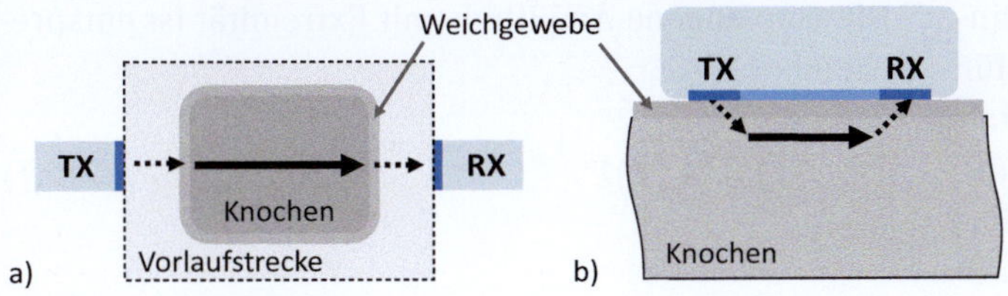

Bild 6.1
Anordnung der Sende- (TX) und Empfangswandler (RX) zur Messung der Schallgeschwindigkeit (engl. *speed of sound*, SOS) und Dämpfung am Knochen in a) Quertransmission und b) Längstransmission: Bei der Quertransmission kann auch eine direkte Ankopplung an die Extremität erfolgen.

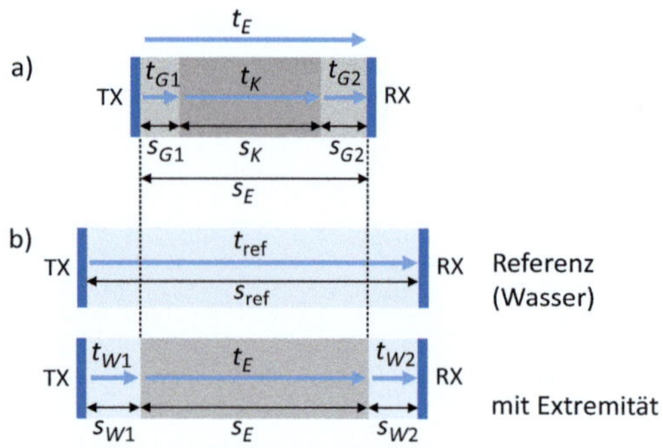

Bild 6.2 a) Kontaktverfahren und b) Substitutionsverfahren zur Bestimmung der Schallgeschwindigkeit (engl. *speed of sound*, SOS) im Knochen

Die SOS in der Extremität c_E (d. h. für Knochen und umgebendes Weichgewebe) berechnet sich aus der vom Schall durchlaufenen Strecke s_E und der dafür benötigten Zeit t_E mit

$$c_E = \frac{s_E}{t_E} \tag{6.1}$$

Unter Berücksichtigung der Schichtdicke des umgebenden Weichgewebes $s_G = s_{G1} + s_{G2}$ und der benötigten Ultraschalllaufzeit $t_G = t_{G1} + t_{G2}$ ergibt sich die SOS im Knochen c_K zu

$$c_K = \frac{s_K}{t_K} = \frac{s_E - s_G}{t_E - t_G} = \frac{s_E - s_G}{t_E - {}^{s_G}\!/_{c}} \tag{6.2}$$

mit der Schallgeschwindigkeit c = 1540 m/s im Weichgewebe (Tabelle 2.1). Die gesamte Dicke der Extremität kann im Kontaktverfahren aus dem Abstand der Schallwandler oder mit einem geeigneten Messmittel bestimmt werden. Für die Korrektur des Weichgewebes muss dessen Schichtdicke geschätzt oder mit etwas mehr Aufwand, z. B. aus einem B-Bild, ermittelt werden.
Das **Substitutionsverfahren** (Bild 6.2b) arbeitet mit einem festen Abstand s_{ref} zwischen den Schallwandlern, die keinen direkten Kontakt zur Extremität haben. Der Raum zwischen Sende- und Empfangswandler ist mit Wasser gefüllt. Zunächst wird in einer Referenzmessung die Schalllaufzeit durch das Wasser t_{ref} und daraus die Schallgeschwindigkeit $c_W = s_{ref} / t_{ref}$ im Wasser bestimmt. Um eine konstante Schallgeschwindigkeit zu gewährleisten und auch um die Messung für die Patientin oder den Patienten angenehm zu gestalten, wird das Wasser temperiert. Zur Messung wird die Ferse (dieses Verfahren wird insbesondere zur Bestimmung der SOS am Fersenbein benutzt) in das Wasserbad eingetaucht, zwischen den Wandlern positioniert und anschließend die Differenz der Schallaufzeiten ohne und mit Extremität $\Delta t = t_{ref} - t_{mitEx}$ bestimmt. Die Laufzeit mit Extremität ergibt sich zu

$$t_{mitEx} = \frac{s_{ref} - s_E}{c_W} + \frac{s_E}{c_E} \tag{6.3}$$

und damit die Differenz der Laufzeiten zu

$$\Delta t = \frac{s_{ref}}{c_W} - \left(\frac{s_{ref} - s_E}{c_W} + \frac{s_E}{c_E} \right) \tag{6.4}$$

Bei Umstellung der Gleichung nach der Schallgeschwindigkeit in der Extremität entfällt der Abstand zwischen den Wandlern s_{ref} und man erhält

$$c_E = \frac{s_E \, c_W}{s_E - \Delta t c_W} \tag{6.5}$$

Mit Formel 6.2 kann zusätzlich der Einfluss des umliegenden Gewebes korrigiert werden.

6.1.2 Messung des Parameters BUA

Die frequenzabhängige Dämpfung wird durch den Parameter BUA (engl. *broadband ultrasound attenuation*) ausgedrückt. Die Dämpfung wird von der Streuung und Absorption im Knochengewebe, aber auch von der Transmission durch Grenzschichten, Beugung und Modenkonversion beeinflusst (→ Kap. B I 2.2). In der Kortikalis überwiegt die Absorption und in der Spongiosa die Streuung (Njeh et al. 1997).
Zur Messung wird das Prinzip des Substitutionsverfahrens (→ Kap. B I 6.1.1) genutzt, wobei die Schallwandler auch in direktem Kontakt zur Extremität stehen können. Es werden jeweils die Spektren der zum Schalldruck $p(f)$ proportionalen Signalamplituden $A(f)$ am Empfangswandler für die Transmission durch eine Referenzmedium (hier kommt überwiegend entgastes Wasser zur Anwendung) und durch die Extremität erfasst. Nach Formel 2.46 berechnet sich die frequenzabhängige Amplitude für das Referenzmedium mit

$$A_{ref}(f) = A_0(f) e^{-\alpha_{ref}(f) s_E} \tag{6.6}$$

Die empfangene Amplitude mit Extremität ist entsprechend

$$A_E(f) = A_0(f) T^2 e^{-\alpha_E(f) s_E} \tag{6.7}$$

Hier ist T der Transmissionskoeffizient (→ Kap. B I 2.2.2.1) an der Grenzfläche Gewebe/Knochen, die zweimal im Schallpfad liegt. Die frequenzabhängige Dämpfung $\alpha_E(f)$ beinhaltet damit den relativ geringen Beitrag der Schwächung im umgebenden Gewebe und die Schwächung im Knochen.

Nach Bildung des Logarithmus beider Gleichungen und anschließender Subtraktion erhält man

$$\alpha_E(f)\, s_E = \alpha_{ref}(f)\, s_E + 2\ln T - \ln\left(\frac{A_E(f)}{A_{ref}(f)}\right) \quad (6.8)$$

Mit Vernachlässigung des geringen Beitrags zur Dämpfung von Wasser als Referenzmedium und Umrechnung von Neper auf Dezibel (Formel 2.49) folgt

$$\alpha_E(f) = \frac{8{,}686}{s_E}\left(\ln\left(\frac{A_{ref}(f)}{A_E(f)}\right) + 2\ln T\right) \quad (6.9)$$

Die Dämpfung $\alpha_E(f)$ kann somit aus der Differenz der in Dezibel skalierten Spektren der Empfangssignale bestimmt werden (Bild 6.3). Der Anstieg der Geraden ist der Parameter BUA. Im Frequenzbereich von 0,1 bis 1,0 MHz kann von einer linearen Frequenzabhängigkeit der Dämpfung ausgegangen werden. Ausgewertet wird der Bereich zwischen 0,2 und 0,6 MHz, da sich hier die beste Sensitivität bezüglich des Grades der Osteoporose (→ Kap. A 16.4.2.2.2) zeigt (Langton/Njeh 2008).

6.1.3 Bildgebende Verfahren

Der zu untersuchende Bereich des Skeletts sollte nach Möglichkeit dort liegen, wo auch die durch Osteoporose verursachten Abbauvorgänge des Knochenmaterials zu erwarten sind. Transmissionsmessungen sind durch die beschränkten Ankopplungsmöglichkeiten der Schallwandler nur an ausgewählten Extremitäten möglich (Bild 6.4).

Prinzipiell können die Verfahren zur Bestimmung von BUA und SOS dahingehend erweitert werden, dass die interessierenden Bereiche der Extremitäten (engl. *region of interest*, ROI) abgescannt und als **Parameterbild**, z. B. des Fersenbeins, dargestellt werden (Laugier 2008). Mit aufwendigerer Technik gelingt auch die Bildgebung direkt am proximalen Femur (→ Kap. A 16.2.4.1; vgl. auch Bild 6.5). Das System arbeitet sowohl in Transmission als auch in Reflexion und analysiert die von der trabekulären Struktur des Knochens zurückgestreuten Ultraschallsignale (Barkmann et al. 2008). Die Anisotropie der Knochenstruktur kann durch Bestimmung der Wellengeschwindigkeit in verschiedenen Richtungen berücksichtigt werden. Dafür wurden spezielle Schallsonden entwickelt, bei denen die Geschwindigkeit entlang verschiedener Schallpfade im kortikalen Knochen in einem Durchgang gemessen werden kann (Gräsel et al. 2017).

Noch mehr diagnostisch relevante Informationen zur individuellen Struktur der Knochen, wie z. B. der Steifigkeit und kortikalen Dicke, können durch Untersuchung der Wellenausbreitung in der Kortikalis erhalten werden. Der kortikale Knochen wird dabei als Wellenleiter (engl. *wave guide*) betrachtet, und die Frequenzabhängigkeit der Geschwindigkeiten der einzelnen Wellenmoden wird untersucht (Protopappas et al. 2007). Ein hohes diagnostisches Potenzial (Armbrecht et al. 2021) hat auch die Messung der frequenzab-

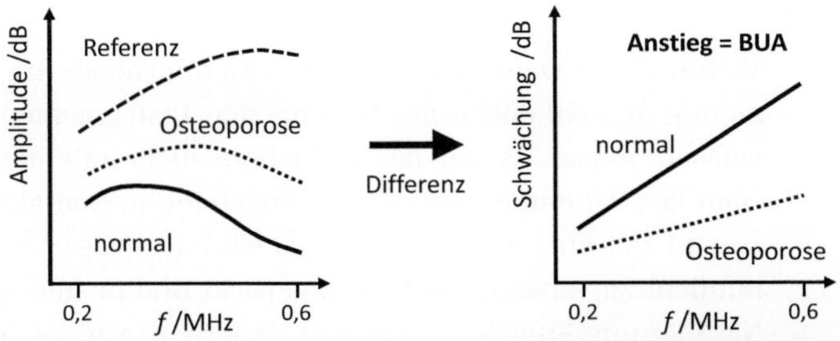

Bild 6.3
Bestimmung des BUA aus der Differenz der Spektren des Empfangssignals nach Transmission durch ein Referenzmaterial (z. B. Wasser) und die zu untersuchende Extremität (normal und mit Osteoporose)

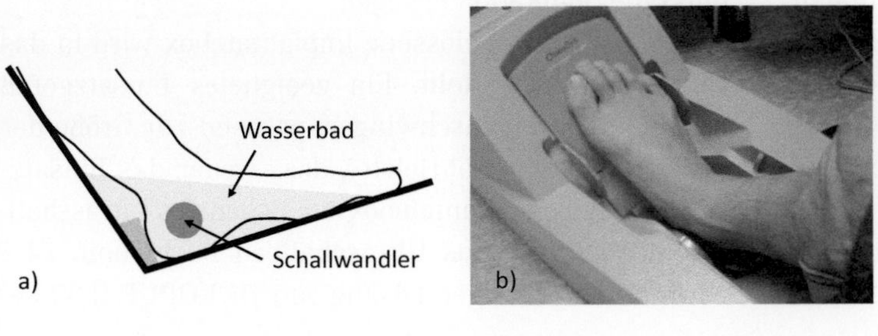

Bild 6.4
Prinzip der Durchschallungsmessung am Fersenbein im Wasserbad (a) und mit direkter Ankopplung (b); Bildquelle: Nutzerhandbuch OsteoSys3000, Firma OmniSens

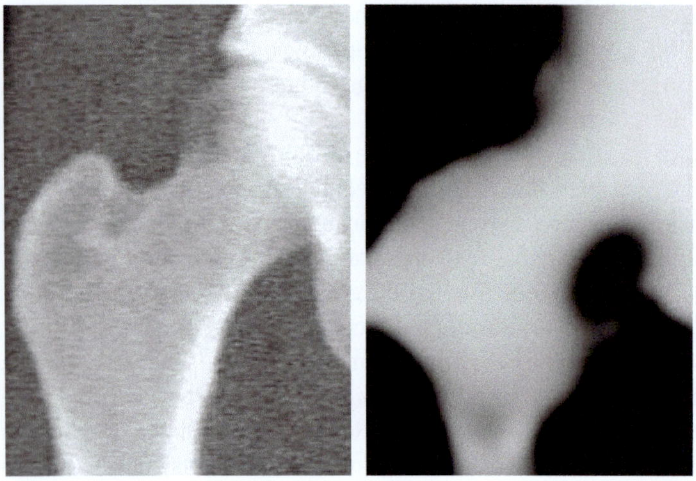

Bild 6.5
Abbildung des proximalen Femurs mit Dual-Röntgen-Absorptiometrie DEXA (links) im Vergleich zum Ultraschalldämpfungsbild (rechts); mit freundlicher Genehmigung von R. Barkmann, Universitätsklinikum Kiel

hängigen Ultraschallrückstreuung im diagnostischen Frequenzbereich (Arbeitsfrequenz 6 MHz), aus der Rückschlüsse auf die Porosität und Porendichte in der Kortikalis gezogen werden können (Iori et al. 2021).

Die Aufklärung der makroskopischen mechanischen Eigenschaften der Knochen kann mit Untersuchungen des strukturellen Aufbaus der Knochen mittels noch höher auflösender Ultraschallverfahren vorangetrieben werden. Dabei kommen Verfahren wie die Resonanz-Ultraschall-Spektroskopie (engl. *resonant ultrasound spectroscopy*, RUS) oder die scannende akustische Mikroskopie (engl. *scanning acoustic microscopy*, SAM) zur Anwendung (Raum et al. 2014). Diese Methoden sind ausschließlich zur In-vitro-Untersuchung von Knochenproben geeignet.

6.2 Sonikation

Monique Kribus

6.2.1 Zielstellung des Verfahrens

Auf medizinischen Implantaten, z. B. Zahnimplantaten, künstlichem Gelenkersatz (→ Kap. A 16.6.5.3), Schrauben, Platten und Nägeln (→ Kap. A 16.6.3.6), können sich Mikroorganismen (Bakterien oder Pilze) ansiedeln. Oft bilden sie einen Biofilm auf dem Implantat, d. h. eine amorphe Matrix aus Polysacchariden (→ Kap. B VII 1.2.2). Dadurch sind die Mikroorganismen vor dem Immunsystem und einer möglichen Antibiotikatherapie geschützt. Diese periimplantären oder periprothetischen Infektionen (→ Kap. A 16.4.3.3 und → Kap. A 16.4.3.4) sind sogenannte Low-Grade-Infektionen (Winkler et al. 2014) und häufig schwer zu diagnostizieren. Doch die Diagnose ist entscheidend für die Wahl der richtigen Therapie (→ Kap. A 16.6.3.10).

Wird die Indikation zu einem septischen Revisionseingriff (→ Kap. A 16.6.3.10) gestellt, werden während der Operation Gewebeproben aus der Umgebung des Implantats entnommen. Mitunter sind hier aber keine Mikroorganismen nachweisbar. Durch die Sonikation (Trampuz et al. 2007) kann der Biofilm auf einem entfernten Implantat abgelöst werden und die Mikroorganismen können anschließend (→ Kap. A 18.4.2) nachgewiesen werden.

6.2.2 Durchführung der Sonikation

Während der Operation wird das zu entfernende Implantat ausschließlich mit unbenutzten Instrumenten gefasst, sodass es bei der Entnahme nicht mit der Haut des Patienten oder der OP-Umgebung in Kontakt kommt. Das entnommene Implantat wird in eine sterile, luftdicht zu verschließende Box gepackt und in sterile NaCl-Lösung eingelegt (Bild 6.6). Innerhalb von 24 h muss die Sonikation erfolgen.

Die luftdicht verschlossene Implantatebox wird in das Ultraschallbad gestellt. Ein geeignetes Einsatzgefäß (sogenannter Tauchschwinger) passend zur Größe der Implantatebox gewährleistet, dass weder das Einsatzgefäß noch die Implantatebox den Boden des Ultraschallbades berühren. Das Ultraschallbad BactoSonic 14.2 wird mit einer 5%igen Lösung von TICKOPUR R 33 be-

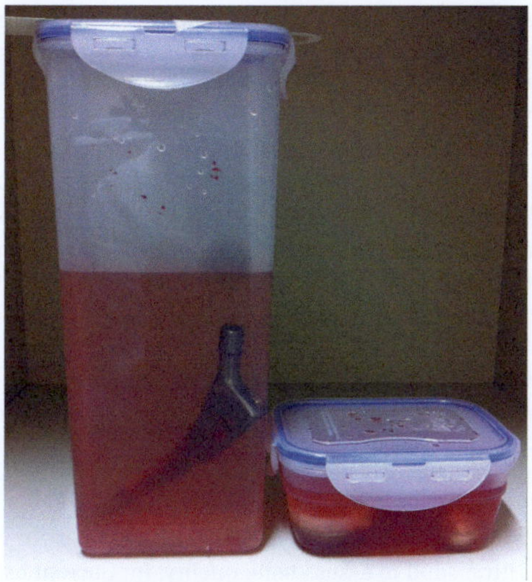

Bild 6.6 Luftdicht verschlossene Implantatebox mit entnommenen Implantaten, eingelegt in NaCl-Lösung

trieben. Diese hat kavitationsfördernde Eigenschaften, besteht aus Tensiden, Phosphat, Silikat sowie Komplexbildnern und ist biologisch abbaubar. Die Eintauchtiefe der Implantatebox in der Ultraschallflüssigkeit muss mindestens 2 cm betragen. Eine Übertragung der Ultraschallwellen über die Ultraschallflüssigkeit im Ultraschallbad auf die frei schwingende Implantatebox muss gewährleistet sein. Durch die Beschallung mit niederfrequentem Ultraschall bei geringer Intensität im Bereich der Kavitationsschwelle (→ Kap. B I 4.1.2) entstehen Mikroströmungen, Scherkräfte und oszillierende Kavitationsblasen. Dadurch wird die Haftung des Biofilms an der Implantatoberfläche vermindert und der Biofilm schonend vom Implantat abgelöst ohne die Mikroorganismen abzutöten.

Nach 5 min wird die geschlossene Implantatebox aus dem Ultraschallbad genommen und geöffnet. Die Sonikationsflüssigkeit wird aus dem Inneren der Implantatebox mit einer sterilen Spritze und Kanüle entnommen und kann nun verschiedenen mikrobiologischen Nachweismethoden zur Diagnostik von Mikroorganismen (z. B. Nativpräparat oder Blutkulturen) zugeführt werden (→ Kap. A 18.4.3).

Durch die Sonikation (Yano et al. 2014, Janz et al. 2015) können quantitativ mehr Mikroorganismen nachgewiesen werden als mit konventionellen Nachweismethoden (→ Kap. A 18.4.2). Dadurch kann eine tatsächliche periimplantäre Infektion von einer Kontamination unterschieden werden. Zudem sind Bakterien nach bereits präoperativ erfolgter Antibiotikatherapie durch die Sonikation häufiger nachweisbar als durch Punktion des Gelenks oder Gewebeproben.

6.2.3 Technische Daten

Das Sonikationsgerät BactoSonic 14.2 (Firma Bandelin, Bild 6.7) besteht aus einer Edelstahlschwingwanne mit einer Arbeitsfüllmenge von 9,5 Litern. Die Stromaufnahme bei 230 V beträgt 0,9 A. Für ein homogenes Ultraschallfeld wird als Kontaktflüssigkeit zur Herabsetzung der Oberflächenspannung eine 5%ige TICKOPUR-Lösung verwendet. Das Gerät hat eine Außenabmessung von 355 × 325 × 305 mm (Länge × Breite × Höhe). Ein Kugelhahn an der Seite dient dem Ablauf der Flüssigkeit zum monatlichen Wechsel derselben. Eine Zeitschaltuhr ist angebracht und kann auf 1 bis 15 min oder unendlich eingestellt werden. Das Sonikationsgerät arbeitet mit acht Schwingsystemen, einem überlastsicheren und leistungskonstanten HF-Generator und einer Betriebsfrequenz von 40 kHz. Eine maximale effektive Leistung von 200 W erzeugt ein besonders homogenes Schallfeld mit niedriger Intensität zur gleichmäßigen und homogenen Beschallung. Die Leistung des Sonikationsgeräts ist regelbar mit 20, 40, 60, 80 oder 100 % (Firma Bandelin, Stand: 2022).

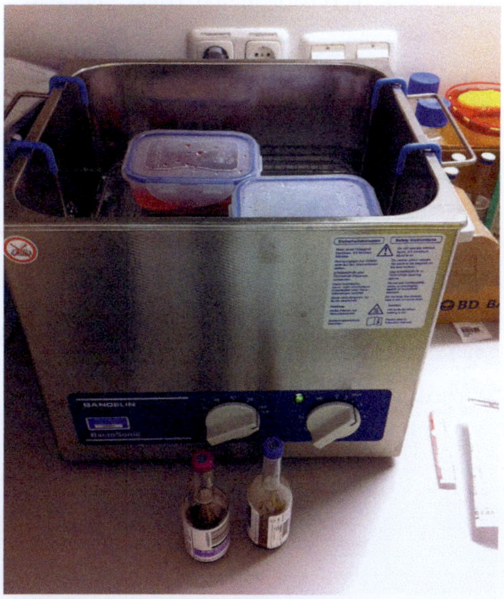

Bild 6.7 Ultraschallgerät BactoSonic 14.2 (Firma Bandelin)

I

Literatur

Armbrecht, G./Nguyen Minh, H./Massmann, J./Raum, K.: Pore-Size Distribution and Frequency-Dependent Attenuation in Human Cortical Tibia Bone Discriminate Fragility Fractures in Postmenopausal Women With Low Bone Mineral Density. In: JBMR Plus, Volume 5, Issue 11, e10536, 2021. *https://doi.org/10.1002/jbm4.10536*

Barkmann, R./Laugier, P./Moser, U./Dencks, S./Klausner, M./Padilla, F./Haïat, G./Glüer, C.-C.: A device for in vivo measurements of quantitative ultrasound variables at the human proximal femur. In: IEEE Transactions on Ultrasonics, Ferroelectrics, and Frequency Control, Vol. 55, No. 6, June 2008, pp. 1197 - 1204 (DOI: 10.1109/TUFFC.2008.783)

Baroncelli, G.: Quantitative Ultrasound Methods to Assess Bone Mineral Status in Children. Technical Characteristics, Performance, and Clinical Application. In: Pediatr Res 63, 2008, pp. 220 - 228. *https://doi.org/10.1203/PDR.0b013e318163a286*

Gräsel, M./Glüer, C.-C./Barkmann, R.: Characterization of a new ultrasound device designed for measuring cortical porosity at the human tibia. A phantom study. In: Ultrasonics, 76, 2017, pp. 183 - 191. *https://doi.org/10.1016/j.ultras.2017.01.001*

Iori, G./Du, J./Hackenbeck, J./Kilappa, V./Raum, K.: Estimation of Cortical Bone Microstructure From Ultrasound Backscatter. In: IEEE Transactions on Ultrasonics, Ferroelectrics, and Frequency Control, Vol. 68, No. 4, April 2021, pp. 1081 - 1095 (DOI: 10.1109/TUFFC.2020.3033050)

Janz, V./Wassilew, G./Kribus, M./Trampuz, A./Perka, C.: Improved identification of polymicrobial infection in total knee arthroplasty through sonicate fluid cultures. In: Arch Orthop Trauma Surg 135, 2015, pp. 1453 - 1457

Langton, C. M./Njeh, C. F.: The Measurement of Broadband Ultrasonic Attenuation in Cancellous Bone-A Review of the Science and Technology. In: IEEE Transactions on Ultrasonics, Ferroelectrics, and Frequency Control, Vol. 55, No. 7, July 2008, pp. 1546 - 1554 (DOI: 10.1109/TUFFC.2008.831)

Laugier, P.: Instrumentation for in vivo ultrasonic characterization of bone strength. In: IEEE Transactions on Ultrasonics, Ferroelectrics, and Frequency Control, Vol. 55, No. 6, June 2008, pp. 1179 - 1196 (DOI: 10.1109/TUFFC.2008.782)

Njeh, C. F./Boivin, C. M./Langton, C. M.: The Role of Ultrasound in the Assessment of Osteoporosis. A Review. In: Osteoporosis Int (1997) 7, pp. 7 - 22. *https://doi.org/10.1007/BF01623454*

Njeh, C./Fuerst, T./Diessel, E./Genant, H. K.: Is Quantitative Ultrasound Dependent on Bone Structure? A Reflection. In: Osteoporos Int 12, 2001, pp. 1 - 15. *https://doi.org/10.1007/PL00020939*

Protopappas, V. C./Kourtis, I. C./Kourtis, L. C./Malizos, K. N./Massalas, C. V./Fotiadis, D. I.: Three-dimensional finite element modeling of guided ultrasound wave propagation in intact and healing long bones. In: J Acoust Soc Am. 2007, 121:3907 - 21. *https://asa.scitation.org/doi/abs/10.1121/1.2354067*

Raum, K./Grimal, Q./Varga, P./Barkmann, R./Glüer, C.-C./Laugier, P.: Ultrasound to assess bone quality. In: Current osteoporosis reports, 12(2), 2014, pp. 154 - 162. *https://doi.org/10.1007/s11914-014-0205-4*

Trampuz, A./Piper, K. E./Jacobson, M. J./Hanssen, A. D./Unni, K. K./Osmon, D. R./Mandrekar, J. N./Cockerill, F. R./Steckelberg, J. M./Greenleaf, J. M./Patel, R.: Sonication of removed hip and knee prostheses for diagnosis of infection. In: N Engl J Med 2007, 357 (7), pp. 654 - 663

Winkler, T./Trampuz, A./Hardt, S./Janz, V./Kleber, C./Perka, C.: Periprothetische Infektion nach Hüftendoprothetik. In: Orthopäde 43, 2014, S. 70 - 78

Yano, M. H./Klautau, G. B./da Silva, C. B./Nigro, S./Avanzi, O./Tomanink Mercadante, M./Costa Salles, M. J.: Improved diagnosis of infection associated with osteosynthesis by use of sonication of fracture fixation implants. In: J Clin Microbiol. 2014 Dec., 52 (12), pp. 4176 - 82 (DOI: 10.1128/JCM.02140-14)

7 Ausblick auf neue Verfahren und Technologien

7.1 Gezielter Wirkstofftransport (Targeted Drug Delivery)

Gunther O. Hofmann

Targeted Drug Delivery beschreibt verschiedene Verfahren, bei denen ein oder mehrere definierte Wirkstoffe gezielt an eine Körperstelle und in ein bestimmtes Gewebe transportiert und vor Ort freigesetzt werden sollen, um selektiv an dieser Stelle die beabsichtigte Wirkung zu entfalten. Diese Verfahren basieren auf verschiedenen physikalischen Prinzipien (Ultraschall, Magnetismus, elektromagnetische Wechselfelder), werden aber hier gemeinsam behandelt.

7.1.1 Zieldefinition

Ziel des Verfahrens ist es, einen Wirkstoff (**Drug**), der in ein körpereigenes Transportsystem (Blutkreislauf, Verdauungstrakt, Respirationstrakt, abführende Harnwege) eingebracht wurde, gezielt an einer bestimmten Körperstelle freizusetzen und zur Wirkung zu bringen. Auf diese Weise wird die Wirkung (und damit auch die Nebenwirkungen) eines Pharmakons lokal eng eingegrenzt, während der restliche Körper von den Wirkungen verschont wird. Vom Prinzip eignet sich das Verfahren für folgende Anwendungen:

- diagnostische Anwendung: Tumor- und Metastasensuche, Infektlokalisation
- therapeutische Anwendung: gezielter lokaler Einsatz von Wirkstoffen

Der derzeit am häufigsten zum klinischen Einsatz kommende Transportweg ist der Blutkreislauf (→ Kap. A 13.1). Der an einen Carrier gebundene Wirkstoff wird als intravenöse Injektion oder Kurzinfusion in den Blutkreislauf eingebracht und zirkuliert dort so lange durch den ganzen Körper, bis er entweder metabolisiert und ausgeschieden oder durch das Targeting (→ Kap. B I 7.1.4) am geplanten Zielort freigesetzt wird und dort seine Wirkung entfaltet.

Auch der Verdauungstrakt als Transportweg (→ Kap. A III.1) kommt theoretisch infrage. Dazu wird der an den Carrier gebundene Wirkstoff oral zugeführt und am Zielort entweder durch externes Targeting außerhalb der Körperoberfläche oder intraluminal endoskopisch (→ Kap. B V 1) freigesetzt. Gleiches gilt für den Respirationstrakt (→ Kap. A 5.1.1). Hierbei erfolgt die Applikation durch gezielte Inhalation.

7.1.2 Wirkstoffe (Drugs)

Die derzeit wichtigste therapeutische Anwendung ist die lokoregionäre Chemotherapie (→ Kap. A 19.1.5). Dazu werden die Chemotherapeutika in Nanopartikeln verkapselt. Der Einsatz der meisten Chemotherapeutika wird durch deren starke, zum Teil lebensbedrohliche Nebenwirkungen (→ Kap. A 19.1.4) limitiert, weil diese zytotoxischen Substanzen nicht nur die Tumor-, sondern auch andere Körperzellen schädigen können. Durch das Targeted Drug Delivery können vor Ort im Tumorgewebe Wirkstoffkonzentrationen erreicht werden, die anderenfalls auf konventionellem Applikationsweg mit dem Überleben des Patienten nicht vereinbar wären.

Bislang nur theoretische Überlegungen zum Einsatz des Targeted Drug Deliverys gibt es für folgende Anwendungen:

- lokoregionäre Behandlung von Infektionen durch hochdosierte Antibiotika
- Einsatz von Wachstumsfaktoren: Behandlung von Pseudarthrosen (→ Kap. A 16.6.1.2.6)
- Immuntherapie mit spezifischen Antikörpern (→ Kap. A 19.2.1.4)
- genetisches Material

I

7.1.3 Transportmoleküle (Carrier)

Der Einsatz von **Nanopartikeln** (Definition: Partikelgröße ≤ 100 nm = 100 · 10^{-9} m) als Transportmoleküle (**Carrier**) für einen spezifischen Wirkstoff ist aktuell ein intensiver Forschungsschwerpunkt und ein Erfolg versprechender Ansatz. Diese zeichnen sich durch besondere optische, elektrische, magnetische und katalytische Eigenschaften aus. Als Carrier kommen folgende Stoffe zum Einsatz:

- Eisenoxide (Fe_2O_3, Fe_3O_4) (→ Kap. B VII 3.1.2.1): Sie zeigen neben ihren magnetischen Eigenschaften auch Superparamagnetismus und werden an ein Plasmaprotein (Albumin) oder ein Kolloid (Dextran) gebunden.
- Liposome: Hierbei handelt es sich um thermosensitive, hydrophobe, nicht wasserlösliche Carrier, die im Körper abgebaut werden können. Die Freisetzung des Pharmakons erfolgt durch eine Erwärmung auf 40 - 45 °C.
- Polymernanopartikel
- Dendrimere
- Kohlenstoffnanoröhrchen (Carbon Nanotubes)

Eine wichtige Eigenschaft, die ein Stoff aufweisen muss, um als Carrier infrage zu kommen, ist seine Abbaubarkeit im Organismus und die vollständige Ausscheidung des Moleküls als Ganzes oder seiner Metabolite.

Für eine Induktion der Freisetzung des Pharmakons durch Ultraschallkavitation (→ Kap. B I 4.1 und → Kap. B I 7.1.4) muss der Wirkstoff speziell in **Nanotubes** (NT) verkapselt werden. Als Verpackung wird Kohlenstoff in Form von dünnen Graphithüllen (10 - 50 nm) verwendet (engl. *Carbon Nanotubes*).

7.1.4 Induktion der Freisetzung am Wirkungsort (Targeting)

Die beabsichtigte Freisetzung des Wirkstoffs an einer bestimmten Körperstelle und in einem definierten Gewebe (Targeting) basiert auf verschiedenen physikalischen Prinzipien, die im Folgenden aufgeführt werden.

Ultraschallkavitation: Der in Vesikel (Bläschen in Nanogröße) verkapselte Wirkstoff wird dadurch freigesetzt, dass die Vesikel durch Schwingungen (Scherkräfte bei Resonanz) zum Platzen gebracht werden und der Wirkstoff freigesetzt wird (sonochemischer Effekt). Viele der Pharmaka können die Zellmembran im Zielgewebe nicht oder nur schlecht passieren und werden daher von den Zellen nicht aufgenommen. Durch eine Exposition des Gewebes mit Ultraschall werden die Zellmembranen kurzfristig „porös" und damit durchlässiger für das Pharmakon (Sonoporation). Die gleichzeitige Gabe von Mikrobläschen (= Ultraschallkontrastmittel; → Kap. B I 3.3) verstärkt diesen Effekt durch den gezielten Kollaps der mit dem Pharmakon gefüllten Bläschen (engl. *Ultrasound Microbubble Destruction*, UTMB). Dafür sind die folgenden physikalischen Effekte verantwortlich:

- induzierte Kavitation: Oszillation von Mikrobläschen (→ Kap. B I 4.1.2)
- thermische Effekte (→ Kap. B I 4.1.1)
- Jetbildung der Bläschen beim Blasenkollaps
- Mikroströmungen

Magnetisches Drug Targeting: Ein von außen auf den Körper aufgebrachtes starkes Magnetfeld fokussiert die Konzentration des im Blutkreislauf zirkulierenden Carriers (magnetische Nanopartikel) auf eine definierte Körperstelle, während die Freisetzung des Wirkstoffs stattfindet.

Lokale elektromagnetische Induktions-Hyperthermie: Durch ein externes elektromagnetisches Wechselfeld (z. B. im MRT → Kap. B III 2.1) wird unmittelbar im Tumor Induktionswärme erzeugt und damit die Wirkung des Pharmakons (z. B. Zytostatikum) verstärkt, weil die Tumorzelle in thermischen Stress versetzt wird, was ihren Zelltod (= Apoptose) einleitet.

7.1.5 Anwendungsbeispiele

Zu den diagnostischen Anwendungen des Targeted Drug Deliverys zählen folgende:

- Sichtbarmachung von sehr kleinen Tumoren oder Metastasen durch magnetische Nanopartikel im MRT, z. B. im HNO-Bereich (→ Kap. A 2.5.3.3)

Folgende therapeutische Anwendungen sind derzeit noch auf klinische Studien begrenzt:

- Mammakarzinom (→ Kap. A 3.4.4.2)
- Pankreaskarzinom (→ Kap. A 9.3.4)

I

7.2 Super-Resolution-Bildgebung mithilfe von UKM

Klaus-Vitold Jenderka

In der sonografischen Bildgebung versteht man unter Super-Resolution Imaging die hochaufgelöste Darstellung der Mikrovaskulatur (→ Kap. A 13.2.4). Das Prinzip geht auf die Überwindung des Beugungslimits in der Lichtmikroskopie zurück. Die grundlegenden Arbeiten dazu wurden 2014 mit dem Nobelpreis für Chemie gewürdigt (The Royal Swedish Academy of Sciences 2014).

Einzelne, gering dosierte Kontrastmittelbläschen dienen als Quellen für Echos, die in Folge der Abbildungseigenschaften im Bild verwaschen (Punktbildfunktion, PSF → Kap. B I 3.1.4.2) dargestellt werden. Werden nur die genauen Positionen der erfassten Mikrobläschen registriert, deren Weg verfolgt und diese Informationen in einem separaten Bild gesammelt, entsteht nach und nach ein hochaufgelöstes Bild der mikrovaskularen Gefäßarchitektur. Neben der reinen Struktur der Gefäße kann mit der *Ultrasound Localization Microscopy* (ULM) auch die Geschwindigkeit und Richtung des Blutflusses detektiert und farbcodiert abgebildet werden (Bild 7.1) (Errico et al. 2015, Dencks et al. 2019, Christensen-Jeffries et al. 2020).

Literatur

Christensen-Jeffries, K./Couture, O./Dayton, P.A./Eldar, Y.C./Hynynen, K./Kiessling, F./O'Reilly, M./Pinton, G.F./Schmitz, G./Tang, M.-X./Tanter, M./Sloun, R.J.G. van: Super-resolution Ultrasound Imaging. In: Ultrasound in Medicine & Biology, Volume 46, Issue 4, 2020, pp. 865 - 891. *https://doi.org/10.1016/j.ultrasmedbio.2019.11.013.*

Dencks, S./Piepenbrock, M./Opacic, T./Krauspe, B./Stickeler, E./Kiessling, F./Schmitz G.: Clinical pilot application of super-resolution US imaging in breast cancer. In: IEEE Trans Ultrason Ferroelectr Freq Control., 2019, 66:517-526

Errico, C./Pierre, J./Pezet, S./Desailly, Y./Lenkei, Z./Couture, O./Tanter, M.: Ultrafast ultrasound localization microscopy for deep super-resolution vascular imaging. In: Nature 527, 2015, pp. 499 - 502. *https://doi Christensen-Jeffries.org/10.1038/nature16066*

Opacic, T./Dencks, S./Theek, B./Piepenbrock, M./Ackermann, D./Rix, A./Lammers, T./Stickeler, E./Delorme, S./Schmitz, G./Kiessling, F.: Motion model ultrasound localization microscopy for preclinical and clinical multiparametric tumor characterization. In: Nat Commun 9, 1527 (2018). *https://doi.org/10.1038/s41467-018-03973-8*

The Royal Swedish Academy of Sciences: How the optical microscope became a nanoscope. The Nobel Prize in Chemistry 2014. *https://www.nobelprize.org/uploads/2018/06/popular-chemistryprize2014.pdf*

Wamel, A. van/Kooiman, K./Harteveld, M./Emmer, M./Ten Cate, F.J./Versluis, M./de Jong, N.: Vibrating microbubbles poking individual cells. Drug transfer into cells via sonoporation. In: J. Control, Release 112, 2006, pp. 149 - 155 (DOI: 10.1016/j.jconrel.2006.02.007)

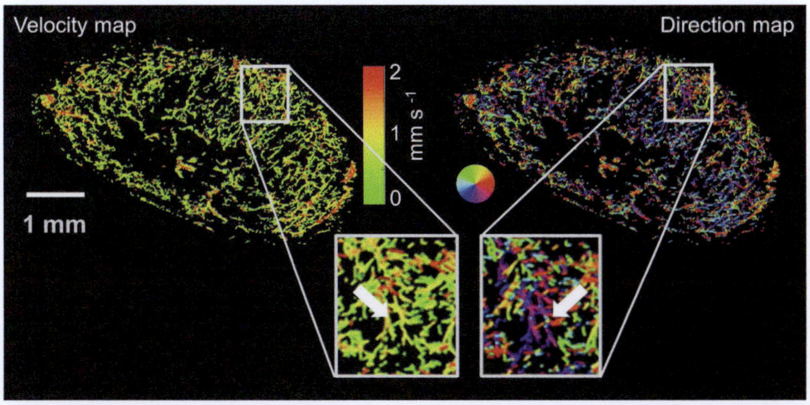

Bild 7.1
Super-Resolution-Ultraschallbild der mikrovaskularen Gefäßarchitektur eines Plattenepithelkarzinoms (in Maus implantiertes Xenograft): Erkennbar sind Details zur vaskularen Konnektivität und zu den Verzweigungspunkten (siehe Pfeile in den Bildausschnitten). Die Darstellung der Geschwindigkeit (links) und der Fließrichtung (rechts) der Mikrobläschen liefert zusätzliche funktionale Informationen (Creative Commons CC BY-Lizenz, Figure 1b in Opacic et al. 2018).

TEIL II

Ionisierende Strahlung

1 Anwendungen ionisierender Strahlung

Tilo Wiezorek, Ulrich Wolf

1.1 Struktur der Materie und Radioaktivität

1.1.1 Grundlagen der Atomphysik

Der Aufbau eines Atoms lässt sich mit einem vereinfachten Modell beschreiben:

- **Atomkern:** Der Atomkern ist nahezu punktförmig, elektrisch positiv geladen und macht fast die ganze Masse des Atoms aus.
- **Elektronenhülle:** Die Elektronenhülle umgibt den Atomkern. Die negativ geladenen Elektronen bewegen sich (in einem stark vereinfachten Modell) auf definierten konzentrischen Bahnen um den Atomkern.

Die Elektronenbahnen liegen innerhalb sogenannter **Schalen**, die nach dem **Periodensystem der Elemente**, beginnend mit K, alphabetisch fortlaufend mit Großbuchstaben bezeichnet werden (Bild 1.1):

- K-Schale: bis zu 2 Elektronen
- L-Schale: bis zu 8 Elektronen
- M-Schale: bis zu 18 Elektronen
- N-Schale: bis zu 32 Elektronen
- O-Schale: bis zu 32 Elektronen, theoretisch noch mehr
- P-Schale: bis zu 9 Elektronen, theoretisch noch mehr
- Q-Schale: bis zu 2 Elektronen, theoretisch noch mehr

In Relation zum Durchmesser des Atoms ist der Kern etwa 100 000-mal kleiner, was bedeutet, dass ein Atom im Wesentlichen aus leerem Raum besteht.

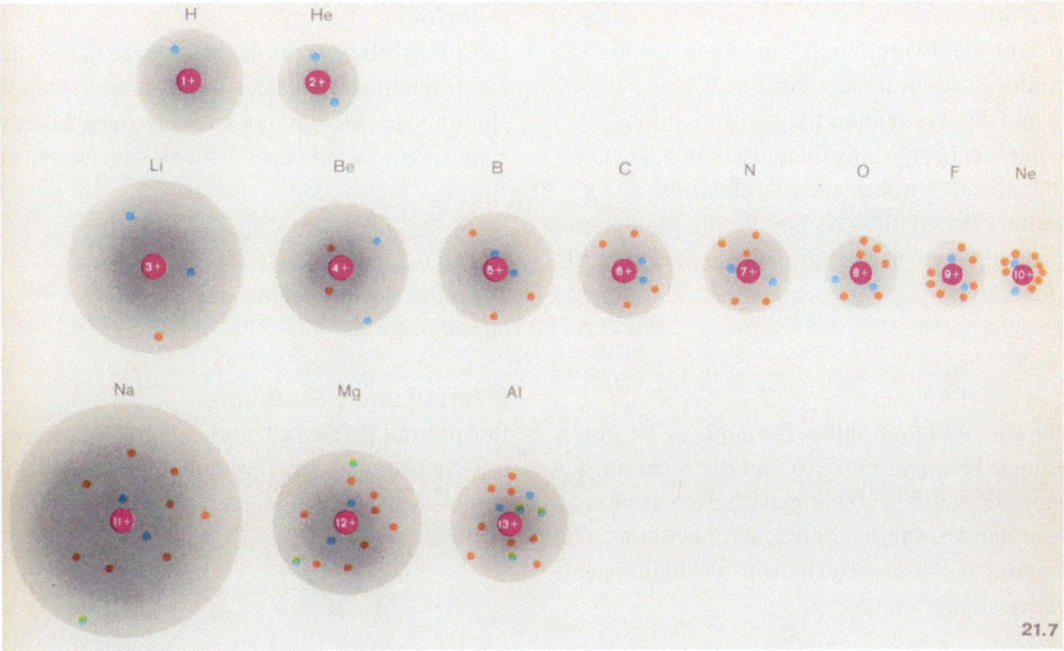

Bild 1.1 Schematische, nichtmaßstäbliche Darstellung der ersten 13 Elemente des Periodensystems

II

Der **Atomkern** setzt sich wie folgt zusammen:

- **Protonen:** Masse: 1 Dalton/Proton, Ladung: *e* positiv
- **Neutronen:** Masse: 1 Dalton/Neutron, Ladung: keine, elektrisch neutral

Jedes Atom ist für sich elektrisch neutral. Die positive Kernladung der Protonen entspricht der negativen Ladung der Elektronen in der Elektronenhülle. Die kleinste Ladungseinheit ist die **Elementarladung *e***:

$$e = 1{,}602 \cdot 10^{-19}\,\text{C}$$

Darüber hinaus sind folgende Charakteristika zu nennen:

- Schalen sind durch die Bindungsenergie der Elektronen charakterisiert. Die Bindungsenergie kann dabei nur diskrete Werte annehmen. Übergänge zwischen diesen Energieniveaus sind stets gekoppelt an Energieabsorption oder -emission.
- Absorption und Emission finden immer mit diskreten Energiebeträgen statt.
- Anziehungskräfte, die auf die Elektronen wirken, heißen Coulombkräfte. Coulombkräfte nehmen mit wachsendem Abstand zum Kern ab.
- Innen befindliche Elektronen sind stärker gebunden als solche, die weiter außen liegen.
- Die Anziehung hängt auch von der elektrischen Ladung des Atomkerns ab.

Die Anzahl der Protonen im Kern (**Kernladungszahl *Z***) ist gleich der Ordnungszahl des chemischen Elements und definiert gleichzeitig die Struktur der Elektronenhülle:

- Die Anzahl der **Protonen** (*Z*) im Kern ist für ein bestimmtes Element immer gleich.
- Die Anzahl der **Neutronen** (*N*) kann variieren.
- Atome mit identischer Anzahl an Protonen, aber verschieden vielen Neutronen heißen **Isotope**.

Die Elementarteilchen im Kern sind für die Atommasse verantwortlich. Somit lässt sich die **Massezahl *A*** als Summe definieren:

$$A = Z + N$$

Das chemische Verhalten eines Elements X ist durch die Anzahl der Protonen im Kern und die Struktur der Elektronenhülle definiert. Die Eigenschaften des Kerns werden von der Anzahl der Neutronen bestimmt. Zur Kennzeichnung eines Atomkerns wird deshalb folgende Schreibweise angewendet:

$$^{A}_{Z}\text{X}$$

Als Beispiele seien die Isotope der Elemente Sauerstoff, Kobalt und Uran mit 16, 60 bzw. 235 Nukleonen genannt: $^{16}_{8}\text{O}$, $^{60}_{27}\text{Co}$ und $^{235}_{92}\text{U}$. Da eine eindeutige Zuordnung zwischen chemischem Symbol und Ordnungszahl besteht, wird die **Ordnungszahl** oft weggelassen.

1.1.2 Radioaktivität

Atomkerne können je nach Kombination von *A* und *Z* stabil oder instabil sein, d. h. nach kürzerer oder längerer Zeit spontan zerfallen. Die Fähigkeit von Atomkernen, innerhalb einer bestimmten Zeit zu zerfallen, bezeichnet man als **Radioaktivität**:

- Beim **Kernzerfall** entsteht ein neuer Kern mit anderen Eigenschaften.
- Es existieren verschiedene Arten von radioaktiven Zerfällen, gekennzeichnet durch die Art der emittierten Teilchen (α-, β^--, β^+- und γ-Teilchen).

Man unterscheidet zwei Arten von radioaktiven Umwandlungen:

- **Zerfälle mit starker Kernwechselwirkung:** Hier werden sowohl die Massezahl als auch die Ordnungs- und Neutronenzahl verringert (z. B. α-Zerfall).
- **Zerfälle mit schwacher Kernwechselwirkung:** Hier hat das Ausgangsnuklid (Mutternuklid) die gleiche Massezahl wie das Nuklid nach dem Zerfall (Tochternuklid) (z. B. β^-- und β^+-Zerfall, Elektroneneinfang).

α-Zerfall

Der **α-Zerfall** ist typisch für schwere Kerne mit großem Neutronenüberschuss. α-Teilchen sind Atomkerne des Heliums, bestehend aus zwei Protonen und zwei Neutronen. Der Zerfall lässt sich wie folgt beschreiben:

$$^{A}_{Z}\text{X} \rightarrow {}^{A-4}_{Z-2}\text{Y} + {}^{4}_{2}\text{He} + E_{\text{kin}}$$

Typische Beispiele sind der Zerfall von ^{235}U zu ^{231}Th oder der Zerfall von ^{226}Ra zu ^{222}Rn.

β-Zerfall und γ-Strahlung

Der **β^-**- und **β^+-Zerfall** sind bei mittelschweren Kernen mit Neutronen- oder Protonenüberschuss üblich. Folgende Gleichungen dienen der Beschreibung dieser Zerfälle:

$$^{A}_{Z}\text{X} \rightarrow {}^{A}_{Z+1}\text{Y} + \beta^- + \overline{\nu} + E_{\text{kin}}$$

$$^{A}_{Z}\text{X} \rightarrow {}^{A}_{Z-1}\text{Y} + \beta^+ + \nu + E_{\text{kin}}$$

Darüber hinaus sind folgende Charakteristika zu nennen:

- β^- beschreibt ein **Elektron** und β^+ ein **Positron**. Ein Positron ist ein Antiteilchen des Elektrons und besitzt bei gleicher Masse die gleiche Ladung mit umgekehrtem Vorzeichen.
- ν und $\overline{\nu}$ sind die Bezeichnungen für **Neutrino** und **Antineutrino** mit vernachlässigbarer extrem geringer Masse und auch ohne Ladung. Dadurch haben sie eine sehr geringe Wahrscheinlichkeit, mit Materie zu reagieren.
- Die Massezahl A bleibt sowohl beim β^-- als auch beim β^+-Zerfall erhalten.
- Die Ordnungszahl Z ändert sich auf $Z + 1$ (β^-) bzw. verringert sich auf $Z - 1$ (β^+).
- Das Energieäquivalent ΔE der Massendifferenz Δm zwischen Mutter- und Tochternuklid ($\Delta E = \Delta mc^2$) und emittiertem Teilchen wird als kinetische Energie auf die emittierten Teilchen und den Kern verteilt.

Als Beispiel für Betastrahlung emittierende Nuklide sei ^{60}Co genannt, das in den angeregten Zustand des Tochternuklids ^{60}Ni übergeht und dabei β^--Strahlung emittiert. Diese Tochternuklide, die durch einen α- oder β-Zerfall entstanden, befinden sich üblicherweise in einem angeregten Zustand. Beim Übergang in den Grundzustand werden ein oder mehrere γ-Quanten abgestrahlt, die zusammen ein diskretes Energiespektrum bilden. Im genannten Beispiel des in der Strahlentherapie verwendeten ^{60}Co wird in der ersten Zerfallsstufe ein höheres Energieniveau im Folgekern ^{60}Ni erreicht, um dann unter Abstrahlung zweier Quanten von 1,173 MeV und 1,333 MeV in den Grundzustand überzugehen. Diese γ-Quanten können sowohl als elektromagnetische Wellen mit hoher Frequenz als auch als Quanten bzw. Quasiteilchen ohne Masse und ohne elektrische Ladung betrachtet werden.

Elektroneneinfang

Eine andere Möglichkeit zur Reduzierung eines Protonenüberschusses wie beim β^+-Zerfall des instabilen Kerns ist der **Elektroneneinfang**. Beide Prozesse konkurrieren dabei miteinander.

Der Elektroneneinfang lässt sich wie folgt beschreiben:

- Ein Elektron (meist) aus der K-Schale verbindet sich zur Energieminimierung mit einem Proton zu einem Neutron und einem Neutrino. Auf der K-Schale wird dadurch Platz frei.
- Es folgt die Wiederbesetzung des freigewordenen Platzes.
- Dies bedingt die Aussendung von charakteristischer Röntgenstrahlung oder eines Auger-Elektrons mit diskretem Energiespektrum.
- Die Ordnungszahl Z verringert sich auf $Z - 1$.
- Die Neutronenzahl erhöht sich auf $N + 1$.

$$^{A}_{Z}\mathrm{X}^{*}_{N} + e^{-} \rightarrow {}^{A}_{Z-1}\mathrm{Y}_{N+1} + \nu + \text{Energie}$$

Ionisation und innere Konversion

Ein weiterer Mechanismus zur Reduzierung eines Protonenüberschusses wird als innere **Konversion** bezeichnet und findet besonders dann statt, wenn die Wahrscheinlichkeiten für γ-Zerfälle angeregter Kernzustände sehr klein sind:

- Der Kern überträgt seine überschüssige Energie direkt auf das innere (z. B. K-)Elektron.
- Das K-Elektron verlässt seine Schale. Ionisation findet statt.
- Es folgt die Wiederbesetzung des frei gewordenen Platzes.
- Dies bedingt die Aussendung von charakteristischer Röntgenstrahlung oder eines Auger-Elektrons mit diskretem Energiespektrum.
- Die Energie des Konversionselektrons entspricht der Differenzenergie des Kernübergangs minus der Bindungsenergie des freigesetzten Elektrons.

Die Einteilung der **Nuklide** kann in Verbindung mit ihrem radioaktiven Zerfall in verschiedene Gruppen erfolgen:

- **Isobare:** Nuklide mit gleicher Massenzahl A
- **Isotope:** Nuklide mit gleicher Ordnung- bzw. Protonenzahl Z
- **Isotone:** Nuklide mit gleicher Neutronenzahl N
- **Isomere:** Nuklide mit gleicher Massenzahl A und Ordnungszahl Z, jedoch unterschiedlichem Anregungszustand

Der Zerfall radioaktiver Kerne ist zufällig. In Betrachtung eines großen Kollektivs aus N identischen Nukliden, die alle auf nur eine Art zerfallen, und eines möglichst kurzen Betrachtungszeitintervalls geht man davon aus, dass die Abnahme der Anzahl instabiler Kerne $\mathrm{d}N$ pro Zeiteinheit $\mathrm{d}t$ proportional zur Anzahl der instabilen Kerne im Kollektiv und proportional zur Zeit $\mathrm{d}t$ verläuft. Dabei lässt sich die Anzahl N der Atome des Nuklids, die nach einer Zeit t noch vorhanden sind, mithilfe des Zerfallsgesetzes bestimmen, das einen exponentiellen Zusammenhang beschreibt.

$$N = N_0 \cdot e^{-\lambda \cdot t}$$

Dabei ist N_0 die Anzahl der Atome zum Zeitpunkt $t = 0$ und λ ist die Zerfallskonstante des betrachteten Nuklids.
Die Zeit wiederum, in der sich die Aktivität eines Nuklids halbiert hat, wird als Halbwertszeit $T_{½}$ des radioaktiven Zerfalls bezeichnet. Je nach Nuklid kann die Halbwertszeit nur Bruchteile von Sekunden bis hin zu vielen Billionen Jahren betragen.

$$T_{1/2} = \frac{1}{\lambda} \cdot \ln 2$$

Zur Quantifizierung des Zerfalls wird die physikalische Größe Aktivität A mit der Maßeinheit **Becquerel** (Bq) verwendet. Dabei beschreibt ein Becquerel einen Zerfall pro Sekunde (s^{-1}). Zum Beispiel würden bei einem Nuklid mit einer Aktivität von 1 MBq 1 000 000 Kernzerfälle pro Sekunde stattfinden. Da die Aktivität, d. h. die Anzahl der zerfallenden Kerne proportional zur Anzahl der radioaktiven Kerne ist, kann das Zerfallsgesetz auch wie folgt dargestellt werden:

$$A = A_0 \cdot e^{-\lambda \cdot t}$$

1.2 Eigenschaften ionisierender Strahlung

Wie in Kapitel B II 1.1 erläutert, ist ein Atom bedingt durch die Balance zwischen den positiv geladenen Protonen im Kern und den sie umkreisenden negativ geladenen Elektronen elektrisch neutral.
Ionen hingegen sind geladene Atome, bei denen sich die Anzahl der Protonen und der Hüllenelektronen unterscheidet:

- Elektronenüberschuss → einfach oder auch mehrfach negativ geladen
- Elektronenmangel → einfach oder auch mehrfach positiv geladen
- Entstehung z. B. durch das Erhitzen eines Gases oder durch das Beschießen von Atomen mit geladenen α- oder β-Teilchen: Dabei findet eine Strahlungswechselwirkung mit Energieübertrag statt.

Generell handelt es sich bei Strahlung um sich verteilende Energie in Form von Wellen oder Teilchen. Strahlung

- breitet sich zwischen den Wechselwirkungen geradlinig aus,
- kann Materie durchdringen,
- ist (bei Quantenstrahlung) selbst nicht an Materie gebunden und
- kann die transportierte Energie an Materie abgeben.

Ionisierende Strahlung lässt sich wie folgt charakterisieren:

- Sie besitzt das Vermögen, beim Durchgang durch Materie über Stoßwechselwirkungen Ionen generieren zu können.
- Ionisation kann direkt erfolgen.
- Ionisation kann indirekt erfolgen.

Da Atome durch **geladene Teilchen** selbst ionisiert werden, spricht man von **direkt ionisierender Strahlung**. Bei **ungeladenen Teilchen** wie Neutronen oder Photonen (Quanten) kommt es nur zu relativ wenigen Interaktionen mit dem Atomkern oder Elektronen aus den Schalen. Die dabei entstehenden geladenen **Sekundärteilchen** wiederum sind für die folgende Ionisierung der Materie maßgeblich verantwortlich. Der Energieübertrag auf die Atome in der Umgebung wird durch die Stoßionisation dieser Sekundär-, Tertiärelektronen etc. dominiert. Deshalb wird diese Art von Strahlung als **indirekt ionisierende Strahlung** bezeichnet (Bild 1.2).
Aus Sicht der Strahlentherapie stellen Photonen die bedeutendste Strahlenart dar. Wie schon erwähnt, sind Photonen elektromagnetische Wellen, die wir auch aus dem Alltagsleben kennen. Sie begegnen uns als sichtbares Licht, als Radiowellen oder als Mikrowellen (Bild 1.3). Dabei sind die unterschiedlichen Wellen

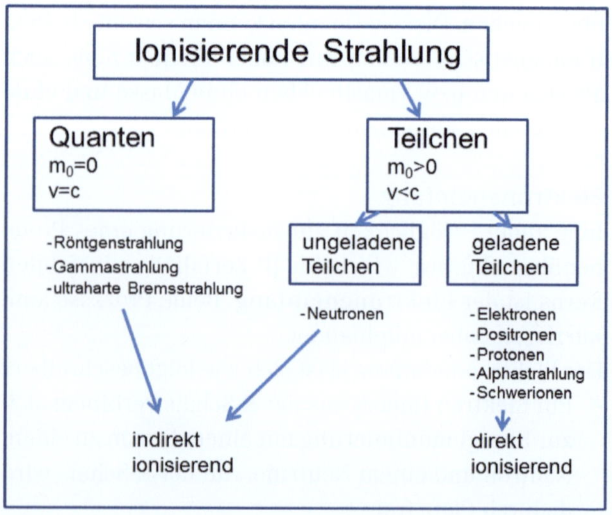

Bild 1.2 Einteilung diverser Arten ionisierender Strahlung

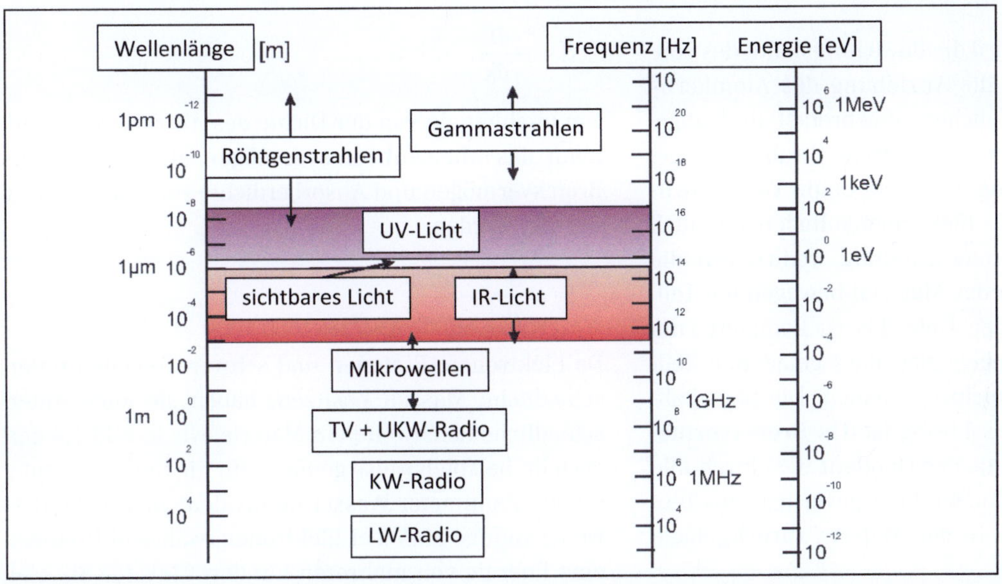

Bild 1.3
Zusammenhang zwischen Strahlenarten und ihrer Frequenz bzw. Energie

durch ihre **Frequenz** f und **Wellenlänge** λ charakterisiert, was sich in folgender Gleichung beschreiben lässt, in der die **Lichtgeschwindigkeit** c als Konstante hinzukommt.

$$c = \lambda \cdot f$$

Gleichzeitig kann man entsprechend dem **Welle-Teilchen-Dualismus** den Zusammenhang als Teilchen mit definierter Energie und einer Ruhemasse von null beschreiben. Der Faktor h ist das **plancksche Wirkungsquantum**.

$$E = h \cdot f$$

Wie aus Bild 1.3 ersichtlich, handelt es sich bei Röntgenstrahlung und γ-Strahlung um elektromagnetische Wellen sehr hoher Frequenz.

Die Einheit zur Quantifizierung der Energie von Elementarteilchen, Elektronen und Photonen ist das **Elektronvolt** (eV). 1 eV stellt die Energie dar, die ein Elektron besitzt, nachdem es im elektrischen Feld mit einer Beschleunigungsspannung von 1 V im Vakuum beschleunigt wurde. Drückt man dies über die Einheit der Energie Joule (J) aus, so ist 1 eV lediglich

$$1\,\text{eV} = 1{,}6021892 \cdot 10^{-19}\ \text{J}$$

Da Masse auch als eine Form von Energie angesehen werden kann, beschreibt man die Massen von Elementarteilchen in den relevanten Anwendungsgebieten der Strahlenphysik mittels der Einheit eV. Beispielsweise ist die Masse eines Elektrons als leichtestem Teilchen mit messbarer Ruhemasse 511 keV/c^2.

Im Folgenden werden die wichtigsten Interaktionen ionisierender Strahlung mit Materie erläutert.

1.2.1 Wechselwirkungen geladener Teilchen mit Materie

Beim Durchgang von geladenen Teilchen durch Materie erzeugen diese durch die Kollision mit den Atomen wie folgt eine Ionisierung der Materie:

- Geladene Teilchen wechselwirken mit den Elektronen auf den Schalen des Atoms.
- Geladene Teilchen wechselwirken mit dem elektromagnetischen Feld des Atomkerns.
- Der Radius der Elektronenhülle beträgt ca. 10^{-10} m und der Radius des Atomkerns lediglich 10^{-14} m. Demnach ist die Wahrscheinlichkeit für ein Zusammentreffen zwischen einem Teilchen (das sich durch die Materie bewegt) und einem Hüllenelektron größer als die Wahrscheinlichkeit für die Interaktion mit dem Atomkern.
- Die Energie des einfallenden Teilchens wird so während der Bewegung durch die Materie in vielen Zusammenstößen auf viele Atome übertragen.
- Das primäre Teilchen gibt seine Energie in einer großen Menge ganz kleiner Portionen ab.

Die unelastische Stoßwechselwirkung mit den Hüllenelektronen bewirkt bei größeren Energieüberträgen eine **Ionisierung** oder bei kleineren Energieüberträgen eine **Anregung**. Wird die Bewegungsbahn des Teilchens hingegen durch die Anziehung des Atomkerns beeinflusst und das Teilchen abgebremst und abgelenkt, so wird als elektromagnetische Strahlung sogenannte **Bremsstrahlung** emittiert. Beide Wechselwirkungsarten, sowohl die Elektronenkollision als auch die Erzeugung von Bremsstrahlung, reduzieren die Energie des sich durch das Material bewegenden Teilchens mit anwachsender Tiefe, bis es komplett zum Stillstand kommt. Das bedeutet, dass geladenen Teilchen eine definierte Reichweite haben. Die physikalische Größe, die dies beschreibt, ist das **Bremsvermögen *S***. Es ist definiert als der Quotient des durch alle Wechselwirkungen bedingten Energieverlusts des Teilchens bezogen auf die in der Materie zurückgelegte Wegstrecke.

II

$$S = -\frac{dE}{dx}$$

Um unabhängig von der Dichte des Absorbers zu sein, kann das **Massenbremsvermögen** als Quotient aus Bremsvermögen und Absorberdichte zur Beschreibung genutzt werden.

$$S_\rho = \frac{S}{\rho} = -\frac{dE}{\rho dx}$$

Da Elektronen, Protonen und schwere Teilchen unterschiedliche Massen besitzen, haben sie auch unterschiedliche Reichweiten in Materie, wie in Bild 1.4 dargestellt. Beispielsweise genügen für die Durchdringung einiger Zentimeter Wasser (äquivalent zu Weichteilgewebe) wenige MeV bei Elektronen, während Protonen eine Energie von mehreren hundert MeV für die gleiche Reichweite benötigen. Elektronen mit einer sol-

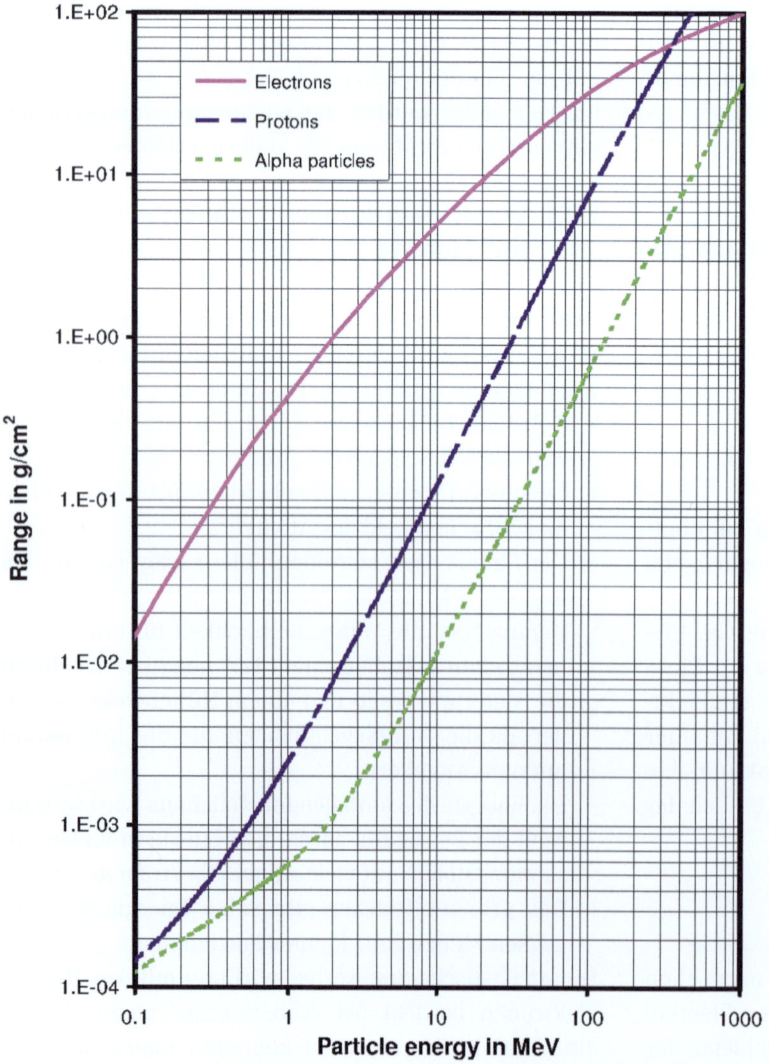

Bild 1.4
Reichweiten verschiedener Strahlenarten in Abhängigkeit von ihrer Energie

chen Energie können problemlos mit Linearbeschleunigern, wie sie in der Strahlentherapie üblich sind, erzeugt werden, wie in später folgenden Kapiteln beschrieben. Protonen mit therapeutisch relevanten Reichweiten hingegen erfordern sehr große und aufwendige Teilchenbeschleuniger. Die Wechselwirkung hochenergetischer Elektronen mit schweren geladenen Teilchen wie Protonen, Deuteronen oder α-Teilchen mit dem Atomkern kann auch zu nuklearen Reaktionen führen, was hier aber nicht weiter erörtert wird, da dies nicht Gegenstand des Buches ist.

1.2.2 Wechselwirkungen ungeladener Teilchen mit Materie

1.2.2.1 Grundlegende Effekte

Wie in Bild 1.2 zu sehen, werden die Wechselwirkungen ungeladener Teilchen auch als indirekt ionisierende Strahlung bezeichnet, denn sie ionisieren Materie in zwei Stufen. Da Photonenstrahlung die einzige indirekt ionisierende Strahlenart ist, die in der Strahlentherapie relevant ist, soll an dieser Stelle auch nur deren Wechselwirkung mit Materie erläutert werden.

Die primäre Wechselwirkung eines Photons mit Materie ist gekennzeichnet durch die Freisetzung eines Elektrons mit einer so hohen Energie, dass dieses Elektron selbst in der Lage wäre, ein Atom direkt zu ionisieren. Diese Sekundärelektronen, deren Entstehung im Folgenden beschrieben wird, verhalten sich dann wie primäre Elektronen, d.h., sie verlieren schrittweise ihre kinetische Energie durch Elektronenkollision oder Bremsstrahlungserzeugung, wie in Kapitel B II 1.2.1 beschrieben. Ihre kinetische Energie hängt sowohl von der Energie der primären Photonen als auch von der Art ihrer Entstehung ab. Bei Photonenstrahlung im Energiebereich von ca. 100 keV bis zu mehreren MeV (Bild 1.3) sind folgende Effekte von Bedeutung:

- Rayleigh-Streuung oder kohärente Streuung (→ Kap. B II 1.2.2.2)
- Fotoeffekt (→ Kap. B II 1.2.2.3)
- Compton-Effekt oder inkohärente Streuung (→ Kap. B II 1.2.2.4)
- Paarbildung (→ Kap. B II 1.2.2.5)

Der Kernfotoeffekt kommt erst bei Energien oberhalb 10 MeV zum Tragen und kann auch wegen seiner geringen Wechselwirkungsquerschnitte im Vergleich mit den anderen relevanten Effekten für die Anwendung in der Medizin vernachlässigt werden.

1.2.2.2 Rayleigh-Streuung oder kohärente Streuung

Bei der **Rayleigh-Streuung** oder **kohärenten Streuung** (Bild 1.5) wird als Folge der Interaktion mit einem gebundenen Hüllenelektron

- die Bewegungsrichtung des primären Photons geändert (gestreut) und
- keine Energie an das Atom übertragen, d.h., das Photon bewegt sich mit der gleichen kinetischen Energie weiter.

In Materie mit heterogener Stoffzusammensetzung, bei der auch Elemente niedriger Ordnungszahl enthalten sind, wie z.B. biologisches Gewebe, kommt es hauptsächlich bei Photonen mit Energien unter ca. 20 keV zur kohärenten Streuung.

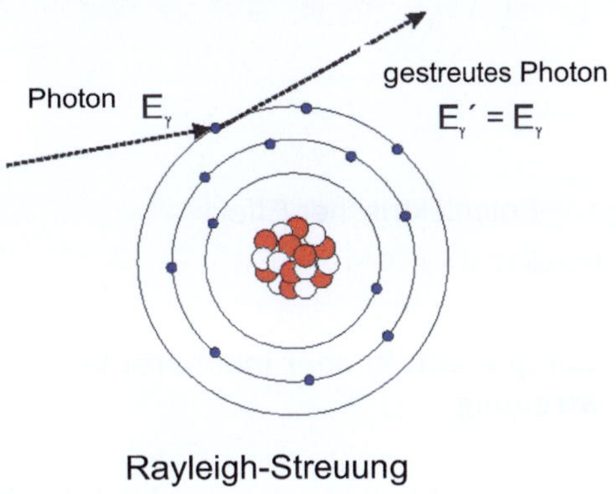

Bild 1.5 Rayleigh-Streuung

1.2.2.3 Fotoeffekt

Beim **Fotoeffekt** (Bild 1.6) finden folgende Teilprozesse statt:

- Das primäre Photon mit der Energie E_γ reagiert mit einem Elektron einer inneren Hülle (hier K-Schale).
- Das Elektron überwindet beim Stoß durch das Photon seine Bindungsenergie E_B.
- Die restliche Energie des absorbierten Photons wird zur kinetischen Energie E_{kin} des emittierten Fotoelektrons. Es verlässt das Atom.
- Ein Elektron von einer höheren Schale (z.B. L-Schale) füllt die frei gewordene Lücke in der K-Schale und gibt die übrige Energie als elektromagnetische Welle ab (Energie dieses monoenergetischen Photons = Differenz der Bindungsenergien der zwei beteiligten Schalen).

Da die Bindungsenergien der Elektronenschalen für die Atome eines Elements charakteristisch sind, bezeichnet man diese Art von Strahlung als **charakteristische Röntgenstrahlung**.

Kennzeichen des Fotoeffekts sind folgende:

- Die Wahrscheinlichkeit des Auftretens steigt mit der Ordnungszahl.
- Die Wahrscheinlichkeit des Auftretens sinkt bei steigender Energie.
- dominierende Wechselwirkung in biologischen Materialien und Energien bis ca. 50 keV

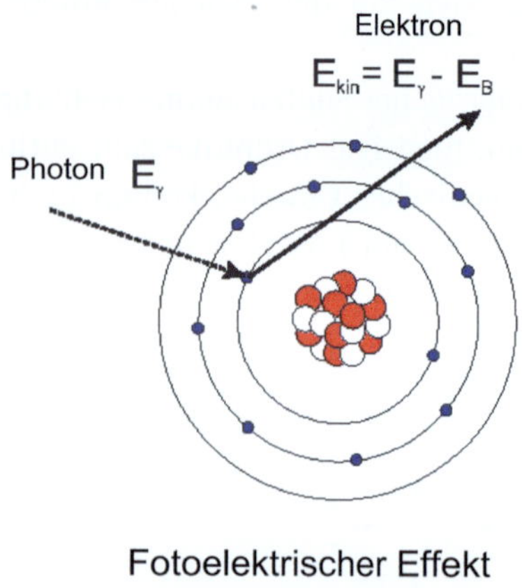

Bild 1.6 Fotoelektrischer Effekt

1.2.2.4 Comptoneffekt oder inkohärente Streuung

Beim **Comptoneffekt** (Bild 1.7) bzw. der **inkohärenten Streuung** finden folgende Teilprozesse statt:

- Das primäre Photon mit der Energie E_γ wird an einem äußeren Hüllenelektron unter Energieverlust und Richtungsänderung gestreut.
- Das Photon benötigt zur Ablösung nur einen Teil seiner Energie (Elektronen auf äußeren Schalen sind nur schwach gebunden = nahezu frei).
- Das gestreute Photon (E_γ') ist energieärmer als das primäre Photon (E_γ).
- Der Winkel der Richtungsänderung des gestreuten Photons hängt von der Größe des Energieverlusts bei der Kollision und der Photonenenergie E_γ ab.
- Das bei Kollision herausgelöste Hüllenelektron (Comptonelektron) übernimmt den Großteil der beim Stoß übertragenen Energie als kinetische Energie. Es verlässt das Atom.

Kennzeichen des Comptoneffekts sind folgende:

- Die Wahrscheinlichkeit des Auftretens hängt kaum von der Ordnungszahl ab.
- Die Wahrscheinlichkeit des Auftretens sinkt leicht bei steigender Energie.
- dominierende Wechselwirkung in leichten Elementen wie biologischen Geweben im Energiebereich zwischen ca. 100 keV bis hin zu mehreren MeV

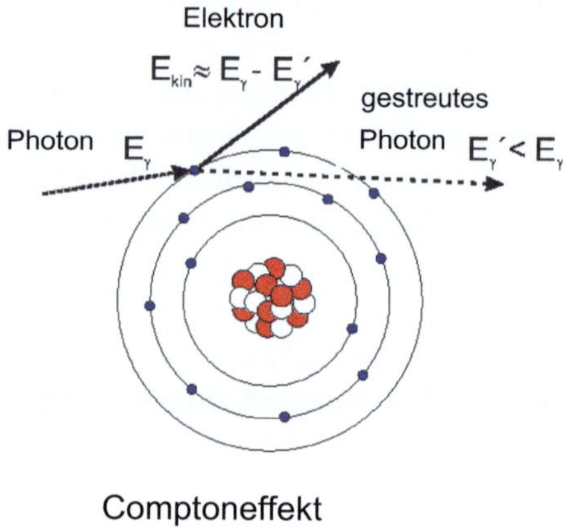

Bild 1.7 Comptoneffekt

1.2.2.5 Paarbildungseffekt

Der **Paarbildungseffekt** (Bild 1.8) lässt sich wie folgt beschreiben:

- Es wird eine Energie des primären Photons von mehr als 1,022 MeV benötigt, um in der Nähe des Atomkerns mit dem dort starken Coulombfeld in Wechselwirkung zu treten.
- Die einfallende Photonenstrahlung wird vollständig absorbiert.
- Es wird ein Teilchenpaar bestehend aus einem Elektron und einem Positron gebildet.
- Die Ruhemasse beider Teilchen beträgt jeweils 0,511 MeV.
- Die Differenz zwischen der Energie des primären Photons und der minimalen Schwellenenergie von 1,022 keV wird zur kinetischen Energie der beiden neu entstandenen Teilchen.
- Im umliegenden Gewebe (ca. 1 mm) wird das Positron durch Vereinigung mit einem Elektron vernichtet.
- Die Masse beider Teilchen wird in Strahlungsenergie umgewandelt. Die Abgabe erfolgt in Form von zwei Gammaquanten mit je 0,511 MeV, die in entgegengesetzte Richtung vom Entstehungsort abgestrahlt werden (Paarvernichtung).

Kennzeichen des Paarbildungseffekts sind folgende:

- Die Wahrscheinlichkeit des Auftretens steigt mit größer werdender Ordnungszahl.
- Die Wahrscheinlichkeit des Auftretens steigt mit zunehmender Photonenenergie.

- dominierende Wechselwirkung für Energien von mehreren MeV und besonders bei schweren Elementen

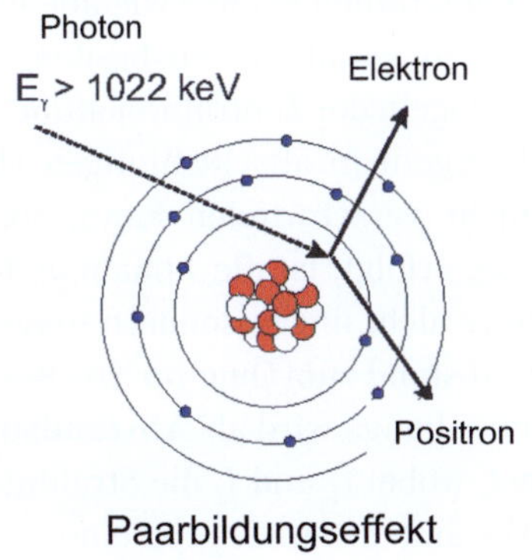

Bild 1.8 Paarbildungseffekt

1.2.2.6 Strahlungsschwächung

Als Konsequenz aus den gerade beschriebenen diversen Wechselwirkungen von Photonen mit Materie werden nicht nur Sekundärelektronen erzeugt, die ihrerseits wiederum weitere Atome ionisieren, sondern es wird auch das einfallende Photonenfeld selbst verändert. Entweder „verschwindet" das primäre Photon durch Fotoabsorption oder durch Paarbildung oder es wird mit oder ohne Energieverlust gestreut. In jedem Fall wird der primäre Photonenstrahl geschwächt. Diese Schwächung hängt

- von der Energie der Photonenstrahlung sowie
- von der Dicke, Dichte und Ordnungszahl des schwächenden Materials

ab. Für einen monoenergetischen Nadelstrahl lässt sich dieser Zusammenhang mittels **Schwächungsgesetz** beschreiben:

$$I = I_0 \cdot e^{-\mu x}$$

I = Intensität des Photonenstrahls nach der Wechselwirkung mit dem Material der Dicke x
I_0 = Intensität des Photonenstrahls vor der Wechselwirkung mit dem Material
X = Materialdicke
μ = linearer Schwächungskoeffizient

Teilt man den linearen Schwächungskoeffizienten durch die Dichte, erhält man den **Massenschwächungskoeffizienten** μ/ρ, der unabhängig von der Dichte ist. Ersetzt man nun in der vorangegangenen Formel den linearen Schwächungskoeffizienten durch den Massenschwächungskoeffizienten ergibt sich

$$I = I_0 \cdot e^{-\frac{\mu}{\rho}\rho x}$$

Der Massenschwächungskoeffizienten μ/ρ setzt sich wiederum aus den einzelnen Koeffizienten zusammen, die für die jeweiligen Wechselwirkungsprozesse repräsentativ sind:

$$\frac{\mu}{\rho} = \frac{\sigma_R}{\rho} + \frac{\tau}{\rho} + \frac{\sigma_c}{\rho} + \frac{\chi}{\rho}$$

σ_R = Schwächungskoeffizient für die Rayleigh-Streuung
τ/ρ = Schwächungskoeffizient für den Fotoeffekt
σ_c/ρ = für den Comptoneffekt zuständiger Schwächungskoeffizient
χ/ρ = Schwächungskoeffizient für den Paarbildungseffekt

Wie schon vorangehend erwähnt, sind all diese Effekte und damit auch die sie beschreibenden Koeffizienten sowohl von der Ordnungszahl der schwächenden Materie als auch von der Energie des Photonenstrahls abhängig. Demzufolge dominieren ein oder zwei Effekte je nach Kombination aus Ordnungszahl und Energie den Schwächungsprozess, wie in Bild 1.9 zu sehen.

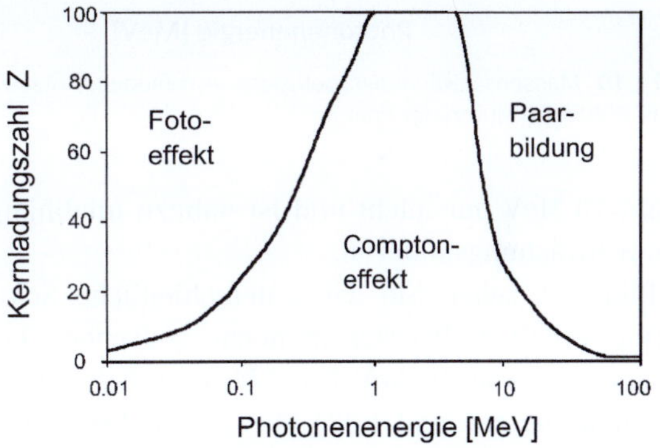

Bild 1.9 Schematische Darstellung der Abhängigkeit diverser Wechselwirkungseffekte von der Energie und dem schwächenden Material

Im Bereich der Strahlentherapie von ca. 80 keV bis ca. 20 MeV dominiert der Comptoneffekt und etwas weniger der Fotoeffekt. Auch in der Röntgendiagnostik in dort üblichen Energien von ca. 30 keV bis ca. 150 keV ist der Comptoneffekt von beherrschender Bedeutung. Dabei ist die Dichte des durchstrahlten Gewebes, nicht die Ordnungszahl, für die Schwächung der Strahlen entscheidend, aus der die Bildinformationen gewonnen wird. Die Paarbildung wird erst ab Energien von ca. 20 MeV wichtig, z. B. auch für die nuklearmedizinische Bildgebung mittels Positronenemissionstomografie.

Wie in Bild 1.10 dargestellt, ändert sich der Massenschwächungskoeffizient im Energiebereich zwischen

II

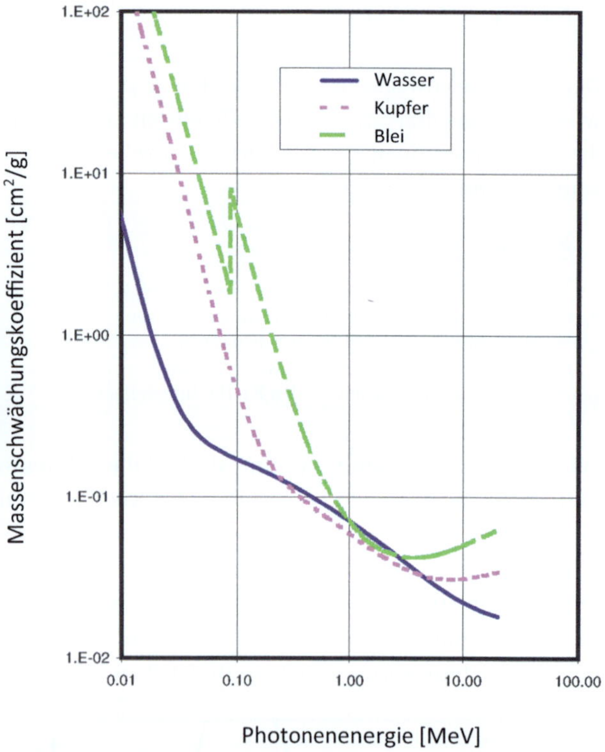

Bild 1.10 Massenschwächungskoeffizient verschiedener Materialien in Abhängigkeit von der Energie

1 und 10 MeV nur leicht und ist nahezu unabhängig vom Schwächungsmaterial.

In Bild 1.11 sehen Sie das unterschiedliche Schwächungsverhalten diverser monoenergetischer Photonenenergien von 20 keV bis 3 MeV, wobei die zwei Energien 661 keV und 1,331 MeV das diskrete Spektrum von ^{60}Co repräsentieren. Die Schwächung ist bei höheren Energien geringer, wodurch die Kurven mit zunehmender Eindringtiefe flacher werden.

Da sich Photonenstrahlen ebenso wie alle elektromagnetischen Strahlen geradlinig ausbreiten, gelten die geometrischen Regeln der Zentralprojektion. Die Strahlen werden divergent in alle Richtungen abgestrahlt. Da Energie nicht verschwinden kann, sofern keine Wechselwirkung erfolgt, ist die Abnahme der Intensität der Strahlung nicht linear, sondern umgekehrt proportional zum Abstand zum Quadrat. Die Beschreibung dieses Zusammenhangs wird als **Abstandsquadratgesetz** bezeichnet, wobei I_1 und I_2 die Strahlungsintensitäten in den Abständen r_1 und r_2 von einer Punktquelle darstellen.

$$\frac{I_1}{I_2} = \frac{r_2^2}{r_1^2}$$

Zur besseren Veranschaulichung dieser Gesetzmäßigkeit ist das Ausbreitungsverhalten in Bild 1.12 illustriert.

1.2.3 Quantifizierung der Interaktion ionisierender Strahlung mit Materie

In den vorangegangenen Unterkapiteln wurden die grundlegenden Wechselwirkungen ionisierender Strahlung mit Materie beschrieben. Beim Durchdringen von Materie verliert jede Art von Strahlung Energie, egal, ob durch direkte oder indirekte Prozesse, und wird dadurch geschwächt oder gestoppt. Die dabei verlorene Energie wird direkt oder indirekt über Sekundärteilchen an eine Vielzahl von Atomen abgegeben.

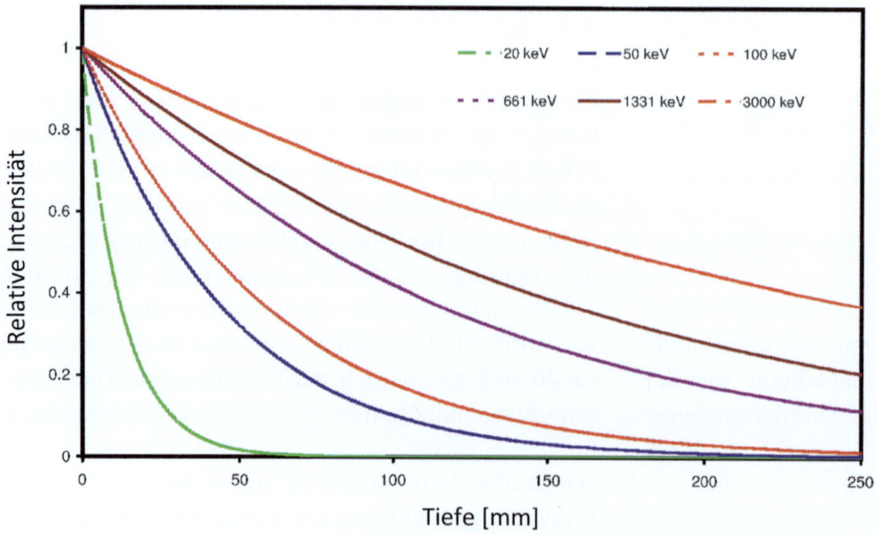

Bild 1.11 Schwächungsverhalten diverser monoenergetischer Photonenenergien

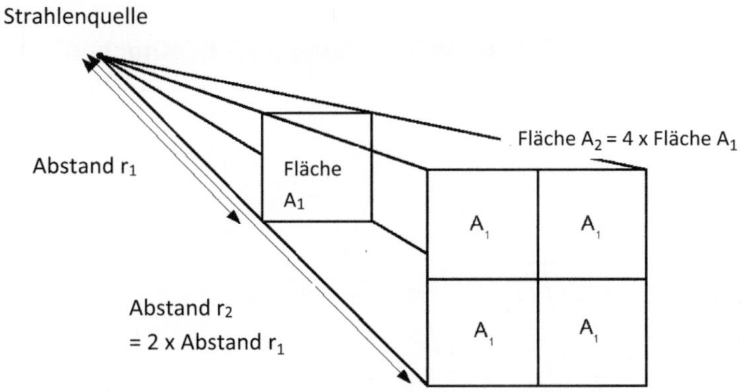

Bild 1.12
Illustration des Abstandsquadratgesetzes

Dieser physikalische Prozess des Energieübertrags ist der Ursprung aller folgenden chemischen, biochemischen und biologischen Veränderungen in biologischen Geweben. Um diese biologischen Veränderungen bedingt durch ionisierende Strahlung zu quantifizieren, wird eine messbare Größe benötigt, die den Zusammenhang zwischen der applizierten Strahlung und den biologischen Effekten beschreibt. Gleichzeitig muss diese Größe reproduzierbar zu bestimmen sein.

1.2.3.1 Energiedosis

Die **Energiedosis** ist eine solche Größe. Sie ist als Quotient aus der Energiedifferenz dE definiert, die in der Masse dm des absorbierenden Materials deponiert wurde.

$$D = \frac{\mathrm{d}E}{\mathrm{d}m}$$

Die Einheit der Energiedosis ist das Gray (Gy):

$$1\,\mathrm{Gy} = 1\,\frac{\mathrm{J}}{\mathrm{kg}}$$

In wissenschaftlichen Publikationen früherer Zeiten oder alten Krankenakten von Bestrahlungspatienten findet man noch die alte Einheit rad:

$$1\,\mathrm{Gy} = 100\,\mathrm{rad} = 100\,\mathrm{cGy}$$

1.2.3.2 Dosisleistung

Zur Beschreibung des zeitabhängigen Verhaltens von ionisierender Strahlung wird die **Dosisleistung** verwendet:

$$\dot{D} = \frac{\mathrm{d}D}{\mathrm{d}t}$$

Abhängig von der Strahlenart und der Energie werden als Einheit Gy/s, mGy/min, µGy/h genutzt. Während die Bestimmung der Dosis eine Messung über die gesamte Zeit des Wirkens erfordert, kann die Dosisleistung auch in kleinen Zeiteinheiten gemessen werden. Ist die Veränderung der Dosisleistung über die Zeit bekannt, so lässt sich die Dosis durch Integration der Dosisleistung über die Zeit ermitteln. Bei einer konstanten Dosisleistung ist die Berechnung der Dosis besonders einfach:

$$D = \dot{D} \cdot t$$

Eine Dosis von 1 Gy kann einerseits z.B. im Rahmen einer Bestrahlung zur Behandlung eines entzündlichen Prozesses einen wirksamen Effekt generieren. Andererseits wäre eine Dosis von ca. 100 000 Gy nötig, um durch Ionisierung die Wassermenge einer Tasse zum Kochen zu bringen. So ist leicht vorstellbar, dass sich kalorimetrische Methoden nicht für die Anwendung in der klinischen Routine eignen. Deshalb bedient man sich anderer Effekte zur Dosismessung in einem medizinischen Umfeld.
Der wichtigste Effekt ist dabei die Ionisierung von Materie, die sich bestens in Gasen, wie z.B. Luft, messen lässt. Deshalb sind die wichtigsten Strahlungsdetektoren luftgefüllte Ionisationskammern, die meist eine zylindrische Bauform und ein Volumen von kleiner 1 cm^3 aufweisen. Generell lassen sich zur Messung von ionisierender Strahlung alle Materialien oder technischen Anordnungen einsetzen, die bei Bestrahlung ein detektierbares Signal erzeugen. Grundsätzlich ist also jeder physikalische, chemische oder biologische Effekt nutzbar, der durch ionisierende Strahlung bewirkt wird. Eine Auswahl der wichtigsten Strahlungseffekte, ihrer strahlenbedingten Nachweisgrößen und der dazugehörigen Detektoren ist in Tabelle 1.1 zu sehen.

Tabelle 1.1 Auswahl der wichtigsten Strahlungseffekte, ihrer strahlenbedingten Nachweisgrößen und der dazugehörigen Detektoren

Strahlungseffekt	Nachweisgröße	Detektor
Ionisation in Gasen oder Flüssigkeiten	elektrische Ladung bzw. Strom	Ionisationskammer, Proportionalitätszählrohr, Auslösezählrohr
Ionisation in Festkörpern	elektrische Ladung bzw. Strom	Halbleiterdetektor Leitfähigkeitsdetektor
Lumineszenz	spontane Lichtemission UV-Lichtemission bei Lichtexposition Lichtemission durch Aufheizen	Szintillationsdetektor Speicherfolien Thermolumineszenzdosimeter
chemische Reaktionen	Farbumschläge durch Bruch von Kettenmolekülen	radiochromatische Filme
fotografische Wirkung	Veränderung der optischen Dichte (Schwärzung)	radiografische Filme

Da die Energiedosis im menschlichen Gewebe – egal, ob beim bewussten Applizieren von ionisierender Strahlung mit einem therapeutischen Ziel (Strahlentherapie) oder beim unerwünschten Nebeneffekt bei Anwendung ionisierender Strahlung zur diagnostischen Bildgebung – nicht direkt gemessen werden kann, muss die in einem „Referenzmaterial" gemessene Energiedosis mithilfe eines Umrechnungsfaktors K in die Energiedosis im „interessierenden" Material umgerechnet werden:

$$D_{\text{Material Int}} = D_{\text{Material Ref}} \cdot K_{(E,\,M)}$$

Der Umrechnungsfaktor ist dabei abhängig von den relevanten Absorptionskoeffizienten und damit von der Energie E und dem betreffenden Material M. Er unterscheidet sich für die diversen menschlichen Gewebetypen, z. B. Knochen, Wasser und Fett, besonders bei niedrigeren Energien deutlich und wird in Bild 1.13 veranschaulicht.

Dies lässt sich hervorragend für die diagnostische Bildgebung (→ Kap. B II 2) nutzen.

1.2.3.3 Äquivalentdosis

Ein weiterer wichtiger Dosisbegriff ist die Äquivalentdosis. Bei der Äquivalentdosis werden auch die bei identischer Energiedosis unterschiedlichen hervorgerufenen biologischen Veränderungen quantifiziert, die

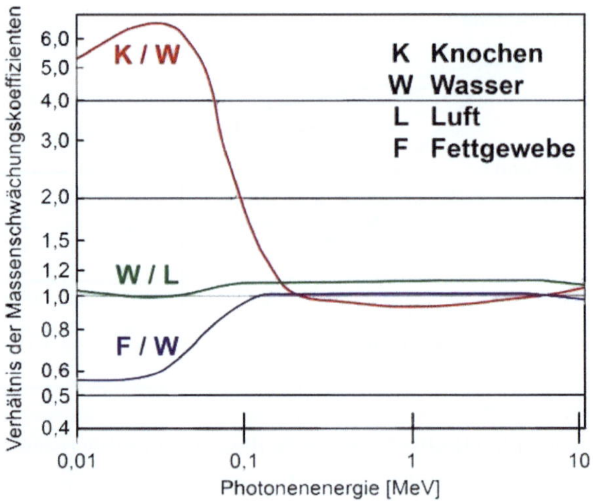

Bild 1.13 Relative Absorptionskoeffizienten diverser Gewebe in Abhängigkeit von der Energie (in Anlehnung an Krieger 2012)

durch diverse Ionisationsdichten der einzelnen Strahlenarten bedingt sind (→ Kap. B II 4).

In der Strahlentherapie, die den größten Anteil bei der Nutzung ionisierenden Strahlung in der Medizin ausmacht, wird das Strahlverhalten der dabei verwendeten Geräte und Systeme sowohl mittels absoluter als auch relativer Messungen beschrieben. Bei den absoluten Messungen wird die Quellstärke der jeweiligen Strahlenquelle unter Verwendung eines in einem Standardlabor geeichten oder kalibrierten Dosimeters bestimmt. Dies geschieht nach standardisierten Empfehlungen, wie z. B. der DIN 6800-2. Der in einer strahlentherapeutischen Einrichtung verwendete Detektor erhält also bei der Kalibrierung bezogen auf die Wasser-Energie-Dosis unter Bezugsbedingungen relativ zum Primärstandard der physikalisch technischen Bundesanstalt einen Kalibrierfaktor N. Bei einer Messung ergibt sich dann die Energiedosis D_w aus folgender Formel, wenn die gegebenen Messbedingungen identisch zu den Kalibrierbedingungen sind.

$$D_w = N \cdot M$$

Dabei ist M der Messwert des klinischen Dosimeters/Detektors. Da die Messbedingungen vor Ort im Allgemeinen nicht den Bezugsbedingungen während der Kalibrierung entsprechen, ist ein weiterer Korrektionsfaktor anzuwenden:

$$D_w = k \cdot N \cdot M$$

Dieser Korrektionsfaktor wiederum ist ein Produkt aus mehreren Einzelkorrektionen und spiegelt den Einfluss von Temperatur und Luftdruck, Energie der Strahlung, Polarität und Verdrängung am Messort wider. Nähere Erläuterungen würden den Rahmen dieses Buches sprengen, sind aber bei Bedarf in der DIN 6800-2 zu finden.

1.2.3.4 Dosismessung

Die Bedingungen zur absoluten **Dosismessung** sind bei den für die Strahlentherapie verwendeten Systemen unterschiedlich. Als zwei Beispiele seien hier die Teletherapie mit Linearbeschleunigern (→ Kap. B II 3.1.3) und die Brachytherapie mit Afterloading-Geräten (→ Kap. B II 3.2.1) genannt. In der Teletherapie ist z. B. ein Kennwert von 1 Gy/min in 10 cm Wassertiefe in einem Abstand von 100 cm von der Quelle bei einer Feldgröße von 10 × 10 cm üblich. In der Brachytherapie ist z. B. ein Kennwert von 100 mGy in 8 cm radialer Entfernung von der Quelle in einem zylindrischen Plexiglasphantom bei einem „frischen" ^{192}Ir-Strahler mit einer Aktivität von 10 Curie üblich. Details für diese Anwendungen sind in der DIN 6803-2 beschrieben.

Wie in den vorangegangenen Kapiteln beschrieben, erzeugen sowohl geladene Teilchen als auch Photonen bei ihren Wechselwirkungen mit Materie Sekundärelektronen, die dann wiederum in den Folgeprozessen schrittweise ihre kinetische Energie durch Elektronenkollision oder Bremsstrahlungserzeugung verlieren und dabei das durchdringende Material lawinenartig ionisieren. Die verschieden großen Strahlungsfelder, die in der Strahlentherapie patientenspezifisch angepasst werden, setzen sich demzufolge aus unterschiedlichen Anteilen der Energiedosis, erzeugt durch **Primärstrahlung** und durch **Sekundärstrahlung**, zusammen. Je größer die Fläche des Strahlenfeldes beim Eintritt in das zu ionisierende Material, z. B. ein Messphantom, desto größer ist der Streu- bzw. Sekundärstrahlungsanteil in Relation zum Primärstrahlungsanteil. Die Quantifizierung dieser Verhältnisse erfolgt üblicherweise über sogenannte Output-Faktoren. Der **Output-Faktor** ist bei einer Feldgröße von 10 × 10 cm (Referenzfeldgröße) standardmäßig 1. Bei kleineren Feldgrößen als die Referenzfeldgröße ist der Output-Faktor kleiner als 1, bei größeren dementsprechend größer, da hier die zusätzlichen Streuanteile zur Dosiserhöhung am Messpunkt beitragen. In Bild 1.14 ist ein Beispiel für solche Output-Faktoren für Photonen mit einer Energie von 6 MV dargestellt.

Für die Praxis bedeutet dieser Zusammenhang, dass ein kleineres Feld länger bestrahlt werden muss, um den gleichen Dosiseintrag wie ein größeres Feld zu erreichen.

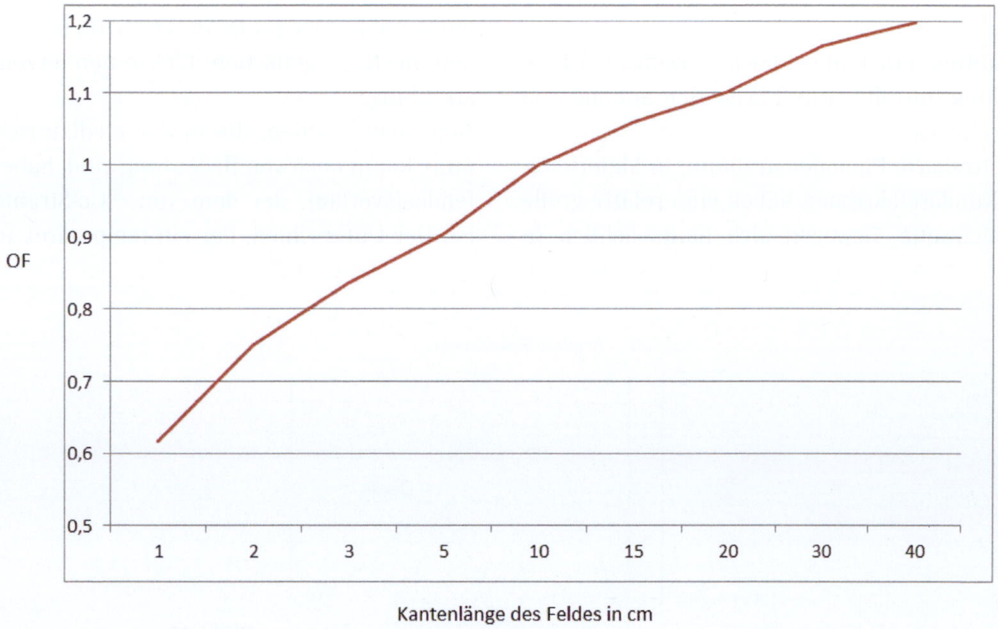

Bild 1.14 Beispiel für Output-Faktoren eines Linearbeschleunigers mit 6 MV

II

Für die Quantifizierung von ionisierender Strahlung sind folgende Begriffe ebenfalls relevant:

- Dosisverteilung
- Isodosenlinien
- Aufbaueffekt

Bei der **Dosisverteilung** handelt es sich um die Verteilung der Energiedosis im dreidimensionalen Raum. Dosisverteilungen werden im Rahmen der Bestrahlungsplanung in der Strahlentherapie berechnet (→ Kap. B II 3). Im Rahmen der Quantifizierung von ionisierender Strahlung werden üblicherweise sogenannte zweidimensionale **Dosisquerprofile** (quer zur Strahlrichtung) und **Tiefendosiskurven** (längs der Strahlrichtung) verwendet. Beispiele für diverse Strahlenarten und Strahlenenergien werden in den jeweiligen folgenden Kapiteln gezeigt und erläutert. Von besonderer Bedeutung ist dabei die sogenannte Tiefendosisverteilung bzw. Tiefendosiskurve, da deren Verlauf (neben diversen anderen Faktoren) besonders durch die Art und Energie der Strahlung geprägt ist. Die relative Tiefendosiskurve ist definiert als Verhältnis einer Dosis in einer bestimmten Tiefe D_z zur Dosis im Dosismaximum D_{max}.

$$D_{rel(z)} = \frac{D_z}{D_{max}}$$

Als **Isodosenlinien** werden Linien bezeichnet, die im bestrahlten Volumen Punkte mit gleicher Dosis verbinden. Sie können sowohl prozentual zu einer Bezugs- oder Referenzdosis als auch in absoluten Werten, z.B. in Gy, angegeben werden.

Der **Aufbaueffekt** entsteht bei hochenergetischer Photonenstrahlung (ultrahart) und lässt sich anhand von Bild 1.15 erläutern.

Die durch ultraharte Photonenstrahlung in Materie erzeugten Sekundärelektronen haben eine relativ große mittlere Reichweite, bewegen sich hauptsächlich in Richtung der einfallenden Primärstrahlung und sind für den Hauptteil der Energieabgabe zuständig. Es treten dabei zwei zeitgleich ablaufende Effekte miteinander in Konkurrenz. Wie in Bild 1.15a zu sehen, werden mit zunehmender Eindringtiefe immer mehr Sekundärelektronen erzeugt, während gleichzeitig die Menge an primären Photonen, die noch keine Wechselwirkung erfahren haben, abnimmt. Die von den einfallenden Quanten ausgelösten Sekundärelektronen haben unterschiedliche Reichweiten und geben auf ihrem Weg schrittweise Energie ab. In Bild 1.15b sind die kumulierten Energiebeiträge in Bezug auf die Tiefe eingetragen. Die Tiefe, in der das **Dosismaximum** liegt, hängt dabei von der mittleren Reichweite der Elektronen ab. Je höher die Energie der einfallenden Photonen, desto tiefer ist die Lage des Maximums.

Die unterschiedlichen in der Medizin, insbesondere der Strahlentherapie (→ Kap. B II 3.1), genutzten Strahlenarten und -energien lassen sich durch deren spezifische Tiefendosisverläufe, wie in Bild 1.16 ersichtlich wird, gut charakterisieren.

Bei Photonenstrahlung nimmt mit steigender Energie die **Eindringstärke** (engl. *penetration power*) zu, womit eine Verschiebung des Dosismaximums, eine Verringerung der Oberflächendosis und ein flacherer Tiefendosisverlauf einhergeht.

Die Tiefendosisverteilung von Elektronenstrahlung im MeV-Bereich ist durch eine hohe Oberflächendosis und einen nach Erreichen des Dosismaximums sehr starken Abfall der Dosis gekennzeichnet. Dahinter entsteht ein Bereich geringer Dosis durch die in der Materie von den hochenergetischen Elektronen erzeugte Bremsstrahlung.

Neutronenstrahlen, die in der medizinischen Anwendung kaum noch von Bedeutung sind, haben einen Tiefendosisverlauf, der dem von ^{60}Co-Strahlern ähnlich ist. Der Unterschied, der ein temporäres Interesse für

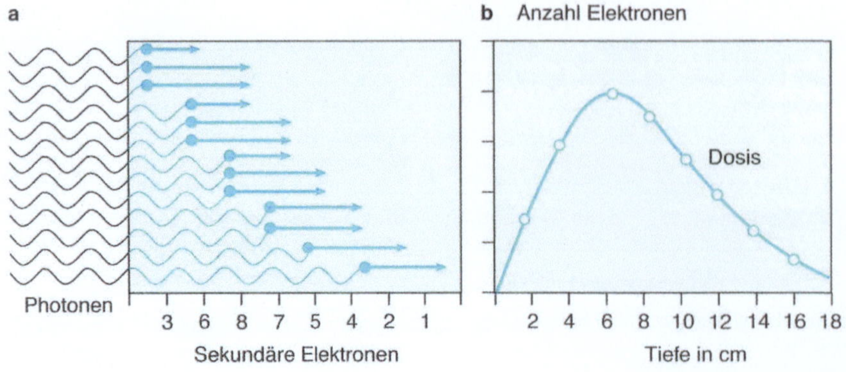

Bild 1.15
Schematische Darstellung des Aufbaueffekts (Quelle: Sauer 2009)

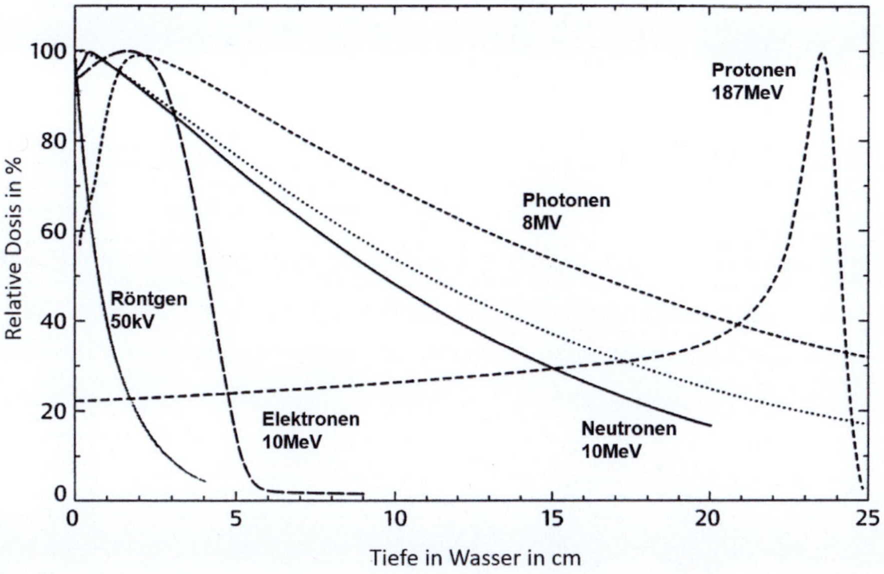

Bild 1.16
Tiefendosiskurven verschiedener Strahlenarten

medizinische Anwendungen von Neutronen bewirkte, besteht in einer höheren biologischen Wirksamkeit von Neutronen.

Protonen im Energiebereich von einigen hundert MeV zeigen einen besonders interessanten Tiefendosisverlauf. Er ist charakteristisch und gekennzeichnet durch wenige Wechselwirkungen und damit Energieüberträge in geringen Tiefen und einen nur langsam ansteigenden Dosisverlauf, der in einem sehr hohen und schmalen Maximum mündet. Hinter diesem Maximum folgt ein extrem steiler Abfall der Dosis.

Literatur

Krieger, H.: Strahlungsmessung und Dosimetrie. 2. Auflage. Springer 2012

Sauer, R.: Strahlentherapie und Onkologie. 5. Auflage. Urban & Fischer Verlag 2009

2 Diagnostische Anwendungen

2.1 Konventionelle Projektionsradiografie

Günter Stelzer

2.1.1 Grundlagen der Abbildungsgeometrie

Grundlage der **Abbildungsgeometrie** in der Radiografie ist die Annahme, dass sich die Photonen ionisierender Strahlung linear im dreidimensionalen Raum – von ihrem Ursprung, dem Fokuspunkt, ausgehend – ausbreiten. Dabei werden Sondereffekte, wie z. B. die Streuung der Photonen durch Wechselwirkungen mit atomaren Strukturen bei der Passage von Objekten, außer Acht gelassen. Unter dieser Annahme gelten für die Projektionsradiografie die gängigen Abbildungsregeln, wie sie aus der Optik bekannt sind.

Dabei stellt der **Strahlensatz** in seinen drei Ausprägungen den Kern der Abbildungsgeometrie der Projektionsradiografie dar. Es ist aber von allergrößter Bedeutung, dass man sich in der Praxis immer bewusst sein muss, dass im Augenblick der Röntgenaufnahme (Projektion eines Objekts auf die Bildebene) ein definierter Abstand zwischen Fokuspunkt und Bildebene besteht. Praktische Bedeutung hat dies, sobald man dreidimensionale Objekte abbildet (z. B. einen menschlichen Körper). Solange man zweidimensionale Objekte abbildet, die auch noch senkrecht zum Zentralstrahl stehen, bilden sich Winkel getreu ab, und auch Längenverhältnisse (z. B. Kantenlängen) bleiben in der Abbildung (Projektion) erhalten.

Sobald jedoch Objekte des menschlichen Körpers nicht aus derselben Ebene stammen, gelten diese Annahmen nicht mehr. Da alle Objekte unabhängig von ihrer Nähe zum Fokuspunkt auf dieselbe Bildebene projiziert werden, aber ihre genaue Lage entlang des sie treffenden Röntgenstrahls in den allermeisten Fällen nicht bekannt ist, können aus den Größenverhältnissen in der Abbildung keine zuverlässigen Rückschlüsse auf die wahren Größenverhältnisse getroffen werden (Bild 2.1).

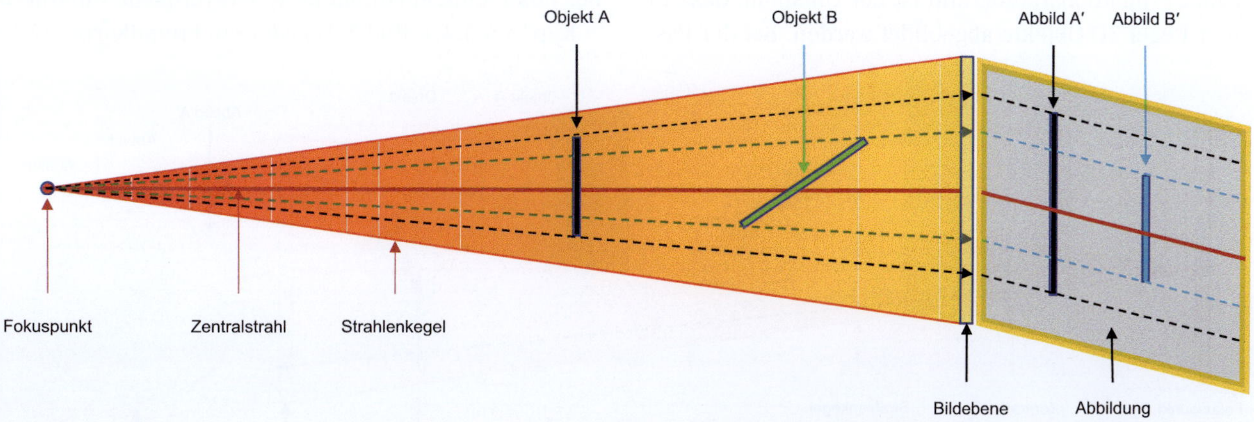

Bild 2.1 Objekte, die entlang des Strahlengangs unterschiedliche Entfernungen zum Fokuspunkt aufweisen oder nicht senkrecht zum Zentralstrahl stehen, weisen in der Abbildung Größenverhältnisse auf, die keinen Rückschluss auf die tatsächlichen Größenverhältnisse zulassen. So erscheint Objekt A in seiner Projektion als A' deutlich größer als Objekt B, was den tatsächlichen Größenverhältnissen diametral entgegensteht. Ebenso erscheint Objekt B in seinem Abbild B' verzerrt, denn der fokusnähere Anteil erfährt eine stärkere Vergrößerung als der bildebennähere Objektanteil.

II

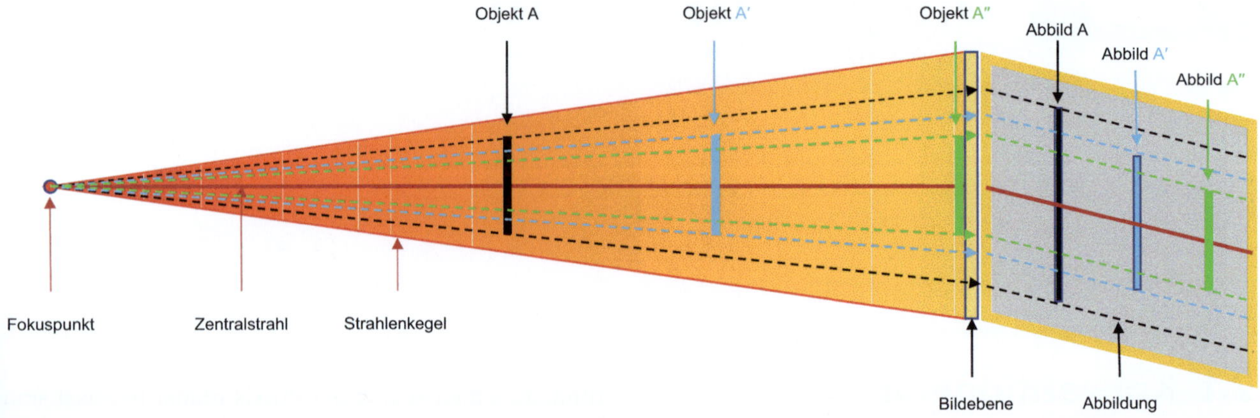

Bild 2.2 Die Objekte A, A' und A" haben alle dieselbe Länge. Durch ihre unterschiedliche Position entlang des Zentralstrahls unterscheiden sie sich in ihren jeweiligen Abbildungen. Je näher ein Objekt der Bildebene kommt, desto geringer ist der Größenunterschied zwischen dem Objekt und seiner Abbildung. Gezielte Vergrößerungsdarstellungen haben mit dem Einzug der digitalen Bildverarbeitung deutlich an Bedeutung verloren.

Da zum Zeitpunkt der Aufnahme ein definierter Abstand zwischen Fokuspunkt und Bildebene besteht (**SID = Source Image Distance**), sich das darzustellende Objekt aber entlang des Zentralstahls an jeder beliebigen Stelle befinden kann, ermöglicht die Positionierung des Objekts eine vergrößerte Darstellung auf der Filmebene. Dabei gilt, je näher das Objekt der Bildebene kommt, desto naturgetreuer sind die abgebildeten Objektgrößen (Bild 2.2). Dieser Effekt kann gezielt zur Vergrößerungsdarstellung genutzt werden. Allerdings beeinflusst der Grad der Vergrößerung auch die Abbildungsqualität hinsichtlich der Bildschärfe. Auf diesen Umstand wird in Kapitel B II 2.1.2 noch näher eingegangen.

Ein weiterer sehr wichtiger Aspekt bei der medizinischen Projektionsradiografie ist der Umstand, dass in aller Regel 3D-Objekte abgebildet werden. Bei der Passage eines Photons durch einen Körper ist die Schwächung des Photons, also der Unterschied zwischen seiner Energie am Eintrittspunkt und am Austrittspunkt des Körpers, ein Summationsprozess seiner Schwächung durch die Passage unterschiedlicher Gewebestrukturen mit unterschiedlichen Schwächungsfaktoren und deren jeweiliger Passagestrecke. Die Abbildung eines Objekts ist somit ein **Summationsbild**, aus dem man keine eindeutigen Rückschlüsse auf die räumliche Lage einer dargestellten Struktur im menschlichen Körper ziehen kann (Bild 2.3). Dies gilt zunächst für Aufnahmen in einer Ebene, also wenn nur eine statische Aufnahme erstellt wird.

Fällt eine Struktur im Röntgenbild auf, deren genauere Lage bestimmt werden muss, z. B. eine runde Struktur bei einer Lungenaufnahme (Cave-Verdacht Rundherd → Kap. A 5.3.4.4, Bild 5.22) oder ein Fremdkörper (z. B.

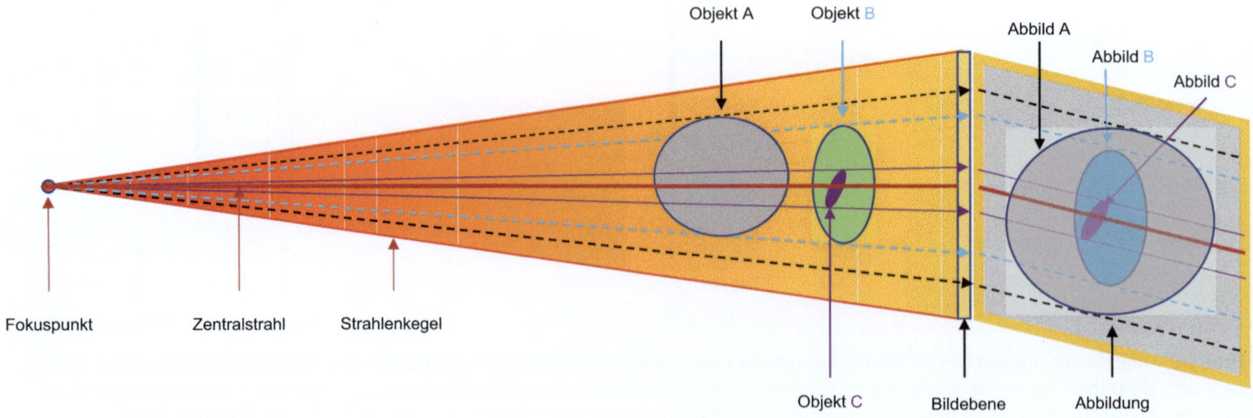

Bild 2.3 Objekt A liegt vor Objekt B. Innerhalb von B befindet sich eine unbekannte Struktur. In einer einfachen Projektionsradiografie entsteht aber ein Summationsbild, das es unmöglich macht, das Objekt C eindeutig räumlich zuzuordnen.

Projektil), so wird es unerlässlich, eine zweite Aufnahme mit einem möglichst deutlich abweichenden Einfallswinkel (meist 90°) zu erstellen. Nur so kann mittels einfacher Projektionsradiografie eine Lagezuordnung einer auffälligen Struktur erfolgen. Als Beispiele sei hier auf die Lungenaufnahme auf zwei Ebenen (PA und lateral → Kap. A 5.3.2.1.3, Bild 5.10) und auf Untersuchungen zur Abklärung von Frakturen (→ Kap. A 16.4.5.3.1, Bild 16.70) verwiesen. Eine weitere Alternative ist das gezielte Freiprojizieren. Diese Technik wird stets dann angewendet, wenn man von der Lage der interessierenden Struktur bereits eine klare Vorstellung hat. Die heute nahezu unbeschränkt verfügbaren 3D-Verfahren (CT, DVT) haben aber auch diese Technik an Bedeutung verlieren lassen. Bei Gefäßdarstellungen mit C-Bogen-Anlagen (Angiografiesysteme → Kap. A 13.4.3.3.1) kommt dieser Technik allerdings noch eine große Bedeutung zu, denn mit ihrer Hilfe lassen sich räumlich komplexe Gefäßverläufe sehr gut „freiprojizieren", z. B. die Carotisgabel bei **Kinking** (= Knick- oder Schleifenbildung eines Gefäßes).

Mithilfe einer zweiten Projektionsaufnahme kann die Lage von Objekt C innerhalb des Objekts B dann eindeutig zugeordnet werden. In Bild 2.4 wird eine laterale Projektion in idealisierter Form dargestellt. Natürlich sind die Verhältnisse nicht immer so einfach und eindeutig, das Prinzip der Projektion aus zwei unabhängigen Richtungen – im Idealfall ap und lateral, zumindest aber orthogonal zueinander stehend – ist aber leicht ersichtlich (Bild 2.5).

Die schematischen Darstellungen zeigen, wie durch die Wahl der Projektionen das Problem der summarischen Informationen des Bildes einer Projektionsradiografie im praktischen Umgang gelöst werden kann. Gleichzeitig erkennt man, welche Bedeutung das „Erfahrungswissen" geübter Radiologen hat. Mit modernsten KI-Verfahren (→ Kap. B IX 2.2) in Verbindung mit Tausenden von bekannten Bildmustern wird versucht, Röntgenbilder einer automatisierten Vorbefundung zu unterziehen. Erste Ansätze hierzu verfolgt man schon seit einigen Jahren bei Mammografien (→ Kap. A 3.5.3.2). Die dort vorkommenden **Mikrokalzifikationen** können aufgrund ihres hohen Kontrastsprungs und ihres klar umschriebenen Volumens gut mit Programmen zur Mustererkennung identifiziert werden.

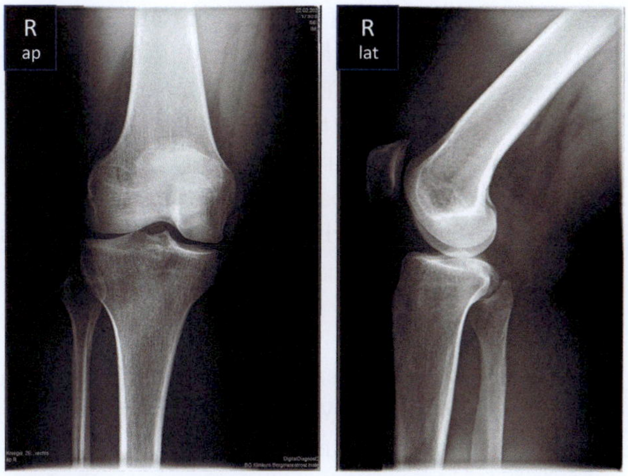

Bild 2.5 Beispiel einer Projektionsradiografie in zwei Ebenen: Das Kniegelenk wir in ap-Projektion und dazu in strenger lateraler Darstellung abgebildet. Die 90° zueinander stehenden Projektionen ergeben für den Betrachter eine maximal mögliche räumliche Information, soweit dies für Aufnahmen in zwei Ebenen überhaupt möglich ist. Spezielle Schrägprojektionen sollten stets auf der Basis solcher Vorkenntnis erfolgen (Quelle: Gunther O. Hofmann, Halle).

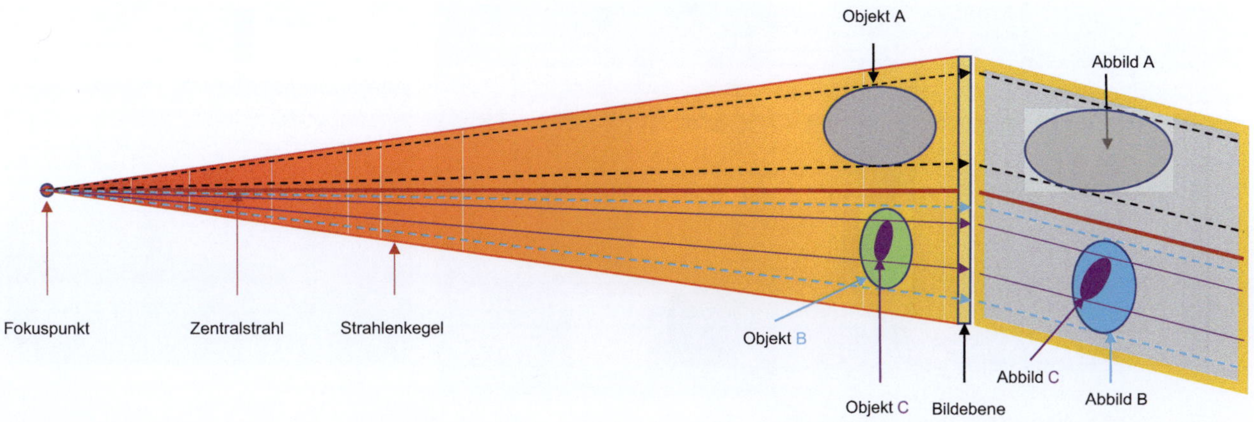

Bild 2.4 Durch eine zweite, hier orthogonale Abbildungsrichtung kann das unbekannte Objekt C in seiner Lage eindeutig dem Volumen von Objekt B zugeordnet werden.

2.1.2 Abbildungscharakteristik

Viele Einflussfaktoren bestimmen die Charakteristik eines Röntgenbildes. Selbst die Eigenfärbung des Trägermaterials eines klassisch belichteten Röntgenfilms beeinflusst die individuelle Einschätzung der Bildqualität. Es ist wichtig, objektive Kriterien zu finden, die ein Röntgenbild beschreiben und eine Aussage über seine Qualität zulassen. Dabei beschreibt der Begriff der Qualität im Kern nur die Aussagekraft eines Bildes, also den Informationsgehalt. Alle anderen Kriterien unterliegen subjektiver Einschätzung.

Im Kern lässt sich die Bildqualität und damit auch die Charakteristik eines Bildes über die Ortsauflösung, seinen Dynamikumfang und seine dynamische Auflösung beschreiben. Die Linearität der Dynamik ist ein weiterer wichtiger Faktor, der für Röntgenbilder und ihre Beurteilung von Bedeutung ist.

Die **Ortsauflösung** (Bild 2.6) beschreibt die gerade noch mögliche Erkennbarkeit (Abgrenzung) zweier Strukturen (**Rayleigh-Kriterium**). Ein gebräuchliches Auflösungsphantom besteht aus Bleilamellen mit unterschiedlichen, abnehmenden Abständen. Die Auflösungsgrenze wird erreicht, wenn eine sichere Trennung zweier benachbarter Linien nicht mehr möglich ist. Das Problem solcher Messungen besteht im praktischen Röntgenbetrieb nun aber darin, dass die Trennschärfe keine feste Größe ist, sondern von Einflussfaktoren wie dem Bildrauschen und somit z. B. von der „richtigen" Wahl des kV-mAs-Arbeitspunktes, aber auch von der Geometrie des Versuchsaufbaus und von der Korngröße (beim Film) bzw. der Pixelgröße (bei digitalen Systemen) abhängig ist. Dies sind natürlich eher theoretische Überlegungen, denn der Anwender ist hinsichtlich der meisten dieser Kriterien an die vorhandene technische Ausstattung gebunden.

Einige Faktoren jedoch kann er beeinflussen. So entscheidet die Wahl des **Dosisprogramms** (Low Dose, Standard Dose, High Dose) auch über die Zahl der an der Bildgebung beteiligten Photonen, für die der mAs-Wert die entscheidende Größe ist. Außerdem kann durch eine niedrigere kV-Wahl der Anteil der Comptonstreuung reduziert werden, was eine Verbesserung des Signal-Rausch-Verhältnisses zur Folge hat.

Dynamische Auflösung bzw. dynamischer Umfang: Der dynamische Umfang hängt eng mit der Empfindlichkeit des Bildmaterials (z. B. Film oder Detektor) zusammen. Entscheidend ist dabei die Mindestenergie, die erforderlich ist, eine Veränderung der Helligkeit an einem Bildpunkt gegenüber einem unbelichteten Bildpunkt zu erzielen. Dieser stellt dann den Einstieg in die Belichtung des Bildmaterials dar, also den Fußpunkt der Belichtungskurve. Der Dynamikumfang endet bei jener Energie, die den Bildpunkt so weit belichtet, dass durch eine weitere Erhöhung des Energieeintrags keine weitere Zunahme der Helligkeit mehr zu erzielen ist. Dabei gilt es zu beachten, dass bei digitalen Systemen mit Zunahme des Energieeintrags tatsächlich die „Helligkeit" ansteigt, bei Filmen der Effekt aber genau invers ist. Dies beruht auf den beim Film zur Schwärzung erforderlichen chemischen Prozessen, bei denen Silberionen mit zunehmendem Energieeintrag

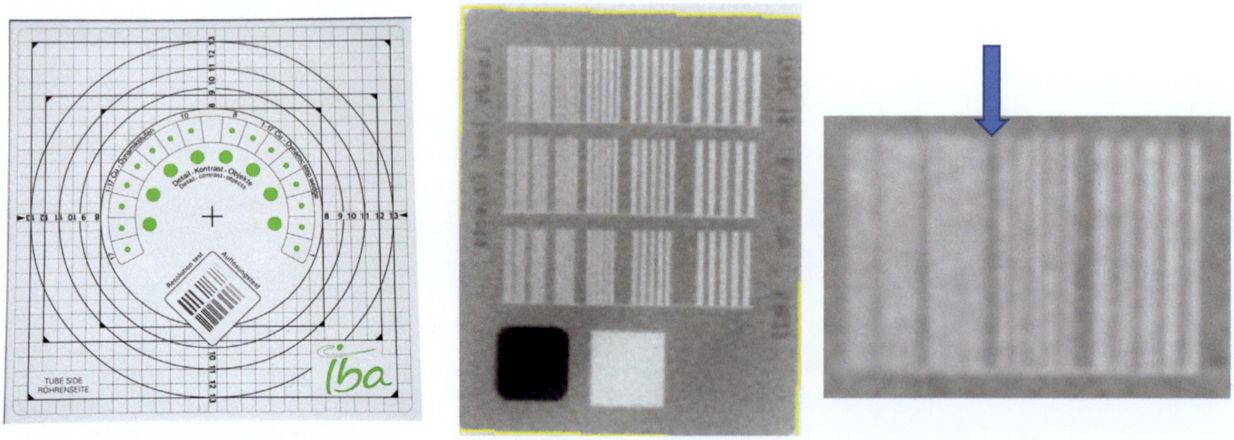

Testplatte — Testfeld Ortsauflösung — Grenzbereich der Ortsauflösung

Bild 2.6 Beispiel zur praktischen Bestimmung der Ortsauflösung vermehrt gebunden werden und während des **Entwicklungs- und Fixierprozesses** in der Entwicklungsmaschine nicht abgetragen werden. Augenfällig wird dieser Unterschied zwischen Film- und digitalen Aufnahmen, wenn man klassische Röntgenbilder mit Durchleuchtungsepisoden vergleicht.

Um Unterschiede in der Röntgendichte eines abgebildeten Objekts möglichst fein graduiert erkennbar zu machen, muss der Dynamikumfang in möglichst feinstufige Graustufen unterteilt werden. Gleichzeitig ist es unumgänglich, dass das bildgebende Medium in seiner Reaktion auf den Energieeintrag möglichst sensibel reagiert, also geringste Energieunterschiede zu einer Veränderung der damit verbundenen Helligkeit führen. Für klassisches Filmmaterial darf hier näherungsweise ein kontinuierliches Verhalten angenommen werden. Anders gestaltet es sich bei digitalen Systemen. Hier findet zu einem möglichst frühen Zeitpunkt in der Bildkette bereits eine Analog-digital-Wandlung (kurz A/D-Wandlung) statt. Diese Wandlung entscheidet darüber, welche dynamische Auflösung ein System aufweist. Typisch sind hierbei Wandelraten von 16 und 32 Bit. Höhere Raten bleiben noch spezielleren Systemen vorbehalten.

Linearität der Belichtung: Hierunter ist die Proportionalität zwischen Helligkeit und Steigerung des Energieeintrags zu verstehen. So könnte zwischen der Veränderung der Helligkeit und der Absorption der Röntgenstrahlen im abzubildenden Objekt ein mathematisch fassbarer Zusammenhang hergestellt werden, und zusätzlich bekäme der Betrachter eines Röntgenbildes ein „Gefühl" für „Größenverhältnisse" gleichartiger Objekte in einer Aufnahme. Dies hat etwa bei der Beurteilung von Gefäßstenosen bei Kontrastmitteldarstellungen eine Bedeutung, wenn es sich z. B. um die Beurteilung (Einschätzung) einer Hinterwandablagerung handelt.

Ein solcher linearer Zusammenhang, wie zuvor gefordert, findet sich bei Röntgenfilmen jedoch nur innerhalb eines eng umschriebenen Energieeintrags. Für die Randbereiche, also im dunklen Bereich und im Bereich nahe der Sättigung, gilt dies nicht (Bild 2.7). Dies ist auch ein Grund dafür, weshalb es gerade bei Filmaufnahmen immer wieder zu Über- oder Unterbelichtungen kommt. Digitale Systeme weisen im Gegensatz dazu einen wesentlich größeren Dynamikumfang und eine wesentlich größere lineare Spanne auf (Bild 2.8). Trotz Über- oder Unterbelichtungen können bei digitalen Systemen immer noch aussagekräftige Bilder gewonnen werden.

Ein weiterer Vorteil des differenzierten Umgangs mit einem möglichst weiten dynamischen Umfang und der dynamischen Auflösung im linearen Bereich besteht in der Fensterung der Darstellung (Bild 2.10). Sie ermöglicht es, innerhalb einer Fensterung Teilstrukturen sichtbar zu machen, die sonst aufgrund der beschränkten dynamischen Auflösung optischer Systeme und des Auges nicht erkennbar wären. Dabei wird ein Teilbereich des gesamten dynamischen Umfangs extrahiert und seinerseits auf einen größeren dynamischen Um-

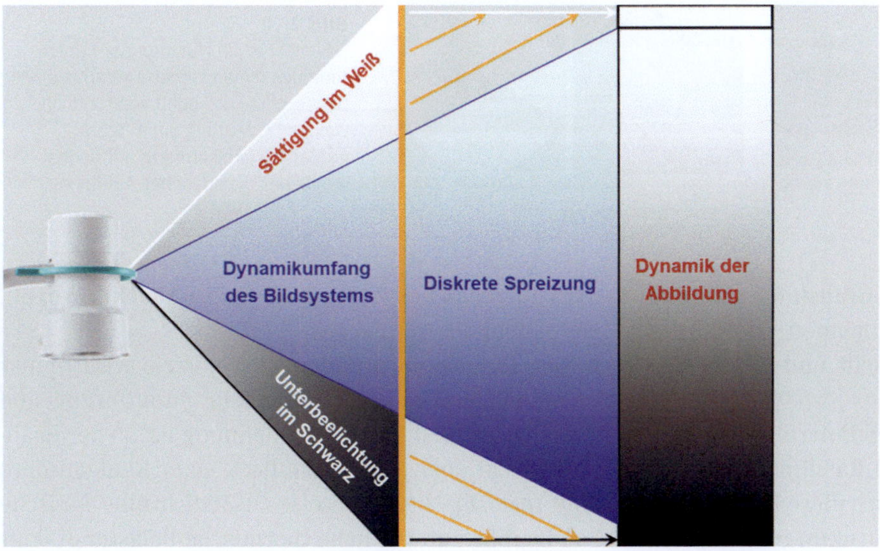

Bild 2.7
Nur innerhalb einer beschränkten Spannweite des Energieeintrags erhält man eine verwertbare Bildinformation. Durch die Spreizung des nutzbaren Dynamikumfangs gewinnt man eine höhere dynamische Auflösung innerhalb des verwertbaren, linearen Bildumfangs.

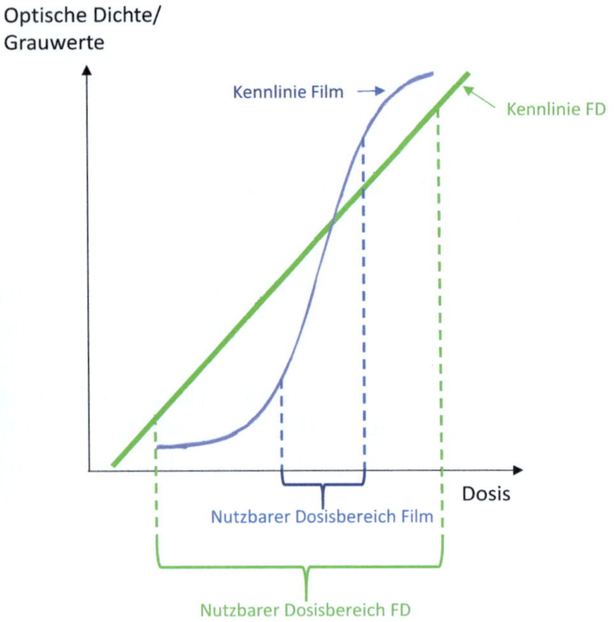

Bild 2.8 Während ein Film nur innerhalb eines eng umschriebene Energieeintrags eine lineare Reaktion aufweist, reagiert ein digitaler Detektor über eine große Spanne des Energieeintrags linear.

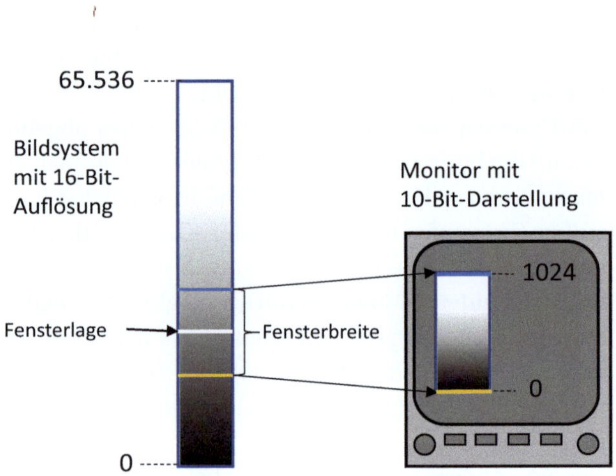

Bild 2.9 Ein Ausschnitt der Gesamtdynamik wird extrahiert und seinerseits so manipuliert, dass seine dunkelsten Bereiche auf Helligkeitswerte nahe Schwarz und sein hellster Bereich nahe Weiß gezogen werden. Dadurch wird es dem Auge ermöglicht, auch feinste Dynamikunterschiede zu erkennen.

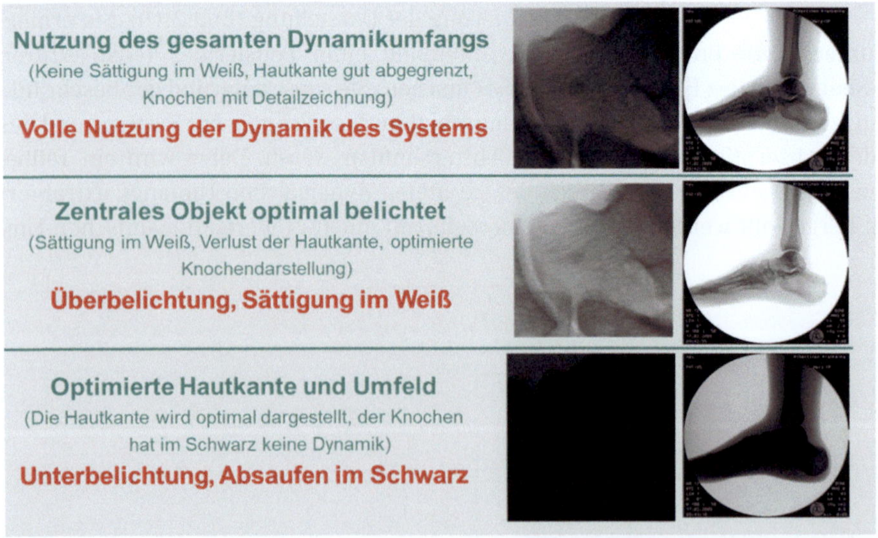

Bild 2.10
Beispiel für die Nutzung der Fensterung des dynamischen Umfangs eines Bildes: Hier wird auch verständlich, welche Bedeutung ein möglichst großer Dynamikumfang mit höchstmöglicher dynamischer Auflösung hat.

fang gespreizt (Bild 2.9). In ihren Graustufen sehr nah beieinanderliegende Strukturen können so für das Auge gut differenzierbar dargestellt und gegebenenfalls abgegrenzt werden.

Ein entscheidender Punkt zur Optimierung der Bildqualität ist die Minimierung von Randunschärfen an Strukturgrenzen. Dabei bezieht sich diese Problematik dem Grunde nach nicht nur auf Strukturgrenzen, sondern auf jeden beliebigen Punkt eines Objekts (**Voxel**), das abgebildet werden soll.

In der Theorie der Abbildungsgeometrie wird immer unterstellt, dass die Strahlenquelle punktförmig und von infinitesimal kleiner Ausdehnung ist. In der Realität bedeckt aber jeder Brennfleck einer Röntgenröhre eine reale Fläche und weist zusätzlich eine optische Fokusgröße auf. Die hohe thermische Belastung – nur

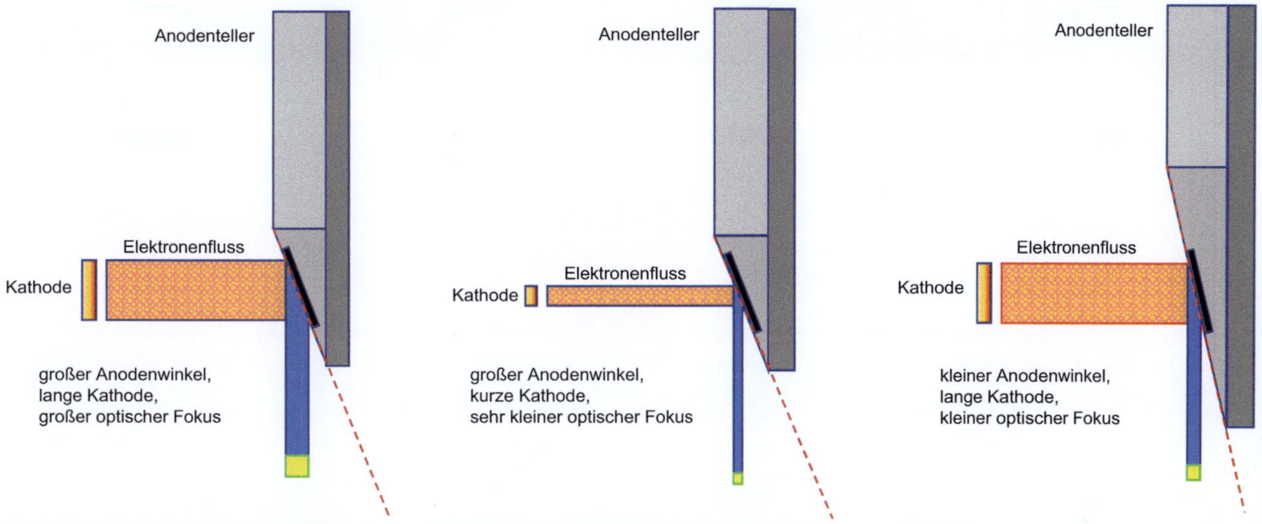

Bild 2.11 Je nach Anwendungsfall kann durch die Wahl der entsprechenden Kathodenwendel ein großer oder ein kleinerer optischer Fokus angesprochen werden. Außerdem wird bei einem großen Fokus und gleichem Anodenwinkel ein höherer Energieeintrag möglich, was eine höhere Dosis ermöglicht, allerdings auf Kosten der Ortsauflösung im Bild. Einige Röhren verfügen sogar für jede Kathodenwendel über eine speziell zugeordnete Anodenbahn mit einem unterschiedlichen Anodenwinkel. Im praktischen Krankenhausbetrieb sind jedoch die einzelnen Kathodengrößen den entsprechenden Organprogrammen zugeordnet.

rund 1,5 % der eingetragenen Energie wird in Röntgenstrahlung gewandelt, der Rest in Wärme – macht eine hinreichende Ausdehnung des Brennflecks erforderlich. Anderenfalls käme es im Brennfleck (bei Stehanoden) bzw. entlang der Anodenbahn (bei **Rotationsanoden**) zu Schmelzprozessen. Da jedoch die Einstrahlrichtung der Elektronen und die Richtung der Röntgenabstrahlung auch durch den **Anodenwinkel** bestimmt wird, gibt es einen Zusammenhang zwischen Einstrahlrichtung der Elektronen, Anodenwinkel und Abstrahlrichtung der Röntgenstrahlung. Dieser Zusammenhang bestimmt auch die funktionelle Ausdehnung des optischen Fokus (Bild 2.11).

Die freie Wahl der Kathode und damit auch die Entscheidung über die **Ortsauflösung** ist meist nur im freien Betrieb möglich. Sobald man auf die fest vorgegebenen Belichtungsprogramme zurückgreift, ist man als Anwender im Regelfall auf der sicheren Seite. Die wirklich freie Einstellung, wie dies früher der Standard war, bleibt heute den Spezialisten mit viel Erfahrung vorbehalten.

Grundsätzlich gilt aber, dass für Untersuchungen, die nur eine geringere Leistung (Dosis) erfordern, dem kleinen Fokus der Vorzug gegeben wird (Bild 2.10). Dies gilt in aller erster Linie für alle Durchleuchtungsuntersuchungen, bei denen schon vom Gesetzgeber her nur sehr geringe Dosisraten zulässig sind. Um bei geringen Dosiswerten und dem dadurch höheren Rauschanteil im Bild hinreichend gute Bilder zu erzielen, empfiehlt es sich schon aus diesem Grund, alles zu vermeiden, was die Ortsauflösung beeinträchtigen könnte. Von daher erklärt sich für diese Untersuchungen die Verwendung des kleinen Fokus, wann immer möglich. Die Ortsauflösung wird aber nicht nur durch technische Rahmenbedingungen beeinflusst, sondern in besonderer Weise auch von der Positionierung des abzubildenden Objekts, also des Patienten, entlang des Zentralstrahls.

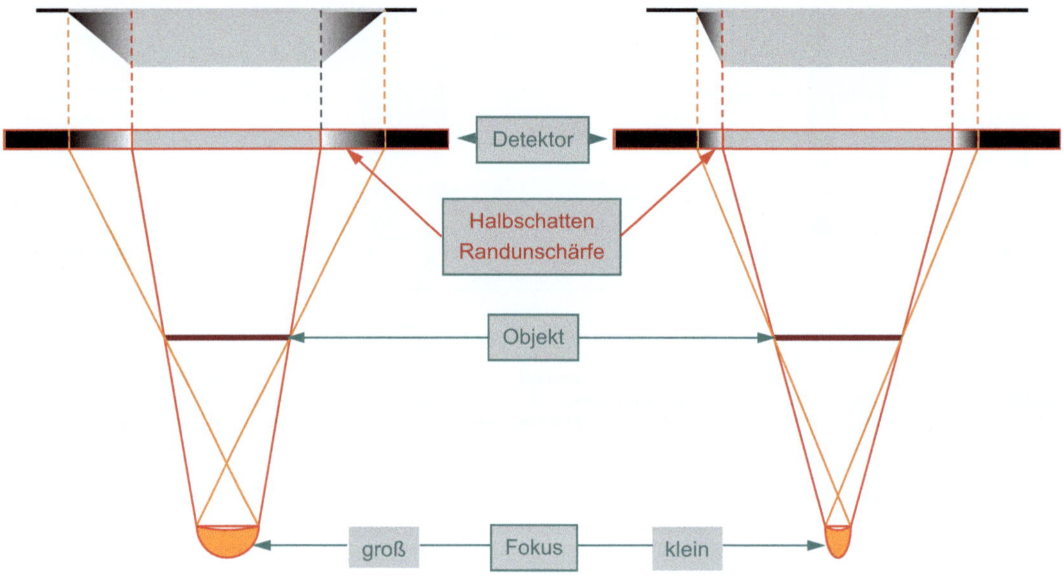

Bild 2.12 Die Randunschärfe entsteht durch die Bildung eines Halbschattens. Dieser Halbschatten kann durch die Verwendung eines kleineren optisch wirksamen Fokus (= Nutzung einer kleineren Kathode) verkleinert werden. Vollständig eliminieren lässt er sich jedoch nicht. Verkleinert sich der Durchmesser eines Objekts, so kann der Fall eintreten, dass ein scharf begrenztes kleines Objekt nur noch verschwommen abgebildet werden kann, da seine komplette Abbildung im Halbschatten liegt. In diesem Fall „verwachsen" die Halbschatten miteinander.

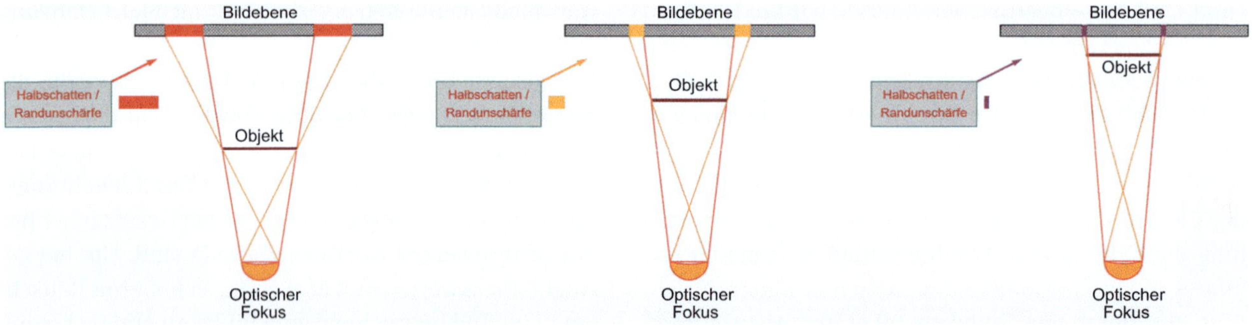

Bild 2.13 Durch eine Positionierung des Objekts (= Patient) näher an der Bildebene reduziert sich der Halbschatten am Objektrand und die Abbildungsschärfe verbessert sich deutlich. Dies gilt jedoch nicht nur für Strukturgrenzen innerhalb des Objekts, sondern für jedes Voxel innerhalb des Patienten. Zusätzlich nähern sich die Strukturgrößen in der Abbildung der realen Strukturgröße an, da der Vergrößerungsfaktor (vgl. Strahlensatz) immer kleiner wird. Ganz nebenbei reduziert sich auch durch die größere Entfernung des Patienten vom Fokus die Hauteintrittsdosis, was in jedem Fall wünschenswert ist.

Ein besonderer physikalischer Effekt muss der Vollständigkeit halber noch kurz benannt werden. Der **Heel-Effekt** (Bild 2.14) beschreibt die nicht homogene Intensitätsverteilung im Nutzstrahlbündel nach Austritt der Strahlung aus der Anodenbahn (Fokus). Die Lage der Vorzugsrichtung ist hierbei sowohl von der Beschleunigungsspannung U (in kV) als auch voom Anodenwinkel abhängig. Außerdem beeinflusst die Absorption eines Teils der Strahlung in den obersten Schichten der Anode die Vorzugsrichtung. Hierdurch ist die Energieverteilung (Dosis) innerhalb des Nutzstrahls nicht gleichförmig bezogen auf den optischen Zentralstrahl.

Praktische Bedeutung hat dieser Effekt bei Röntgenaufnahmen, da die Schwärzung des Films bzw. die Penetrationsfähigkeit durch das Objekt nicht gleichförmig verteilt sind. Es gibt somit eine bevorzugte Region. Bei modernen Systemen mit digitaler Bildverarbeitung wird diesem Effekt Rechnung getragen. Bereits in einer sehr frühen Phase innerhalb der Bildverarbeitungskette wird hier eine Korrektur durchgeführt, sodass dieser Effekt im Regelfall vom Betrachter nicht wahrgenommen wird.

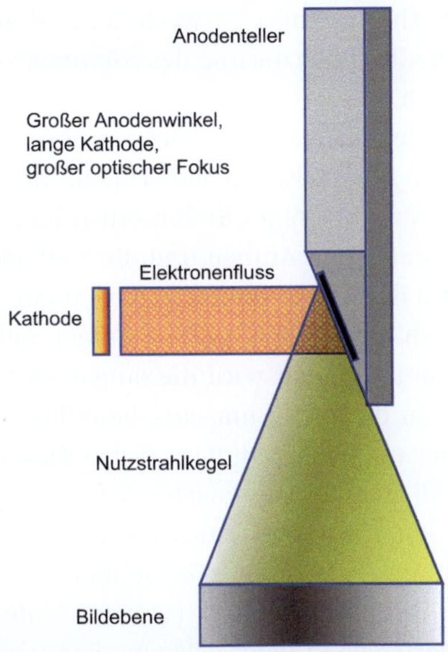

Bild 2.14 Der Heel-Effekt führt zu einem nicht homogenen Energieeintrag auf der Bildebene. Der Heel-Effekt ist keine konstante Größe, sondern von mehreren Faktoren, wie z. B. der Beschleunigungsspannung oder dem Anodenwinkel abhängig. In modernen Anlagen kann er weitestgehend durch eine intelligente Bildverarbeitung kompensiert werden. Der Effekt verstärkt sich umso mehr, je „aufgerauter" die Anodenbahn durch ihren Alterungsprozess ist.

2.1.3 Technik der Röntgenstrahler

Die physikalischen Grundlagen der Erzeugung von Röntgenstrahlung in Form von Bremsstrahlung und charakteristischer Strahlung beim „Beschuss" von atomaren Strukturen mit beschleunigten Elektronen werden als bekannt vorausgesetzt. Nachfolgend soll ein kurzer Überblick über die technische Umsetzung gegeben werden. Die Kenntnis der Beschränkungen der technischen Möglichkeiten ist Voraussetzung dafür, einzelne praktische Verfahrensweisen bei Röntgenuntersuchungen besser einordnen zu können.

II

2.1.3.1 Der Röntgenstrahler

Die zur Beschleunigung benötigten freien Elektronen entstehen in der Kathode, die in ihrer Bauform als **Wehneltzylinder** ausgeführt ist. Die Anzahl dieser freien Elektronen wird über die Temperatur des Filaments (Glühwendel) bestimmt. Die Temperatur wird über den Heizstrom I_H geregelt, der wiederum über die Heizspannung U_H festgelegt wird. Über den Heizstrom wird somit der Röhrenstrom und über die Röhrenspannung das Energiespektrum der Strahlung festgelegt. Bild 2.15 zeigt eine vereinfachte, schematische Prin-

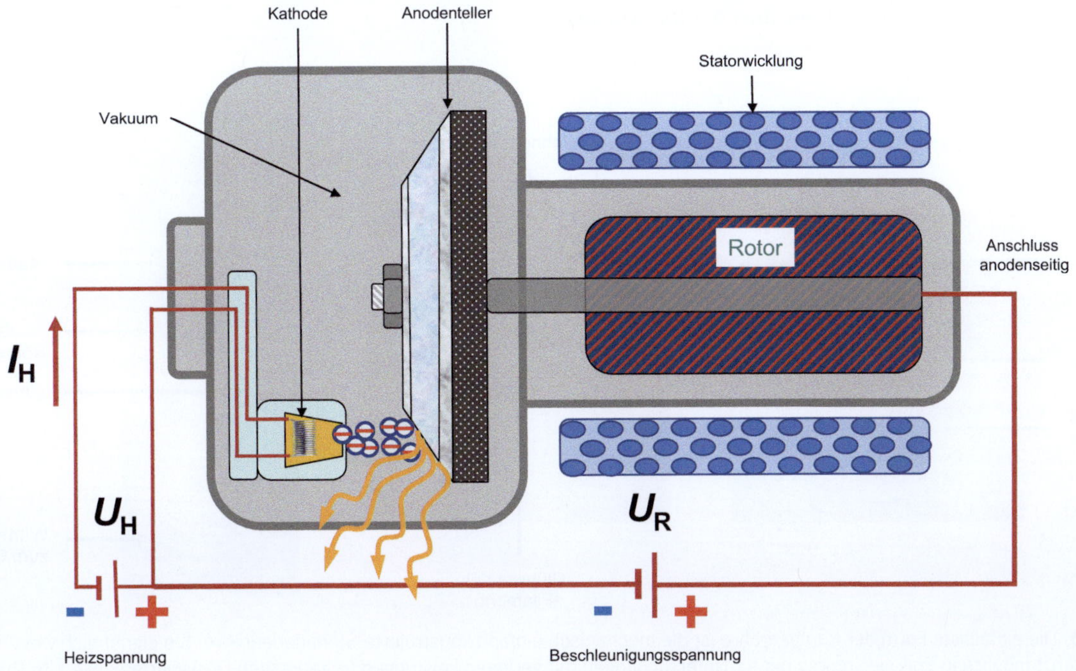

Bild 2.15 Prinzipieller Aufbau einer Röntgenröhre: Über die zwischen Kathode und Anode anliegende Beschleunigungsspannung U_R werden freie Elektronen im Vakuum von der Kathode zur Anode beschleunigt. Treffen die beschleunigten Elektronen auf die Anode, entsteht sowohl Bremsstrahlung als auch charakteristische Strahlung. Die klassische Röntgenbildgebung basiert auf der Bremsstrahlung.

II

zipdarstellung. Die genaue Regelung des Heizstroms bedarf einer hochkomplexen Schaltung, die im Millisekundenbereich und unter Last reagieren kann.

Der Wehneltzylinder ist dabei so ausgestaltet, dass sich auf seiner Austrittsseite eine Elektronenwolke bildet. Beim Anlegen der Beschleunigungsspannung werden diese Elektronen dann in Richtung Anode beschleunigt. Durch Wechselwirkungen in der Anode entsteht so die gewünschte Röntgenstrahlung.

Der hohe Energieeintrag in die Anode (U_R liegt typischerweise zwischen 29 bis 150 kV bei einem Röhrenstrom zwischen 0,x mA und 1000 mA) bei einer Wandelrate dieser Energie in Röntgenstrahlung von ca. 1,5 % führt zu einer extremen thermischen Belastung der Anode. Diese thermische Belastung, die sich auf der Anode entlang der Anodenbahn auf eine nur wenige mm^2 große Fokusfläche verteilt, stellt die wichtigste Limitation im Röntgenbetrieb dar. Eine thermische Überlastung gilt es unter allen Umständen zu vermeiden, da dies zu Brüchen und Rissen des Anodentellers führen kann. Im günstigsten Fall wird durch eine thermische Überlastung „nur" die Anodenbahn an ihrer Oberfläche kurzzeitig zähflüssig und erstarrt dann wieder als aufgeraute Fläche. In solchen Fällen sinkt die Wandelrate drastisch ab, ungeordnete Formen des Heel-Effekts können auftreten und das Energiespektrum der emittierten Röntgenstrahlung kann drastisch beeinflusst werden. Dem gilt es durch eine vorausschauende thermische Überwachung und gegebenenfalls durch eine Reduzierung des Röhrenstroms entgegenzuwirken.

Im Kern unterscheidet man Röntgenröhren nach zwei mechanisch unterschiedlichen Typen. Im einfachen Fall spricht man von einer **Stehanode** (Bild 2.16). Diese hat einen statischen Aufbau und die Kathode und der Fokuspunkt der Anode stehen starr zueinander. Die beschleunigten Elektronen treffen immer auf dieselbe Fokusfläche und somit wird die eingetragene Energie auch nur auf diese eng umschriebene Fläche verteilt. Es ist daher einleuchtend, dass es bei dieser Bauform sehr schnell zu einer thermischen Überlastung der Fokusfläche kommen kann. Auch noch so ausgeklügelte Kühlsysteme geraten hier sehr schnell an ihre Grenzen, denn die Wärmeleitung (Wärmeabfuhr) von der Anodenoberfläche in tiefer gelegene Bereiche der Anode und von dort gegebenenfalls über Kühlkörper an ein Kühlmedium, beschränken die mögliche thermische Belastung der Fokusfläche. Stehanoden werden typischerweise auch nur für Untersuchungen bis 120 kV verwendet.

Wesentlich komplexer sind hingegen Röhren mit **Rotationsanoden** aufgebaut (Bild 2.17). Die Idee dieser Systeme beruht auf folgenden Überlegungen:

- Durch eine Rotation bleibt die Ausdehnung des optisch wirksamen Fokus erhalten.

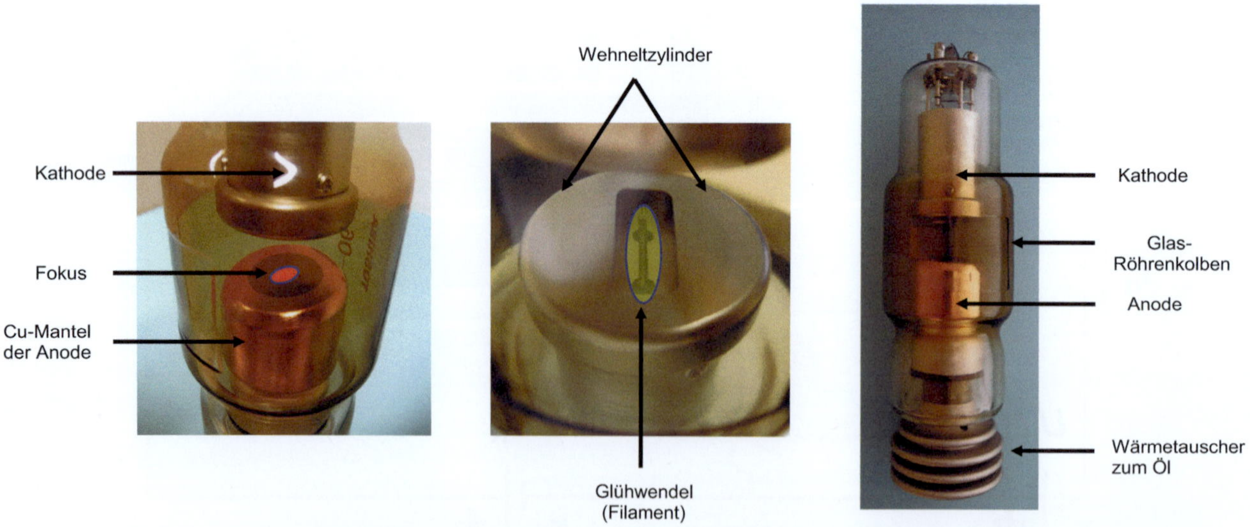

Bild 2.16 Die einfachste Form der Röntgenröhre ist die mechanisch einfach konstruierte Stehanodenröhre. Sie eignet sich wegen des sehr begrenzt möglichen Energieeintrags nur für Untersuchungen mit geringen Leistungen (= geringeren Dosiswerten), wie z. B. Durchleuchtungsuntersuchungen, oder für Untersuchungen, bei denen nur sehr geringe Dosiswerte erforderlich sind, wie z. B. die Mammografie. Stehanoden werden typischerweise bei mobilen C-Bogen-Systemen verwendet, wenn die Systeme nicht bei komplexen Interventionen oder Gefäßdarstellungen in DSA-Technik zum Einsatz kommen.

- Der thermisch belastete Fokus vergrößert sich um ein Vielfaches.
- Durch die Rotation passiert eine Anodenbahn auf der Scheibenoberfläche den Fokuspunkt, der konstant gegenüber der Kathode eine feste Position im Raum hat.
- Für die Abbildungsgeometrie ändert sich aus geometrischer Sicht gegenüber einer Stehanodenröhre nichts.
- Die thermische Belastung des Fokuspunktes verteilt sich entlang einer Anodenbahn mit einer viel größeren Oberfläche im Vergleich zu einer Stehanode.
- Ein Anodenteller hat eine wesentlich größere Masse als die Anode einer Stehanodenröhre. Diese größere Masse stellt auch eine wesentlich größere Wärmespeicherkapazität gegenüber einer Stehanodenröhre zur Verfügung.

Ein weiterer Vorteil liegt auf der Hand. Während einer 360°-Rotation vergeht hinreichend Zeit, sodass die eingetragene Wärme in tiefere Regionen der Anode abgeführt wird. Die Gefahr einer Überhitzung der Anodenbahn ist hierdurch sehr viel geringer. Ein letzter Vorteil ist auch noch die sich anbietende Möglichkeit, die Rückseite des Anodentellers mit zusätzlicher Masse (meist Grafit) zu verstärken und so die Wärmespeicherkapazität weiter zu erhöhen. Dies schließt jedoch nicht aus, dass auch in solchen Röhren eine Überhitzung auftreten kann, besonders dann, wenn in der vorausschauenden Wärmekalkulation Fehlannahmen getroffen werden oder z. B. nach einer hohen thermischen Belastung und einem elektrischen Neustart der Anlage die thermische Vorbelastung falsch angenommen wird oder nicht mehr bekannt ist. Natürlich gibt es auch direkte Messverfahren, die eine Information über den thermischen Ist-Zustand liefern können. Das thermische Management der Röhre ist eine Kernkompetenz jedes einzelnen Geräteherstellers und entscheidet auch maßgeblich über die Lebensdauer einer Röntgenröhre.

2.1.3.2 Heat Management

Bei allen Vorteilen dieses Röhrentyps, die natürlich mit einem höheren technischen Aufwand verbunden sind, gibt es aber auch hier einen Schwachpunkt. Im Dauerbetrieb erwärmt sich der Anodenteller, zumindest immer dann, wenn der Wärmeeintrag vom Glaskolben in das umgebende Öl geringer ist als der Energieeintrag aus mAs · kV. Der kritische Punkt ist dabei der Umstand, dass die komplette Konstruktion im Inneren des Röhrenkolbens Wärme nur über **Wärmestrahlung** zwischen den inneren Teilen und der Innenwand des Glaskolbens übertragen kann. Im Inneren der Röhre herrscht ein relatives Vakuum, sodass die Wärme nur über **Infrarotstrahlung** an die Innenwandung des Glaskolbens übertragen werden kann. Erst in der Wandung des Glaskolbens und dann am Übergang zum Öl findet die wesentlich effektivere Wärmeleitung statt.

Zu Beginn einer Untersuchung (Energieeintrag in die Anode) stellt dies noch kein Problem dar, da die Anode durch ihre große Masse eine hohe Wärmespeicherkapazität (**HE = Heat Units**) bereitstellen kann. Wenn jedoch der Energieeintrag länger dauert, tritt das zuvor beschriebene Dilemma mit der defizitären Energieabfuhr in das umgebende Öl auf. Hierauf wird unter an-

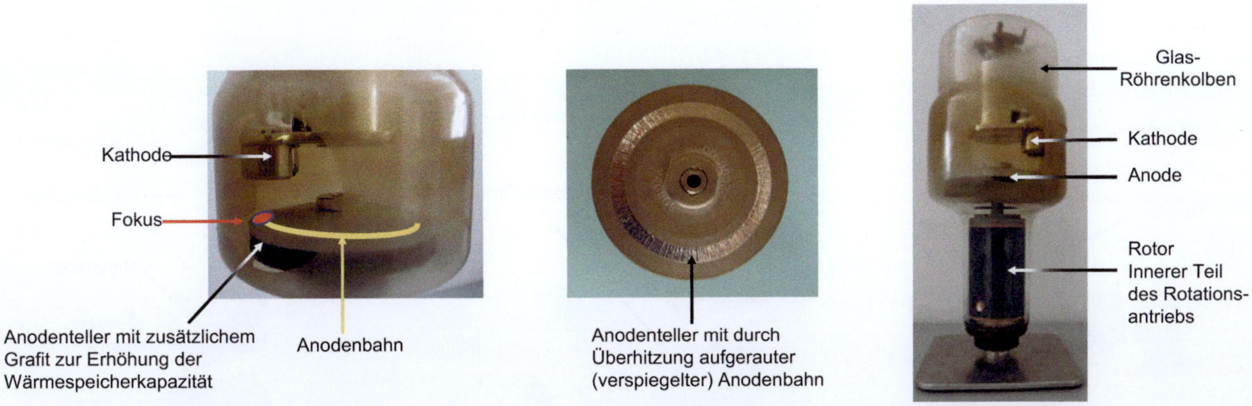

Bild 2.17 Röntgensysteme mit Rotationsanoden können durch die bessere Wärmeabfuhr mit weit höheren Leistungen (Dosis) betrieben werden. Allerdings ist der Einsatz dieses Röhrentyps kein vollständiger Schutz vor einer thermischen Überlastung, wie die mittlere Abbildung verdeutlicht. Dieser Röhrentyp ist für anspruchsvolle und besonders langwierige Untersuchungen unerlässlich. Dies gilt besonders für Untersuchungen bei sehr korpulenten Patienten, bei denen hohe Dosen und zur Verbesserung der Penetration der Röntgenstrahlung auch höher kV-Arbeitspunkte unumgänglich sind.

II

derem bei der Konstruktion Rücksicht genommen. Im Rotor sind z. B. Materialen verbaut, deren Schmelzpunkt weit unter dem kritischen Wert für Wolfram liegt. Wolfram aber ist das Hauptmaterial für die Herstellung von Anodenbahnen. Es ist somit wichtig, dass der Rotor, der eine feste Verbindung zum Anodenteller benötigt, vor einem zu hohen Wärmeeintrag aus der Anode geschützt ist. Ein möglichst geringer Querschnitt der Verbindungsachse wird deshalb angestrebt.

Es gilt aber der Grundsatz, dass auch Röhren mit Rotationsanoden bei Erreichen einer Grenztemperatur nur noch in einem reduzierten Betrieb genutzt werden können. Dabei ist hier die Strahlungsleistung zwischen den Bauteilen im Inneren der Röhre und der Innenwandung des Glaskolbens der limitierende Faktor. In diesem Fall wird entweder der Röhrenstrom verringert und/oder die Pulsrate (im gepulsten Betrieb) reduziert. Man spricht hierbei auch von einer Reduzierung der Dosisleistung.

In früheren Jahren wurden Anlagen bei Erreichen dieser kritischen thermischen Situation auch für eine längere Abkühlphase einfach abgeschaltet. Dies war auch einer der Gründe, weshalb man mit einfacheren C-Bögen mit Stehanoden keine anspruchsvollen, länger andauernden Untersuchungen durchführen konnte. Die zu geringe Wärmekapazität sorgte teilweise schon nach wenigen Minuten für längere Pausenzeiten, die teilweise bis zu 20 min betrugen.

Da die Wärmeabfuhr aus der Röntgenröhre nur über die Oberfläche des Glaskolbens möglich ist und die Röhren in Öl gelagert werden, kann die Kühlleistung nur über eine Kühlung des Öls technisch beeinflusst werden. Im einfachsten Fall überträgt sich die Wärme aus dem Öl in das Röhrengehäuse und von dort an die Umgebungsluft. Über Ventilatoren versuchen einige Hersteller die Wärmeabgabe zu verbessern, allerdings immer mit der Krux, dass es zu Luftverwirbelungen kommen kann, die besonders im Operationsbereich aus hygienischen Gründen weitestgehend vermieden werden sollen.

Eine effizientere Kühlmethode für das Öl ist die Ölumlaufkühlung. Das Öl gelangt über einen Ölkreislauf entweder in einen Wärmetauscher, der seinerseits lediglich eine sehr große Oberfläche aufweist und so eine passive Kühlung des umlaufenden Öls bewirkt, oder in einen aktiven Wärmetauscher. Dieser kann entweder über einen Kaltwasseranschluss oder z. B. nach dem Prinzip der Wärmepumpe betrieben werden. Häufig handelt es sich dabei aber um einen großflächigen, mittels Ventilatoren aktiv mit Luft durchströmten Wärmetauscher.

Ein Sonderfall ist die Kühlung des Öls über **Heat Pipes**. Diese Technik findet man überwiegend bei mobilen C-Bögen. In diesem Fall wird das Öl von einer Pumpe durch ein Leitungssystem gepresst. Dieses Leitungssystem durchzieht den C-Arm. Der C-Arm hat durch seine Masse eine hohe Wärmespeicherkapazität und kann an seiner Oberfläche die Wärme an die Umgebung abgeben.

Zur Vermeidung von Wärmenestern (**Hotspots**, Heat Nests) ist auf eine ständige Ölumwälzung im Röhrengehäuse zu achten. Dies kann durch Nutzung des Ölumlaufs im Kühlsystem oder über eine eigene Umwälzpumpe erfolgen. Bei Systemen mit Monoblockgeneratoren, einer typischen Bauform von Strahlern für mobile C-Bögen, kommt es leicht zur Bildung von Hotspots. Bei diesen Systemen befindet sich im Röhrengehäuse, also im Öl mit gelagert, auch der Hochspan-

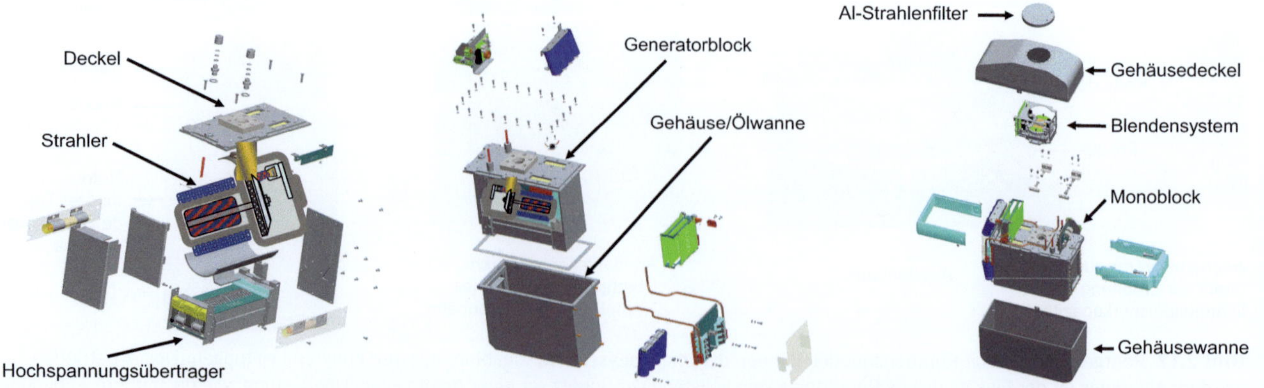

Bild 2.18 Die Kernkomponenten Strahler, Hochspannungserzeuger, Leistungsteil, Blendensystem und die wichtigen Nebenaggregate sind bei einem Monoblockstrahler auf engstem Raum in einem Gehäuse verbaut. Der hohe Integrationsgrad dieser Bauweise erfordert eine entsprechend ausgelegte Kühlung.

nungserzeuger und ein Teil seiner elektrischen und elektronischen Bauteile (Bild 2.18). In diesem Fall kommt der präzisen Temperaturüberwachung und der Vermeidung von Hotspots eine besondere Bedeutung zu. Die verwinkelte Bauweise begünstigt die Bildung von Hotspots. Gleichzeitig sollte zum Schutz der Elektronik die Öltemperatur 75 °C keinesfalls übersteigen.

Nicht in allen Fällen wird beim Design eines C-Bogens ein derart hoher Integrationsgrad der Strahlerkomponente betrieben, wie in Bild 2.19 an einem Beispiel der Firma Ziehm dargestellt. Andere Hersteller trennen den klassischen Generatorteil vom Strahlergehäuse. In diesen Fällen wird der Generatorteil im Fuß des Fahrstativs verbaut. Der Strahler wird über flexible Hochspannungskabel mit besonders kleinen Biegeradien angeschlossen.

Eine weitere Entwicklung ist die direkte Verwendung von Wasser als Kühlmittel (Bild 2.19). Der Vorteil ist dabei, dass durch die wesentlich höhere Wärmekapazität von Wasser gegenüber Öl die Kaliber der Kühlleitungen bei gleichem Wärmetransport wesentlich kleiner bemessen werden können und so die Leitungsführung flexibler ausgelegt werden kann. Dem steht allerding ein erheblich höherer technischer Aufwand gegenüber, denn im Ölbad der Röhre muss bei dieser Lösung ein Öl-Wasser-Wärmetauscher verbaut werden. Während einige Anbieter die C-Bogen-Komponente als zusätzliche Kapazität zur Wärmspeicherung und Wärmeabfuhr nutzen, arbeitet z. B. Ziehm mit einer Öl-Wasser-Umlaufkühlung als Hybridlösung.

Bei Großanlagen wie stationären (Card-)Angio-Systemen, die deutlich höhere Leistungsdaten (bis 100 kW) aufweisen als mobile Systeme (bis 30 kW), sind die erforderlichen Kühlleistungen entsprechend höher. Bei diesen Systemen können konstruktionsbedingt keine Monoblockstrahler eingesetzt werden. Hier sind Strahler und Generator grundsätzlich zwei getrennte Einheiten. Auch der Aufwand für die Ölkühlung ist unvergleichlich höher. Aufwendige, separate Kühlaggregate kommen bei diesen Systemen zum Einsatz. Generator und Strahler bzw. Kühlsystem und Strahler können durchaus über bis zu 20 m lange Leitungen miteinander verbunden sein. Häufig werden diese Aggregate in einem benachbarten Technikraum untergebracht, was auch zur Geräuschminimierung im Untersuchungsraum geboten sein kann.

2.1.3.3 Blendensystem

Am **Fokuspunkt** der Anode tritt Röntgenstrahlung in alle Richtungen aus. Ein großer Teil der Strahlung wird bereits im Röhrengehäuse absorbiert und Strahlung tritt nur durch das Austrittsfenster (meist in Kegelform) aus. Das Austrittsfenster konzentriert das Strahlenbün-

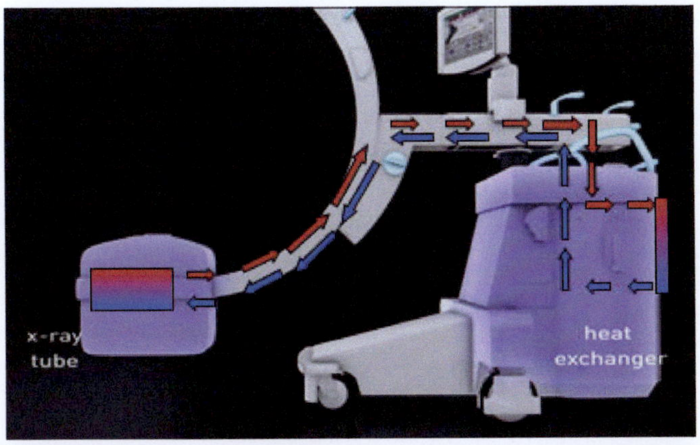

Prinzip der Wasser-Umlaufkühlung mit aktivem Wasser-Luft-Wärmetauscher an der Rückseite des Fahrstativs

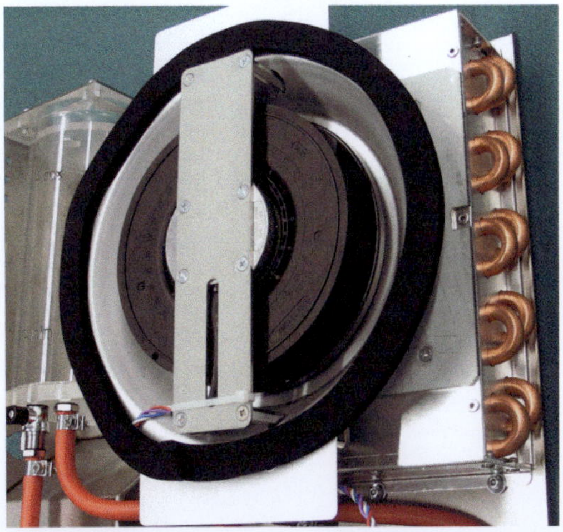

Aktiver Wasser-Luft-Wärmetauscher an der Rückseite des Fahrstativs mit einem Radialverdichter als Ventilator

Bild 2.19 Durch die aktive Wasser-Luft-Wärmeabfuhr werden bei Systemen dieser Bauart trotz der hoch integrierten Bauform dauerhafte Kühlleistungen bis über 600 W erreicht. Die Ausformung der passiven Öl-Wasser-Wärmetauscher kann bei der Konstruktion dem erwarteten Kühlbedarf angepasst werden. Außerdem stehen grundsätzlich separat montierte Plattentauschersysteme zur Verfügung, die auch höhere Kühlleistungen bei kompakter Bauform ermöglichen.

del in die gewünschte Zielrichtung. Diese Beschränkung reicht aber nicht aus, um die Strahlung nur auf die Bildfläche (Film/Detektor) zu konzentrieren. Zudem hat das Austrittsfenster einen festen Durchmesser und der Öffnungswinkel des Strahlenkegels wäre viel zu groß. Der benötigte Öffnungswinkel ist sowohl von der Größe der Bildfläche (Formatgröße) als auch vom Abstand zwischen Fokuspunkt und Bildebene abhängig. Will man gezielt nur einzelne Regionen eines Objekts (z.B. nur die Galle) darstellen, so werden weitere Begrenzungen des Strahlenbündels erforderlich. Die Begrenzungen des Strahlenbündels müssen somit vom Nutzer variabel wählbar bzw. frei einstellbar sein. Um die Strahlenbelastung möglichst gering zu halten und nur auf die gewünschten Körperregionen zu beschränken, hat der Gesetzgeber umfangreiche Vorschriften zur passgenauen Beschränkung des Strahlenbündels erlassen.

II

Die Einblendung des Strahlenbündels erfolgt über ein komplexes Blendensystem. Dieses Blendensystem kann von Hersteller zu Hersteller und von Gerätetyp zu Gerätetyp erheblich variieren. In Bild 2.20 soll an einem Beispiel die Funktionsweise exemplarisch erläutert werden.

In einem zweiten Schritt kann durch die noch fokusnähere Montage einer Vorblende, im Beispiel in Bild 2.21 in Form eines Tubus ausgeführt, eine erste Minimierung der Leckstrahlung erreicht werden. Die Einführung einer zweiten oder gar dritten Ebene von Vorblenden minimiert die Leckstrahlung nochmals und ermöglicht es zusätzlich, den Querschnitt des Strahlenkegels den Umrissen des abzubildenden Objekts anzupassen. Im Regelfall arbeitet man in der untersten Blendenebene mit vier Rechteckblenden, die aus dem Strahlenkegel eine Pyramide formen. In der zweiten Ebene findet man dann eine Irisblende, die aus der Pyramide

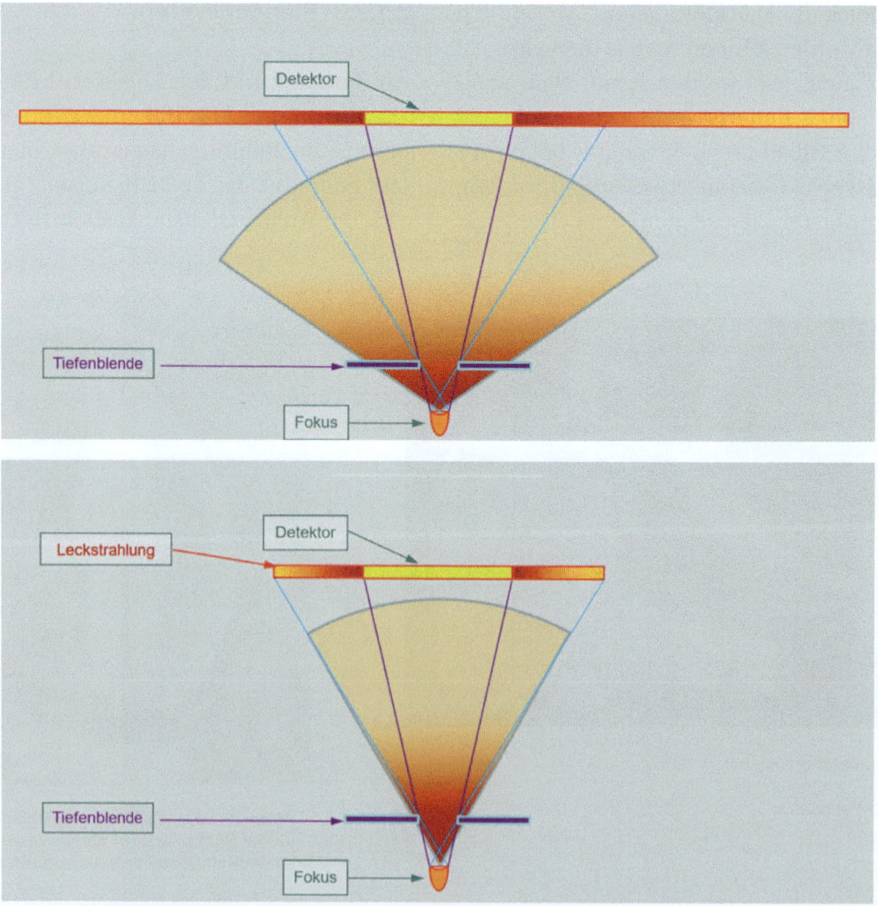

Bild 2.20 Der breite Strahlenkegel wird in erster Näherung durch das Einfahren von Blenden (meist aus Blei) begrenzt. Vergleichbar dem Randschatten bei der Abbildung von Objekten führt auch hier die Ausdehnung des Fokuspunktes zur unscharfen Begrenzung des Strahlenbündels. Man spricht hierbei von **Leckstrahlung** oder auch von **extrafokaler Strahlung**.

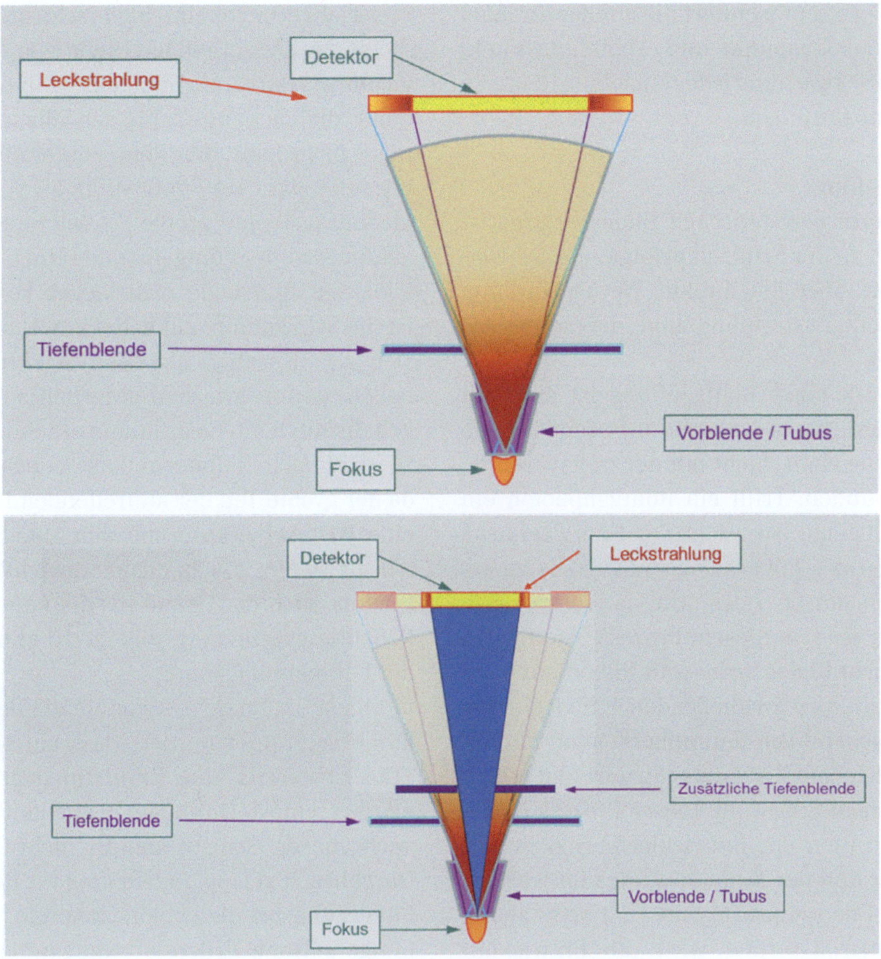

Bild 2.21 Ein möglichst fokusnaher Tubus reduziert die Extrafokalstrahlung (Leckstrahlung) deutlich. Die Einführung einer zweiten Ebene mit Vorblenden reduziert die Leckstrahlung noch weiter und ermöglicht eine vom Untersucher steuerbare zusätzliche Einblendung.

wiederum einen Strahlenkegel bildet. Die Blenden sind verfahrbar und ermöglichen dem Anwender eine zielgenaue Einblendung auf das abzubildende Objekt.
Bei vielen Systemen können definierte Formatgrößen, die fest vorprogrammiert sind, direkt angefahren werden. Typische Formate sind z.B. 35 × 35 cm oder 40 × 40 cm. Keine mögliche Blendenstellung darf jedoch zu einem Nutzstrahlenfeld führen, das die Maße der Bildebene (Detektorgröße) übersteigt. Näheres hierzu ist in der DIN EN 60601-2-54 festgelegt. Spezielle Messanordnungen und Messmittel ermöglichen eine einfache Überprüfung der Einhaltung dieser Vorgaben. Bei diesen Messungen wird der Dosisverlauf der Leckstrahlung an den Formatkanten gemessen. Dieser muss den DIN-Vorgaben entsprechen.

2.1.4 Verfahren der Bilderzeugung

Die Bilderzeugung erfolgt in der Bildebene. Hierzu stehen unterschiedliche technische Lösungen zur Verfügung. Allen Verfahren gemeinsam ist die mit Verlusten behaftete Wandlung der eingestrahlten Röntgenstrahlung in Bildinformationen. Es ist zwischen statischen und dynamischen Verfahren zu unterscheiden.

2.1.4.1 Statische Bilderzeugung

Im Fall der statischen Bilderzeugung trifft die Röntgenstrahlung entsprechend den Abbildungsregeln auf die **Bildebene**. Bei der Passage des Objekts, das abgebildet werden soll, wird die Röntgenstrahlung je nach unterschiedlicher Absorptionseigenschaft einzelner abzugrenzender Regionen des Objekts geschwächt. Somit ist die auf die Bildebene treffende Energie nicht homogen verteilt, sondern repräsentiert die auf der direkten Strecke zwischen Fokuspunkt und Abbildungspunkt erfolgte jeweilige Schwächung jedes einzelnen Röntgenstrahls (Photonenbahn).

2.1.4.1.1 Röntgenfilm

Die einfachste Form der statischen Bilderzeugung ist der **Röntgenfilm**. In der Frühzeit erfolgte der Schwärzungsprozess nur über die direkte Wechselwirkung zwischen der Röntgenstrahlung und der sensitiven Schicht des Films.

Im einfachsten Fall eines Röntgenfilms ist eine mit **Silberhalogeniden** (heute meist Brom) beaufschlagte Emulsion über eine Haftschicht mit der transparenten Tragschicht verbunden. Trifft ein Röntgenphoton ein solches Silberhalogenid, so reicht der Energieeintrag aus, das Silberion des Silberhalogenidkristalls zu reduzieren. Je höher der Energieeintrag je Fläche, desto mehr Silberionen sind an diesem Prozess beteiligt. In einem ersten Schritt bilden sich somit Silberkeime. Im sich an die Belichtung anschließenden Entwicklungsbad werden ausgehend von den Silberkeimen die Silberionen der belichteten Kristalle reduziert und bilden sich zu metallischem Silber um. Dieser Prozess ist neben der Konzentration der Entwicklerflüssigkeit von der Einwirkdauer und der Temperatur des Entwicklerbades abhängig. Das reduzierte Silber ist ortsständig. In einer Zwischenwässerung wird die Entwicklerflüssigkeit entfernt. Im nächsten Schritt durchläuft der Film ein Fixierbad. Dabei kommt der Reduktionsprozess vollständig zum Erliegen und zusammen mit der Fixierflüssigkeit werden die nicht reduzierten Silberionen auch aus der Trägerschicht ausgetragen. Zuletzt werden alle noch vorhandenen Rückstände von der Oberfläche des Films ausgewaschen. Auf dem Trägermaterial verbleibt eine Silberschicht, deren Packungsdichte an der jeweiligen Stelle vom vorherigen Energieeintrag durch die Röntgenstrahlung abhängig ist. Je höher die Packungsdichte der Silberauflage, desto weniger Licht kann den Röntgenfilm durchdringen. Dies bedeutet, dass ein Röntgenfilm an Stellen hohen Energieeintrags seine größte Schwärzung aufweist. Je ungehinderter der Röntgenstrahl seinen Weg vom Röhrenfokus zur Bildebene zurücklegen konnte, desto höher ist die Schwärzung auf dem Film. Umgekehrt gilt, dass sich z. B. Knochen als helle Strukturen im Bild abheben, da ein Knochen aufgrund seines hohen Kalkgehalts die Röntgenstrahlung erheblich schwächt.

Diese einfache Filmtechnik ist jedoch sehr inneffektiv, da der größte Teil der auftreffenden Photonen, ohne in eine Wechselwirkung mit den Silberhalogenidkristallen zu treten, die Emulsionsschicht passieren kann. Dies ist auch der Grund für die teilweise sehr langen Belichtungszeiten von bis zu 10 min in der Frühzeit der Röntgenbildgebung.

In einem ersten Schritt konnte die Belichtungszeit dadurch verringert werden, dass auf beiden Seiten des Trägermaterials eine **Emulsionsschicht** aufgetragen wurde – eine Technik, die bis heute Bestand hat. Doch auch dieser Schritt konnte nicht befriedigen. Der Durchbruch gelang, indem man vor der Belichtung des Films zunächst die Photonenenergie in Licht wandelte. Einige **seltene Erden** – vorzugsweise **Gadolinium** – wandeln einen höheren Teil der Photonenenergie in sichtbares Licht um. Schichten, die z. B. Gadolinium enthalten, werden vor bzw. hinter dem Film angelegt. Diese Folien bezeichnet man als **Verstärkerfolien**. Abhängig von der verwendeten seltenen Erde emittieren diese Folien Licht unterschiedlicher Wellenlänge. Man unterscheidet zwischen Folien, die entweder grünes

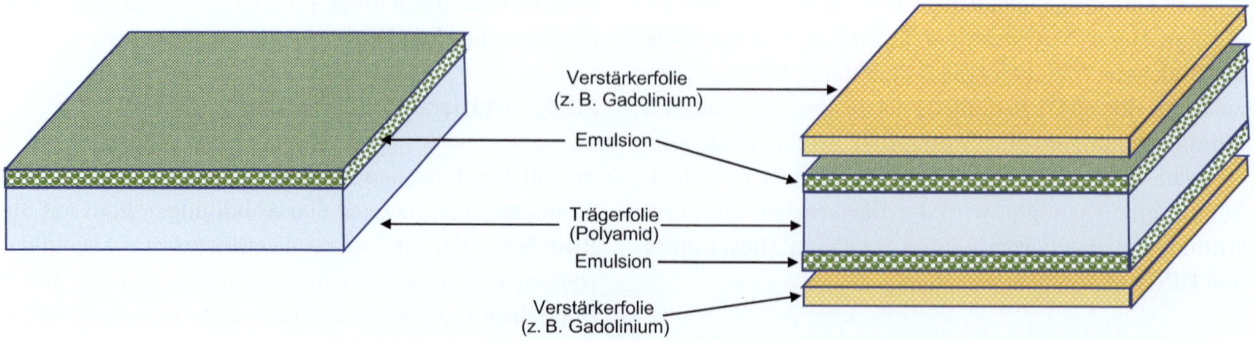

Bild 2.22 Im einfachsten Fall erfolgt die Belichtung der Emulsion ausschließlich über Röntgenphotonen. Die indirekte Belichtung eines modernen Röntgenfilms mit beidseitiger Emulsionsbeschichtung und der Wandlung der Röntgenphotonen in Lichtquanten reduziert die erforderliche Röntgendosis und damit auch die Belichtungszeit signifikant.

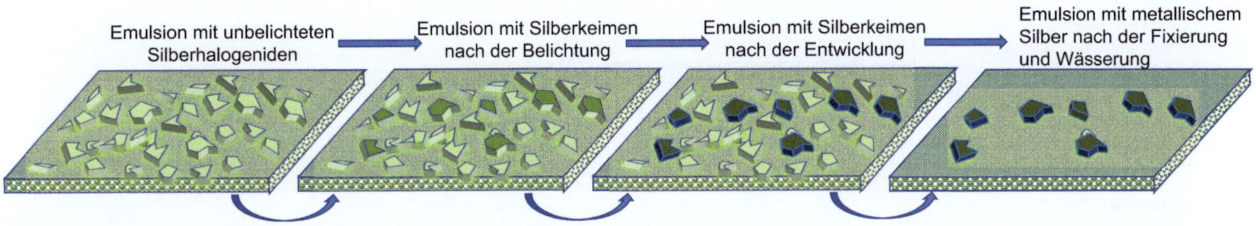

Bild 2.23 Das Röntgenbild entsteht über einen mehrstufigen Prozess, bei dem zunächst durch Energieeintrag aus dem Silberhalogenid einzelne Silberkeime entstehen. Im Entwicklungsprozess entwickelt sich durch Reduktion metallisches Silber. Dieses bleibt ortsständig auf der Tragschicht des Röntgenfilms. Im Fixierbad verfestigt sich das metallische Silber und nicht reduzierte Silberionen werden aus der Emulsion herausgewaschen und im letzten Wässerungsgang abgespült.

oder blaues Licht emittieren. Heutige Filme tragen diesem Umstand Rechnung. Man spricht dabei auch von Film-Folien-Kombinationen. Der Vorteil dieser Technik liegt darin, dass der Prozess der Belichtung von Silberkeimen um ein Vielfaches effektiver verläuft, wenn die Belichtung über vergleichsweise niederfrequente Lichtquanten und nicht nur über Röntgenphotonen erfolgt (Bild 2.22 und Bild 2.23).

Der Röntgenfilm wird in einer Dunkelkammer (nur Rotlicht) in eine Röntgenfilmkassette eingelegt. Die Vorderseite (in Richtung Röntgenstrahler zu platzieren) der Kassette ist röntgentransparent. Die Innenseiten der Vorder- und der Rückseite sind mit einer Schaumstoffschicht und davor mit der Verstärkerfolie ausgekleidet (Bild 2.24). Bei geschlossener Kassette werden die beiden Verstärkerfolien durch die Schaumstoffzwischenlage fest an den Film gepresst.

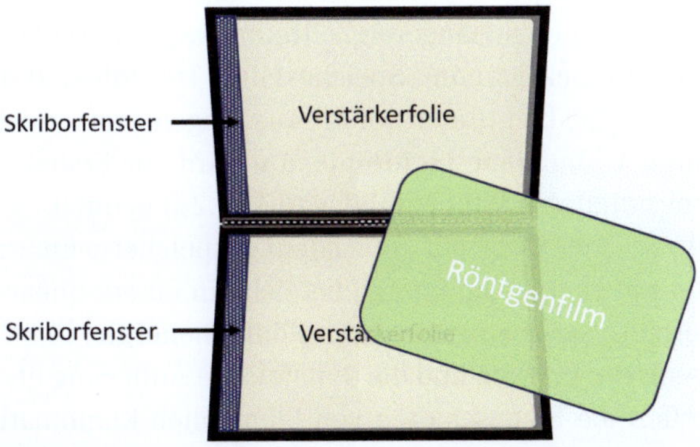

Bild 2.24 Schematische Darstellung einer klassischen Filmkassette: Der zu belichtende Röntgenfilm liegt zwischen zwei Verstärkerfolien. Hierdurch kann zusätzlich noch ein Teil der Photonen zur Belichtung des Films beitragen, die zuvor ohne Wechselwirkung mit der ersten Folie oder des Films diese passiert haben. Hierdurch reduziert sich im Sinne des Strahlenschutzes die Hauteintrittsdosis des Patienten. Das Skriborfenster ist ein geschützter Bereich, in dem der Röntgenfilm durch Abschirmung (Bleieinlage) nicht belichtet wird. Dieser Bereich kann vor dem Entwicklungsprozess in der Dunkelkammer noch mit zusätzlichen Identifikationsdaten (z. B. Patientenname usw.) belichtet und damit zuordenbar gemacht werden.

Verstärkerfolien gibt es in unterschiedlichen Materialstärken und sie bestehen aus einem möglichst transparenten Grundstoff, in den die seltenen Erden eingebettet sind. Je dicker die Folienschicht, desto wahrscheinlicher ist eine Wechselwirkung zwischen den auftreffenden Röntgenphotonen und den Elementen der seltenen Erden. In diesem Fall hat man einen hohen Verstärkungsfaktor. Je dünner die Verstärkerfolie, desto schärfer wird die Abbildung, allerdings erhält man nur einen geringeren Verstärkungsfaktor. Je dicker eine Verstärkerfolie ist, desto ausgeprägter bildet sich ein Lichthof (Lichtstreuung innerhalb der Folie), der zu einer Unschärfe führt. Dünnere Folien erlauben schärfere Abbildungen, also eine bessere Ortsauflösung.

Als Grundregel gilt Folgendes (Bild 2.25):

- dünne Verstärkerfolie → geringe Verstärkung → höhere Dosis → hohe Ortsauflösung
- dickere Verstärkerfolie → höhere Verstärkung → geringere Dosis → verminderte Ortsauflösung

Als Richtschnur gilt das **ALARA-Prinzip** (= *as low as reasonably achievable*). Dieses ist ein Grundgebot im Strahlenschutz. Es soll immer nur so viel Dosis angewendet werden, wie zur Erzeugung der gerade benötigten Bildqualität erforderlich ist. Dabei ist auch die Fragestellung zu berücksichtigen. Es geht somit grundsätzlich nicht darum, das technisch bestmögliche Röntgenbild zu erstellen, sondern unter strenger Berücksichtigung der Fragestellung bzw. der Indikation ein optimales Ergebnis zu erzielen. So wäre bei der Darstellung eines metallischen Fremdkörpers und dessen genauer Ortsbestimmung eine Dosis, die die Darstellung feinster Gewebeunterschiede oder feinster Knochenstrukturen ermöglicht, nicht zu rechtfertigen.

Für optimale Ergebnisse ist zudem darauf zu achten, dass zur jeweiligen Folie unter Berücksichtigung der Wellenlänge der Lichtemission der passende Film verwendet wird. Für unterschiedliche Anwendungen ist

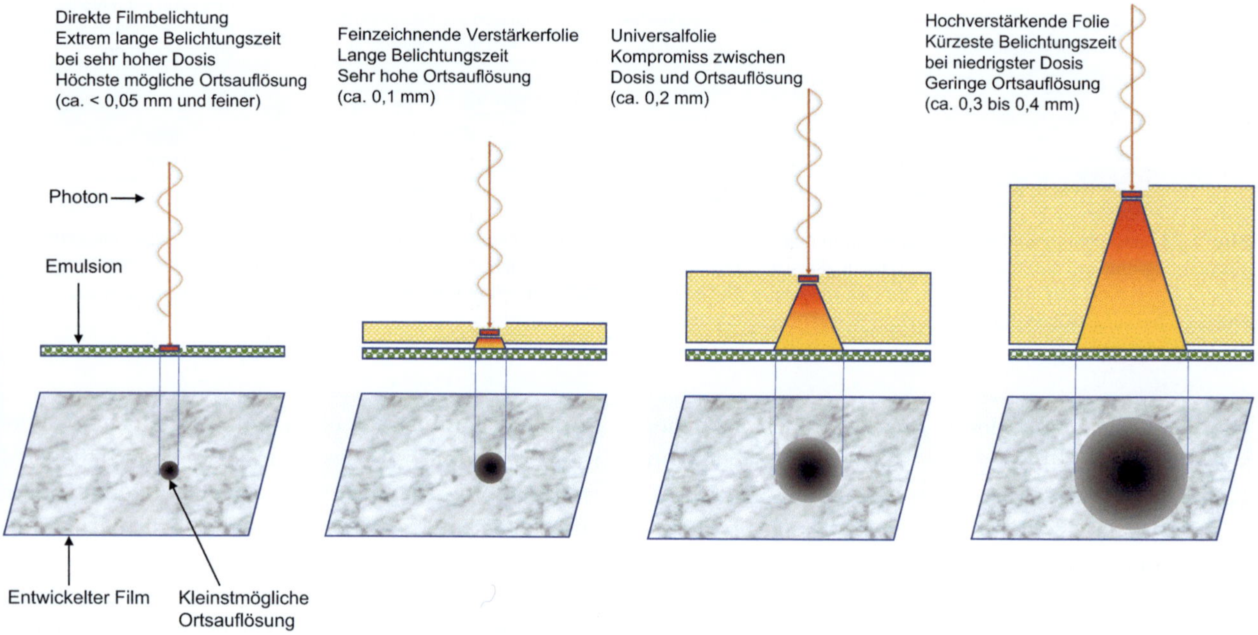

Bild 2.25 Die Auswahl der Film-Folien-Kombination entscheidet über den Dosisbedarf und die Bildqualität.

die jeweils optimierte Film-Folien-Kombination zu wählen. So wird im Regelfall bei Untersuchungen an Kindern aus Gründen des Strahlenschutzes in aller Regel eine Film-Folien-Kombination mit einer hohen Verstärkung gewählt.

Film-Folien-Kombinationen können nicht beliebig ausgetauscht werden. Röntgenanlagen mit automatischer Belichtung arbeiten über eine Abschaltautomatik der Strahlung. Sobald auf der Kassette eine für die jeweilige Anwendung (Organprogramm) und die vorbestimmte Film-Folien-Kombination hinterlegte Dosis aufgetroffen ist, wird die Strahlung beendet. Ändert sich die Film-Folien-Kombination, stimmt die erwartete Empfindlichkeit der Film-Folien-Kombination und die tatsächliche Empfindlichkeit nicht mehr überein und es kommt zu Über- oder Unterbelichtungen. Im Rahmen der regelmäßigen Konstanzprüfung muss das Zusammenspiel zwischen der Abschaltautomatik und der für das jeweilige Organprogramm hinterlegten Film-Folien-Kombination überprüft werden.

2.1.4.1.2 Digitale Lumineszenzradiografie

Bei der Bildgebung über **Speicherfolien** (Lumineszenzfolien, vergleichbar einem Röntgenfilm) handelt es sich genau genommen um **Radiolumineszenz**, einer Unterform der Lumineszenz. Die eingetragene Energie der Röntgenstrahlung wird auf einzelne Elektronen der Kristallatome übertragen, sodass diese auf ein höheres Energieniveau (Elektronenschale) angehoben werden und dort latent verbleiben. Dies bedeutet, dass im Gegensatz zur **Fluoreszenz** der Verstärkerfolien z. B. aus Gadolinium der Rückfall und damit die Emission von Licht nicht sofort erfolgt, sondern entweder über einen längeren Zeitraum hinweg oder sogar erst nach einer erneuten energetischen Anregung, z. B. durch Laserlicht. In der Folie wird nach der Bestrahlung mit Röntgenstrahlung ein latentes Abbild der Bestrahlungsintensität für einen längeren Zeitraum gespeichert (daher auch die Bezeichnung Speicherfolie). Der Rückfall der angeregten Elektronen auf ihr Ausgangsniveau und die damit verbundene **Lichtemission** wird zur Erstellung eines digitalen Röntgenbildes (Bild 2.26) genutzt.

Die an jeder Stelle der Folie latent gespeicherte Energie steht über weiteste Energiebereiche in einem linearen Verhältnis zur eingestrahlten Röntgenenergie. Der dynamische Umfang und die dynamische Auflösung übertreffen die Eigenschaften von Film-Folien-Kombinationen. Die Empfindlichkeit ist wesentlich höher, was sich in einer signifikant niedrigeren Einfallsdosis im Sinne des Strahlenschutzes positiv auswirkt. Der enorm hohe Dynamikumfang reduziert auch die Gefahr von Über- oder Unterbelichtungen. Aus rein theoretischer Sicht stellt der Abstand des Energieniveaus zweier benachbarter **Elektronenschalen** der die Kristallstruktur bildenden Atome die Untergrenze der dynamischen Auflösung des latenten Speicherabbildes dar, praktisch ist

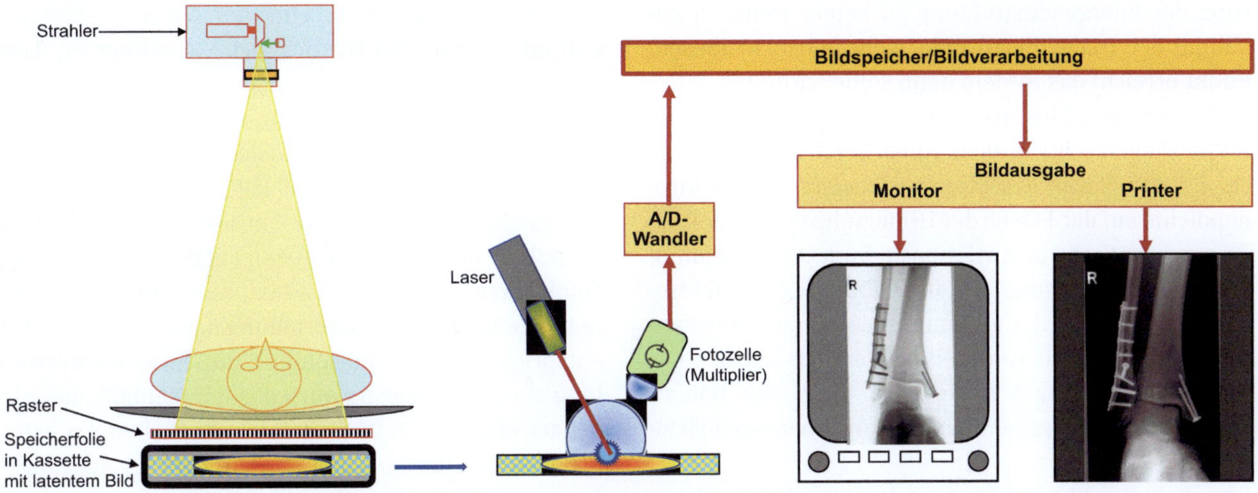

Bild 2.26 Die Speicherfolie liegt in einer Kassette, wie auch ein Röntgenfilm. Die Handhabung bei der Aufnahme ist identisch. Im sich anschließenden Ausleseprozess wird das latente Röntgenbild durch Laseranregung in Form von Lichtabstrahlung ausgelesen. Das emittierte Licht erfasst eine Fotozelle. Über einen A/D-Wandler entsteht ein digitaler Datensatz, der im Speicher als Pixelbild abgelegt wird. Die Bildausgabe kann über jedes beliebige Medium erfolgen, sofern ein Anschluss an den Bildspeicher möglich ist.

dies jedoch nicht zu erreichen. Die Begrenzung liegt im Auflösungsverhalten des Photomultipliers und der A/D-Wandlung.

Die Darstellung auf dem Printer sowie auf dem Monitor kann sowohl in positiver als auch in negativer Kontrastdarstellung erfolgen. Im Gegensatz zum Film liefert der Ausleseprozess an Stellen des höchsten Energieeintrags den hellsten Grauwert. Die Bilddarstellung ist ein nachgelagerter und jederzeit reproduzierbarer Prozess. Die Umkehrung der Graustufen kann daher frei bestimmt werden, um von der Filmbetrachtung gewohnte Sehweisen zu erhalten.

Bisher noch mit Röntgenfilm und Dunkelkammer arbeitende Abteilungen können mit dieser Technik, ohne neue Röntgengeräte zu benötigen, im Nachgang vollständig digitalisiert und in **PACS-Systeme** und Netzwerke eingebunden werden.

2.1.4.1.3 Bildverstärker-FS-Röntgenbilderstellung (statisch)

Röntgenfilm und Speicherfoliensysteme nutzen die **Lumineszenz** zur latenten Zwischenspeicherung der Bildinformation. Über ein mehrstufiges Verfahren wird der Energieeintrag auf Film und Speicherfolie in ein Röntgenbild umgewandelt. Die Fluoreszenz kommt in den Verstärkerfolien bei Filmaufnahmen als Zwischenstufe zum Einsatz. Der **Bildverstärker** (BV) hingegen nutzt ausschließlich die Fluoreszenz. Das Verfahren ist aber auch beim BV mehrstufig. Da sich ein Bildverstärker durch das Prinzip der Fluoreszenz auch zur dynamischen Bildgewinnung eignet, auf die an späterer Stelle eingegangen wird, soll an dieser Stelle auf die Technik des BVs detaillierter eingegangen werden.

Das Grundprinzip beruht auf der Umwandlung der Röntgenphotonen in Lichtquanten innerhalb der Eingangsschicht, vergleichbar der Funktion der Verstärkerfolien beim Röntgenfilm. Die Eingangsschicht besteht in der Mehrheit aller Modelle aus einem **Cäsium-Jodid-Kristall** (CsI_{Na}), der mit Natrium dotiert ist. In Einzelfällen findet man auch eine Thallium-Dotierung (Tl). Die Kristalle sind eng gepackt und in Nadelform ausgebildet. Treffen Photonen auf eine solche Kristallnadel, wird ein Teil der eingetragenen Energie in Lichtquanten umgewandelt.

Auf der „Rückseite" dieser flächigen Kristallstruktur liegt eine flächige Fotokathode an. In dieser wird das auftreffende Licht aus der **Szintillatorschicht** (CsI_{Na}) in freie Elektronen gewandelt (Bild 2.27). Diese Elektronen führen zu einer Ladungsverteilung auf der Innenseite des **Eingangsfensters**, deren flächige Dichteanordnung der Dosisverteilung auf der Außenseite des Eingangsfensters des BVs entspricht. Ein linearer Zusammenhang zwischen der eingestrahlten Röntgendosis und der Zahl der freien Elektronen auf der Innenseite der Fotokathode besteht jedoch nur in einem begrenzten Bereich innerhalb des Dynamikumfangs. Dieser endet bei jener Dosis, ab der eine weitere Steige-

II

rung der Energieeinstrahlung zu keiner weiteren Zunahme der freien Elektronen mehr führt. In diesem Punkt erreicht das System dann seine Sättigung.
Gegenüber dem Eingangsfenster ist das **Austrittsfenster**, ein Leuchtschirm, angeordnet. Seine Fläche beträgt ca. 1 % der Fläche des Eingangsfensters. Die Elektronendichte auf der Fläche der Hinterseite der Fotokathode repräsentiert ein Zwischenstadium der Abbildung des zukünftig sichtbaren Röntgenbildes. Alle Elektronen sind während des gesamten sich nun anschließenden Prozesses gleichwertig. Eine höhere Dosis an einer Stelle des Eingangsfensters wird über eine höhere Elektronendichte gegenüber der umgebenden Fläche abgebildet.
Innerhalb des BVs herrscht ein hohes, relatives Vakuum, vergleichbar dem Inneren einer Röntgenröhre. Liegt zwischen der Fotokathode und dem Bereich des Ausgangsfensters (Leuchtschirm) eine Spannung an, werden die freien Elektronen in Richtung dieses Ausgangsschirms gleichförmig beschleunigt. Durch die Beschleunigung – deren Spannung liegt je nach Modell des BVs zwischen 25 bis 29 kV – erhöht sich die Energie jedes einzelnen Elektrons auf $e^- \times UV$ (in ke^-V). Jedes Elektron nimmt exakt diesen Energiezustand an. Beim Auftreffen auf dem Leuchtschirm des Ausgangsfensters wird diese Energie erneut in Lichtquanten durch Fluoreszenz gewandelt. Der Beitrag jedes Elektrons unterliegt der gleichen statistischen Verteilung.
Ähnlich der klassischen Optik, wo mit Linsen der Verlauf der Lichtausbreitung beeinflusst wird, ist dies auch durch elektronische Linsen in Form von Elektroden im Vakuum des BVs möglich. So gelingt es, dass alle beschleunigten Elektronen durch einen Punkt, den **Fokuspunkt**, geführt werden, bevor sie auf das Ausgangsfenster treffen. Das Muster der Häufigkeitsverteilung der Elektroneneinschläge auf der Innenseite des Ausgangsfensters entspricht so der ursprünglichen Verteilung der freien Elektronen auf der Innenseite der Fotokathode. Wenn jedoch diese ursprüngliche Elektronenverteilung der Dosisverteilung am Eingangsfenster entspricht, dann repräsentiert die Elektronenverteilung am Austrittfenster auch das Röntgenbild, das wie bei der klassischen Optik auf dem Kopf steht. Da jedes Elektron mit der gleichen Energie auf das Ausgangsfenster trifft, trägt jedes Elektron gleichwertig zur Lichtemission am Ausgangsfenster bei. Ein Abbildungspunkt hoher Dosis am Eingangsfenster erscheint am Ausgangsschirm besonders hell, da dort mehr Elektronen einen gleichwertigen Beitrag zur Lichterzeugung leisten, anders als in Regionen, die Flächen geringer Dosis am Eingangsschirm abbilden.
So entsteht am Ausgangsschirm ein optisches Abbild der Photonenenergieverteilung am Eingangsschirm und damit ein Röntgenbild. Dieses kann durch eine beliebige Speichertechnik (Filmkamera, Röhrenkamera oder **CCD-Kamera**) aufgenommen und eingefroren werden. Der weiteren Verarbeitung dieses Bildes sind dann keine Grenzen mehr gesetzt.
Die Bildverstärkung (BV) entsteht aus zwei Komponenten. Die im Eingangsschirm auf einer großen Fläche

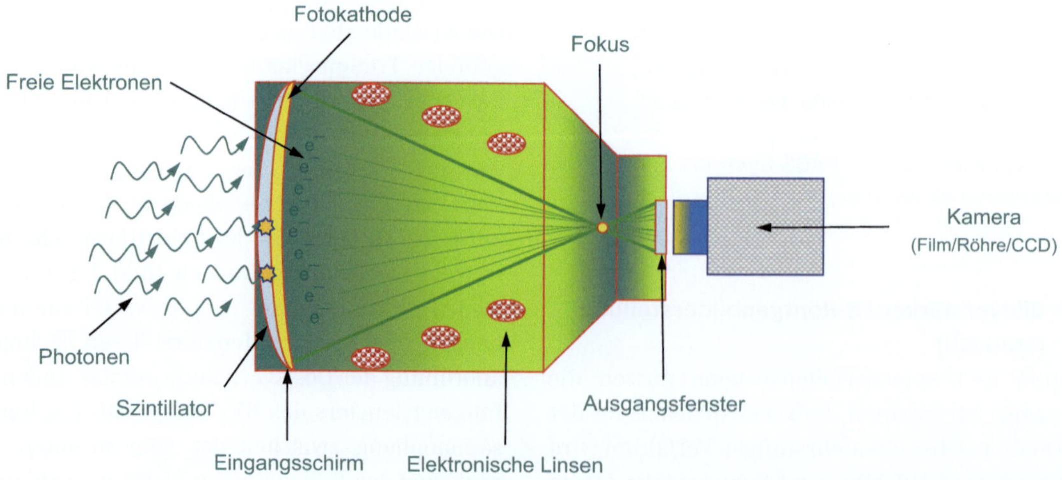

Bild 2.27 Durch Photonentreffer auf die Szintillationsschicht werden in der Kathodenschicht Elektronen freigesetzt, die sich näherungsweise proportional zum Energieeintrag als freie Elektronen auf der Rückseite der Fotokathode ansammeln. Durch elektronische Linsen fokussiert und mit 25 bis 29 kV beschleunigt bewegen sich diese auf das Ausgangsfenster, wo es zur Fluoreszenz kommt. Das dabei emittierte Licht kann von jeder Art von Kamera erfasst werden.

freigesetzten Elektronen konzentrieren sich am Ausgangsschirm auf eine sehr kleine Fläche (ca. 100:1). Hierdurch entsteht ein sehr helles, wenn auch kleineres Bild am Ausgangsfenster. Darüber hinaus erhöht die Beschleunigungsspannung die Energie jedes einzelnen Elektrons, das seinerseits mit seiner hohen Energie zur Fluoreszenz und damit zur Lichtemission am Ausgangsfenster beiträgt.

Im einfachsten Fall der Bildgebung mittels BV emittiert eine Röntgenröhre eine definierte Dosis und projiziert ein Abbild eines Objekts auf das Eingangsfenster. Das hierdurch entstehende Bild am Ausgangsfenster belichtet einen Bildträger. Die Belichtungszeit der Kamera und die Dauer der Strahlung müssen koordiniert sein, da die Lichtemission am Ausgangsfenster aufgrund der Fluoreszenz mit Abbruch der Röntgenstrahlung sofort endet und über ein minimales Nachleuchten abklingt.

Wie in der klassischen Optik kann durch die Verschiebung des Fokuspunktes entlang der Mittelachse in Richtung des Eingangsfensters die Abbildungsgeometrie dahingehend verändert werden, dass eine kleinere Fläche des Eingangsschirms auf die Fläche des Ausgangsfensters projiziert wird. Dies wird auch als Lupen- oder Zoomfunktion bezeichnet (Bild 2.28). Hierdurch reduziert sich die Zahl der an der Lichtemission des Ausgangsfensters beteiligten Elektronen entsprechend. Das Bild am Ausgangsfenster wird dunkler und somit auch an der Kamera. Gleichzeitig würde das abzubildende Objekt auch an Stellen mit Dosis belastet, die sich nicht auf dem Kamerabild abbilden. Dies ist aus Strahlenschutzgründen nicht zulässig. Es dürfen nur Regionen bestrahlt werden, die zur endgültigen Bilderstellung einen Beitrag leisten.

Beiden Problemen wird technisch begegnet. Um die Bildhelligkeit zu erhalten, stehen drei Funktionen, auch in Kombination, zur Verfügung. Die Signalverstärkung am Ausgang der Kamera kann erhöht werden, sofern das Bild auf elektronischem Wege weitergeleitet wird. Dies führt zu einem erhöhten Rauschanteil im Bildsignal. Zusätzlich kann die Irisöffnung der Kameraoptik vergrößert werden. In diesem Fall reduziert sich jedoch die Abbildungsschärfe. Auch entfällt diese Möglichkeit, wenn die Kamera über eine Faseroptik an das Ausgangsfenster angebunden ist – ein Verfahren, das einzelne Hersteller vereinzelt angewendet haben. Als letzte und gebräuchlichste Alternative erhöht man die Dosis in jenem verkleinerten Objektbereich, der durch

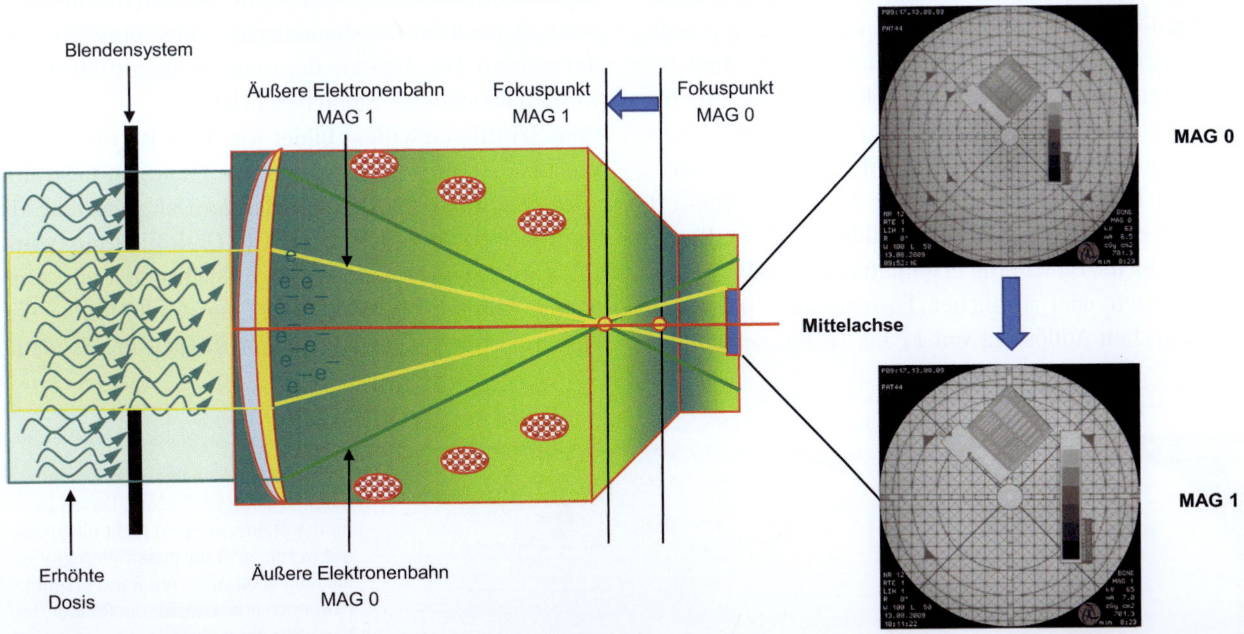

Bild 2.28 Durch die Verschiebung des Fokuspunktes entlang der Mittelachse in Richtung Eingangsfenster verlaufen die äußeren Elektronenbahnen, wie in Grün abgebildet, und treffen neben dem Ausgangsfenster auf. Nur die Elektronen innerhalb der gelben Bahnen treffen auf das Ausgangsfenster. Das Ausgangsbild (MAG 0) wird durch das Lupenbild (MAG 1) ersetzt. Um einen gleichen Eindruck der Bildhelligkeit beizubehalten, ist eine höhere Eingangsdosis erforderlich. Im Regelfall geschieht dies durch eine Anhebung des mAs-Produkts. Die höhere Röntgenstrahlung darf jedoch nur noch jene Teile des Patienten treffen, die im Lupenbild (MAG 1) auch tatsächlich abgebildet werden. Dies geschieht durch Einblenden (Einfahren) der fokusnahen Blenden an der Röntgenröhre.

die Zoomfunktion noch auf das Ausgangsfenster projiziert wird. Dabei erhöht sich die Hauteintrittsdosis am Patienten. Dieses Verfahren ist das gebräuchlichste, meist in Kombination mit den zuvor genannten Möglichkeiten. Der Gesetzgeber trägt diesem Umstand ausdrücklich Rechnung bei der Ausgestaltung der Sachverständigenrichtlinie.

> **!** Wird der Helligkeitsverlust in Lupentechnik durch eine Erhöhung der Dosis ausgeglichen, kann das Dosisflächenprodukt unverändert bleiben oder sich nur geringfügig ändern. Die Hauteintrittsdosis steigt ab näherungsweise im Lupenverhältnis an. Entsprechend sollte die Lupenfunktion nur sehr überlegt verwendet werden. Soweit möglich, sollte einer elektronischen Lupenfunktion bei der Bildbetrachtung der Vorzug gegeben werden.

Das BV-System zeichnet sich durch einen geringen Dosisbedarf aus. Allerdings gibt es auch deutliche Einschränkungen hinsichtlich der Bildqualität und seiner Handhabbarkeit. Bis zum Zeitpunkt der Bildaufnahme durch die Kamera handelt es sich um ein durchgängig analoges System. Die Eigenschaften des Austrittsfensters und die Auflösung der Kamera begrenzen jedoch die Dynamik und die Ortsauflösung. Für das Austrittfenster gilt ein vergleichbarer Effekt, wie er bereits für die Verstärkerfolie beschrieben wurde. Der in Bild 2.25 erläuterte Effekt der Unschärfe, je dicker die fluoreszierende Schicht ist, gilt auch hier. Zusätzlich limitiert die nachgeschaltete Kamera die Bildqualität. Im Regelfall weisen die Bilder eine Pixelmatrix von 1024 × 1024 Bildpunkten oder ähnlicher Formate auf, bei einer dynamischen Auflösung von 12 bis 16 Bit. Gerade die Ortsauflösung erreicht damit nicht das Auflösungsverhalten eines Films oder einer Speicherfolie (Bild 2.29). Ein BV ist extrem schwer und benötigt eine aufwendige Mechanik, um überhaupt handhabbar zu sein. Für statische Aufnahmen konnte sich diese Technik auch aus diesem Grund nicht durchsetzen, abgesehen z. B. von Reihenuntersuchungen im Thoraxbereich oder Ähnliches, im Gegensatz zu der nachfolgend beschriebenen Flachdetektortechnik. Die Domäne des Bildverstärkers war von Anfang an die Darstellung dynamischer Abläufe. Statische Aufnahmen werden mittels BV in aller Regel nur in Zusammenhang mit Durchleuchtungsuntersuchungen zur Dokumentation mit gegenüber der Durchleuchtung verbesserter Bildqualität erstellt. Hierzu wird auf die in Kapitel B II 2.1.4.2 beschriebenen Verfahren der dynamischen Bildgebung verwiesen.

2.1.4.1.4 Flachdetektor-(FD-)Röntgenbilddarstellung (statisch)

Als Alternative zum Film, der Speicherfolie und dem BV steht uns heute der FD (= **Flachdetektor**) zur Verfügung. Nachfolgend sollen nur grundlegende Aspekte dieser Technik dargestellt werden. Grundsätzlich kann der FD mit einem BV verglichen werden, auch wenn sich bis auf den Eingangsschirm die Technik grundlegend unterscheidet. Der FD kann sowohl für die statische als auch für die dynamische Bildgebung verwendet werden. Die Aspekte der dynamischen Bildgebung werden an späterer Stelle beschrieben.

Eine Szintillatorschicht bildet wie beim BV die Projektionsfläche eines Objekts, das mit Photonen bestrahlt wird. Als Standard gilt auch hier der CsI_{Na}-Kristall. Als Alternative kann auch **GADOX (= Gadoliniumoxysulfid**, Gd_2O_2S) verwendet werden. Während CsI_{Na} eine nadelförmige Struktur aufweist, hat Gadolinium eher eine amorphe Struktur, was hinsichtlich der Ortsauf-

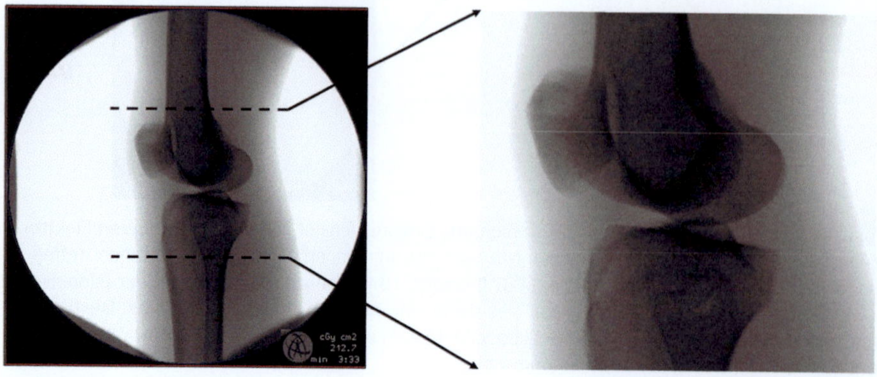

Bild 2.29
Statische BV-Aufnahme mit einem mobilen C-Bogen-System: Da (zu Demonstrationszwecken) nicht eingeblendet wurde, sind die gesättigten großen Flächen erkennbar. Am Rand erkennt man noch ansatzweise die Ränder der Lamellen der Irisblende. Im Zoom sind die fehlende Feinzeichnung (Ortsauflösung) und der höhere Rauschanteil gut erkennbar. Die Bildqualität ist mit der einer statischen Aufnahme mittels eines Films oder Speicherfolie nicht vergleichbar.

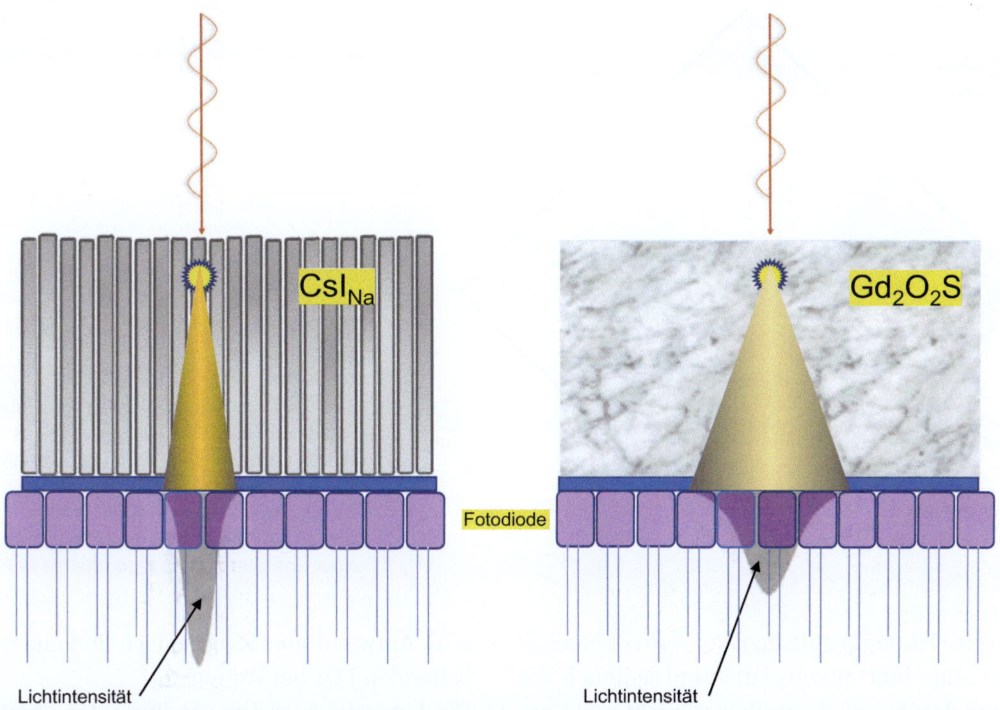

Bild 2.30 Die CsJ_{Na}-Eingangsschicht weist gegenüber dem Gd_2O_2S hinsichtlich der Lichtausbreitung deutliche Vorteile auf. Der Signal-Rausch-Abstand ist deutlich besser. Die Ortsauflösung bei gleicher Röntgendosis ist höher, allerdings ist der Herstellungsprozess wesentlich komplexer und die Ausschussrate höher, was gegenwärtig noch zu höheren Preisen führt.

lösung einen entscheidenden Nachteil aufweist. Das Problem ist dabei nicht die Wandelrate der Röntgenphotonen in Lichtquanten, sondern die Coronabildung am Lichtpunkt. Trifft ein Photon auf einen CsI_{Na}-Kristall und entsteht durch die Fluoreszenz in der Kristallnadel ein Lichtquant, breitet sich dieses in der überwiegenden Zahl der Fälle innerhalb der Kristallnadel durch Reflexion an der Kristallwand aus. Es entsteht nur eine sehr kleine Corona um den Austrittspunkt des Lichtquants am Fuße der Kristallnadel. Beim Gadolinium hingegen erscheint eine wesentlich ausgeprägtere Corona. Die Helligkeit des Bildpunktes ist etwas geringer als beim CsI_{Na}-Kristall, dafür über eine größere Fläche verteilt (Bild 2.30).

Vergleichbar mit dem Eingangsschirm eines BVs treffen die Lichtquanten auf eine lichtempfindliche Schicht. Diese ist allerdings nicht vollflächig aufgebracht, sondern besteht aus bis zu vielen Millionen einzelnen, vollständig abgegrenzten **Fotodioden**, die in Zeilen und Spalten angeordnet sind (Bild 2.31). Jede Diode wird als Einzelwert meist zeilenweise ausgelesen. Nach einem A/D-Wandelprozess liegt ein voll digitalisiertes Bild in Pixelstruktur im Speicher und kann von dort aus beliebig weiterverarbeitet werden. Im Vergleich zum BV entfallen bei dieser Technik die Beschleunigungsstrecke der Elektronen, die Fokussierung, das Vakuum, das Austrittsfenster und das Kamerasystem. Das Bild am Austritt der Szintillatorschicht wird mehrstufig in ein digitales Bild umgewandelt. Bei diesem Typ von FD spricht man von einem indirekten Festkörperdetektor, da die Wandlung der Röntgenphotonen in einen digitalen Wert mehrstufig, mit Licht als Zwischenstufe erfolgt. Der lichtsensitive Halbleiter, meist aus amorphem Silizium (a-Si), hat diesem Typ von FD auch den Namen a-Si-Detektor gegeben. Dies ist auch heutzutage noch der gebräuchlichste Typ von FDs in der Medizin (Stand 2022).

Im a-Si-Detektor wird die auftreffende Lichtenergie (Lichtquanten) im Anschluss an die Erregung der Fotodiode in Form einer der Lichtintensität entsprechenden Ladung in einem Kondensator zwischengespeichert. Nach Abschluss der Belichtungsphase wird der Wert der Ladung ausgelesen und über einen A/D-Wandler in einen digitalen Wert gewandelt. Dieser Prozess erfolgt bei herkömmlichen a-Si-FDs sequenziell. Alle logischen Prozesse, die auf die digitalen Helligkeitswerte der einzelnen Pixel angewendet werden sollen, erfolgen in einem nachgelagerten Bildprozessor. Grund für diese

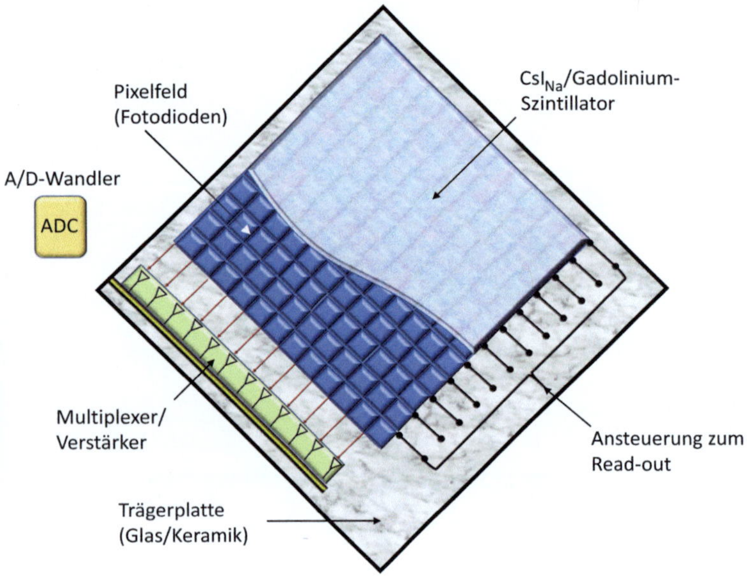

Bild 2.31 Im Pixelfeld werden die lichtsensitiven Fotodioden durch die Lumineszenz des Szintillators aktiviert. Über die Steuerleitungen erfolgt der Read-out der angesammelten Ladungen, die mittels Multiplexer verstärkt werden. Das verstärkte Signal durchläuft den A/D-Wandler, um dann einem Pixelwert in einer Speichermatrix zugeordnet zu werden.

Vorgehensweise ist der grundsätzliche Aufbau eines a-Si-Detektors. Auf einer Trägerplatte sind lediglich die Fotodiode und darüber die Szintillatorschicht und Kontaktbahnen zum Auslesen des Ladungszustands nach der Belichtung aufgetragen. Die Trägerschicht ist in den meisten Fällen eine Glas- oder Keramikplatte.

Jeder mehrstufige Prozess ist auch immer mit Verlusten behaftet, die stets an den Grenzen zweier Prozessstufen entstehen. Um diese Verluste zu reduzieren, wird eine direkte Wandlung von Röntgenphotonen in zählbare Ladungen angestrebt. Hierzu eignet sich Selen (Se), das eine besonders hohe Empfindlichkeit gegenüber Photonenstrahlung aufweist. Trifft ein Photon auf diese Eingangsschicht, entstehen freie Elektronen und Löcher. Gleichzeigt liegt an der Selenschicht ein orthogonales elektrisches Feld an. Die freien Ladungen folgen dem Feld und treffen direkt auf eine Halbleiterschaltung, vergleichbar dem zuvor beschriebenen indirekt arbeitenden FD, nur dass hier keine Lichtquanten, sondern direkt Ladungen gezählt werden. Es besteht ein linearer Zusammenhang zwischen der auftreffenden Photonenenergie und der zählbaren Ladung, und diese Linearität bleibt bis zur Sättigung über den gesamten Dynamikumfang stabil.

Durch den orthogonalen Verlauf der Feldlinien des elektrischen Feldes entfällt die Coronabildung nahezu vollständig (Bild 2.32) und die mögliche Ortsauflösung ist nur von der Pixelgröße des landungssensitiven Halbleiters und seiner Sensitivität abhängig. Diese Art von FDs garantiert ein Bild mit einem sehr hohen Dynamikumfang und bester Ortsauflösung. Der technische Aufwand übersteigt jedoch den eines indirekt arbeitenden FDs bei Weitem.

Die Linearität der Umwandlung der Photonenenergie in e^--Ladungen und damit die Linearität der Bildinformation, die sehr hohe Ortsauflösung, der Verzicht auf zusätzliche Zwischenstufen (Photon → Licht), die Absenz der Coronabildung (Lichthof) und nicht zuletzt die hohe Wandelrate der eingetragenen Photonenenergie in freie Elektronen hat dazu geführt, dass diese Technik trotz des technischen Aufwands ihren festen Platz bei Mammografiesystemen gefunden hat. Gerade dort sind die Anforderungen an die Dosisersparnis, eine hohe Ortsauflösung bei gleichzeitig hoher dynamischer Auflösung (z. B. 32 Bit) zwingende Voraussetzung, da diese Systeme für die Untersuchung hochsensitiven Gewebes und gleichzeitig überwiegend im Rahmen von Vorsorgeuntersuchungen an mutmaßlich gesunden Personen zum Einsatz kommen.

Ein weiteres Bauprinzip des FDs ist der **CMOS-FD** (= Complementary Metal-Oxide-Semiconductor). Er stellt lediglich eine Erweiterung des Handlings der Bilddaten im FD dar. Beim CMOS-Detektor ersetzen ein oder mehrere **Siliziumwafer** die Trägerplatte. Es handelt sich dabei um **Wafer**, wie sie auch für die bekannten Bauelemente der Mikroelektronik, also z. B. von Speicherbausteinen oder auch von ganzen Prozessoren, bekannt sind. Dies ermöglicht es, komplexere Prozessschritte der Bildverarbeitung direkt in den FD bzw. die Trägerplatte zu verlagern. Während beim a-Si-Detektor beispielsweise die Signalverstärkung in einen **Multiplexer** ausgelagert ist, kann ein Transistor zur

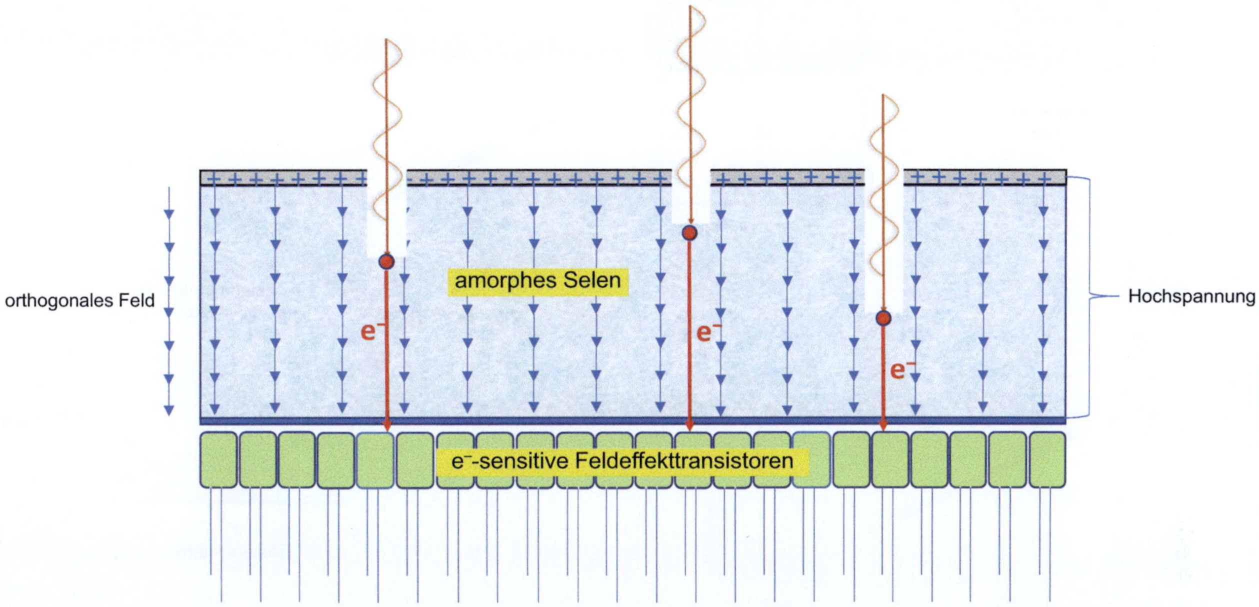

Bild 2.32 Im direkt wandelnden Flachdetektor wandern die durch die Photonen freigesetzten Elektronen entlang der Feldlinien des elektrischen Feldes. Sie treffen auf e⁻-sensitive Dioden. Ohne die Zwischenstufe der Lichtquanten wird die Coronabildung (Lichthof) umgangen. Die Abbildungsschärfe ist deutlich höher und fast nur von der sensitiven Fläche der Dioden abhängig.

Signalverstärkung direkt unterhalb jedes einzelnen Pixels im Wafer platziert werden. Das sehr schwache Eingangssignal aus der Fotodiode wird so ohne jegliche Leitungsverluste direkt verstärkt. Dieser Prozess kann auch zeitgleich für alle Pixel erfolgen (**Global Shutter**). So ist eine deutliche Steigerung der Bildabfolge möglich. Der mehrschichtige Aufbau kann zusätzlich auch Speicherplätze, und/oder weitere Rechenbausteine, z. B. für Additionsverfahren, enthalten. Selbst der Zugriff auf Informationen benachbarter Pixel ist möglich.

Wafer können jedoch nur in beschränkter Größe (bis 12“ Durchmesser) hergestellt werden. Um großformatige CMOS-FDs herzustellen, müssen mehrere in der Regel rechteckige Einzelbauteile, die aus den runden Wafern geschnitten werden, zu einem größeren Modul zusammengefasst werden. In einem ersten Schritt erhält man Teilmodule, die vollständig funktionstüchtig sind. Mehrere Module werden dann zu einem Verbund zusammengefügt. Dieser Prozess wird als **Butting** oder Tiling bezeichnet (Bild 2.33). Jedes einzelne Modul verfügt so auch weiterhin über eine vollwertige Ansteuerung bzw. eine Read-out-Komponente. An den Nahtstellen der aneinandergefügten Module entstehen allerdings Leerzeilen und Leerspalten. Die dort fehlenden Bildinformationen müssen rechnerisch im Nachgang ermittelt werden. Je besser der dabei verwendete Algorithmus ist, desto unauffälliger tritt dieser Datenmangel in Erscheinung. Im Regelfall erkennt der Anwender diese Nahtstellen nicht.

Bei neueren Entwicklungen ersetzt **IGZO** (Indium-Gallium-Zink-Oxid) das a-Si. IGZO kann in Form eines transparenten Dünnschichttransistors aufgetragen werden. Sein entscheidender Vorteil ist die deutlich höhere Elektronenbeweglichkeit, die so bei gleichem Lichteinfall kleinere Pixelgrößen ermöglicht. Die höhere Elektronenbeweglichkeit des IGZO erhöht den Signal-Rausch-Abstand, was gleichzeitig die Bildqualität verbessert. Das grundsätzliche Problem der Coronabildung (Lichthof) an der Kontaktfläche zwischen Szintillator und den lichtsensitiven Halbleitern bleibt dabei aber erhalten.

Dünnschichttransistoren aus IGZO können auch in neuartigen Selen-Detektoren mit direkter Wandlung der Photonenenergie eingesetzt werden. Ihre Vorteile führen auch hier zu einer weiteren Verbesserung des Signal-Rausch-Abstandes und ermöglichen es so, die erforderliche Eintrittsdosis weiter zu reduzieren.

> **!** Für die statische Projektionsradiografie mittels der zuvor erläuterten Verfahren gelten bis auf die technischen Unterschiede der Bildebene die gleichen Gesetzmäßigkeiten hinsichtlich der Abbildungsgeometrie und aller damit verbundenen Grundsätze.

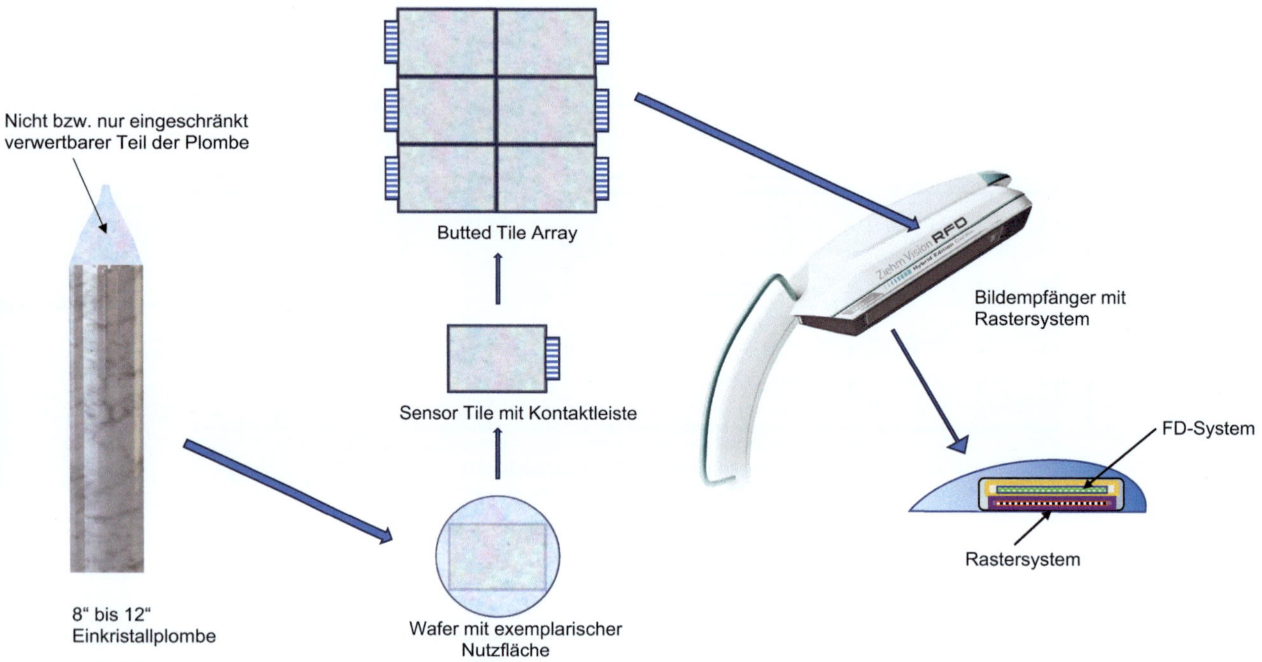

Bild 2.33 Aus einer Si-Einkristall-Plombe schneidet man Wafer als Grundbaustein. Davon ausgehend entstehen einzelne Sensormodule, die im Butting-Verfahren aneinandergefügt die fertige FD-Sensorfläche bilden. Jedes Modul kann weiterhin individuell angesteuert werden. Die Parallelität der Kommunikation mit den Teilmodulen ermöglicht sehr kurze Read-out-Zeiten und damit hohe Bildwiederholfrequenzen.

Allen modernen FD-Verfahren ist die Pixelstruktur gemeinsam. Diese Struktur bedingt eine gänzlich andere Behandlung und Betrachtung der Zoomfunktion (Lupenfunktion) im Vergleich zum BV. Da die Pixelstruktur der Bildebene sehr weitreichende Auswirkungen auf das gesamte Zoomhandling, aber auch auf den Dosisbedarf hat, und dies in gleicher Weise sowohl für statische als auch für dynamische Aufnahmen gilt, sollen diese Aspekte hier für beide Abschnitte dargestellt werden.

Der Dosisbedarf ist in weitem Maße von der aktiven Lichtfläche oder elektronensensitiven Fläche des Eingangs der entsprechenden Diode abhängig. Die zur Weiterverarbeitung zur Verfügung stehende Ladungsmenge je Diode determiniert den Verstärkungsfaktor, der im ersten Schritt der Weiterverarbeitung erforderlich ist, um einen verwertbaren analogen Wert an den nachgeschalteten A/D-Wandler weiterzuleiten. Diese Ladungsmenge wird in einem Kondensator „zwischengespeichert" und gezielt ausgelesen. Je höher die Ladungsmenge, desto geringer ist der Einfluss der Leitungsverluste. Je höher die zuvor erforderliche Verstärkung, desto höher ist aber auch das Signal-Rausch-Verhältnis.

Größere Eintrittsflächen der Dioden bedeuten somit höhere Ladungsmengen. Eine A/D-Wandlung mit hohen Bitraten (z. B. 32 Bit) wird möglich und die zur Bilderstellung erforderliche Dosis kann geringer ausfallen. Andererseits reduzieren große Pixelgrößen bereits in der Eingangsebene der FDs im Umkehrschluss schon direkt am Ort der Bildentstehung die Ortsauflösung. Für indirekte Verfahren (Licht als Zwischenstufe) liegen typische Pixelgrößen zwischen 50 bis 250 µm, also 0,05 bis 0,25 mm Kantenlänge. Häufig spricht man hier von **Pixelpitch**. Diese Bezeichnung ist aber etwas irreführend, denn der Pixelpitch bezeichnet im engeren Sinne den Abstand zweier benachbarter Pixelmittelpunkte entlang der jeweiligen Spalte bzw. Zeile. Die wirklich nutzbare (sensitive) Fläche eines Pixels wird bezogen auf seine gesamte Fläche (Kantenlänge a × Kantenlänge b) als Füllfaktor bezeichnet. Dabei wird der zur Isolation erforderliche Abstand zwischen zwei Dioden vernachlässigt. Für die Praxis gilt aber, dass der Pitch als Kantenlänge betrachtet und der Füllfaktor auf die so definierte Fläche bezogen wird, unter Verzicht auf die Berücksichtigung von Isolationsabständen. Dieses Vorgehen hat sich bewährt und die Vergleichbarkeit unterschiedlicher FDs vereinfacht.

Die durch die Pitchgröße determinierte theoretisch mögliche Ortsauflösung ist komplex. Die lichtsensitive Fläche einer Fotodiode ist kleiner als ihr Pitch, da um die sensitive Fläche noch weitere Komponenten (Leiterbahnen und ein FET, ein Feldeffekttransistor) verbaut sind. Verkleinert sich der Pitch, bleiben diese Komponenten von einer Miniaturisierung unberührt. Besonders der FET wird bei jeder Pitchgröße stets so klein wie technisch möglich ausgeführt, um die maximal mögliche sensitive Fläche zu erhalten. Grundsätzlich könnte die sensitive Fläche immer weiter verkleinert werden, aber damit sinkt auch der Füllfaktor (Bild 2.34), jener Flächenanteil der Fotodiode, der zur Ladungsbildung führt. Es gilt: Je geringer die verfügbare Ladung ist, desto geringer ist der Signal-Rausch-Abstand. Dieser wiederum beeinflusst maßgeblich die Ortsauflösung. Um einen Mindest-Signal-Rausch-Abstand zu erhalten und auch eine geforderte dynamische Auflösung noch garantieren zu können, muss eine hinreichende Ladungszahl gegeben sein. Im Fall des BVs wurde dieses Problem schon beschrieben, wenn die Lupenfunktion durch Verschieben des Fokuspunktes genutzt wird. Hier kann eine Parallele gezogen werden, denn beim FD kann dem Ladungsmangel durch eine höhere Dosis bei kleineren Pitches entgegengewirkt werden. Dies ist allerdings nur innerhalb der zulässigen Grenzen für die Anwendung ionisierender Strahlen am Menschen möglich.

Die Zoom- oder Lupenfunktion und das **Binning** sind Funktionen, die bei FD-Systemen komplexe Funktionen bedingen. Auf diese muss zur Abrundung der Thematik und im Vorgriff auf die dynamischen Verfahren näher eingegangen werden.

Bei FD-Systemen steht eine feste Anzahl von Pixeln pro Flächeneinheit zur Verfügung. Diese Zahl ist durch den Pitch vorgegeben. Jedes Pixel arbeitet autark. Im Bildspeicher sind die Helligkeitswerte jedes einzelnen Pixels in der nativen Auflösung, also der volle Datenumfang, abgelegt (2048 × 2048 = 4 K Pixel; siehe Beispiel in Bild 2.35). Auf dem Monitor können im Beispiel jedoch nur 1024 × 1024 = 1 K Pixel dargestellt werden. Somit repräsentiert in der Vollbilddarstellung jedes Monitorpixel vier benachbarte Pixel aus zwei Spalten und zwei Zeilen. Nach welchem Algorithmus aus den vier nativen Pixeln das synthetische Pixel am Monitor gebildet wird, kann sehr unterschiedlich sein, z. B. durch eine Mittelwertbildung oder durch reine Addition. Wenn aus vier nativen Pixeln ein Pixel gebildet wird, ist das ein 4 : 1-Binning (Bild 2.38).

Die Zoomfunktion ist eine Funktion des **Post-Processings**. Im Bildspeicher wird ein Ausschnitt definiert, der dann im Regelfall 1 : 1 am Bildschirm abgebildet wird (Bild 2.36). Natürlich sind auch hierbei diverse zusätzliche Bildbearbeitungsfunktionen möglich, diese sind aber je System individuell und von Hersteller zu Hersteller verschieden, bis hin zur 1:0,x-Darstellung. Die dabei fehlenden Pixel können z. B. durch Interpolation ermittelt werden.

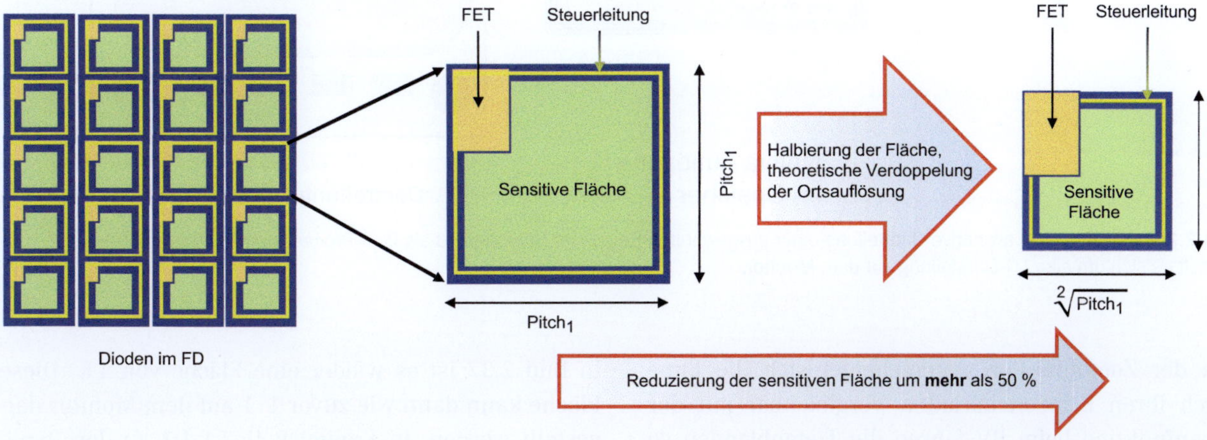

Bild 2.34 Die Fotodioden sind im Detektor nach Zeilen und Spalten angeordnet. Technische Komponenten (FET, Leitungen, Isolation ...) reduzieren die lichtsensitive Fläche. Der Füllfaktor ist < 1. Verkleinert sich der Pitch, reduziert sich auch der Füllfaktor, denn die nicht sensitiven Komponenten können nicht proportional verkleinert werden. Zur Kompensation der fehlenden Ladung muss die Photonenenergie (Röntgendosis) und/oder die Signalverstärkung entsprechend angehoben werden.

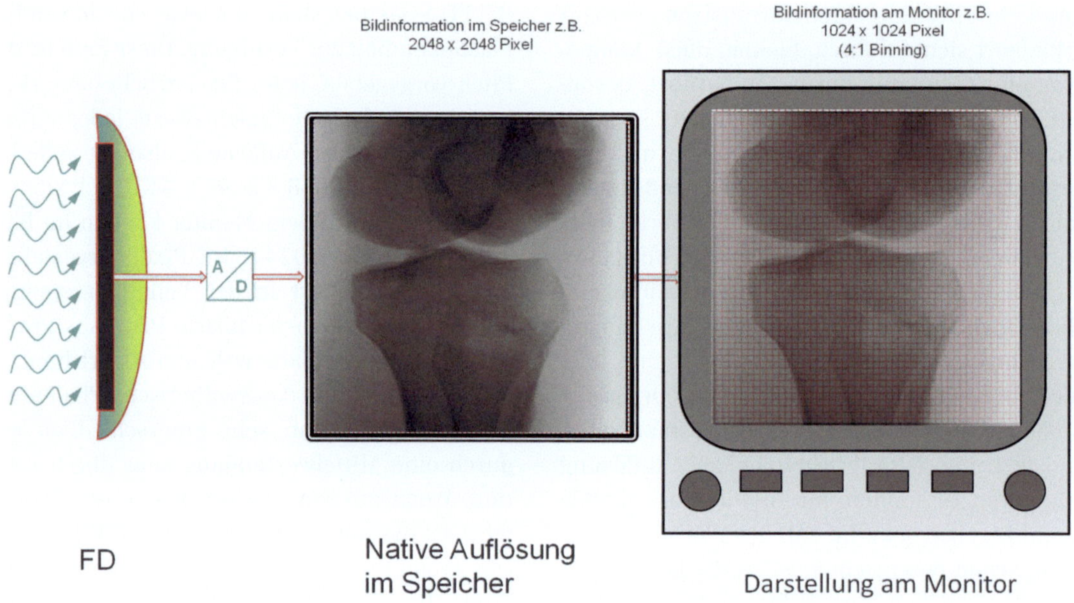

Bild 2.35 Durch Binning wird aus der nativen Auflösung im Bildspeicher ein Monitorbild, das die volle Abbildung sichtbar macht, allerdings in einer reduzierten Auflösung (4 K : 1 K).

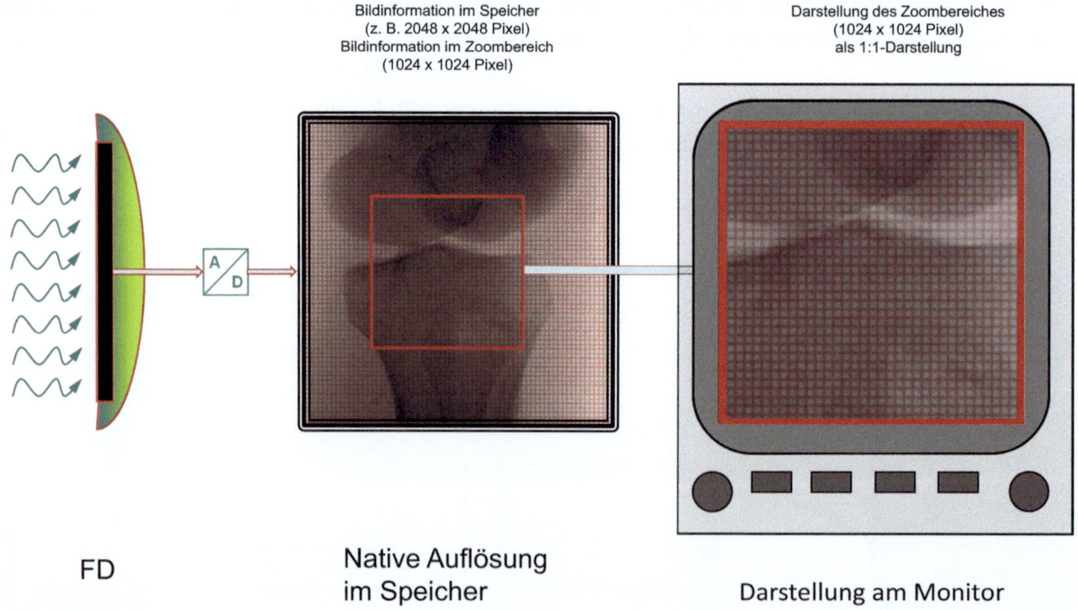

Bild 2.36 Zoomfunktion als native Darstellung einer ausgewählten Region im Speicherbild als Post-Processing-Funktion: Im Beispiel handelt es sich um eine 1:1-Darstellung auf dem Monitor.

Von der Zoomfunktion unterscheidet sich die Lupe durch ihren Echtzeitcharakter. Vergleichbar mit der Lupenfunktion beim BV fahren die Tiefenblenden so weit ein, dass nur noch der relevante Teil des Objekts bestrahlt wird. Im Speicher wird nur noch ein Teil der Speicherplätze mit Bildinformation gefüllt. Im Beispiel in Bild 2.37 ist es wieder eine Fläche von 1 K. Diese Fläche kann dann wie zuvor 1 : 1 auf dem Monitor dargestellt werden. In Kapitel B II 2.1.4.2 zu den dynamischen Verfahren wird hierauf nochmals vertiefend eingegangen.

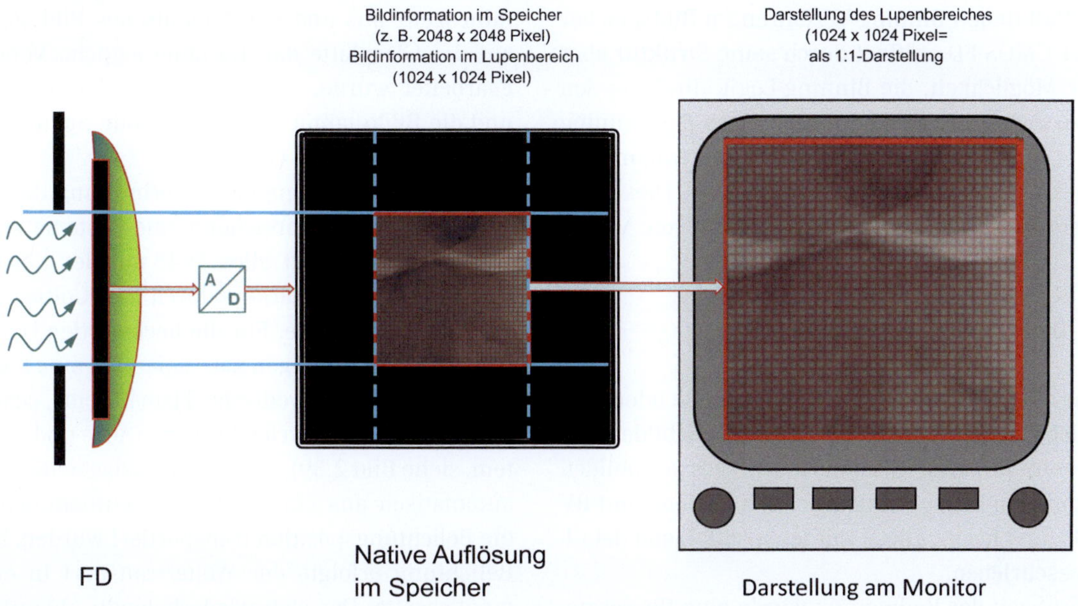

Bild 2.37 Im Gegensatz zur Zoomfunktion fahren bei der Lupenfunktion die Blenden vor der Belichtung so weit ein, dass nur eine ROI (Region of Interest) bestrahlt und im Speicher als Bildinformation abgelegt wird. Die nativen Pixel im Speicher können so 1:1 auf dem Monitor abgebildet werden.

Binning-Verfahren eröffnen darüber hinaus noch eine Reihe weiterer Anwendungen. Die grundsätzliche Idee ist es, aus mehreren benachbarten Pixeln ein neues, synthetisches Pixel zu bilden. Hierzu stehen vielfältige Algorithmen zur Verfügung. Am verbreitetsten sind die Addition und die Mittelwertbildung, doch auch gewichtete Verfahren kommen zur Anwendung.

Binning-Verfahren können für unterschiedliche Aufgaben zur Anwendung kommen, z. B. für folgende:

- zur Darstellung eines hoch aufgelösten Bildes auf einem Monitor mit geringerer Auflösung
- für Low-Dose-Darstellungen im Full Value Mode des FDs zur Reduzierung des Rauschens
- als Kompensation sehr kleiner Pitches je Pixel im Standardbetrieb (Pitch < 100 μ) durch Addition

Binning-Algorithmen können sehr vielfältig sein und sich von Hersteller zu Hersteller und Anwendung zu Anwendung grundlegend unterscheiden.

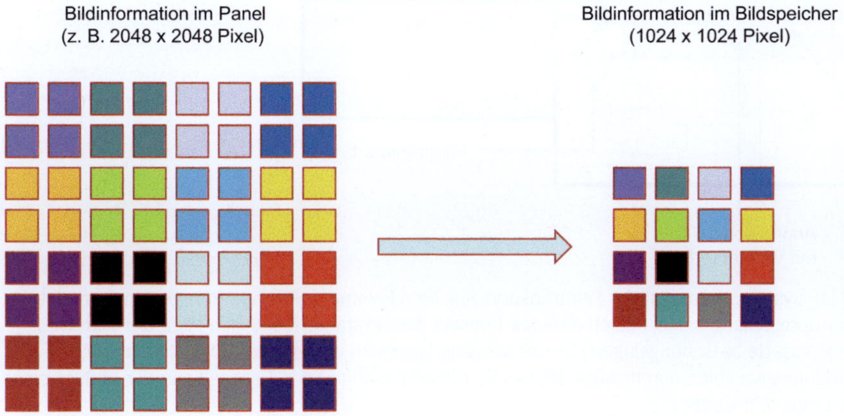

Bild 2.38
Die gebräuchlichste Form des Binnings ist das 2×2- oder 4:1-Binning. Aus vier benachbarten Pixeln errechnet sich der neue Wert eines einzelnen Pixels.

Im Regelfall finden Binning-Verfahren im Bildspeicher statt. Der CMOS-FD eröffnet durch seine Struktur aber auch die Möglichkeit, die Binning-Logik direkt in den CMOS zu verlagern. Der Vorteil ist, dass das Binning bereits erfolgt, bevor durch die Datenübertragung zusätzliches Rauschen das Signal überlagert. Dies kann besonders bei **Low-Dose-Anwendungen** von Vorteil sein.

2.1.4.2 Dynamische Bildgebung

Die dynamische Bildgebung ist die schnelle oder kontinuierliche Abfolge statischer Projektionsbilder, die als Sequenz filmartig dynamische Prozesse abbildet. Heute kommen in der Praxis nur noch Systeme mit BV oder FD zum Einsatz. Diese werden nachfolgend detaillierter beschrieben.

In der Frühzeit der Radiografie wurde eine fluoreszierende Glasplatte in einem abgedunkelten Raum hinter den Patienten gehalten. Dieser wurde bestrahlt. Die auf die Glasplatte auftreffenden Photonen lösten eine Lumineszenz aus und ein dynamisches Bild stellte sich auf der Glasplatte dar. Da ohne jegliche Verstärkung gearbeitet wurde, war der Dosisbedarf extrem hoch und die Bildqualität sehr mangelhaft. Später ersetzten Verstärkerfolien die Glasplatte.

Erst mit der aufkommenden Verbreitung der BVs (ca. ab 1955) stehen hinreichend gute Systeme zur Verfügung. Begonnen hat alles 1948 mit der Entwicklung des ersten Bildverstärkers durch J. W. Coltman bei der Firma Westinghouse. Für die hochwertige Darstellung von Gefäßdarstellungen gab es parallel eine Sonderentwicklung. Die schwedische Firma elema schonander entwickelte und vertrieb Systeme (AOT- und PUCK-System, siehe Bild 2.39), in denen klassische Röntgenfilme automatisch aus einem Magazin entnommen und in die Belichtungsposition transportiert wurden. Nach der Belichtung erfolgte der Weitertransport in eine Auffangkassette. Der sich wiederholende Ablauf erlaubte Bildabfolgen von einer Frequenz bis zu ca. 1 f/s. Diese Systeme erforderten ein komplexes und sehr genaues Zusammenspiel zwischen dem Filmtransport, der

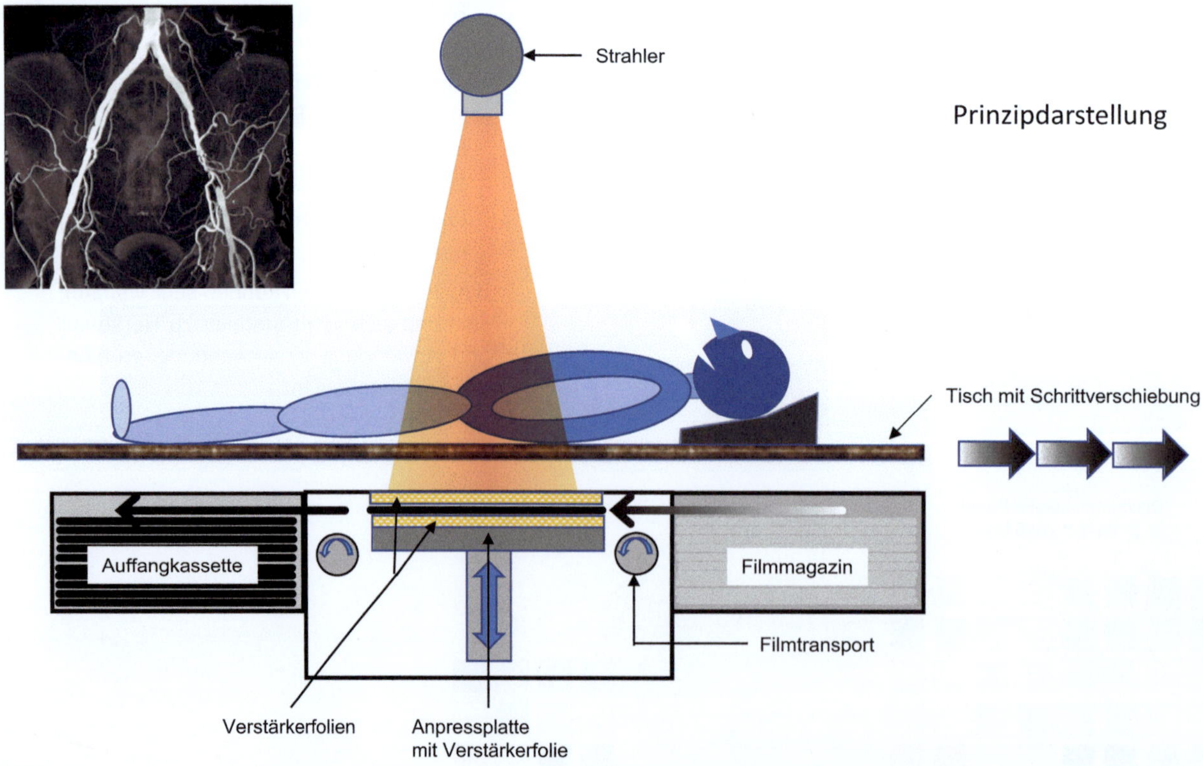

Bild 2.39 Beim PUCK-System, ähnlich dem AOT-System, entnimmt der Filmtransport aus dem Filmmagazin einen Röntgenfilm und platziert diesen zwischen die Verstärkerfolien. Die Anpressplatte sichert einen direkten Kontakt der Verstärkerfolien zum Film. Der Film wird belichtet und über den „Auswurf" in der Auffangkassette zwischengelagert. Dieser Vorgang lässt sich wiederholen. Die Filme in der Auffangkassette müssen abschließend eine Entwicklungsmaschine durchlaufen. Mittels Schrittverschiebung des Tisches kann der Abfluss eines Kontrastmittelbolus über mehrere Aufnahmen dargestellt werden.

Strahlenexposition und gegebenenfalls der Positionierung des Patienten, der auf einem Tisch mit Schrittverschiebung lag. Bei einer statischen Lagerung des Patienten konnten so hochwertigste Bilder z. B. der Kontrastmittel-Füllungsphasen der Nieren oder der Cerebraldurchblutung in ihrem zeitlichen Ablauf dokumentiert werden. Koordinierte man die Bildexposition noch mit einer Verschiebung des Patienten, konnte auch der Kontrastmittelabfluss (Verfolgung des KM-Bolus) aus der Aorta bis zum Fuß Stück für Stück mit nur einer KM-Gabe dokumentiert werden. Dieses Prinzip wurde noch bis in die 1990er-Jahre angewendet. Es steht hier stellvertretend für eine ganze Reihe vergleichbarer Ansätze, die heutzutage vollständig verschwunden sind. Im Gefäßbereich ist heute die DSA mittels BV oder besser noch FD das Verfahren der Wahl.

2.1.4.2.1 Strahlungstechnik zur dynamischen Bildgebung

Die Wandlung der Photonenstrahlung am Eintritt in die Bildebene in Licht bzw. bei direkt wandelnden Systemen in direkt messbare Ladungen ist beim CsI_{Na}- bzw. Gd-Eingangsfenster oder auch bei amorphem Selen bzw. vergleichbaren Stoffen ein kontinuierlicher Echtzeitvorgang. Veränderungen des Energieeintrags (Dosis) führen sofort zu einer Anpassung der Lichtausbeute bzw. der messbaren Ladung. Endet der Energieeintrag photonenseitig, endet auch die Bilderstellung.

Eine über ein Intervall andauernde Röntgenstrahlung ermöglicht die kontinuierliche Darstellung eines Objekts und seiner Bewegungen während des Intervalls. Dies kann auch über Minuten oder länger andauern, sofern die Strahlung nicht aus technischen Gründen wie der thermischen Überlastung des Strahlers abgebrochen wird.

Die Dokumentation des dynamischen Vorgangs erfolgt beim BV am Ausgangsschirm über eine Videokamera und bei Flachdetektoren durch sich wiederholende Ausleseprozesse des Panels. Die kV-Werte der Beschleunigungsspannung entsprechen näherungsweise den Werten, die auch bei statischen Aufnahmen angelegt werden. Der entscheidende Unterschied zu statischen Aufnahmen ist der deutlich geringere Röhrenstrom. Die dabei geringere Lichtausbeute bzw. reduzierte Anzahl an messbaren Ladungen kann aber durch die möglicherweise lange Belichtungsdauer trotzdem zu einem sehr hohen mAs-Produkt und so zu einer hohen Dosisbelastung des Patienten führen. Die geringere Lichtausbeute bzw. geringere Ladungsmenge muss im Gegenzug durch eine höhere Verstärkung des Videosignals bzw. im Multiplexer/Verstärkersystem des FDs kompensiert werden.

Im einfachsten Fall stellt bei dynamischen Untersuchungen ein Strahler eine kontinuierliche Strahlung bereit. Ein Kamerasystem am Ausgangsfenster des BVs oder die Ausleseelektronik des FDs liest die Bildinformation kontinuierlich aus. So entsteht eine filmgleiche kontinuierliche Dokumentation eines dynamischen Vorgangs.

Verkürzt sich die Integrationszeit (höhere Bildfrequenz), verringert sich entsprechend der Lichteintrag auf dem Target. Das Bild wird dunkler. Vergleichbar mit der Zoomfunktion beim BV kann dies entweder durch eine höhere Verstärkung des Videosignals oder durch eine Erhöhung des Lichtangebots durch eine Anpassung der Photonenenergie (Röntgendosis) kompensiert werden. Verlängert sich die Integrationsphase, steigt der Lichteintrag im Kameratarget. Das Bild wird heller bzw. die Röntgendosis kann reduziert werden. Mit zunehmender Integrationsdauer werden bewegte Vorgänge jedoch verschwommen (unscharf) abgebildet. Bei Dauerstrahlung wird auch während der Auslesezeit der Kamera und der Löschzeit des Kameratargets die Röntgenstrahlung aufrechterhalten. Es erfolgt somit Strahlung auf den Patienten, ohne dass diese einen Beitrag zur Bildgebung leistet.

Eine Reduzierung der Bildrate unter Beibehaltung der Integrationszeit führt zu längeren Intervallen, die ebenfalls nicht zur Bildgebung beitragen.

Da bei solchen Systemen in den meisten Fällen mit festen Integrationszeiten (Bild 2.40) gearbeitet wird, gilt Folgendes:

- hohe Bildfrequenz → scharfe Abbildungen → maximale Nutzung der Dosis zur Bilderstellung
- reduzierte Bildfrequenz → scharfe Abbildungen → geringere Nutzung der Dosis zur Bildgewinnung

Besteht die Möglichkeit der Wahl des Integrationsintervalls, gilt Folgendes:

- längeres Integrationsintervall → unscharfe Bilder → geringerer Dosisbedarf
- kurzes Integrationsintervall → scharfe Bilder → höherer Dosisbedarf

Bei festen Integrationsintervallen führt somit die Reduzierung der Bildfrequenz zur Reduzierung der Information über das dynamische Geschehen bei unveränderter Dosisbelastung des Patienten (Bild 2.41).

II

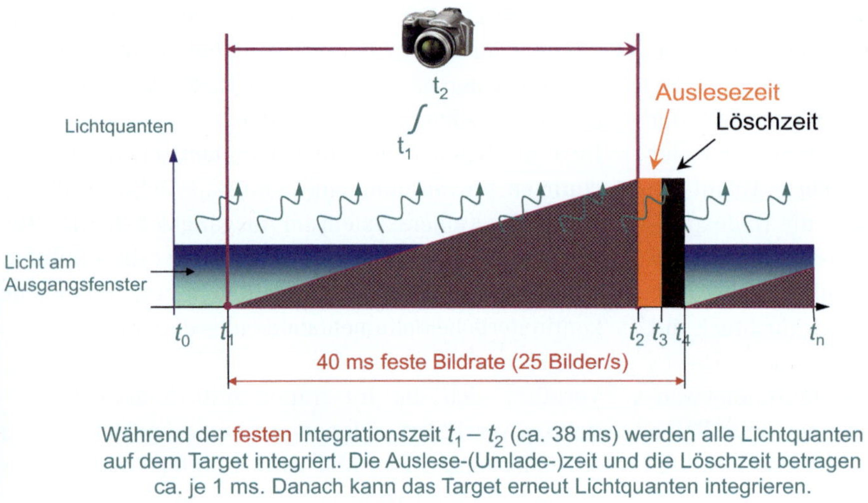

Bild 2.40
Während einer festen Integrationszeit t_1 - t_2 (z. B. 38 ms) werden alle Lichtquanten auf dem Target der Kamera integriert. Die Auslese-(= Umlade-)Zeit und die Löschzeit betragen je ca. 1 ms. Danach kann das Target der Kamera erneut Lichtquanten integrieren.

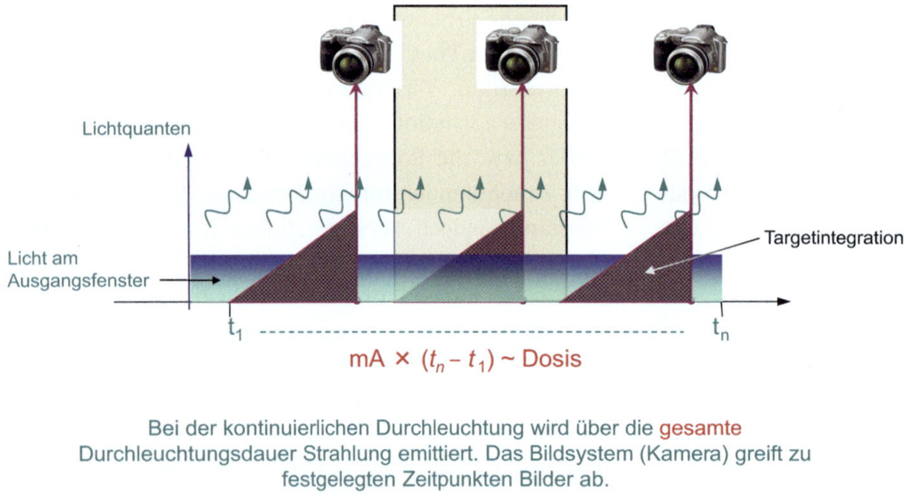

Bild 2.41
Bei der kontinuierlichen Durchleuchtung wird über die gesamte Durchleuchtungsdauer Strahlung emittiert. Das Bildsystem (Kamera) greift zu festgelegten Zeitpunkten Bilder ab. Reduziert sich die Bildfrequenz und bleibt aus Gründen der Bildschärfe die Belichtungszeit je Bild unverändert, so steigt der Anteil der nicht zur Bildgebung genutzten Strahlung an. Das mittlere Intervall verdeutlicht dies.

> **!** Bei dynamischen Systemen mit „Dauerstrahlung“ beeinflusst die Reduzierung der Bildfrequenz die Dosisrate und damit die Patientenbelastung mit ionisierender Strahlung nicht.

Als Standard gilt heute die gepulste Durchleuchtung (= gepulste Strahlung). Der Gesetzgeber fordert mit Blick auf die dosissparenden Möglichkeiten dieser Technik, dass bei Durchleuchtungssystemen zumindest die Möglichkeit der Pulsung vorhanden sein muss. Das Prinzip der Pulsung beruht darauf, dass es innerhalb des linearen Bereichs der Wandlung von Photonenenergie in Lichtquanten unerheblich ist, ob der Energieeintrag durch die Röntgenphotonen über einen kürzeren oder längeren Zeitraum erfolgt und/oder ob der Eintrag der Photonenenergie konstant, ansteigend oder abfallend erfolgt. Dies gilt auch für die Targetintegration des Lichts in der Kamera oder in den lichtsensitiven Dioden eines FDs bzw. in der Ladung bei einem direkt wandelnden FD. Die nachfolgenden Überlegungen gehen zur Vereinfachung von einer konstanten Beschleunigungsspannung (kV) aus. Unter diesen Voraussetzungen entscheidet lediglich das mAs-Produkt über den Energieeintrag. Die Zahl der Röntgenphotonen pro Puls wird durch das mAs-Produkt bestimmt, die Verteilung der Photonenenergie in eV jedoch durch die kV, die aber konstant sein sollen. Bild 2.42 verdeutlicht dies. Für die Lichtausbeute bzw. die messbare Ladung ist es unerheblich, wie lange ein Puls dauert. Lediglich die Photonenzahl und deren Energiespektrum entscheidet über die Lichtausbeute. Ein kurzer Strahlungspuls mit einem hohen Röhrenstrom hat die gleiche Lichtausbeute wie ein langer Impuls mit niedrige-

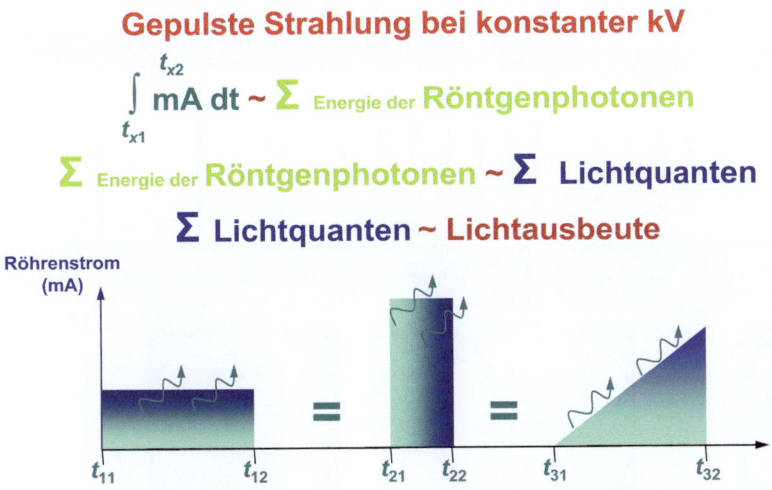

Bild 2.42
Das Integral der Summe des Röntgenstroms eines Intervalls (t_{x1} bis t_{x2}) ist proportional zur Energie der Röntgenphotonen im Intervall. Die Summe der Energie der Lichtquanten ist seinerseits wiederum proportional zur Energie der Röntgenphotonen. Die Summe der Lichtquanten wiederum entspricht der Lichtausbeute, die im Target der Kamera integriert wird.

rem Röhrenstrom. Voraussetzung ist lediglich, dass das mAs-Produkt denselben Wert hat. Diese Technik steht erst zur Verfügung, seit es Hochspannungserzeuger gibt, die Röntgenröhren mit kurzen, wiederkehrenden Pulsen versorgen können.

Für die technische Umsetzung gilt üblicherweise Folgendes:

- Je Organprogramm (Anwendungsfall) wird eine darauf abgestimmte Pulslänge genutzt.
- Typische Pulslängen betragen 3 bis 23 ms.
- Die Dosisrate ist proportional zur Pulsrate.
- Typische Pulsraten liegen zwischen 2 f/s und 30 f/s, je nach Anwendungsfall.

Dies sind die Vorteile der Technik (Bild 2.42):

- Geringere f/s reduzieren proportional die Dosis und die thermische Röhrenlast.
- Kurze Pulse bilden schnelle Vorgänge scharf ab.
- Hohe mA verbessern die SNR (Signal to Noise Ratio).
- 100 % der applizierten Dosis werden zur Bilderstellung genutzt.
- Eine dynamische Anpassung der Bildrate an das dynamische Geschehen ist möglich.
- Auch bei sehr hohen kV (> 110 kV) können kurzzeitig hohe mA bei gegebenenfalls reduzierten Bildraten angelegt werden. Durch die Pausen zwischen den Pulsen wird die Röhre thermisch entlastet.

Diese Aussagen gelten unabhängig vom Bildgebungsverfahren (BV versus FD).

Die automatische Anpassung der Pulsfrequenz an das dynamische Geschehen ist mit Programmen zur automatischen Bewegungserkennung (z. B. ODDC von Ziehm) möglich. Diese Anpassung reduziert die Patientendosis, da während statischer Phasen die Bildfrequenz reduziert wird (Bild 2.44).

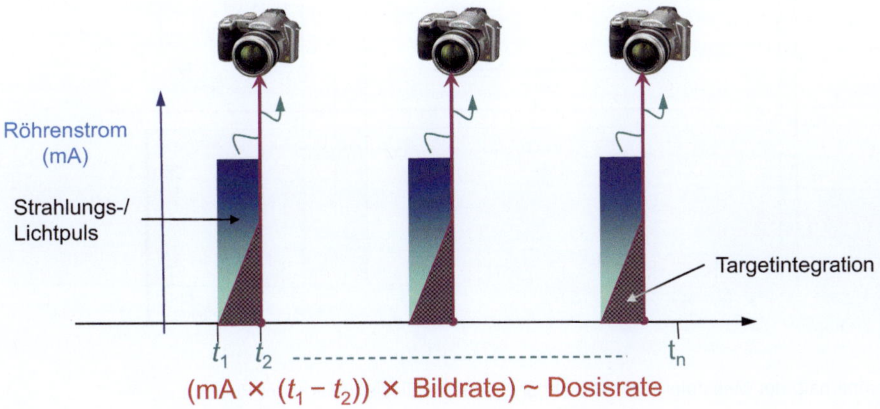

Bild 2.43
Das Intervall der effektiven Targetintegration verkürzt sich auf die Dauer des Röntgenpulses. Der höhere Röhrenstrom sichert die hinreichende Lichtausbeute. Bildrate und Dosisrate haben einen proportionalen Zusammenhang. 100 % der applizierten Strahlung kann zur Bilderzeugung genutzt werden.

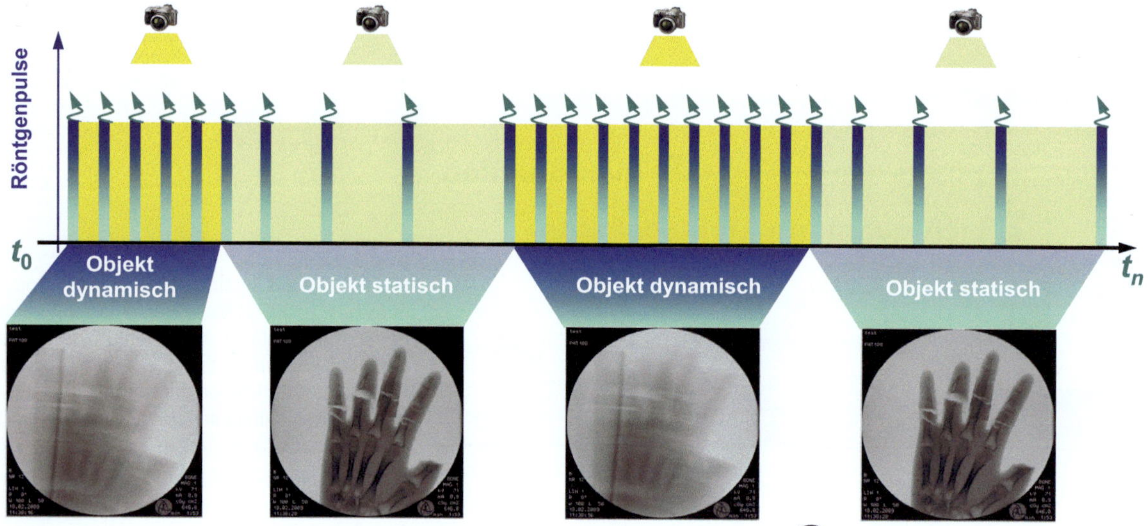

Bild 2.44 Die Pulsrate wird durch die automatisierte Bewegungsdetektion (z. B. ODDC inside von Ziehm) der Bewegungsintensität des Objekts angepasst. In Phasen hoher Dynamik erhöht sich die Bildrate, um auch schnelle Vorgänge vollständig abzubilden. In statischen Phasen reduziert die verminderte Bildfrequenz die Patientendosis. Pulsfrequenz und Ausleseverhalten der Kamera sind synchronisiert.

Bild 2.45 zeigt den Einfluss einer reduzierten Pulsfrequenz auf die Dosisrate. Die Kurven bilden den realen Verlauf und die Form der Röntgenpulse ab. Die Messwerte unterliegen den messtechnischen Toleranzen, wie sie für Dosismessungen und die daraus abgeleiteten Werte typisch sind. Die Dosis/der Puls bleibt nahezu unverändert. Die Dosisrate halbiert sich. Der scheinbare Widerspruch der beiden Kurven erklärt sich aus unterschiedlichen Maßstäben der Abbildung (vgl. 387 µGy/s obere Kurve zu 288 µGy/s untere Kurve als maximal darstellbarer Wert der Dosisrate), wohingegen der Maßstab der kV-Werte mit 67,7 kV zu 67,2 kV nahezu identisch ist.

Die Pulsung der Dosis ist über zwei technische Lösungen möglich. Der Hochspannungserzeuger kann in zwei Grundkomponenten unterteilt werden, in einen Niederspannungs-Leistungsteil, der die Primärseite der Transformatorkomponente anregt, und in die Hochspannungsseite. Die Hochspannungsseite (Sekundärseite der Transformatoreinheit) mit ihren Komponenten wandelt die **Wechselspannung** in eine **Gleichspannung** mit minimaler Welligkeit um. Diese Spannung liegt in der Röhre zwischen Kathode und Anode als Beschleunigungsspannung (kV) an (Bild 2.15). Die Sekundärseite folgt der Primärseite, also der Leistungskomponente. Durch Ein- und Ausschalten der Pri-

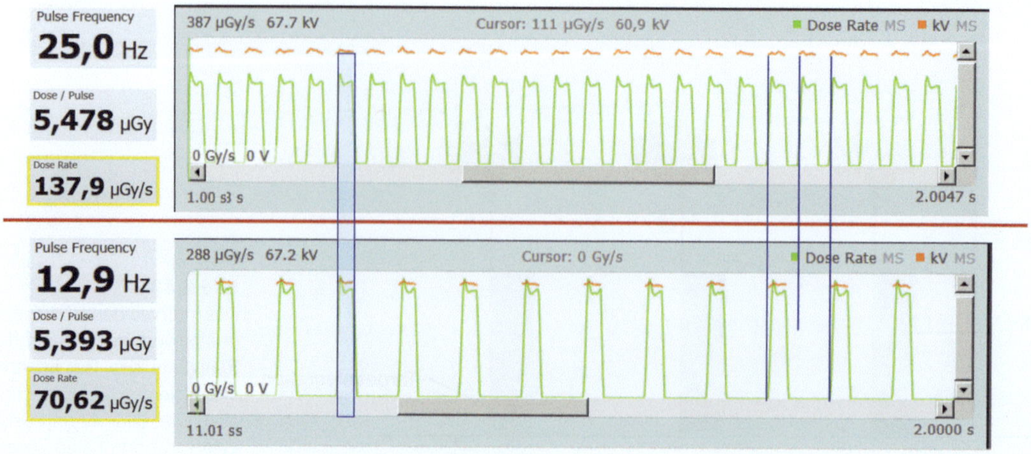

Bild 2.45 Die beiden Messungen zeigen innerhalb der Messtoleranzen die Abhängigkeit der Dosisrate von der Pulsrate.

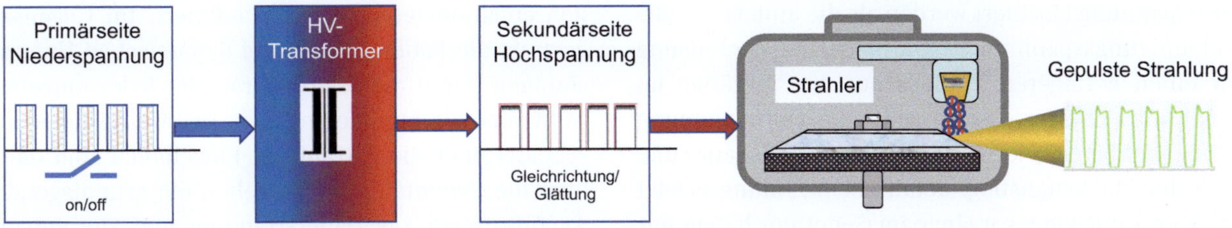

Bild 2.46 Die primärseitig anliegende Spannung wird entsprechend der gewünschten Pulsfrequenz zu- und abgeschaltet. Im HV-Transformer (Transformator) erfolgt die Anhebung der Spannung auf das gewünschte Hochspannungsniveau (kV), nachdem zuvor die primärseitige Spannung auf das entsprechend erforderliche Niveau angepasst wird. Sekundärseitig erfolgt die Gleichrichtung und Glättung der Spannung aus dem HV-Transformer. Im Strahler beschleunigt die gepulste Hochspannung die an der Kathode bereitstehenden Elektronen und erzeugt die gewünschte, pulsierende Strahlung.

märseite liegt in der Röhre zwischen Kathode und Anode eine pulsierende, im Idealfall rechteckige Hochspannung an (Bild 2.46). Die Kathodenheizung ist während der gesamten Untersuchungsdauer aktiv. Umladungsvorgänge sowohl primär- als auch sekundärseitig führen zu Flankenbildung und Überschwingern im Dosisverlauf.

Bei der gittergesteuerten Röhre ist der Prozess zur Pulsung der Strahlung direkt in die Röhre verlagert. Zwischen Kathode und Röhrenanode liegt die Beschleunigungsspannung U_R an und ein Feld bildet sich aus. Eine zu- und abschaltbare „Gegenspannung“ zwischen Kathode und einem zwischengelagerten „Gitter“ ist so beschaltet, dass die Kathode zur Anode und das „Gitter“ zur Kathode wird. Zwischen diesem Gitter und der Kathode liegt ein in entgegengesetzter Richtung ausgebildetes Feld. Dieses Feld in „Gegenrichtung“ hindert den freien Elektronenfluss zwischen Kathode und Röhrenanode, sodass ein Elektronenfluss zwischen Kathode und Röhrenanode unterbunden wird, solange die „Gegenspannung“ anliegt (Bild 2.47). Da das Gitter, an das die Gegenspannung angelegt wird, sehr nahe bei der Kathode platziert wird, kann der Elektronenfluss zur Anode durch eine weitaus niedri-

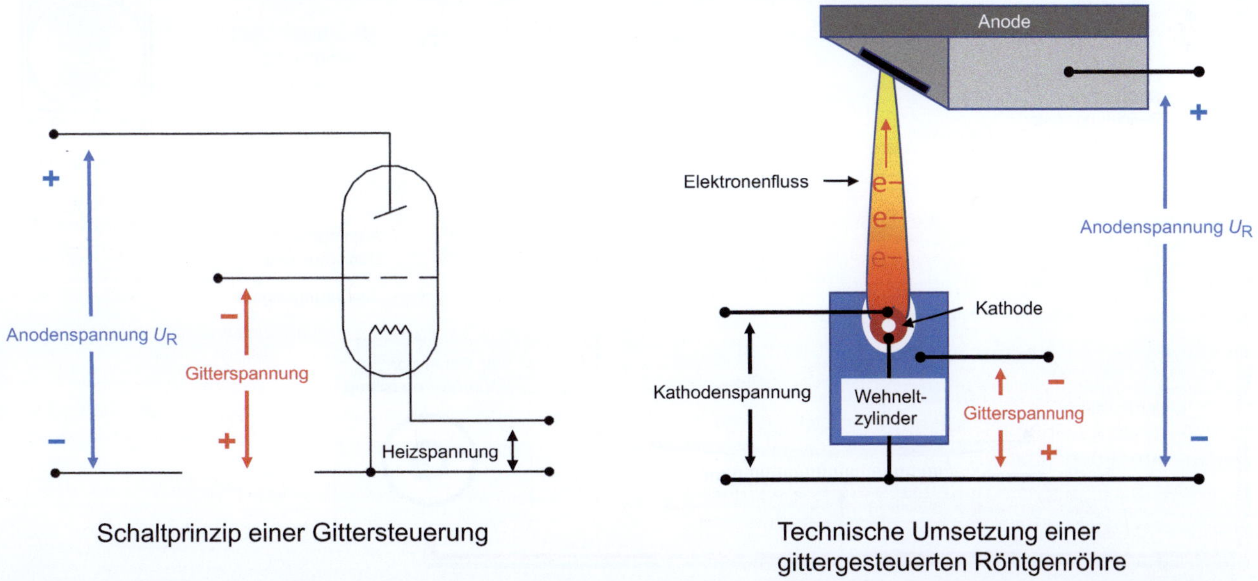

Bild 2.47 Im Schaltprinzip ist die Funktion des Gitters erkennbar. Zwischen Kathode und Anode wird über die Gitterspannung ein gegenläufiges Feld aufgebaut. Dieses hindert den Elektronenfluss zur Anode. Je höher die negative Spannungsdifferenz zwischen der Kathode und der Gitterspannung ist, desto geringer wird die Zahl der **Leckelektronen**, denen der Durchbruch zur Röhrenanode gelingt. In der Praxis ersetzt der Wehneltzylinder das Gitter. Der Wehneltzylinder liegt bezogen auf die Kathode im Strahlungsbetrieb bereits auf einem negativen Potenzial. Hierdurch fokussiert sich der Elektronenfluss auf den Brennfleck an der Anode. Sinkt das negative Potenzial weiter ab, blockiert das sich zwischen Kathode und Wehneltzylinder weiter ausbildende Feld den Elektronenfluss. Nur wenigen Leckelektronen gelingt der Durchbruch zur Röhrenanode. Durch Schaltvorgänge zwischen den beiden Potenzialen, die am Wehneltzylinder anliegen können, wird der Elektronenfluss zur Anode zu- und abgeschaltet. Die Strahlung wird hierdurch gepulst.

gere Spannung blockiert werden als die anliegende Beschleunigungsspannung U_R. Die Steuerung der Pulsung hat einen geringeren Einfluss auf die Vorgänge im Spannungserzeuger. Dieser stellt die Hochspannung permanent bereit. Die Pulsfrequenz, die Pulsdauer und auch der Flankenanstieg/-abfall der Strahlung erfolgt präziser. Umladungsvorgänge im Generator haben nur einen geringen Einfluss auf die Pulsform der Strahlung. Der technische Aufwand röhrenseitig ist höher. Gittergesteuerte Röhren sind bei Hochleistungssystemen (z. B. Card-Angio-Anlagen) der Standard.

II

2.1.4.2.2 Dynamische Bilderfassung und -verarbeitung

Statische Aufnahmen werden im Regelfall durch eine einzelne Strahlenexposition mit hinreichender Dosis erstellt. Für dynamische Vorgänge wird eine Bildabfolge erstellt. Die Bildfolge und damit die Strahlenexposition kann über einen längeren Zeitraum erfolgen. Für statische Aufnahmen ist die Patientendosis durch die Röhrenparameter (kV, mAs) definiert. Im Gegensatz dazu ist die Patientendosis bei dynamischen Untersuchungen durch die Röhrenparameter jeder einzelnen Aufnahme als Summe gegeben. Der Untersucher entscheidet über die Anzahl der Einzelbilder und damit über die Patientendosis. Es gelten die grundlegenden Ausführungen zur Dauerstrahlung und zur Pulsung (→ Kap. B II 2.1.4.2.1).

Diesem Umstand wird durch die auch in den gesetzlichen Vorgaben als Kenngröße eingeführte **Dosisleistung** Rechnung getragen. Diese beschreibt die Dosis an einem Ort pro Zeiteinheit, meist in mGy/min oder µGy/s. Die gesetzlich zulässigen maximalen Werte beziehen sich auf die „Bildempfänger-Dosisleistung". Der Messort ist die Eintrittsebene der Röntgenphotonen in die photonenenergiewandelnde Schicht (→ Kap. B II 2.1.4.1.4, Bild 2.30). Mit diesen Beschränkungen ist die maximal zulässige Energie, die zur Bilderzeugung zur Verfügung steht, vorgegeben. Auf diesen Wert regeln die Systeme automatisch, unabhängig von der

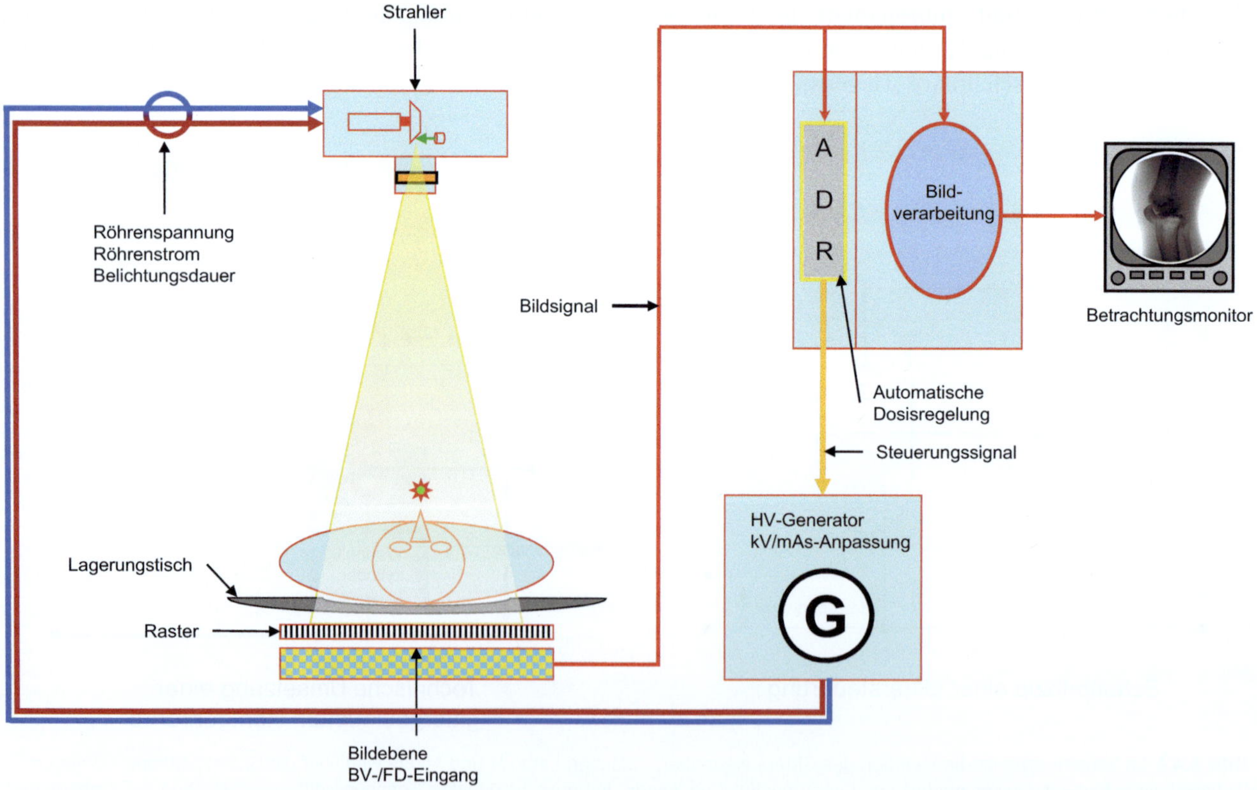

Bild 2.48 Die auf der Bildebene einfallende Energie (Dosis) wird in ein Bildsignal gewandelt. Dieses Signal ist ein indirekter Messwert für die Bildempfänger-Eingangsdosis bzw. für die Dosisleistung. Die automatische Dosisleistungsregelung (ADR) greift das Signal ab und führt einen Soll-Ist-Vergleich durch. Je nach Ergebnis wird der Generator für die nächste Strahlenexposition angesteuert. Der Generator passt die kV und die mAs je nach Hersteller und Organprogramm entsprechend vorgegebenen Kennfeldern an. Dies ist ein kontinuierlicher Vorgang, mit dem das System auf sich verändernde Absorptionszustände im Patienten (z. B. Bewegung oder Verfahren des Bildsystems entlang des Patienten) reagiert. Angestrebt wird immer, die vorgegebene Kenngröße (= Dosisleistung) zu erhalten.

Absorptionseigenschaft des abzubildenden Objekts. Bei einer schlanken Person ist die Strahlenbelastung bei der Durchleuchtung vergleichbarer Areale dadurch geringer als bei korpulenten Patienten. Die zulässige maximale Eingangsdosis am Bildempfänger pro Bild beträgt so bei einer zulässigen Dosisleistung von z.B. 0,5 µGy/s und einer maximalen Pulsfrequenz von 30 f/s nur rund 0,0166 µGy. Das daraus zu gewinnende Signal ist die Führungsgröße der automatischen Belichtungsregelung der Durchleuchtung. Die Regelgrößen sind kV und mAs, die ihrerseits in Kombination die Dosis bestimmen.

Typische Werte für die Bildempfängerdosis (Anschaltdosis, siehe Bild 2.48) für statische Aufnahmen liegen zwischen 2,0 und 0,8 µGy/Bild (→ Kap. B II 2.1.4.1 ff.). Die zur Erstellung eines einzelnen Durchleuchtungsbildes zur Verfügung stehende Dosis am Eingang der Bildebene beträgt nur einen Bruchteil der Dosis bei statischen Aufnahmen (ca. 1/50 bis 1/120). Der Signal-Rausch-Abstand ist wesentlich ungünstiger und damit ist auch die Bildqualität schlechter. Die geringe „Lichtausbeute“ bzw. Ladungsmenge bei Direktwandlung wird durch eine Erhöhung der Verstärkung entweder in der Kamera bei BV-Systemen oder der Ausleseelektronik bei FDs kompensiert. Der geringe Signal-Rausch-Abstand wird durch die wiederum mit zusätzlichem Rauschen behaftete Verstärkung noch verstärkt.

Eine Verbesserung der Bildqualität ist nur durch eine Verbesserung des Signal-Rausch-Abstands zu erreichen. Komplexe mathematische Verfahren kommen von Hersteller zu Hersteller in unterschiedlichster Form zur Anwendung. Ein effektives Verfahren ist die Integration aufeinander folgender Bilder. Die Bilder werden ungewichtet, meist jedoch gewichtet addiert und danach der Mittelwert entsprechend der Wichtung für jedes Pixel gebildet (Bild 2.49). Das jeweils aktuelle Bild erhält die höchste Wichtung.

2.1.4.2.3 Dynamische Bilderfassung mit BV und FD

BV- und FD-Systeme unterscheiden sich hinsichtlich der technischen Abläufe zur Wandlung des Energieeintrags in der Bildebene in ein Röntgenbild. Für beide Techniken gilt, dass ein digitales Bild bereitgestellt wird. BVs sind heute mit CCD-Kameras am Ausgangsfenster bestückt. Röhrenkameras mit Vidicon- oder Plumbicon-Röhren an BV-Ausgängen finden sich nur noch bei Altgeräten. Bei BV-Systemen mit Dauerstrahlung erfasst die Kamera über einen autarken Taktgeber je nach Bildfrequenz das Röntgenbild am Ausgangsfenster. Systeme mit gepulster Strahlung benötigen einen Master als Timer, der den Grundtakt für alle an der Bildentstehung und Verarbeitung beteiligten, getakteten Komponenten vorgibt. Der Strahlungspuls, der anschließende Ausleseprozess und die abschließende

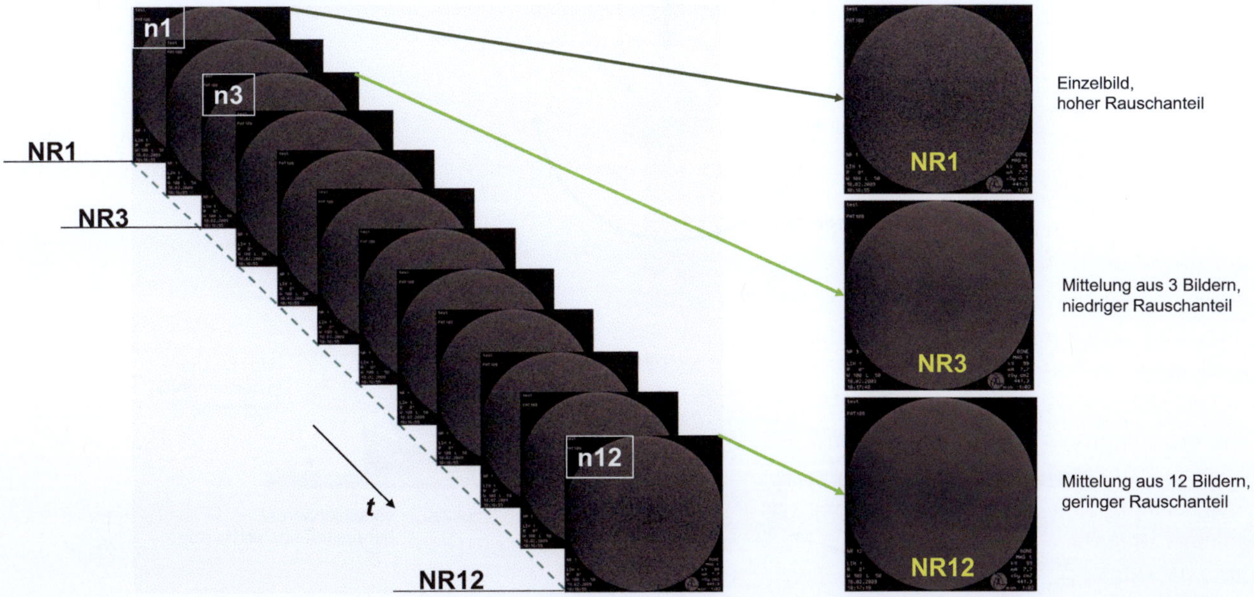

Bild 2.49 Beispiel einer einfachen Filtertechnik zur Reduzierung des Rauschanteils: Durch die Addition von *n* Bildern und die anschließende Mittelwertbildung reduziert sich der Rauschanteil signifikant. Dieses Verfahren bedingt, dass das Objekt keine oder nur minimale Bewegungen ausführt. Für hochdynamische Abläufe ist dieses Verfahren ungeeignet. Es führt zu unscharfen, verschwommenen Abbildungen, ähnlich einem Blur-Filter oder Weichzeichner.

Speicherung jedes einzelnen Bildes müssen bei diesen Systemen zeitlich aufeinander abgestimmt sein. Als Master-Timer kann ein autonomer Taktgeber verwendet werden oder die Kamera oder der Generator können diese Funktion übernehmen, je nach Modell und Hersteller.

Röhrenkameras leiten das analoge Videosignal an einen nachgeschalteten A/D-Wandler weiter. Ab diesem Zeitpunkt steht das Bild in digitaler Form zur Weiterverarbeitung zur Verfügung. CCD-Kameras digitalisieren die bereits in Pixelordnung anliegenden Ladungen je Pixel und übertragen die Daten direkt an das Bildverarbeitungssystem. Alle Funktionen der Bildbearbeitung (z. B. Binning) erfolgen im Post-Processing in der Bildbearbeitungseinheit.

Im Gegensatz zu FDs mit älterem Systemdesign, die ebenfalls über einen nachgelagerten A/D-Wandler verfügen, entfällt dieser bei modernen FD-Systemen, bei denen die Daten direkt vom FD digital bereitgestellt werden. Je nach Detektortyp (a-Si, CCD) können komplexe Funktionen, wie z. B. das Binning oder auch nichtlineare Signalverstärkung, bereits in der FD-Einheit erfolgen (vgl. CMOS). Die Daten werden auch hier an das Bildbearbeitungssystem weitergeleitet.

Als Upgrade bietet die Industrie vereinzelt FDs an, die im Austausch zum BV installiert werden. Die FDs sind in diesen Fällen direkt mit der Bildbearbeitung verbunden. In seltenen Fällen wurden auch FDs verbaut, die ein analoges Videosignal liefern. Diese Modelle waren für den Ersatz von BV-Systemen mit Röhrenkameras vorgesehen.

2.1.5 Apparative Beispiele

Nachfolgend sind typischer Systeme für die statische und dynamische Radiografie ohne Anspruch auf Vollständigkeit exemplarisch zusammengestellt.

2.1.5.1 Der Bucky-Arbeitsplatz

Der nach Gustav Peter Bucky (* 3. September 1880, Leipzig, † 19. Februar 1963, New York) benannte Ar-

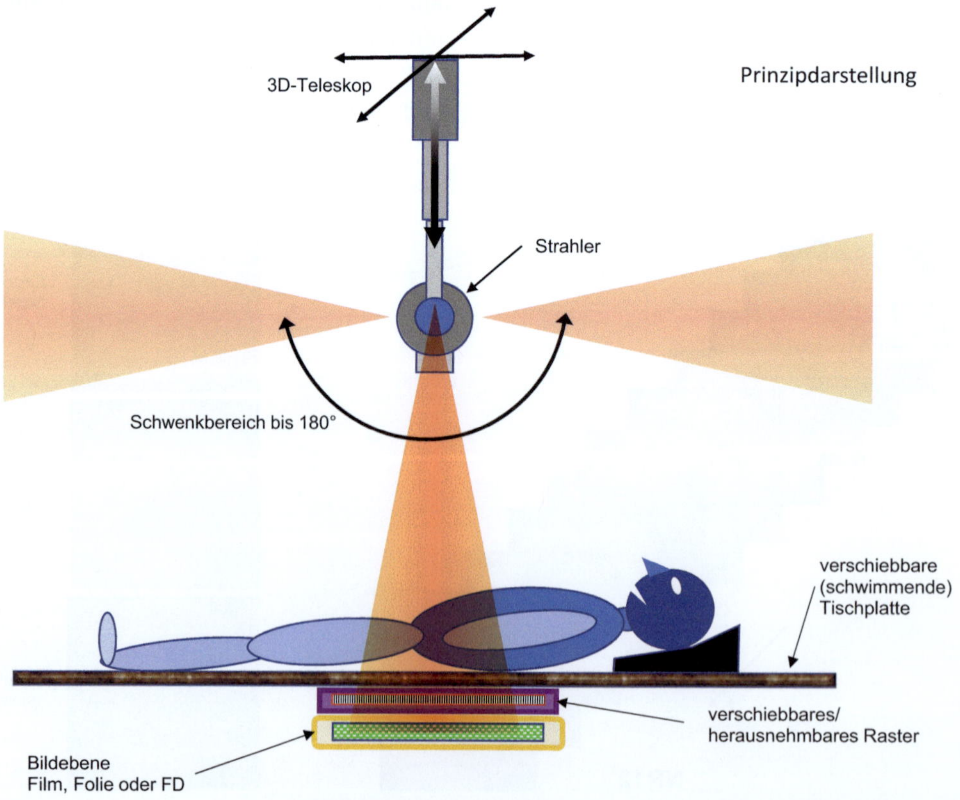

Bild 2.50 Prinzipdarstellung eines Bucky-Arbeitsplatzes: Durch die Kombination von 3D-Deckenteleskop und drehbarer Halterung des Strahlers wird ein Maximum an Freiheitsgraden für die Ausrichtung der Strahlung im Raum erreicht. Durch das Ausfahren des Rasters aus dem Strahlengang wird die Hauteintrittsdosis bei niedrigen kV-Einstellungen (Extremitäten, Kinder, sehr schlanke Personen) drastisch abgesenkt.

beitsplatz ist die einfachste Bauform einer Röntgeneinrichtung (Bild 2.50). Die gebräuchlichste Form ist ein Strahler, der an einer Deckenkonstruktion befestigt ist, die über eine Teleskopstange eine 3D-Verfahrbarkeit des Strahlers ermöglicht. In den meisten Fällen ist der Strahler mit einem Gelenk befestigt, das es ermöglicht, die Strahlungsrichtung in jeden Winkel unterhalb des Drehpunktes auszurichten. Die Strahlungsrichtung kann in jede Richtung der horizontalen Ebene bis zu 90° ausgelenkt werden. Somit werden nicht nur Aufnahmen mit streng vertikalem Strahlengang, sondern auch Schrägprojektionen bis zum horizontalen Strahlengang möglich.

Die Patientenlagerung erfolgt auf dem Bucky-Tisch. Dieser ist durch seine Bucky-Lade gekennzeichnet. Die Bildebene liegt unter der Tischplatte. Zwischen Tischplatte und Bildebene befindet sich zusätzlich noch das Bucky-Raster (= Streustrahlenraster). In den meisten Fällen handelt es sich dabei um das von Hollis Elmer Potter (* 18. Februar 1880, Wonewoc/Wisconsin, † 15. Oktober 1964, Stuart/Florida) als Weiterentwicklung der Bucky-Blende eingeführte Laufraster, das auch als Bucky-Potter-Blende bezeichnet wird. Dieses Raster kann für Aufnahmen im niederen kV-Bereich auch aus dem Strahlengang entfernt werden, da jedes Raster ein zusätzlicher Absorber ist, der die Hauteintrittsdosis am Patienten grundsätzlich steigert. Seine gewünschte Wirkung entfaltet das Raster nahezu ausschließlich im Bereich der Elimination der Comptonstreuung, die jedoch erst bei höheren kV-Werten in relevantem Umfang auftritt.

In modernen Anlagen können alle Bewegungen des Systems, sowohl des 3D-Teleskops als auch der Tischplatte, motorisch erfolgen. Einzelne, häufig genutzte geometrische Anordnungen können als feste Positionierungen gespeichert und per Knopfdruck direkt angefahren werden. Außerdem kann die Bucky-Lade automatisch der Position des 3D-Stativs folgen. In Kapitel B II 2.1.5.2 (Rasterwandstativ) wird darauf noch näher eingegangen.

Der Bucky-Arbeitsplatz ist der meistverbreitete Röntgenarbeitsplatz. Er gehört zur Grundausstattung jeder Röntgenabteilung, abgesehen von Spezialeinrichtungen, wie z.B. der Zahnmedizin oder in **Mammazentren**.

> Der Bucky-Arbeitsplatz ist das typische Gerät für die (Erst)-Diagnostik aller Fragestellungen des Skeletts sowohl orthopädisch als auch unfallchirurgisch (→ Kap. A 16.4.5.4.1, Bild 16.79).

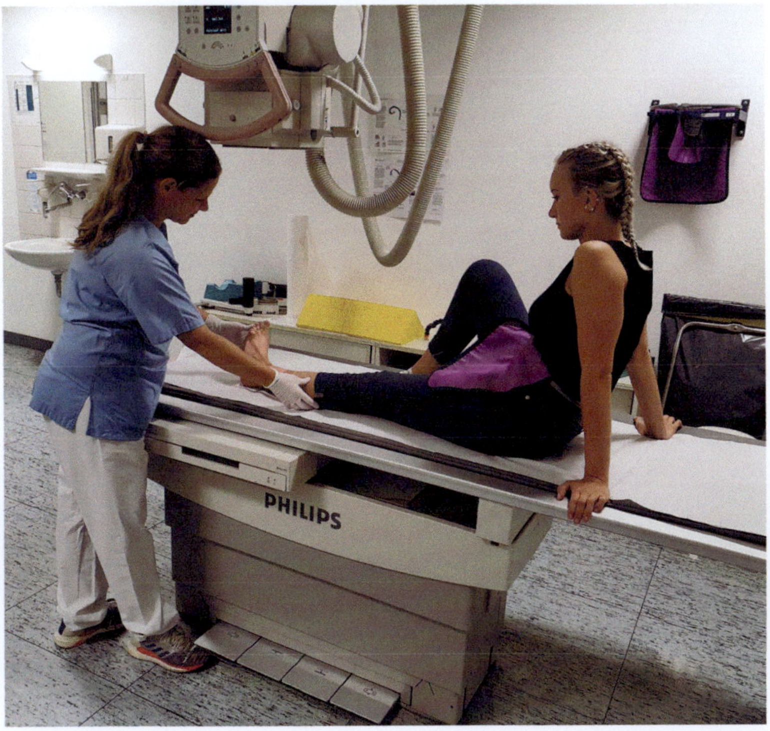

Bild 2.51
Positionierung der Sprunggelenksregion über das Lichtvisier (Projektion des Strahlenkegels) und des Zentralstrahls im Gelenkspalt: Die Patientin sitzt auf der Tischplatte des Bucky-Tisches. Die Tischplatte hat eine „schwimmende Lagerung“, was die präzise Positionierung der „Region of Interest“ im Lichtkegel, dem späterer Strahlenkegel erleichtert (Quelle: Gunther O. Hofmann, Uni Jena).

Ein weiterer Bereich sind Funktionsdarstellungen ausscheidender Organe, wie z. B. der Nieren. Dabei werden gleichförmige Aufnahmen entlang eines Zeitstrahls erstellt (→ Kap. A 11.4.4.2.3, Bild 11.33). Hierdurch können Aussagen über die zeitliche Funktion eines Organs getroffen werden.

2.1.5.2 Das Rasterwandgerät

II

Eine Vielzahl von statischen Untersuchungen sollte, wann immer möglich, im Stehen, also unter normaler Belastung des Stützapparats, erfolgen. Im Liegen wird z. B. das Zwerchfell durch die inneren Organe wie Leber, Milz und Magen so nach Cranial gedrückt, dass das Lungenvolumen nicht vollständig dargestellt werden kann. Auch Aufnahmen der Wirbelsäule unter Belastung (im Stehen) unterscheiden sich von Aufnahmen im Liegen, also in entlastetem Zustand.
Das Rasterwandgerät ist prinzipiell ein Bucky-System in vertikaler Anordnung (Bild 2.52). Die grundsätzliche Bauform ist vergleichbar. Auch hier finden sich ein Laufraster, eine Bildebene und ein meist deckengebundenes Teleskop. Der Strahler steht horizontal, und bei modernen Systemen ist die Position des Zentralstrahls mit der Mitte der Bildebene motorisch gekoppelt (zentriert). Der Patient steht - in seltenen Fällen sitzt er auch - möglichst nahe vor dem Bucky-System.
Eine Domäne des Rasterwandgeräts ist die Lungendarstellung. Wann immer möglich, sollten diese Untersuchungen an einem Rasterwandgerät erfolgen. Nur im Stehen können sich die Lungenflügel bei maximaler Einatmung voll entfalten und die Randwinkel vollständig abgebildet werden (→ Kap. A 5.4.3.2, Bild 3.35). Durch die vertikale Variabilität der Positionierung des Bucky-Systems ist das Rasterwandgerät auch das System erster Wahl bei der Abdomen-Übersichtsaufnahme zur Abklärung eines Verschluss-Ileus mit seiner typischen Spiegelbildung (→ Kap. A 7.4.3.2, Bild 7.9). Ein weiteres Beispiel für die Vielseitigkeit der Bucky-Systeme sind die Wirbelsäulendarstellungen (→ Kap. A 16.6.3.2.1, Bild 16.124 ff.: Hier werden auch Abbildungen gezeigt, die auf dem Bucky-Tisch in Seitenlage erstellt wurden.).

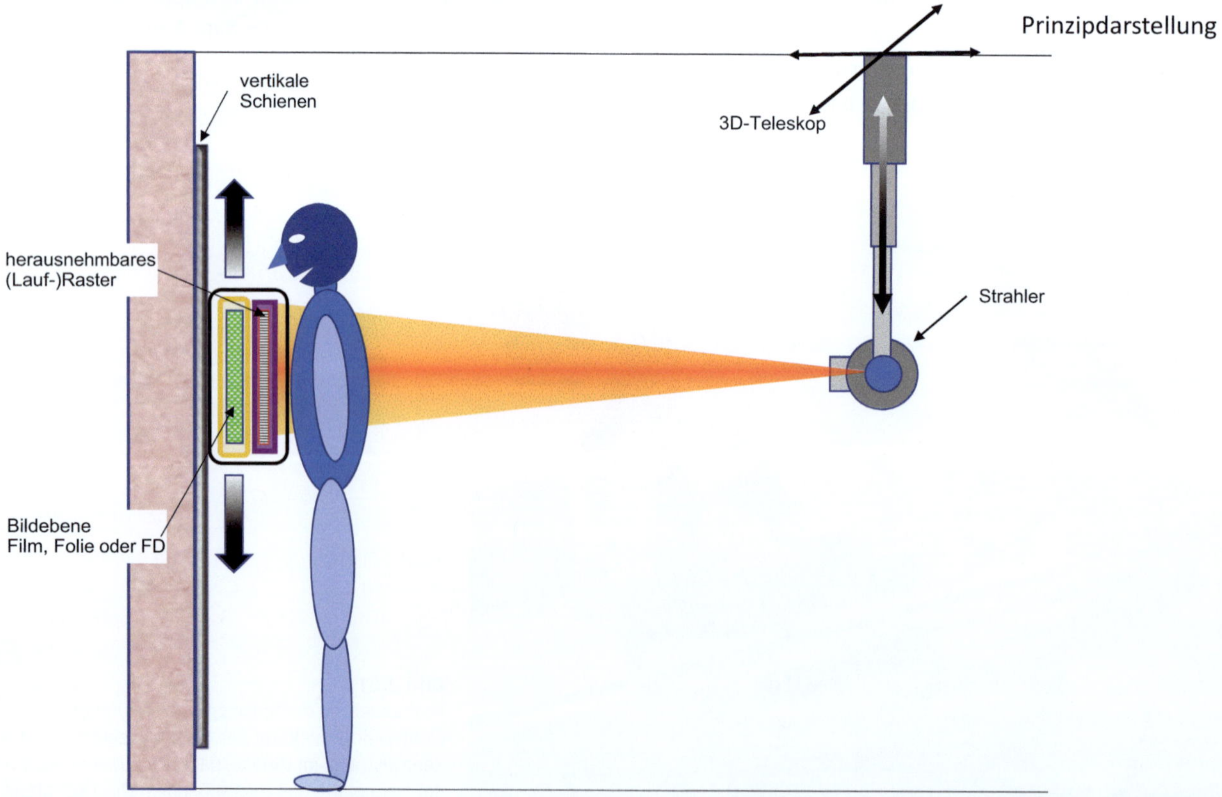

Bild 2.52 Das Rasterwandgerät ist das Pendant zum Bucky-Tisch in der vertikalen Ebene: Strahler und Bucky-System bilden eine Einheit. Die Ausrichtung der Projektion erfolgt über das Lichtvisier am Strahler und endsprechende Positionierung des Strahlers. Bei modernen Geräten folgt das wandständige Bucky-System motorisch der Position des Strahlers. Der Zentralstrahl ist auf die Mitte der Bildebene ausgerichtet.

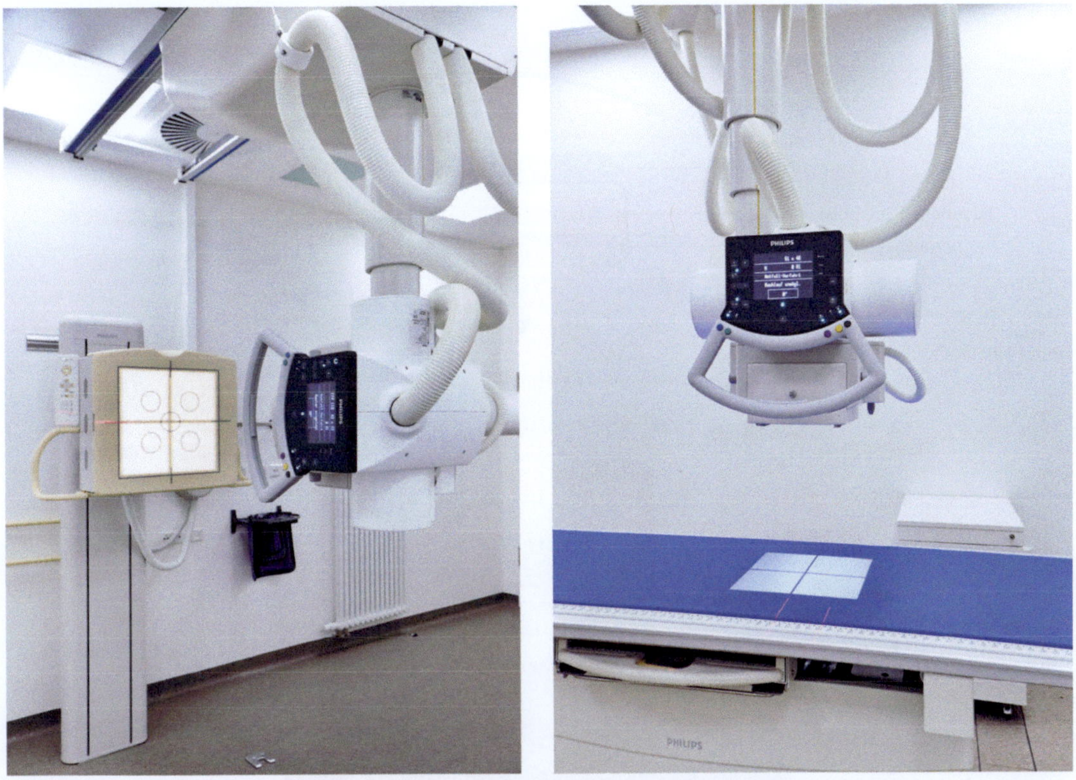

Bild 2.53 Klassischer Bucky-Raum aus Bucky-Tisch und Rasterwandgerät mit einem Strahler, deckengebunden mit Teleskopstativ (Quelle: Gunther O. Hofmann, Uni Jena)

Das Rasterwandgerät und der Bucky-Tisch ergänzen sich in vielen Fällen und werden gemeinsam in einem Raum, dem Bucky-Raum aufgestellt. Das Wandgerät steht im Regelfall in der Verlängerung der Tischplatte. Durch die Drehung des Strahlers (= Strahlenrichtung) aus der Vertikalen in die Horizontale können so mit einem Strahler beide Systeme bedient werden und bilden eine Einheit (Bild 2.53).

2.1.5.3 Varianten des DL-Arbeitsplatzes

Wird die Bildebene des Bucky-Systems durch einen Bildverstärker (BV) oder Flachdetektor (FD) ersetzt und stellt der Strahler eine Dauerstrahlung oder gepulste Strahlung bereit, erhält man die einfachste Form eines DL-Arbeitsplatzes. In sehr seltenen Sonderfällen kann der Detektor des Bucky-Tisches auch für DL-Untersuchungen in seiner Funktion umgeschaltet werden. Solche Systeme finden sich ganz vereinzelt in Einrichtungen der Notaufnahme von Traumazentren. Durchsetzen konnte sich diese Form der Nutzung jedoch nicht flächendeckend.

Zwei Bauformen des DL-Arbeitsplatzes haben sich aus dem Bucky-Tisch entwickelt und durchgesetzt: Man unterscheidet zwischen dem Nahbedien-DL-System (Bild 2.54), bei dem der Strahler unter dem Patiententisch angeordnet ist, und dem Fernsteuer- oder Remote-DL-Arbeitsplatz. In diesem Fall ist der Strahler an einem Distator oberhalb des Lagerungstisches angebracht. Beide Varianten verfügen über eine Kippfunktion der gesamten Einrichtung, sodass auch funktionelle Untersuchungen in jeder Winkelstellung zwischen der Kopf-Tieflage (häufig -15°) bis in die Senkrechte möglich sind.

Die Bedienung des Nahbedien-DL-Systems erfolgt durch den Untersucher direkt am Gerät. Die Bildebene wird meist manuell, jedoch mit motorischer Unterstützung längs der Tischplatte so verschoben, dass die ROI (Region of Interest) im Zentrum des Bildes liegt. Der Untersucher hat direkten Zugang zum Patienten, auch während der Strahlungszeit, und kann notwendige Manipulationen direkt manuell am Patienten durchführen.

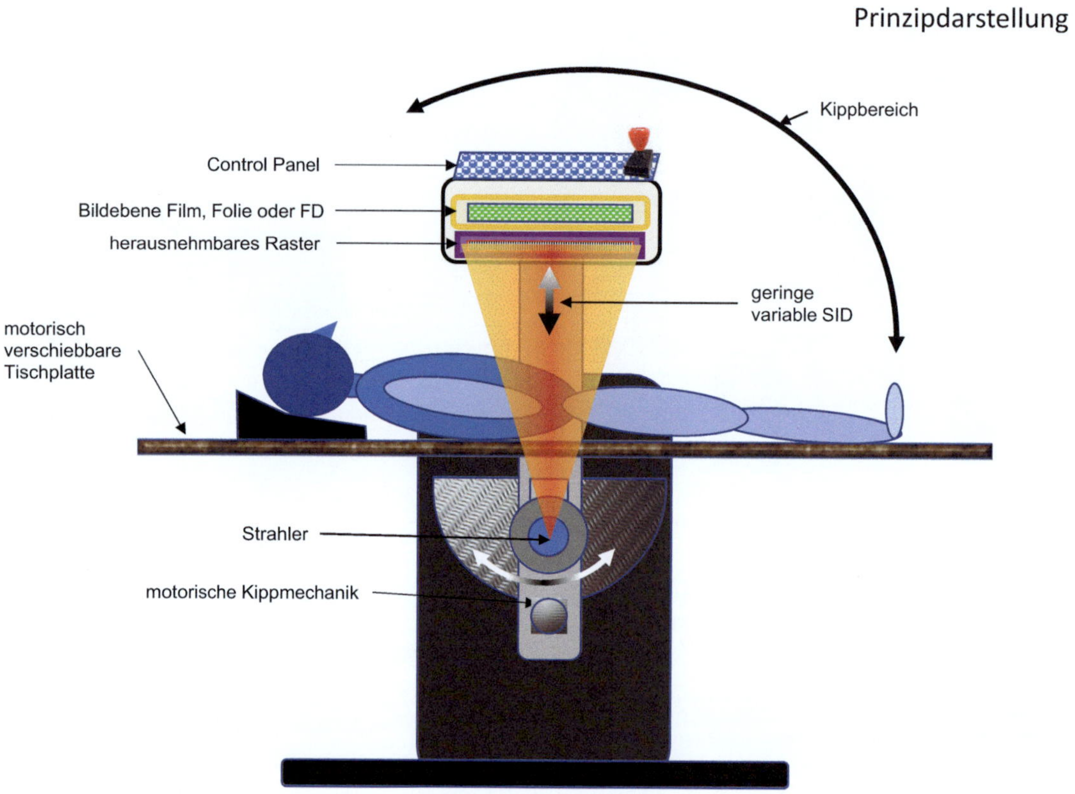

Bild 2.54 Das Untertisch-DL-System hat eine kompakte Bauform und ist einfacher zu bedienen als das Remote-DL-System. Der Untersucher steht meist direkt am System und hat direkten Kontakt zum Patienten. Die Steuerung erfolgt entweder durch direkten Eingriff des Untersuchers am Gerät, bei einzelnen Modellen auch zusätzlich über eine freistehende Steuerkonsole.

Das nahbediente System ist die historisch ältere Bauform (Bild 2.55). Gegenüber dem Remote-System weist es einige Nachteile auf. Der Untersucher ist während der gesamten Strahlungszeit der Streustrahlung ausgesetzt. Der Abstand zwischen Patient und Strahler ist gering, was zu einer erhöhten SED (= Skin Entrance Dose) und einer stark vergrößerten Abbildung führt. Hierdurch kann auch nur ein kleinerer Patientenabschnitt dargestellt werden. Der Abstand zwischen Patient und Bildebene ist wiederum so groß, dass die in Kapitel B II 2.1.2 diskutierte Randunschärfe auftritt (Bild 2.13). Die geringe SID (= Source Image Distance) erfordert einen großen Öffnungswinkel des Strahlenkegels. Hierdurch fällt die Ortsdosis zum Rand der Abbildung hin stärker ab. Zusätzlich erfordert ein großer Öffnungswinkel einen größeren Anodenwinkel, was seinerseits den Heel-Effekt weiter verstärkt (→ Kap. B II 2.1.2, Bild 2.14). Die Vorteile dieser Bauform liegen in den geringeren Kosten, dem geringeren Platzbedarf, der leichteren Erlernbarkeit der Bedienung und dem direkten Kontakt zwischen Untersucher und Patient.

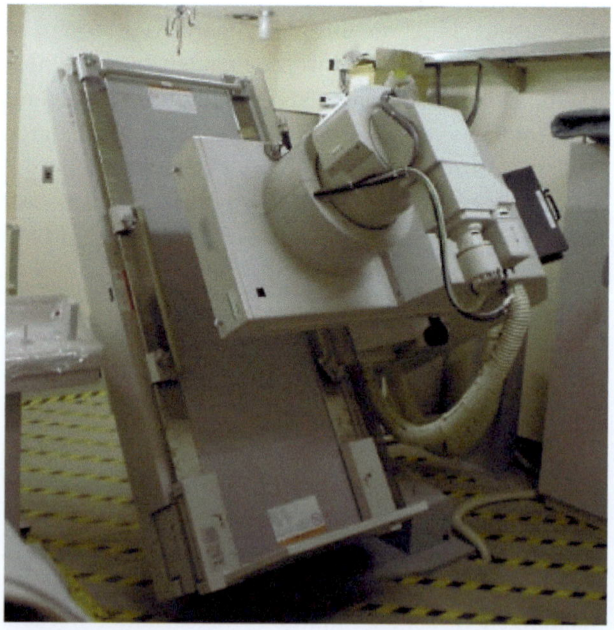

Bild 2.55 Nahbedientes DL-System (Fluoroskop) älterer Bauart als Untertischgerät: Der Strahler ist unter der Patientenlagerung positioniert. Die Bedienung erfolgt durch den Untersucher entweder direkt am Gerät oder wie bei diesem Gerät von einer Satellitenkonsole aus (Quelle: gemeinfrei).

Als universell verwendbarer DL-Arbeitsplatz steht das Remote-Control-System, auch als Übertisch-Arbeitsplatz bezeichnet, zur Verfügung (Bild 2.56 und Bild 2.57). In seiner Konstruktion ähnelt es mehr einem Bucky-Tisch. Die Bildebene ist unter der Tischplatte positioniert und der Strahler an einem Distator (Haltearm) oberhalb der Tischplatte befestigt. Der Distator ermöglicht eine größere SID, die zusammen mit der Positionierung des Patienten direkt vor der Bildebene zu einer geringeren SED führt. Die zuvor beim nahbedienten DL-System beschriebenen Probleme bei der Abbildung (Randunschärfe, Heel-Effekt, Anodenwinkel und Öffnungswinkel des Strahlenkegels) treten durch die größere SID bei diesen Systemen weniger in Erscheinung. Die Systeme sind universeller einsetzbar. Prinzipiell erfüllen Sie die Funktionen eines Bucky-Raumes, eines DL-Arbeitsplatzes und im weiteren Ausbau sind auch angiografische Untersuchungen (Kontrastmitteluntersuchungen der Gefäße) – jedoch ohne laterale Darstellungen – möglich.

Nachteilig bei diesen Systemen sind die höheren Kosten gegenüber einem nahbedienten System. Der technische Aufwand ist höher, sowohl was die Mechanik als auch die motorische Steuerung betrifft. Die Systeme haben einen höheren Platzbedarf und die Lernkurve des Untersuchers ist steiler. Meist erfolgt die Steuerung des Systems von einem strahlengeschützten Bereich aus. Eine direkte Steuerung am Gerät ist durch ein gesondertes Bedienpult, das in der Regel direkt am Bucky-System angebracht ist, zusätzlich zur Remote-Konsole möglich. Eine Manipulation am Patienten während der gleichzeitigen Steuerung des Systems bedarf meist einer Assistenzperson.

Die Vorteile dieser Systeme sind die deutlich bessere Abbildungsgeometrie, die geringere SED und der bessere Strahlenschutz des Untersuchers, solange keine direkten Manipulationen am Patienten während der Strahlung erforderlich werden. Bei direkten Manipulationen am Patienten unter Strahlung ist zu beachten, dass die Übertisch-Positionierung des Strahlers zu ei-

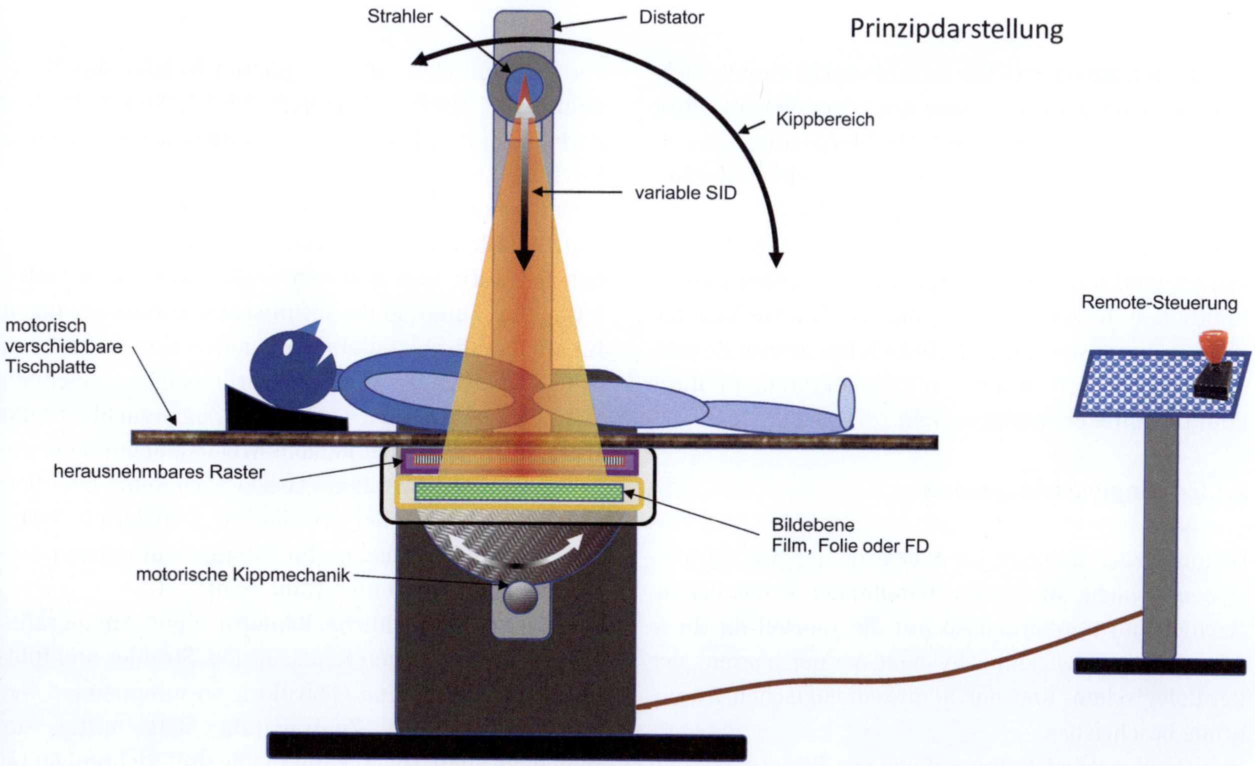

Bild 2.56 Der Remote-Arbeitsplatz zeichnet sich besonders durch seine universellen Einsatzmöglichkeiten aus. Der Distator ermöglicht hochwertige Bucky-Aufnahmen. Die Kippfunktion, von der Kopf-Tieflage bis zur senkrechten Stellung lässt auch funktionelle Untersuchungen in jeder Winkelstellung zu. Die Remote-Steuerung ermöglicht es dem Untersucher bei entsprechender baulicher Vorkehrung, ohne Streustrahlenbelastung zu untersuchen.

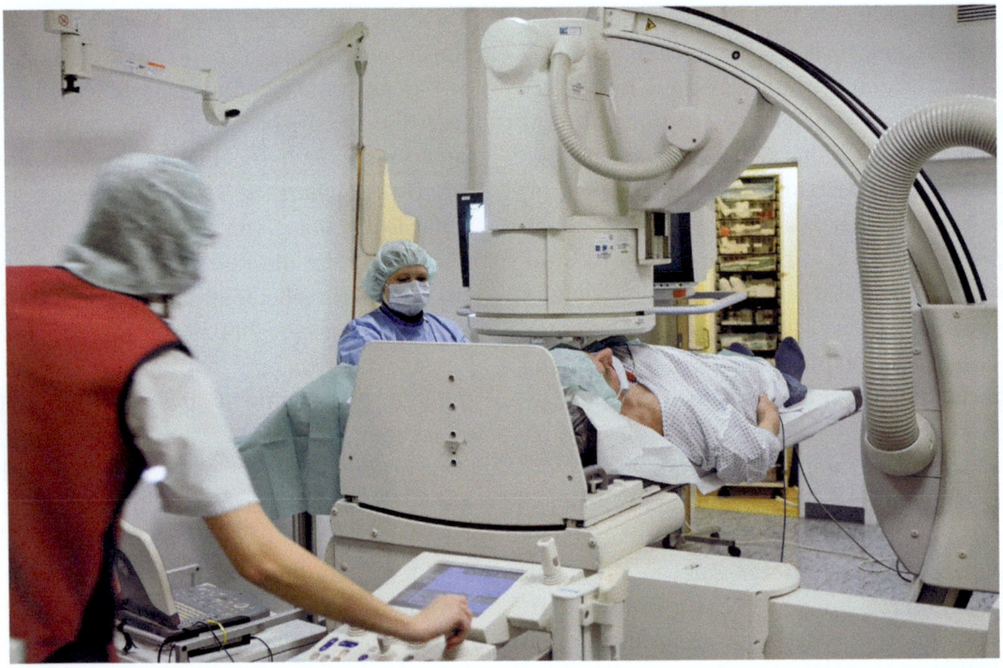

Bild 2.57 Remote-Control-DL-System: Das System kann an einem „Satelliten" ferngesteuert werden. Alle Bewegungen sind motorisch unterstützt bzw. erfolgen autonom über die motorische Fernsteuerung. Zudem sind voreingestellte Projektionen und Bewegungsabläufe abrufbar. Die komplexe mechanische Konstruktion dieser Version ermöglicht durch die C-Arm Struktur der Strahler- und Bildempfängeraufhängung fast jede Schrägprojektion. Solche Systeme decken nahezu das komplette Spektrum aller diagnostischen und zum größten Teil auch interventionellen Maßnahmen in Form eines gut praktikablen Kompromisses ab (Quelle: Gunther O. Hofmann, Uni Jena).

nem Back-Scattering (= Rückstrahlung) in direkte Richtung der oberen Körperhälfte des Untersuchers führt. Im Gegensatz zur Untertisch-Strahlerposition gibt es am Übertisch-DL-Arbeitsplatz keine bauseitige Abschirmung gegen diese Form der Streustrahlung.

Die beiden klassischen Bauformen des DL-Arbeitsplatzes sind hier nur prinzipiell und in ihren Grundfunktionen beschrieben. Besonders Remote-Systeme können durch steuerungstechnisch integrierte Zusatzsysteme, wie z. B. Kontrastmittelinjektoren, in ihrer Funktionalität erweitert werden.

2.1.5.4 Angiografiesysteme

Grundsätzlich fallen in die Kategorie der Angiografiesysteme solche, die Gefäßdarstellungen ermöglichen. Nachfolgend werden jedoch nur die speziell für diese Anwendung entwickelten Systeme der peripheren-, der kardiologischen- und der neuroradiologischen Angiografie beschrieben.

Eine Angiografie ist eine Abfolge von Bildern, die den Füllungszustand von Gefäßen mit Kontrastmittel im zeitlichen Verlauf abbildet (→ Kap. A 13.3.2.2.2, Bild 13.10). Einfache Systeme zur reinen Darstellung der abdominellen- und peripheren Gefäße ähneln einem Bucky-Tisch (→ Kap. B II 2.1.4.2, Bild 2.39). Der dort abgebildete Puck-Wechsler wird heute durch einen Flachdetektor ersetzt.

Neben einem solchen, dedizierten Angiografiearbeitsplatz erfüllen auch Remote-Systeme mit entsprechender Software und gegebenenfalls Schrittverschiebe-(Stepping-)Funktion die technischen Voraussetzungen für angiografische Untersuchungen (→ Kap. B II 2.1.5.3, Bild 2.56). Reine Angiografiearbeitsplätze zeichnen sich jedoch durch die beidseitige Zugänglichkeit zum Patienten aus, die bei Remote-Arbeitsplätzen nicht gegeben ist. Solche Systeme lassen auch keine lateralen Darstellungen zu. Bei erweiterten dedizierten Systemen kann die Bildebene für laterale Aufnahmen vertikal positioniert werden (Bild 2.58).

Die heute gebräuchliche Bauform einer Angiografieanlage ist die C-Bogen-Konstruktion. Strahler und Bildebene sind über eine C-Struktur so miteinander verbunden, dass der Zentralstrahl stets mittig zur Bildebene steht. Das C kann in alle drei Richtungen im Raum bewegt werden. Drehung, Kippung und Rotation entlang der C-Struktur erweitern die Freiheitsgrade, sodass der Strahler und die Bildebene eine Kugelober-

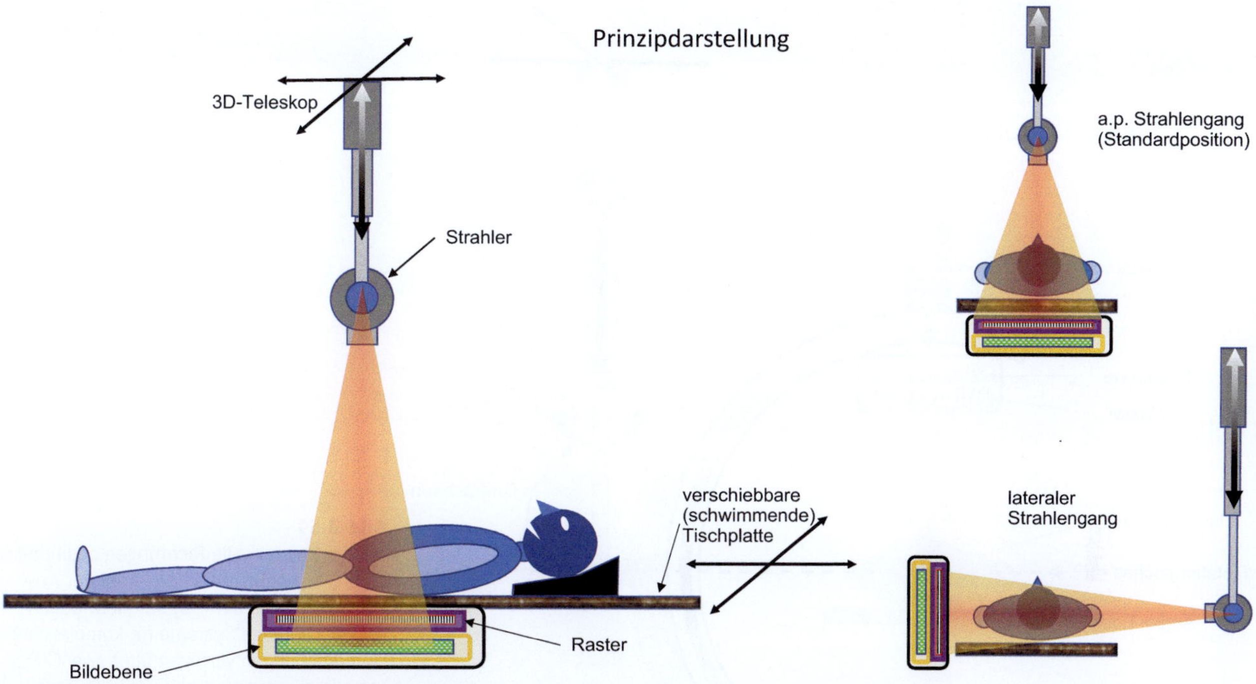

Bild 2.58 Schema eines klassischen Angio-Arbeitsplatzes: Durch die Schrittverschiebung (Stepping) kann die Bildabfolge dem Abfluss des Kontrastmittels in die Peripherie folgen. Steht die Bildebene in vertikaler Position, sind auch laterale Einstellungen möglich. Voraussetzung hierfür ist eine 3D-Teleskophalterung für den Strahler. Diese Bauform hat heute kaum mehr eine Bedeutung.

fläche abfahren können. Solche Systeme werden auch als isozentrische Systeme bezeichnet, da bei der Bewegung entlang der Kugeloberfläche der Zentralstrahl in jeder Position immer durch das Kugelzentrum geführt wird. Einzelne Systeme sind zusätzlich noch mit einem Distator (bildebenenseitig) ausgestattet. Die variable SID hat auf die Isozentrik keinen Einfluss.

C-Bogen-Systeme lassen ohne Umlagerung des Patienten jegliche Projektionsrichtung zu (Bild 2.59). Die C-Struktur kann sowohl decken- als auch bodengebunden sein. Die C-Struktur kann auch über einen Roboterarm im Raum geführt werden. Für sehr spezielle Untersuchungen und Interventionen stehen Systeme mit zwei unabhängigen C-Bogen-Strukturen zur Verfügung, die über eine komplexe Mimik in ihrer Positionierung (meist 90° zueinander) aufeinander abgestimmt werden (Kollisionsschutz) und auch die Tischplatte mit dem Patienten in die Steuerung der Bewegungsabläufe miteinbezieht. Beschränkungen des universellen Einsatzes ergeben sich jedoch durch die Detailausstattung hinsichtlich der Softwarefunktionen und auch der Dimensionierung der Bildebene.

Bei den Spezialsystemen für die Kardiologie ist zumindest einer der im Endausbau zwei Detektoren kleiner dimensioniert, um den Detektor bei den unterschiedlichen **Angulationen** näher am Brustkorb und für den Patienten komfortabler positionieren zu können. Sollte eine zweite C-Konstruktion vorhanden sein, so ist diese meist mit einem größeren Detektor ausgestattet um mit diesem C-System größere Übersichtsaufnahmen, aber auch abdominelle und periphere Untersuchungen zusätzlich durchführen zu können, z.B. zur Abklärung großer thorakaler und/oder abdomineller Aneurysmen.

Die simultane Darstellung zweier unabhängiger Ebenen ermöglicht dem Untersucher einen besonders sparsamen Kontrastmitteleinsatz, da mit einer KM-Gabe simultan zwei Ebenen abgebildet werden. Dem Interventionisten bietet die Zwei-Ebenen-Darstellung eine bessere räumliche Orientierung.

Neuroradiologische Anlagen sind im Aufbau sehr ähnlich. Allerdings werden hier meist größere Bildsysteme verwendet, da die Positionierung zum Patienten einfach ist. Zudem werden in der Neuroradiologie Vergrößerungsdarstellungen angefertigt, wobei größere Bildsysteme von Vorteil sind. Die simultane Darstellung mit Zwei-Ebenen-Systemen mit ihren besseren räumlichen Informationen erleichtern besonders Interven-

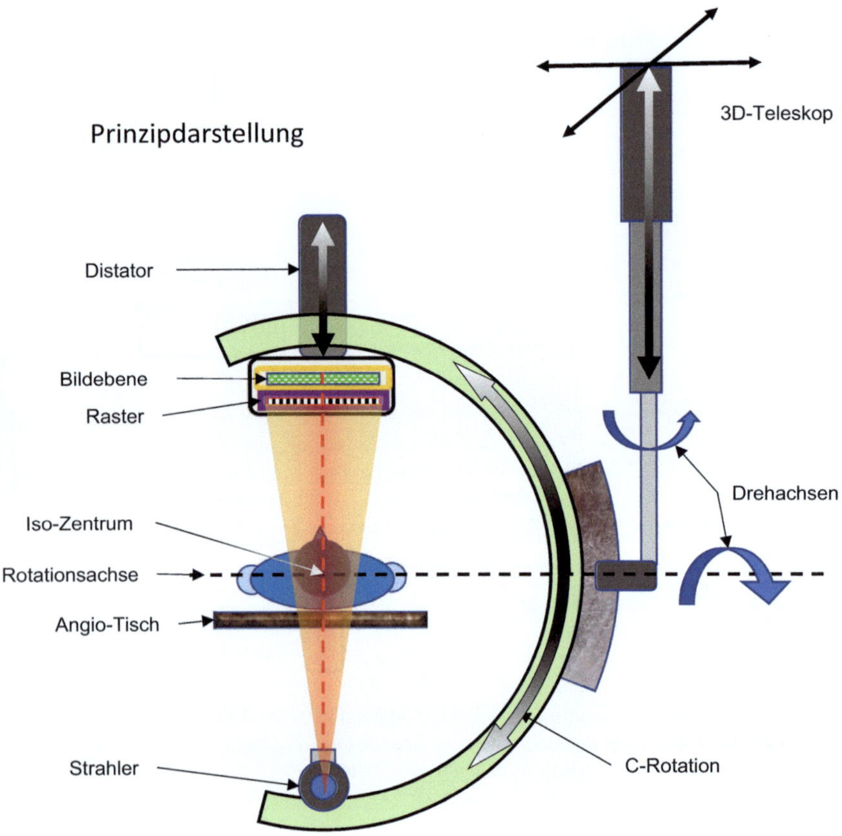

Bild 2.59 Das im Raum in alle Richtungen positionierbare C ermöglicht die freie Wahl der Angulationen bzw. der Projektionen. Besonders aufwendige Systeme für komplexeste Untersuchungen verfügen über zwei C-Systeme, die koordiniert positioniert werden und so simultane Darstellungen in zwei unabhängigen Ebenen ermöglichen. Diese Technik hat ihre besondere Bedeutung bei kardiologischen bzw. neuroradiologischen Interventionen.

tionen mit Einschwemmkathetern, da eine sofortige räumliche Zuordnung möglich wird. Die Grenzen zwischen den beiden Systemvarianten sind aber fließend. In den meisten Fällen sind bei Zwei-Ebenen-Angio-Systemen ein C-Bogen-System deckengebunden an einem Teleskopträger und ein System bodengebunden montiert, wie auch in Bild 2.61 der Fall. Beispielhaft sei generell auf Kapitel A 1.5.1.1.3 (Bild 1.20), Kapitel A 1.5.2.19 (Bild 1.30) und Kapitel A 1.7.2 und im Besonderen auf Kapitel A 1.7.2.1.2 (Bild 1.58) verwiesen.

All diesen Anlagen ist gemeinsam, dass sie röntgenseitig hohe Leistungen und auch Röhren mit hoher Wärmespeicherkapazität (HU) bereitstellen und über komplexe Systeme zur Bildnachverarbeitung verfügen. Zum Standard gehört, dass sowohl Rotationsangiografien als auch Cone-Beam-3D-Bildgebung zur Volumendarstellung verfügbar sind, Letzteres besonders bei Systemen der Neuroradiologie.

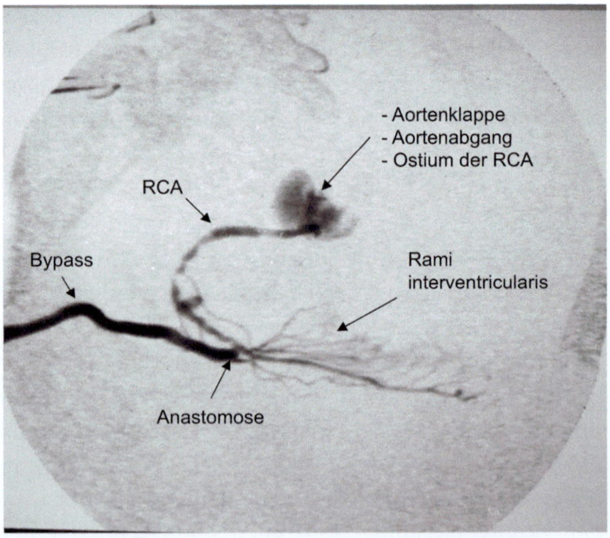

Bild 2.60 Beispielhafte intraoperative Darstellung multipler Stenosen in der rechten Kranzarterie (RCA) und Bypassdarstellung mit Anastomose vor der proximalen Anastomosierung: Die RCA, ihr Ostium und Teile des Aortenabgangs bzw. der Aortenklappe wurden retrograd mit Kontrastmittel gefüllt, das über das noch freie proximale Ende des Bypasses appliziert wurde. Dargestellt wird distal der bereits angelegten Anastomose auch das Ausstromgebiet der *Rami Interventricularis.*

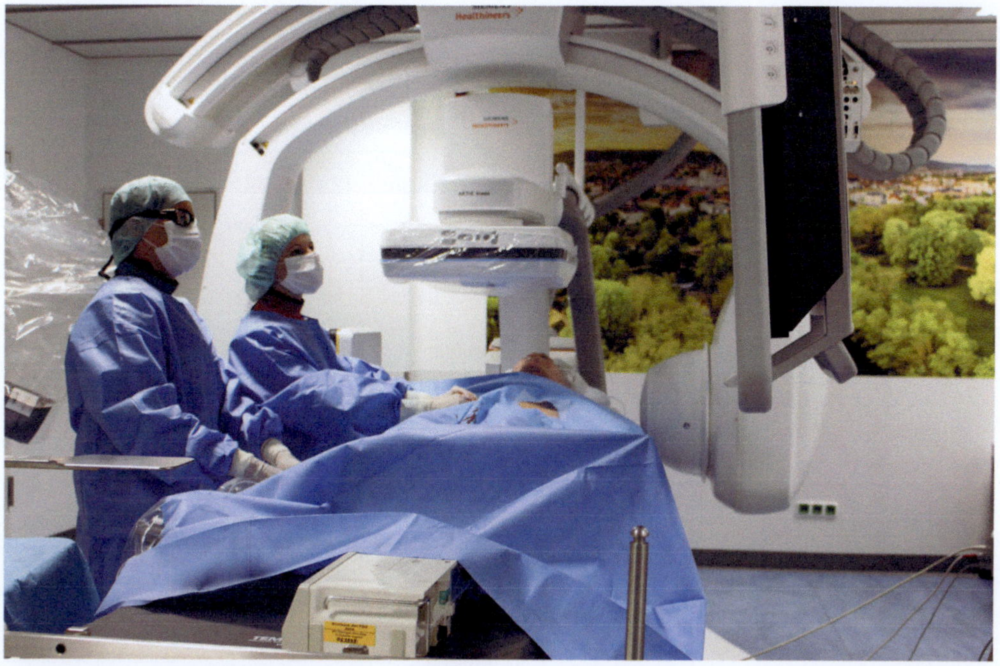

Bild 2.61 Zwei-Ebenen-Angio-Anlage zur simultanen Darstellung zweier unabhängiger Projektionen mit einer einmaligen KM-Gabe und zur verbesserten räumlichen Orientierung bei Interventionen: Die in der Abbildung laterale Ebene wird über eine deckengebundene C-Konstruktion abgebildet. Die pa-Darstellung erfolgt über eine bodengebundene C-Struktur. Solche Konstruktionen ermöglichen eine maximale Variabilität der Darstellung (Quelle: Gunther O. Hofmann, Uni Jena).

2.1.5.5 Mobile C-Bogen-Systeme

Der mobile C-Bogen oder auch chirurgische Bildverstärker ist die älteste Form der C-Bogen-Systeme und beruht auf den Entwicklungsarbeiten von Hugo Rost und Lothar Diethelm. Das erste marktgängige System wurde von C. H. F Müller 1955 als BV 20 in den Markt eingeführt. Seine Domäne war und ist bis heute die Bildgebung im OP und vornehmlich im Bereich der Orthopädie und Unfallchirurgie.

Heutige Systeme bieten Generatorleistungen von 2 kW bis 30 kW und sind mit Stehanodenröhren für Systeme mit kleineren Leistungen und Rotationsanodenröhren für leistungsstarke Generatoren ausgestattet. Der mobile C-Bogen ist das universellste Röntgensystem, denn es bietet die Vorteile der C-Bogen-Konstruktion mit modernster Bildverarbeitung in mobiler und kompakter Form an. Alle gängigen Verfahren, von der einfachen, gepulsten Durchleuchtung (→ Kap. B II 2.1.4.2.1) über die DSA bis hin zur Volumendarstellung mittels Cone-Beam-Verfahren können mit entsprechend ausgestatteten mobilen C-Bogen-Systemen durchgeführt werden. Auch die direkte Anbindung an Navigationssysteme ist heute Standard. Der chirurgische Bildverstärker (mobiler C-Bogen) mit Motorisierung der Achsenbewegungen und Remote-Steuerung über Joysticks stellt in weiten Bereichen der Hybridtechnik eine kostengünstige Alternative zu fest installierten Großanlagen dar. Selbst große EVAR- oder TAVI-Eingriffe können mit solchen Systemen durchgeführt werden (→ Kap. A 13.3.2.4.1 und Kap. A 4.5.2.3.1).

Der mobile C-Bogen weist in seiner Konstruktion jedoch eine Besonderheit auf. Während stationäre Systeme eine isozentrische Rotation des Zentralstrahls bieten, umschreibt der Zentralstrahl bei chirurgischen Bildverstärkern eine Kugeloberfläche im Rotationszentrum. Dies ist der kompakten Bauform geschuldet. Wenige Modelle sind mit C-Bögen ausgestattet, die eine isozentrische Rotation zulassen, allerding auf Kosten der deutlich größeren C-Struktur (vgl. Siemens Iso-C-Modelle). Durch entsprechend abgestimmtes, simultanes, motorisches Verfahren der C-Struktur entlang der Horizontal- und Vertikalachsen bei gleichzeitiger Rotation der C-Struktur können auch nicht isozentrische mobile C-Bogen-Systeme die isozentrische Eigenschaft annehmen, ohne die Vorteile der kompakten Bauform zu verlieren (vgl. Ziehm-Systeme mit motorisierter Mechanik).

Mobile C-Bogen-Systeme bestehen im Regelfall aus zwei Komponenten, dem Monitorwagen und dem Fahr-

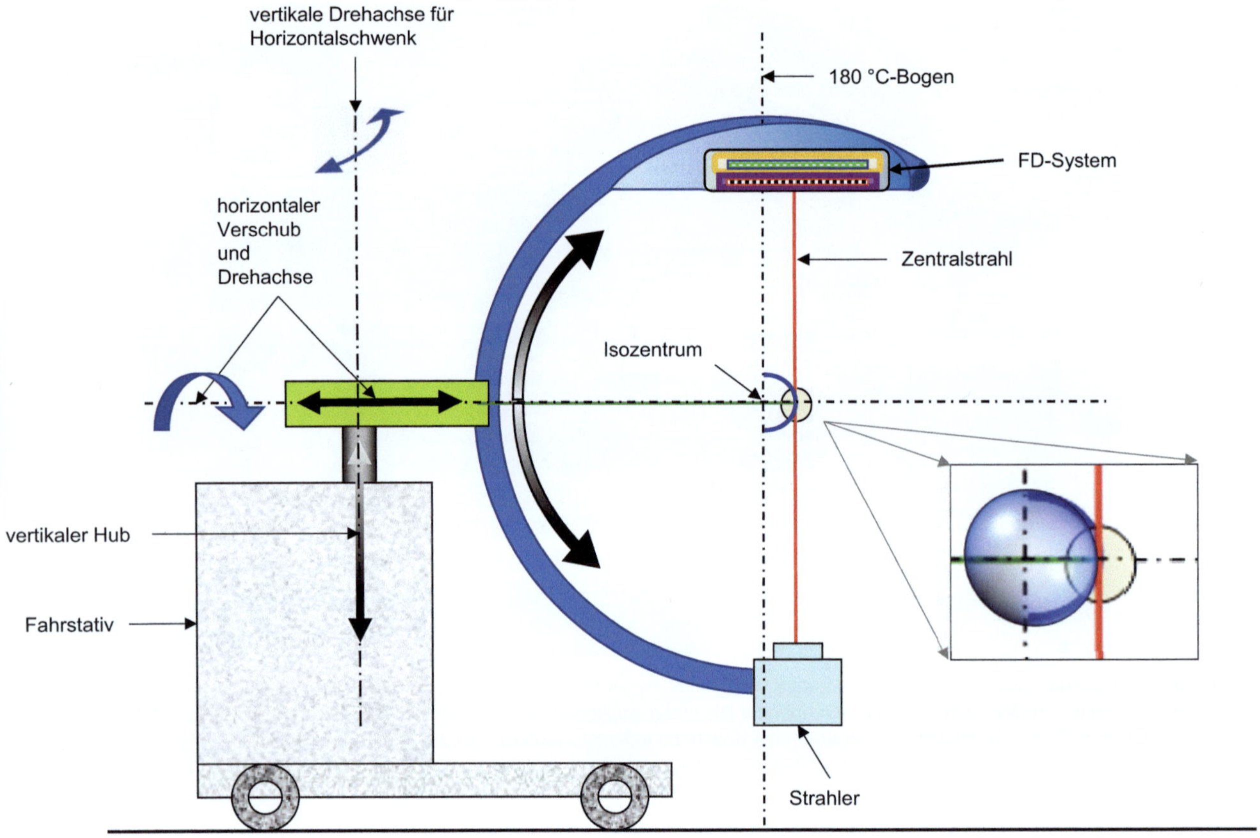

Bild 2.62 Fahrstativ eines mobilen C-Bogens in nicht isozentrischer Bauform: Der Versatz des Zentralstrahls zum Isozentrum ermöglicht eine größere Eintauchtiefe z. B. des OP-Tisches in die C-Struktur. Das Teilbild zeigt das Umfahren des Isozentrums auf einer Kugeloberfläche durch den Zentralstrahl.

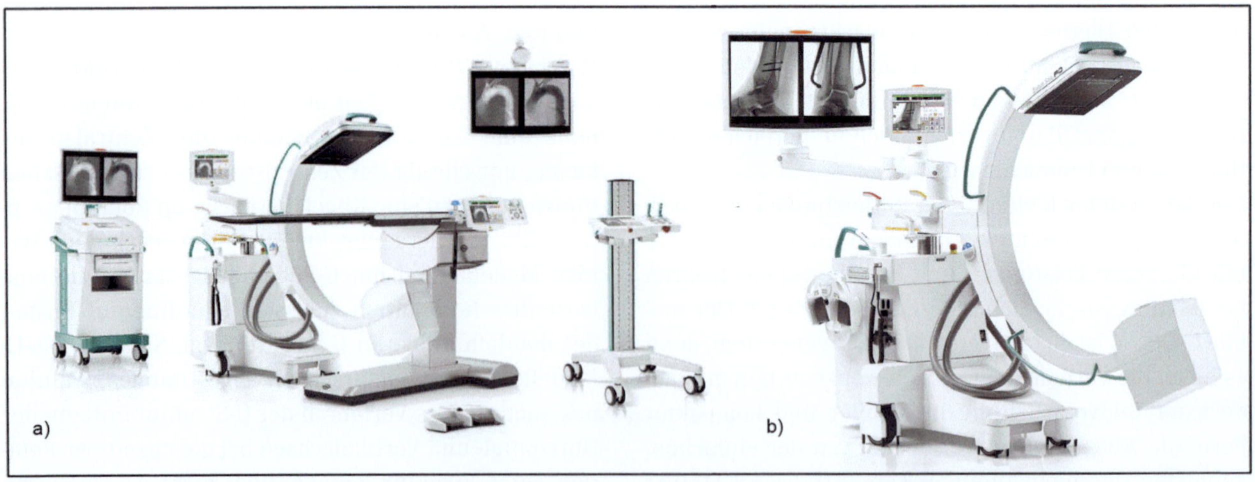

Bild 2.63 C-Bogen-Varianten: a) mobiler Hochleistungs-C-Bogen (ZIEHM VISION RFD HYBRID EDITION) mit Monitorwagen, Fahrstativ, OP-Tisch mit spezieller Tischplatte für Gefäß- und 3D-Darstellungen, Funkfußsteuerung, Remote-Control-Systemen und Deckenmonitor, b) kompakter mobiler C-Bogen (Ziehm Solo Portable) ohne Monitorwagen für besonders beschränkte räumliche Verhältnisse und einfachere Anwendungen (© Fa. Ziehm)

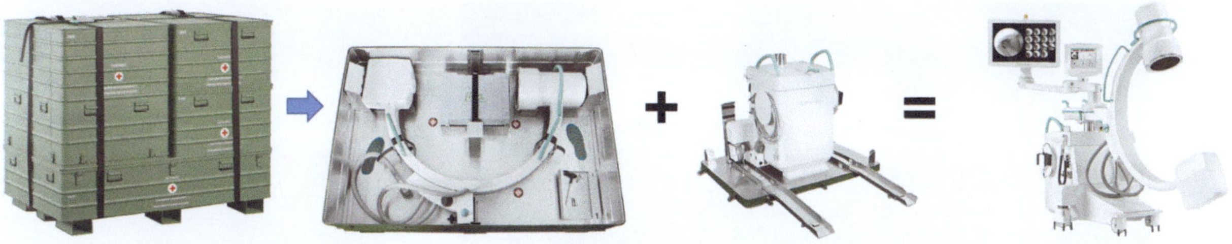

Bild 2.64 Portabler mobiler C-Bogen für Feldlazarette und sonstige Katastropheneinsätze (© Fa. Ziehm)

stativ mit der C-Struktur (Bild 2.62). Durch Miniaturisierung einzelner Komponenten stehen für besonders beengte Verhältnisse auch hochintegrierte Systeme zur Verfügung, die nur über ein Fahrstativ verfügen (Bild 2.63b). Diese Systeme haben aber einen eingeschränkteren Leistungs- und Funktionsumfang. Sonderformen sind zerlegbare, portable Systeme für militärische Anwendungen oder solche im Katastrophenschutz (Bild 2.64).

2.1.5.6 Der Mini-C-Bogen

Der Mini-C-Bogen ist eine Sonderform der mobilen C-Bogen-Systeme. Er ist speziell für die Fuß- und Handchirurgie konzipiert. Er zeichnet sich durch eine sehr kleine C-Konstruktion mit einer typischen SID von ca. 45 cm und einer freien Öffnung von ca. 35 cm aus (Bild 2.65). Die Detektorfläche kann auch gleichzeitig als Lagerungsfläche genutzt werden. Eine SID von nur 45 cm widerspricht im Grunde allen Überlegungen zur Abbildungsgeometrie, wie sie in Kapitel B II 2.1.2 erläutert werden. Um dennoch eine hinreichende Auflösung zu erzielen, nutzen diese Systeme Röntgenstrahler mit extrem kleinen optischen Fokussen von z. B. 42,5 µm, um eine höhere Abbildungsschärfe (Ortsauflösung) zu erzielen (→ Kap. B II 2.1.2, Bild 2.12). Diese Fokusgröße limitiert die mögliche Leistung aus Gründen des Heat Managements (→ Kap. B II 2.1.3.2). Typische Kennzahlen sind ein Arbeitsbereich von ca. 40 – 78 kV bei Röhrenströmen von 0,040 bis 0,160 mA. Diese Werte beschränken den Einsatz solcher Systeme auf gering absorbierende Strukturen wie die oberen Extremitäten von der Hand bis zum Ellenbogen und bei den unteren Extremitäten vom Vorfuß bis direkt unterhalb des Knies. Da es sich bei den Extremitäten um nur gering absorbierende Absorber handelt und somit auch der Anteil an Comptonstreuung gering ist, kann auf ein Raster verzichtet werden.

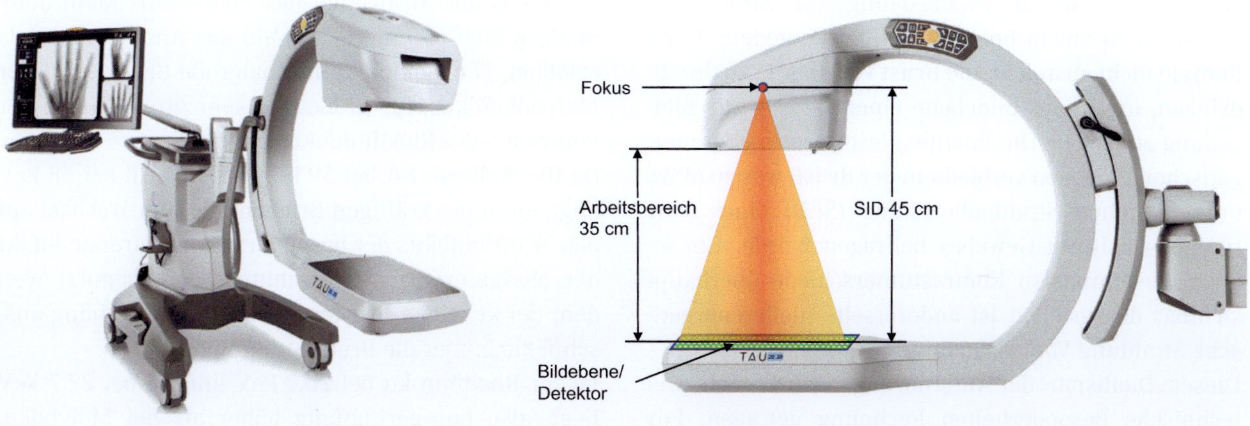

Bild 2.65 Der Mini-C-Bogen zeichnet sich durch die sehr geringe SID und die kompakte Bauweise aus. Er eignet sich nur für Darstellungen gering absorbierender Strukturen wie Hände, Ellenbogen, Füße und Unterschenkel. Seine kompakte Bauform optimiert die Abläufe in der Hand- und Fußchirurgie. Der beispielhaft abgebildete Orthoscan TAU 2020 ist mit einem 20 × 20 cm CMOS-FD-System, gepulster Durchleuchtung und einem Zusatzfilter für die Kinderradiologie ausgestattet (© Bilder: Fa. Ziehm).

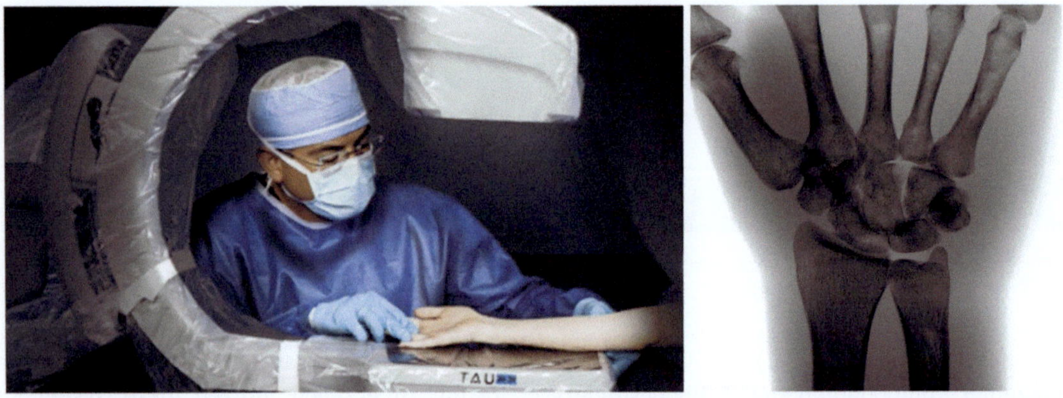

Bild 2.66 Untersuchungsszenario: Ein 2k×2k-Detektor mit 99 µm Pixelpitch ermöglicht in Verbindung mit einem Brennfleck von 42,5 µm trotz der geringen SID von 45 cm hochauflösende Darstellungen (© Fa. Ziehm).

2.1.5.7 Mammografiesysteme

Die medizinischen Aspekte der Mamma-Bildgebung sind in Kapitel A 3.5.3.2 umfänglich dargestellt. Systeme für die Mammografie bilden eine eigene Klasse der Röntgensysteme. Ähnlich wie beim Mini-C-Bogen (→ Kap. B II 2.1.5.6) unterscheiden sich diese Systeme in mehrerlei Hinsicht von den allgemeinen Systemen zur Projektionsradiografie. Die SID ist deutlich verringert, was besondere Anforderungen an die Fokusgröße (möglichst kleiner optischer Fokus) stellt. Typische Fokusgrößen sind ≤ 0,3 mm bis 0,4 mm.

Die Gewebestruktur der Mamma mit geringen Absorptionsunterschieden der abzugrenzenden Strukturen wie Fett-, Drüsen-, Bindegewebe und Haut erfordert für eine qualitativ hinreichende Bildgebung ein Energiespektrum mit Beschleunigungsspannungen zwischen 25 kV und 35 kV. Solch niedrige Beschleunigungsspannungen führen zwangsläufig im Strahlungsspektrum zu einem hohen Anteil an Photonen, deren Energie nicht ausreicht, die Brust vollständig zu durchdringen, um in der Bildebene einen Beitrag zur Bildgebung zu leisten. Die Energie dieser sehr niederenergetischen Photonen verbleibt in der Brust, was zu einer unnötig hohen Strahlenbelastung (SED) eines sehr röntgensensitiven Gewebes beitragen würde. Um jedoch die minimalen Kontrastunterschiede überhaupt sichtbar darzustellen ist andererseits niederenergetische Strahlung Voraussetzung.

Diesem Dualismus der Anforderungen wird durch zwei technische Besonderheiten Rechnung getragen. Für den ersten Fokus kommen Bimetallanodenröhren (meist aus Molybdän) zum Einsatz und für den zweiten Fokus Wolfram oder Rhodium. Zusätzlich wird ein Molybdänfilter verwendet. Das Molybdän der Anode weist als Besonderheit zwei Peaks der charakteristischen Strahlung als Kα- und Kβ-Strahlung bei 17,2 keV bzw. 19,6 keV auf. In diesem Energiebereich erhält man den besten Kontrast. Der Molybdänfilter absorbiert zusätzlich einen großen Teil der niederenergetischeren Photonen der Bremsstrahlung. Die zusätzliche Schwächung höher energetischer Photonen durch den Filter reduziert den – wenn auch in diesem kV-Bereich noch geringen – Anteil an Comptonphotonen, die noch zusätzlich durch das gegebenenfalls vorhandene Raster reduziert werden. Hierdurch gewinnt das Röntgenbild zusätzlich an Bildschärfe.

All diese Faktoren zusammen ermöglichen eine besonders schonende Untersuchung. Moderne Systeme analysieren darüber hinaus durch einen kurz vor der eigentlichen Darstellung abgegebenen Pilotstrahl das Absorptionsverhalten des darzustellenden Gewebes. Auf Basis der Absorption des Pilotstrahls kann automatisch eine optimierte Anwahl des Anodenmaterials erfolgen. Für kleine und normalgroße Brüste wird der Molybdänfokus, für große und sehr große Brüste der Wolfram- oder Rhodiumfokus angesteuert.

Da für Wolfram Kα bei 59 keV und für Kβ bei 68 keV liegt, kann bei kräftigen Brüsten mit dem Wechsel auf den Wolframfokus der besonders dosissparende Effekt der charakteristischen Strahlung nicht genutzt werden. Bei kräftigen Brüsten erfolgt die Bildgebung ausschließlich über die Bremsstrahlung.

Da für Rhodium kα bei 20,2 keV und kβ bei 22,7 keV liegt, also nur geringfügig höher als bei Molybdän, kann für nur geringfügig kräftigere Brüste auch auf einen Rhodiumfokus umgeschaltet werden, sofern der Strahler diesen Fokus bietet. In solchen Fällen bleibt der dosissparende Aspekt der Nutzung der charakteristischen Strahlung auch bei Untersuchungen leicht kräftigerer Brüste erhalten.

Neben der Abgrenzung von Geweben mit nur minimalen Absorptionsunterschieden kommt der Darstellung von Mikrokalzifikationen zur Tumorvorsorgeuntersuchung/Tumorfrüherkennung eine besondere Bedeutung zu (Bild 2.68). Um diese darzustellen, ist eine hohe Ortsauflösung erforderlich. Der kleine Fokus und die durch die Kompression eng anliegende Brust direkt auf dem Detektor/Raster kompensieren die Abbildungsunschärfen durch die geringe SID.

Zur Markierung verdächtiger Regionen und zur Probenentnahme (Stanzbiopsie) stehen Anbaukomponenten zur stereotaktischen Intervention zur Verfügung. Damit können Punktionsnadeln hochpräzise geführt werden.

Sonderformen der Geräte zur Mammografie ermöglichen die Untersuchung auf einer speziellen Liege und bei hängender, nicht komprimierter Brust.

Da es sich bei der klassischen Mammografie um eine Projektionsdarstellung handelt, erhält man je Aufnahme eine summierte Bildinformation. Jeder Bildpunkt repräsentiert die Summe der Absorption entlang der Strecke vom Fokuspunkt bis zum einzelnen Bildpunkt. Eine solche Aufnahme liefert keine zuverlässige Information über die genaue Lage einer Struktur innerhalb der Mamma und auch Überlagerungseffekte können Strukturen vortäuschen, die zu Fehlinterpretationen führen können. Deshalb werden üblicherweise bei einer Mammografie – mit Systemen zur Projektionsradiografie – je Brust zwei Aufnahmen, die senkrecht zueinanderstehen, erstellt. Dieses Vorgehen kennt man von den üblichen Darstellungen bei Frakturen, auch um eine räumliche Vorstellung von der Lage einzelner Strukturen zu erhalten. Bild 2.67 zeigt die Grundstellung des Geräts (Strahler oben). Der Strahlengang verläuft von oben nach unten (craniocaudal). Die 90°-Auslenkung der Aufnahmeeinheit hin zu einem horizontalen (lateralen) Strahlengang ist entsprechend angedeutet. Für spezielle Fragestellungen sind auch davon abweichende Winkelstellungen möglich.

Die heute gebräuchlichen Systeme sind nahezu ausschließlich mit digitalen Bildempfängersystemen ausgestattet. Auch hier hat die Filmtechnik ihre Bedeutung verloren. Digitale Systeme stehen etwa seit der Jahrtausendwende zur Verfügung. Wegen der erforderlichen hohen Ortsauflösung in Verbindung mit einer entsprechenden dynamischen Auflösung bei einer gleichzeitig

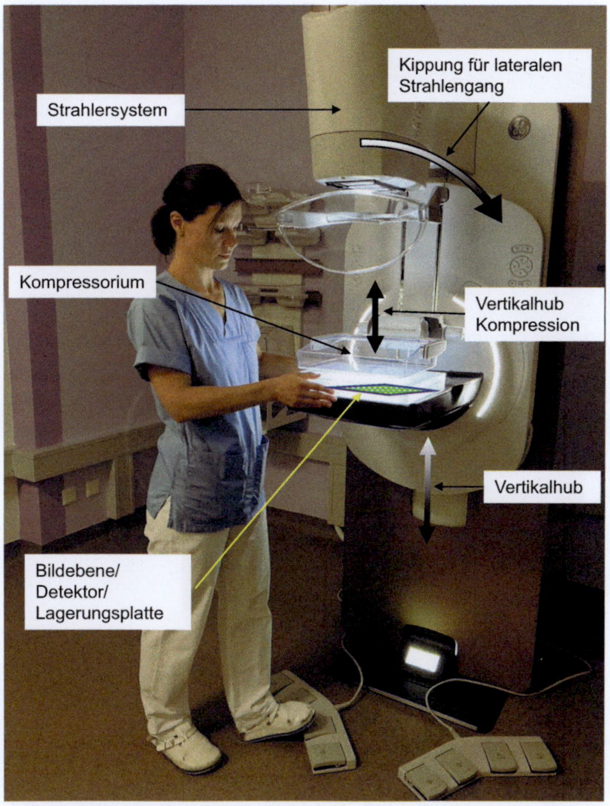

Bild 2.67 Digitales Mammografiegerät: Durch die der Brustdicke angepasste Wahl des Anodenmaterials und weitere Schritte zur Reduzierung der SED konnte die Strahlenbelastung drastisch reduziert werden. Da die Mammografie auch heute noch die Standardvorsorgeuntersuchung ist, kommt diesem Aspekt eine besondere Bedeutung zu. Darüber hinaus konnten durch ständige mechanische Verbesserungen die Untersuchungsabläufe so gestaltet werden, dass eine höhere Akzeptanz dieser Untersuchung entstand. Dies gilt besonders für die Kompression der Brust durch das Kompressorium bei großen Brüsten (Quelle: Gunther O. Hofmann, Uni Jena).

möglichst hohen DQE (Quanteneffizienz) mussten in der Anfangszeit bei größeren und sehr großen Brüsten mehrere Aufnahmen in jeder Ebene erstellt werden und die Bilder danach zusammengefügt bzw. einzeln befundet werden. Heute stehen entsprechend große Detektoren zur Verfügung, sodass auch große Brüste in einer Aufnahme ohne Qualitätsverlust in einem Arbeitsgang je Ebene untersucht werden können. Solche Systeme werden gelegentlich auch noch als „Full-Field Digital Mammography"-Systeme bezeichnet. Letztlich beschreibt diese Bezeichnung nur den heutigen Standard.

Neben dieser klassischen Form eines Mammografiesystems für 2D-Aufnahmen in unterschiedlichen Projektionen stehen auch Sonderformen, wie z. B. die Ringkonstruktion (vgl. IMS Giotto Image 3DL oder

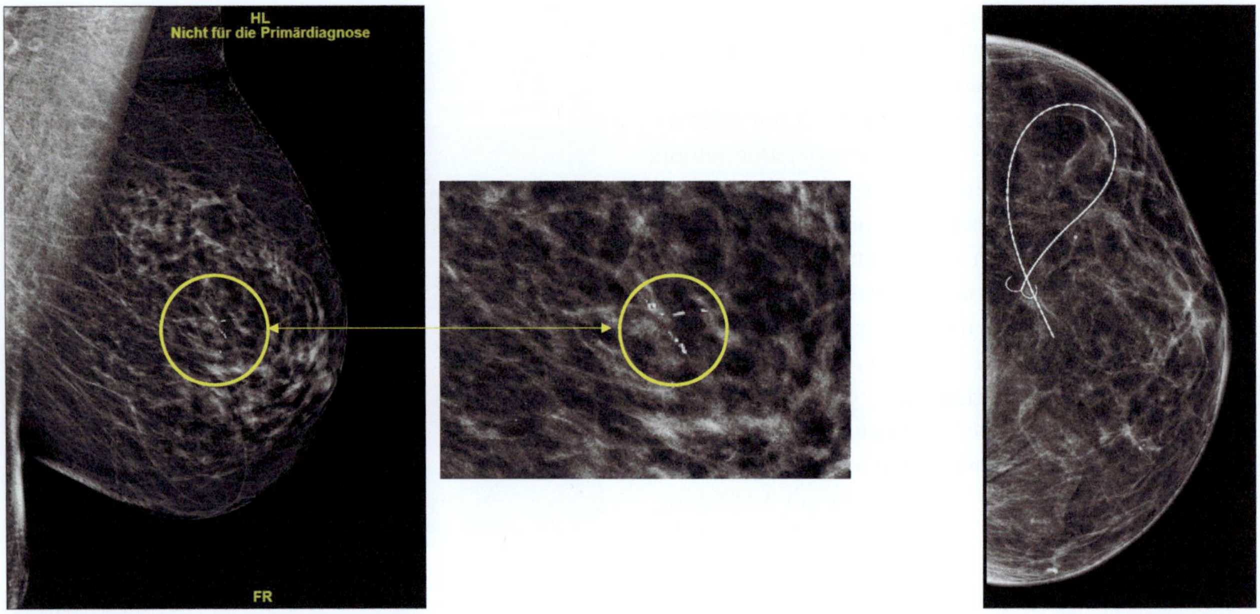

a) a*) b)

Bild 2.68 a) Übersichtsdarstellung mit Mikrokalzifikationen, a*) Zoomdarstellung der Mikrokalzifikation, b) Markierung zur Zielführung beim nachfolgenden Eingriff (Quelle: Gunther O. Hofmann, Uni Jena)

Ähnliches) zur Verfügung. Teilweise bieten solche Systeme auch die Möglichkeit der 3D-Darstellung der Brust (→ Kap. A 3.5.3.2.3). Auch ist es möglich, die zuvor erwähnten Aufnahmen im Liegen bei hängender Brust mit solchen Konstruktionen zu erstellen.

2.1.5.8 Dentales Röntgen

Für dentale Darstellungen werden je nach Anforderung drei unterschiedliche Verfahren angewendet. Dafür und für die Mammografie stehen ausschließlich für diese speziellen Anwendungen entwickelte Systeme zur Verfügung. Für intraorale Darstellungen wird die Bildebene (Film, Speicherfolie oder Detektor) über eine Halterung im Inneren der Mundhöhle möglichst parallel zur Stellung des abzubildenden Zahnes positioniert. Ein einfacher Strahler mit einem Tubus wird so positioniert, dass der Zentralstrahl senkrecht zur Bildebene steht (Bild 2.69). Die Ausrichtung des Zentralstrahls erfolgt, indem die Tubusöffnung auf der Positionierungshilfe der Bildebenenhalterung positioniert wird. Diese Technik kommt immer zum Einsatz, wenn einzelne Zähne oder Zahnpaare sehr präzise abzubilden sind. Typische Arbeitspunkte des Strahlers sind 60 kV/70 kV, bis ca. 7 mA.

Ein weiteres System ist das Panoramagerät (Bild 2.70). Eine nach unten offene U-Konstruktion rotiert bei dieser Untersuchung um den Kopf des Patienten. Strahler und Detektor stehen sich horizontal gegenüber. Durch die Rotation wird das komplette Panorama auf dem Detektor in einem Arbeitsgang abgebildet. Diese Technik verschafft einen kompletten Überblick über den Zahnstand und den Zustand einzelner Zähne, doch auch Aussagen zum Zustand des Kieferknochens sind möglich (Bild 2.71). Panoramageräte können aufgrund der Rotationsbewegung bei hinreichender technischer Ausstattung auch DVT-Untersuchungen (digitale Volumentomografie) ermöglichen. Dabei erstellt man Datenvolumina, die eine Voxeldarstellung des umfahrenen Volumens vergleichbar mit einem CT ermöglichen. Alle bekannten Verfahren der 3D-Bildverarbeitung können auf diesen Datensatz angewendet werden. So sind nicht nur plastisch wirkende Projektionsdarstellungen möglich, sondern auch MPR-Darstellungen (multiplanare Rekonstruktion). Die MPR-Technik lässt Schnittebenen in jeder Lage zu.

Die DVT-Technik hat eine besondere Bedeutung für die Planung von komplexen Implantateingriffen und die individualisierte Herstellung der Implantate (Bild 2.72). Auch für die OP-Planung bei komplexeren Eingriffen, bei denen eine exakte Kenntnis der anatomischen Situation erforderlich ist, sind diese Systeme vorteilhaft.

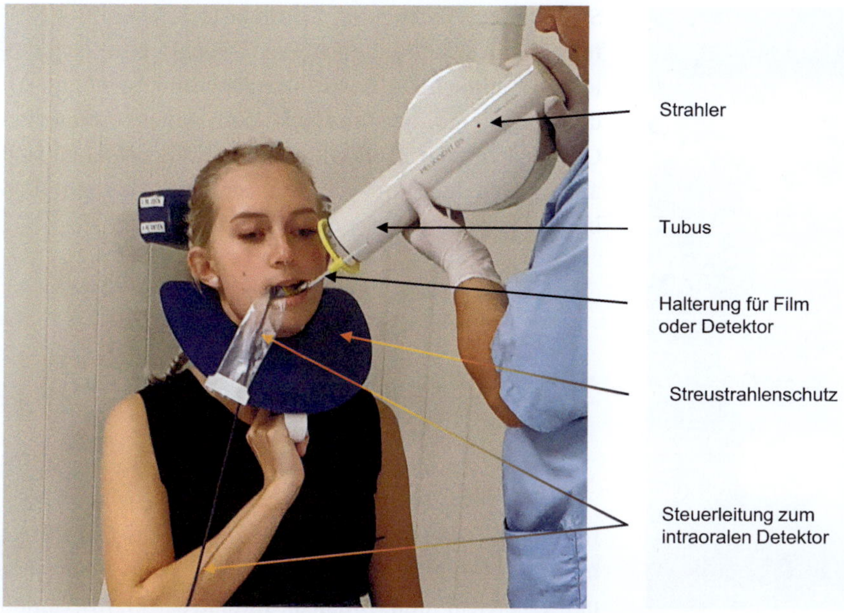

Bild 2.69
Einfacher Strahler mit Tubus und die Positionierung der Bildebene intraoral: Der Tubus wird plan auf die Positionierungshilfe der Filmhalterung angelegt (Quelle: Gunther O. Hofmann, Uni Jena).

II

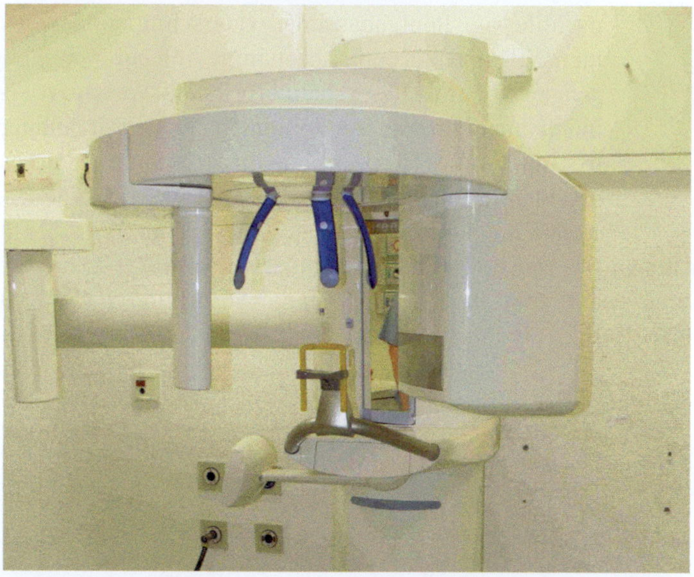

Bild 2.70
Panoramasystem zur übersichtlichen Darstellung des kompletten Zahnstandes und weiten Teilen der Kieferknochen: Durch die erforderliche Rotation der U-Konstruktion eignen sich diese Systeme bei entsprechender technischer Ertüchtigung auch für DVT-Untersuchungen und damit für die Darstellung von 3D-Volumina (Quelle: Uni Jena).

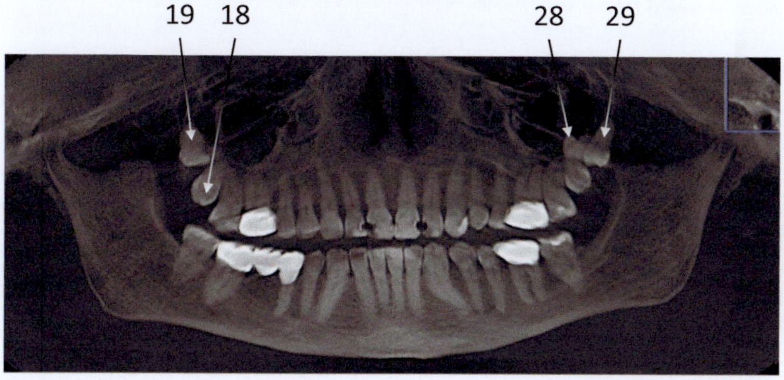

Bild 2.71
Panoramadarstellung eines kompletten Gebisses: Dieses weist als sehr seltene Besonderheit auf beiden Seiten des oberen Zahnstandes jeweils einen „9er“ auf, also einen zweiten Weisheitszahn.

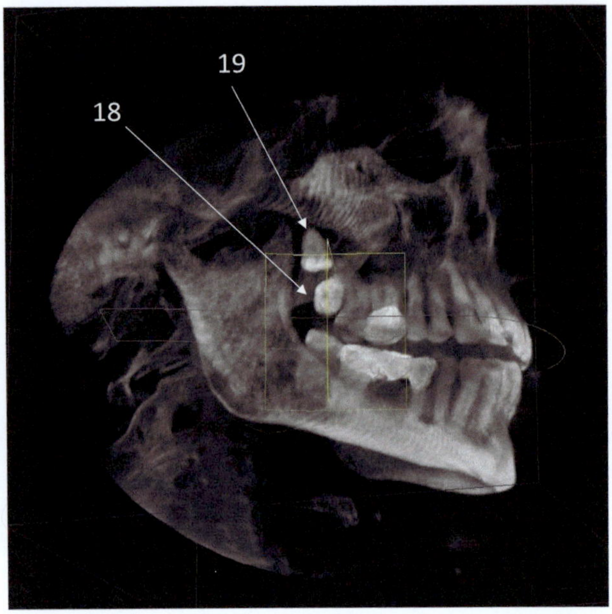

Bild 2.72 Die DVT-Volumendarstellung gibt ein gutes räumliches Abbild der besonderen Lage des 19er-Zahnes, der erkennbar weit außerhalb der üblichen Ebene nach cranial versetzt liegt. Eine schonende Entfernung ist in diesem Fall nur nach Extraktion des 18er möglich.

2.1.5.9 Sonstige Sonderformen der Projektionsradiografie

Neben den zuvor beschriebenen Systemen stehen für sehr spezielle Anwendungen bzw. zur Vereinfachung des Untersuchungsablaufs erweiterte bzw. modifizierte Systeme zur Verfügung. Exemplarisch seien hier Systeme für Anwendungen in der Urologie bzw. Gynäkologie, aber auch zur Bestrahlungsplanung genannt. All diese Systeme beruhen auf den zuvor erläuterten Grundsätzen der Projektionsradiografie, zeichnen sich aber durch mechanische Anpassungen, vornehmlich bei der Patientenlagerung aus.

2.2 Computertomografie

Marc Kachelrieß

In den 1970er-Jahren gelang es dem britischen Ingenieur Godfrey Hounsfield und seinem Team bei der Firma Electrical and Musical Industries (EMI), einen computergesteuerten Tomografen zu entwickeln, der mithilfe von Röntgenstrahlen Querschnittsbilder des menschlichen Körpers, sogenannte Tomogramme, erzeugen konnte. Dieses bahnbrechende Verfahren ermöglichte erstmals eine dreidimensionale Darstellung des Inneren des Körpers ohne invasive Eingriffe. 1972 erschien mit dem Mark 1 von EMI das erste kommerzielle Computertomografiesystem (Bild 2.73).
Die röntgenbasierte Computertomografie (CT) basiert auf dem Prinzip der Röntgenabsorption (→ Kap. B II 2.1.4): Röntgenstrahlen bekannter Intensität werden

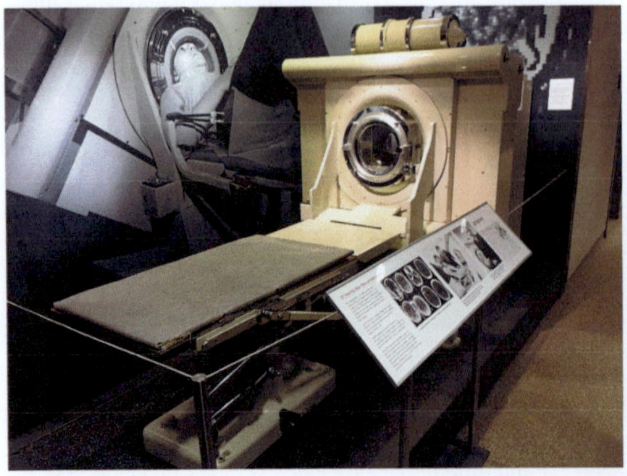

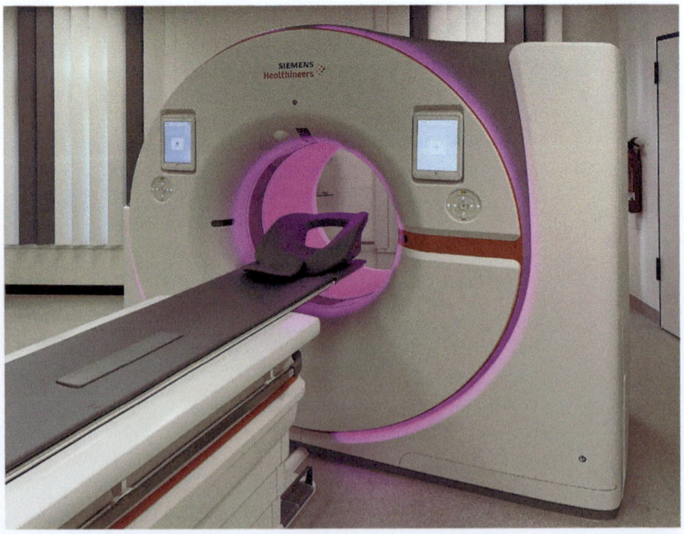

Bild 2.73 Der EMI Mark 1 mit der Seriennummer EMI CT 001 wurde 1973 an die Mayoklinik ausgeliefert und wird inzwischen dort als Ausstellungsstück geehrt (links). Heute gibt es Ganzkörper-CT-Geräte mit zwei Röntgenröhren-Detektor-Systemen (Dual-Source-CT), die zudem mit photonenzählenden Detektoren ausgestattet sind (rechts).

durch den Patienten oder die Patientin geschickt und nach dem Austreten aus dem Untersuchungsobjekt durch einen meist aus vielen Detektorelementen bestehenden Detektor registriert, wobei für jeden Röntgenstrahl die Schwächung, die er im Untersuchungsobjekt erfahren hat, ermittelt wird. Während der Aufnahme dreht sich das System von Röntgenröhre und Detektor um das Untersuchungsobjekt. Somit werden die Absorptionseigenschaften des Patienten oder der Patientin aus allen möglichen Winkelrichtungen erfasst. Mithilfe einer Bildrekonstruktion genannten Klasse von Rechenverfahren, deren erste Versionen auf den österreichischen Mathematiker Johann Radon und auf den südafrikanischen Physiker Allan McLeod Cormack zurückgehen, lässt sich nun die Dichte, bzw. der Schwächungskoeffizient, für jeden Punkt im Untersuchungsobjekt ermitteln. Die rekonstruierten Dichteverteilungen werden dann auf einem Monitor als Graustufenbilder dargestellt. Die CT ist seit Langem die wichtigste bildgebende diagnostische Modalität in der Medizin. Man spricht auch vom Arbeitspferd der Radiologie. 1979 wurden Godfrey Hounsfield und Allan MacLeod Cormack für ihre bahnbrechenden Arbeiten mit dem Nobelpreis für Physiologie oder Medizin ausgezeichnet.

Der Mark 1 basierte, anders als heutige CT-Systeme, auf dem Translationsrotationsprinzip bei dem eine Röntgenröhre und zwei ihr gegenüberliegende Detektorpixel gemeinsam eine Translationsbewegung tangential zum Messfeld, also dem kreisförmigen Bereich, in dem der Patient oder die Patientin abgebildet werden, durchführen. Nach Abschluss der Translation rotiert die Anordnung Röhre-Detektor um einen kleinen Winkel und es wird erneut eine Translation durchgeführt. Nach beispielsweise 180 solcher Translationsrotationsschritten war ein Winkelbereich von 180° abgedeckt und es standen ausreichend Daten für die Bildrekonstruktion zur Verfügung. Dafür benötigte Mark 1 eine Messzeit von 5 min. Da die zwei Detektorpixel in z-Richtung, also in Längsrichtung des Patienten oder der Patientin, angebracht waren, wurden simultan zwei Schichten akquiriert. Sie hatten eine Schichtdicke von ca. 13 mm.

Um die Scanzeit dieses CT-Systems der ersten Generation kleinzuhalten, beschränkte man sich auf ein Messfeld mit 25 cm Durchmesser. Es handelte sich bei dem Mark 1 also lediglich um einen Kopfscanner. Die nachfolgenden Entwicklungen im CT-Bereich gingen hin zum Ganzkörper-CT mit 50-cm-Messfeld. Die dafür benötigte vierfache Datenmenge konnte mit der Technik der ersten Generation nicht in akzeptabler Messzeit aufgenommen werden und erforderte die Entwicklung von Geräten zweiter Generation, die die Translationsrotation mit einem kleinen Strahlenfächer durchführten, bis hin zu Geräten dritter Generation, die aufgrund eines großen Strahlenfächers keine Translation mehr benötigten. Heutzutage sind alle diagnostischen CT-Systeme dritte Generationssysteme mit Rotationszeiten von typischerweise 0,25 s. Da für eine Aufnahme lediglich etwas mehr als ein halber Umlauf benötigt wird, ist die Messung einer Schicht (bei Mehrschichtsystemen von bis zu 320 Schichten) in ca. 160 ms möglich. Bild 2.74 veranschaulicht diese Entwicklungen.

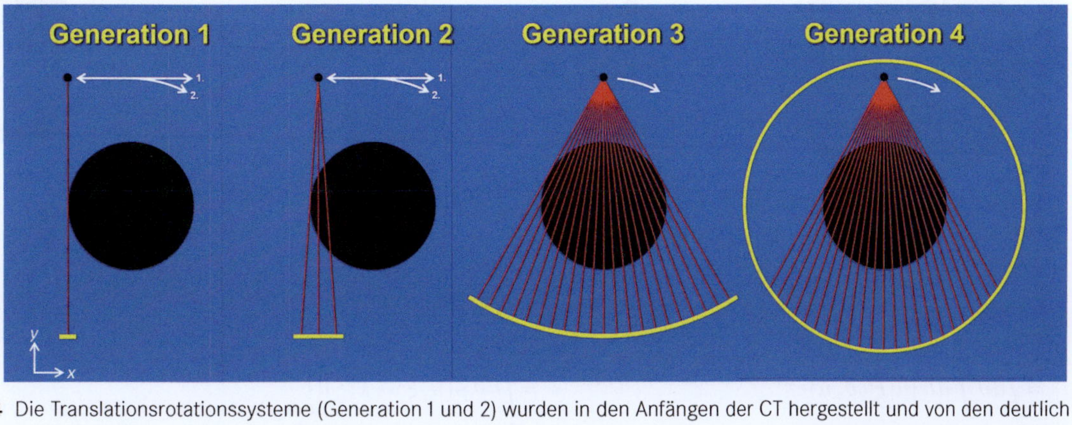

Bild 2.74 Die Translationsrotationssysteme (Generation 1 und 2) wurden in den Anfängen der CT hergestellt und von den deutlich schnelleren Systemen der Generation 3 verdrängt. Zwischenzeitlich gab es die Generation 4, bei der ein feststehender Detektorring verbaut wurde, die aber aus Kosten- und aus Bildqualitätsgründen nicht mehr hergestellt wird. In den Geräten der dritten Generation sind größenordnungsmäßig 1000 Detektorpixel pro Detektorzeile verbaut.

2.2.1 Die Hounsfield-Einheit und ihre Bedeutung

Die CT-Daten können mittels der sogenannten gefilterten Rückprojektion (Filtered Back Projection, FBP) rekonstruiert werden. Dabei handelt es sich um einen analytischen Rekonstruktionsalgorithmus, der eine Lösungsformel implementiert, die das dem Messprozess entsprechende lineare Gleichungssystem invertiert. Dabei werden die gemessenen Projektionsdaten zunächst mit einem Rekonstruktionskern in Richtung einer jeden Detektorzeile gefaltet und das Ergebnis dieser Faltung wird in ein Bild (oder Volumen) zurückprojiziert. Unter Rückprojektion versteht man, dass der Ergebniswert der Faltung eines jeden Detektorpixels entlang seiner ursprünglichen Strahlrichtung auf das Bild addiert wird: Jedes Bildpixel, das vom Röntgenstrahl berührt wird, bekommt den Zahlenwert des Detektorpixels aufaddiert (Bild 2.75). Heutzutage dient die FBP lediglich als Referenzrekonstruktionsverfahren, das auf jedem CT-Scanner verfügbar ist. Aus Gründen der Dosiseinsparung ist es in der klinischen Routine nunmehr üblich, iterative Rekonstruktionsverfahren oder Methoden basierend auf neuronalen Netzwerken zu nutzen.

Die der CT zugrunde liegende physikalische Größe ist der lineare Schwächungskoeffizient μ, dessen räumliche Verteilung $\mu(x, y)$ oder $\mu(x, y, z)$, in Graustufen dargestellt, das CT-Bild bzw. das CT-Volumen ergibt. Das CT-Bild ist also ein Abbild der Verteilung des Schwächungskoeffizienten. Allerdings haben Schwächungskoeffizienten keine schönen Zahlenwerte und lassen sich somit, zusammen mit der wenig schönen Einheit 1/mm (gesprochen „pro Millimeter") schlecht kommunizieren. Beispielsweise ist der Schwächungskoeffizient von Wasser bei einer Photonenenergie von 70 keV gleich 0,0192/mm. Zudem hängen die Schwächungswerte vom verwendeten Röntgenspektrum ab, da die Schwächungskoeffizienten nicht nur eine Funktion des Ortes, sondern auch der Photonenenergie sind und das polychromatische Röntgenspektrum eine Energiegewichtung der Koeffizienten vornimmt. Aus diesen Gründen liegt es auf der Hand, die dargestellten Werte zunächst geeignet zu normieren. Schon Hounsfield führte eine Normierung derart durch, dass die berechnete Verteilung der Schwächungskoeffizienten linear so umskaliert wird, dass der Wert für Luft und der Wert für Wasser je einen Fixpunkt der Skala bilden. Dies wird bis heute in nahezu unveränderter Form so getan: Der CT-Wert für Luft ist auf -1000 HU und der CT-Wert für

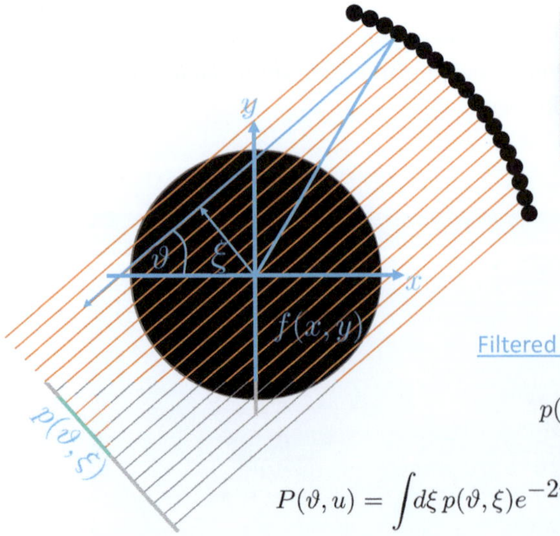

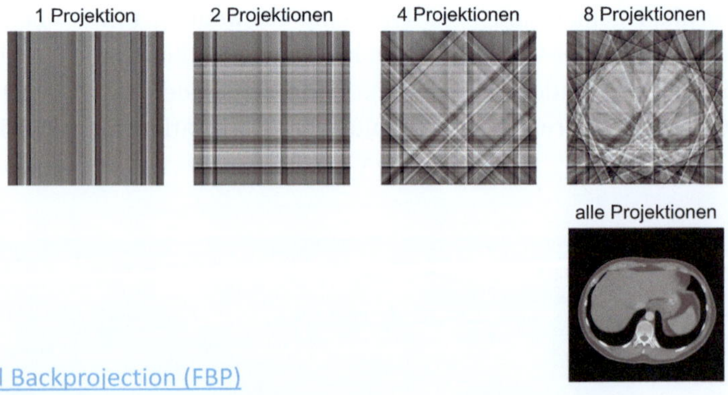

Filtered Backprojection (FBP)

$$p(\vartheta,\xi) = \int dxdy\, \underbrace{f(x,y)}_{\text{Unbekanntes CT-Bild}} \delta(x\cos\vartheta + y\sin\vartheta - \xi) \quad \text{(Messung)}$$

$$P(\vartheta,u) = \int d\xi\, p(\vartheta,\xi)e^{-2\pi i\xi u} = \int dxdy\, f(x,y)e^{-2\pi iu(x\cos\vartheta + y\sin\vartheta)} \quad \text{(Fouriertrafo)}$$

$$f(x,y) = \int_0^\pi d\vartheta \int_{-\infty}^{\infty} du\, |u| P(\vartheta,u)e^{2\pi iu(x\cos\vartheta + y\sin\vartheta)} = \int_0^\pi d\vartheta\, p(\vartheta,\xi) * k(\xi)\Big|_{\xi = x\cos\vartheta + y\sin\vartheta} \quad \text{(Lösungsformel)}$$

Bild 2.75 Veranschaulichung der Rückprojektion von 1, 2, 4, 8 und ca. 1000 Projektionen sowie Spezifikation der Geometrieparameter und Herleitung der gefilterten Rückprojektion

Wasser ist auf 0 HU festgelegt (Bild 2.76). CT-Systeme müssen dementsprechend kalibriert sein und eine entsprechende kontinuierliche Qualitätskontrolle durchführen, um als Medizinprodukt zertifiziert werden zu können (→ Kap. B VII 2). Die Hounsfield-Einheit (Hounsfield Unit, HU) wurde zu Ehren von Godfrey Hounsfield mit seinem Namen benannt.

Da die CT-Werte eine lineare Umskalierung der Schwächungswerte darstellen und da die Schwächungswerte proportional zur Massendichte eines Voxels sind, lässt sich der CT-Wert quantitativ in guter Näherung als Dichteunterschied zur Dichte von Wasser interpretieren. Beispielsweise hat ein Voxel mit dem CT-Wert 50 HU die 1,05-fache Dichte von Wasser. Somit zählt die CT, beispielsweise im Gegensatz zur Magnetresonanztomografie (MRT), zu einer quantitativen bildgebenden Modalität, bei der die Graustufen einen einfachen quantitativen und qualitätsgesicherten Zusammenhang mit der physikalischen Realität haben. Außerdem hat die CT eine äußerst gute Niedrigkontrastauflösung: Kontraste um die 5 HU lassen sich routinemäßig erfassen, sofern die Expositionsparameter Spannung, Röhrenstrom, Rotationszeit etc. so gewählt werden, dass das Bildrauschen nicht zu hoch ist. Die HU-genauen CT-Werte stehen einem großen Wertebereich der CT-Skala gegenüber: Üblicherweise werden 4096 ganzzahlige CT-Werte im Bereich von –1024 HU bis +3071 HU zur Darstellung errechnet. Allerdings kann das menschliche Auge nur 50 bis 100 Graustufen voneinander unterscheiden. Die Darstellung aller 4096 möglichen Graustufen würde für den Betrachter also ein eher laues und kontrastarmes Bild liefern. Deshalb ist es üblich, die CT-Bilder vor der Darstellung auf dem Monitor zu fenstern. Fenstern bedeutet, dass der von Schwarz bis Weiß dargestellte Graustufenbereich lediglich einen Ausschnitt der 4096 möglichen Werte darstellt. Der Ausschnitt wird durch die Spezifikation eines Zentrums C und einer Weite W des Fensters vom Anwender interaktiv festgelegt, z. B. durch spezielle Einstellräder an der CT-Konsole oder durch spezielle Belegung der Maustasten. Alle CT-Werte unterhalb von C – W / 2 werden schwarz und alle Pixel mit Werten über C + W / 2 werden weiß dargestellt. Dazwischen, also von C – W / 2 bis C + W / 2, werden die vom Befundungsmonitor zur Verfügung gestellten Grauwerte genutzt. Ein typisches Weichteilfenster mit beispielsweise C = 50 HU und W = 300 HU würde somit die CT-Werte von –100 HU bis +200 HU von Schwarz bis Weiß in Graustufen auf dem Monitor darstellen (Bild 2.76).

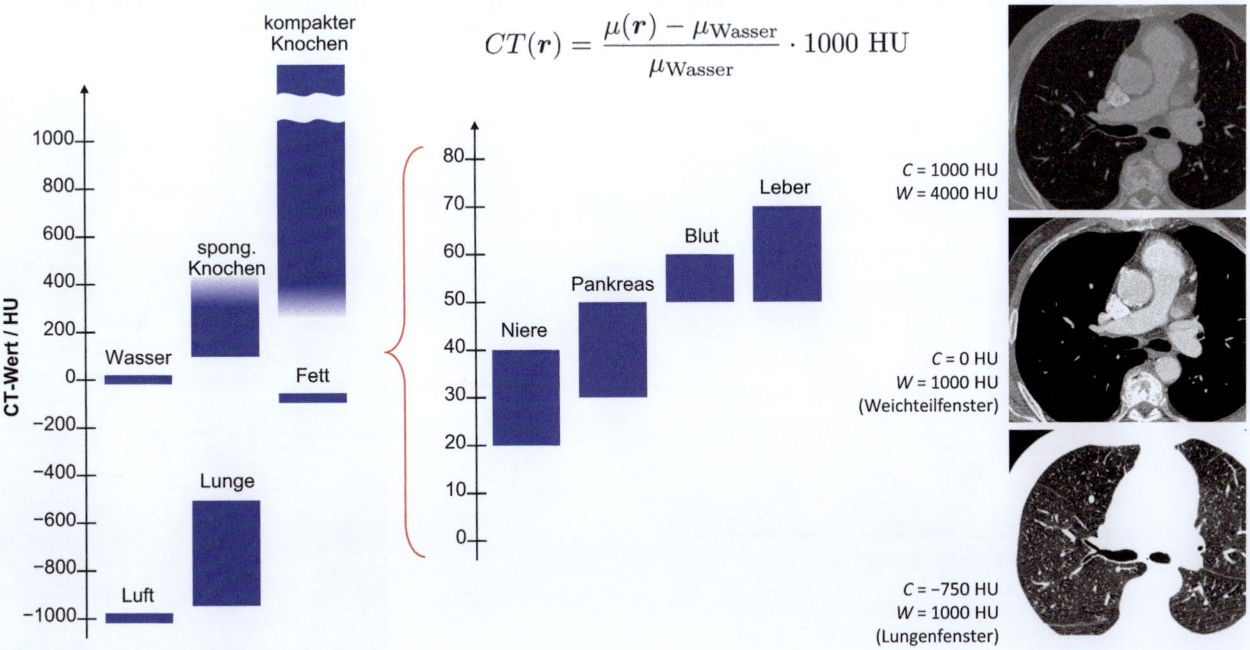

Bild 2.76 Hounsfield-Skala, Umrechnungsformel und drei Beispiele für Fensterungen desselben (!) CT-Bildes: Das obere Fensterbeispiel stellt praktisch alle verfügbaren Werte der CT-Skala als Graustufen dar und sieht entsprechend kontrastarm aus. Bei den beiden anderen Fensterungen handelt es sich um ein Beispiel eines Weichteilfensters und eines Lungenfensters.

2.2.2 Vom Einzeiler zum High Speed Multislice CT

Abgesehen vom Mark 1, der zwei Schichten simultan aufnahm, waren die meisten Folgegeräte der nächsten Jahrzehnte Einzeilensysteme: Der Detektor bzw. das Detektor-Array bestand aus einer Zeile von Detektorpixeln, und mittels eines Kreisscans konnte somit genau eine Schicht bzw. ein CT-Bild errechnet werden. Ausnahmen gab es nur bei wenigen CT-Systemen, die dann zwei Schichten akquirieren konnten. Um größere Bereiche zu scannen, wurde die Patientenliege nach einem Kreisscan ein Stück weitergefahren und es folgte ein weiterer Kreisscan. Diese sogenannten Sequenz-, Sequence- oder Step-and-Shoot-Scans waren bis Anfang der 1990er-Jahre Standard. Die Schichtdicken typischer CT-Scans bis zum Ende der 1990er-Jahre betrugen meist 5 bis 10 mm. Nur mit solch dicken Schichten konnten Sequenzscans mit Einzeilen-CTs ganze anatomische Bereiche, wie beispielsweise den Thorax, während einer Atempause aufnehmen. Die Atempause war nötig, um Verwackelungen durch Patientenbewegung zu vermeiden.

Zwei wesentliche Neuerungen machten die CTs besser, schneller sowie hochauflösender und sorgten für komplett neue Anwendungen, wie beispielsweise die CT-Angiografie und die Cardio-CT. Einerseits kamen Ende der 1980er-Jahre CT-Systeme mit kontinuierlicher Rotation auf den Markt. Ermöglicht wurde dies durch die Schleifringtechnologie, wodurch nunmehr keine Kabel, sondern Schleifringe für die Übertragung von Energie und Daten sorgten. Diese neue technische Möglichkeit der kontinuierlichen Rotation wurde vom deutschen Physiker Willi Kalender genutzt, um die Spiral-CT einzuführen. Dabei handelt es sich um eine neue Scantrajektorie, die die bislang üblichen Kreis- oder Sequenzscans ablösen sollte. Bei der Spiral-CT werden die Projektionen kontinuierlich aufgenommen und gleichzeitig die Patientenliege mit konstanter Geschwindigkeit durch die CT-Gantry geschoben (Bild 2.77). Anders als bisher war also die Gleichzeitigkeit von Aufnahme und Verschiebung des Untersuchungsobjekts. Vom Patienten bzw. von der Patientin aus gesehen vollführt die Röntgenröhre (und der ihr gegenüberliegende Detektorbogen) nunmehr eine spiral- oder helixförmige Bahn und nicht mehr eine Kreisbahn. Dies hatte deutliche Geschwindigkeitsvorteile, da kontinuierlich gescannt und verfahren wurde und nicht Kreisscans im Wechsel mit Tischvorschüben stattfanden. Die Spiral-CT hatte aber auch deutliche Bildqualitätsvorteile, da nun auch die Patientenlängsrichtung, also die z-Achse, kontinuierlich und gleichmäßig abgetastet wurde, und nicht mehr nur in Abständen von z. B. 5 mm. Letzteres kam einer Revolution gleich, denn nunmehr wurde es möglich, kontrastmittelgefüllte Gefäßbäume mit höchster Genauigkeit dreidimensional abzubilden: Die soge-

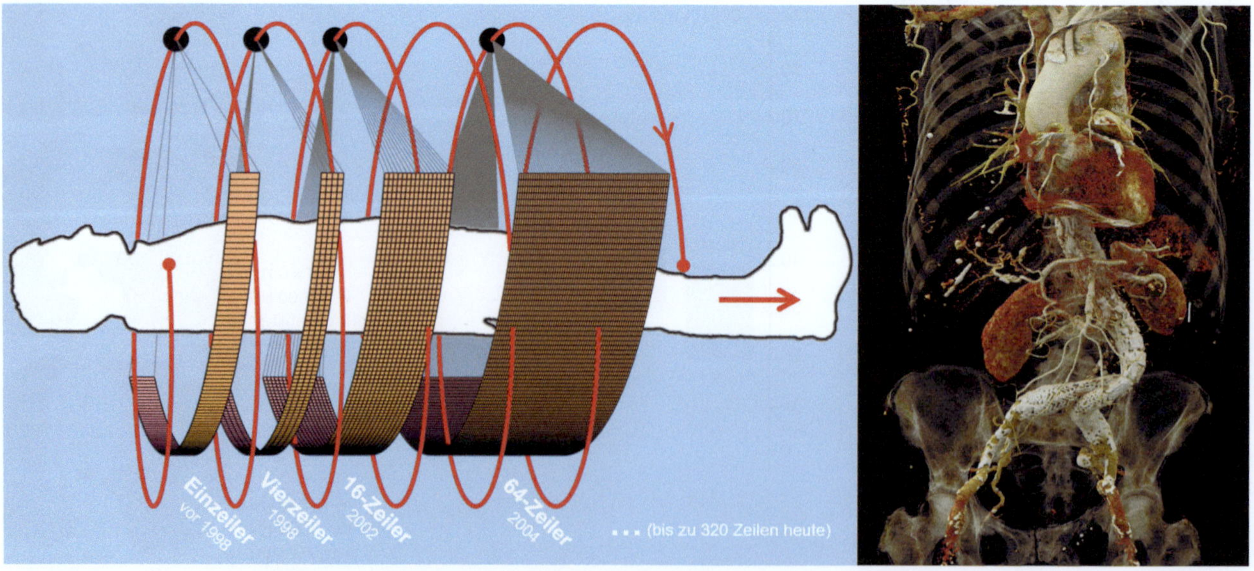

Bild 2.77 Prinzip der Spiral-CT für verschiedene Detektorgrößen (Abbildung nicht maßstabsgetreu) sowie Beispiel eines Volume Renderings einer CT-Angiografie: Abdominales Aortenaneurysma (AAA) mit Zn-Stentgraft für die endovaskuläre Aneurysmareparatur (EVAR) (CTA mit freundlicher Genehmigung von Prof. Michael Lell, Klinikum Nürnberg)

nannte CT-Angiografie (CTA) war geboren und sie wurde schnell zu einer heute nicht mehr wegzudenkenden Routineanwendung (→ Kap. A 1.6.3.4, Kap. A 4.4.3.4 und Kap. A 13.4.3.4).

Andererseits, und dies ist die zweite wesentliche Neuerung, wurden die CT-Detektoren mehrzeilig. Die technische Voraussetzung hierfür war der Wechsel von Xenondetektoren, also gasgefüllten Ionisationskammern, die sich aus Platzgründen nicht flächenartig in Pixeln anordnen ließen, hin zu Festkörperdetektoren. Festkörperdetektoren wurden zwar bereits zu Hounsfields Zeiten im CT eingesetzt, allerdings aufgrund des starken Nachleuchtens und der schlechten Absorptionseigenschaften schnell durch Xenonkammern ersetzt. In den 1990er-Jahren waren jedoch neue Szintillatormaterialien mit weitaus besseren Eigenschaften als die Xenondetektoren verfügbar. Das keramische Material Gadoliniumoxysulfid (GOS, Gadox) verdrängte zur Jahrtausendwende die Xenondetektoren. Da es sich um einen Festkörper handelt, können einzelne Detektorpixel gesägt und in einem zweidimensionalen Raster angeordnet werden. Dies war die Geburtsstunde der Mehrzeilen-CT, mit zunächst vier und heute bis zu 320 Detektorzeilen.

Die Vorteile der Mehrzeilen-Spiral-CT (MSCT) liegen auf der Hand: Durch die Nutzung mehrerer Detektorzeilen lässt sich einerseits die Scangeschwindigkeit erhöhen und andererseits die Schichtdicke der rekonstruierten Bilder verringern, also die räumliche Auflösung in z-Richtung erhöhen. Dies ist in Bild 2.77 veranschaulicht: Beim Übergang von Einzeilen- zu Vierzeilensystemen stand die Verbesserung der z-Auflösung im Vordergrund. Danach wurde zwar die Dicke der Detektorzeilen weiterhin leicht verringert, aber nicht in dem Maße, in dem die Anzahl der Detektorzeilen anstieg. Somit konnten die CT-Scans schneller gefahren werden. Moderne CT-Systeme ermöglichen heutzutage eine z-Auflösung von ca. 0,5 mm routinemäßig, d.h., ein CT-System mit 320 Zeilen und 0,5 mm Pixelgröße (ins Isozentrum umgerechnet) kann einen longitudinalen Bereich von 16 cm abdecken. Wichtige Eckdaten moderner CT-Scanner sind in Bild 2.78 zu finden.

2.2.3 Von der einzelnen Schicht zur multiplanaren Reformation (MPR)

Mit dem Erfolg der Mehrschicht-Spiral-CT wurde es durch die dünner werdenden Schichten (höher werdende z-Auflösung) möglich, mit räumlich isotroper Auflösung zu rekonstruieren, also mit in x-, y-, und z-Richtung gleicher Auflösung. Typische Auflösungswerte und typische Voxelgrößen liegen nunmehr im Submillimeterbereich. Die früher nötige Beschränkung auf die Betrachtung in x-y-Richtung orientierter Schichten ist nicht mehr gegeben. Daher kann sich die Orientierung der Bilder an die Anatomie des Patienten oder der Patientin anpassen. Die Schichten können zur Betrachtung beispielsweise lateral oder koronal angeordnet werden, d.h., die Patientenlängsachse zeigen, oder gar beliebig geneigt oder beliebig gekrümmt sein (z.B. entlang von Blutgefäßen, wie in Bild 2.79 gezeigt). Man spricht bei diesen Darstellungen, die nicht die primä-

CT-System	Rotationszeit	longitudinale Kollimierung	Detektorkonfiguration	Röhrenleistung	patientenspezifische Vorfilter	spektrale Aufnahmen
Canon Aquilion ONE Prism Edition	0.275 s	160 mm	320 × 0.5 mm	100 kW	{0, *x*} mm Ag	schnelles TVS
Canon Aquilion Precision Edition	0.35 s	40 mm	160 × 0.25 mm	72 kW	keine	zwei Scans
GE Revolution Apex Elite	0.23 s	160 mm	256 × 0.625 mm	108 kW	keine	schnelles TVS
GE Revolution Apex Plus	0.28 s	80 mm	128 × 0.625 mm	108 kW	keine	schnelles TVS
Philips Spectral CT 7500	0.27 s	80 mm	2 · 128 × 0.625 mm	120 kW	keine	Sandwich
Philips Incisive CT	0.35 s	40 mm	2 · 64 × 0.625 mm	80 kW	keine	keine
Siemens Somatom Force	0.25 s	57.6 mm	2 · 2 · 96 × 0.6 mm	2 · 120 kW	{0, 0.6} mm Sn	DSCT
Siemens Naeotom Alpha	0.25 s	57.6 mm 24.0 mm	2 · 144×0.4 mm 2 · 120×0.2 mm	2 · 120 kW	{0, 0.4, 0.7} mm Sn	DSCT + PCCT

Bild 2.78 Parameter der modernsten CT-Systeme (DSCT = Dual-Source-CT, PCCT = Photon-counting CT, TVS = Tube Voltage Switching, Ag = Silber, Sn = Zinn): Der zusätzliche Faktor 2 bei Philips- und Siemens-Geräten deutet auf einen z-Springfokus hin. Der zusätzliche weitere Faktor 2 bei Siemens-Geräten deutet auf die Tatsache hin, dass es sich um ein Dual-Source-CT handelt.

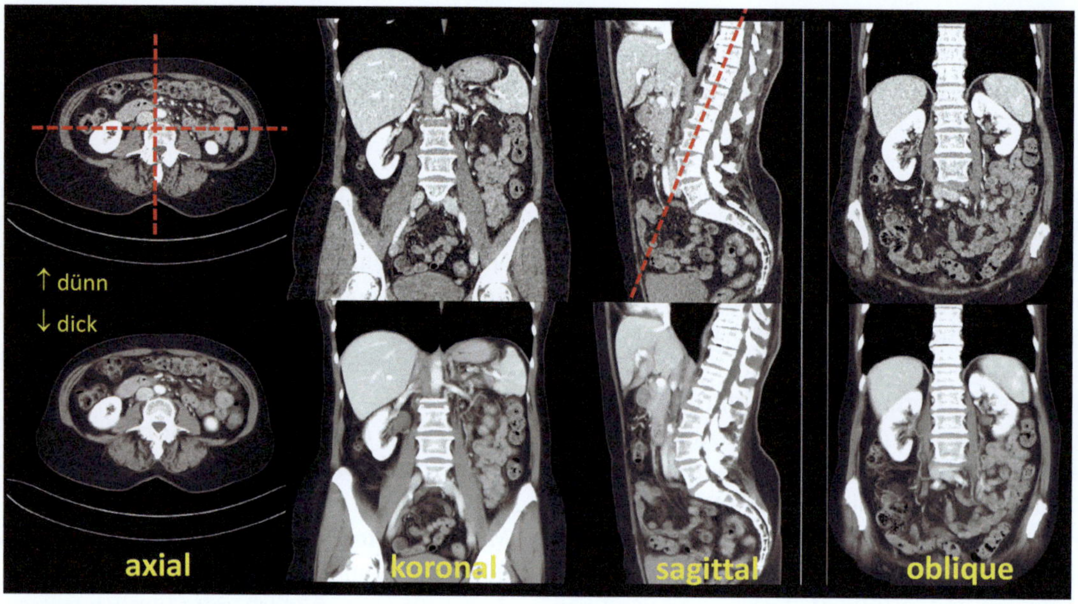

Bild 2.79 Beispiele für MPRs (von links nach rechts): axial, koronal, sagittal und schräg; oben die originalen 1 mm dünnen Schichten, unten MPRs auf 10 mm dick gerechnet. Die Referenzlinien für das koronale, das sagittale und das schräge MPR sind rot gestrichelt eingezeichnet (C = 20 HU, W = 400 HU).

ren x-y-Schichten zeigen, auch von multiplanaren Reformationen (MPRs). Zudem lassen sich die gezeigten Schichten auch dick darstellen, indem senkrecht zur Betrachtungsrichtung über einen gewissen Bereich, z. B. 5 mm, gemittelt wird. Die dicke Darstellung ist oft nötig, um das Rauschen zu reduzieren. Dank der isotropen volumetrischen Bildgebung gilt die Regel: „Rekonstruiere dünn und betrachte dick." Sie drückt aus, dass die Rekonstruktion des Volumens isotrop, also mit dünnen primären Schichten, geschehen soll und man beim Betrachten dann die MPRs in die gewünschte Lage dreht und deren Dicke interaktiv geeignet so wählt, dass das Rauschen akzeptabel wird.

2.2.4 Dual Source-CT

Ende der 1990er-Jahre wurde, basierend auf der Spiral-CT, die Cardio-CT (→ Kap. A 4.4.3.4) entwickelt. Sie hat zum Ziel, die Aufnahme des menschlichen Herzens mit möglichst geringen Bewegungsartefakten zu ermöglichen. Der Durchbruch gelang mit der Einführung einer speziellen Rekonstruktion, die mithilfe der während des CT-Scans aufgezeichneten EKG-Daten (→ Kap. B IV 2.8) des Patienten oder der Patientin nur diejenigen Datensegmente der Spiraldaten zur Rekonstruktion auswählte, die einer möglichst bewegungsarmen Herzphase (meist der Diastole → Kap. A 4.2.1) entsprechen. Dieses retrospektive Gating, das nur mit einer kontinuierlichen Datenaufnahme, also nur mit Spiral-CT, funktioniert, ermöglichte erstmals scharfe und diagnostisch nutzbare CT-Angiografien der Koronararterien (→ Kap. A 4.1.1.3). Die Zeitauflösung einer Herzaufnahme entspricht in etwa der halben Rotationszeit des CT-Geräts. Um die Zeitauflösung zu erhöhen, wurden nach der Jahrtausendwende schneller rotierende CT-Systeme entwickelt. Allerdings ist die Erhöhung der Umlaufgeschwindigkeit nur in gewissen Grenzen möglich: Zentrifugalkräfte und die limitierte Röntgenröhrenleistung beschränken die Umlaufzeit auf ca. eine Viertelsekunde. Schnellere Rotationen scheinen wirtschaftlich nicht sinnvoll zu sein.

Als Alternative zur Verringerung der Rotationszeit entwickelte die Firma Siemens das Dual-Source-CT (DSCT), ein CT-System mit zwei Röntgenröhren und zwei gegenüberliegenden Detektoren, wobei beide Röhrendetektoranordnungen um 90° gegeneinander versetzt montiert werden und der zweite Detektor aus Platzgründen etwas kleiner ausfällt als der erste (Bild 2.80). Mit solchen DSCT-Systemen reicht nunmehr etwas mehr als ein Viertel Umlauf, um ein CT-Bild aufzunehmen. Die zeitliche Auflösung bei einer Rotationszeit von 250 ms liegt mit DSCT bei deutlich unter 70 ms. Dies ermöglicht die scharfe und artefaktfreie Darstellung und Beurteilung der Koronararterien, was insbesondere zur Vermeidung einer invasiven Koronarangiografie (→ Kap. A 4.4.5.2) nötig ist.

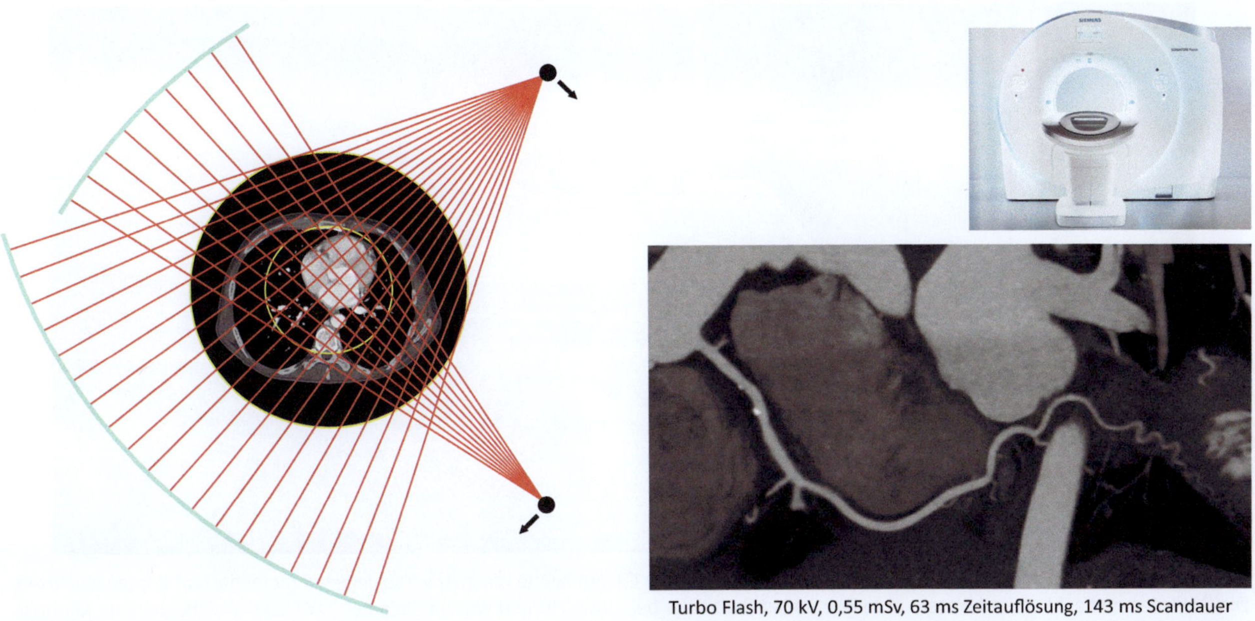

Turbo Flash, 70 kV, 0,55 mSv, 63 ms Zeitauflösung, 143 ms Scandauer

Bild 2.80 Prinzip der Dual-Source-CT: Zu sehen ist das Foto eines DSCT-Geräts sowie eine koronare CTA, dargestellt als gekrümmte MPR, die der Koronararterie folgt. Abgesehen von der hohen zeitlichen Auflösung wird DSCT auch genutzt, um Zweispektren-CT zu realisieren. Dies geschieht, indem beide Röntgenröhren bei unterschiedlichen Spannungen betrieben werden (koronare CTA mit freundlicher Genehmigung von Prof. Stephan Achenbach, Universität Erlangen-Nürnberg).

Quasi als Abfallprodukt kann die DSCT auch dafür eingesetzt werden, simultane Aufnahmen mit zwei verschiedenen Röntgenspektren durchzuführen. Dies geschieht, indem beide Röntgenröhren während der Aufnahme mit unterschiedlichen Beschleunigungsspannungen betrieben werden. Man spricht hierbei von Zweispektren-CT bzw. von Dual-Energy-CT (DECT). Die Zweispektren-CT macht sich zunutze, dass der Schwächungskoeffizient μ eine Funktion der Photonenenergie E ist. Zwei verschiedene Röntgenspektren, wie beispielsweise ein Spektrum mit 70 kV Röhrenspannung und ein weiteres mit 150 kV Röhrenspannung, haben unterschiedlich verteilte Photonenenergien und gewichten daher die Schwächungskoeffizienten des Untersuchungsobjekts auf unterschiedliche Weise. Dies führt in den rekonstruierten CT-Bildern dazu, dass nicht wasseräquivalente Materialien des Patienten oder der Patientin unterschiedliche CT-Werte haben. Wasseräquivalente Materialien hingegen haben aufgrund der Hounsfield-Skala bei beiden Aufnahmen den gleichen CT-Wert (Bild 2.80). Mithilfe der Zweispektren-CT kann also eine materialselektive Bildgebung betrieben werden. Dies ist beispielsweise nützlich, um den Kontrastmittelgehalt von Tumoren zu quantifizieren und somit in Verlaufskontrollen etwa den Erfolg einer Krebstherapie zu messen. Ein anderes Anwendungsbeispiel ist die Charakterisierung der Zusammensetzung von Nierensteinen, denn harnsäurehaltige Nierensteine werden anders therapiert als kalzifizierte Nierensteine (→ Kap. A 11.3.2.2).

Dual-Source-CT ist allerdings nicht die einzige Möglichkeit, einen Zweispektren-CT-Scan durchzuführen. Bereits in den 1980er-Jahren gab es bei Siemens-Geräten für einige Zeit das schnelle Umschalten der Röhrenspannung (Fast Tube Voltage Switching, Fast TVS), bei dem während des Umlaufs der Gantry die Röhre im schnellen Wechsel eine Projektion bei hoher Spannung strahlte, gefolgt von einer oder mehreren Projektionen bei niedriger Spannung. Das Konzept des schnellen TVS wurde als Alternative zur Dual-Source-CT wiederbelebt und von der Firma GE auf den Markt gebracht. Andere routinemäßig verfügbare Möglichkeiten, simultane Zweispektren-CT-Aufnahmen zu machen, sind der Einsatz von Sandwichdetektoren bei Philips-Geräten oder der Einsatz geteilter Vorfilter (Splitfilter) für unterschiedliche Detektorzeilen bei Mid-Range-Siemens-Geräten (Bild 2.81). Der Sandwichdetektor besteht aus zwei übereinanderliegenden Detektor-Arrays. Die Röntgenstrahlen, die die obere Detektorschicht durchdringen, können von der unteren Detektorschicht registriert werden. Da die obere Detektorschicht wie ein Filter wirkt und vorrangig nie-

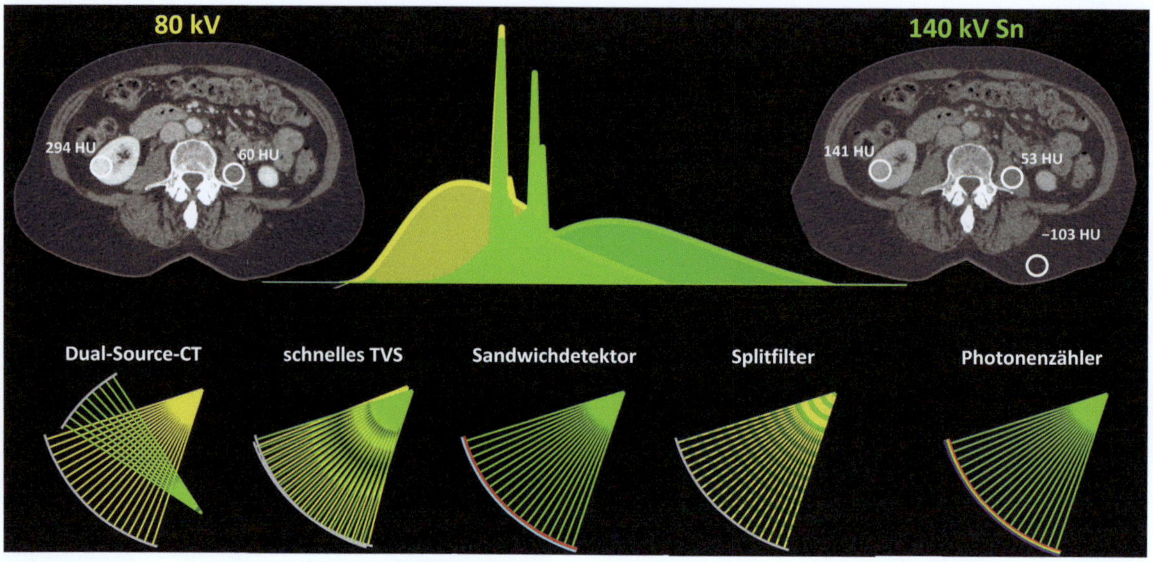

Bild 2.81 Das Zweispektren-CT (DECT) basiert auf der zeitgleichen CT-Aufnahme mit zwei verschiedenen (detektierten) Röntgenspektren. Die CT-Bilder sind auf Luft und Wasser normiert, sodass Luft stets bei –1000 HU und Wasser stets bei 0 HU liegt. Weichteile ohne Kontrastmittel sind nahezu wasseräquivalent und haben einen CT-Wert von etwa 50 HU. Andere, nicht wasseräquivalente Materialien, wie z. B. Knochengewebe oder Jodkontrastmittel, haben allerdings CT-Werte, die vom Röntgenspektrum abhängen. Hier z. B. zeigt die kontrastmittelgefüllte Niere bei 80 kV ein Enhancement von 294 HU, wohingegen der CT-Wert bei 140 kV lediglich bei 141 HU liegt. Im unteren Bildteil sind die unterschiedlichen Realisierungen von DECT gezeigt, die derzeit im klinischen Einsatz sind. Der Photonenzähler arbeitet nach einem komplett anderen Prinzip und wird in Kapitel B II 2.2.5 behandelt (C = 50 HU, W = 600 HU).

derenergetische Röntgenphotonen aus dem Röntgenstrahl entfernt, „sieht" der untere Detektor ein höherenergetisches Röntgenspektrum. Somit erfasst der Sandwichdetektor zwei verschiedene Spektren, obwohl es nur eine Röntgenröhre gibt, die zudem bei einer konstanten Spannung betrieben wird. Mittels unterschiedlicher Filterung arbeitet auch der Splitfilter, nur dass hier nicht ein Detektor als Filtermaterial dient, sondern Gold und Zinnplättchen, die röhrenseitig verbaut sind: Je ein Filtermaterial wirkt auf die Hälfte der Detektorzeilen, sodass die eine Hälfte des Detektors vorrangig höherenergetische Photonen und die andere Hälfte des Detektors vorrangig niederenergetische Photonen erfasst. Eine weitere Möglichkeit, spektrale Information aus den Röntgenstrahlen zu extrahieren, ist der Einsatz photonenzählender Detektoren. Diese neuartigen photonenzählenden CTs werden in Kapitel B II 2.2.5 behandelt.

Generell gilt, dass die verfügbaren Alternativen in Bezug auf Dosis oder Bildqualität der Zweispektren-CT mittels DSCT deutlich unterlegen sind. Die Gründe für die Überlegenheit der DSCT sind folgende:

- Beide Röhren lassen sich mit unterschiedlichen Röhrenströmen betreiben.
- Beide Röhren lassen sich mit unterschiedlichen spektralen Vorfiltern versehen.
- Durch das Vorhandensein von zwei Röhren ist mehr Strahlungsleistung vorhanden.

Diese Eigenschaften ermöglichen eine bessere Optimierung der eingesetzten Röntgenspektren und führen somit zu besseren Bildern.

2.2.5 Photonenzählende CT (PCCT)

2021 kam mit dem Naeotom Alpha (Siemens Healthineers) ein neuartiges diagnostisches CT-System auf den Markt. Es handelt sich um das erste CT-System, das mit photonenzählenden Detektoren ausgestattet ist. Herkömmliche CT-Detektoren konvertieren das Röntgenlicht zunächst im Detektorpixel mittels Szintillation in sichtbares Licht, das dann wiederum von einer Fotodiode in ein elektrisches Signal gewandelt wird. Signale aufeinanderfolgender Röntgenphotonen überlappen, sodass sich bei den indirekt konvertierenden Detektoren nicht zwischen einzelnen Röntgenquanten unterscheiden lässt. Die neuen photonenzählenden Detektoren sind Direktkonverter: Das Detektormaterial ist ein Halbleiter und wandelt die Energie des wechselwirkenden Röntgenphotons direkt in eine Ladungswolke, also einen Stromimpuls, um (Bild 2.82). Dieser Impuls ist so kurz, dass aufeinanderfolgende Photonen voneinander unterschieden und somit gezählt werden können.

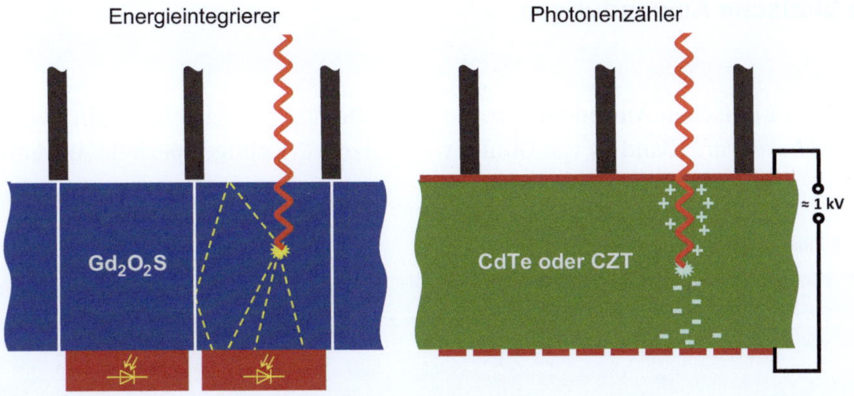

Bild 2.82 Prinzip herkömmlicher energieintegrierender Detektoren sowie neuartiger photonenzählender Detektoren: In beiden Detektorarten hat ein einfallendes Röntgenphoton einen elektrischen Impuls zur Folge, dessen Fläche proportional zur Energie des Röntgenphotons ist. Beim Energieintegrierer ist die Pulsdauer jedoch so lang, dass sich durch zeitlich aufeinanderfolgende Röntgenphotonen die Impulse aufsummieren und somit nicht einzeln auswertbar sind. Beim Photonenzähler sind die Impulse kurz und können somit separat ausgewertet werden. Die Photonen lassen sich zählen und ihre Energie lässt sich bestimmen.

Die photonenzählende CT (PCCT) hat, abgesehen von den derzeit noch höheren Anschaffungskosten, deutliche Vorteile gegenüber den CT-Geräten mit herkömmlichen Detektoren. Zunächst einmal ist die Dosiseffizienz der neuen Detektoren deutlich besser. Dies liegt nicht nur am Absorptionsverhalten des Sensors, sondern auch an der Tatsache, dass die Detektoren kein Eigenrauschen auf das Signal addieren. Somit lassen sich beliebig kleine Röntgenintensitäten ohne Störeinflüsse detektieren, was wiederum zur Folge hat, dass z. B. bei Niedrigdosisanwendungen die Dosis deutlich geringer ausfällt als mit herkömmlichen Systemen.

Außerdem haben die Photonenzähler durch das Zählen der Photonen einen besseren Jodkontrast als die Energieintegrierer, bei denen ein höherenergetisches Photon ein höheres Signal erzeugt als ein niederenergetisches – genau das Gegenteil von dem, was man sich bei einer Bildgebung mit jodhaltigem Kontrastmittel wünscht, denn die Absorption von Jod ist gerade bei den niedrigen Energien hoch.

Beim Photonenzähler sind die Detektorpixel kleiner als beim Energieintegrierer (Bild 2.82). Der Grund dafür ist, dass nur mit kleinen Detektorpixeln vermieden wird, dass sich Signale aufeinanderfolgender Röntgenphotonen stets überlappen. Die kleinen Detektorelemente haben den Vorteil, dass PCCT-Systeme potenziell eine deutlich höhere räumliche Auflösung erreichen können, als dies bei energieintegrierenden CT-Systemen der Fall ist. Mit PCCT sind räumliche Auflösungswerte um die 200 µm isotrop nun routinemäßig möglich. Wenn diese hohe Auflösung nicht erwünscht wird und der Anwender mit einem glatten Filterkern Bilder mit niedrigerer Auflösung rekonstruiert, dann profitiert das System vom sogenannten Small-Pixel-Effekt: Das Rauschen dieser Bilder niedrigerer Auflösung ist geringer, als wenn die gleichen Bilder mit einem CT-System mit größeren Detektorpixeln aufgenommen worden wären.

Der Photonenzähler ist in der Lage, die Energie der Röntgenquanten zu bestimmen. Dies geschieht beispielsweise, indem Photonen unterhalb einer bestimmten Energie von einem Zähler und Photonen ab dieser Energie von einem anderen Zähler gezählt werden. Das Auslesen des Detektorpixels liefert dann also zwei Werte, den Low- und den High-Wert. Damit entspricht die Messung einer spektralen CT-Messung, also ungefähr dem, was Zweispektren-CT-Geräte erfassen. Im Gegensatz zur Zweispektren-CT wird beim Photonenzähler die Energieselektion intrinsisch im photonenzählenden Detektorpixel vorgenommen und kann somit retrospektive genutzt (oder auch nicht genutzt) werden. Das Optimum an spektraler Auflösung kann jedoch nur durch eine Kombination aus photonenzählendem Detektor und Dual-Source-CT erreicht werden, wenn beide Röntgenröhren mit unterschiedlicher Spannung und optimierter Vorfilterung betrieben werden. Deshalb ist das erst klinische photonenzählende CT-System, der Naeotom Alpha, ein Dual-Source-CT mit zwei photonenzählenden Detektoren.

2.2.6 Spezielle klinische Anwendungen der CT

Neben den allgemeinen klinischen Anwendungen von CT, die in *Medizin für Ingenieure* (Band A) von Gunther O. Hofmann ausgiebig beschrieben wurden, werden in Tabelle 2.1 einige spezielle Anwendungen erläutert.

Tabelle 2.1 Spezielle klinische Anwendungen der CT

	Organ/Organsystem	Erkrankungen					
		Missbildungen, Anomalien, Funktionsstörungen	Degenerative Erkrankungen	Tumorerkrankungen	Gefäßerkrankungen und Blutungen	Verletzungen	Infektionen, Entzündungen
Kopf	Gehirn, Rückenmark (→ Kap. A 1.6.3.4, Kap. A 2.2.4.3.2, Kap. A 2.4.4.4.2)	Hydrocephalus (→ Kap. A 1.5.1.1.2)	Alzheimer-Demenz (→ Kap. A 1.5.2.8.1)	Hirntumore und Metastasen (→ Kap. A 1.5.4)	Einblutungen (→ Kap. A 1.5.5.2) Aneurysmen (→ Kap. A 1.5.6)	Schädeltrauma (→ Kap. A 2.1.3.6)	
Thoraxorgane	Herz (→ Kap. A 4.4.3.4)						
	Lunge (→ Kap. A 5.4.3.3)	Lungenfibrose (→ Kap. A 5.3.2.1.3)		Bronchialkarzinom (→ Kap. A 5.3.4)	Lungenembolie (→ Kap. A 5.3.5.1)	Thoraxtrauma (→ Kap. A 5.3.6)	Lungeninfekte und Abszedierungen (→ Kap. A 5.3.3)
Bauchorgane	Magen (→ Kap. A 6.4.3.4)	Hiatushernie (→ Kap. A III.2.2.4)				stumpfes Bauchtrauma (→ Kap. A 6.3.5.1.1)	
	Dünndarm (→ Kap. A 7.4.3.4)						
	Leber (→ Kap. A 8.4.3.4)	Gallenblasenperforation (→ Kap. A 8.3.3.4)		Lebermetastasen (→ Kap. A 8.3.4.3)			
	Pankreas (→ Kap. A 9.4.3.4)	Pankreaszysten (→ Kap. A 9.3.3.4)		Pankreaskarzinom (→ Kap. A 9.3.4.1)			
	Dickdarm (→ Kap. A 10.4.3.4)	Sigmadivertikel (→ Kap. A 10.3.1.2)			Dickdarmnekrose (→ Kap. A 10.3.5.1)		
	Nieren und ableitende Harnwege (→ Kap. A 11.4.4.4)	Nierenzysten (→ Kap. A 11.3.1.3) Nieren-/Ureterstein (→ Kap. A 11.3.2.2)				Nierenruptur (→ Kap. A 11.3.6.1)	
	Geschlechtsorgane (→ Kap. A 12.4.4.4)	Ovarialzyste (→ Kap. A 12.4.4.4)					

	Organ/Organsystem	Erkrankungen					
		Missbildungen, Anomalien, Funktionsstörungen	Degenerative Erkrankungen	Tumorerkrankungen	Gefäßerkrankungen und Blutungen	Verletzungen	Infektionen, Entzündungen
Bauchorgane	Gefäßsystem (→ Kap. A 13.4.3.4)	Gefäßmissbildung (→ Kap. A 13.3.1.3) A Carotis-Stenose (→ Kap. A 13.3.3.2)	Gefäßaneurysmen (→ Kap. A 13.3.2.4)		Lungenembolie (→ Kap. A 13.3.3.3)	Aortenruptur (→ Kap. A 13.3.5.1)	
	Blut, Blutbildung, Immunsystem (→ Kap. A 14.4.3.4)			Lymphome (→ Kap. A 14.3.6)		Milzruptur (→ Kap. A 14.3.5.4)	
Hormondrüsen	Hypophyse (→ Kap. A 15.2.4.3.2)			Hypophysentumor (→ Kap. A 15.2.4.3.2)			
	Schilddrüse (→ Kap. A 15.3.4.3.3)						
	Nebenschilddrüsen (→ Kap. A 15.4.4.4.3)						
	Nebennieren (→ Kap. A 15.5.4.3.2)			Nebennierentumor (→ Kap. A 15.5.3.3)			
Bewegungsapparat	Skelettsystem (→ Kap. A 16.5.4.4)	Skelettfehlbildung (→ Kap. A 16.4.1) Osteoporose (→ Kap. A 16.4.2.2.2)		Knochentumore (→ Kap. A 16.4.4)		Verletzungen (→ Kap. A 16.4.5)	chronische Osteitis (→ Kap. A 16.4.3.3.3)
	Muskeln, Sehnen, Bänder, Bindegewebe (→ Kap. A 17.4.3.3)	Osteonekrose (→ Kap. A 16.4.2.2.3)		Weichgewebstumor (→ Kap. A 17.3.4)			

2.2.6.1 Knochendichtemessung

Die diagnostische CT ist seit jeher eine quantitative bildgebende Modalität. Die CT-Werte stehen in engem Zusammenhang mit der Massendichte. Zahlreiche Weiterentwicklungen der Detektoren und der Algorithmen führten dazu, dass störende Artefakte, wie z. B. Strahlaufhärtungsartefakte, unterdrückt oder korrigiert werden können. Eine spezielle Anwendung quantitativer CT ist die Knochendichtemessung, mit deren Hilfe Informationen über den Osteoporosegrad des Patienten oder der Patientin erfasst werden kann. Allerdings handelt es sich hierbei CT-seitig um eine kaum praktizierte Nischenanwendung, denn trotz der Weiterentwicklungen ist es zur akkuraten Knochendichtebestimmung noch nötig, ein Kalibrierphantom zusammen mit dem Patienten bzw. der Patientin zu messen. Mithilfe der photonenzählenden CT, die stets auch die genaue spektrale Signatur der Röntgenstrahlung erfasst, ist denkbar, dass sich die Knochendichtewerte der Wirbelkörper auch ohne zusätzliches Kalibrierphantom erfassen lässt. Dies würde es ermöglichen, bei nahezu allen CT-Patienten als Nebenbefund bzw. als opportunistisches Screening zusätzlich die Knochendichtewerte zu ermitteln. Außerdem hätte die tomografische Erfassung und Messung der Knochendichte wohl einen

Genauigkeitsvorteil gegenüber der heutzutage zur Knochendichtemessung eingesetzten Dual-Energy-X-Ray-Absorptiometrie (DXA, DEXA), die lediglich ein projektives Messverfahren ist und quasi aus einem spektralen Röntgenbild eine Abschätzung über die Knochendichte durchführen muss.

2.2.6.2 CT der weiblichen Brust

Durch die photonenzählende CT liegt die räumliche Auflösung der CT-Volumina in der Nähe der räumlichen Auflösung von Röntgenbildern (sofern entsprechend scharfe Rekonstruktionskerne eingesetzt werden). Es lässt sich nunmehr die Trabekelstruktur von Wirbelkörpern auflösen, und es können Mikrokalzifikationen in der weiblichen Brust hochgenau dreidimensional dargestellt werden. Somit tritt die CT potenziell in Konkurrenz zu anderen Verfahren, wenn auch sicherlich nicht als Screeningmodalität, sondern eher durch die Möglichkeit, opportunistisch zu sichten, d.h., aufgrund anderer Indikationen erfolgte CT-Messungen zusätzlich z.B. nach Brustkrebs zu durchsuchen. Auch hier liegen die Vorteile in der Dreidimensionalität der Information. Um beim Beispiel Brustkrebs zu bleiben: Die derzeitigen Screeningmodalitäten für die weibliche Brust sind entweder projektiv, gänzlich ohne Tiefeninformation, wie die sogenannte Mammografie (veraltet auch digitale Mammografie genannt) oder sie sind 2,5-dimensional mit sehr hoher Tiefenunschärfe wie die Tomosynthese der Brust (teils auch 3D-Mammografie genannt – ein irreführender Begriff). In beiden Modalitäten überlagern sich Strukturen in Richtung des Röntgenstrahls mehr oder weniger stark. Eine dreidimensionale Erfassung der Anatomie ist lediglich mit dedizierten, aber kaum verfügbaren Brust-CT-Systemen oder eben mit der photonenzählenden CT möglich.

2.2.6.3 Beispiele für weitere spezielle Anwendungen

Eine besonders bedeutende Spezialanwendung der klinischen CT ist das Lungenkrebsscreening. Damit ist die Suche nach Lungenrundherden gemeint, die sich noch in einem Anfangsstadium befinden und sich daher klinisch noch nicht bemerkbar machen. Lungenkrebs ist eine der häufigsten Krebserkrankungen in Deutschland, insbesondere Raucher betreffend. Die Überlebenschancen sind gering, es sei denn, die Erkrankung wird in einem sehr frühen Stadium erkannt. Genau da setzt das CT-basierte Lungenkrebsscreening an. Es soll deutschlandweit älteren Personen mit größerer Rauchhistorie angeboten werden. Derzeit wird die sogenannte Lungenkrebs-Früherkennungs-Verordnung (LuKrFrühErkV) vom Bundesministerium für Umwelt, Naturschutz, nukleare Sicherheit und Verbraucherschutz (BMUV) erarbeitet, die neben dem Strahlenschutzgesetz (StrlSchG) die gesetzliche Grundlage für die im Jahr 2024 erwartete Einführung des Lungenscreenings ist. CT-seitig wird beim Screening ein nativer, d.h. ohne Kontrastmittel durchgeführter Niedrigdosis-Spiral-CT-Scan die Grundlage für die Diagnose darstellen, der in regelmäßigen, z.B. jährlichen oder zweijährlichen Abständen wiederholt wird. Ein spezielles Augenmerk wird auf die niedrige Dosis bei gleichzeitig hoher Bildqualität gelegt, um das Strahlenrisiko minimal zu halten. Wird bei einem Teilnehmer ein Verdacht auf Lungenkrebs festgestellt, so können bzw. sollen weitere Untersuchungen und eine entsprechende Therapie erfolgen. Die Wirksamkeit der Kombination aus CT-Lungenscreening und Therapie, d.h. ein hohes Nutzen-zu-Risiko-Verhältnis für die teilnehmenden Personen, wurde in zahlreichen internationalen Studien belegt.

2.3 Cone-Beam und DVT

Eva-Maria Ilg

2.3.1 Grundlagen der Cone-Beam-Technik und der digitalen Volumentomografie-Technik

Die Cone-Beam-Computertomografie (CBCT) oder digitale Volumentomografie (DVT) ist ein bildgebendes **Tomografieverfahren**, bei dem eine rotierende Kombination aus Röntgenröhre und hochauflösendem Flachdetektor (FD) (früher Bildverstärker, BV) dreidimensionale Bilddaten erzeugt. Unter dem Begriff CBCT fallen Angiografiesysteme (→ Kap. B II 2.1.5.4), mobile C-Bögen (→ Kap. B II 2.1.5.5), DVT-Systeme sowie medizinische Linearbeschleuniger (→ Kap. B II 3.1.3). Während das DVT vor allem in der Mund-, Kiefer- und Gesichtschirurgie, Hals-Nasen-Ohren Heilkunde und Zahnmedizin Anwendung findet, wird das CBCT mittlerweile in sehr vielen medizinischen Fachgebieten wie der Traumatologie, Orthopädie, Strahlentherapie, Oral- bzw. Kieferchirurgie, Hals-Nasen-Ohren-Heilkunde und für die Bronchoskopie eingesetzt.

Ähnlich wie bei der Computertomografie (→ Kap. B II 2.2) handelt es sich bei der CBCT/DVT um eine Schichtaufnahmetechnik. Ein Bilddetektor (→ Kap. B II 2.1.4.1.3) mit > 75 µm Pixelgröße und eine ihm gegenüber angebrachte Röntgenröhre (→ Kap. B II 2.1.3.1) drehen sich synchron um die Anatomie. Dabei rotiert die Einheit aus Flachdetektor und Röhre in einem fest definierten Abstand um den Patienten. Je nach Gerät wird der Patient stehend, sitzend oder liegend gelagert. Aus den 200 bis 600 zweidimensionalen Projektionsaufnahmen wird mittels einer 3D-Rekonstruktion eine multiplanare Reformation (MPR → Kap. B II 2.2.3) nahezu in Echtzeit errechnet.

Die dazu gewonnenen Rohdaten (2D) werden mittels verschiedener mathematischer Algorithmen zu einem sphärischen oder zylinderförmigen Volumen mit einer hohen Auflösung rekonstruiert. Für die **dreidimensionale Bildrekonstruktion** existieren je nach Hersteller unterschiedliche Verfahren. Ein verbreitetes Verfahren, das auch in den meisten CTs verwendet wird, ist die **gefilterte Rückprojektion** (→ Kap. B II 2.2.1). Die **iterative Rekonstruktion** stellt eine weitere Form dar, bei der die Absorptionsinformationen in Matrizen zerlegt und durch Gleichungssysteme die ursprüngliche Absorptionswerte regeneriert werden.

Für eine Steigerung der Bildqualität hinsichtlich **Metallartefakte** erfolgt ein zusätzlicher Bildverarbeitungsschritt, die sogenannte **Metallartefaktreduktion**. Metallartefakte entstehen durch physikalische Effekte, wie Strahlenaufhärtung, Streustrahlung und ein erhöhtes Rausch-zu-Signal-Verhältnis. Es gibt verschiedene Verfahren zur Reduktion der Artefakte. Beispielsweise können in einem mehrstufigen Verfahren Bestandteile mit hoher Absorption, wie Metalle, zunächst durch eine Segmentierung herausgerechnet werden. Über eine Vorwärts- und Rückwärtsprojektion von künstlich interpolierten Projektionsbildern und anschließender Kombination mit den segmentierten Bestandteilen kann dann wieder eine artefaktreduzierte Rekonstruktion erstellt werden.

Scanzeiten werden hier je nach Hersteller und Modell von ein paar Sekunden bis zu 1 min gefahren. Des Weiteren wird eine hohe räumliche Auflösung im Submillimeterbereich erreicht, um auch kleinste Strukturen zu erkennen.

Die Darstellung in Bild 2.83 ist eine Ansicht aller drei Raumebenen im Sinne der multiplanaren Reformationen.

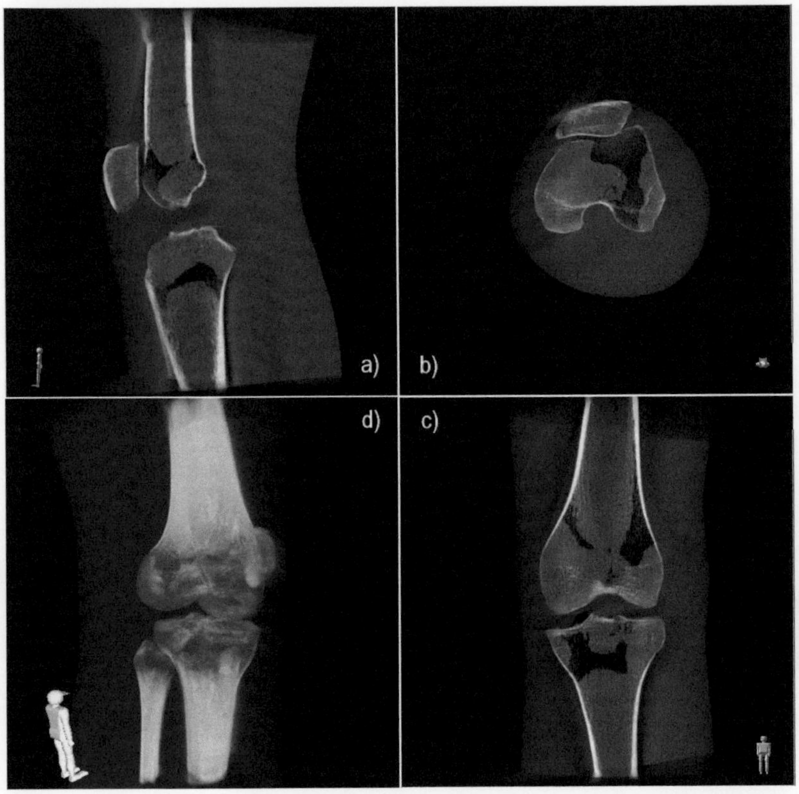

Bild 2.83
Multiplanare Reformation des Kniegelenks, aufgenommen mit einem intraoperativen 3D-C-Bogen (Ziehm Vision RFD 3D, Fa. Ziehm Imaging): a) sagittale Ansicht, b) axiale Ansicht, c) koronale Ansicht, d) Volumendarstellung (eigene Darstellung, Kniephantom: Phantom Laboratory)

In einem weiteren Fenster ist ein komplettes dreidimensionales Volumen abgebildet. Das Verfahren der multiplanaren Reformation wird unter anderem auch in der Computertomografie, Kernspintomografie oder Volumentomografie verwendet. Es beruht auf dem Prinzip, dass Schnittebenen durch das 3D-Volumen gelegt und die angeschnittenen Voxel als Pixel abgebildet werden. Die Lage jeder Ebene kann manuell frei im Raum verschoben werden. Dadurch wird dem Anwender eine exakte Betrachtung jeder anatomischen Landmarke oder pathologischen Veränderung ermöglicht. Vorteil dieser dreidimensionalen Darstellungsmöglichkeit ist die zusätzliche Bereitstellung von wichtigen Informationen, die aus herkömmlichen zweidimensionalen Aufnahmen nicht gewonnen werden können (Heine 2004).

Dadurch, dass die früheren Anlagen alle mit Bildverstärkern betrieben wurden und sich somit ein konischer Röntgenstrahl ergab, hat sich das englische Synonym des Cone-Beam-CT (CBCT) bis heute durchgesetzt. Mit Einführung der Flachdetektoren ergibt sich ein pyramidenförmiger Röntgenstrahl und ersetzt somit den früheren konischen Strahl. Im Gegensatz zu der CT-Technik (→ Kap. B II 2.2) mit ihrem umgesetzten Fächerstrahl ist aufgrund des konischen/pyramidenförmigen Röntgenstrahls nur ein einmaliges Umfahren des Objekts notwendig, um einen dreidimensionalen Datensatz zu generieren, wobei auch ein großer Scanbereich erfasst wird.

Ein großer Vorteil ist die sehr hohe Flexibilität und schnelle Verfügbarkeit der Systeme gegenüber CTs. Sie können intraoperativ am Patienten problemlos positioniert werden und der Operateur ist immer in der Lage einen freien Zugriff auf den Patienten zu haben. Gerade die mobilen 3D-C-Bögen haben einen sehr großen Bewegungsradius und sind leicht am Operationstisch zu positionieren. Innerhalb von ein paar Minuten ist der Anwender in der Lage, das Ergebnis seiner Operation zu verifizieren.

Im Unterschied zu einem durchgeführten postoperativen CT findet eine CBCT noch während des Eingriffs statt. Der Patient verbleibt auf dem Operationstisch. Im Falle einer Korrektur des Operationsergebnisses kann dieses sehr schnell vom Operateur noch in der gleichen Operation durchgeführt werden.

Im Gegensatz zu einem Spiral-CT (→ Kap. B II 2.2.2), bei dem typischerweise mehrere Umdrehungen erfolgen, kommt es bei einem CBCT/DVT wie beschrieben nur zu einem Umlauf. Dabei ist im Vergleich zu einem CT das kleinere **Field of View** (FOV) ein Nachteil, das mit dem Umlauf eines Scans durchgeführt wird. Als ein weiterer Nachteil der CBCT-Technik gilt momentan noch die Bildqualitätseinschränkung im Bereich der Weichteile, allerdings wird bei knöchernen Strukturen eine vergleichbare Bildqualität bei niedrigerer Dosis (→ Kap. B II 2.3.4) erreicht (Bild 2.84 und Bild 2.85).

Um eine genaue Bildrekonstruktion zu erreichen, benötigt jedes CBCT/DVT eine geometrische Kalibrierung (Bild 2.86). Effekte wie Beschleunigung am Anfang des Scans, Verlangsamung am Ende des Scans, Gradeinteilung der Einzelprojektionen, Detektorauslesegeschwin-

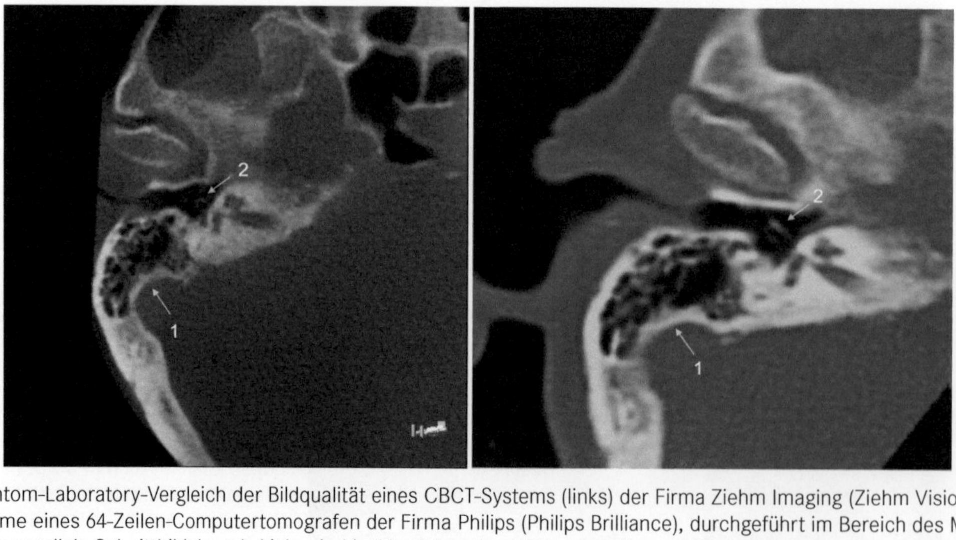

Bild 2.84 Phantom-Laboratory-Vergleich der Bildqualität eines CBCT-Systems (links) der Firma Ziehm Imaging (Ziehm Vision RFD 3D) mit einer CT-Aufnahme eines 64-Zeilen-Computertomografen der Firma Philips (Philips Brilliance), durchgeführt im Bereich des Mittel- und Innenohrs (axiale parallele Schnittbildebene). Links sind im Vergleich die gleichen knöchernen Strukturen wie rechts zu sehen. Die feinen Knochenwände des Masteoids **(1)** sind klar abgrenzbar und die Gehörknöchelchen **(2)** sind erkennbar.

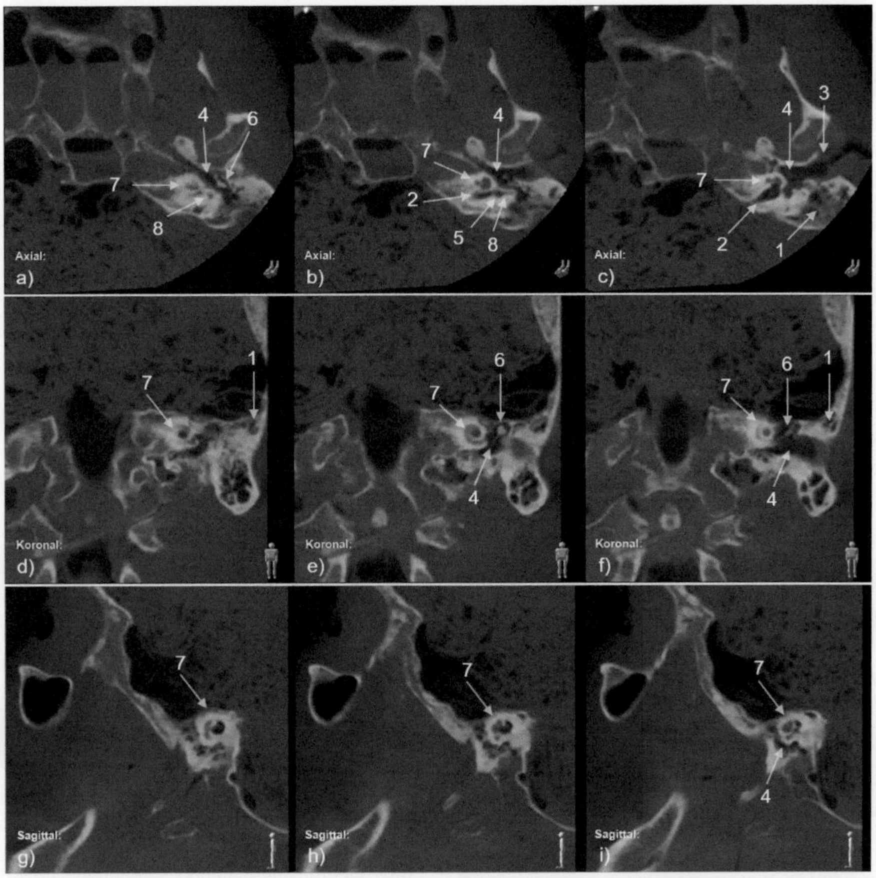

Bild 2.85 3D-Volumen des Mittel- und Innenohrs am Leichenpräparat, aufgenommen mit einem CBCT der Firma Ziehm Imaging (Ziehm Vision RFD 3D): **a)**, **b)** und **c)** axiale parallele Schnittbildebenen von kranial nach kaudal, Abstand: 1,5 mm; **d)**, **e)** und **f)** koronare Schnittbildebenen von ventral nach dorsal; **g)**, **h)** und **i)** sagittale Schnittbildebenen von rechts nach links. **(1)** pneumatisches Mastoid, **(2)** innerer Gehörgang, **(3)** äußerer Gehörgang, **(4)** Paukenhöhle, **(5)** Vestibulum, **(6)** Gehörknöchelchen, **(7)** Cochlea, **(8)** Bogengänge

digkeit, Pixel Binning, Verwindung und Biegung der Mechanik des CBCT/DVTs und nicht kreisförmige Bahnkurven erfordern eine mechanische Kalibrierung des Systems (Supanich et al. 2023).

Genauso wie bei herkömmlichen CTs können auch beim CBCT/DVT weitere Artefakte auftreten, die die Beurteilung von angrenzenden Strukturen schwierig bis unmöglich machen.

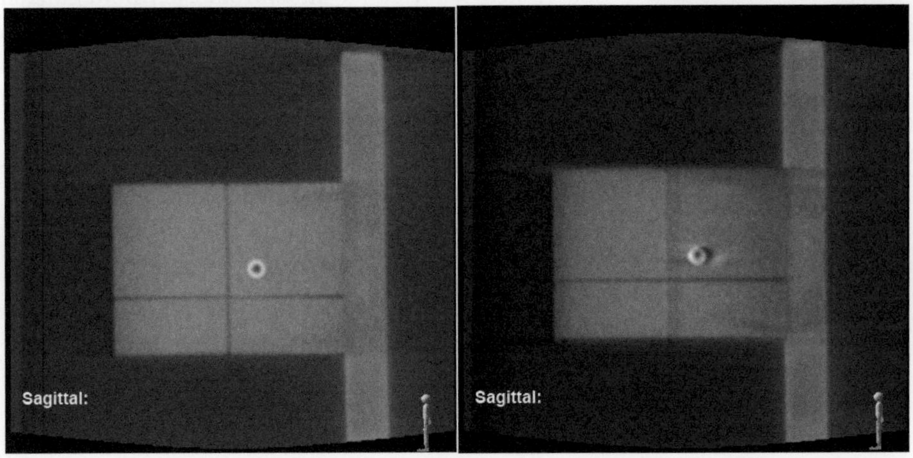

Bild 2.86
Ansicht der sagittalen Schnittebenen zweier 3D-Bilder anhand eines aufgenommenen technischen Phantoms mit einer durchgeführten Kalibrierung (links) und einem nicht kalibrierten System (rechts): Rechts erkennt man im Gegensatz zu links die Bildverzerrungen und stärker ausgeprägten Aufhärtungsartefakte an den Kanten des Phantoms.

Bei der Rekonstruktion von 3D-Volumina treten je nach dem Rekonstruktionsalgorithmus und der Menge von Metall im Strahlengang störende Artefakte auf. Zum Beispiel muss ein Karbontisch im Operationssaal zur Verfügung stehen, da auch hier das Metall vom Tisch im Strahlengang Artefakte generiert. Bei der Planung von intraoperativen 3D-Systemen im Operationssaal ist darauf zu achten, dass Anbauteile die **Rotationsbahn** des C-Bogens nicht behindern und wann immer möglich aus Vollkarbon oder Teflon ohne Metallkomponenten bestehen. Auch verwendete Gelfüllungen, die zur Patientenlagerung verwendet werden, können zu Artefakten führen.

II

Sogenannte Aufhärtungsartefakte treten hauptsächlich bei Implantaten, kontrastgefüllten Gefäßen und Stents auf und stellen für den Anwender ein Problem der Verifikation anatomischer Strukturen dar (Bild 2.87).

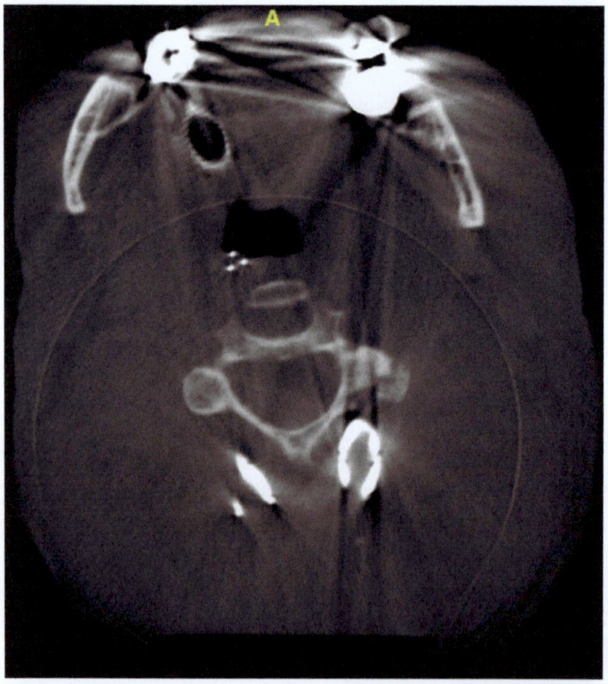

Bild 2.87 Operative Versorgung einer instabilen Wirbelsäulenverletzung im Kopf-Hals-Bereich: erkennbare Aufhärtungsartefakte durch die Zahnimplantate und durch die Instrumentierung der Halswirbelsäule mit einem Stabschraubsystem von dorsal; Bilddaten mit einem chirurgischen Bildgebungssystem aufgenommen (Ziehm Vision RFD 3D, Fa. Ziehm)

Es gibt auch Fälle, bei denen pathologische Strukturen vorgetäuscht werden (siehe Bild 2.88; beispielsweise dunkel dargestellte periimplantäre Zonen um Implantatsabbildungen).

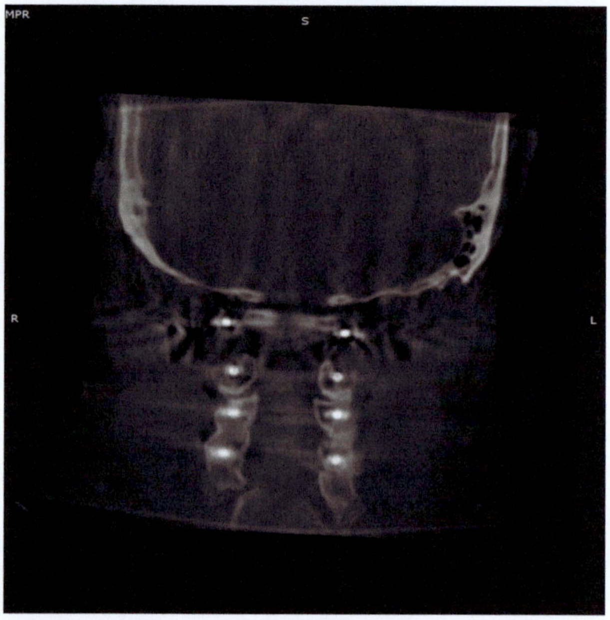

Bild 2.88 Operative Versorgung einer instabilen Wirbelsäulenverletzung im Kopf-Hals-Bereich (cranio-zervikaler Übergang): In den Bögen der Wirbelkörper C1 - C4 sind jeweils zwei in sagittaler Richtung verlaufende Schrauben sichtbar. An den Bögen der Wirbelkörper C2 - C4 ist die korrekte Lage der Schrauben im Knochen gut erkennbar, nicht dagegen bei C1. Durch die Artefaktbildung ist es schwierig zu entscheiden, ob die Schrauben korrekt vollständig im Knochen einliegen oder partiell aus dem Knochen heraustreten und damit neurologische Strukturen verletzen können. Die Bilddaten wurden mit einem chirurgischen Bildgebungssystem aufgenommen (O-arm, Fa. Medtronic).

Die CBCT-/DVT-Systeme auf dem Markt haben eine unterschiedliche Scanzeit von 5 s bis zu 60 s. Während dieser Zeit kann es zu unkontrollierten Bewegungen der Organe des Bauch- und Beckenraumes, des Herzens und der Lunge kommen. Diese Bewegungen führen zu **Bewegungsartefakten** in der 3D-Rekonstruktion, die sich oft als Doppelbilder abbilden (Bild 2.89).

Im Allgemeinen gibt es viele Parameter, die bei einer 3D-Aufnahme für unterschiedliche medizinische Fragestellungen von den Systemen zugeschnitten werden können, wie z.B. die Scangeschwindigkeit, die Pulsbreite und unterschiedliche Rekonstruktionsalgorithmen. Aufgrund dessen haben alle Hersteller eine Auswahl verschiedener Scanparameter für unterschiedliche medizinische Fragestellungen entwickelt.

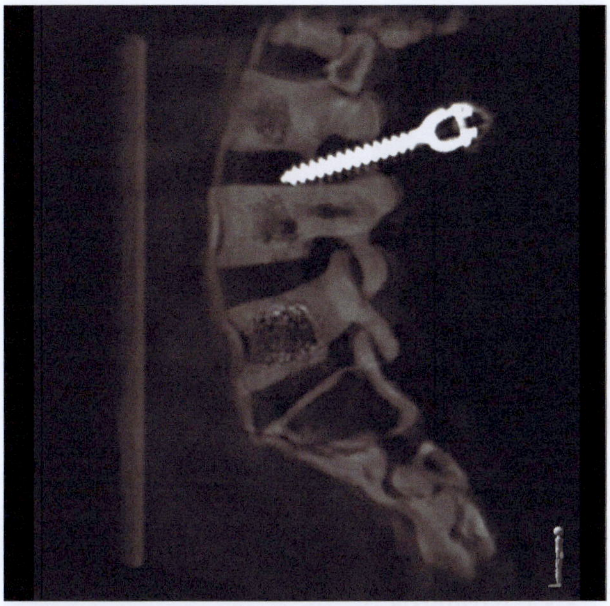

Bild 2.89 Ansicht der sagittalen Schnittebenen eines 3D-Bildes anhand eines aufgenommenen Wirbelsäulenphantoms Phantoms (Fa. Sawbones) mit einer Pedikelschraube: An der Pedikelschraube und den Knochenkanten sind die Doppelbilder erkennbar.

2.3.2 Das 180°-Rotationsproblem

Um einen vollständig abgetasteten Datensatz zu bekommen, benötigt jeder Voxel im 3D-Volumen eine 180°-Winkelabdeckung. Dabei muss die zu untersuchende Struktur im Zentrum der Röntgenprojektionen angeordnet sein. Bild 2.90 zeigt, dass dies nur gewährleistet ist, wenn zu einer 180°-Rotation noch der Anodenwinkel hinzukommt, solange der Abstand zwischen Detektor und Röntgenquelle konstant bleibt.

Aus Bild 2.90 geht deutlich hervor, dass bei einer 180°-Rotation nur die untere Hälfte des FOM eine ausreichende Abtastung aufweist, während der obere Teil weniger als 180° zeigt. Sehr gut kann man erkennen, dass die Voraussetzung für einen Abtastbereich von 180° im Punkt $x = 2\,R_M$ eine Drehung von 180° + ϕ benötigt (Ritschl et al. 2015). Kommt es zu einer eingeschränkteren Abtastung als 180° + ϕ, entstehen Artefakte aufgrund fehlender Informationen im 3D-Datensatz. Bild 2.91 zeigt diesen Effekt auf.

Aus dieser Anforderung wurden zuerst Systeme entwickelt, die isozentrisch motorisiert verfahren können. Um die Isozentrik auf z. B. einer mobilen C-Bogen-Plattform zu gewährleisten, wurden Systeme mit einem größeren C-Profil und kleinerer C-Bogenöffnung auf den Markt gebracht. Diese mechanischen Änderungen ha-

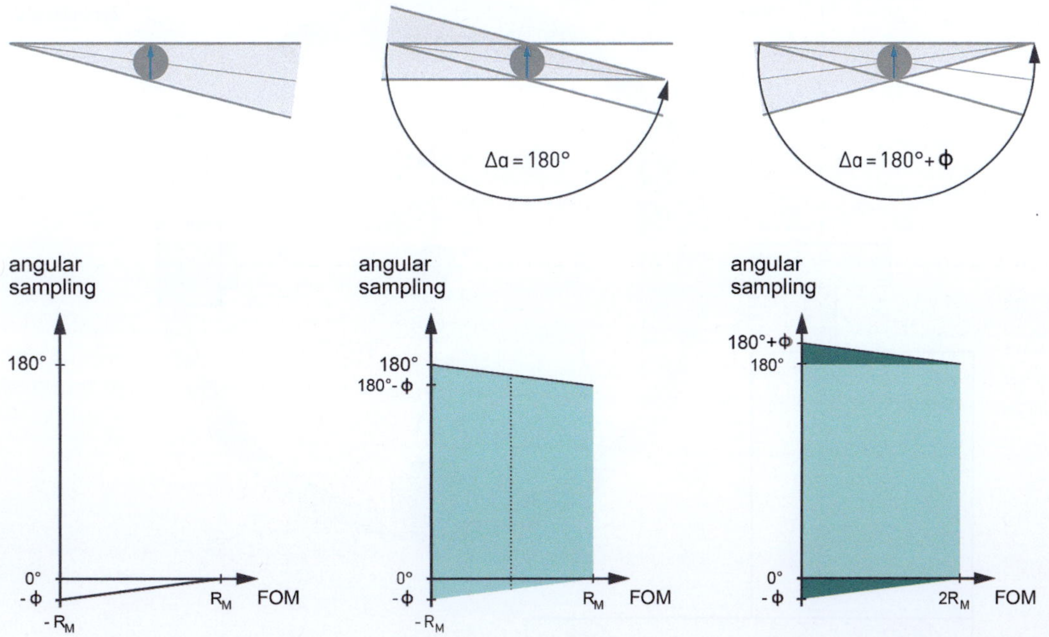

Bild 2.90 In der Abbildung erkennt man, dass die Winkelabtastung innerhalb des Messfeldes in einem Winkelbereich von 180° plus Fächerwinkel abgedeckt wird. Der Fächerwinkel wird mit ϕ bezeichnet. Die obere Zeichnung zeigt die Position der Röntgenquelle und des Detektors entlang des Zentralstrahls. Das untere Diagramm zeigt die Abtastung auf einer vertikalen Linie durch das FOM (Field of Measurement) (Quelle: Ritschl et al. 2015).

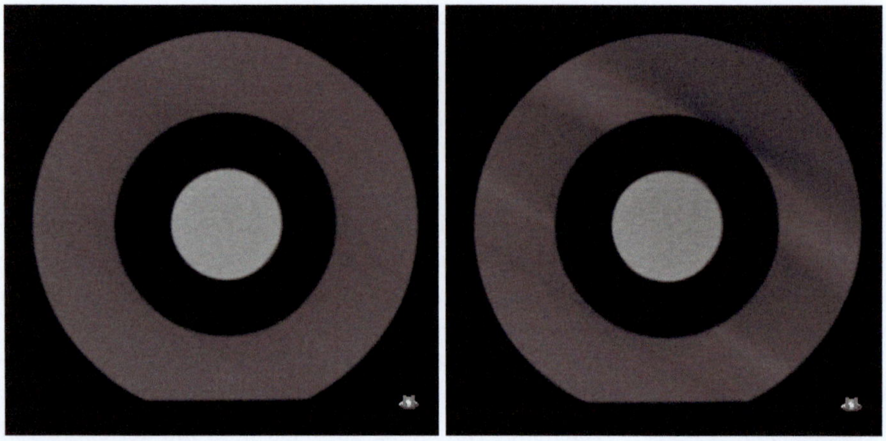

Bild 2.91
Darstellung der axialen Schnittebenen zweier 3D-Bilder anhand eines aufgenommenen technischen Phantoms mit einer 180°-Winkelabdeckung (links) und einer 165°-Winkelabdeckung (rechts): Rechts erkennt man deutliche Artefakte aufgrund der fehlenden Informationen von 15°.

ben allerdings das Handling, gerade für die Standard-2D-Bildgebung, für den Anwender erschwert. Für die intraoperative Bildgebung ist wichtig, dass die Systeme einen freien Zugang zum Patienten gewährleisten, da diese meistens während der Operation am Patienten verbleiben. Der Arzt muss immer die Möglichkeit haben, in jeder Situation eine 2D-Röntgenprojektion anzufertigen, um das Einbringen von Implantaten, die Lage der Instrumente oder einen operativen Schritt zu verifizieren.

2.3.3 Die Rotationsbahnen

2.3.3.1 Isozentrik

Wie in Kapitel B II 2.1.5.4 beschrieben, weisen stationäre Systeme hauptsächlich eine isozentrische Rotation auf. Dabei wird das Objekt genau im Rotationszentrum der C-Achse positioniert und anschließend die Rotationsachse per Motor angesteuert (Bild 2.92). Dadurch entstehen aus unterschiedlichen Richtungen

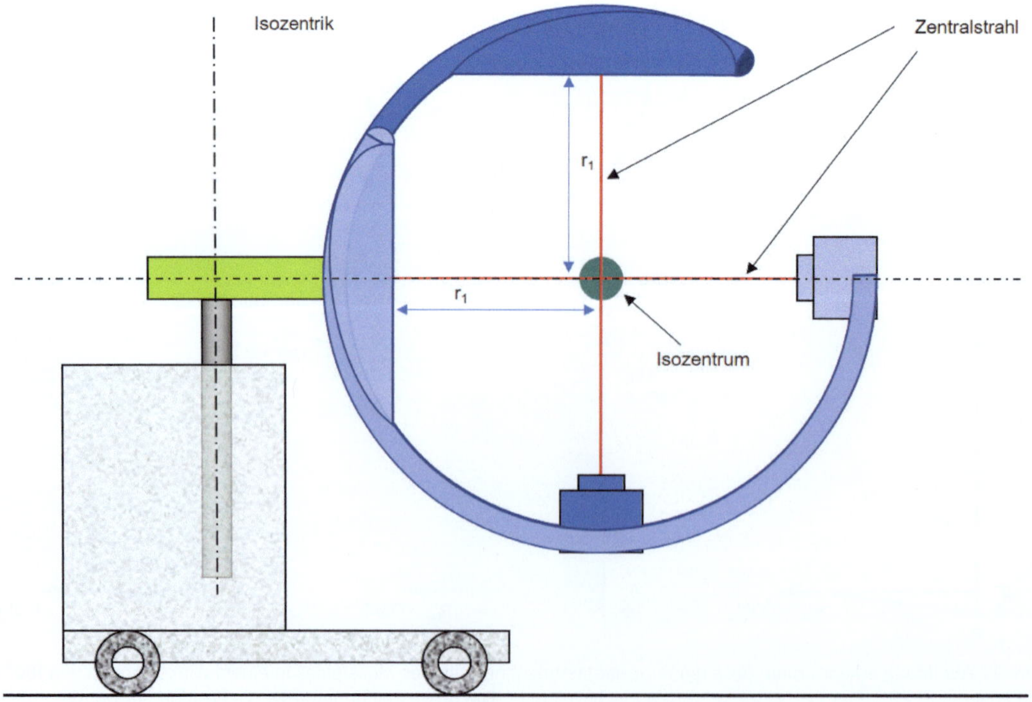

Bild 2.92 Isozentrischer C-Bogen: Der Zentralstrahl schneidet sich unabhängig von der Ausrichtung in einem festen Raumpunkt - dem Isozentrum.

Durchleuchtungsbilder, die für eine 3D Rekonstruktion verwendet werden können.

Grundlage für die Berechnung eines 3D-Volumens ist, dass die Position und die Orientierung der einzelnen Projektionen bekannt sind. Bei einem idealisierten isozentrischen C-Bogen oder Gantry-basierten Systemen sind die Parameter der Abbildungsgeometrie für jedes Bild konstant und nur die Werte der Absorption und des Rotationswinkels gehen als Variable in die Berechnung des 3D-Volumens ein. Diese Bauform ist die mathematisch am einfachsten zu beherrschende Variante mit der geringsten Systemkomplexität. Ein realer isozentrischer C-Bogen bedarf auch einer geometrischen Systemkalibrierung, wie in Kapitel B II 2.3.1 beschrieben.

Für den mobilen intraoperativen C-Bogen-Bereich ist eine kompakte Bauweise eine wünschenswerte Eigenschaft, um ein einfaches Verfahren und Bedienen im Operationssaal zu gewährleisten. Aufgrund dieser Anforderung wurden in den letzten beiden Jahrzehnten unterschiedliche Scanmethoden neben der isozentrischen entwickelt.

2.3.3.2 Variable Isozentrik

Neben der isozentrischen Rotation wurden mehrere Ansätze verfolgt, um auf einem nichtisozentrischen C-Bogen einen 3D-Datensatz zu generieren. Bei einer variablen Isozentrik wird entlang des Zentralstrahls das Isozentrum über zwei beliebige Punkte frei festgelegt und der Abstand Röntgenröhre und Isozentrum kann darüber variiert werden. Ein motorisches Verfahren der C-Rotationsachse führt bei einem nichtisozentrischen C-Bogen dazu, dass der Zentralstrahl für unterschiedliche Rotationswinkel nicht durch einen festen Raumpunkt verläuft. Um diese Bedingung zu erfüllen, wurde eine isozentrische Steuerung entwickelt, die durch Ausgleichsbewegungen der Hub- und der Schubachse den Zentralstrahl durch ein Isozentrum führt (Bild 2.93). Um die genaue Stellung der Bildprojektion zu kennen, müssen hierzu die Hub-, Schub- und C-Rotationsachse mit Motoren und Sensoren ausgestattet werden. Durch diesen Verschub des C-Bogens während der Rotationsbewegung bewegen sich der Fokuspunkt der Röhre und der Eintrittspunkt des Zentralstrahls auf dem Detektor auf zwei getrennten Kreisbahnen mit unterschiedlichen Radien, jedoch einem gemeinsamen Fokuspunkt.

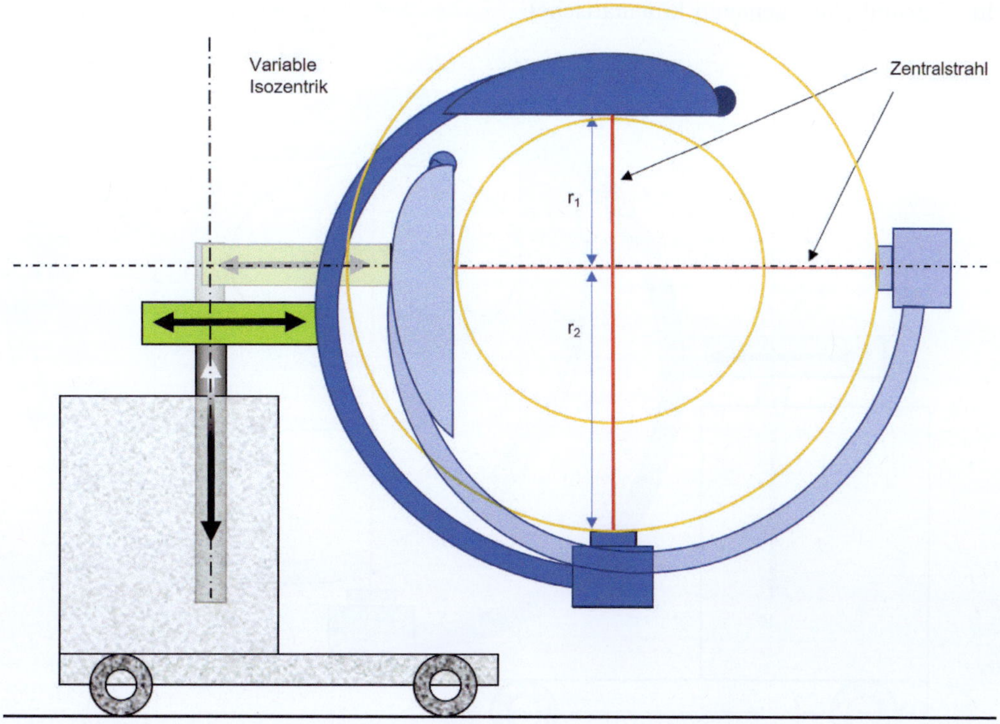

Bild 2.93 Definition eines variablen Isozentrums über einen beliebigen Punkt entlang des Zentralstahls bei einem nichtisozentrischen C-Bogen: Um ein Isozentrum zu halten, ist eine Ausgleichsbewegung der Hub- und der Schubachse vonnöten.

Die isozentrische Steuerung ermöglicht Scans mit unterschiedlichen **Trajektorien**. Dadurch erzielt man eine hohe Flexibilität im Operationssaal, um z. B. eine Kollision mit dem Operationstisch zu vermeiden. Einen weiteren Vorteil bietet diese Methodik, um körpernah zur Anatomie des Patienten zu arbeiten. Hier kann im Vergleich zum isozentrischen C-Bogen auch ein größeres 3D-Volumen entstehen. Eine Herausforderung für den Hersteller einer derartigen Lösung ist der hohe technische Aufwand, der in die Systeme implementiert werden muss, einschließlich einer höheren Systemkomplexität.

2.3.3.3 Erweiterung der variablen Isozentrik

Aufgrund eines variablen isozentrischen Aufbaus können auch andere Rotationsbahnen, wie z. B. eine Ellipse, gefahren werden und über diese Varianz mehr Freiraum für die Positionierung des Systems am Patienten geschaffen werden. Hier wird das Isozentrum frei über zwei Positionen entlang des Zentralstrahls definiert und der Abstand der Röntgenröhre zum Isozentrum kann darüber für verschiedene Winkelstellungen variiert werden. Anstatt wie in Kapitel B II 2.3.3.2 beschrieben, bewegt sich hier der Detektor beispielsweise auf einer Ellipse statt auf einer Kreisbahn (Bild 2.94). Dieses geschieht aufgrund einer genauen kinematischen Berechnung. Zu den hohen technischen Aufwänden, die die Implementierung der Isozentrik benötigt, ist auch der Rekonstruktionsalgorithmus wesentlich komplexer. Der Vorteil solcher nahezu frei wählbaren Rotationsbahnen besteht hauptsächlich darin, dass auf Einschränkungen der freien Bewegung des C-Bogens z. B. durch Kopfhalterungen oder sonst austragenden Anbauten am Lagerungstisch Rücksicht genommen werden kann.

Ein weiterer Ansatz, um eine 180°-Abtastung zu gewährleisten, ist die entwickelte **Rotation-plus-Shift-Methode** (Bild 2.95). Aus Bild 2.95 geht deutlich hervor, dass bei einer 180° – ϕ nur der untere Rand des FOM mit 180° abgetastet wird ($y = 0$, linker Rand des dritten Diagramms). Die Shifts erfassen dagegen die fehlenden Bereiche ausreichend (dunkle Dreiecke im rechten Diagramm). Somit wird eine 180°-Abtastung im gesamten FOM sichergestellt und erreicht (Ritschl et al. 2015).

Bild 2.96 zeigt die erreichte Bildqualität der unterschiedlichen Scanprinzipien auf: Man sieht in der axialen Schicht des 165°-Scans starke Streifenartefakte. Zusätzlich erkennt man aufgrund des begrenzten Winkelbereichs eine unscharfe Kontur der Hautkante und Grenzen von Strukturen (koronale und sagittale Ansicht im 165°-Bereich).

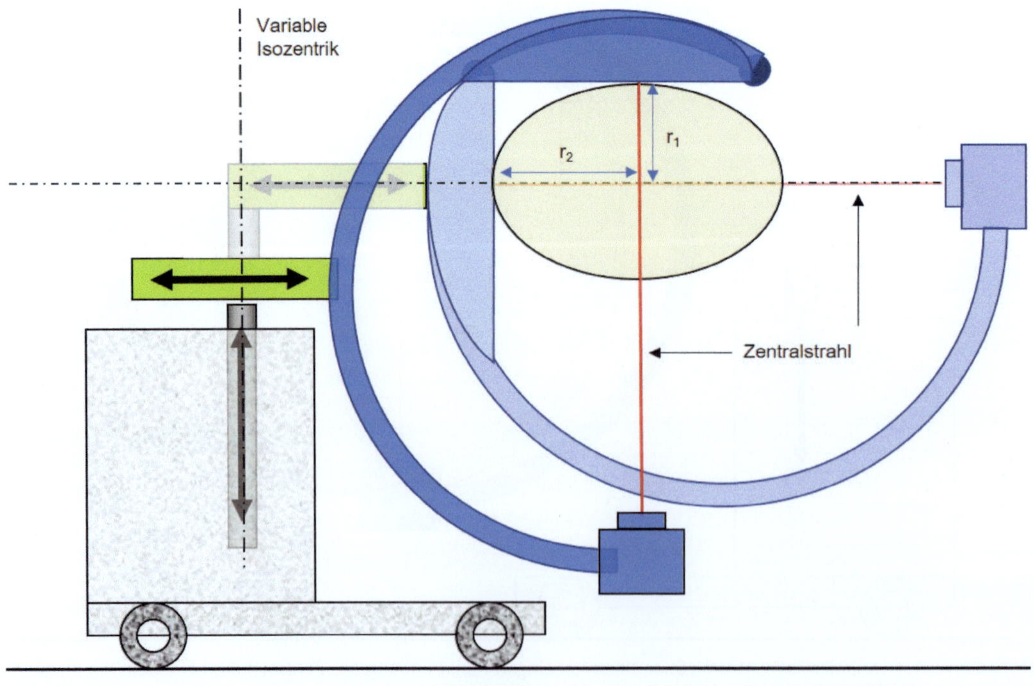

Bild 2.94 Definition eines variablen Isozentrums über zwei C-Bogen-Stellungen für den Rotationsweg einer Ellipse

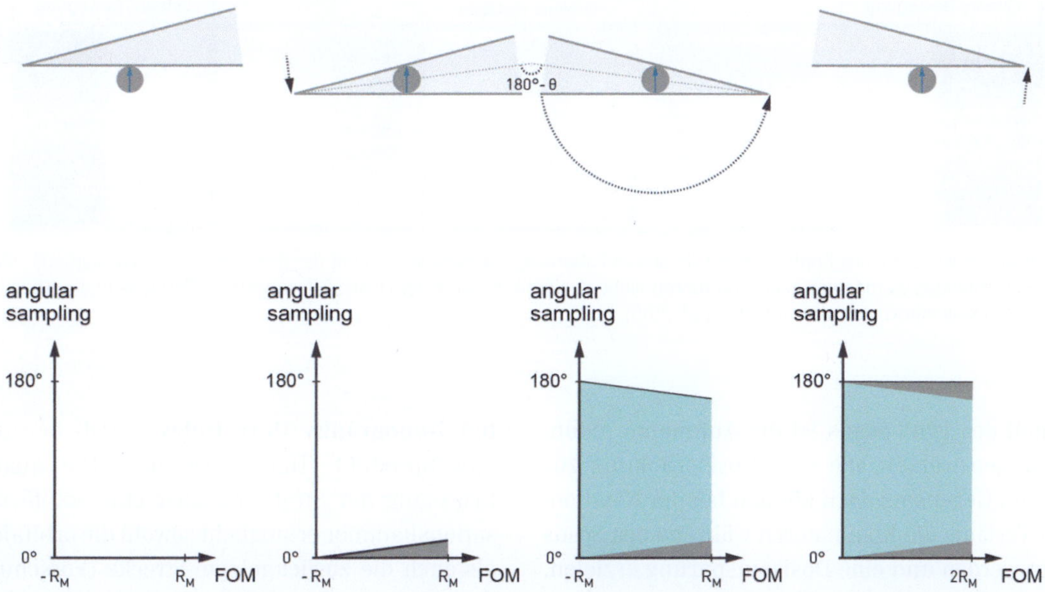

Bild 2.95 Die Abbildung zeigt eine Winkelabtastung innerhalb des Messfeldes für eine Rotation-plus-Shift-Trajektorie: Die obere Zeichnung veranschaulicht die Position der Röntgenquelle und des Detektors. Das untere Diagramm zeigt die Abtastung auf einer vertikalen Linie durch das FOM (Field of Measurement) (Quelle: Ritschl et al. 2015).

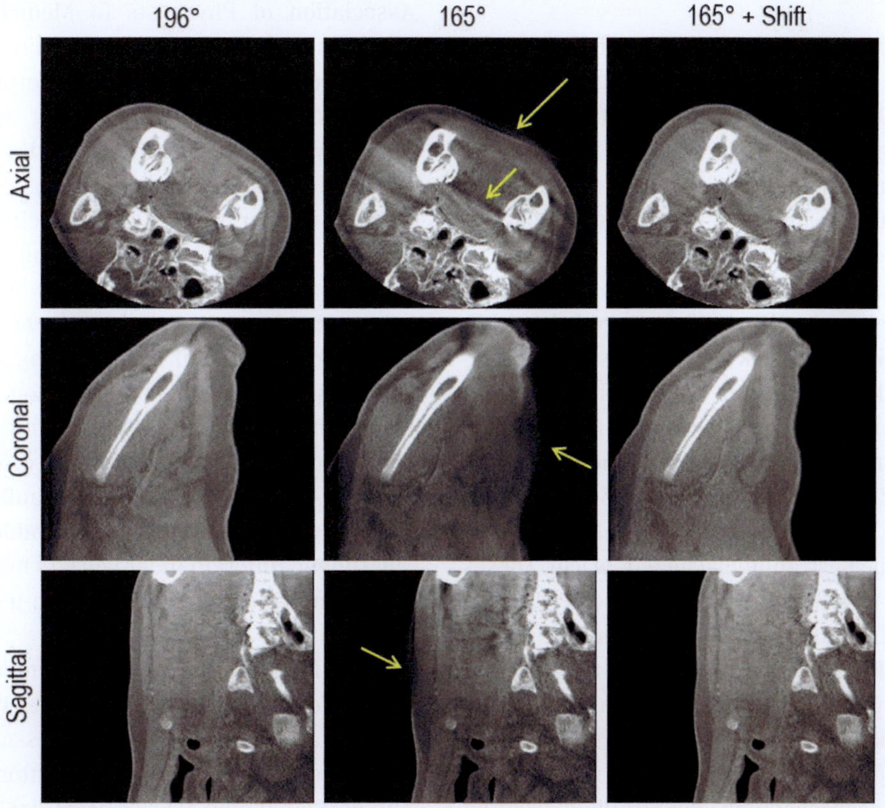

Bild 2.96 Kadaver (Schweinekopf): Der linke Datensatz wurde mit einem Scanbereich von 196° aufgenommen und dient hier als Referenzdatensatz. Der mittlere Datensatz zeigt eine Rekonstruktion mit einem Scanbereich von 165°. Der rechte Datensatz wurde mit dem Rotation-plus-Shift-Prinzip aufgenommen. Im mittleren Datensatz erkennt man sehr stark ausgeprägte Artefakte (gelbe Pfeile), während der rechte und der linke Datensatz eine übereinstimmende Bildqualität aufzeigen (Quelle: Ritschl et al. 2015).

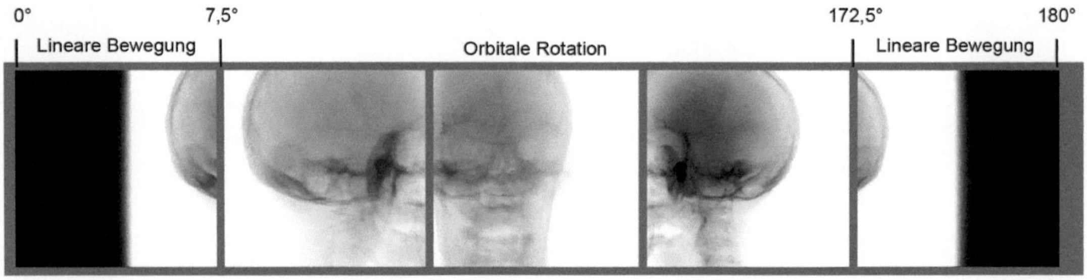

Bild 2.97 Projektionsbilder eines Kopfphantoms (Phantom Laboratory), aufgenommen mit der Rotations-plus-Shift Methode: Alle Strahlen außerhalb des Sichtfeldes werden kollimiert und führen nicht zu einer Erhöhung der Dosis. Die schwarzen Bereiche in der Abbildung stammen von den Kollimatoren (Quelle: Ritschl et al. 2015).

II

Ein Nachteil des 196°-Scans ist die Aufnahme redundanter Röntgenstrahlen, die eine Dosiserhöhung zur Folge hat. Im Gegensatz dazu können bei der Rotation-plus-Shift-Variante die Kollimatoren während des Scans verwendet werden und eine Dosiseinsparung erzielen. Das Aufnahmeprinzip wird in Bild 2.97 verdeutlicht.

2.3.4 Strahlenbelastung

Lena Blaschka

Die Herausforderung der Bewertung der Strahlenbelastung für 3D-CBCTs liegt darin, die Röntgenstrahlung und somit die Dosis während einer orbitalen Verfahrung richtig zu erfassen (→ Kap. B II 4.4). Diese **Dosismessungen** werden benötigt für die Dokumentation, die Konstanzprüfung und um eine Vergleichbarkeit von Geräten miteinander zu schaffen.

Als gesetzlich vorgeschriebene Dokumentationsgröße für 3D-CBCTs gelten das **Dosisflächenprodukt** (DFP) oder das **Dosislängenprodukt** (DLP). Diese Werte werden für jeden durchgeführten 3D-Scan bereitgestellt und in einem Dose Structured Report (DICOM, Digital Imaging and Communications in Medicine) dokumentiert. Das Dosisflächenprodukt ist eine zweidimensionale Dosisgröße, die dem Integral der punktuellen Einfallsdosis über die bestrahlte Fläche entspricht. Dieses ermöglicht den Vergleich unterschiedlicher Protokolle an einer Maschine zur Durchführung von Qualitätssicherungen und **Konstanzprüfungen** und zeigt Trends sowie unvorhergesehene Änderungen auf. Das DFP kann als Grundlage für diagnostische Vergleichswerte dienen und ermöglicht in Verbindung mit weiteren Angaben eine Risikoabschätzung der Strahlenbelastung für den Patienten (→ Kap. B II 4.9).

Für die Berechnung der Strahlenbelastung werden in der Computertomografie standardmäßig der **Computed Tomography Dose Index** (CTDI) und das Dosislängenprodukt (DLP) verwendet. Die quantifizierte Erfassung der Strahlung über eine stabförmige Ionisationskammer ermöglicht sowohl die orbitale Rotation als auch die zurückgelegte Strecke (Vorschub), in der die Strahlenbelastungen zu berücksichtigen sind. Der $CTDI_{vol}$ wurde zunächst für schmale Kegelstrahlwinkel entwickelt.

Das Messverfahren des CTDIs wurde über die Jahre weiter angepasst, sodass unter anderem die American Association of Physicists in Medicine (AAPM) den $CTDI_w$ auch als Referenzwert für CBCT-/DVT-Aufnahmetechniken empfiehlt. Eine Vereinheitlichung der Bewertung der Strahlenbelastung zwischen CT und CBCT/DVT ist unter anderem für die Bestimmung diagnostischer Referenzwerte wichtig. Momentan liegen keine aktuellen Normen zur einheitlichen Dosimetrie vor. Eine Vergleichbarkeit ist somit nur unter Beachtung der Schwachpunkte der Messverfahren, auf die im Folgenden eingegangen wird, gegeben.

Der CTDI basiert auf der Messung des Dosislängenprodukts (DLP) an einem homogenen zylindrischen Polymethylmethacrylat-(PMMA-)Phantom und simuliert die Strahlenbelastung an diesem exponierten Phantom (Bild 2.98). Der definierte Testaufbau und -ablauf erlaubt einen Vergleich der Strahlenbelastung der Messungen untereinander von CTs mit allen CBCT-Systemen unter Berücksichtigung von technischen Unterschieden.

Das $CTDI_w$-Phantom wird im Isozentrum des 3D-Scans positioniert und misst das DLP über eine Stabkammer von 100 mm Länge. Die Dosismessung wird an fünf definierten Messpunkten am Phantom vorgenommen. Aus den einzelnen Werten wird der $CTDI_w$ gewichtet berechnet. Je nach zu betrachtendem Untersuchungsszenario werden unterschiedliche Durchmesser für die jeweiligen Untersuchungsregionen verwendet – ein

16-cm-Phantom für den Kopf- und Halsbereich einschließlich der Extremitäten sowie ein 32-cm-Phantom für den Körperstamm.

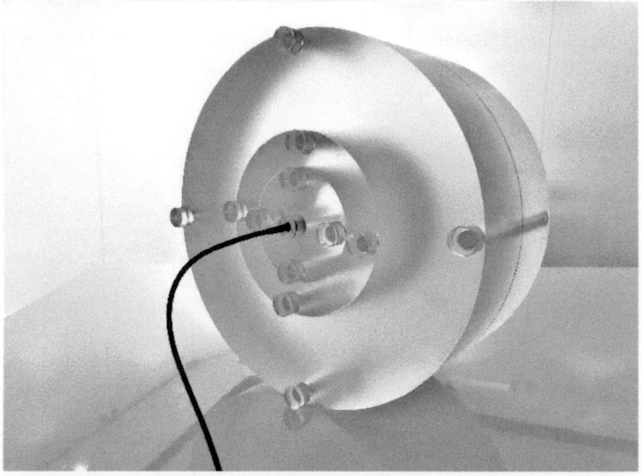

Bild 2.98 CTDI-Messphantom einschließlich Phantom für den Körperstamm und stabförmigen Ionisationskammer

Die Dosisverteilung auf die einzelnen Messpunkte ist bei mobilen CBCT-Systemen aufgrund der unterschiedlichen Bahnkurven, der SAD (Source Axis Distance) und einer Rotation < 360° nicht symmetrisch zur Rotation. Für die Berechnung des $CTDI_w$-Werts müssen daher vier Messpunkte am äußeren Rand bei 12, 3, 6 und 9 Uhr durchgeführt werden. Diese vier Messpunkte ergeben die durchschnittliche Hauteintrittsdosis am Phantom. Der fünfte Messpunkt befindet sich im Zentrum. Bei einer Messung über allen fünf Messpunkten ergibt sich eine ausreichende Näherung für einen Vergleich mit Systemen mit einer Rotation von 360°. Zu beachten ist, dass das CTDI nur eine beschränkte Aussage zur Patientendosis aufgrund des zylindrisch homogenen Phantoms und somit der starken Unterscheidung vom irregulären Menschenkörper liefert. Außerdem gilt es, bei den Messungen die häufige Überstrahlung der Messkammer in z-Richtung zu berücksichtigen. Sehr oft wird eine größere Fläche bestrahlt, als die Messkammer tatsächlich einnimmt. Zuletzt stellt auch die Größe des Phantoms eine Herausforderung für die Interpretation der Messwerte dar. Aufgrund der Ausmaße des Körperstammphantoms von 32 cm liegen nicht alle Messpunkte zur gesamten Aufnahme im Strahlengang. Nach aktuellen Maßstäben ist diese Systematik das beste Messmittel, um den $CTDI_w$ zu analysieren und um die Vergleichbarkeit von unterschiedlichen CBCT/DVT abzubilden. Es stellt momentan den höchsten Stand der Technik dar.

Das Bundesamt für Strahlenschutz veröffentlicht kontinuierlich diagnostische Referenzwerte (DRW) für Untersuchungen am Menschen und gibt eine Orientierung über die Strahlenexposition bei unterschiedlichen Anwendungsbereichen von CTs und auch von DVT-Untersuchungen. Publikationen zum Thema Strahlenexposition bei CBCT-Systemen zeigen eine weite Messbreite an CTDI-Ergebnissen. Diese sind stark abhängig von den untersuchten Regionen und somit von den verwendeten Dosiseinstellungen. So variiert der CTDI zwischen 0,8 mGy für Low Dose im Kopfbereich bis hin zu 41,16 mGy für Hochdosisaufnahmen am Körperstamm (Sheth et al. 2020, Forster et al. 2022).
In mehreren Studien wurde ebenfalls die Methodik des CTDIs angewendet und die Dosis von einem CT im Vergleich zu CBCTs analysiert. So zeigen die Ergebnisse von Guberina aus dem Jahr 2017, dass die Strahlendosen bei Untersuchungen des Felsenbeins bei CBCT-Scans im Vergleich zu Mehrschicht-CT-Scans an verschiedenen Geräten geringer sind, wobei gleichzeitig eine angemessene Bildqualität erhalten bleibt (Guberina et al. 2017). Auch bei anderen Anwendungsgebieten, wie der Wirbelsäulenchirurgie, wurde die Dosis eines CBCTs mit der eines CTs mittels Messung des gewichteten CTDIs verglichen. Die Ergebnisse zeigen auch hier eine deutliche Dosisersparnis von 84 % im Bereich der Halswirbelsäule und 33 % im Bereich der lumbalen Wirbelsäule bei der Verwendung eines mobilen 3D-C-Bogens für die Überprüfung von Pedikelverschraubungen im Vergleich zu einer CT-Aufnahme (Spyrantis et al. 2019).

2.3.5 Medizinische Beispiele für Cone-Beam-DVT-Anwendungen

In vielen medizinischen Bereichen gilt die Computertomografie zur prä- und postoperativen Diagnostik als Goldstandard. Vor der Entwicklung der CBCT-Systeme konnte der behandelnde Chirurg nur indirekt von einer guten Bildgebung über ausgedruckte Schichtbilder im Operationssaal profitieren. Dabei hat das präoperative CT den Nachteil, dass es nicht genau der Anatomie und somit der Situation im Operationssaal entspricht. Zudem gab es nur die Möglichkeit, das Operationsergebnis während der Operation über eine 2D-Durchleuchtung zu verifizieren bzw. nach Abschluss der Operation ein CT anzufertigen. Gerade bei anatomisch komplexeren Strukturen wie dem Becken oder der Wirbelsäule ist eine intraoperative Bewertung über zweidimensionale Bilder teilweise sehr schwierig. Oft sind konkave und konvexe Oberflächen nur schwer mit einem 2D-Bildwandler einstellbar und eine präzise Beurteilung kann nicht erfolgen (Franke et al. 2017).

Van Recum et al. publizierten 2012 Revisionsraten neun unterschiedlicher medizinischer Disziplinen bei einer hohen Fallzahl von 1841 Patienten (van Recum et al. 2012, siehe auch Tabelle 2.2). In Tabelle 2.2 erkennt man einen großen Anteil an Operationen, bei denen eine Revision nötig gewesen wäre, aber durch eine konventionelle 2D-Bildgebung nicht erkannt wurde. Aufgrund dieser Problematik und der hohen Revisionsraten wurden mobile 3D-C-Bogen-Geräte gerade für die Orthopädie und Traumatologie entwickelt und sind seit mehreren Jahren für die intraoperative Kontrolle von Knochenfragmenten, Implantaten oder Prothesen als Standard anzusehen. Dadurch kann eine deutlich verbesserte Ergebnisqualität bei der Versorgung der Patienten erzielt werden und insbesondere Kosten weiterer Revisionsoperationen können vermieden werden.

Tabelle 2.2 Verteilung der intraoperativen Revisionen nach Osteosynthesen (Quelle: van Recum et al. 2012)

Region	Revisionen (n)	%
Kalkaneus	152	40,3
oberes Sprunggelenk	75	30,9
Pilon	36	29,0
Tibiakopf	40	18,8
Acetabulum	15	14,7
Talus	8	13,3
distaler Radius	20	12
Fußwurzel	6	12
Wirbelsäule	36	9,4

2.3.5.1 Orthopädie/Traumatologie

Bild 2.99 zeigt die Osteosynthese einer Azetabulumfraktur links, aufgenommen mit einem intraoperativen 3D-C-Bogen.

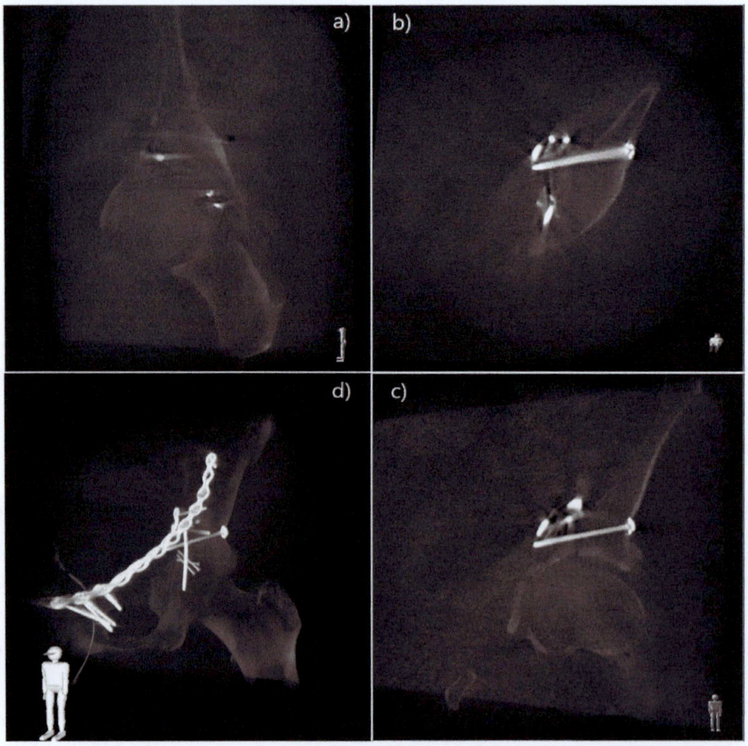

Bild 2.99 Die Abbildung zeigt die Osteosynthese einer Azetabulumfraktur links, aufgenommen mit einem intraoperativen 3D-C-Bogen (Ziehm Vision RFD 3D, Fa. Ziehm Imaging). Der Patient hat einen Body-Mass-Index von 39,01 kg/m^2, was einer *Adipositas permagna* entspricht. **a) Sagittaler Schnitt:** Im Beckenknochen um das Hüftgelenk herum sind drei Schrauben erkennbar. Trotz deutlicher Artefakte ist erkennbar, dass das Hüftgelenk selbst nicht tangiert wird. **b) Axialer Schnitt:** Insgesamt sind 5 Schrauben erkennbar, die im Pfannendach des Hüftgelenks einliegen. Erkennbar sind auch die Frakturspalten. **c) Koronarer Schnitt:** Die Fraktur im Pfannendach oberhalb des Hüftgelenks wurde mit Schrauben stabilisiert. Die regelhafte intraossäre Lage ist wegen der Artefakte schwer belegbar. **d) Volumendarstellung:** Die Fraktur im Pfannendach oberhalb des Hüftgelenks wurde mit Schrauben stabilisiert.

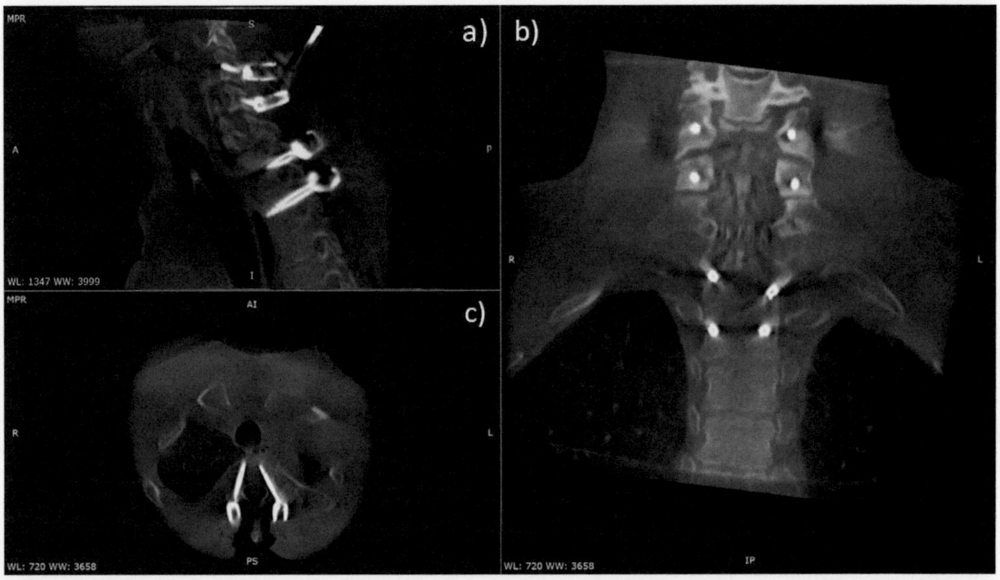

Bild 2.100 Operative Versorgung einer instabilen Wirbelsäulenverletzung im zervico-thorakalen Übergang, aufgenommen mit einem chirurgischen Bildgebungssystem (O-arm, Medtronic): Sowohl in der sagittalen (a) als auch in der koronaren (b) Schnittbildebene ist die korrekte intraossäre Lage aufgrund der Artefakte nicht sicher zu erkennen. In der axialen (c) Schnittbildgebung sind die beiden Pedikelschrauben und ihr knapper Verlauf am Rückenmark (= Myelon) vorbei, zu erkennen.

2.3.5.2 Neurochirurgie

Bild 2.100 zeigt die operative Versorgung einer instabilen Wirbelsäulenverletzung im zervico-thorakalen Übergang, die mit einem chirurgischen Bildgebungssystem aufgenommen wurde.

2.3.6 CBCT als Basisdaten für die Navigation und robotisch assistiertes Operieren

Im Folgenden wird das Thema chirurgische Navigation (→ Kap. B VIII 3) in Kombination mit den CBCT-Bilddaten nur kurz erläutert. Neben der direkten Verifizierung und Beurteilung der 3D-Rekonstruktionen können die Bilddaten auch im Zusammenspiel mit einem orthopädischen Navigationssystem verwendet werden. Die meisten Navigationssysteme am Markt sind mit den CBCT-Systemen kompatibel und erlauben es entweder eine 2D- oder sogar eine 3D-navigierte Operation durchzuführen. Eine weitere Möglichkeit neben der CBCT-basierten Navigation ist die CT-basierte Navigation, die auf der Verwendung eines präoperativen konventionellen CT-Datensatzes basiert.
Das Ziel der chirurgischen Navigation ist es, dem Operateur sein verwendetes Instrument im 3D-Volumen in Echtzeit darzustellen. Dazu werden an den chirurgischen Instrumenten und am Patienten Markierungen befestigt, die durch eine Stereokamera fortlaufend getrackt werden. Die Tracker bestehen entweder aus aktiven oder passiven Markern. Aktive Marker bestehen aus Infrarotleuchtdioden, die von der Stereonavigationskamera erfasst werden. Bei den passiven Systemen sendet die Navigationskamera dagegen Infrarotlicht aus, das von der Oberfläche der Marker zurück zur Kamera reflektiert wird. Neben den Trackern an den chirurgischen Instrumenten muss ein weiterer Tracker an dem Patienten stabil befestigt werden, um auch Patientenbewegungen, wie z. B. die Atmung, zu detektieren. Eine Software errechnet anschließend in Echtzeit die Lage des Instruments im Raum in Relation zum angezeigten Bild und damit zur Anatomie des Patienten. Mit diesem Hilfstool der Navigation hat der Operateur nun eine Möglichkeit, beim Einbringen und Positionieren der Implantate generierte Bilder nahezu in Echtzeit zu verwenden.
Ein großer Vorteil der intraoperativen C-Bogen-basierten Navigation im Vergleich zur CT-basierten Navigation ist, dass der Operateur bei jeglicher Veränderung der Anatomie reagieren kann. Bei der CT-basierten Navigation beruhen die Bilddaten auf den präoperativen älteren CT-Daten, die meistens einige Tage zuvor aufgenommen wurden. Zudem geht der Trend gerade bei traumatologischen Eingriffen immer mehr zu kleineren, weichteilschonenden minimalinvasiven Zugängen.

Diese schränken dabei allerdings auch die Visualisierung des Operateurs ein, weshalb die Verwendung einer Navigation dafür nötig ist (Wendl et al. 2011).
Durch die Kombination von Robotik (→ Kap. B VIII 4) und Navigationssystem (→ Kap. B VIII 3) wird ein starrer Roboterarm mit einem Navigationssystem verbunden. Nach der Planung der Implantate oder der Schrauben an der Navigationseinheit richtet sich der Roboter exakt in allen sechs Freiheitsgraden aus, um in die geplante Trajektorie zu fahren und um diese zu halten. Der Operateur bekommt somit eine Unterstützung beim Einhalten der korrekten Position und des Winkels, die für die Bohrung und das Einbringen der Schrauben wichtig ist.

2.4 Röntgenuntersuchung mit Kontrastmittel

Jörg Leonhardt

Kontrastmittel werden in der Medizin eingesetzt, um eine Differenzierung von Gewebearten ähnlicher Röntgendichte zu ermöglichen. Sie verbessern die Darstellung sowie die morphologische Abgrenzung und ermöglichen Funktionsuntersuchungen. Häufig werden Kontrastmittel eingesetzt, um Organsysteme wie den Verdauungsapparat (Magen, Darm), die Gallenblase und Gallenwege, die Nieren und die ableitenden Harnwege, Fisteln sowie das Gefäßsystem (Venen, Arterien) zu beurteilen. Seltener kommen sie bei Untersuchungen des Rückenmarkkanals, der Gelenke, der Lymphbahnen sowie der Tränenwege zum Einsatz (Tabelle 2.3). Kontrastmittel können über die Blutbahn transportiert werden oder auch direkt in das darzustellende Organ eingebracht werden. Sie müssen für den Patienten prinzipiell unschädlich sein und werden auf natürlichem Wege ausgeschieden.
Kontrastmittel werden in **röntgenpositive** und **röntgennegative Kontrastmittel** untergliedert. Des Weiteren wird bei röntgenpositiven Kontrastmittel zwischen wasserunlöslichen und wasserlöslichen Kontrastmitteln unterschieden, wobei letztere in ionischer oder nichtionischer Form vorliegen können.
Kontrastmittel wurden in der Vergangenheit als Arzneimittel eingestuft. Inzwischen ist eine Abgrenzung von Arzneimittel und Medizinprodukt durch die Verordnung für Medizinprodukte (MDR) nicht ganz unproblematisch und wird in der EU auf nationaler Ebene festgelegt. Kontrastmittel sind in Deutschland als Arzneimittel klassifiziert und unterliegen damit dem Arzneimittelgesetz und der EU-Richtlinie 2001/83EG.

Tabelle 2.3 Häufige Anwendungsgebiete von Kontrastmitteln

Anwendung	Verabreichung/ Zugang
Gefäßsystem (→ Kap. A 13.4.3.3)	Punktion oder Katheter
Hohlorgane des Magen-Darm-Trakts (→ Kap. A 6.4.3.3 und Kap. A 7.4.3.3)	oral oder peranal
Gangsysteme (→ Kap. A 10.4.3.3) ▪ Gallenwege (→ Kap. A 8.4.3.3) ▪ *Ductus pancreaticus* (Bauchspeicheldrüsengang → Kap. A 9.4.5.1) ▪ Nierenbeckenkelchsysteme (NBKS) und ableitende Harnwege (→ Kap. A 11.4.4.2.3, Kap. A 11.4.4.2.4 und Kap. A 11.4.4.2.5) ▪ Fistelgänge (→ Kap. A 7.4.3.3) ▪ Spinalkanal (→ Kap. A 1.6.3.3.2 und Kap. A 16.5.4.3.2)	parenteral, direkt oder Punktion
Gelenke (→ Kap. A 16.5.4.3.1)	Punktion
parenchymatöse Organe	parenteral
Lunge	Inhalation
Gelenke (→ Kap. A 16.5.4.3.1)	direkte Injektion

2.4.1 Physik der Kontrastmittel

Der Bildinhalt und damit die **Kontrastunterschiede** in einem klassischen Röntgenbild werden durch die unterschiedlichen Dicken, Schichten und Ordnungszahlen der einzelnen Gewebearten bestimmt. Dabei lassen sich vor allem Knochen von den Weichteilstrukturen differenzieren. Die Kontraste in den Weichteilbereichen sind aber oft nicht ausreichend. Der Einsatz der Hartstrahltechnik (→ Kap. B II 2.1.3.1), der durch hohe Röhrenspannungen (100 - 150 kV) die Energieabhängigkeit des **Schwächungskoeffizienten** ausnutzt, erlaubt beispielsweise vor allem Aufnahmen des Thorax und eine Beurteilung von Lunge, Herz, Mediastinum und auch Knochenstrukturen. Allerdings wird mit dem Einsatz der Hartstrahltechnik auch der Kontrast zwischen Knochen und Weichteilen abgeschwächt.
Durch den Einsatz von Kontrastmitteln lässt sich eine Verbesserung des Kontrasts in vielen Einsatzbereichen erzielen. In diesem Unterkapitel werden die zugrunde liegenden physikalischen Mechanismen der Bilderzeu-

gung bei Anwendung verschiedener Kontrastmittelarten beschrieben sowie deren Einsatz in den infrage kommenden medizinischen Fachgebieten und Anwendungsfällen beleuchtet.

2.4.1.1 Spezifische Absorption von Röntgenstrahlung

Basis der Bildentstehung ist die unterschiedliche Schwächung der Röntgenstrahlung, die abhängig von den physikalischen Eigenschaften des durchstrahlten Materials ist (→ Kap. B II 2.1.2). Die Absorption, in der Röntgendiagnostik (→ Kap. B II 2.1) hauptsächlich bestimmt durch den **Fotoeffekt** , ist abhängig von der Dicke des Objekts, der Massenzahl sowie der Ordnungszahl Z (Kernladungszahl) des Elements.

Die Absorption ist von folgenden Faktoren abhängig:

- der Dicke des durchstrahlten Stoffs
- der Dichte des durchstrahlten Stoffs
- der 3. Potenz der Ordnungszahl der chemischen Elemente des Gewebes
- der 3. Potenz der Energie der Röntgenstrahlung

Das **lamert-beersche Schwächungsgesetz** beschreibt die exponentielle Abnahme der Intensität (Dosis):

$$D = D_0 \cdot e^{-\mu d} \quad (2.1)$$

D_0 = Einfallsdosis
D = Austrittsdosis
μ = linearer Schwächungskoeffizient
d = Absorberdicke

Der lineare Schwächungskoeffizient μ ergibt sich aus der Summe des fotoelektrischen Absorptionskoeffizienten τ und einem Quotienten σ, der die unterschiedlichen Streumechanismen beschreibt. Die fotoelektrische Absorption ist im Wellenlängenbereich der Röntgenstrahlung bestimmend ($\sigma \ll \tau$).

Für die Beschreibung der Schwächung wird häufig der **Massenschwächungskoeffizient** benutzt. Dieser ergibt sich aus dem Quotienten des linearen Schwächungskoeffizienten μ und der Dichte des Materials ρ. Für reine Elemente ist der Massenschwächungskoeffizient proportional zur 3. Potenz der Ordnungszahl Z: $\mu / \rho \sim Z^3$. Für Gemische und chemische Verbindungen setzt er sich aus der Summe der einzelnen Komponenten zusammen.

Basierend auf den Ordnungszahlen der wichtigsten im menschlichen Körper vorkommenden Elemente ergibt sich eine unterschiedliche Schwächung der verschiedenen Gewebearten (Tabelle 2.4).

Tabelle 2.4 Chemische Elemente im menschlichen Gewebe

Element	Ordnungszahl
Wasserstoff (H)	1
Kohlenstoff (C)	6
Stickstoff (N)	7
Sauerstoff (O)	8
Kalzium (Ca)	20

Mit steigender Ordnungszahl und damit steigender Röntgendichte ergibt sich damit der in Bild 2.101 dargestellte Zusammenhang für Gewebearten.

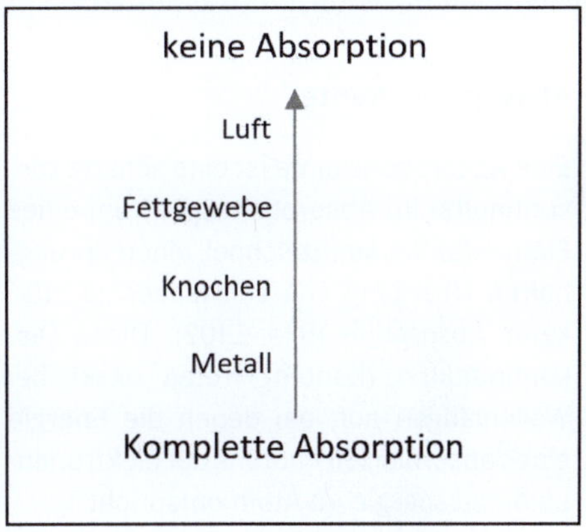

Bild 2.101 Röntgendichte/Absorption

Knochen erreichen durch das vergleichsweise schwere Kalziumatom (Z = 20) eine hohe Schwächung gegenüber umliegendem Gewebe, das im Wesentlichen durch Wasser und Kohlenwasserstoffe bestimmt wird. Das bestimmende schwerste Atom hier ist Sauerstoff (Z = 8). Eine Differenzierung der Knochen zum umgebenden Gewebe ist deshalb einwandfrei möglich. Metalle, beispielsweise verwendet in Prothesen, weisen gegenüber Kalzium höhere Ordnungszahlen auf und heben sich deshalb im Röntgenbild ebenfalls von den Knochenstrukturen ab.

Hohle Organe (Magen, Darm, Lunge, Blase) haben aufgrund ihres Gehalts an Luft oder gegebenenfalls durch Aufblasen (Luft, CO_2, He) eine geringere Absorption und können deshalb im Röntgen teilweise differenziert werden.

Weichteilgewebe sowie parenchymatöse Organe (Leber, Milz, Bauchspeicheldrüse) können, da sie sich in ihrer Absorption nur sehr wenig unterscheiden, kaum bzw. überhaupt nicht dargestellt werden. Die Absorptionscharakteristika dieser Gewebearten ähneln denen von Wasser.

Um diese Details dennoch im Röntgenbild sichtbar zu machen, werden Absorptionsunterschiede durch den Einsatz von Kontrastmitteln künstlich erzeugt. Ein prominentes Beispiel für den Einsatz in Kontrastmitteln ist das Element **Jod** (z. B. Gefäßdarstellung). Jod besitzt eine sehr hohe Ordnungszahl ($Z = 53$) und damit ein höheres Absorptionsvermögen. Dennoch würde die Differenz der Intensitäten durch die höhere Schwächung durch das Element Jod aufgrund der hohen Ordnungszahl oft nur sehr gering ausfallen. Die bei 33 keV einsetzende K-Absorption (**K-Kante**) steigert das Absorptionsvermögen zusätzlich und macht Jod damit zu einer geeigneten Basis für Kontrastmittel.

Absorptionskante

Eine Absorptionskante ist eine scharfe Diskontinuität im Absorptionsspektrum eines Elements. Sie kennzeichnet einen sprunghaften Übergang von schwacher zu stärkerer Absorption (Bild 2.102). Diese Diskontinuitäten (Kanten) treten exakt bei Wellenlängen auf, bei denen die Energie eines absorbierten Photons der Elektronenbindungsenergie im Atom entspricht.

Der Absorptionskoeffizient steigt zunächst mit zunehmender Wellenlänge, d. h. abnehmender Energie, an. Erreicht die Energie der Photonen den Wert der Elektronenbindungsenergie, wird das Elektron herausgelöst, und es entsteht ein kernnahes Loch sowie ein Elektron. Das Photon wird dabei vernichtet. Der Absorptionskoeffizient fällt deshalb oberhalb dieser Wellenlänge abrupt ab. Danach steigt die Absorptionswahrscheinlichkeit bis zur nächsten Absorptionskante (Elektronenhülle) wieder an.

Jod und auch das Element **Barium** (Ordnungszahl $Z = 56$) besitzen eine ideale Absorptionskante für den Einsatz in der Röntgendiagnostik (Bild 2.103). Die Bindungsenergie der Elektronen der innersten Elektronenhülle (K-Schale) liegen im Bereich der mittleren Energie der diagnostischen Röntgenstrahlung (I: 33,2 keV/Ba: 37,4 keV).

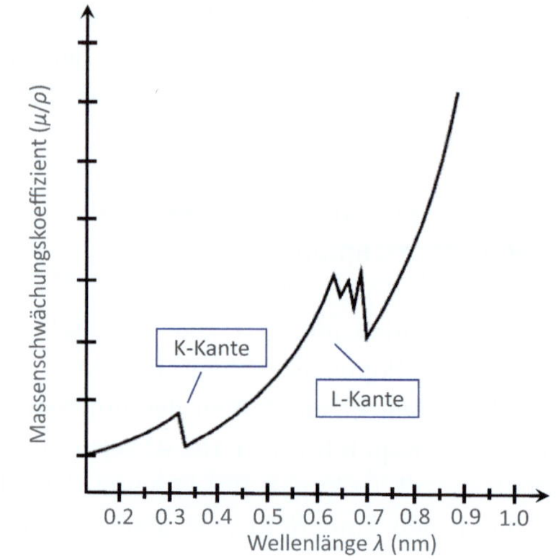

Bild 2.102 Massenschwächungskoeffizient Dichte zur Wellenlänge

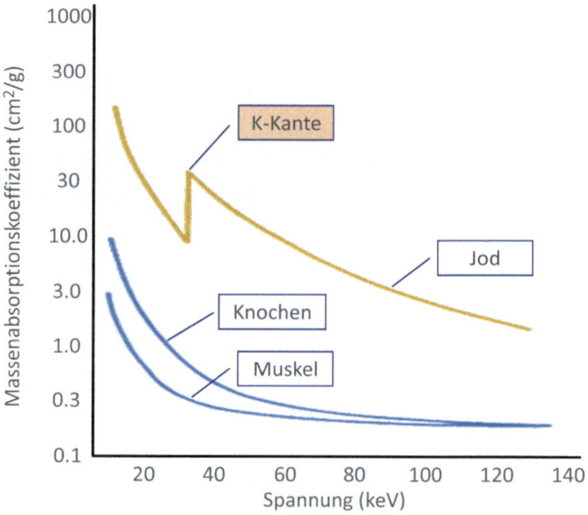

Bild 2.103 Massenabsorptionskoeffizient

Ohne die K-Absorption müsste eine sehr hohe Konzentration von Kontrastmittel genutzt werden, um den Unterschied der Intensitäten auf ein Maß zu bringen, das einen angemessenen Kontrast ermöglicht (Bild 2.104). Da dem Einsatz von Kontrastmitteln sowohl physiologisch als auch physikalisch Grenzen gesetzt sind, ist dies nicht ohne Weiteres möglich.

In Tabelle 2.5 werden Ordnungszahlen von Weichteilgewebe mit typischen Kontrastmitteln verglichen.

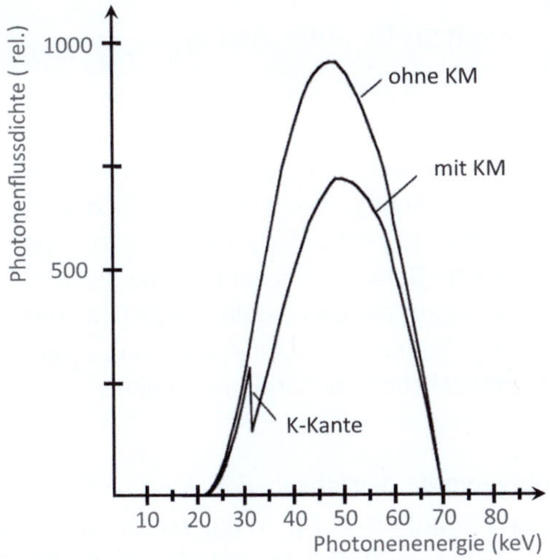

Bild 2.104 Photonenflussdichte mit und ohne KM

Tabelle 2.5 Vergleich der Ordnungszahlen von Weichteilgewebe mit typischen KM

Stoff	Pos./neg. KM	Wirk-mechanismus	Effektive Ord-nungs-zahl
Weichteile	-	-	7,4
Luft	röntgennegativ	geringe Dichte	7,64
CO_2	röntgennegativ	geringe Dichte	7,33
Jod	röntgenpositiv	hohe Ordnungszahl	53
Barium	röntgenpositiv	hohe Ordnungszahl	56
Gadolinium	röntgenpositiv	hohe Ordnungszahl	64

2.4.1.2 Positive versus negative Kontrastmittel

Abhängig von ihrem Schwächungsverhalten kann man Kontrastmittel in röntgenpositive und röntgennegative Kontrastmittel unterscheiden. Röntgenpositive und röntgennegative Kontrastmittel können in Kombination zur Erzeugung eines **Doppelkontrasts** eingesetzt werden. Wird dagegen nur ein positives oder ein negatives Kontrastmittel verwendet, spricht man von einem **Monokontrast**.

Für die Bildbeurteilung und auch für die Bildverarbeitung beispielsweise bei der digitalen Subtraktionsangiografie (DSA → Kap. A 13.4.3.3.4 und Kap. B II 2.1.5.4) gibt es abhängig vom eingesetzten Kontrastmittel Unterschiede zu beachten.

Röntgenpositive Kontrastmittel schwächen die Röntgenstrahlung stärker als das umgebende Gewebe und erscheinen daher **schwarz** im Röntgenbild (Tabelle 2.6).

Röntgenpositive Kontrastmittel sind Substanzen mit einer sehr hohen Absorptionsfähigkeit. Sie enthalten Elemente mit einer höheren Ordnungszahl im Vergleich zum umliegenden Gewebe und erzeugen damit einen höheren Kontrast im Röntgenbild. Sie werden deshalb dunkel bzw. schwarz dargestellt. Sie werden für Untersuchungen von Gefäßen (Angiografie), des Magen-Darm-Trakts sowie der Nieren und der abführenden Harnwege eingesetzt. Typische Vertreter sind Jod und Barium sowie Gadolinium als wichtigste Substanzen bei kernspintomografischen Untersuchungen (MRT → Kap. B III 2.1).

Röntgennegative Kontrastmittel sind Substanzen mit geringer oder fehlender Röntgenabsorption. Sie erscheinen im Röntgenbild **weiß** (Tabelle 2.6).

Röntgennegative Kontrastmittel besitzen eine sehr geringe Dichte. Die daraus resultierende geringe Absorptionsfähigkeit führt zu einer hellen, bzw. weißen Darstellung im Röntgenbild. Zum Einsatz kommen Luft oder Kohlendioxid (CO_2).

Häufig kommen diese Kontrastmittel für die Darstellung des Darms zum Einsatz. Dabei können sie mit positiven Kontrastmitteln zur Erzeugung eines Doppelkontrasts kombiniert werden. Heute durch endoskopische Techniken (Koloskopie → Kap. A 10.4.5.3 und Kap. B V 1.1.2.1) weitestgehend ersetzt, wurde dieses Verfahren bei der Untersuchung des Kolons (Kolon-Doppelkontrast → Kap. A 10.4.3.3) in der Vergangenheit häufiger eingesetzt. Auch für Untersuchungen des Gefäßsystems eignen sich röntgennegative Kontrastmittel. Hierbei wird typischerweise $\mathbf{CO_2}$ verwendet (→ Kap. A 13.4.3.3.4). Beim Einsatz in diesen Applikationen gelten aber spezielle Einschränkungen der Körperregionen. Des Weiteren ist für den Einsatz in der DSA eine spezielle Bildverarbeitungstechnik notwendig.

Tabelle 2.6 Typische positive und negative Kontrastmittel

röntgennegative Kontrastmittel	Kohlendioxid
	Luft
	Mannitol
	Wasser
	Methylcellulose
	Parafin
röntgenpositive Kontrastmittel	Jodhaltige Kontrastmittel: ▪ wasserlöslich, ionisch ▪ wasserlöslich, nichtionisch ▪ wasserunlöslich
	Bariumsulfat-Suspension
	Xenon ($Z = 54$)

2.4.2 Die Gefäßdarstellung

Ab 1923/1924 wurde in der Medizin die radiologische Darstellung von Gefäßen eingeführt. Heute ist sie unter dem Begriff **Angiografie** bekannt (Bild 2.105).

Angiografie (kurz: Angio)

Angiografie bezeichnet die radiologische Darstellung von Blutgefäßen mittels Injektion von Kontrastmittel. Durch die erhöhte Schwächung (röntgenpositive Kontrastmittel) zeichnet sich der mit Kontrastmittel gefüllte Gefäßraum in der betreffenden Körperregion ab. Das resultierende Bild wird Angiogramm oder in der medizinisch gebräuchlichen Kurzform Angio genannt.

Als bildgebende Verfahren der Angiografie kommen Röntgen (→ Kap. B II.1), Magnetresonanztomografie (MR-Angio → Kap. B III 2.1) sowie Computertomografie (CT-Angio → Kap. B II 2.2) zum Einsatz. Eine MR-Angio kann auch ohne Kontrastmittel durchgeführt werden. Gefäße können auch mittels Ultraschall (→ Kap. B I 3.2) dargestellt und untersucht werden. Dennoch ist der Begriff Angiografie in diesem Zusammenhang eher weniger gebräuchlich. Mittels Doppler- und Duplexsonografie können zusätzliche Informationen, wie bei-

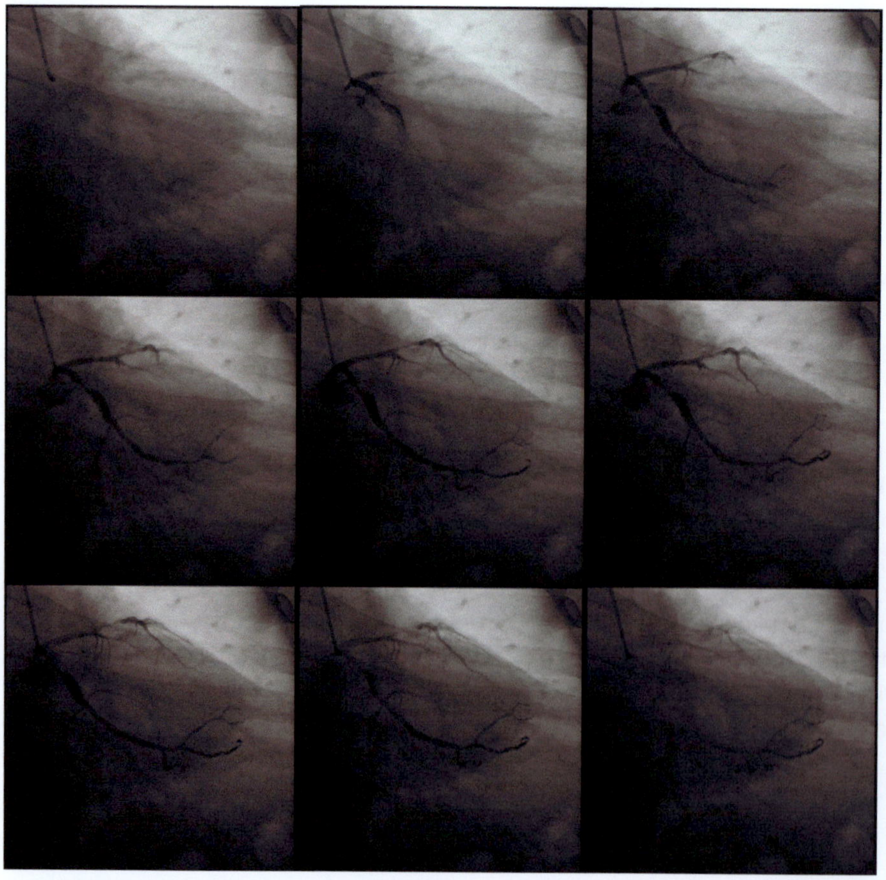

Bild 2.105
Koronarangiografie

spielsweise Blutflussgeschwindigkeiten, Diagnose und Beurteilung von Herzklappenfehlern, Verengungen (Stenosen), Verschlüssen oder Kurzschlussverbindungen bei Shunts ermittelt werden. Eine weitere Besonderheit der Dopplersonografie ist die Farbcodierung, die Aussagen zu Flussgeschwindigkeiten und Turbulenzen liefert.

Angiografien werden nach Art der zu untersuchenden Gefäße unterschieden:

- **Arteriografie:** Angiografie der Arterien (→ Kap. A 13.4.3.3.1)
- **Phlebografie:** Angiografie der Venen (→ Kap. A 13.4.3.3.2)
- **Lymphografie:** Angiografie der Lymphbahnen (→ Kap. A 13.4.3.3.3)

In Tabelle 2.7 werden typische Gefäßerkrankungen erwähnt, zu deren Diagnostik die Angiografie herangezogen wird.

Tabelle 2.7 Angiografien bei Gefäßerkrankungen der Arterien und Venen (→ Kap. A 13.3.2.2.2 und Kap. A 13.3.2.2.3)

Gefäß		
Arterien	Arteriosklerose	▪ koronare Herzkrankheit (→ Kap. A 4.3.4) ▪ Stenose der *Arteria carotis* (→ Kap. A 1.5.6 und Kap. A 13.3.2.2) ▪ periphere arterielle Verschlusskrankheit (→ Kap. A 13.3.2.2.2)
	Aneurysma (Gefäßaussackungen)	▪ Aortenaneurysma (abdominale Aorta AAA; thorakale Aorta TAA → Kap. A 13.3.2.4) ▪ zerebrales/intrakranielles Aneurysma (Hirnarterien → Kap. A 1.5.1.1.3)
Venen	Thrombosen – Bildung eines Blutgerinnsels (Thrombus) in einem Gefäß	▪ tiefe Venenthrombose an den Beinvenen (TVT → Kap. A 13.3.3.3)
	Krampfadern (Varizen)	▪ Ösophagusvarizen (Krampfadern an der Speiseröhre → Kap. A 8.3.2.1) ▪ portale Hypertension (erhöhter Druck in der Pfortader → Kap. A 8.3.2.1) ▪ *Ulcus venosum* (Unterschenkelgeschwür → Kap. A 13.3.1.4) ▪ arteriovenöse Fistel (abnormale Verbindung zwischen Vene und Arterie → Kap. A 13.3.2.5)

Bei einer Angiografie wird das Kontrastmittel über einen Katheter in das Gefäß injiziert. Zum Einführen des Katheters in das Gefäß werden üblicherweise spezielle Einführschleusen verwendet. Die Injektion des Kontrastmittels kann im einfachsten Fall über eine an der Schleuse aufgesetzte Spritze per Hand erfolgen. Dieses Verfahren eignet sich allerdings nur bei kleinen Gefäßen und kleinen Kontrastmittelmengen. Um eine optimale Bildqualität zu erzeugen, ist eine Injektion über einen Injektor Vorausetzung. Mittels eines **Kontrastmittelinjektors** lässt sich das Kontrastmittelvolumen und der gewünschte Injektionsdruck einstellen und damit auch bei großvolumigen Gefäßen mit hoher Flussrate, beispielsweise der Aorta, eine komplette Füllung erzielen (Bild 2.106).

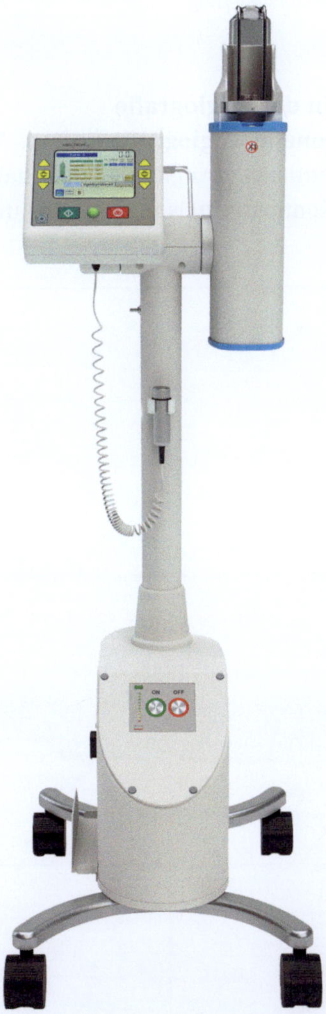

Bild 2.106 Kontrastmittelinjektor MEDTRON Accutron HP 836

II

Die Injektion des Kontrastmittels über einen Injektor und die Aufnahme der Angiografie kann, sofern ein entsprechendes Interface vorhanden ist, auch mit dem Röntgengerät synchronisiert erfolgen (Bild 2.107).

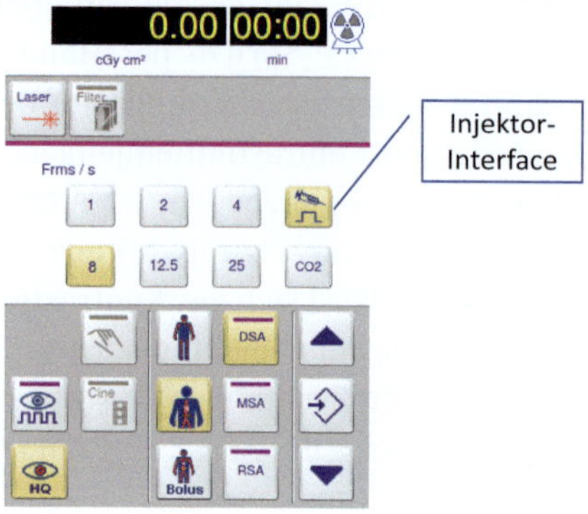

Bild 2.107 Injektorsteuerung

Verfahren in der Angiografie

- **konventionelle Angiografie** (→ Kap. A 13.4.3.3.1)
  Die konventionelle Angiografie beinhaltet die Injektion des Kontrastmittels in das Gefäß und ein gleichzeitiges Röntgen im Serien- oder Cine-Modus (Aufzeichnung der Einzelbilder): Voraussetzung ist ein leistungsstarkes Röntgengerät, üblicherweise mit einer Drehanodenröhre und Kühlung.
  - Aortografie einschließlich Becken- und Beinarterien (→ Kap. A 13.4.3.3.1)
  - renale Angiografie (Nierenarterien) (→ Kap. A 11.4.4.3)
  - Kardio- und Koronarangiografie (→ Kap. A 4.4.3.3.2)
  - zerebrale Angiografie (→ Kap. A 1.6.3.3.1, siehe auch Bild 2.108)

  Das Gefäß zeichnet sich abhängig von der Konzentration des Kontrastmittels (röntgenpositives Kontrastmittel) dunkel bis schwarz im resultierenden Bild ab.
- **digitale Subtraktionsangiografie (DSA)** (→ Kap. A 13.4.3.3)
  DSA ist eine spezielle Form der Angiografie, die durch einen Berechnungsalgorithmus nur das mit Kontrastmittel gefüllte Gefäß ohne weitere Hintergrundinformationen, wie beispielsweise Knochen, darstellt.

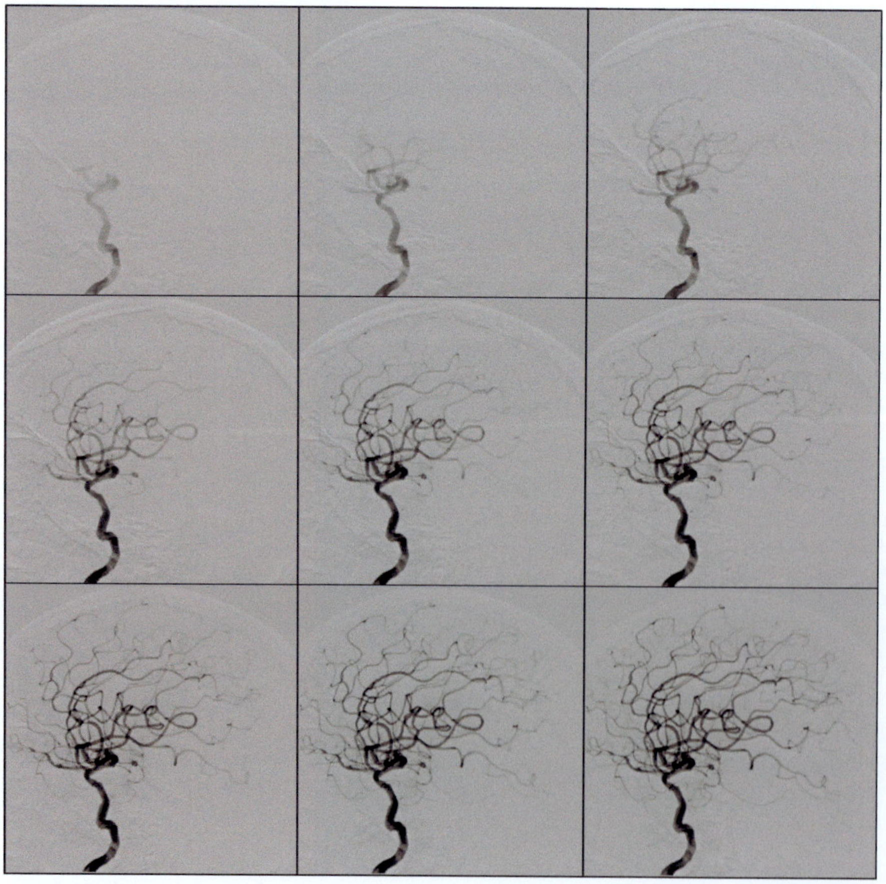

Bild 2.108
Zerebrale Angiografie

- **CT-Angiografie (CTA)/MR-Angiografie (MRA)** (→ Kap. A 13.4.3.4)
  Das Kontrastmittel muss nicht direkt in das zu untersuchende Gefäß gespritzt werden. Es wird meist über die Armvene oder Armarterie verabreicht.
- **Time-of-Flight-Angiografie (TOF)** (→ Kap. B III 2.1.11)
  Die TOF-Angiografie ist eine spezielle Form der MR-Angiografie und wird speziell zur Untersuchung der zerebralen Gefäße eingesetzt. Diese Untersuchung nutzt die unterschiedlichen magnetischen Eigenschaften des eisenhaltigen Hämoglobins, abhängig von der Beladung mit oder ohne Sauerstoff.
- **Bolus Chase**
  Eine spezielle Anwendungsform der Angiografie ist der Bolus Chase. Diese Technik ermöglicht eine Echtzeitvisualisierung des Kontrastmittelbolus, sodass er mit digitalen Bildern, die mit einer geeigneten Bildrate erfasst werden, und peripher verfolgt werden kann. Zur Verfolgung des Bolus wird entweder das Röntgengerät oder der Patient mittels OP-Tisch bewegt. Diese Bewegung kann manuell oder motorisch synchronisiert erfolgen.

Weitere wichtige Anwendungen der Angiografie

- **zerebrale Angiografie** (→ Kap. A 1.6.3.3.1)
  Untersuchung der Blutgefäße im Gehirn bei Verdacht auf Hirnblutungen, Tumore oder Gefäßerkrankungen; des Weiteren Darstellung der versorgenden Gefäße (Carotis)
- **Koronarangiografie** (→ Kap. A 4.4.3.3.2)
  Darstellung der Koronararterien (Herzkranzgefäße) oder der Herzinnenräume
- **Fluoreszenzangiografie** (→ Kap. A 2.1.4.2.7)
  Beurteilung der feinen Gefäße der Netzhaut: Anstelle eines Kontrastmittels wird hier ein fluoreszierender Farbstoff (Fluoreszin oder Indocyaningrün) eingesetzt.
- **Varikografie** (→ Kap. A 13.4.3.3.2)
  Angiografie der Krampfadern
- **Phlebografie** (→ Kap. A 13.4.3.3.2)
  Darstellung der Beinvenen

2.4.2.1 Ionische versus nichtionische Kontrastmittel

Jodhaltige Kontrastmittel sind meist wasserlösliche Salze, die über die Nieren oder die Leber ausgeschieden werden. Man spricht in diesem Zusammenhang von nieren- bzw. lebergängig (Tabelle 2.8). Eine weitere Unterscheidung ist die ionische und nichtionischer Form.

Ionische und nichtionische Kontrastmittel

Jodhaltige Kontrastmittel sind meist wasserlösliche Salze der Trijod-Benzoesäure, die in ionischer und nichtionischer Form vorliegen können. Nichtionische niederosmolare jodhaltige Kontrastmittel sind bei parenteraler Applikation (Injektion) besser verträglich. Ionische, hochosmolare jodhaltige Kontrastmittel werden aufgrund der schlechteren Verträglichkeit nicht mehr intravasal (in Blut- oder Lymphgefäß) verabreicht. Sie werden oral oder rektal verabreicht und kommen bei Kontrastdarstellungen des Magen-Darm-Trakts zum Einsatz.

2.4.2.2 Negative Kontrastmittel (CO_2)

Negative Kontrastmittel erzeugen aufgrund ihrer geringen Schwächung einen geringeren Kontrast als Weichteilgewebe und zeichnen sich weiß im Röntgenbild ab. Als negative Kontrastmittel werden häufig Luft und CO_2 eingesetzt:

- CT-Kolonografie (Untersuchung des Dickdarms); enterale Applikation
- Angiografie; Kohlendioxid als röntgennegatives Kontrastmittel bei Kontraindikationen gegen die anderen Kontrastmittel:
  - Niereninsuffizienz
  - Transplantat-Nieren
  - Unverträglichkeit oder Allergie
  - Hyperthyreose (Schilddrüsenüberfunktion)

Tabelle 2.8 Nieren- und lebergängige Kontrastmittel

nierengängig	ionisch (Conray®)	Fisteldarstellung, Magen-Darm-Diagnostik (→ Kap. A 6.4.3.3 und Kap. A 7.4.3.3)
	nichtionisch (Ultravist®, Solutrast®, Accupaque™)	Angiografie, CT-Angiografie (→ Kap. A 13.4.3.3.1 und Kap. A 13.4.3.4)
lebergängig	ionisch (Gastrografin®)	Magen-Darm-Untersuchungen (→ Kap. A 6.4.3.3 und Kap. A 7.4.3.3)

II

- Paraproteinämie (vermehrtes Vorkommen von Proteinen im Blut)

Kohlendioxid darf in der Angiografie grundsätzlich nur unterhalb des Diaphragmas (Zwerchfell) eingesetzt werden, da das potenzielle Risiko einer möglichen Neurotoxizität sowie des Verursachens einer klinisch relevanten **Ischämie** (verminderte Durchblutung) des myokardialen Gewebes besteht. Kohlendioxid kann Läsionen an der **Blut-Hirn-Schranke** verursachen. Beim Zusammenbruch dieser Barriere kann es zu einer Minderdurchblutung der Gefäßversorgung des Rückenmarks (Spinalarterien) und auch zu einer myokardialen Ischämie kommen. Des Weiteren besteht die Möglichkeit einer Ansammlung von CO_2-Gas im Herzen, was zu einer **Luftembolie** (Vapor-Lock-Phänomen) führen kann.

Kohlendioxid erzielt keinen Vorteil hinsichtlich der Bildqualität gegenüber jodhaltigen Kontrastmitteln. Die zu erzielenden Kontrastunterschiede von Blut versus CO_2 sind vergleichsweise gering und stellen hohe Ansprüche an die Bildverarbeitung des Röntgengeräts. Der Einsatz wird aber durch die vorangehend genannten Indikationen gerechtfertigt.

Häufig werden digitale Subtraktionsangiografien mit CO_2 an Röntgengeräten ohne spezielle Software mit den für jodhaltiges Kontrastmittel spezifizierten Einstellungen durchgeführt. Aufgrund der physikalischen Eigenschaften des negativen Kontrastmittels führt dies zu einer weißen Gefäßspur. Eine Berechnung des maximalen Füllungsbildes und die Erzeugung einer **Roadmap** (RSA → Kap. B II 2.4.3.2) sind damit üblicherweise nicht möglich. In den letzten Jahren sind viele Hersteller von Röntgengeräten dazu übergegangen, spezielle Software für die CO_2-Angiografie zu entwickeln. Damit ergibt sich funktionell und optisch das gewohnte Bild aus der mit jodhaltigem Kontrastmittel durchgeführten DSA für die Anwender.

Aufgrund des deutlich geringen Unterschiedes der Dichte von Blut zu Kohlendioxid im Vergleich zu jodhaltigem Kontrastmittel ergibt sich in der CO_2-Angiografie ein geringerer Kontrast (~ ¼). Die Entwicklungen der Bildverarbeitung ermöglichen inzwischen auch den Einsatz von CO_2 bei anspruchsvollen interventionellen Eingriffen, beispielsweise der Behandlung von abdominalen Aortenaneurysmen (Bild 2.109).

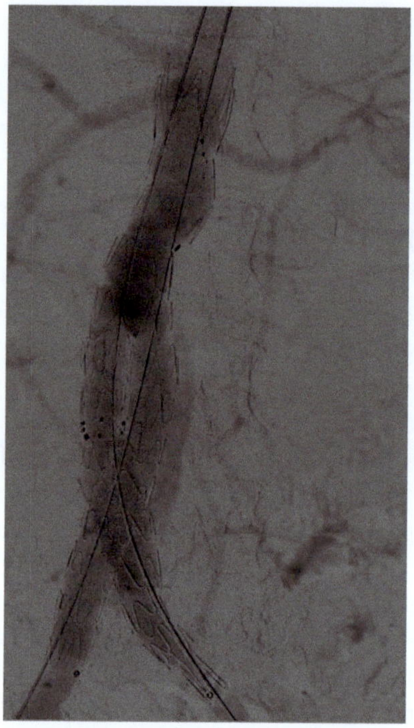

Bild 2.109 CO_2-Angiografie der abdominalen Aorta

2.4.2.3 Besonderheiten und Unverträglichkeiten der verwendeten Kontrastmittel

Beim Einsatz von Kontrastmitteln besteht stets die Möglichkeit einer allergischen Reaktion. Nur sehr selten kommt es dabei zu schwerwiegenden Reaktionen (Tabelle 2.9), wie beispielsweise dem anaphylaktischen Schock (→ Kap. A 14.3.1.2). In bis zu 20 % der Fälle treten leichte Reaktionen auf. Darunter fallen Hautjucken, Quaddeln, Atembeschwerden und Übelkeit. Jodhaltige Kontrastmittel können eine thyreotoxische Krise (→ Kap. A 15.3.3.1.3) auslösen.

Thyreotoxische Krise

Eine thyreotoxische Krise ist eine lebensbedrohliche Stoffwechselentgleisung, die sich meist auf der Basis einer bestehenden **Schilddrüsenüberfunktion** (Hyperthyreose) entwickelt. Sie kann durch eine erhöhte Jodzufuhr, beispielsweise durch jodhaltiges Kontrastmittel ausgelöst werden. Zu den typischen Symptomen der Hyperthyreose gehören Schlaflosigkeit, Gereiztheit, Nervosität, Unruhe sowie ein erhöhter Blutdruck. Es können Extrasystolen (Herzstolpern) und Vorhofflimmern auftreten.

Durch den erhöhten Energieumsatz verlieren die Patienten trotz gesteigerten Hungers an Gewicht. Es können Überzuckerungen auftreten und die Patienten schwitzen schnell. Bei einer thyreotoxischen Krise verstärken sich diese Symptome massiv in kurzer Zeit, was unbehandelt bis ins Koma führt und häufig tödlich endet.

Tabelle 2.9 Reaktionen beim Einsatz jodhaltiger Kontrastmittel

Stärke	Allergisch/Hypersensivität	Chemotoxisch
mild	milde Urtikaria (Nesselsucht)	Nausea/leichtes Erbrechen
	milder Juckreiz	heiß/kalt
	Erythem	Nervosität, Angstgefühl
		vasovagale Reaktion (kurze Bewusstlosigkeit)
moderat	deutliche Urtikaria	schweres Erbrechen
	milder Bronchospasmus (Krampf der Atemmuskulatur)	vasovagaler Anfall
	faziales/laryngeales Ödem	
	Erbrechen	
schwer	hypotensiver Schock	Arrhythmie
	respiratorischer Stillstand	Krampfanfall
	Herzstillstand	

Kontrastmittel in den Blutbahnen wird innerhalb von 15 - 30 min über die Nieren ausgeschieden. Eine gestörte Nierenfunktion (→ Kap. A 11.3.2.1) kann deshalb problematisch sein und wird vorab durch die Bestimmung des Kreatininwertes im Labor untersucht. Kontrastmittelinduzierte akute Nierenschädigung (→ Kap. A 11.3.2.1.1) oder Kontrastmittel-Nephropathie beschreiben das Auftreten eines Nierenschadens nach Verabreichung von jodhaltigem Kontrastmittel. Ein kausaler Zusammenhang konnte bisher wissenschaftlich nicht hergestellt werden und ist nicht abschließend geklärt. Vorbestehende oder begleitende akute Nierenschäden, Anämie, Herzinsuffizienz, Dehydration, begleitende Medikation, multiples Myelom sowie das Alter (> 70) gelten als Risikofaktoren, jedoch ist eine vorbestehende chronische Nierenerkrankung als größter Risikofaktor zu nennen.

Gadolinium ist hochgiftig und wird, damit es sich nicht im Körper ausbreitet, in gebundener Form verabreicht. Bei einer Herauslösung des Metalls kann es sich in Gehirn, Skelett oder Haut ablagern.

Bariumhaltige Kontrastmittel werden oral eingenommen und dürfen keinesfalls den Magen-Darm-Trakt verlassen und in das Körperinnere gelangen. Als Folge kann es zu schweren inneren Entzündungen kommen. Verletzungen, wie beispielsweise Fisteln, Einrisse, Darmdurchbrüche (*Colitis ulcerosa* oder *Divertikulitis*) sind deshalb Kontraindikationen. Des Weiteren kann bei Schluckstörungen das oral verabreichte Kontrastmittel respiriert werden und eine Aspirationspneumonie (Lungenentzündung) oder ein Lungenödem verursachen.

II

Nebenwirkungen von CO_2 beim Einsatz in der Angiografie

Es gibt keine spezifischen Nebenwirkungen beim Einsatz von Kohlendioxid als Kontrastmittel in der Angiografie und die Komplikationsrate ist generell niedrig. Dies sind die bekannten Neebnwirkungen:

- Übelkeit, Erbrechen
- Schwindel
- Tachykardien
- Wärmegefühl
- Kribbelparästhesien
- Kopfschmerz
- periphere Schmerzen (Angiografie der Extremitäten)
- Völlegefühl
- Defäkationsdrang
- Hautverfärbungen
- CO_2-Azidose (Säure-Basen-Verschiebung/Absinken des pH-Wertes des Blutes unter 7,36)

2.4.3 Funktionelle Untersuchungen

2.4.3.1 Digitale Subtraktionsangiografie (DAS)

Eine gebräuchliche Sonderform der Angiografie ist die digitale Subtraktionsangiografie (DSA). Mit diesem Verfahren ist es möglich, mit deutlich geringeren Kontrastmittelmengen vergleichbare Bildqualitäten der konventionellen Angiografie zu erzeugen. Das Risiko für Zwischenfälle mit Kontrastmitteln sinkt dementsprechend.

Digitale Subtraktionsangiografie (DSA)

Die digitale Subtraktionsangiografie ist das Prinzip einer digitalen Subtraktion kontrastmittelfreier **Maskenbilder** von kontrastmittelhaltigen Füllungsbildern mit dem Ziel einer im Idealfall vollständigen Eliminierung aller nicht durch Kontrastmittel hervorgerufenen Bildsignale sowie der Verstärkung des Kontrasts des Kontrastmittels.

Das Leerbild (Bild 2.110 Mitte), die sogenannte **Maske**, enthält alle anatomischen Strukturen ohne Kontrastmittel. Üblicherweise ist es das oder eines der ersten Bilder einer DSA-Sequenz. Während des Kontrastmittelflusses werden kontinuierlich weitere Bilder aufgezeichnet. Von diesen sogenannten nativen DSA-Bildern (Bild 2.110 links) wird die Maske subtrahiert. Sofern sich an den Lagebeziehungen (keine Bewegung) und den Aufnahmebedingungen nichts geändert hat, erhält man ein Subtraktionsbild (Bild 2.110 rechts), das ausschließlich die Gefäßinformation bzw. die Kontrastmittelverteilung im Gefäß enthält. Nicht nur die Lagebeziehung darf sich während einer Subtraktion nicht ändern, auch die Aufnahmeparameter müssen konstant bleiben. Aus diesem Grund wird während einer DSA nach der Einregelphase die automatische Dosisleistungsregelung (ADR) eingefroren.

2.4.3.1.1 Subtraktionsverfahren

Folgende Subtraktionsverfahren existieren:

- **Zeitliche Subtraktion**
  Hierbei handelt es sich um das Gewinnen von Bildern während der Kontrastmittelphase mit konstanten Regelparametern (Regelstopp). Dieses Prinzip haben alle Subtraktionsverfahren gemeinsam.
- **Einfache Maskensubtraktion (konventionelle Subtraktion)**
  Bei dieser häufigsten Form der DSA wird eine Maske von einer Folge von Füllungsbildern subtrahiert. Das Verfahren ist anfällig für Bewegungsartefakte, insbesondere bei Anwendungen, bei denen der zeitliche Abstand von der Maske zu den Füllungsbildern sehr groß ist.
- **Zeitintervalldifferenz-Subtraktion (Time Interval Difference, TID, siehe Bild 2.111)**
  Bei diesem Verfahren folgen in konstanten zeitlichen Abständen Maske und Füllungsbild aufeinander, was die Aufnahme schneller Bewegungsabläufe erleichtert. Das setzt ein schnelles An- und Abfluten des Kontrastmittels voraus.
- **Matched Filtering, Recursive Filtering**
  Berechnung von Maske und Füllungsbildern durch gewichtete Integration von Einzelbildern (Bild 2.112 und Bild 2.113)

Mit der vereinfachten DSA-Gleichung lassen sich Aussagen zu den die Bildqualität beeinflussenden Parametern ableiten:

$$\frac{S}{N} = \Delta\mu \cdot d \cdot c_{KM} \cdot \sqrt{R} \qquad (2.2)$$

S/N = Signal-Rausch-Verhältnis
S = Signal
N = Quantenrauschen
$\Delta\mu$ = Differenz der Massenabsorptionskoeffizienten von KM und Hintergrund
d = Gefäßdurchmesser
c_{KM} = Kontrastmittelkonzentration
R = Strahlendosis

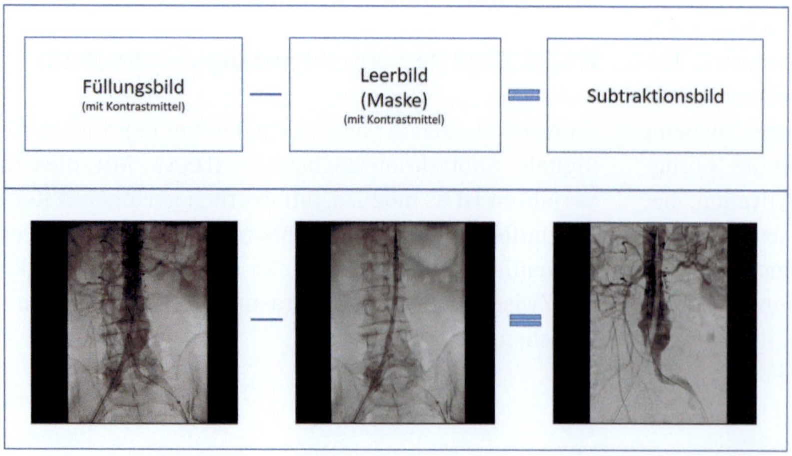

Bild 2.110
Prinzip der Subtraktion

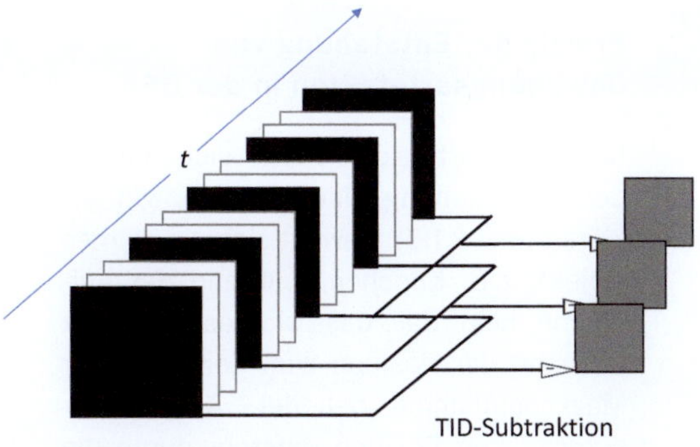

Bild 2.111 Zeitintervalldifferenz-Subtraktion: konstanter Abstand von Maske und Füllungsbild

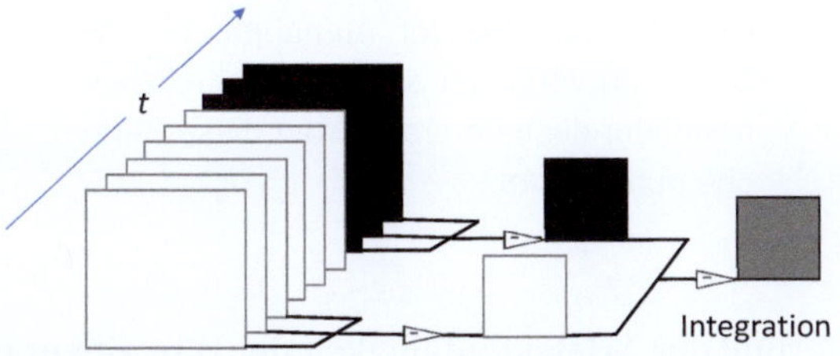

Bild 2.112 Integration: Erzeugung der Maske und/oder des Füllungsbildes aus Addition mehrerer Bilder

Es lässt sich schlussfolgern, dass folgende Parameter Einfluss auf die Qualität des Kontrasts des Gefäßes haben:

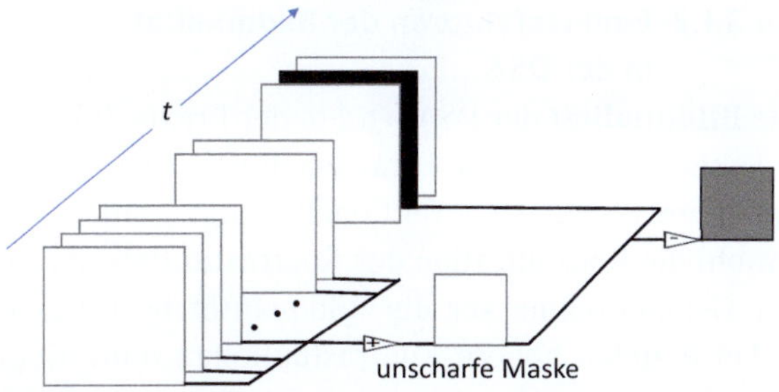

Bild 2.113 Unscharfe Maske: Integration mehrerer Bilder zur Maske

- Gefäßdurchmesser: In der Folge sind große Gefäße besser beurteilbar.
- Kontrastmittelkonzentration im Gefäß
- Strahlendosis oder auch Abstand – doppelter Abstand erfordert vierfache Dosis (Abstandsquadratgesetz)
- höherer Ordnungszahl des Kontrastmittels (Theorie)

Die Maske enthält kein Kontrastmittel und ergibt subtrahiert (mit sich selbst) ein leeres Subtraktionsbild (Bild 2.114 links). Die Füllungsbilder 1 bis 3 zeigen im Nativbild das Anfluten des Kontrastmittels (Bild 2.114 oben). Subtrahiert man davon jeweils die Maske bleibt das zu diesem Zeitpunkt mit Kontrastmittel gefüllte Gefäß im **Subtraktionsbild** übrig (Bild 2.114 unten).

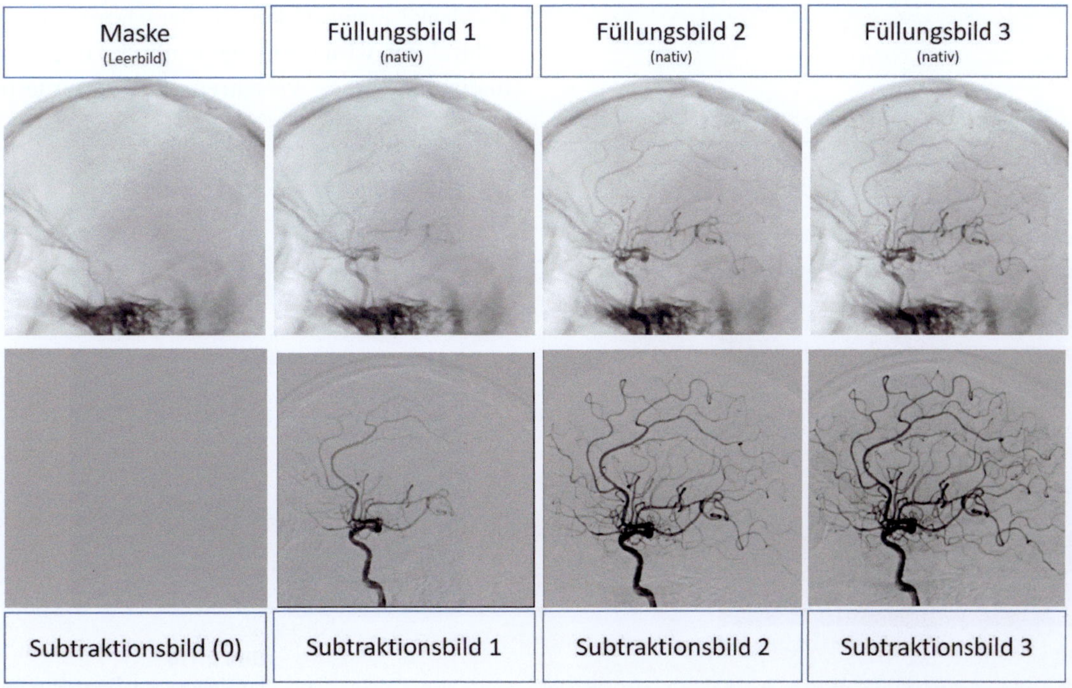

Bild 2.114 Beispiel einer zerebralen DSA

II

2.4.3.1.2 Einflussfaktoren der Bildqualität in der DSA

Die **Bildqualität** der DSA wird in der Praxis durch viele Faktoren beeinflusst. Prinzipbedingt ist sie artefaktanfälliger als eine konventionelle Angiografie, wobei sowohl die Konzentration des Kontrastmittels als auch der Gefäßdurchmesser die Bildqualität beeinflussen. Dabei erzielen höhere Kontrastmittelkonzentrationen bei größeren Gefäßen bessere Ergebnisse, d. h. DSA an kleinen Gefäßen, dargestellt mit niedrig konzentriertem Kontrastmittel neigt zu Artefakten und Bildstörungen.

Neben den technischen Voraussetzungen und den röntgenphysikalischen Eigenschaften der Angiografieanlage ist der Patient selbst eine Störquelle. Die häufigste Quelle von Artefakten und Bildstörungen sind die Eigenschaften und Bewegungen des Patienten. Es kommt dabei zu einer Deckungsungleichheit von Masken- und Füllungsbild, was durch Änderungen der Position, Dichte und Volumen des untersuchten Gewebes, Fremdkörpern (z. B. Implantaten, OP-Clips, Zahnfüllungen) und des Kontrastmittels hervorgerufen wird:

- Bewegungen des Patienten, wie Schlucken, Atmung, Peristaltik oder sonstige allgemeine Körperbewegungen
- pulsierende Bewegungen durch das Herz-Kreislaufsystem, insbesondere in Herznähe, beispielsweise thorakale Aorta und supraaortale Gefäßabgänge

Prinzip der Entstehung von Bewegungsartefakten in der DSA

Bewegungsartefakte lassen sich anhand der Verschiebung eines Objekts gut erklären (Bild 2.115). Bewegt sich ein dichtes Objekt, z. B. Knochen, während der Aufnahme, heißt das, dass sich es sich nicht mehr an der Position zum Zeitpunkt der Maskenaufnahme befindet. An der ursprünglichen Position entsteht durch die verringerte Dichte nun ein Bereich mit geringerer Strahlenabsorption und dieser Bildteil erscheint weiß. An der Position des Objekts während der Aufnahme hat die Dichte im Vergleich zum Maskenbild zugenommen, deshalb erscheinen diese Bereiche nun dunkler.

Aufgrund der Artefaktanfälligkeit der DSA gibt es eine Vielzahl von Bildverarbeitungs- und Einstellmöglichkeiten. Auf einige wichtige soll in der Folge eingegangen werden.

Nachmaskieren (Remasking): Üblicherweise wird in der DSA das erste Bild, das noch kein Kontrastmittel enthält, automatisch als Maske für die Subtraktion benutzt. Das Nachmaskieren oder Remasking ermöglicht es dem Anwender, ein beliebiges Bild der DSA-Sequenz als Maske auszuwählen. Die Berechnung der gesamten Subtraktion wird nachfolgend mit der neuen Maske aktualisiert. Dieses Verfahren kann erforderlich sein,

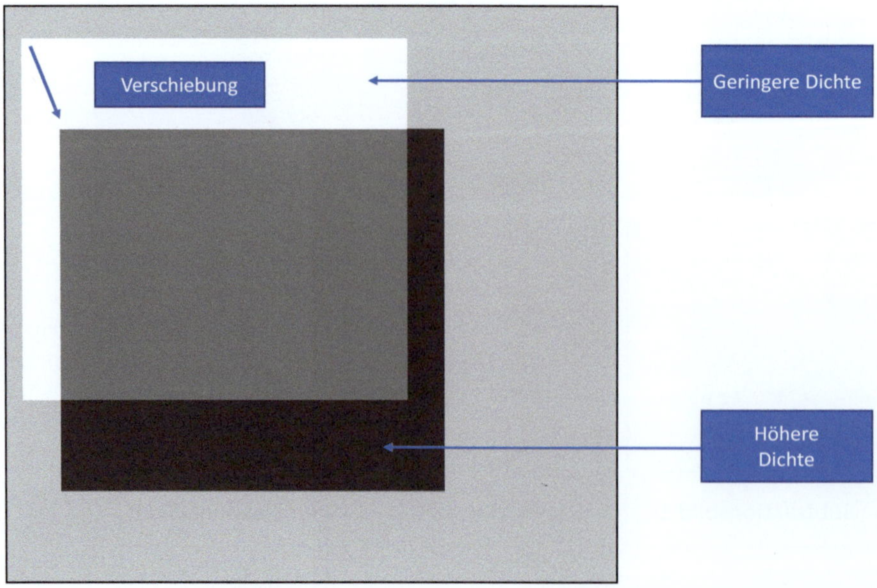

Bild 2.115
Entstehung von Bewegungsartefakten in der DSA

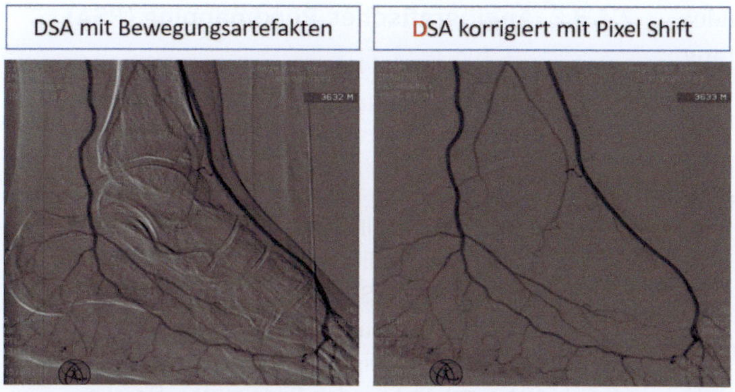

Bild 2.116
Beispiel für elektronische Bildrasterverschiebung (Pixel Shift)

wenn es bei der Aufnahme der DSA zu Problemen kam oder auch zur Visualisierung schwieriger Gefäßanatomien.

Moderne Angiografiesysteme geben dem Anwender nach dem Aufnehmen der Maske ein akustisches und visuelles Signal zum Starten des Kontrastmittelflusses, sofern dies nicht über eine Injektorsteuerung automatisiert wurde. Dennoch kann es dabei zu Fehlern kommen, sodass beispielsweise bereits im Maskenbild Kontrastmittel enthalten ist. Auch in diesem Fall kann das Nachmaskieren hilfreich sein, denn es ermöglicht beispielsweise, ein Bild am Ende der Sequenz, nachdem das Kontrastmittel weitestgehend abgeflossen ist, als Maske festzulegen.

Elektronische Bildrasterverschiebung (Pixel Shift): Aufgrund der OP-Situation kann es insbesondere bei lokaler Anästhesie zu Bewegungen kommen. In diesem Fall kann die Qualität der Subtraktion durch das Sichtbarwerden von Knochenkanten beeinträchtigt sein. Pixel Shift ermöglicht das digitale Verschieben der Maske mit dem Ziel, diese linearen Bewegungsartefakte zu eliminieren (Bild 2.116).

Fensterung (Bild 2.117): Der Kontrast in der DSA ist vom verwendeten Kontrastmittel und seiner Konzentration abhängig. Um eine für den Patienten möglichst schonende Behandlung durchzuführen, wird Kontrastmittel häufig mit medizinischer Kochsalzlösung verdünnt. Mit modernen Doppelkolbeninjektoren kann

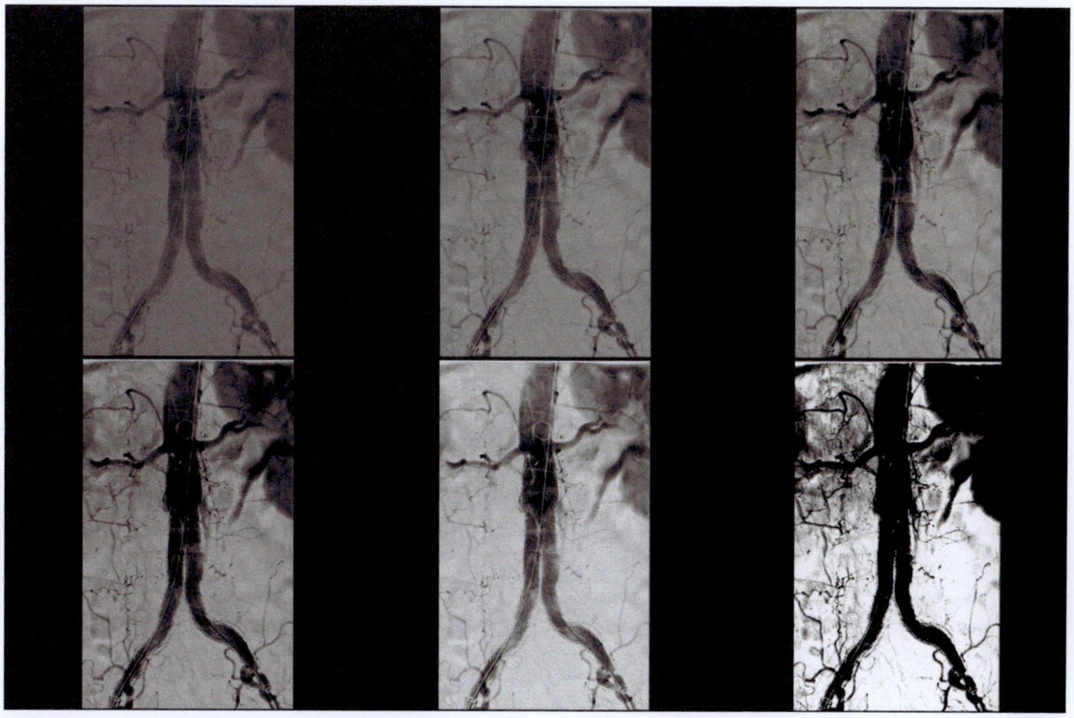

Bild 2.117 Beispiele verschiedener DSA-Fensterungen

II

dieses Mischen automatisiert und für den Anwender komfortabel erfolgen. Wie sich aus der DSA-Gleichung ablesen lässt, sinkt mit der verminderten Kontrastmittelkonzentration auch der Kontrast. Durch eine Anpassung der Fensterung des Bildes können Kontrast und Helligkeit angepasst und individuell eingestellt werden.

Landmarking (Bild 2.118): Eine Orientierung anhand anatomischer Landmarken, beispielsweise der Wirbelkörper, ist in einem DSA-Bild nur sehr schwierig möglich. In der Vergangenheit war es deshalb häufiger Praxis, durch eine kurze, kleine Bewegung des Röntgengeräts eine Verschiebung zur Maske zu erzeugen, um damit die Knochenkanten im Hintergrund etwas sichtbarer zu machen. Moderne Systeme besitzen die Landmarking-Funktion, die den Hintergrund der Subtraktion schrittweise im subtrahierten Bild einblendet.

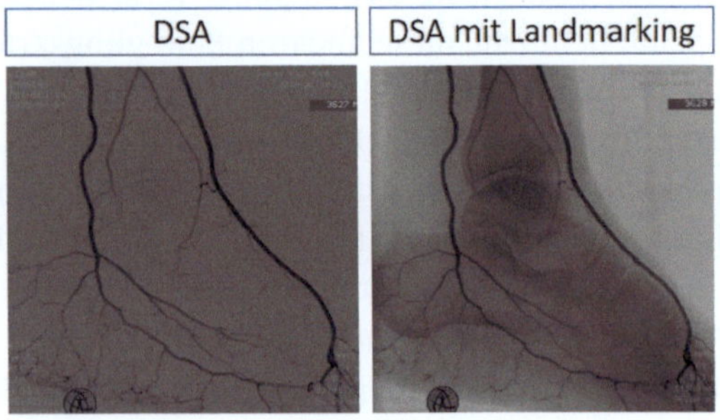

Bild 2.118 Beispiel für Landmarking

2.4.3.2 Angiografisches Roadmapping (RSA)

Maximum Opacification Subtraction (MSA)

Die **Maximum Opacification Subtraction (MSA)** stellt das gesamte mit Kontrastmittel gefüllte Volumen des Gefäßes dar (Bild 2.119). Sie wird aus der gesamten oder aus Teilen der DSA-Sequenz berechnet und zeigt den jeweils höchsten Grauwert eines jeden Bildpunktes. Daraus ergibt sich ein sogenanntes maximales Füllungsbild des Gefäßes, das häufig als Übersichtsbild oder auch zur Dokumentation verwendet wird.

Roadmapping (RSA)

Das **angiografische Roadmapping**, früher auch Pfadfindertechnik genannt, wird häufig für die Katheternavigation bei endovaskulären Verfahren verwendet (Bild 2.120). Es ist eine Überlagerung des fluoroskopischen Livebildes mit einem zuvor gespeicherten, digital subtrahierten Angiogramm bzw. dem MSA-Bild, das als Maske verwendet wird. Die Maske wird von den fluoroskopischen Livebildern subtrahiert. Als

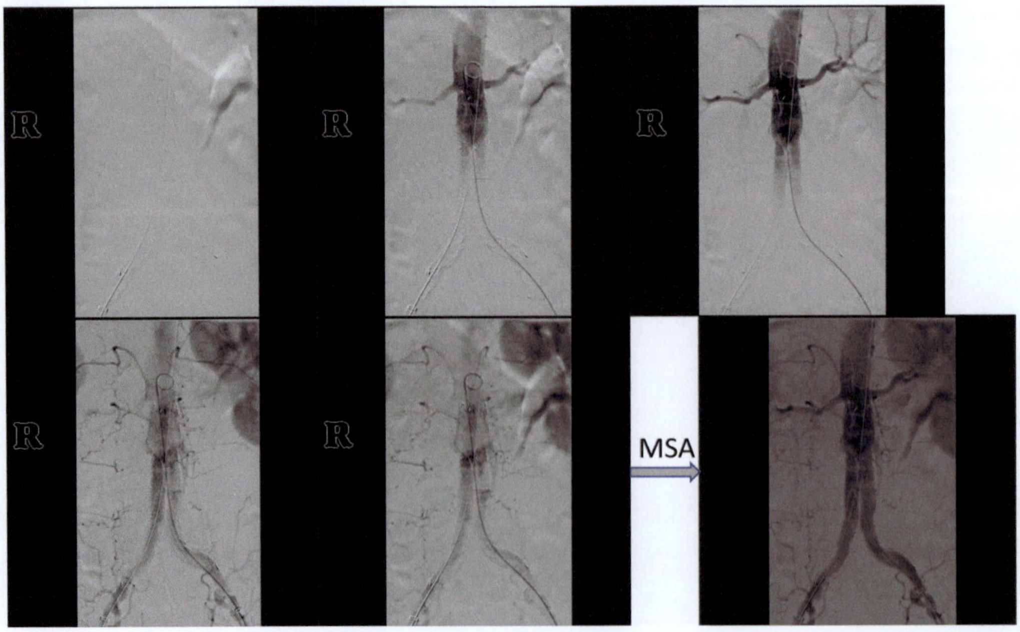

Bild 2.119 DSA-Verlauf mit berechneter MSA

Ergebnis sieht man nur das verwendete Device, beispielsweise einen Katheter in seiner aktuellen Position im Gefäß ohne den störenden und irrelevanten Hintergrund, wie z. B. Knochen. Üblicherweise ist dabei das Gefäß weiß dargestellt und wird vom zu positionierenden Device in Graustufen überlagert. Voraussetzung für ein Roadmapping ist, dass der Patient nach der Angiografie seine Position nicht mehr verändert. Es gelten dabei die für die DSA bereits beschriebenen Einflussfaktoren der Bildqualität. Insbesondere bei längeren komplexen Eingriffen sind die Bewegungsartefakte durch Atmung, Peristaltik usw. bedeutsam.

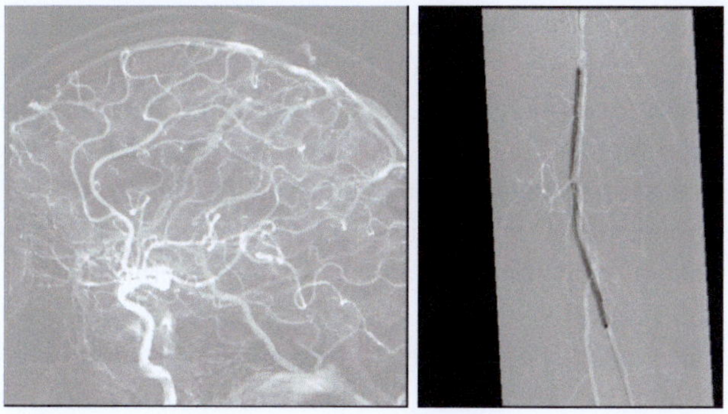

Bild 2.120 Roadmapping zerebral (links) mit Dilatationskatheter

2.4.3.3 Alternative angiografische Navigationsverfahren

Aufgrund der Störanfälligkeit der RSA und der damit verbundenen Dosisbelastung des Patienten kommen vermehrt neue Verfahren zum Einsatz. In der Vergangenheit wurden häufig anhand des MSA-Bildes Markierungen mit einem Stift direkt auf dem Monitor erstellt. Anschließend konnte ein fluoroskopisches Livebild verwendet werden, um anhand dieser Markierungen Positionierungen von Devices im Gefäß vorzunehmen. Dieses Verfahren ist in den letzten Jahren digitalisiert worden, wobei das Prinzip jedoch bestehen bleibt. Die Markierungen können nur manuell oder auch automatisch direkt im MSA- oder DSA-Bild gesetzt werden. Anschließend können sie im fluoroskopischen Livebild eingeblendet und zur Navigation verwendet werden. Wie auch bei der RSA ist eine unveränderte Position des Patienten die Grundvoraussetzung für dieses Verfahren. In Bild 2.121 links wurden im MSA-Bild beide Äste der *Arteria renanlis*, die geplante Landezone des Stents sowie die Bifurkation der abdominellen Aorta digital markiert. Diese Markierungen wurden dann mit dem Livebild überlagert und dienen als Orientierungshilfe für das Absetzen des Stents (Bild 2.121 Mitte). Bild 2.121 rechts zeigt eine automatische Gefäßsegmentierung auf Basis der MSA und eine Überlagerung mit dem Livebild (Ziehm Imaging GmbH).

Die **vaskulare 3D-Navigation** basiert auf einer **Bildfusion** der fluoroskopischen Livebilder mit einer computertomografischen Angiografie, hat in den letzten Jahren durch fortschreitende technische Entwicklung enorme Fortschritte erzielt und wird inzwischen bei anspruchsvollen gefäßchirurgischen Eingriffen häufig eingesetzt. Hierbei wird oft das diagnostische, angiografische, präoperative oder auch intraoperative CT eingesetzt. Das Verfahren beruht auf einer Fusion des intraoperativen, fluoroskopischen Livebildes mit den Gefäßinformationen aus dem CT. Die Superposition basiert dabei üblicherweise auf den Knocheninformationen. Aus dem angiografischen CT werden die Gefäßinformationen segmentiert und im fluoroskopischen Livebild eingeblendet (Bild 2.122).

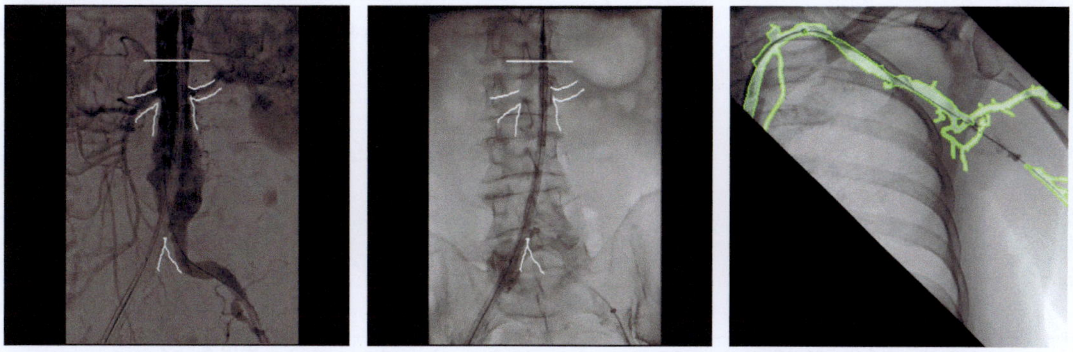

Bild 2.121 Digitale Markierung als Overlay im Livebild

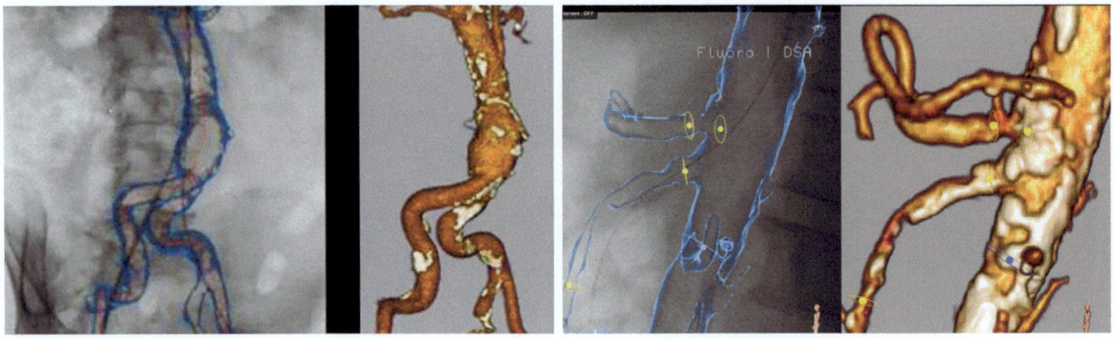

Bild 2.122 CT-basierte Bildfusion

2.5 Nuklearmedizinische Diagnostik

Christian Kühnel, Martin Freesmeyer

Im Rahmen nuklearmedizinischer Diagnostik werden unter Verwendung schwach radioaktiver Arzneimittel (Radiopharmaka, Radiodiagnostika) molekulare Strukturen und Prozesse markiert und gemessen. Neben den Verfahren, die direkt am Patienten (in vivo) angewandt werden, besteht die Möglichkeit, Analysen von entnommenen Flüssigkeits- bzw. Gewebeproben (in vitro) vorzunehmen.

Für jede diagnostische Untersuchungsmethode können abhängig von der Fragestellung die Gütekriterien Sensitivität und Spezifität in Prozent angegeben werden. Beide erlauben Rückschlüsse auf die Eignung des Verfahrens. Die **Sensitivität** beschreibt den Anteil der richtig positiv erkannten krankhaften Befunde als Anteil aller krankhaften Befunde. Die **Spezifität** hingegen gibt den Anteil richtig negativer Befunde als Anteil aller negativen Befunde an. Die in der Krankenversorgung etablierten nuklearmedizinischen Verfahren haben in der Regel eine hohe Sensitivität und Spezifität.

2.5.1 Kernumwandlungen und radioaktiver Zerfall

Das Wort Nuklid stammt vom lateinischen Wort *nucleus* (Kern) ab. Die im Kern befindlichen elektrisch positiv geladenen Protonen (p) und elektrisch neutralen Neutronen (n) gehören zu den **Baryonen**, einer Unterordnung der Hadronen. Die Baryonen, die sich jeweils aus drei verschiedenen Elementarteilchen mit einer Größe $< 10^{-18}$ m (Up- und Down-Quarks) zusammensetzen, sind für die Masse des Atoms verantwortlich (Bild 2.123).

Die Anzahl der im Kern vorhandenen Protonen bestimmt das chemische Element. Die Elemente bis zur Ordnungszahl 94 (Plutonium) kommen (bis auf wenige Ausnahmen) natürlich vor, während alle weiteren künstlich erzeugt werden müssen.

Ein Großteil der bekannten Elemente ist stabil, d. h., die Relation von Protonen zu Neutronen gleicht die Wechselwirkungskräfte (auch „starke Kernkraft" genannt) im Kern aus. Ist das Verhältnis jedoch unausgeglichen, kann der Kern instabil, respektive radioaktiv sein, sodass man von Radionukliden spricht. Sofern die Anzahl der im Kern befindlichen Protonen gleich, die Zahl der Neutronen jedoch unterschiedlich ist, spricht man von Isotopen eines Elements. Jedes Isotop zeigt auf-

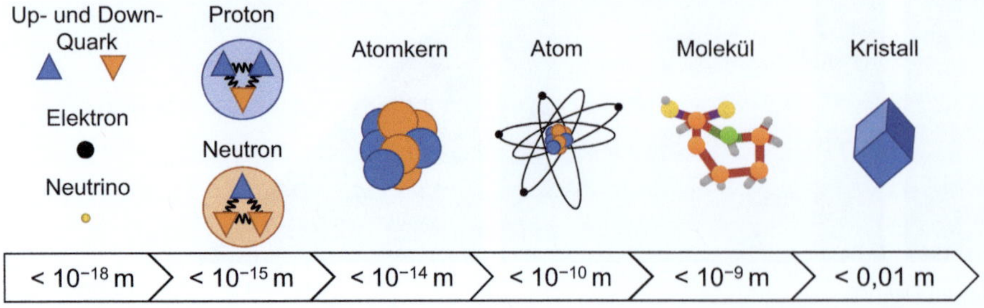

Bild 2.123 Aufbau der Materie

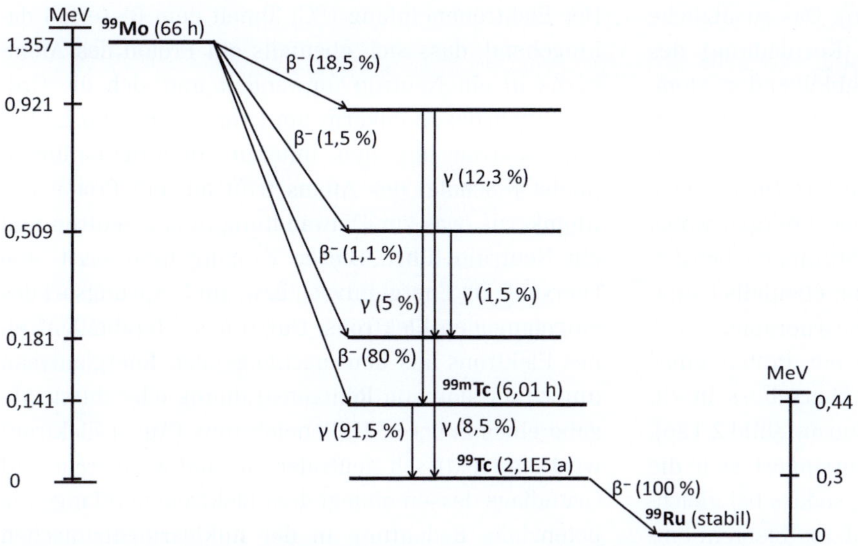

Bild 2.124
Zerfallsschema von ^{99}Mo

grund der dedizierten Kernumwandlung typische Strahlungseigenschaften. Isotope haben daher zwar gleiche chemische, jedoch unterschiedliche physikalische Eigenschaften.
In Abhängigkeit von der Atommassenzahl A und der Zerfallskonstante λ strebt das instabile Atom einen stabilen Zustand an. Man spricht dabei von einer Kernumwandlung eines Mutternuklids in ein Tochternuklid. Die Tochternuklide bei Elementen mit höherer Ordnungszahl sind häufig selbst wieder instabil, sodass es zu zahlreichen aufeinanderfolgenden, unterschiedlichen Umwandlungen im Sinne einer Zerfallsreihe kommen kann.
Die Umwandlungsprozesse gehen innerhalb eines **Zerfallsschemas** mit verschiedenen Häufigkeiten einher (Bild 2.124). Entsprechend der vorherrschenden Kraft und Konfiguration im Atomkern unterscheidet man verschiedene Umwandlungsprozesse.

2.5.1.1 Alpha-Zerfall

Beim α-Zerfall wird aus dem Atomkern des Mutternuklids ein α-Teilchen herausgelöst, das aus zwei Protonen und zwei Neutronen besteht und insofern einem Helium-Atomkern entspricht (Bild 2.123). Dieser ist im Vergleich zu den Elementarteilchen sehr groß und schwer (Bild 2.125), weshalb seine Reichweite in Materie bzw. Gewebe sehr gering ist (< 100 µm). Seine kinetische Energie und die biologische Wirksamkeit ist dagegen sehr groß, weshalb der α-Zerfall ausschließlich in der nuklearmedizinischen Therapie Anwendung findet. Zusammenfassend werden bei diesem Umwandlungsprozess vier Kernbausteine emittiert, wobei sich die Ordnungszahl des resultierenden Elements um 2 reduziert.

2.5.1.2 Beta-Zerfall und Elektroneneinfang

Der β⁻-Zerfall ist dadurch gekennzeichnet, dass sich ein im instabilen Atomkern (Neutronenüberschuss) befindliches Neutron in ein Proton, ein Elektron und ein

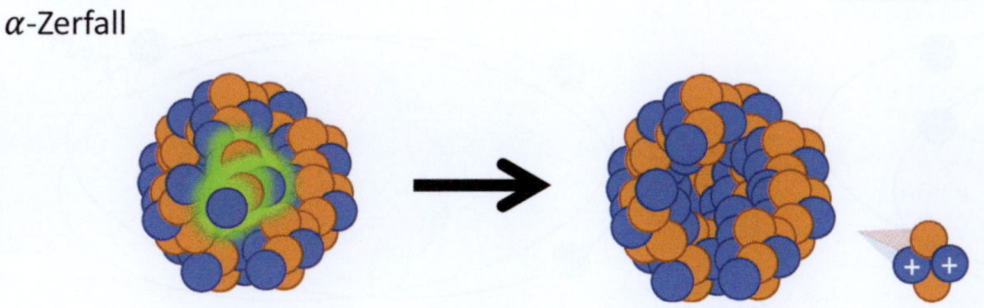

$$^{A}_{Z}X \longrightarrow {}^{A-4}_{Z-2}Y + {}^{4}_{2}\alpha$$

Bild 2.125
α-Zerfall

Antineutrino umwandelt (Bild 2.126). Das zusätzliche Proton erhöht die Ordnungszahl (Kernladung) des Atomkerns um 1, sodass bei gleichbleibender Atommassenzahl ein anderes Element entsteht. Währenddessen wird neben dem Antineutrino das neu entstandene Elektron aus dem Kern emittiert. Dieses stark beschleunigte Elektron hat eine hohe Energie, wobei die Reichweite im Gewebe wenige Millimeter beträgt. Anwendung findet der β^--Zerfall daher ebenfalls hauptsächlich in der nuklearmedizinischen Therapie.

Bei einem β^+-Zerfall wandelt sich ein Proton eines instabilen Atomkerns mit Protonenüberschuss in ein Neutron, ein Positron und ein Neutrino um (Bild 2.126). Durch das nun fehlende Proton verringert sich die Ordnungszahl des Atomkerns um 1, sodass bei gleichbleibender Atommassenzahl ein anderes Element entsteht. Das Neutrino und das Positron werden aus dem Atomkern emittiert. In Analogie zur β^--Strahlung hat das Positron eine nur moderate Reichweite bei hoher kinetischer Energie. Die Positronen emittierenden Atomkerne bzw. Radionuklide finden in der nuklearmedizinischen Diagnostik Anwendung für die Positronenemissionstomografie (→ Kap. B II 2.5.9).

Der Elektroneneinfang (EC) ähnelt dem β^+-Zerfall dahingehend, dass sich ebenfalls ein Proton des Atomkerns in ein Neutron umwandelt und sich die Ordnungszahl des Atomkerns um 1 verringert (Bild 2.126). Ein Elektron aus den inneren Aufenthaltsräumen (meist K-Schale) des Atoms trifft auf ein Proton des Atomkerns, was zur Umwandlung in ein Neutron und ein Neutrino führt. Dieser Vorgang hinterlässt eine Leerstelle im Energieniveau bzw. am Ursprungsort des eingefangenen Elektrons. Durch das „Herabfallen" eines Elektrons aus dem nachfolgenden Energieniveau unter Emission von Röntgenstrahlung oder durch Abgabe eines äußeren Hüllenelektrons (Auger-Elektron) wird ein elektrisch neutraler Zustand angestrebt. Auf Grundlage dessen obliegt dem Elektroneneinfang eine potenzielle Bedeutung in der nuklearmedizinischen Therapie, nicht aber in der Diagnostik.

2.5.1.3 Gammastrahlung

Die γ-Strahlung entspricht, im Gegensatz zu den bereits geschilderten Prozessen, keinem Zerfall. Stattdessen handelt es sich um Photonen, die häufig dann

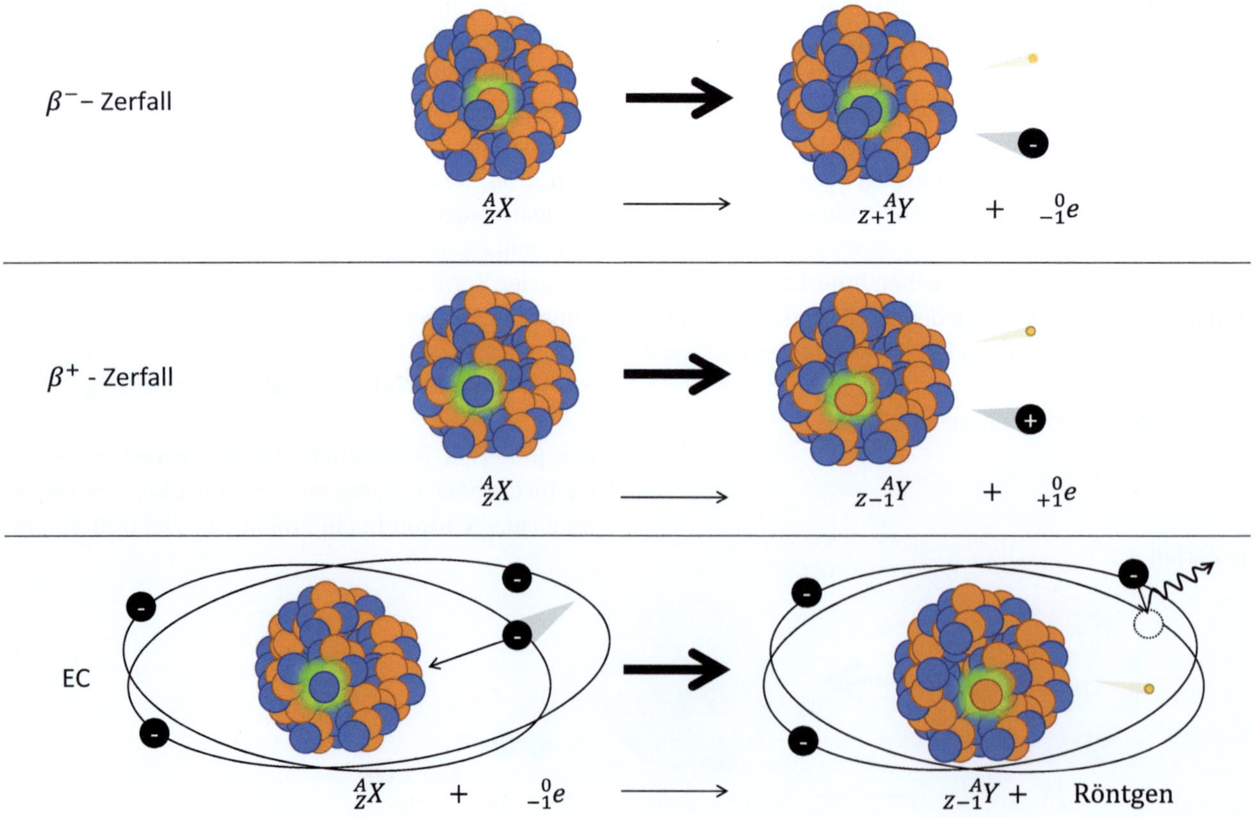

Bild 2.126 β-Zerfall und Elektroneneinfang

γ-Strahlung

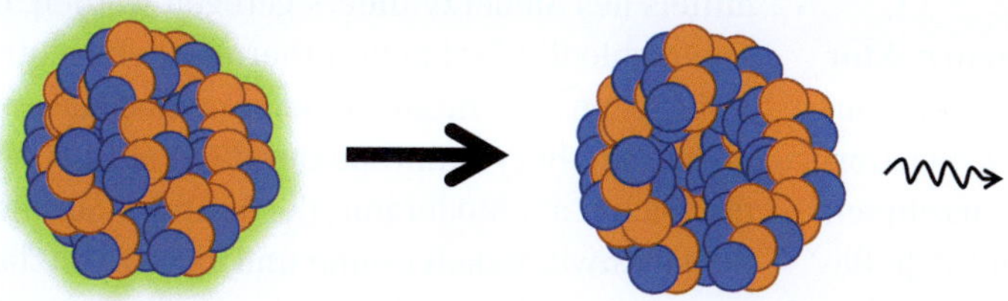

$$ {}^{A}_{Z}X^{*} \longrightarrow {}^{A}_{Z}X + {}^{0}_{0}\gamma $$

Bild 2.127
Gammastrahlung

entstehen, wenn sich der Energiezustand eines Atomkerns verringert. Aus diesem Grund ist die Gammastrahlung in der Regel ein Begleitereignis der bereits beschriebenen Prozesse bzw. Zerfälle. Sie entsteht entweder direkt durch das Emittieren der Anregungsenergie in Form eins Photons aus einem der vorangehend erläuterten Zerfallsprozesse oder durch die interne Umwandlung, bei der die Leerstellen der Elektronenschalen durch Elektronen von höheren Atomhüllen gefüllt werden. Die überschüssige Energie wird dabei in Form charakteristischer Röntgenstrahlung abgegeben (Bild 2.127). Die energieabhängige Reichweite ist im Vergleich zu den anderen Prozessen am größten.

Abhängig von den geladenen Teilchen (Heliumkerne, Elektronen, Positronen) bzw. Photonen kommt es zu unterschiedlichen Wechselwirkungen in Materie (→ Kap. B II 1.2.1 und Kap. B II 1.2.2).

2.5.2 Herstellung von Radionukliden

Radionuklide für die Heilkunde können im Wesentlichen auf drei verschiedenen Wegen gewonnen werden (Tabelle 2.10):

- Kernreaktor (Beschuss eines Targets mit Neutronen)
- Zyklotron (Beschuss eins Targets mit geladenen Teilchen)
- (Isotopen-)Generatoren (Mutternuklide aus Kernreaktor)

Tabelle 2.10 Herstellungsmethoden von Radionukliden

		(Isotopen-)Kernreaktor		Zyklotron	(Isotopen-)Generator
		Kernspaltung	Neutronen-aktivierung		
	Herstellungsart	aktiv	aktiv	aktiv	passiv
	Projektil	Neutronen	Neutronen	Protonen, Deuteronen, α-Partikel, schwere Ionen	–
	Target/Reaktion	instabil	stabil	stabil	–
	trägerfrei	ja	nein	ja	ja
	hohe spezifische Aktivität	ja	nein	ja	ja
	relative Kosten	gering	gering	hoch	gering bis hoch
Tochter-nuklid	Produkt	neutronenreich	neutronenreich	neutronenarm	neutronenreich, neutronenarm
	emittiert	β^-	β^-	β^+, EC	β^+, γ
	Halbwertszeit (HWZ)	lang (h–a)	lang (h–a)	kurz (min–h)	kurz (min–h)
	Beispiel Nuklide	^{131}I, ^{99}Mo	^{117}Lu, ^{60}Co	^{18}F, ^{64}Cu	^{99}Mo/^{99m}Tc, ^{68}Ge/^{68}Ga
	Beispiel Anwendungsgebiet der Nuklide	^{131}I – Schilddrüsentherapie ^{99}Mo – Mutternuklid für Generator	^{117}Lu – Radioliganden-Therapie ^{60}Co – Cobalt-Teletherapie	^{18}F bzw. ^{64}Cu – PET-Diagnostik	^{99}Mo/^{99m}Tc – konventionelle Diagnostik mit Gammakamera ^{68}Ge/^{68}Ga – Diagnostik mit PET

II

2.5.2.1 Kernreaktor

Die Herstellung von Radionukliden im **Kernreaktor** beruht auf Prozessen der Spontanspaltung oder Neutronenaktivierung. Unter den verschiedenen Reaktortypen haben sich in den vergangenen Jahrzehnten Hochflussreaktoren (engl. High Flux Reactor), d. h. Reaktoren mit besonders hohem Neutronenfluss, zur Herstellung von Radionukliden für die medizinische Anwendung durchgesetzt (Bild 2.128). Die wesentlichen Reaktorkomponenten, die sich im Reaktorbehälter befinden, sind folgende:

- Targetkanal
- Brennelemente
- Steuerplatten bzw. Steuerzylinder
- Berylliumreflektor

Im Targetkanal werden die gewünschten Elemente in notwendigen Transportbehältern bzw. Kapseln positioniert und kontrolliert mit Neutronen bestrahlt. Die beiden konzentrisch angeordneten, mit Aluminium gekapselten Brennelemente um den Targetkanal bestehen aus angereichertem Uran. Die Brennstäbe werden im Moderator Wasser (Deuterium) abgekühlt und die erzeugten Neutronen dabei abgebremst. Dieser Vorgang kann mittels des Steuerzylinders geregelt werden, damit die unterschiedlich schnellen thermischen Neutronen die Atomkerne der Targetelemente zerschlagen. Der ummantelnde Berylliumreflektor dient auf Grundlage seiner Dichte als Moderator, der Einfluss auf die Neutronengeschwindigkeit nimmt und diese zusätzlich streut.

2.5.2.2 Zyklotron

Das **Zyklotron** gehört ähnlich wie seine artverwandten Geräte (z. B. Betatron) zu den kreisförmigen Beschleunigern (Bild 2.129). In einem Zyklotron können verschiedene geladene Teilchen innerhalb zweier halbzylindrischer Vakuumkammern, die wie Elektroden (Duanten) funktionieren, beschleunigt werden. Eine Ionenquelle (z. B. Plasmatron) führt durch Strahlführungselemente (Inflektor) einen Ionenstrahl zentral in die Beschleunigungsebene. Aufgrund einer konstant anliegenden Hochfrequenzspannung innerhalb der Duanten, eines Spaltes zwischen ihnen, eines nach außen zunehmenden sowie in z-Richtung wirkenden Magnetfeldes und der relativistischen Massenzunah-

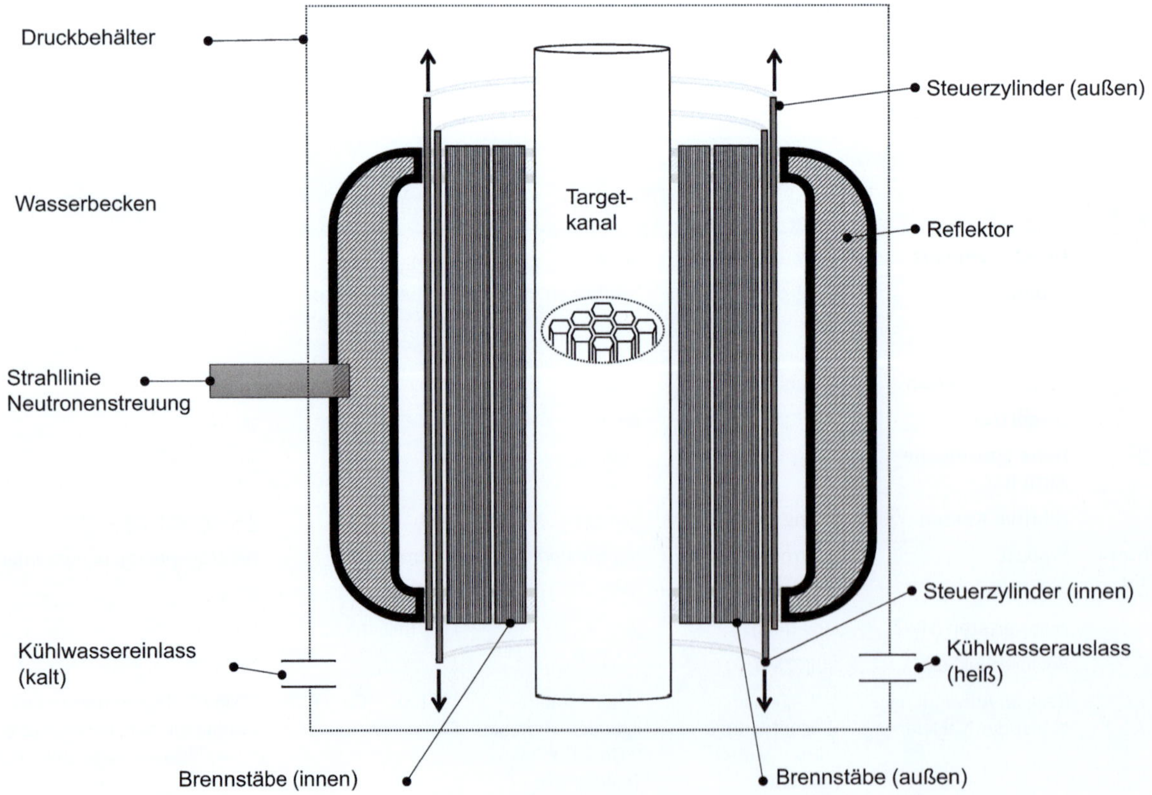

Bild 2.128 Hochflussreaktor

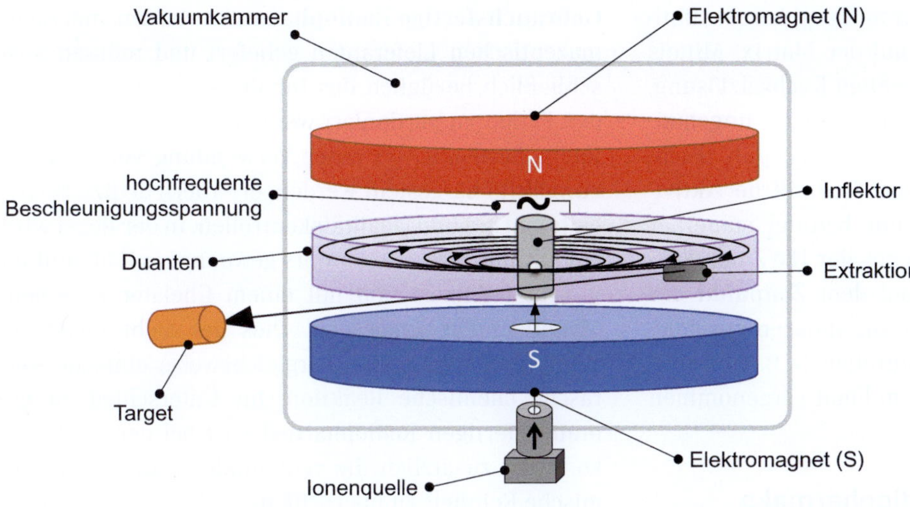

Bild 2.129
Zyklotron

me werden die geladenen Teilchen spiralförmig nach außen hin beschleunigt. In Folge des gewünschten Energiezuwachses der Teilchen wird nun in Abhängigkeit vom Typ ein Extraktionsvorgang (Verlassen des Zyklotron-Magnetfeldes) durch sogenannte Stripperfolien eingeleitet. Daraufhin kann das geladene Teilchen auf ein Target geschossen werden, auf dessen Oberfläche (Feststofftarget) oder innerhalb dessen Substanz (Flüssigkeits- oder Gastarget) sich freie oder gebundene Atome eines anderen chemischen Elements als Produkt ansammeln. Bei der medizinischen Nutzung sehr kurzlebiger Radionuklide (z. B. ^{15}O) muss ein Zyklotron in Nachbarschaft des PET-/CT-Scanners genutzt werden. Durch radiopharmazeutisches Fachpersonal werden daraufhin verschiedene Aufbereitungsschritte und Qualitätskontrollen durchgeführt.

2.5.2.3 (Isotopen-)Generator

Die Gewinnung von Radionukliden für die medizinische Nutzung mittels eines **Isotopengenerators** gilt nicht als aktives Herstellungsverfahren. In der Nuklearmedizin werden Generatoren besonders häufig und gern eingesetzt, da sie die Vor-Ort-Gewinnung von Radionukliden mit kurzen Halbwertszeiten (HWZ) ermöglichen. Im Generator befindet sich hinter einer massiven Abschirmung das Mutternuklid. Dieses wird initial in einem Kernreaktor gewonnen, an eine Matrix gebunden und in den Generator eingebracht (Bild 2.130). Im Falle des Mutternuklids ^{99}Mo, das zur Gewinnung von Technetium (^{99m}Tc) benötigt wird, handelt es sich bei der Matrix um eine Säule aus Aluminiumoxid, auf dem das Molybdän fest gebunden ist. Das Tochter-

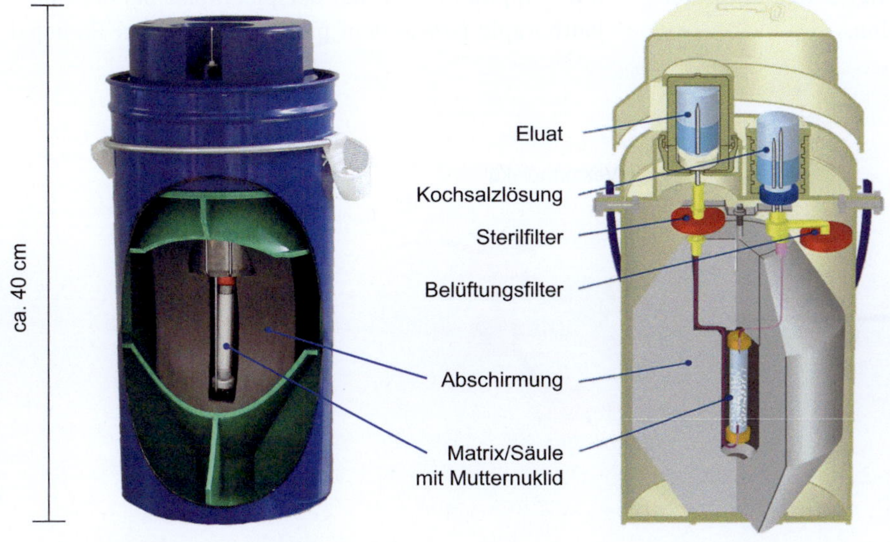

Bild 2.130
(Isotopen-)Generator

II

nuklid ^{99m}Tc zeigt nach der Umwandlung keine Affinität und verbleibt ungebunden auf der Matrix. Mittels eines Eluenten, häufig 0,9-prozentige Kochsalzlösung, und eines evakuierten Fläschchens wird das ungebundene Tochternuklid von der Matrix abgespült (Fachsprache: gemolken). Die im Eluat befindliche Aktivitätskonzentration (Bq/ml) ist nur bedingt steuerbar und resultiert im Wesentlichen aus der HWZ der Nuklide (Mutter-/Tochternuklid) und dem Zeitpunkt der Elution. Vor der Weiterverwendung müssen abschließend verschiedene Qualitätskontrollen (z. B. Überprüfung der Radionuklidreinheit) am Eluat vorgenommen werden.

2.5.3 Herstellung von Radiopharmaka

Bis auf wenige Ausnahmen, bei denen ungebundene freie Isotope (Ionen) direkt als Radiopharmakon eingesetzt werden können (z. B. ^{131}I), bestehen Radiopharmaka in der Regel aus folgenden Bestandteilen (Bild 2.131):

- Radionuklid (inklusive Chelator)
- Linker (nicht immer erforderlich)
- Vektormolekül (Pharmakophor)

Das **Vektormolekül** ist der wesentliche Bestandteil eines Radiopharmakons, da es für die selektive Wechselwirkung mit dem Zielgewebe (z. B. Rezeptor, Antigen) verantwortlich ist, wodurch eine Konzentrierung des Radionuklids im Zielgewebe erzeugt wird. Diese Anreicherung liefert später den Bildkontrast, der für die diagnostische Bildgebung notwendig ist. Bei der Herstellung lautet die Anforderung entsprechend, die drei Radiopharmakagruppen gebrauchsfertige Radiopharmaka, Markierungskits und sonstige selbst hergestellte Radiopharmaka zu unterscheiden.

Gebrauchsfertige Radiopharmaka werden vom pharmazeutischen Lieferanten geliefert und müssen ausschließlich bezüglich des Inhalts kontrolliert und für den Patienten portioniert werden.

Radiopharmaka, die unter Verwendung von **Markierungskits** hergestellt werden, erfordern dedizierte Arbeitsschritte und Qualitätskontrollen. In der Regel wird ein mithilfe eines Generators gewonnenes Radionuklid in situ reduziert und mit einem Chelator zu einem Metallkomplex umgesetzt. Dies geschieht meist als „Eintopfreaktion", eine vergleichsweise einfache und rasche chemische Reaktion. Im Unterschied zu gebrauchsfertigen Radiopharmaka ist bei der Qualitätskontrolle zusätzlich die radionukleare und radiochemische Reinheit zu überprüfen.

Bei nicht Kit-gebundenen, **selbst hergestellten Radiopharmaka**, deren Synthese in der Regel nach § 13 (2b) Arzneimittelgesetz (AMG) erfolgt, kommen komplexe Module (Synthesizer) zum Einsatz, auf denen eine mehrstufige Wirkstoffsynthese erfolgt. Die Anforderungen an Strahlenschutz, Heißzellen oder Laminar-Airflow-Boxen und die Umgebungsluft (definierte Reinheitsklassen) sowie die nach der Herstellung notwendigen Qualitätskontrollen sind dabei hoch. Abschließend müssen biologische, physikalische und chemische Kriterien überprüft werden.

2.5.4 Applikationsarten von Radiopharmaka

Die Darreichungsform, respektive die Applikationsart des Radiopharmakons richtet sich nach dem Zweck der medizinischen Fragestellung (Bild 2.132). Am häufigsten werden Radiopharmaka intravenös verabreicht. Die orale Applikation erfolgt beispielsweise bei der Radiojodtherapie (sowie dem prätherapeutischen Radiojod-

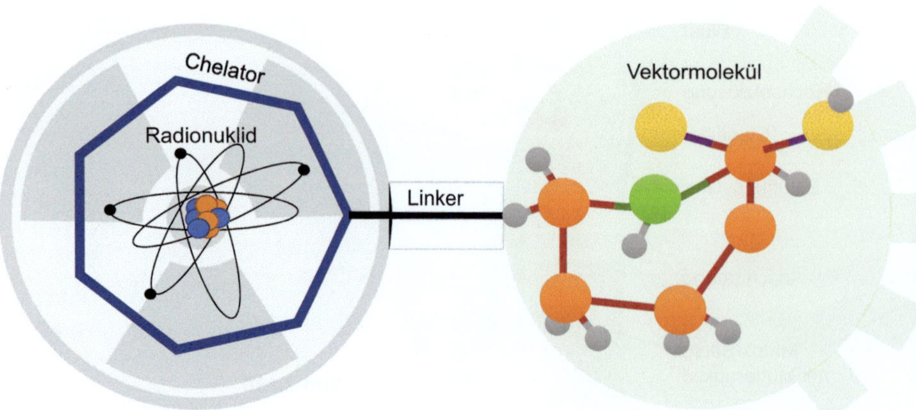

Bild 2.131
Grundstruktur der Radiopharmaka

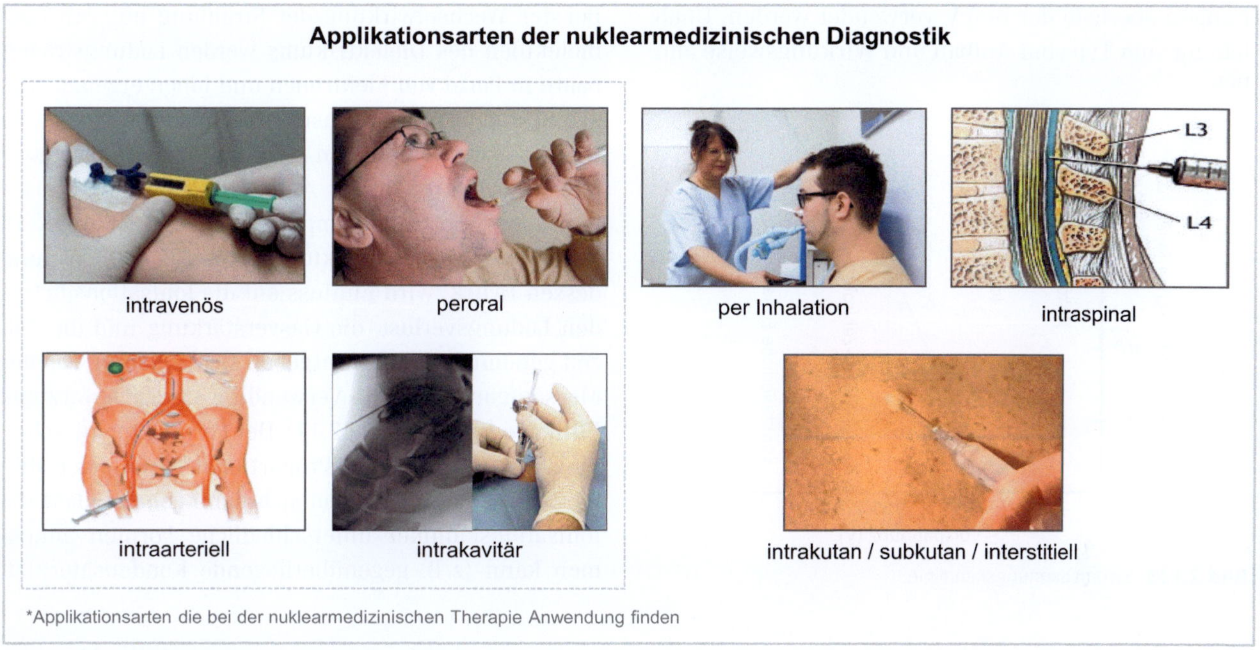

Bild 2.132 Applikationsarten von Radiopharmaka

test), wobei die galenische Form einer Hartgelatine-Kapsel mit einer Trägersubstanz und dem Radionuklid ^{131}I befüllt ist. Im Vergleich zur intravenösen Verabreichung führt die orale Applikation zu einer verzögerten Biodistribution und Bereitstellung an den Zielstrukturen. Die Applikation eines radioaktiv markierten Aerosols per Inhalation findet ausschließlich zur Untersuchung der Lungenbelüftung statt. Auch andere subkutane, intrakutane, intraspinale oder intraarterielle Verabreichungen sind speziellen Fragestellungen vorbehalten. Die intraspinale Applikation kommt bei der Fragestellung nach einem Liquorleck und bei Liquorzirkulationsstörungen zum Einsatz. Eine intraarterielle Applikation wird hauptsächlich bei der Radioembolisation (selektive interne Radiotherapie, SIRT) von Lebertumoren bzw. deren vorangestellter prätherapeutischer Dosimetrie (Evaluierung) eingesetzt.

2.5.5 Detektoren und Signalerfassung

Für die Detektion der emittierten Strahlung werden Ionisations-, Anregungs- und Halbleiterdetektoren verwandt. Diese Strahlungsdetektoren werden aufgrund verschiedener Leistungsparameter charakterisiert, wobei insbesondere Empfindlichkeit, Energieauflösung, räumliche Auflösung und Homogenität hervorzuheben sind. Man unterscheidet zwischen **geometrischer** und intrinsischer **Empfindlichkeit**. Erstere beschreibt den Anteil der emittierten Strahlung, die in den Detektor gelangt, und wird durch die Detektorfläche, Öffnungsbereich, Oberflächenstruktur oder Abschirmmaterial beeinflusst. Die **intrinsische Empfindlichkeit** hingegen beschreibt die innerhalb des Detektors gestoppte bzw. registrierte Strahlung und wird maßgeblich durch Detektordicke und -material beeinflusst. Die Wahl des Detektors sollte für die spezifische Messaufgabe angepasst gewählt werden.

2.5.5.1 Ionisationsdetektoren bzw. gasgefüllte Detektoren

Bei Ionisationsdetektoren ist das Detektormaterial gasförmig, weshalb sie häufig auch als gasgefüllte Detektoren bezeichnet werden. In der Nuklearmedizin werden vor allem **Ionisationskammern** oder **Geiger-Müller-Zählrohre** verwendet. Die Detektoren unterscheiden sich insbesondere hinsichtlich der Vorspannung, die zwischen Anode und Kathode anliegt, und dem Formfaktor (Bild 2.133).

Eine differierende Vorspannung wie in Tabelle 2.11 erlaubt nicht immer einen Rückschluss auf den Betriebsmodus des gasgefüllten Detektors. Die aufgeführten Spannungsbereiche dienen nur der Orientierung, da in der Praxis auch Ionisationskammern mit Betriebsspannungen oberhalb der 600 V verwendet werden. Unabhängig vom Typ sind Aufbau und Wirkungsweise ähnlich.

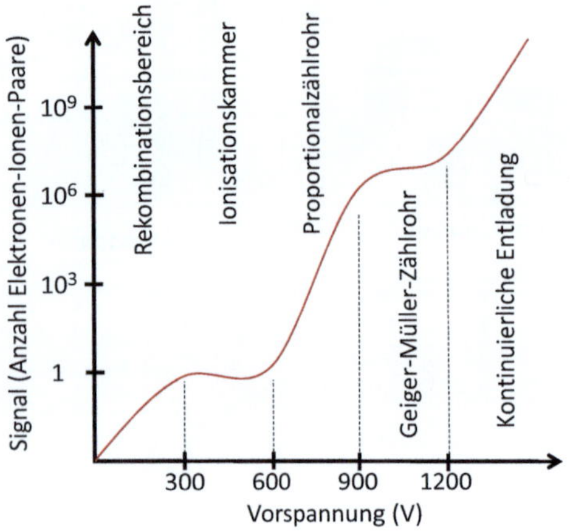

Bild 2.133 Stromspannungskennlinie

Bei der Wechselwirkung der Strahlung mit den Gasmolekülen des Dielektrikums werden Ladungsträgerpaare in Form von Elektronen und Ionen erzeugt. Aufgrund der Ladungseigenschaften und der angelegten Gleichspannung bewegen sich die Ionen zur Kathode und die Elektronen zur Anode. Dort werden sie als Strom- oder Spannungsimpulse registriert (Bild 2.134). Durch die Wahl des Detektormediums, des „Gases" und dessen Druck, wird Einfluss auf die Ionisationsdichte, den Ladungsverlust, die Gasverstärkung und die Totzeit genommen. Daraus ergeben sich abhängig von der Messaufgabe bzw. dem Verwendungszweck bevorzugte **Füllgase** (siehe Tabelle 2.11). Der Formfaktor zwischen Ionisationskammer und Proportional- bzw. Geiger-Müller-Zählrohr unterscheidet sich dahingehend, dass die Ionisationskammer unterschiedliche Formen annehmen kann (z. B. gegenüberliegende Kondensatorplat-

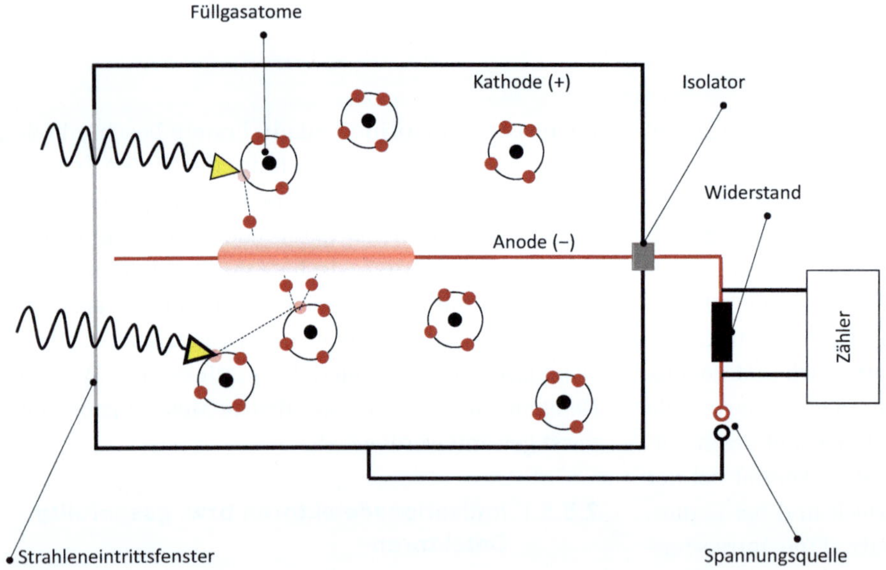

Bild 2.134 Gasgefüllte Detektoren

Tabelle 2.11 Gasgefüllte Ionisationsdetektoren

	Ionisationskammer	Proportionalzählrohr	Geiger-Müller-Zählrohr
Vorspannung	~ 300 - 600 V	~ 600 - 900 V	~ 900 - 1200 V
Stabil innerhalb des Spannungsbereichs	ja	nein	ja
Sensitivität	niedrig	mittel	hoch
Energiediskriminierung	ja	ja	nein
Totzeit	keine	geringe (~ 10 µs)	hohe (> 100 µs)
Füllgas (Beispiel)	Luft, Stickstoff, Wasserstoff, Argon, Krypton,	P10-Gas, Butan, Xenon Methan, Propan, Ethan, Bortrifluorid	Helium, Argon, Neon
Formfaktor	Plattenkondensator, Zylinderkammer	Zylinderkammer	Zylinderkammer
Anwendungsbeispiel	Aktivimeter	Spezialsonden	Dosisleistungsmessgerät

ten), was direkten Einfluss auf die Sensitivität hat. Das Proportional- bzw. Geiger-Müller-Zählrohr ist in der Regel ein Rohr aus Edelstahl (Kathode) mit einem innen befindlichen Draht aus Wolfram (Anode). Grund für die Bauform ist das stärkere elektrische Feld, das durch die zylindrische Detektorgeometrie mit einem dünnen Anodendraht in der Mitte begünstigt wird. Das elektrische Feld ist somit proportional zur angelegten Spannung und umgekehrt proportional zum Radius der Kathode.

2.5.5.2 Anregungsdetektoren und Photomultiplier

Bei den **Anregungsdetektoren** beruht das physikalische Prinzip auf der Anregung von Hüllenelektronen durch die Wechselwirkung ionisierender Strahlung (fotoelektrischer Effekt, Comptonstreuung und Elektron-Positron-Paarbildung). Das Phänomen resultiert aus einer komplexen Abfolge von Prozessen der Konversion, Energieübertragung und Lumineszenz, deren Folge die Emission elektromagnetischer Strahlung bei der Rückkehr der Elektronen in den Grundzustand ist (Bild 2.135).

Das Bändermodell in Festkörpern eignet sich für die Beschreibung der Vorgänge. Das Valenzband ist das äußerste Energieniveau eines Atoms, in dem sich Elektronen befinden. Die Elektronen des Valenzbandes begeben sich durch Wechselwirkung im Strahlenfeld (ionisierende Teilchen, Photonen) in das Leitungsband. Im Leitungsband, einem Bereich außerhalb des Atoms, können sich die Elektronen frei bewegen. Zwischen dem Valenzband und Leitungsband, der sogenannten Bandlücke, befinden sich die **Aktivatorebenen** (Grundzustand und verschiedene angeregte Ebenen). Auf diesen energetisch relevanten Ebenen werden bei der Rückkehr der Elektronen aus dem Valenzband oder frei beweglichen **Exitzonen** (Elektronen-Loch-Paare) Abregungswirkungen unter der simultanen Emission niederenergetischer Photonen hervorgerufen. Diese ausgesendeten Photonen werden sichtbar als Lumineszenz wahrgenommen.

Die Erscheinungsformen von Anregungsdetektoren in der Praxis (Tabelle 2.12) sind Szintillationszähler, **Thermolumineszenzdetektoren (TLD)** und **optisch stimulierte Lumineszenz (OSL)**.

Der Szintillationszähler ist der in der nuklearmedizinischen Diagnostik am häufigsten vertretene Anregungsdetektor, der im Wesentlichen aus einem anorganischen Kristall, dem Szintillator, besteht. Dieser kann abhängig von seiner Zusammensetzung, Dichte und seinen Kristalleigenschaften (Tabelle 2.13) infolge von Wechselwirkungsmechanismen kurzwelliges Licht emittieren. Die Lichtblitze, die innerhalb des Kristalls entstehen, werden aufgrund der beschichteten Oberflächen und interner Reflexion zu einer gewünschten Austrittsseite gelenkt. Mithilfe von Photonenkonvertern (z. B. Photomultiplier) wird ein energieproportionales elektrisches Signal erzeugt.

Beim **Photomultiplier (PMT)** handelt es sich um eine evakuierte Glasröhre (10^{-6}–10^{-5} Pa) mit Kathode, Anode und mehreren elektronenvervielfachenden Dynodenstufen (Bild 2.136). Nach der Entstehung im Kristall und der Weiterleitung im Lichtleiter treffen die

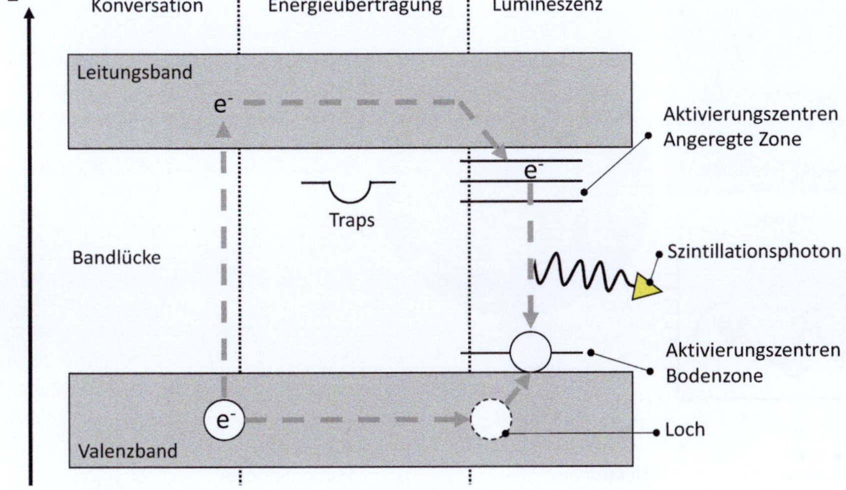

Bild 2.135
Bändermodell

II

Tabelle 2.12 Anregungsdetektoren

	Szintillationszähler	Thermolumineszenz-detektoren	Optisch stimulierte Lumineszenz
Nachweis von	elektromagnetische Wellenstrahlung, Teilchenstrahlung	elektromagnetische Wellenstrahlung, Teilchenstrahlung	elektromagnetische Wellenstrahlung, Teilchenstrahlung
Emission	Fluoreszenzlicht	Lumineszenzlicht	Lumineszenzlicht
Szintillator	anorganische Kristalle, organische Plastikkristalle, Flüssigszintillatoren, Gasszintillationen	anorganische Kristalle	anorganische Kristalle
Beispiel für Szintillatoren	Lutetiumoxyorthosilikat (LSO)	Lithiumfluorid (LiF)	Berylliumoxid (BeO)
Beispiel aus der Nuklearmedizin	PET-Kristalle	Ringdosimeter	Personendosimeter (Oberkörper)

Tabelle 2.13 Szintillationskristalle

	NaI(Tl)	LSO(Ce)	CsI(Tl)	BGO	$CeBr_3$	$LaBr_3$(Ce)
Dichte (g/cm³)	3,7	7,4	4,5	7,1	5,1	5,1
Emissionswellenlänge (nm)	415	420	540	480	380	380
Totzeit (ns)	230	40	900	300	19	16
Brechungsindex	1,85	1,82	1,8	2,15	2,09	1,9
Lichtausbeute (Photonen/MeV)	37 700	30 000	45 000	8200	60 000	49 000
hygroskopisch	ja	nein	nein	nein	ja	ja
Anwendungsbeispiel	Gammakamera	PET	OP-Sonde	PET	Gammaspektrometer	Gammaspektrometer

Photonen auf eine halbtransparente Fotokathode, in der die Energie auf Elektronen übertragen wird. Diese sogenannten Fotoelektronen verlassen die Fotokathode und werden mittels einer Fokussierungselektrode innerhalb eines elektrischen Feldes zur ersten Dynode hin beschleunigt. Konsekutiv folgen weitere Dynoden, die aufgrund eines Spannungsteilers höhere Potenziale aufweisen (bis zu 100 V) und auf die die Elektronen beschleunigt werden. Die Dynoden bestehen aus Nickel-, Stahl- oder Kupfer-Beryllium-Legierungen mit einer Beschichtung aus Alkali-Antimonid, Berylliumoxid, Magnesiumoxid oder Galliumphosphid. Jedes

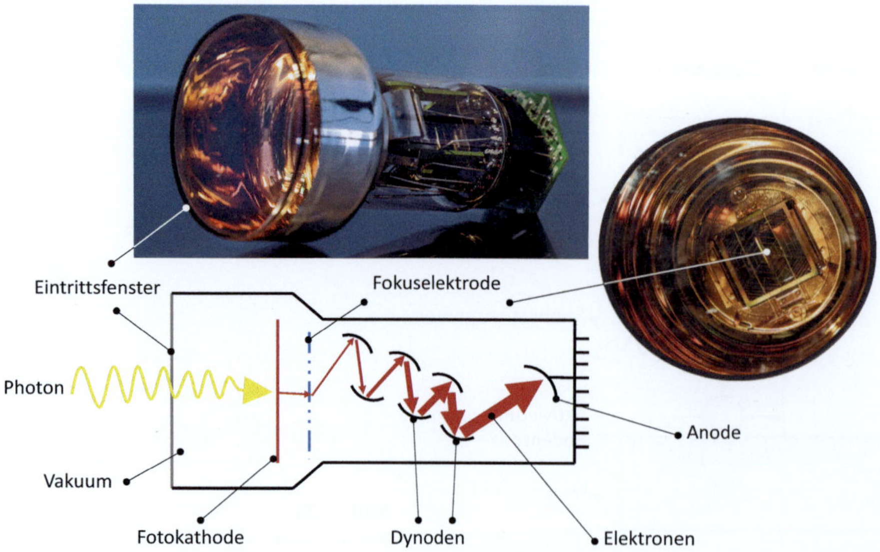

Bild 2.136
Photomultiplier

Elektron erzeugt auf diesem Weg mehrere Sekundäremissionen bzw. Sekundärelektronen (~ 5) auf jeder Dynodenstufe. Dadurch wird eine lawinenartige Verstärkung der initial einfallenden Photonen um bis zu 1×10^6 erreicht. Am Ende der PMT-Röhre sammelt eine Elektrode (Anode) alle Sekundärelektronen und erzeugt einen Ladungsimpuls. Die erfasste Impulshöhe ist dabei direkt proportional zur eingefallenen Gammaenergie. Dieser Ladungsimpuls wird mittels eines Vorverstärkers unter Anpassung an die Impedanz der folgenden Elektronik in einen Ladungsimpuls umgewandelt.

TLD und **OSL** werden in der Personendosimetrie verwendet. Beide Szintillationszähler besitzen eine ähnliche Funktionsweise, das Auslesen der gespeicherten Information unterscheidet sich jedoch. Im Wesentlichen ändert sich das Bandmodell dahingehend, dass zusätzlich in der Bandlücke bzw. verbotenen Zone Haftterme bzw. Traps eingebracht sind (Bild 2.135). In diesen Traps werden die Elektronen festgesetzt, bis sie durch Anregung auf das energetisch niedrigere Grundniveau zurückfallen. Die auf diese Weise gespeicherte Energie wird vom Kristall in Form von Licht wieder abgegeben und ausgewertet. Dabei ist die gemessene Lichtleistung ein Maß für die vorher eingefallene Dosis. Der Prozess der Anregung innerhalb der Auswertung wird bei den TLD durch eine Stickstoff-Gasheizung mit einer maximalen Temperatur zwischen 250 und 300 °C und bei der OSL durch Stimulationslicht mit einer Wellenlänge von 420 bis 550 nm umgesetzt.

2.5.5.3 Halbleiterdetektoren

Halbleiterdetektoren werden in der nuklearmedizinischen Messtechnik immer häufiger eingesetzt. Die bekanntesten Vertreter sind die **Avalanche-Photodiode** (**APD**), der **Silizium-Photomultiplier** (**SiPM**) und der **Cadmium-Zink-Tellurid-**(**CZT-**)**Detektor** (Bild 2.137):

- **APD** ist ein Halbleiter auf Siliziumbasis, der aus einem positiv dotierten p-Bereich und einem negativ dotierten n-Bereich besteht. Dazwischen befindet sich die Verarmungszone mit neutraler Ladung. Die Verstärkung wird in Analogie zur Ionisationskammer durch eine Elektronenlawine im Substrat erzeugt. Hierbei entsteht eine Verstärkung um das Zehn- bis Hundertfache.
- **SiPM** entspricht einer Matrix aus APD im Geiger-Modus (oberhalb der Durchbruchspannung). Nach der Wechselwirkung mit einem Photon löst der resultierende Ladungsträger lawinenartige Stoßionisationen der Elektronen *und* Löcher zu den jeweiligen Elektroden aus. Die Verstärkung ist dabei vergleichbar mit der des PMT.
- Der **CZT-Detektor** hat eine dünne Metallschicht auf der Oberfläche, die als Elektrode fungiert. Sie weist auf Grundlage der Vorspannung ein elektrisches Potenzial auf. Aufgrund der Wechselwirkungsprozesse mit den einfallenden Gammaquanten werden Elektronenlochpaare erzeugt. Die Energie dieser Elektronenlochpaare ist proportional zur Energie der einfallenden und absorbierten Quanten. Negativ geladene Elektronen und positiv geladene Löcher wandern zu den jeweiligen Elektroden und werden dort gesammelt. Daraufhin wird ein Ladungsimpuls erzeugt, der mit einem geeigneten Vorverstärker in einen Spannungsimpuls umgewandelt wird, dessen Impulshöhe proportional zur einfallenden Energie des absorbierten Quants ist. Typischerweise werden diese Ausgangsimpulse des Vorverstärkers in einen Formungsverstärker eingespeist, der den Impuls in eine Gauß-Form umwandelt.

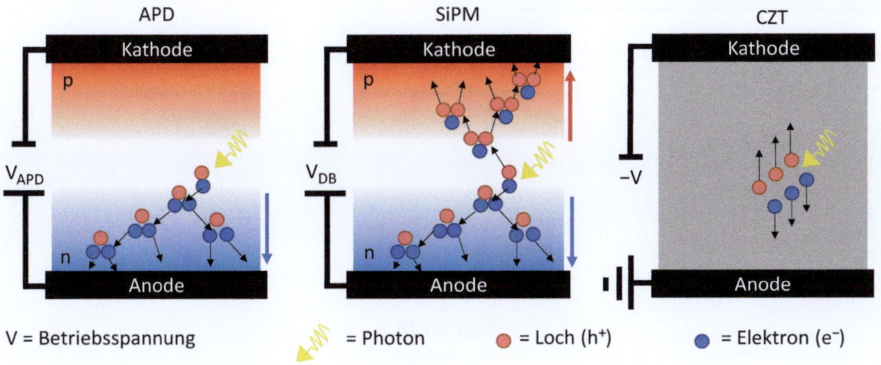

Bild 2.137
Halbleiter

2.5.6 Messplätze und Messsonden

Nuklearmedizinische Messplätze und Messsonden zählen zu den nicht bildgebenden Messgeräten und -verfahren. Sie liefern meist nur einzelne Zahlenwerte (z.B. als Aktivität in Becquerel [Bq] bzw. Impulse in counts per second [cps oder imp]), Energiespektren und/oder Verhältnisangaben. Abhängig von der zu erfüllenden Messaufgabe sind die Geräte unterschiedlich konzipiert.

2.5.6.1 Aktivimeter

Das **Aktivimeter** wird als Messgerät zur Absolutmessung der zu applizierenden Aktivitäten im Messbereich zwischen 0,5 MBq und 100 GBq verwendet. Es besteht im Wesentlichen aus

- Messkammer,
- Bleiabschirmung sowie
- PC (inklusive Software).

Bei der Messkammer handelt sich um eine zylindrisch geformte, abgedichtete Druckkammer (Ionisationskammer) mit einer zentralen Vertiefung (Bild 2.138). Im Inneren des abgedichteten Zylinders befindet sich ein Edelgas unter hohem Druck (ca. 5 – 12 bar). Eine um die Messkammer befindliche Bleiabschirmung dient dem Strahlenschutz des Personals und der Abschwächung der Messkammer von erhöhter Untergrundstrahlung.

Im Inneren der Messkammer wird die Aktivitätsprobe zentral positioniert und in einer annähernden 4π-Messgeometrie der erzeugte Strom im Arbeitsbereich (ohne Totzeiteffekte) gemessen. In Abhängigkeit von der Strahlungsart und Energie werden unterschiedlich viele Ionisationen erzeugt (Stromfluss), weshalb im System eine Datenbank für jedes zu messende Radionuklid implementiert ist. Art des Gefäßes (Behältermaterial) und Füllvolumen müssen bekannt sein, um entsprechende Korrekturen vornehmen zu können. Die Kalibrierfaktoren, die abhängig von Nuklid- und der Messgeometrie sind, werden in der Regel vom Hersteller aus dem Verhältnis von Ionisationsstrom und geeichter Prüfaktivität bestimmt.

$$\text{Kalibrierfaktor} = \frac{\text{Ionisationsstrom}}{\text{Aktivität}} \tag{2.3}$$

Typische Messaufgaben sind die patientenindividuelle Portionierung eines Radiopharmakons und die Kreuzkalibrierung mit dem PET-Scanner als Voraussetzung für die quantitative Bildgebung. Hier ist der Nachweis einer hohen Genauigkeit gefordert, sodass Qualitätskontrollen (z.B. Nulleffekt, Ansprechvermögen und Linearität) nachzuweisen sind.

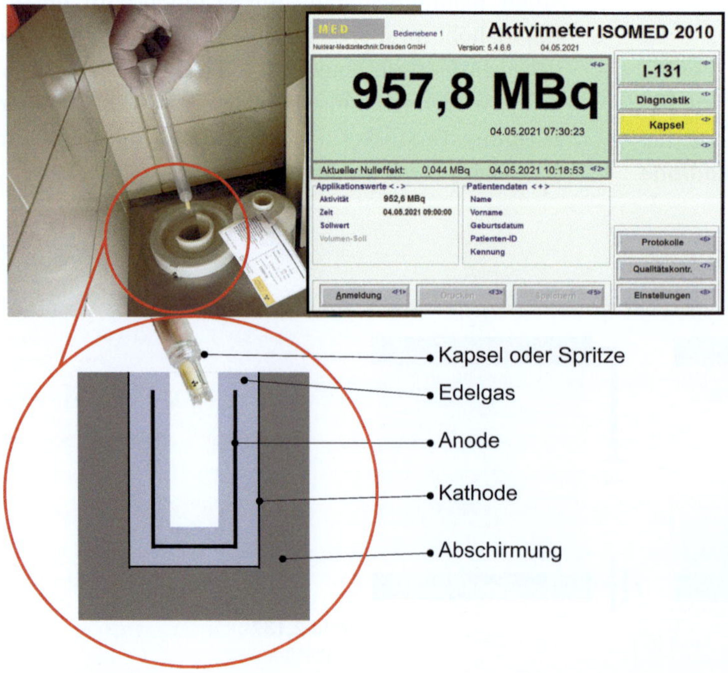

Bild 2.138
Aktivimeter

2.5.6.2 Gammaspektrometer

Gammaspektrometer dienen der Identifizierung von Radionukliden und ermöglichen durch geeignete Kalibrierung eine quantifizierte Bestimmung der Probenaktivität. Bestandteile eines Gammaspektrometers sind

- Detektor,
- Abschirmung,
- Elektronik (gegebenenfalls Kühlung) sowie
- PC (inklusive Software).

Das Detektormaterial und dessen Form bestimmen im Wesentlichen die Eigenschaften des Gammaspektrometers. Für Messungen mit niedriger Energieauflösung wird in der Regel ein sogenannter **Bohrlochmessplatz** verwendet, der aus einem NaI-Kristall mit einer mittigen Bohrung besteht (Bild 2.139). Mittels eines elektronischen Vielkanalanalysators können Energie-/Kanalbereiche untersucht werden. Dieser kommt häufig zur Bestimmung von Aktivitäten in Blut-, Abwasser- oder Wischproben zum Einsatz. Halbleiterdetektorbasierende Spektrometer, z. B. **HPGe-Detektoren (High-Purity Germanium Detector)**, ermöglichen aufgrund ihrer spezifischen Reinheit und Dichte eine viel höhere Energieauflösung, Empfindlichkeit und die gleichzeitige Bestimmung vieler verschiedener Radionuklide in einer Probe. Allerdings ist bei Germaniumdetektoren eine aufwendige Kühlung erforderlich, die mithilfe von Stickstoff oder Kühlaggregaten realisiert wird.

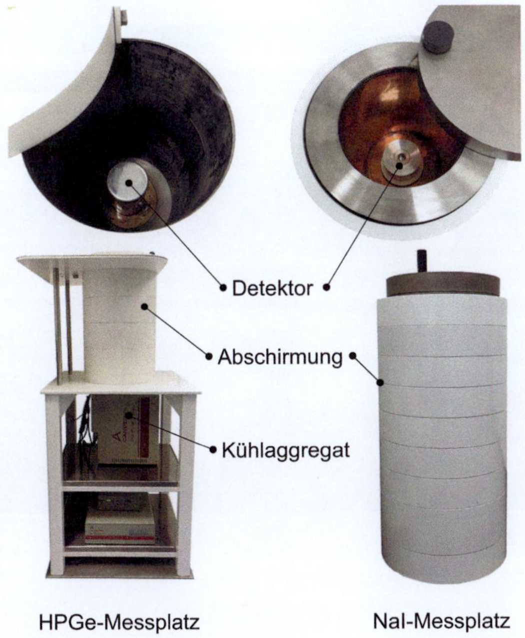

Bild 2.139 HPGe- und NaI-Messplatz

Vor der weiteren Verwendung der gemessenen Energiespektren ist eine Energie-, Peak- und Wirkungsgradkalibrierung erforderlich. Relevant ist darüber hinaus, dass Gammaspektrometer nur für kleinere Messprobenaktivitäten ausgelegt sind, sodass häufig nur < 75 000 cps gemessen werden können.

2.5.6.3 Organ-/Sondenmessplatz

Der bekannteste und am häufigsten zum Einsatz kommende Organsondenmessplatz ist die **Schilddrüsen-Uptake-Messsonde** (Bild 2.140), für den Radiojodtest. In der klinischen Routine besteht diese aus

- einer Kinnauflagefläche,
- einem offenen, zylindrisch geformten und konisch verlaufenden Einloch-Bleikollimator,
- einem Natriumiodkristall (5 × 5 cm),
- einem PMT,
- einem Verstärker
- Elektronik (unter anderem Vielkanalanalysator) sowie
- Spektroskopiesoftware.

Die Aufgabe des Einloch-Bleikollimators besteht darin, den Bereich zu begrenzen, von dem die Strahlung detektiert werden kann, respektive Strahlungseinflüsse von außerhalb zu verhindern. Eine reproduzierbare Messgeometrie (Abstand und Positionierung des Messobjekts im Gesichtsfeld, Kinnauflage) ermöglicht dabei eine hohe Messwertkonsistenz, die insbesondere bei longitudinalen (sequenziellen) Messungen mit beabsichtigter Messwertinterpolation relevant ist. Aufgrund des geringen Abstands zwischen Messobjekt und Szintillationskristall führen selbst geringe Abweichungen von dieser Soll-Distanz zu bedeutenden Messfehlern (Abstandsquadratgesetz).

Die auf dem PC-System installierte Spektroskopiesoftware ermöglicht es, ein Energiespektrum aufzunehmen. Dabei wird ein Vielkanalanalysator im Pulshöhenanalysemodus mit frei definierbaren Energiefenstern verwendet, um das detektierte Ereignis dem Kanal bzw. der Energie zuzuordnen.

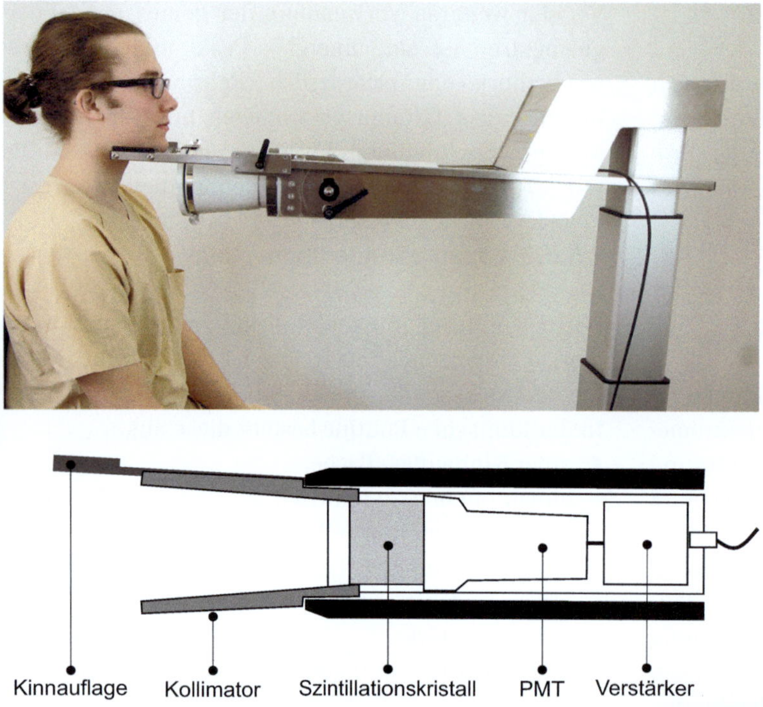

Bild 2.140
Schilddrüsensonde

2.5.6.4 OP-Sonde

OP-Sonden dienen der intraoperativen Lokalisation von Befunden (Bild 2.141). Sie ermöglichen durch audio(-visuelles) Feedback die Detektion lokaler Anreicherungen eines zuvor applizierten Radiopharmakons. Voraussetzung ist, dass das Radiopharmakon in einer Zielstruktur (z. B. Wächterlymphknoten) stärker gespeichert wird als im umliegenden Gewebe (engl. *Target-to-Background-Ratio*, TBR, dt. Läsions-Hintergrund-Verhältnis).

Für die Strahlungsdetektion werden Szintillationsdetektoren mit Photonenkonvertern (z. B. Photomultiplier oder Fotodiode) oder Halbleiterdetektoren (z. B. CdZnTe) verwendet. Aufgrund des vorwiegend intraoperativen Einsatzes und der Verwendung verschiedener Radionuklide ist es einerseits wichtig, die Sonden handlich zu bauen, und sie andererseits für den Einsatz in einem möglichst großen Energiebereich zu konzipieren.

Die Messbedingungen in der OP-Situation und die Wahl der Geräteparameter limitieren den Messerfolg. Abhängige Faktoren, die teilweise auch interagierend Einfluss nehmen, sind folgende:

- Kollimation
- (räumliche) Empfindlichkeit
- Ortsauflösung
- Energiediskriminierung

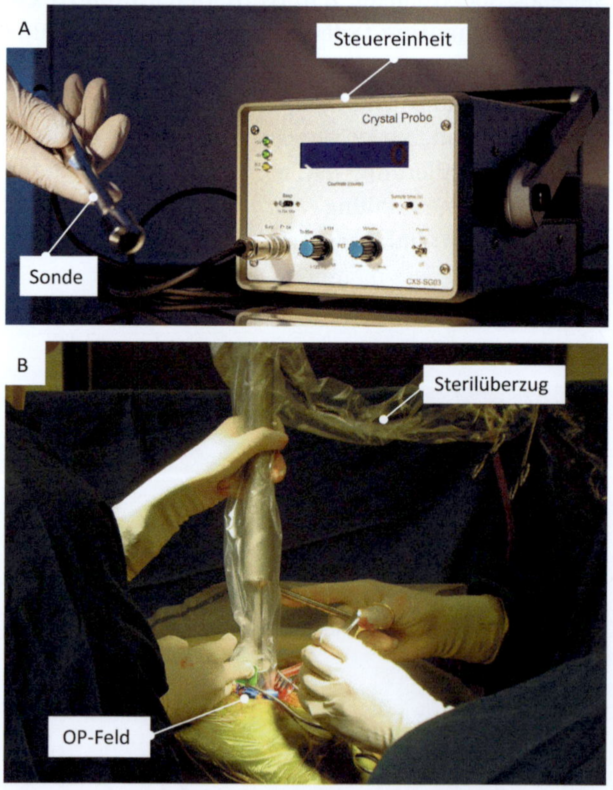

Bild 2.141 OP-Sonde

- Feedback (Anzeige, Akustik)
- Formfaktor der Sonde
- Wahl des Radionuklids (HWZ) und Radiopharmakon
- Target-to-Background-Ratio (TBR)

Für die Umsetzung der Kollimation haben sich zwei verschiedene Möglichkeiten durchgesetzt (Bild 2.142):

- **Geometrische Kollimation (mit verschiedenen Wolfram-Kollimatoren):** Die Abschirmung um das Strahleintrittsfenster sowie der Durchmesser der Öffnung bestimmen die räumlichen Messeigenschaften, die Sensitivität und die Messgeometrie.
- **Elektronische Kollimation (Halbleiterdetektoren mit räumlicher Anordnung):** Aufgrund der zweireihigen Anordnung werden Verhältniszählraten ermittelt. Ausgehend von diesen kann auf den Ort der Aktivitätsanreicherung rückgeschlossen werden. Hierdurch lässt sich das Messfeld durch den verwendeten Algorithmus eingrenzen und eine Fokuseinstellung wählen.

Mit der Wahl der Kollimation wird Einfluss auf die räumliche Empfindlichkeit (radiale Empfindlichkeitsverteilung) genommen. Abhängig von Öffnungswinkel (Strahlenaustrittsfenster) und Kollimation (Kollimator oder Algorithmus bei elektronisch kollimierten Sonden) definiert man den Messkegel, der sich über die **Halbwertsbreite** (engl. *full width at half haximum*, FWHM) quantifizieren lässt. Die FWHM bestimmt dabei den minimalen Abstand zwischen zwei benachbarten Quellen, der notwendig ist, um diese getrennt voneinander wahrzunehmen. Zusätzlich wird die Ortsauflösung dabei vom Abstand zwischen Sonde und Quelle beeinflusst.

Über die Energiediskriminierung wird ein Messbereich festgelegt (keV). Die gezählten Impulse innerhalb des Bereichs werden dem Operateur über eine Feedbackmöglichkeit (Akustik, Anzeige, haptisches Feedback) zurückgegeben. Der Formfaktor der Sonde bestimmt die Freiheitsgrade der Bewegung innerhalb des OP-Feldes. Bei den Sonden haben sich daher verschiedene Formen etabliert:

- starr geformte Sonden mit oder ohne Winkelung (kabelgebunden oder kabellos)
- flexibel geformte bzw. bewegliche Sonden (kabelgebunden oder kabellos)
- Spezialsonden (für OP-Roboter, kabelgebunden)

Abhängig von

- dem verwendeten Radionuklid, das in einer definierten Zeit weniger wird (HWZ),
- dem Radiopharmakon,
- dem zugrunde liegenden Metabolismus und
- dem Zeitpunkt der OP

ergibt sich eine TBR, die zur sicheren Lokalisierung bzw. Differenzierung möglichst hoch sein sollte.

2.5.7 Technegasgenerator

Bei der Ventilationsszintigrafie, einer Teiluntersuchung der Lungenszintigrafie, wird vor Ort ein mit ^{99m}Tc markiertes ultrafeines Trockenaerosol (Technegas) erzeugt. Im **Technegasgenerator** (Bild 2.143a) wird ein

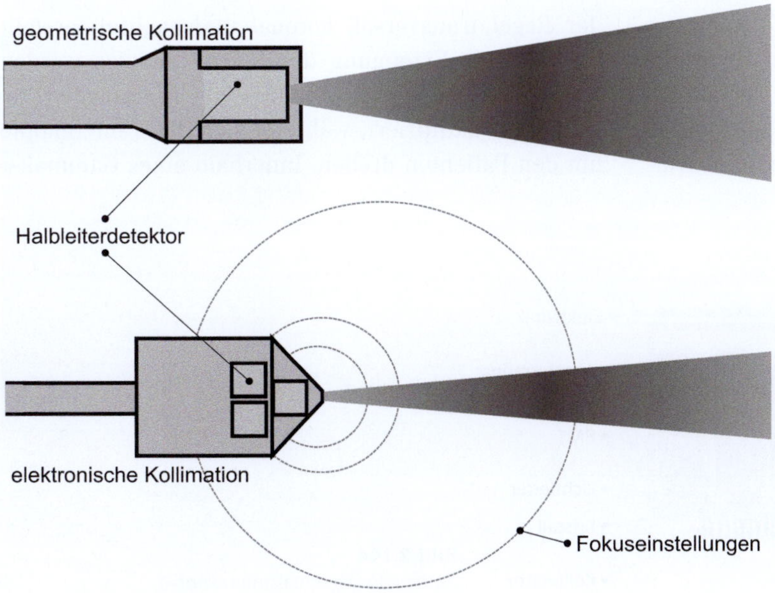

Bild 2.142
OP-Sonden-Kollimation

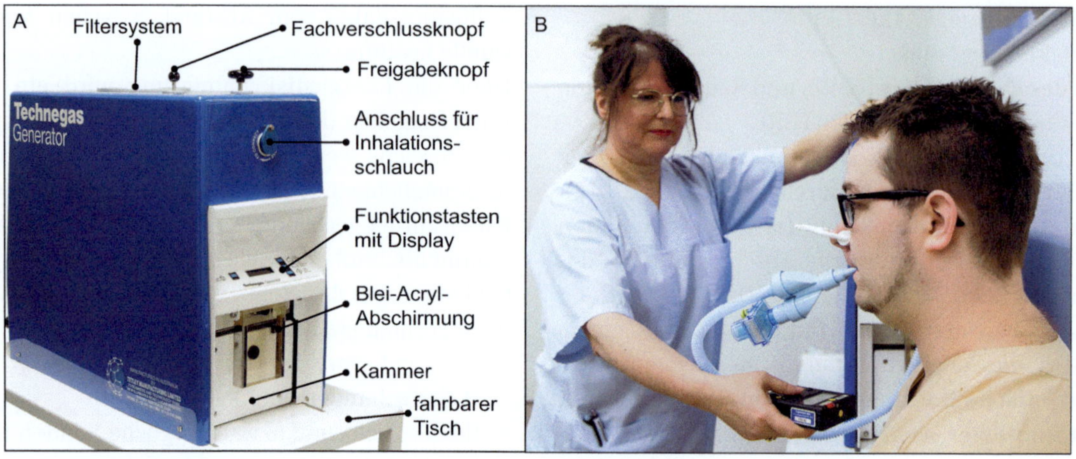

Bild 2.143 Technegasgenerator

kleiner Grafittiegel, der im Vorfeld mit dem Radionuklid ^{99m}Tc befüllt wurde, zunächst auf 80 °C erhitzt. Bei diesem Eindampfvorgang verdunstet die radioaktive Flüssigkeit. Anschließend wird die Kammer mit Argongas gefüllt. Innerhalb dieser inerten Atmosphäre erfolgt der Brennvorgang bis zu einer Temperatur von 2750 °C. Die **Technegaspartikel** werden währenddessen von einer Kohlenstoffschicht umhüllt und sind für den Patienten über ein Schlauchsystem mit Filter inhalierbar (Bild 2.143b). Nach der Inkorporation werden statische planare Aufnahmen bzw. SPECT-Aufnahmen an einer Gammakamera durchgeführt.

2.5.8 (SPECT-)Gammakamera

Die konventionelle Szintigrafie beschreibt die nuklearmedizinische Emissionsbildgebung unter Verwendung von Gammakameras. Die Gammakamera ist ein Strahlungsdetektionsgerät, das in der Lage ist, die räumliche Verteilung eines mit einem γ-Strahler markierten Radiopharmakons im Patienten als Szintigramm wiederzugeben. Die Aufzeichnung kann nach einem Intervall an einem definierten Zeitpunkt (statische Szintigrafie) oder kontinuierlich über einen Zeitraum (dynamische Szintigrafie oder Sequenzszintigrafie) erfolgen.

Bei konventionellen Szintigrafien werden zweidimensionale Bilder (planare Szintigramme) der interessierenden Untersuchungsregion oder des gesamten Körpers aufgenommen, wobei die Aufnahmerichtung frei gewählt werden kann (in der Regel aus ventraler und dorsaler Sicht). Im Gegensatz dazu werden mit der **SPECT** (**Single Photon Emission Computed Tomography**, dt. **Einzelphotonen-Emissionscomputertomografie**) dreidimensionale Rohdatensätze erzeugt, aus denen durch Rekonstruktionsverfahren dreidimensionale Schnittbilder in frei wählbarer Orientierung (in der Regel transversal, koronal und sagittal) erstellt werden. Zur Erzeugung des Rohdatensatzes werden Aufnahmen aus verschiedenen Winkelrichtungen (Projektionen) akquiriert, während sich die Kameraköpfe um den Patienten drehen. Innerhalb eines Gammaka-

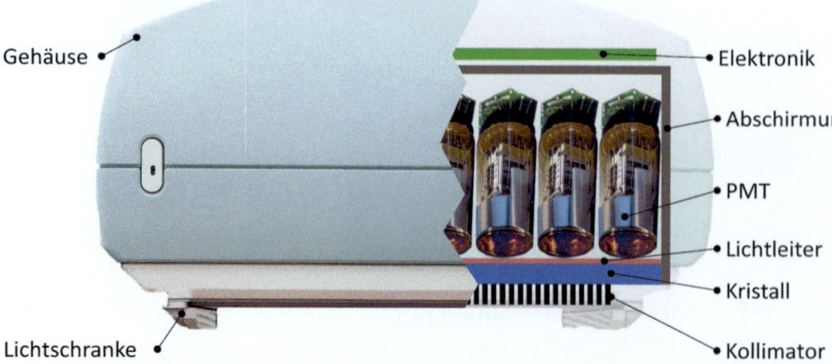

Bild 2.144
Aufbau des Gammakamerakopfes

merakopfes befinden sich folgende Hauptkomponenten (Bild 2.144):

- Kollimator
- Szintillationskristall
- Lichtleiter
- Photonenkonverter
- Lokalisierungsmatrix (Elektronik)
- Gammakameraabschirmung

2.5.8.1 Kollimator

Die sich in alle Richtungen divergent ausbreitende Gammastrahlung (elektromagnetische Wellenstrahlung im keV-Bereich, Energie > 120 keV bzw. Wellenlänge < 10 pm) ist nicht fokussierbar. Dies ist ein Gegensatz zum sichtbaren Licht (Energie zwischen 1,6 bis 3,3 keV bzw. Wellenlänge zwischen 780 und 380 nm), das mit einer Linse fokussiert werden kann. Die Verwendung eines **Kollimators** hilft, das Sichtfeld der Gammakamera zu begrenzen bzw. einzublenden und eine Richtungsortung der vom Patienten ausgehenden Strahlung vorzunehmen. Die Strahlung wird auf definierten Pfaden in Form von zylindrischen, eckigen oder runden Löchern (Kanäle) entlang der Systemachse auf den Szintillationskristall geleitet (Bild 2.145).

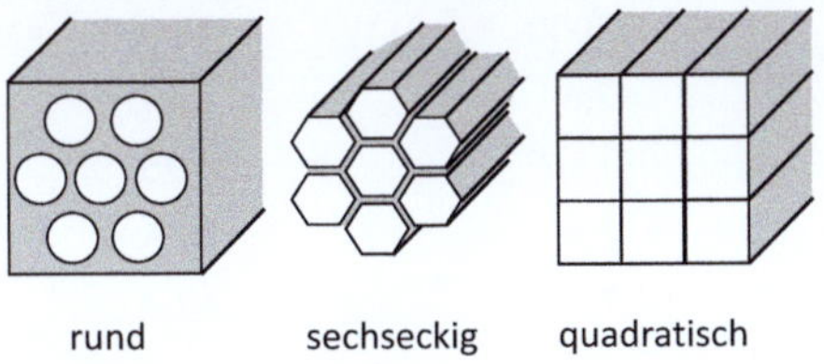

Bild 2.145 Kollimatorlochformen

Das Material bzw. die Trennwand zwischen benachbarten Löchern (auch Septen genannt), ist von besonders hoher Dichte und besteht in der Regel aus Blei, Wolfram oder einer Legierung, die eine Energiedämpfung von > 95 % gewährleistet. Hergestellt werden diese Kollimatoren durch **Bohrverfahren**, **Gießverfahren (Mikroguss)**, Faltung durch **Folienbauweise** und **additive Fertigung** mittels Laserschmelzen von Wolframpulver:

- Das Bohrverfahren wird mittels Diamantbohrer bzw. -fräse umgesetzt. Neben preislichen Aspekten spielt hier eine Rolle, dass weder komplexe Formen noch sehr kleine Öffnungswinkel möglich sind.
- Beim Mikrogussverfahren wird ein gewünschtes Lochmuster (Bild 2.145) durch zweiseitiges Fotoätzen auf Metallschablonen übertragen. Die Ätzung dient dabei der Ausrichtung und Positionierung Tausender Pins, die später die Kanäle bilden und Einfluss auf die Septen nehmen. In diese Form wird die erforderliche Menge geschmolzenes Blei eingebracht und durch spezielle Tiefentemperaturverfahren abgekühlt, sodass die beim Abkühlen stattfindenden Schrumpfprozesse kontrolliert ablaufen. Während dieses Herstellungsverfahrens werden die Pins und die Schablobe vom Block entfernt. Diese variable Art der Herstellung ermöglicht die Generierung von Parallelloch-Kolimatoren, divergierenden Kollimatoren und konvergierenden Kollimatoren (Bild 2.146).
- Die Faltung von Bleifolien stellt aktuell die bevorzugte Herstellungsmethode für Kollimatoren dar. Aufgrund der technischen Komplexität eignet sich dieses Verfahren am ehesten für Parallellochkollimatoren mit einer definierten Septendicke. Hochautomatisierte und computergesteuerte Robotersysteme verformen dabei unterschiedlich dick gewellte Folienstreifen, sodass mehrere Lagen eckiger (z. B. hexagonaler) Tunnel entstehen. Die unterschiedliche Dicke der Folienstreifen, dient zum einen der Vermeidung von Tunnelverformungen und zum anderen dem Ziel, dass doppel- und einlagige Bereiche die gleiche Dicke aufweisen sollen.
- Die Fertigung mittels Wolframpulver-Laserschmelzen ermöglicht Lochdurchmesser im µm-Bereich. Über eine Walze wird das Pulver verteilt und selektiv auf Grundlage der Vorlage (CAD-Design) geschmolzen, wodurch sich die einzelnen Schichten ähnlich wie beim 3D-Druck verbinden.

Durch die Wahl des Kollimatortyps (Parallelloch-Kollimator, divergierender Kollimator und konvergierender Kollimator usw.) und der Höhe sowie Breite der Septen und Löcher werden die räumliche Auflösung, der Abbildungsmaßstab und die Empfindlichkeit beeinflusst. Die Energie des verwendeten Radionuklids bestimmt ebenfalls die Auswahl des notwendigen Kollimators (Niedrig-, Mittel- oder Hochenergiekollimatoren). Des Weiteren besitzen die Hersteller teils abweichende Parameter bei gleicher Kollimatorbezeichnung (Tabelle 2.14, Kollimatoren der Firma Siemens).

II

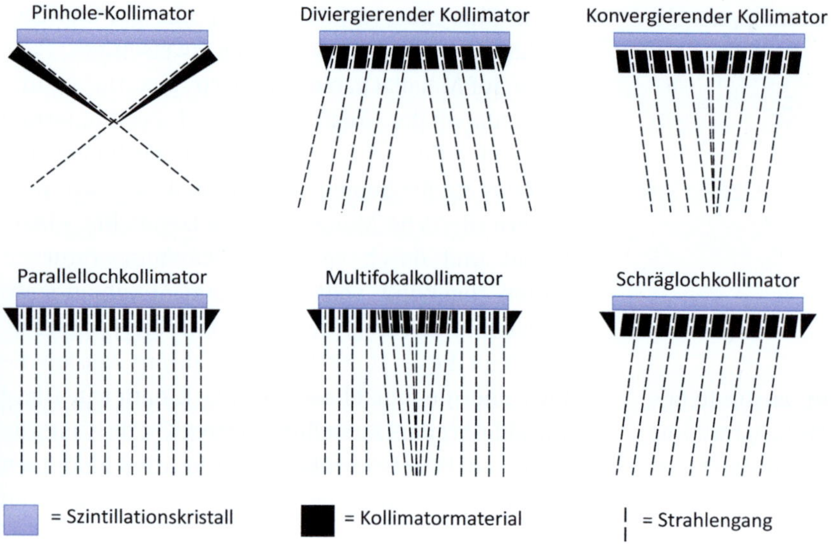

Bild 2.146
Arten von Kollimatoren

Tabelle 2.14 Kollimatoren

Name	Low Energy High Resolution	Medium Energy Low Penetration	High Energy	Multifocal
Abkürzung	**LEHR**	**MELP**	**HE**	**SmartZoom**
Radionuklid (Beispiel)	^{99m}Tc	^{177}Lu	^{131}I	^{99m}Tc
Lochdurchmesser (mm)	1,11	2,94	4	1,9
Septendicke (mm)	0,16	1,14	2	0,2–0,4
Lochlänge (mm)	24,05	40,64	59,7	40,25
Lochanzahl	148 000	14 000	8000	48 000
Sensitivität bei 10 cm (cpm/MBq)	5,5	7,4	3,6	7,7 (21,9 bei 28 cm)
geometrische Auflösung bei 10 cm (mm)	6,4	10,8	13,2	6,95
berechnete Durchdringung (%)	1,5	1,2	3,5	N/A
Gewicht (kg)	22,1	63,5	124,7	47,2

Aktuell etablieren sich optimierte LEHR-Kollimatoren (Low Energy High Resolution and Sensitivity, LEHRS), die eine hohe räumliche Auflösung mit hoher Sensitivität verbinden.

Die geometrische Auflösung, Sensitivität und Durchdringungsrate (Penetration) sind vom Kollimatortyp, der Kollimatorlochlänge (l), dem Lochdurchmesser (d) und der Septendicke (s) abhängig. Beispielsweise ist für Parallellochkollimatoren (PLK) mit hexagonaler Lochform die Sensitivität für eine Punktquelle in definierten Abstand (h)

$$\text{Sens}_{\text{PLK}} = \frac{\sqrt{3}}{8\pi} \frac{d^2}{l_{\text{eff}}^2} \frac{d^2}{(d+s)^2} \quad (2.4)$$

mit einer Auflösung von

$$\text{Aufl}_{\text{PLK}}(h) = d \frac{l+h}{l_{\text{eff}}} \quad (2.5)$$

Für die effektive Kollimatorlochlänge in Abhängigkeit vom verwendeten Nuklid und dem Material (Schwächungskoeffizient μ) gilt:

$$l_{\text{eff}} = l - \frac{2}{\mu} \quad (2.6)$$

Die Septendicke hat einen wesentlichen Einfluss auf die räumliche Auflösung, sollte dabei aber stets so gewählt sein, dass die Durchdringungsrate der Gammaquanten < 5 % ist. Die Kollimatoreffizienz ε wird neben den genannten Parametern durch die Kollimatorloch-Formfaktorkonstante beeinflusst und lässt sich wie folgt bestimmen:

$$\mathcal{E} = K^2 \left(\frac{d}{l}\right)^2 \left(\frac{d}{d+t}\right)^2 \quad (2.7)$$

2.5.8.2 Szintillationskristall

Der **Szintillationskristall** ist ein anorganischer Kristall, der abhängig von seiner Zusammensetzung äußerst schnell im Abklingverhalten (zeitliche Lichtemission) und dementsprechend sensitiv ist. Folgende an den Kristall gestellte Anforderungen haben Einfluss auf die Empfindlichkeit des Messsystems:

- geeignete Größe und Dicke
- hohe Homogenität
- schnelle Ansprechwahrscheinlichkeit
- kurze Totzeit

Der in der Gammakamera am häufigsten zum Einsatz kommende Szintillationskristall ist mit Thallium dotiertes Natrium-Iodid (NaI:Tl), der durch Kristallzucht in verschiedenen Größen hergestellt werden kann.

Diese Einkristalle werden meist nach der Stockbarger-Methode (auch bekannt als Bridgeman-Stockbarger Methode) gezüchtet. Da NaI:Tl-Kristalle äußerst hygroskopisch (wasseranziehend) sind, ist bei der Herstellung auf trockene Umgebungsbedingungen zu achten. In einem Tiegel werden die partikularen Rohstoffe Natrium und Iodid mit Spuren von Thallium bzw. Thalliumiodid (~ 0,2 %), dem Aktivator, vakuumgetrocknet und entwässert. Beim darauffolgenden Schmelzvorgang, einer Temperaturerhöhung bis auf 700 °C, wird im Tiegel eine Schmelze erzeugt. Mittels einer Hebevorrichtung wird unter strenger Überwachung der Temperatur und Geschwindigkeit durch ein langsames Erstarren bzw. Kristallisieren, ein Einkristall gewonnen. Nach diesem abhängig von der Größe mehrwöchigen Herstellungsprozess muss der Kristall mehrere Monate „ausheilen", bevor er lichtdicht (z. B. 1 mm Aluminiumschicht) gekapselt und mit einem gut reflektierenden Material, wie z. B. Titandioxid, versehen werden kann. Dadurch werden die aufgrund der Wechselwirkung mit dem Gammaquant entstehenden Lichtblitze bzw. Photonen zum gewünschten optischen Ausgang hin reflektiert.

Nach Abschluss des Herstellungsprozesses ist der Kristall äußerst empfindlich gegenüber mechanischer Beschädigung bzw. Krafteinwirkung und schneller Temperaturwechsel (> 5 °C/h). Bereits durch geringe Einflüsse können Risse bzw. Defekte entstehen, die die Empfindlichkeit und Energieauflösung beeinträchtigen, sodass ein kompletter Austausch notwendig werden kann.

Aktuell werden in den Geräten Kristalle verbaut, die zwischen 6 – 12,5 mm dick sind und je nach Größe des Gesichtsfeldes eine Ausdehnung von bis zu 60 × 40 cm aufweisen. Der NaI:Tl-Kristall eignet sich aufgrund seiner Eigenschaften besonders gut für den Einsatz in Gammakameras (Tabelle 2.13).

2.5.8.3 Lichtleiter

Die Aufgabe des Lichtleiters besteht darin, die vom Szintillationskristall ausgehenden Photonen verlustarm zu den Photonenkonvertern zu leiten. Hierfür wird meist Quarzglas oder Plexiglas verwendet, das mithilfe einer Kontakt- bzw. Verbindungsschicht aus optischen Fetten (äquivalenter Brechungsindex wie der Lichtleiter) oder RTV-Silikon (raumtemperaturvernetzend) gekoppelt wird. Die Effizienz der Lichtübertragung (Quanteneffizienz) wird dabei vom Material, von der Form bzw. Größe des Lichtleiters, vom Winkel der Totalreflexion und von der Erhaltung des Phasenraumes (Satz von Liouville) bestimmt. Auf Basis der digitalisierten PMT-Signale, die gegenwärtig verschiedenen Korrekturverfahren unterliegen, ist die Dicke des Lichtleiters auf ein Minimum bzw. ausschließlich auf die dünne Kontaktschicht reduziert. Systeme, die nur mit Halbleiterdetektoren arbeiten, benötigen beispielsweise keine Lichtleiter.

II

2.5.8.4 Photonenkonverter

Als Photonenkonverter wird standardmäßig eine Vielzahl von PMTs über dem gesamten Einkristall verwendet. Je nach Hersteller kommen aktuell zwischen 22 – 59 Stück zum Einsatz. Mit steigender Anzahl der PMTs verbessert sich die örtliche Auflösung.

2.5.8.5 Lokalisierungsmatrix (Elektronik)

Die Ursprünge der elektronischen Lokalisierungsmatrix gründen auf der analogen Pulsarithmetik, wobei anfangs mittels eines Widerstandnetzwerkes die Koordinatenausgabe (X^+, X^-, Y^+, Y^-) durch die lineare Addition aller PMT-basierten Spannungskomponenten unter Berücksichtigung der Gewichtungsfaktoren sowie des PMT-Verstärkungsfaktors erfolgte. Dieser Ansatz wurde später dahingehend angepasst, dass das Koordinatensignal durch das Energiesignal dividiert wurde, um die Linearität zu verbessern. Dieser Schritt berücksichtigt die Tatsache, dass das Energiesignal Z aufgrund der ereignisortabhängigen Leuchtintensität im Kristall unterschiedlich ausgeprägt ist. Daraus ergibt sich der bis heute geltende Zusammenhang für die jeweiligen Koordinatensignale von

$$X = \frac{X^+ - X^-}{Z}; Y = \frac{Y^+ - Y^-}{Z} \quad (2.8)$$

Ein weiteres Signal, das Energiesignal Z, ist dabei proportional abhängig von der Helligkeit (Verteilung der Lichtmenge) des Kristalls und ist als Summe der ungewichteten Signale definiert:

$$Z = X^+ + X^- + Y^+ - Y^- \quad (2.9)$$

Ein **Pulshöhenanalysator** diskriminiert das Signal Z, um die Energiebestimmung vorzunehmen. Hierbei unterscheidet man zwischen Integral- und Differenzialdiskriminatoren. Bei den **integralen Diskriminatoren** werden nur Werte oberhalb einer Schwelle berücksichtigt, wohingegen beim **Differenzialdiskriminator** nur Signale innerhalb einer unteren und oberen Schwelle verarbeitet werden.

Die Spannungssignale werden mithilfe der in aktuellen Geräten verbauten Analog-digital-Konverter (A/D-Konverter) direkt hinter dem PMT digitalisiert. Die digital vorliegenden Werte für X, Y und Z werden im Mikroprozessor hinsichtlich der Energie und Linearität korrigiert. Eine weitere Korrektur der Gleichförmigkeit wird mit einer Referenzflutbildaufnahme mit sehr hoher Impulszahl durchgeführt.

2.5.8.6 Gammakameragehäuse und Abschirmung

Das Kameragehäuse und die innen befindliche Abschirmung des Detektors erfüllen die Aufgabe der Abschirmung gegenüber unerwünschter externer Strahlung und (elektro-)magnetischen Einflüssen. Da nuklearmedizinische Messgeräte naturgemäß eine hohe Sensitivität gegenüber Strahlung aufweisen, ist der Gammakamerakopf mittels Bleiabschirmung in alle nicht dem Patienten zugewandten Richtungen abgeschirmt. Des Weiteren sind die PMTs äußerst empfindlich gegenüber externen (elektro-)magnetischen Einflüssen, sodass zusätzliche Mu-Metall-Abschirmungen notwendig sind. Als Ergebnis der genannten Maßnahmen haben die Kameraköpfe ein sehr hohes Gewicht, woraus hohe Anforderungen an eine stabile Befestigung resultieren. Bei SPECT-fähigen Gammakameras wird durch die automatische Bewegung des Geräts um den Patienten immer eine Verankerung am Boden notwendig. Durch die zunehmende Komplexität automatisch durchgeführter mechanischer Gerätebewegungen sowie durch die Temperaturanfälligkeit des Systems (insbesondere des Gammakamerakopfes) sind zahlreiche Temperatur-, Bewegungs- und Berührungssensoren erforderlich. Die gemessenen Daten werden z.B. dazu verwandt, um Ventilatoren für die Luftzirkulation zu steuern oder die Kamerabewegung bei Berührung des Patienten zu stoppen.

2.5.8.7 Energiefensterung

Die Daten liegen, nach Detektion der vom Patienten ausgehenden Gammaquanten und deren Umwandlung, in digitaler Form vor. Durch Energiediskriminierung werden für die Ermittlung der räumlichen Häufigkeitsverteilung nur Signale berücksichtigt, die innerhalb des gewünschten Energiefensters, meist des Fotopeak-Energiefensters, liegen (Bild 2.147). Hierbei werden der untere und obere Schwellenwert des Differenzialdiskriminators in der Regel in keV angegeben.

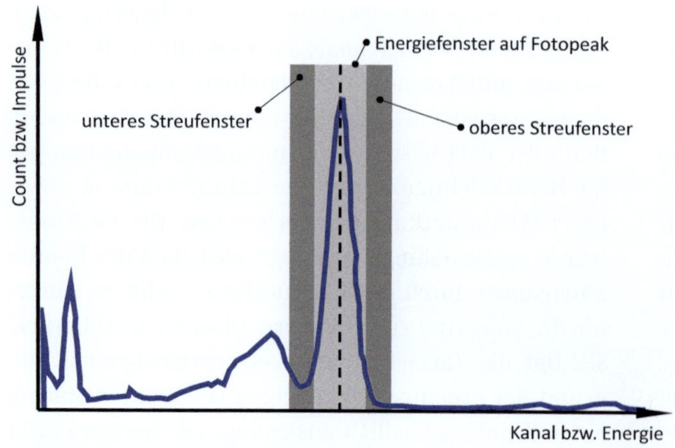

Bild 2.147
Energiespektrum und Energiefensterung

Unvermeidbar bleibt ein gewisser Streustrahlenanteil, der durch die Comptonstreuung innerhalb des Patienten entsteht und Einfluss auf das Energiespektrum nimmt. Durch optimale zusätzliche Fenster, das obere bzw. untere Streufenster, die sich jeweils neben dem Fotopeak befinden, kann mithilfe von Korrekturverfahren der Streustrahlenanteil teilweise berücksichtigt werden. Die Energiefensterung kann je nach verwendetem Radionuklid auch aus mehreren Fenstern bestehen. Dies ist häufig dann relevant, wenn es sich um Radionuklide mit mehreren Fotopeaks handelt oder Doppelnukliduntersuchungen durchgeführt werden. Die gezählten Ereignisse der jeweiligen Energiefenster können softwarebasiert zusammen verarbeitet (z. B. summiert) werden.

2.5.8.8 Bildeinstellung und Akquisitionsmodi

Die Verortung der einzelnen Ereignisse erfolgt innerhalb einer zweidimensionalen Pixelmatrix. Die aktuell üblichen Matrixgrößen sind 64 × 64, 128 × 128 und 256 × 256 bzw. für Ganzkörperaufnahmen 256 × 1028. Mit steigender Matrixgröße verkleinert sich die Pixelgröße und der Speicherbedarf steigt. Die Matrixtiefe beschreibt die maximale Anzahl der Counts, die in einem Pixel gespeichert werden können. Bei 16 Bit beträgt die Speicherrate 65 536 Counts pro Pixel. Mit den Optionen Vergrößerung (Zoomfaktor) und Bildversatz kann Einfluss auf die Bildmatrix und somit auf die Darstellung eines Objekts genommen werden. Die visuelle Änderung der Auflösung (z. B. kleinere Pixelgröße) oder die Vergrößerung des abzubildenden Objekts führt allerdings nicht immer zu einer Verbesserung der Bildgebung, da die intrinsische Auflösung des Systems die absolute Auflösung limitiert. Zu bedenken ist ferner, dass bei einer Erhöhung der Matrix oder des Zooms die Counts auf mehr Pixel verteilt werden, was zu einem erhöhten Rauschen im Vergleich zu Bildern mit kleinerer Matrix bzw. größeren Pixeln führt.

Die Bildaufnahme bzw. -akquisition kann entweder im **Frame-Mode (Bildmodus)** oder im **List-Mode (Listenmodus)** stattfinden. Bei Anwendung des Frame-Modes werden die gemessenen Counts im Bild, dem jeweiligen Pixel zugeordnet, gespeichert. Im Gegensatz dazu werden im List-Mode alle Counts (Events) separat mit Koordinaten und zeitlichem Bezug in einem Protokoll

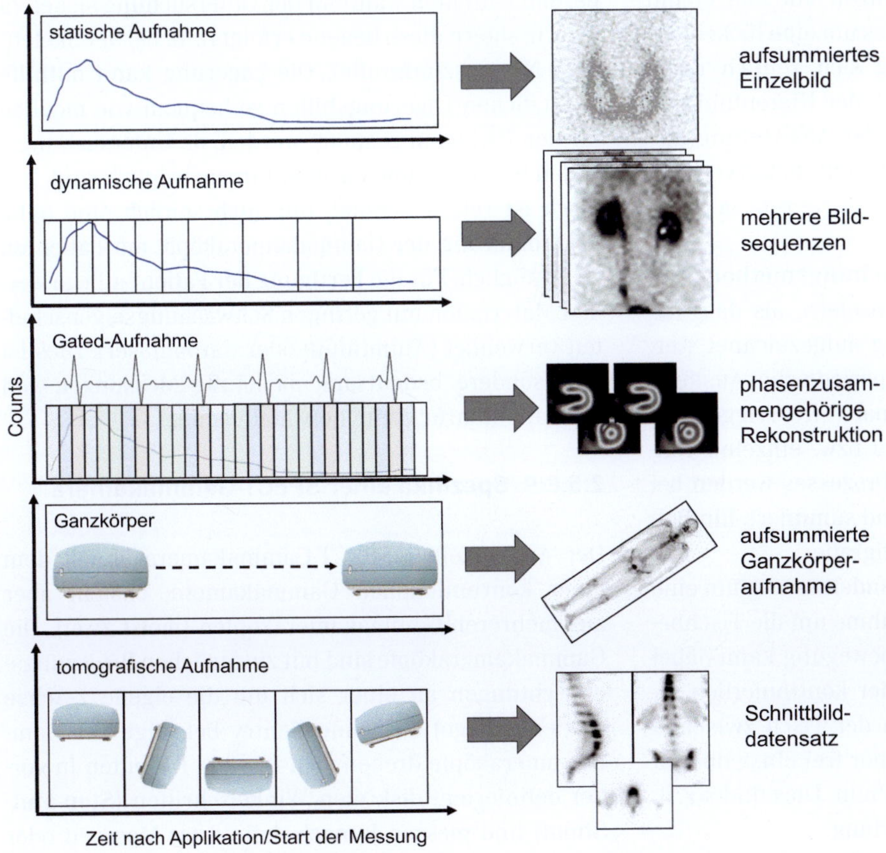

Bild 2.148
Akquisitionsmodi

gespeichert. Bei Gammakameras findet aktuell jedoch nur noch die Aufnahme im Frame-Modus Anwendung (Bild 2.148). Bei diesen wird zwischen folgenden Aufnahmen differenziert:

- statische Aufnahmen
- dynamische Aufnahmen
- ausgeblendeten (engl. *gated*) bzw. getriggerten Aufnahmen
- Ganzkörperaufnahmen
- tomografische Aufnahmen

Bei der **statischen Untersuchungsmethode** werden alle gezählten und zugeordneten Ereignisse zu einem Bild zusammengefasst. Dabei wird die Messzeit entweder durch einen vorgegebenen Scanzeitraum oder durch eine vorher definierte Gesamtimpulszahl determiniert, wobei letztere Verfahrensweise eine ausreichende Bildstatistik garantiert. Ein typisches Beispiel für die statische Aufnahmetechnik ist die Schilddrüsenszintigrafie.

Bei der **dynamischen Untersuchungsmethode** werden die Ereignisse in Abhängigkeit von der Zeit in einer Sequenz aufeinanderfolgender Bilder aufgezeichnet. Sowohl die Aufnahmedauer jedes einzelnen Bildes als auch der Gesamtaufnahme sind dabei variabel einstellbar. Dynamische Untersuchungen sind meist dann von besonderem Interesse, wenn es um eine lückenlose Darstellung und Quantifizierung sich zeitlich rasch ändernder Prozesse geht, wie z. B. der Nierenfunktion (Nierensequenzszintigrafie). Bei der Auswertung dieser Aufnahmen lassen sich Zeit-Aktivitäts-Kurven einzelner Bildbereiche (z. B. der beiden Nieren) generieren.

Die **getriggerte** (*gated*) **Untersuchungsmethode** ähnelt der dynamischen Technik insofern, als dass die Ereignisse ebenfalls zeitabhängig aufgezeichnet werden. Jedoch werden zusätzlich periodische Auslöser (Trigger), wie z. B. das EKG-Signal (EKG-Trigger) erfasst. Nur gewünschte Ereignisse bzw. einzelne Teilintervalle des wiederkehrenden Prozesses werden bei der Auswertung berücksichtigt und summiert. Ein Beispiel hierfür ist die Myokardszintigrafie.

Bei der **Ganzkörperaufnahme** handelt es sich um eine Erweiterung der statischen Aufnahme um die Tischbewegung in z-Richtung. Die Tischbewegung kann dabei in der Step-and-Shoot-Technik oder kontinuierlich erfolgen. Bei Letzterer bewegt sich der Tisch zwischen der Start- und Endposition mit einer frei einstellbaren Geschwindigkeit von 4 bis 20 cm/min. Dies findet z. B. bei der Skelettszintigrafie Anwendung.

Die **tomografische Aufnahmetechnik** wird bei der SPECT-Bildgebung angewandt. Hierbei werden planare Bilder aus vielen verschiedenen Winkeln aufgenommen (Projektionen) und mittels Rekonstruktionsverfahren verarbeitet. Eine Beispielanwendung ist die überlagerungsfreie SPECT-Darstellung des Skelettstoffwechsels in Ergänzung zur planaren Skelettszintigrafie.

Alle vorbeschriebenen Verfahren verbindet, dass die Counts durch die ermittelten Koordinaten einem Pixel zugeordnet und gespeichert werden (Frame-Mode-Akquisition). Ein Nachteil ist dabei jedoch, dass vor der jeweiligen Untersuchung alle Parameter, wie Aufnahmemodus, Matrix, Zoom und Energiefenster, definiert werden müssen. Eine nachträgliche Änderung ist nicht möglich.

Bei der List-Mode-Akquisition werden sequenziell alle Ereignisse in Verbindung mit dem zeitlichen Auftreten (Zeitstempel) in einer Liste gespeichert. Es findet keine Bildeinstellung vor bzw. während der Datenerfassung statt, sodass nachträglich Veränderungen wichtiger Parameter (z. B. Matrix, Zoom) möglich sind.

Patientenliege

Die Patientenliege (Untersuchungstisch) hat die Aufgabe, den Patienten während der Untersuchung sicher zu lagern, sofern diese liegend erfolgt (z. B. bei der Skelett- oder Nierenszintigrafie). Die Lagerung kann mithilfe zusätzlichen Lagerungshilfen so bequem wie möglich für den Patienten gestaltet werden, da Untersuchungszeiten bis zu 1 h und darüber hinaus möglich sind. Der Tisch ist relativ schmal, um auch seitlich eine nahe Positionierung der Gammakameraköpfe am Patienten zu ermöglich. Für die Fertigung der Patientenliege werden Materialien mit geringen Schwächungseigenschaften verwendet (Aluminium oder Carbonfaser). Dies ist insbesondere bedeutsam, da häufig Messungen von der Patientenrückseite notwendig sind.

2.5.8.9 Spezifika einer SPECT-Gammakamera

Der Aufbau einer SPECT-Gammakamera ähnelt dem einer konventionellen Gammakamera, besteht aber aus mehreren Gammakameraköpfen (meist zwei). Die Gammakameraköpfe sind mit zusätzlichen Bewegungseinrichtungen an einer sich um die eigene z-Achse (Patientenliege) drehende Gantry befestigt. Die Gammakameraköpfe drehen sich um den Patienten in vorher definierten, diskreten Winkelschritten (**Step-and-Shoot**) und messen je nach definierter Messzeit oder

Impulszahl. Auf diese Weise werden Rohdaten in Form von planaren Projektionsbildern aus $n = x$ Winkelschritten generiert (Projektionen). Erwartungsgemäß ist der Hardwareaufwand bei einer SPECT-Gammakamera größer als bei einer konventionellen planaren Gammakamera, die unter Umständen über nur einen Gammakamerakopf verfügt. Zusätzlich werden noch Rekonstruktionsverfahren, ähnlich denen aus der Computertomografie, bzw. Korrekturverfahren benötigt, die die Projektionsbilder verarbeiten. Die aktuell relevanten Korrekturverfahren sind die Streukorrektur und die Schwächungskorrektur (SC – Scatter Correction).

2.5.8.10 Detektorkopfkonfiguration

SPECT-Gammakameras ermöglichen diverse Konfigurationen der Köpfe, die angepasst an die Messbedingungen gewählt werden können. Standardmäßig befinden sich die Köpfe in gegenüberliegender Position (Bild 2.149a) – so auch bei der planaren Ganzkörper-Skelettszintigrafie (Kap. A 16.5.4.6.1). Eine Winkelung von zwei Gammakameraköpfen, von beispielsweise 90° (Bild 2.149b), wird dann angewendet, wenn gleichzeitig aus zwei verschiedenen Ebenen Aufnahmen erzeugt werden sollen. Ein Beispiel ist die Myokardszintigrafie (Kap. A 4.4.3.6.1). Unabhängig davon können manuell auch weitere Winkelungen eingestellt werden. Bei der SPECT-Aufnahme wird zusätzlich zwischen der zirkulären Rotation (Bild 2.149c), mit festem Abstand zur z-Achse, und der körpernahen Rotation (Bild 2.149d) unterschieden.

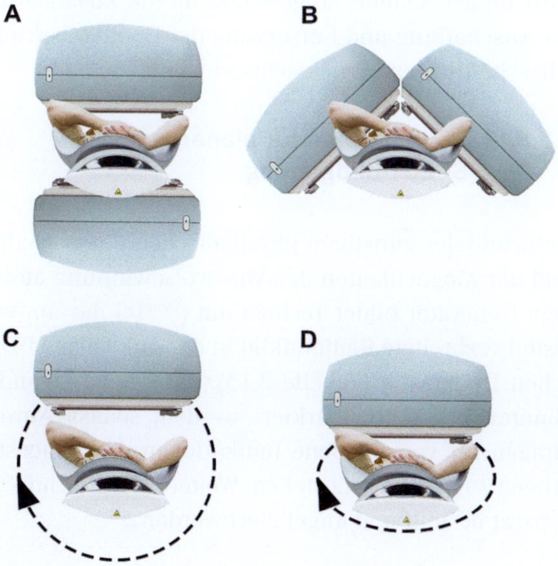

Bild 2.149 Gammakamerakopfkonfiguration

2.5.8.11 Korrekturverfahren

Es existieren Korrekturverfahren, die zwingend notwendig sind, wie die Energie-, Linearitäts- und Homogenitätskorrektur, und Korrekturmethoden, die optional angewendet werden können, wie die Streukorrektur (SC) oder Schwächungskorrektur (AC).

Energiekorrektur

Die **Energiekalibrierung** ist eine vom Hersteller durchgeführte zweistufige Erstellung einer Energiekorrekturmatrix. Zuerst werden unter Verwendung eines bekannten Nuklids die Verstärkungsunterschiede der einzelnen PMTs harmonisiert und im Folgenden wird durch Korrektur der örtlichen Lichtausbeuteunterschiede die Korrekturmatrix generiert. Jeder ortsspezifische (x, y) Korrekturwert wird dann bei späteren Messungen zur Energiesignalkorrektur verwendet.

Linearitätskorrektur

Einstellungen im Gammakamerakopf, z. B. zwischen den PMTs und dem Kristall, können nach dem erstmaligen Einbau oder nach Reparaturen defekter PMTs Abweichungen zwischen dem tatsächlichen und dem geometrisch vorgesehenen Ort der Positionierung aufweisen. In diesen Fällen wird bei der **Linearitätskorrektur** die Ortungs- und Widerstandsmatrix auf Grundlage der an einem Lochphantom gewonnenen Korrekturmatrix mittels notwendiger Software an die Größe der Bildmatrix erneut angepasst. Grundlage hierfür bilden die ermittelten Korrekturmatrizen, die die Abweichungen zwischen dem Bildkoordinatensystem und dem Kopfkoordinatensystem widerspiegeln und die für die Systemhomogenität relevant sind.

Homogenitätskorrektur

Die **Homogenitätskorrektur** wird durch den Nutzer vorgenommen und dient dazu, letzte Schwankungen einzelner Bildpunkte (Pixel) durch die Multiplikation der jeweils ermittelten Korrekturfaktoren zu kompensieren. Es gibt intrinsische Korrekturmatrizen (ohne Kollimator) und extrinsische Korrekturmatrizen (mit Kollimator). Bei der Bestimmung der intrinsischen Korrekturmatrix kommt eine Punktquelle mit geringer Aktivität zum Einsatz (ca. 1 MBq). Bei der extrinsischen Korrekturmatrix wird dagegen eine Flächenquelle oder ein befüllbares Flächenphantom mit mehreren hundert MBq benutzt.

II

Streukorrektur

Nach der Applikation kommt es aufgrund der Wechselwirkung mit der Materie zu gestreuten Photonen im Patienten, die einen wesentlichen Nachteil für die nuklearmedizinische Bildgebung in Form von Kontrastverlust und Artefaktbildung mit sich bringen. Der Einfluss auf das Detektorsystem wird hardwareseitig durch die Verwendung von Kollimatoren teilweise kompensiert. Dies funktioniert nur bedingt. Durch die **Streukorrekturverfahren** kann das Streu-Primär-Verhältnis bestimmt werden, das im Wesentlichen durch das verwendete Radionuklid, das daraus resultierende Energiefenster, die Energieauflösung, den Abstand der Quelle zum Detektor und das Volumen des Objekts beeinflusst wird.

Die Korrektur der Streuung kann durch die direkte Berücksichtigung der Messdaten, durch mathematische Algorithmen der Streumodellierung oder eine Kombination aus beidem erfolgen. Bei der Berücksichtigung der Messdaten wird eine Abschätzung des Streuanteils der Projektionsdaten durch die Verwendung von weiteren Energiefenstern ermöglicht. Am häufigsten kommen hier Streufenster ober- und unterhalb des Fotopeakfensters zum Einsatz. Diese Methode ist weder sehr genau noch sehr robust gegenüber Rauschen, wird aber aktuell häufig bevorzugt. Die gezählten Ereignisse c in den jeweiligen Streufenstern mit definierter Fensterbreite w werden mittels einer Trapezmethode (Approximation) zur Bestimmung der Streuzahl s verwendet:

$$s = \left[\frac{c_l}{w_l} + \frac{c_u}{w_u}\right]\frac{w_{\text{photo}}}{2} \tag{2.10}$$

Die Korrektur durch mathematische Algorithmen wird aktuell häufig in die iterative Rekonstruktion eingebaut. Als bekanntester Vertreter des Dual-Matrix-Ansatzes ist hier die Methode **Ordered Subsets Expectation Maximisation** (**OSEM**) zu nennen, die als beschleunigte Version der Methodik **Maximum Likelihood Expectation Maximisation** (**MLEM**) zu verstehen ist. Hierbei wird die Streuung nur im Vorwärtsprojektionsschritt berücksichtigt. Der Vorteil ist dabei, dass anstelle des vollständigen Datensatzes aufgeteilte Teilmengen (engl. *subsets*, S_l) summiert werden:

$$\hat{f}_n^{(k,l)} = \frac{\hat{f}_n^{(k,l-1)}}{\sum_{m\in S_l} H_{mn}} \sum_{m\in S_l} H_{mn} \frac{g_m}{\hat{g}_n^{(k,l-1)}} \tag{2.11}$$

Hierbei steht k für jede Iteration und l für die Subiteration, wobei bei l nur eine Teilmenge der Projektionsdaten berücksichtigt wird, die infolgedessen als neue Schätzung für die folgende Subiteration gilt:

$$\hat{f}_n^{(k,l)} = \hat{f}_n^{(k,l+1)} \tag{2.12}$$

Aktuelle Verfahren der Herstellerfirmen oder Forschungsgruppen bauen weiter auf diesem Ansatz auf.

Schwächungskorrektur

Durch die physikalischen Gegebenheiten werden die Photonen auf dem Weg aus dem Patienten zum Detektor geschwächt bzw. gedämpft. Dies hat nicht nur einen Einfluss auf die Genauigkeit der Bilder, sondern kann ebenfalls Artefakte verursachen. Um dies bestmöglich zu kompensieren, muss die Dämpfungsverteilung im Patienten bekannt sein. Dies kann über die Annahme einer gleichmäßigen Dämpfung im Inneren des Patienten und Extraktion von Informationen über die Körperkontur aus den Emissionsdaten geschehen oder durch eine direkte Transmissionsmessung. Ersteres ist im klinischen Alltag schwierig, da eine gleichmäßige Dämpfungsverteilung im Patienten nur für wenige Regionen denkbar ist, wie z.B. dem Kopf. Bei anderen Körperregionen ist mit größeren Inhomogenitäten zu rechnen. Daher setzt man vermehrt auf die direkte Transmissionsmethode, bei der entweder sogenannte Transmissionsquellen zum Einsatz kommen oder ein leistungsschwächeres CT mit einer SPECT-Gammakamera kombiniert wird, im Sinne eines SPECT-/CT-Hybridgeräts (→ Kap. B II 2.6.3). Die **Schwächungskorrektur** (Scatter Correction, SC) mit Transmissionsquellen wird immer seltener angewandt, da die Zusatzkosten für Anschaffung und Entsorgung der Quellen betriebswirtschaftlich zu berücksichtigen sind.

2.5.8.12 Radionuklide für planare und SPECT-Bildgebung

Aufgrund der günstigen physikalischen Eigenschaften und der Möglichkeiten der Vor-Ort-Gewinnung aus einem Generator bildet Technetium (^{99m}Tc) das am weitesten verbreitete Radionuklid in der nuklearmedizinischen Diagnostik (Tabelle 2.15). Zahlreiche Liganden könnten mit ^{99m}Tc markiert werden, sodass Anwendungen für verschiedene Indikationen und Fragestellungen zur Verfügung stehen. Weitere Nuklide müssen separat bestellt und angeliefert werden.

Tabelle 2.15 Radionuklide für die Bildgebung an der (SPECT-)Gammakamera

Nuklid (HWZ)	HWZ	Anwendungsbeispiele	Akquisitionsmodus (bevorzugt)
^{99m}Tc	6 h	Schilddrüsenszintigrafie (→ Kap. A 15.3.4.3.5)	statisch
		Skelettszintigrafie (→ Kap. A 16.5.4.6)	Ganzkörper
		Lungendiagnostik (→ Kap. A 5.4.3.6)	tomografisch
		Nierensequenzszintigrafie (→ Kap. A 11.4.4.6)	dynamisch
		Nebenschilddrüsenzintigrafie (→ Kap. A 15.4.4.4.5)	statisch, tomografisch
		Myokardszintigrafie (→ Kap. A 4.4.3.6.1)	getriggert, tomografisch
		Entzündungsszintigrafie (→ Kap. A 15.3.4.3.5)	statisch
		Szintigrafie der Sentinel-Lymphknoten (→ Kap. A 3.5.3.6)	dynamisch, tomografisch
^{123}I	13,2 h	Schilddrüsenszintigrafie (→ Kap. A 15.3.4.3.5)	statisch oder Ganzkörper
		Dopamintransporter Hirnszintigrafie (→ Kap. A 15.5.4.3.4)	tomografisch
		Nebennierenszintigrafie (→ Kap. A 15.5.4.3.4)	Ganzkörper
^{111}In	2,8 Tage	Liquorszintigrafie (→ Kap. A 1.6.3.6)	statisch, tomografisch
		Entzündungsszintigrafie mit markierten patienteneigenen Leukozyten (→ Kap. A 16.5.4.6.1)	statisch, tomografisch
^{201}Tl	3,04 Tage	Herzmuskeldurchblutung (→ Kap. A 4.4.3.6.1)	tomografisch

2.5.8.13 Typen von (SPECT-)Gammakameras

Abhängig von der nötigen Anwendung sind Gammakameras verschiedener Größe und Ausstattung in Gebrauch:

- **(Dedizierte) Einkopfgammakameras** (Bild 2.150a) dienen der organspezifischen Szintigrafie von kleineren Regionen und sind meist ohne Zusatzfunktionen wie SPECT oder kontinuierlicher Tischbewegung ausgestattet.
- **Zweikopf-SPECT-Gammakameras** (Bild 2.150b) sind Standard in der klinischen Routine, während Dreikopfsysteme zu den Speziallösungen gehören.
- **Festkörper-Digital-SPECT-Gammakameras** für die Myokardszintigrafie (Bild 2.150c) sind Spezialsysteme mit CZT-Detektortechnik, die eine speziell

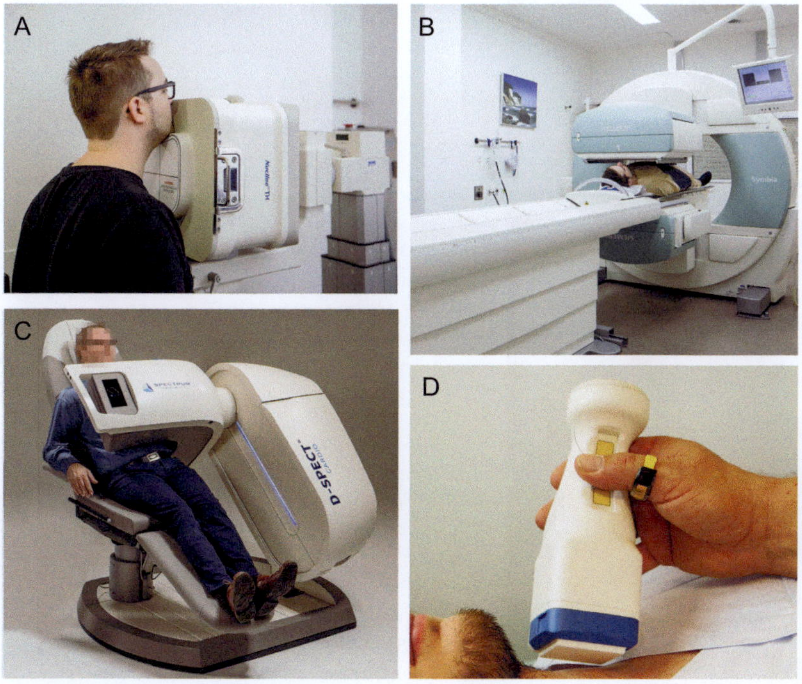

Bild 2.150
Gammakamerasysteme (Teilbild C mit freundlicher Genehmigung von Spectrum Dynamics Medical)

designte Detektoranordnung aufweisen und auf die linke Brustkorbhälfte bzw. das Herz fokussiert sind.

- **Tragbare handgeführte Gammakameras** (Bild 2.150d) dienen der mobilen Verwendung im OP oder können für sensornavigierte Hybridbildgebungsansätze mit sequenzieller Fusion von Ultraschall verwendet werden.

2.5.9 Positronenemissionstomografie (PET)

II

Die **Positronenemissionstomografie** (PET) beruht auf dem Prinzip des β^+-Zerfalls, der Positronenemission. Nach der Applikation verteilt sich das PET-Radiopharmakon im Inneren des Patienten, bis das gebundene PET-Nuklid ein Positron aussendet. Bereits nach kurzer Distanz vom emittierenden Atomkern (Positron Range), die abhängig von der Energie des applizierten Radionuklids variiert, kommt das Positron zur Ruhe. Dabei hat es so viel Energie verloren, dass es sich mit einem Elektron aus der umgebenden Materie verbindet. Durch die Kombination eines Elektrons mit seinem Antiteilchen, dem Positron, kommt es zu einer Vernichtung (**Annihilation**) beider Teilchen und zur Erzeugung von zwei Photonen mit einer Energie von jeweils 511 keV, die den Ruhemassen der beiden ursprünglichen Teilchen entspricht. Aufgrund der Impulserhaltung, die unmittelbar vor der Vernichtung nahe null liegt, werden die beiden Photonen entgegengesetzt (180° ± 0,25°) voneinander emittiert. Dieser Prozess, der energetisch festgelegte Photonen erzeugt, die sich immer gleichzeitig (**Koinzidenz**) und fast genau entgegengesetzt voneinander entfernen (**Line of Response, LOR**), kann für die Rekonstruktion von Bilddaten mit deutlich besserer Auflösung im Vergleich zur SPECT genutzt werden. Allerdings sind die Hardwareanforderungen und die Anschaffungskosten deutlich höher. Zur Registrierung der beiden Photonen auf der LOR wird ein Ringdetektor benötigt, der sich zirkumferent um den Patienten befindet (Bild 2.151).

Betrachtet man die Anregungsdetektoren mit den PMTs, die in der aktuellen PET-Geräte-Generation bis heute verbaut werden, sind die Hauptkomponenten denen der Gammakamera durchaus ähnlich. Auf die Verwendung von Kollimatoren bzw. Septen wird allerdings inzwischen aufgrund der verbesserten Rechentechnik verzichtet.

2.5.9.1 Szintillationskristall

In Analogie zur Gammakamera kommen im PET-Scanner Szintillationskristalle als Detektormaterial zum Einsatz. Aktuelle Geräte verwenden **Lutetium-Oxyor-**

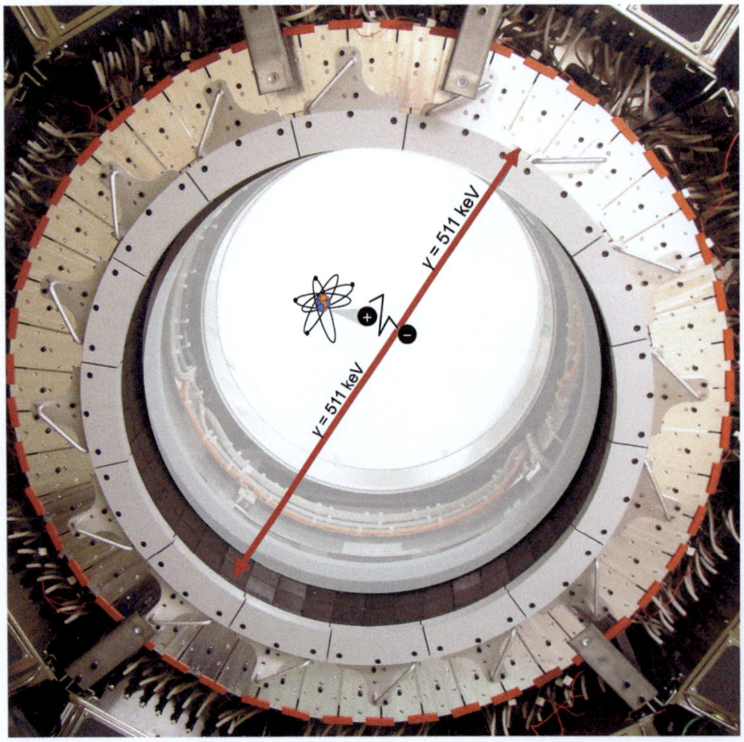

Bild 2.151
PET-Detektorring

thosilicat (**LSO**) oder **Lutetium-Yttrium-Oxyorthosilicat** (**LYSO**), die im Vergleich zum Vorgängermaterial Bismutgermanat (BGO, siehe Tabelle 2.13) viel kürzere Totzeiten bei gleichzeitig höherer Lichtausbeute (Photonen/MeV) gewährleisten. Die Detektormaterialien haben unterschiedliche Stärken und Schwächen. So weist LSO im Vergleich zum BGO zwar einen geringeren linearen Schwächungskoeffizienten auf, ermöglicht aber aufgrund der Totzeiteigenschaften kleinere Koinzidenzfenster und neue Funktionen wie die Laufzeitmessung (engl. *time-of-flight*).
Hergestellt werden die LSO-/LYSO-Kristalle nach dem Czochralski-Verfahren. Diese Methode bedient sich einer Schmelze mit einer Temperatur über dem Schmelzpunkt des Materials. Während des Abkühlens wird ein Einkristall (als Impfkristall) durch gleichzeitiges Ziehen und Drehen aus der Schmelze bewegt. An der Kontaktstelle zwischen Impfkristall und Schmelze kommt es zur kontrollierten Kristallisation, die durch verschiedene Parameter (Temperatur, Geschwindigkeit) beeinflusst werden kann. Anders als bei der Gammakamera werden beim PET mehrere Kristallelemente in einer Matrix pro Modul bzw. Block verwendet. Ein Detektorring setzt sich dabei aus einer Anzahl von Modulen zusammen, die je nach Hersteller variieren.

2.5.9.2 Photonenkonverter

Auch bei der PET werden PMTs verwendet, die allerdings in miniaturisierter Form verbaut werden. Die Anzahl der PMTs variiert jedoch unter den Systemen. Ein Detektorblock besteht in der Regel aus vier PMTs in einer 2×2-Matrix, die sich direkt hinter der Kristallmatrix befindet (früher 8 × 8, aktuell 13 × 13) (Bild 2.152).
Inzwischen werden vermehrt SiPMs (→ Kap. B II 2.5.5.3) bzw. digitale SiPMs (dSiPM) verwendet, zu deren vorteilhaften Eigenschaften die relativ niedrige Betriebsspannung, der geringe Stromverbrauch, die kompakte Baugröße und die Unempfindlichkeit gegenüber Magnetfeldern gehören. Dies ermöglicht einerseits die weitere Optimierung des Scannerdesigns und eine Effizienzsteigerung. Andererseits können Detektoren der neuen Generation auch in PET-/MR-Geräten eingesetzt werden.

2.5.9.3 Lokalisierungsmatrix

Die x- und y-Koordinaten des Detektionsereignisses werden aus den Ausgängen der vier PMTs (*A*, *B*, *C*, *D*) mithilfe des Ansatzes des geometrischen Schwerpunktes berechnet:

$$X = \frac{(B+D)-(A+C)}{A+B+C+D}; Y = \frac{(A+B)-(C+D)}{A+B+C+D} \quad (2.13)$$

Der gewichtete Zentroid-Algorithmus ähnelt stark der Logik der Gammakameras. Da die einzelnen Kristalle der Matrix abhängig von der Position nicht linear übersetzbar sind, wird für jeden Block eine Linearitätskorrektur durchgeführt und gespeichert. In sogenannten Look-up-Tabellen werden die gemessenen Koordinaten mit einem entsprechenden Detektorelement in Beziehung gesetzt, weshalb eine deutlich geringere Menge an PMTs ausreicht, um die detektierten Signale innerhalb der Kristallmatrix zu lokalisieren. Die Größe der Kristalle nimmt daher direkten Einfluss auf die Auflösung.

2.5.9.4 Koinzidenzschaltung und Koinzidenzlinien

Die Koinzidenzschaltung hat die Aufgabe, die Paare zusammengehöriger 511-keV-Annihilationsphotonen aufgrund des Detektionszeitpunktes in Relation zuein-

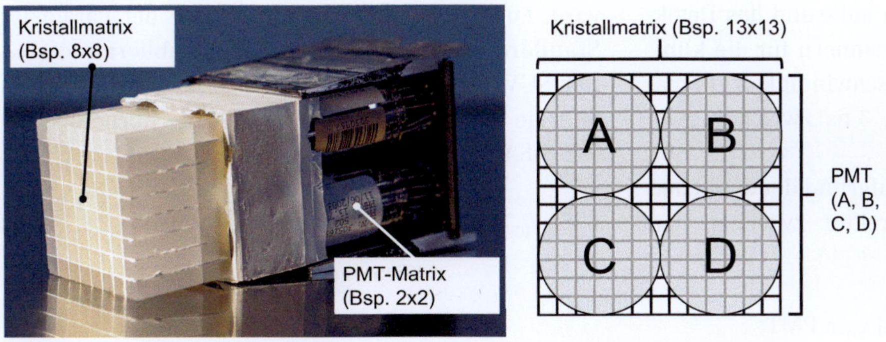

Bild 2.152
PET-Detektorblock

II

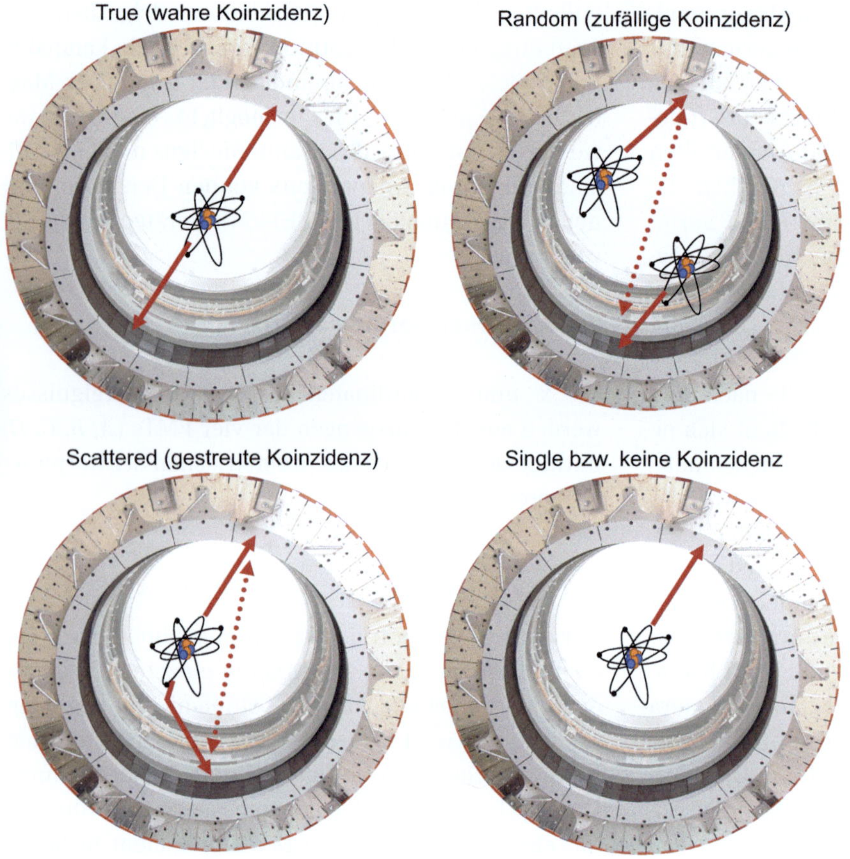

Bild 2.153
Koinzidenzlinien

ander zu bringen. Damit kann jedes gemessene Ereignis dahingehend unterschieden werden, um welche Art von **Koinzidenzlinie** es sich handelt (Bild 2.153):

- *True* (wahre Koinzidenz)
- *Random* (zufälligen Koinzidenz)
- *Scattered* (gestreute Koinzidenz)
- *Single* (keine Koinzidenz)

Bei zwei gemessenen Photonen, die innerhalb eines Zeitintervalls detektiert werden, geht man davon aus, dass diese aus derselben Positron-Elektron-Annihilation stammen. Dieses Zeitintervall liegt bei aktueller Gerätetechnik bei ca. 4 - 5 ns. Daraus resultiert die zeitliche Auflösung des Systems. Das Zeitfenster kann nur bedingt verkürzt werden, da aufgrund des Detektorringdurchmessers (von PET-Scannern für die klinische Diagnostik) und der Lichtgeschwindigkeit ein maximaler Zeitunterschied von ca. 3 ns zwischen zwei Photonen zu erwarten ist.

Die Abfolge des Vorgangs setzt aufgrund der zeitlichen Relevanz eine Zeitabgleichskorrektur zwischen den Detektorblöcken voraus:

- Detektion eines Photons
- elektrischer Impuls ausgehend vom PMT
- Der Diskriminator erzeugt einen digitalen Logikimpuls.
- Der Logikimpuls ist mit einer Dauer τ definiert.
- Einspeisung ins Koinzidenzmodul
- Vergleich mit Signalen anderer Detektoren im Detektorring, ob diese innerhalb des Fensters liegen

2.5.9.5 Quantitative Aktivitätsbestimmung

Mithilfe der PET-Bildgebung ist es möglich, quantitative Informationen (kBq/ml) zu generieren. Dies setzt allerdings eine Schwächungskorrektur voraus, die an aktuellen PET-/CT-Geräten mittels CT durchgeführt wird. Für die Quantifizierung hat sich der Parameter **Standardized Uptake Value** (**SUV**) etabliert.

Der SUV kann sich auf das Körpergewicht (BW), das fettfreie Körpergewicht (LBW) oder die Körperoberfläche (BSA) beziehen.

$$SUV_{BW} = \frac{\text{Aktivitätskonzentration}}{\frac{\text{Applikationsaktivität}}{\text{Körpergewicht}}} \tag{2.14}$$

Die Genauigkeit des SUV wird dabei von verschiedenen Parametern beeinflusst:

- Kreuzkalibrierung zwischen Aktivimeter und PET
- Patientengewicht bzw. Patientengröße
- Plasmaglukose
- Genauigkeit der Systemuhrzeit
- Zeitpunkt der Momentaufnahme zur SUV-Bestimmung

Aus diesen Gründen werden sinnvolle Alternativen untersucht, beispielsweise die Standard-Uptake-Ratio (SUR) Tumor-zu-Blut. Voraussetzung hierfür ist die Messung in einem großen Blutgefäß wie der Aorta, sodass ein Verhältnis von Tumor-Uptake zu Blut-Uptake ermittelt werden kann.

2.5.9.5.1 Flugzeitmessung (Time-of-Flight)

Liegt ausgehend von der Koinzidenzlinie bei der herkömmlichen PET ein *True* zwischen zwei Detektorblöcken vor, wird der Ereignisort der Annihilation der gesamten LOR zugeschrieben. Durch schnellere Kristalle, wie LSO bzw. LYSO, ist es möglich, eine **Flugzeitdifferenzierung** bzw. **Time-of-Flight** (**TOF**) durchzuführen (Bild 2.154). Diese Technologie verbessert die Empfindlichkeit des Systems und das Signal-Rausch-Verhältnis.

Normalerweise haben zwei sich diametral voneinander entfernende Photonen innerhalb des Detektorringsystems unterschiedlich lange Flugstrecken zu den Detektorblöcken. Die einzige Ausnahme bildet das Isozentrum, der Mittelpunkt der Gantry. Die TOF erweitert die Koinzidenzschaltung dahingehend, dass die Zeitstempel des ersten Signals und der Zeitstempel des zweiten Signals erfasst und ausgewertet werden. Innerhalb einer Auflösungszeit von 214 ps (aktuell im Biograph Vision, Siemens) kann der Ereignisort einem Streckenabschnitt von > 3,2 cm auf der LOR zugeordnet werden.

2.5.9.5.2 Bildeinstellung und Akquisitionsmodi

Die Bildeinstellung und Akquisitionsmodi bei der PET-Bildgebung ähneln der SPECT-Gammakamera-Bildgebung (→ Kap. B II 2.5.8.8). Insbesondere bei der PET-Bildgebung wird häufig zusätzlich die List-Mode-Aufnahmetechnik verwendet. Hierbei werden alle detektierten Koinzidenzen hinsichtlich der zeitlichen Registrierung und der örtlichen Bestimmung in einer im übertragenen Sinne aufgebauten Tabelle gespeichert. Auf Basis der zeitlichen Zuordnung können definierte Zeitabschnitte im späteren Verlauf neu zu einem Bild rekonstruiert werden.

Die PET-Bildgebung wird z. B. im Rahmen des Tumorstagings häufig als Ganzkörperaufnahme durchgeführt. Dabei haben sich zwei Methoden etabliert. Die Step-and-Shoot-Technik und die Messung mit kontinuierlicher Tischbewegung (Continuous Bed Motion, CBM). Bei der Step-and-Shoot-Technik fährt der Patient auf der Liege eine definierte Distanz (abhängig vom axialen Messbereich) innerhalb der Gantry und wird anschließend gemessen (Bild 2.155). Bei jeder weiteren Bettposition findet eine Überlagerung statt. Der Grund für die Überlagerung ist die zum Randbereich schlechter werdende Empfindlichkeit innerhalb jeder einzelnen Messposition. Die Messzeit pro Bettposition kann separat konfiguriert werden.

Bei der optionalen Technik der kontinuierlichen Tischbewegung können einzelne Untersuchungsregionen zeitlich variabel eingestellt werden (Bild 2.155). Der Tisch bewegt sich während der Untersuchung mit unterschiedlichen Geschwindigkeiten durch den Messbereich des Detektors.

Der Nachteil beider Techniken ist, dass keine lückenlosen dynamischen Daten in einem großen Untersuchungsvolumen (z. B. dem Körperstamm oder gar dem gesamten Körper) erfasst werden können. Aktuell ent-

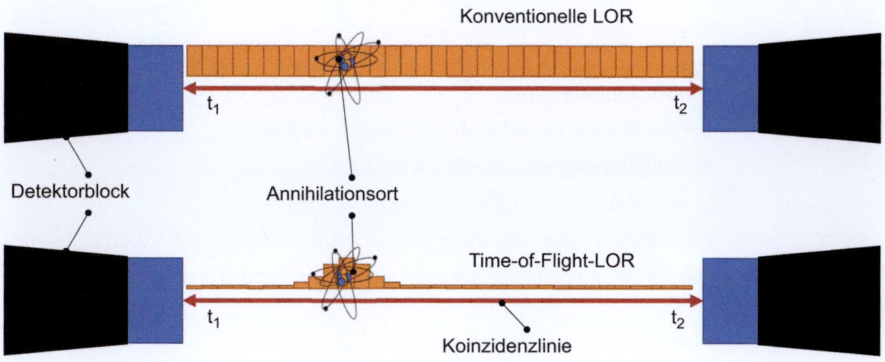

Bild 2.154
Konventionelle LOR versus Time-of-Flight-LOR

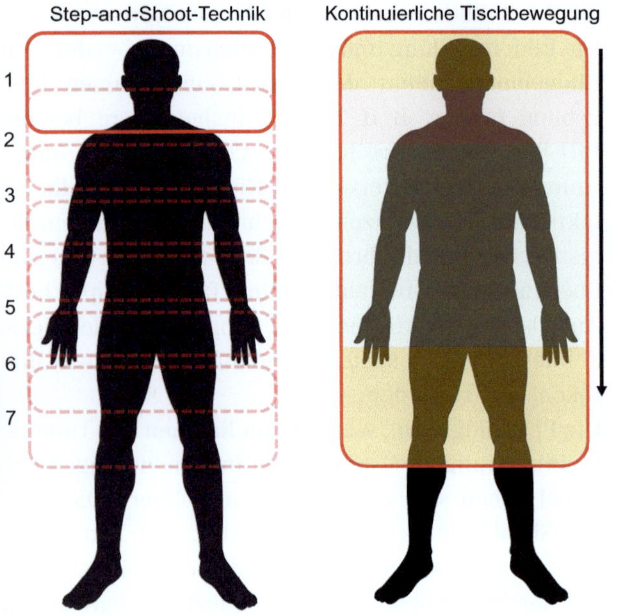

Bild 2.155 Step-and-Shoot-Technik gegenüber der kontinuierlichen Tischbewegung

wickelt sich daher ein Trend zu immer längeren axialen Messbereichen, die allerdings enorme Anforderungen an die Datenverarbeitung mit sich bringen.

2.5.9.5.3 Rekonstruktionsverfahren

In Analogie zu anderen bildgebenden Verfahren (z. B. der CT) haben sich zwei grundlegende Möglichkeiten etabliert. Die analytische Methode ist bekannt als gefilterte Rückprojektion (FBP), bei der die gesammelten Daten (Sinogramm = 2D-Datensatz der Linienintegrale) mathematisch rückprojiziert werden und darüber hinaus eine Filterung erfahren. Bei der zweiten Möglichkeit handelt es sich um die iterativen Rekonstruktionsverfahren, die aktuell hinsichtlich verschiedener Gesichtspunkte optimiert werden. Ein Beispiel hierfür ist das OSEM-3D mit zusätzlicher Korrektur mittels der Punktspreizfunktion (engl. Point Spread Function, SPF) und TOF zur verbesserten Empfindlichkeit. Die Wahl der Rekonstruktionsparameter: Iterationen, Subsets, Matrix, Zoom und Gauß-Filter haben dabei direkten Einfluss auf das Rekonstruktionsergebnis.

2.5.9.5.4 Radionuklide für die PET-Bildgebung

Abhängig von der Indikation eignen sich verschiedene Radionuklide für die PET-Bildgebung, wobei ^{18}F am häufigsten verwendet wird (Tabelle 2.16). ^{18}F-markierte Radiopharmaka können aufgrund der physikalischen HWZ von ca. 109 min über mittlere Strecken transportiert werden. Noch kurzlebigere Radionuklide benötigen ein dediziertes Zyklotron im nahen Umfeld des PET-Systems.

2.6 Hybrid- und Fusionsbildgebung

Christian Kühnel, Martin Freesmeyer

Unter Hybrid- oder Fusionsbildgebung versteht man die synergistische Kombination nuklearmedizinischer (SPECT, PET) Bildgebung und morphologisch-anatomisch orientierter (CT, MRT, Ultraschall) Bildgebung.

Tabelle 2.16 Radionuklide für die PET-Bildgebung

Nuklid	HWZ	Pharmakon (Vektormolekül)	Anwendungsbeispiele
^{18}F	109 min	Fluordesoxyglucose	Untersuchung von Tumoren, z. B. Lungenkarzinom (→ Kap. A 5.4.3.6)
		Ethyltyrosin	Hirntumore (→ Kap. A 1.6.3.6)
		Natriumfluorid	Skelettdiagnostik (→ Kap. A 16.5.4.6.2)
^{68}Ga	68 min	PSMA-Ligand	Nachweis des prostataspezifischen Membranantigens (z. B. Prostatakarzinom) (→ Kap. A 12.4.4.6.1)
^{64}Cu	12,7 h	DOTA	Lokalisation von Liquorleckagen (→ Kap. A 1.6.3.6)
^{124}I	4,2 Tage	Natriumiodid	Schilddrüsendiagnostik (→ Kap. A 15.3.4.3.5)
^{11}C	20 min	Methyliodid	Untersuchung von Hirntumoren (→ Kap. A 1.6.3.6)
^{13}N	10 min	Ammonium	Durchblutungsuntersuchungen des Herzmuskels (→ Kap. A 4.4.3.6.1)
^{15}O	2 min	Wasser	Durchblutungsuntersuchungen des Gehirns (→ Kap. A 1.6.3.6)

PSMA = prostataspezifisches Membranantigen
DOTA = 1,4,7,10-Tetraazacyclododecan-1,4,7,10-tetraessigsäure

Das Ziel ist dabei, die Limitationen der Einzelmodalitäten durch die Vorteile der jeweils anderen ganz oder teilweise zu überwinden. Die Kombination von zwei bzw. mittlerweile auch drei Bildgebungsmodalitäten wird mehr und mehr Standard im klinischen Alltag. Die Integration leistungsfähiger Modalitäten gewährleistet dabei für den Patienten

- eine höhere diagnostische Genauigkeit,
- eine Zeitersparnis (schnellere klinische Entscheidungen), sowie
- einen erhöhten Patientenkomfort.

Die Konzepte lassen sich dabei hinsichtlich ihrer technischen Umsetzung (soft- und hardwarebasiert) sowie der notwendigen Ressourcen in verschiedene Kategorien unterscheiden.

2.6.1 Softwarebasierte Bildfusion (offline)

Die Offlinefusionsbildgebung hat ihren Ursprung im Side-by-Side-Vergleich von Aufnahmen unterschiedlicher Modalitäten. Die Einführung digitaler Archivierung, Betrachtung und Auswertung medizinischer Bilddaten wurde durch die Bereitstellung im DICOM-Format (engl. Digital Imaging and Communications in Medicine; dt. digitale Bildgebung und -kommunikation in der Medizin) möglich und war notwendige Voraussetzung, diese Bilddaten nicht mehr nur ortsgebunden zu betrachten, sondern mittels geeigneter Software getrennt vom Gerät (offline) auswerten zu können.

Mithilfe dedizierter Software zur **Bildfusion** gelingt die räumliche Ausrichtung (Coregistrierung) und die überlagernde Darstellung (mittels Alpha-Blending) von Bilddaten verschiedener Modalitäten desselben Patienten (Bild 2.156). Dieses Konzept wird auch heute noch häufig angewandt und stetig weiterentwickelt bzw. optimiert. Durch den Softwareanwender kann die **Coregistrierung** manuell oder automatisch vorgenommen werden. Bei Letzterer werden verschiedene Kriterien genutzt:

- Bilddimension (z. B. Abgleich der räumlichen oder zeitlichen Bildkoordinaten)
- Registrierungsgrundlage (z. B. extrinsisch durch Marker, intrinsisch durch anatomische Landmarken bzw. Strukturen)
- Transformationsart (Rigide bzw. starre Transformation bedeutet z. B. eine gleiche Änderung auf den gesamten Pixelmatrixbereich, nicht rigide bzw. elastische Transformation bedeutet eine pixelweise Bezugsveränderung bis zur Verformung.)
- Transformationsbereich (z. B. global oder lokal)
- Interaktionsgrad (z. B. manuell, semi-automatisch, automatisch)
- Modalitätenbezug (z. B. monomodal = Modalitätenregistrierung gleicher Art, multimodal = Modalitätenregistrierung verschiedener Modalitäten)
- Objektbezug (z. B. inter-, intra- oder Atlasregistrierung)

Vorteile dieser Methodik bestehen darin, dass zum Teil sehr teure Hybridbildgebungssysteme (Hardware) nicht erforderlich sind und dass auch Bilddaten unterschiedlicher Aufnahmezeitpunkte (sofern digital lesbar) fusioniert werden können. Nachteilig ist die oft suboptimale Überlagerungsgenauigkeit, da diese durch die unterschiedliche Patientenlagerung der Ausgangsmodalitäten limitiert ist. Nicht rigide Ansätze der elastischen Veränderung der Bilddatenmatrix können diese Limitation zwar begrenzen, erzeugen aber weitere Probleme durch Veränderung des Datensatzes.

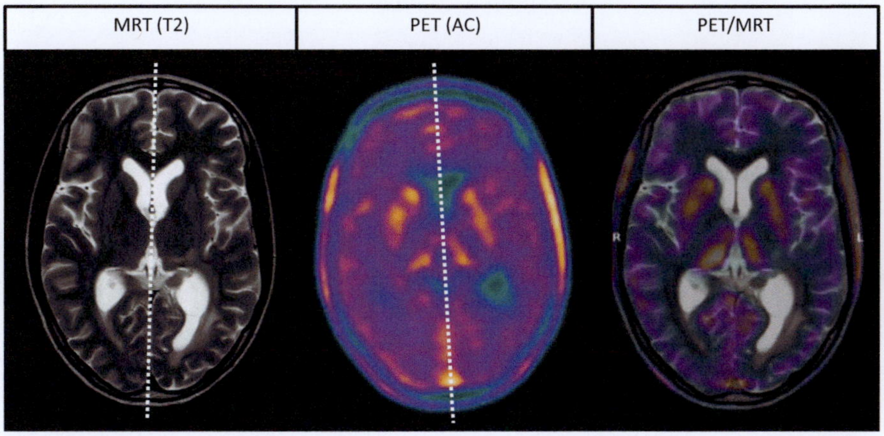

Bild 2.156
Offlinebildfusion einer T2-Hirnaufnahme mit einer schwächungskorrigierten (AC) PET-Aufnahme (transversale Darstellung)

II

2.6.2 Sensornavigierte Hybridbildgebung

Die sensornavigierte Hybridbildgebung bzw. Bildfusion ermöglicht es, bei einem Untersuchungsgang die Informationen einer anderen, im Vorfeld stattgefundenen Untersuchungsmodalität zu überlagern. Hierbei kommen optische oder magnetische Sensoren zum Einsatz, die für die Überlagerung der beiden Datensätze notwendig sind und bei Bedarf sogar die Bewegung des Patienten erfassen und kompensieren können. Diese Technik ist insbesondere dann relevant, wenn sich bei einem Untersuchungsdurchgang die Untersuchungsebene permanent ändert und dies während der Hybridbildgebung in Echtzeit berücksichtigt werden muss. Ein Beispiel hierfür ist die sensornavigierte Bildfusion von MRT-, CT-, SPECT- oder PET-Bilddaten mit Ultraschall (US) (Bild 2.157).

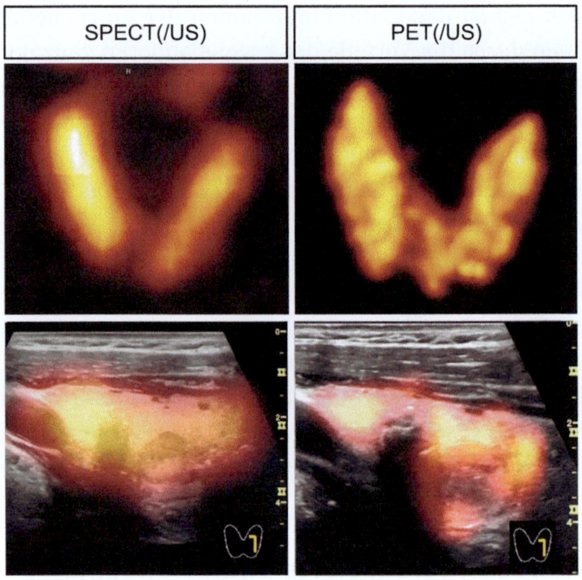

Bild 2.157 SPECT/US und PET/US

2.6.2.1 Hybridbildgebung mit Ultraschall

Ultraschallsysteme ermöglichen eine hohe anatomisch-räumliche (axial/lateral) sowie zeitliche Auflösung und darüber hinaus im Bereich von Weichgeweben eine optimale Kontrastauflösung. Daher ist Ultraschall eine geeignete Untersuchungsmethode für die Fusion mit SPECT oder PET (Bild 2.157). Für die Gewinnung von Prostatabiopsien sind darüber hinaus Fusionsgeräte zur Überlagerung mit MRT-Bildern in Gebrauch („Fusionsbiopsie").

Die Bewegung des zweidimensionalen US-Bildes, respektive des US-Kopfes, innerhalb eines virtuellen dreidimensionalen Untersuchungsgebiets bzw. die Überlagerung mit dem zu fusionierenden zweiten Bilddatensatz wird entweder mittels eines optischen Ortungssystems (Bild 2.158a) oder eines magnetischen Ortungssystems (bzw. Trackings, siehe Bild 2.158b) realisiert.

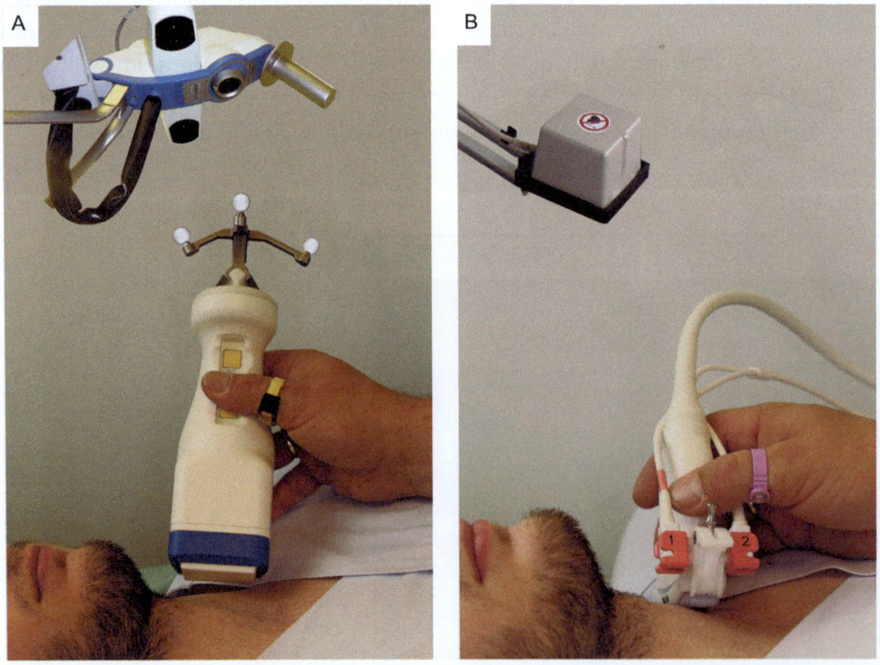

Bild 2.158
Optisches- und elektromagnetisches Tracking: a) Beispiel für eine Freihand-SPECT-Untersuchung mit CrystalCam, b) Ultraschallsonde Sensor-Bracket

Beim optischen Ortungssystem befinden sich über dem Untersuchungsgebiet mindestens zwei räumlich versetzte Kamerasysteme, die mittels Infrarottrackings (IR) die Position kleiner Marker am Messgerät bestimmen. Diese Infrarotmarker funktionieren entweder aktiv (Infrarotlicht emittierend) oder passiv (Infrarotlicht reflektierend). Am häufigsten werden passive kugelförmige Marker verwendet, die eine stark reflektierende Beschichtung besitzen und auf dem Patienten oder am US-Kopf angebracht sind (mindestens drei bis vier Tracker). Mithilfe der mit der Kamera aufgenommenen Bilddaten lässt sich mittels Triangulierung die Position des Objekts im Raum errechnen. Zeitliche Veränderungen dieser Position können mittels Software in Echtzeit auf die zu fusionierenden Bilddaten übertragen werden.

Beim magnetischen Ortungssystem wird ein Magnetfeldgenerator (Transmitter) verwendet, der drei um 90° versetzt zueinanderstehende Magnetfelder erzeugt und nahe der Patientenliege feststehend positioniert wird. Zwei elektromagnetische Sensoren mit definiertem Abstand befinden sich am US-Kopf. Jede Bewegung des US-Kopfes sorgt für eine messbare Veränderung im Magnetfeld, die auf Basis der transienten Elektromagnetik für die Berechnung der Ortung herangezogen werden kann.

Bei beiden Systemen ist eine einmalige Coregistrierung der zu fusionierenden Bilddaten mit den in Echtzeit auflaufenden Bildinformationen der US-Untersuchung notwendig. Dies erfolgt in der Regel manuell durch den Untersucher mittels Orientierung an markanten anatomischen Strukturen. Hierfür werden drei Referenzpunkte benötigt und innerhalb der Software gesetzt.

2.6.2.2 Sequenzielle Hybridbildgebung

Die sequenzielle Hybridbildgebung gewinnt seit Jahren an Bedeutung. Grund hierfür ist die Möglichkeit, an einem Gerät zwei oder mehrere unterschiedliche Untersuchungsmethoden anwenden zu können. Trotz der Durchführung an einem Termin, ist die sequenzielle Durchführung (d.h. mit kurzem zeitlichem Versatz) durch physikalische und technische Gegebenheiten unvermeidbar. Der bekannteste Vertreter der **sequenziellen Hybridbildgebung** ist die PET/CT. Seit einigen Jahren stehen auch erste Dreimodalitätensysteme wie die SPECT/PET/CT zur Verfügung.

Die nuklearmedizinischen Emissionstomografien (SPECT und PET) sind im Vergleich zur CT-Ganzkörperbildgebung mit einem deutlich größeren zeitlichen Aufwand verbunden. Eine native (d.h. ohne Röntgenkontrastmittel durchgeführte) CT-Ganzkörperuntersuchung ist abhängig von Patientengröße, Detektorzeilenanzahl (aktuell bis 512 Schichten) und Tischvorschub innerhalb weniger Sekunden möglich (< 1 min). Dagegen erfordert eine Ganzkörper-SPECT oder -PET zwischen 15 und 45 min Messzeit. Die aktuelle Entwicklung von Ganzkörper-PET/-CT neuester Generation mit einem deutlich größeren axialen Scanfield-of-View (SFOV) wird den zeitlichen Aufwand für die PET-Untersuchungen deutlich reduzieren (< 1 min). Darüber hinaus werden damit dynamische Ganzkörper-Protokolle mit hoher zeitlicher Auflösung möglich.

Der wesentliche Vorteil der sequenziell messenden Hybridgeräte gegenüber der softwarebasierten Offlinebildfusion ist die konstante Positionierung des Patienten auf der Untersuchungsliege über den gesamten Untersuchungszeitraum. Dadurch werden fehlerhafte Coregistrierungen durch Unterschiede in der Lagerung, die typischerweise bei getrennt voneinander stattfindenden Untersuchungen auftreten, vermieden (Bild 2.159).

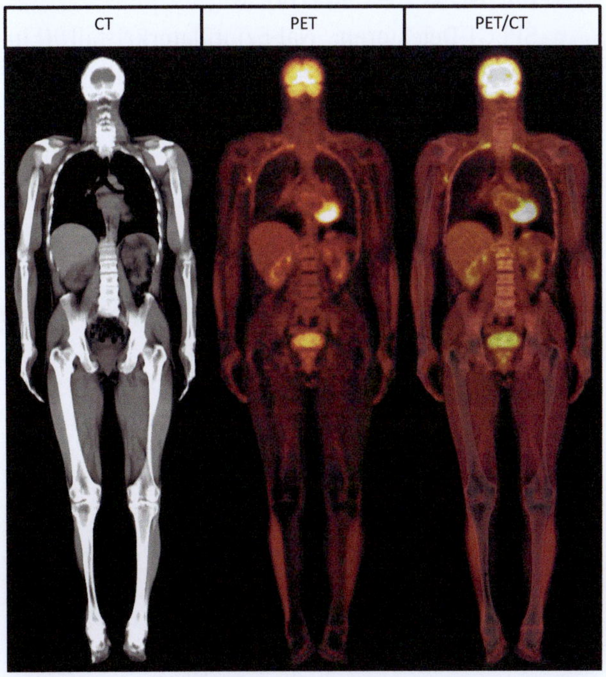

Bild 2.159 ^{18}F-FDG PET/CT

Für eine technisch exakte Überlagerung ist dennoch die Offset-Kalibrierung zwischen den Einzelmodalitäten notwendig. Hierbei ermittelt man, mit vom Hersteller zur Verfügung gestellten Prüfkörpern, geringste mechanische Abweichungen und korrigiert diese innerhalb der Software.

2.6.2.3 SPECT-/CT-Gammakamera mit Großfelddetektoren

SPECT-/CT-Gammakameras werden immer häufiger in der Krankenversorgung eingesetzt. Im Gegensatz zur PET/CT (→ Kap. B II 2.6.2.5) werden jedoch immer noch zahlreiche SPECT-fähige Gammakameras ohne CT-Komponente betrieben. Bei Vorhandensein einer SPECT-/CT-Gammakamera ist nicht in jedem Patientenfall die ergänzende Durchführung eines CT-Scans notwendig. Hierüber wird nach klinischer Notwendigkeit und Indikation entschieden.

Eine SPECT-/CT-Gammakamera setzt sich aus den drei Hauptkomponenten Untersuchungstisch, SPECT-System und CT-Gantry zusammen. Aktuelle SPECT-/CT-Systeme mit Großfelddetektoren weisen folgende Merkmale auf:

- SPECT:
  - 2 - 3 Gammakameraköpfe mit Großfelddetektoren (ca. 54 × 40 cm FOV)
  - SPECT-Detektoren: NaI-Szintillatorkristall (Einkristall) mit PMT oder modulare CZT-Blöcke (außerhalb der Gantry gelagert zur flexiblen Positionierung)
  - Kollimatoren für alle gängigen Radionuklide (nur bei Einkristallsystemen)
  - Rekonstruktionsverfahren (gefilterte Rückprojektion, iterative 2D- oder 3D-OSEM)
  - gleichzeitige Untersuchung mehrerer Nuklide (unter bestimmten Voraussetzungen)
  - Schwächungskorrektur (CT-basiert)
  - optionale Absolutquantifizierung (kBq/ml)
- CT:
  - diagnostisches Mehrzeilen-CT (aktuell 2 - 64 Zeilen)
  - Möglichkeiten der Dosisreduktion mittels Röhrenstrommodulation und Röhrenspannungsmodulation

Bei der SPECT-/CT-Bildgebung wird in der Regel zunächst die nuklearmedizinische SPECT-Bildgebung durchgeführt. Im Anschluss erfolgt abhängig von der medizinischen Notwendigkeit die ergänzende CT-Untersuchung (siehe Bild 2.160, Beispiel: Siemens Symbia Intevo Bold).

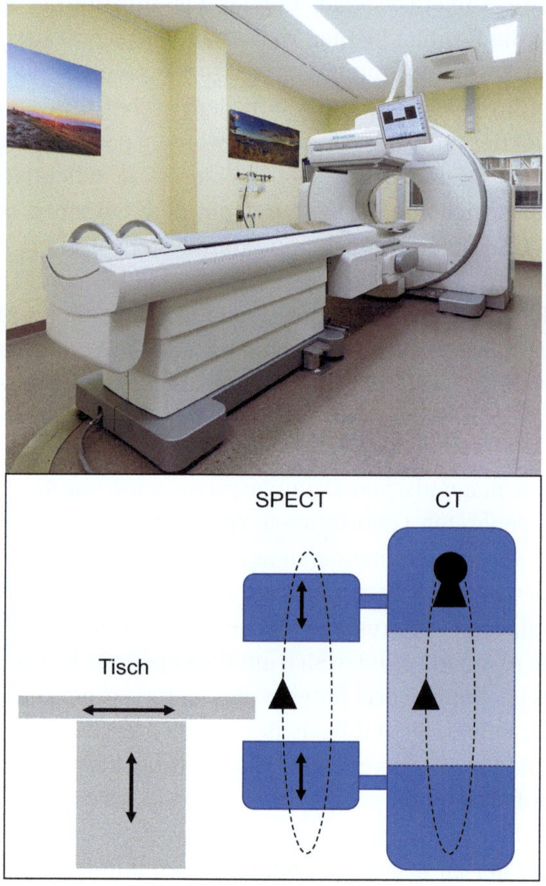

Bild 2.160 SPECT-/CT-Gammakamera (Siemens Symbia Intevo Bold) mit schematischem Aufbau

2.6.2.4 SPECT-/CT-Gammakamera mit CZT-Ringanordnung

Um eine besonders körpernahe Detektorkonfiguration zu ermöglichen und konsekutiv die Verbesserung von Auflösung und Empfindlichkeit zu realisieren, wurde eine neuartige SPECT-Ringanordnung entwickelt (siehe Bild 2.161, Veriton CT der Fa. Spectrum Dynamics Medical, Inc.). Durch die Positionierung einzelner mobiler CZT-Module kann die Körperkontur optimal abgetastet werden, sodass deutlich mehr Photonen detektiert werden können.

- SPECT:
  - 12 bewegliche CZT-Module (3,95 × 31,5 cm FOV)
  - Energiebereich: 40 - 220 keV
  - proprietäre Rekonstruktionsverfahren (gefilterte Rückprojektion, iterative 2D- oder 3D-OSEM)
  - Schwächungskorrektur (CT-basiert)

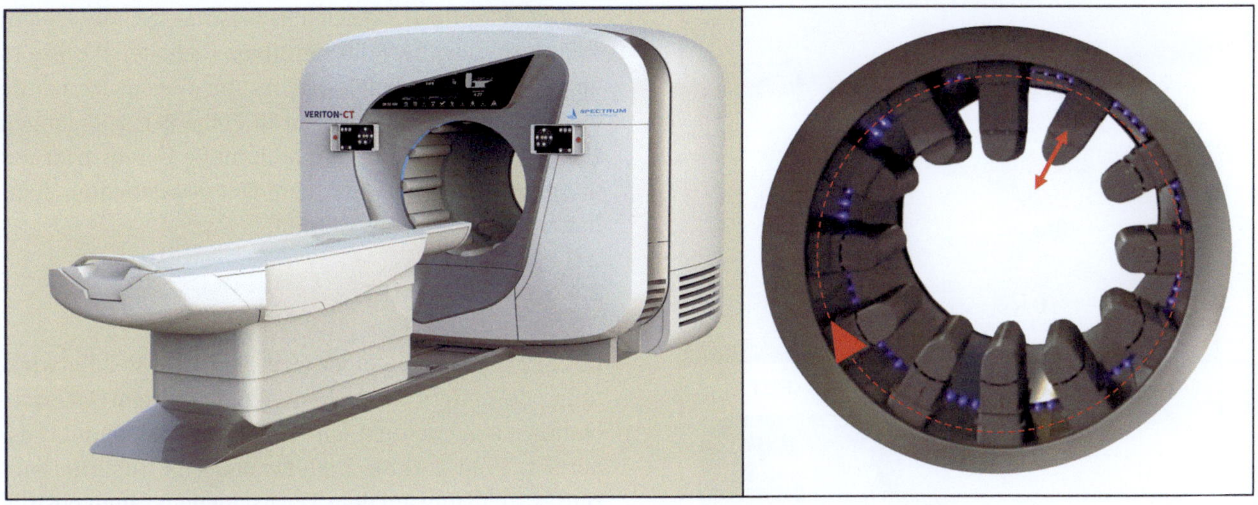

Bild 2.161 SPECT-/CT-Gammakamera (Spectrum Dynamics Veriton Series)

  - gleichzeitige Untersuchung von bis zu 5 verschiedenen Nukliden (unter bestimmten Voraussetzungen)
- CT:
  - diagnostisches Mehrzeilen-CT (16 oder 64 Zeilen)
  - Möglichkeiten der Dosisreduktion mittels Röhrenstrommodulation und Röhrenspannungsmodulation

2.6.2.5 PET/CT

Bei PET-/CT-Geräten ist im Gegensatz zur SPECT-/CT-Gammakamera die CT-Komponente keine optionale Konfiguration. Seit einigen Jahren werden keine einzelnen PET-Geräte (Stand-alone-PET) mehr angeboten. Ein wichtiger Grund ist der, dass PET-Daten immer einer Schwächungskorrektur unterzogen werden (Attenuation Correction, AC). Diese gelingt mittels CT sehr schnell und effektiv.

PET-/CT-Geräte bestehen in Analogie zum SPECT/CT aus einem Untersuchungstisch, der PET-Gantry und der CT-Gantry (Bild 2.162). Die Merkmale der aktuell erhältlichen Systeme sind folgende:

- PET:
  - PET-Detektorvollring in Ring- oder Modulbauweise mit einem axialen SFOV zwischen 15 cm und 194 cm
  - PET-Detektoren mit LSO- oder LYSO-Szintillatorkristallen und PMT oder SiPM/dSiPM
  - Empfindlichkeiten (effektiv) bis zu 1000 cps/kBq (durch größeres axiales SFOV von 194 cm beim Ganzkörper-PET/-CT)
  - TOF bis zu 214 ps
  - Absolutquantifizierung (SUV, kBq/ml)
  - Step-and-Shoot-Technik oder optionale kontinuierliche Tischbewegung bei der Akquisition
- CT:
  - diagnostisches Mehrzeilen-CT (aktuell 16 – 256 Zeilen)
  - Rotationszeiten bis zu < 0,3 s
  - Möglichkeiten der Dosisreduktion mittels Röhrenstrommodulation und Röhrenspannungsmodulation

Der Untersuchungsablauf bei der PET-/CT-Bildgebung beginnt mit einer zweidimensionalen Übersichtsaufnahme (Topogramm) mit „stehender“ Röhrenposition von oben (a.p.-Strahlengang), auf deren Basis die Niedrigdosis-CT zur Schwächungskorrektur geplant und durchgeführt wird. Abschließend erfolgt die PET-Untersuchung (Bild 2.162). Da es sich bei der CT-Komponente um ein vollwertiges Gerät handelt, können im Anschluss ergänzende diagnostische CT-Scans mit Röntgenkontrastmittel durchgeführt werden.

II

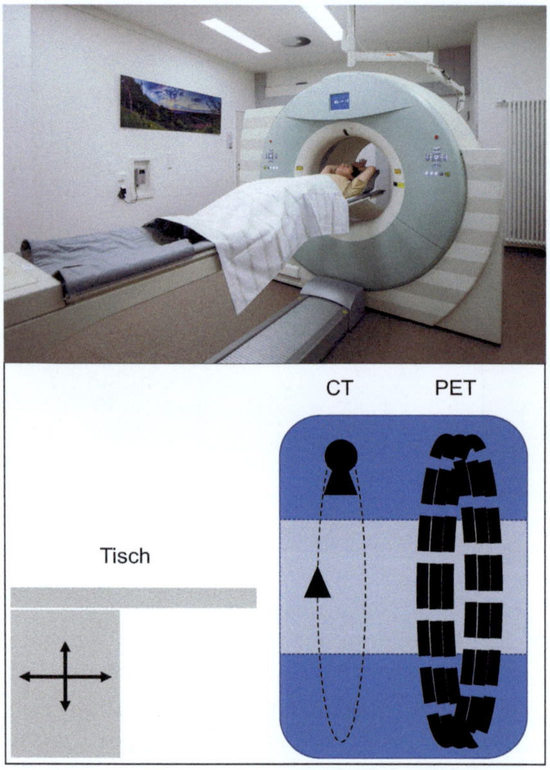

Bild 2.162 PET/CT (Siemens Biograph mCT 40) mit schematischem Aufbau

2.6.3 Simultane Hybridbildgebung

Die simultane Hybridbildgebung in einem Gerät stellt aktuell das technisch komplexeste Konzept dar. Anwendungsbeispiele hierfür sind die PET/MRT und die SPECT/MRT. Im Gegensatz zur PET/CT und SPECT/CT wird mittels MRT ein deutlich besserer Weichteilkontrast sowie eine geringere Strahlenexposition ermöglicht. Da beide Modalitäten, die MRT und die PET, respektive SPECT, vergleichsweise lange Messzeiten erfordern, resultiert die simultane Bilddatenakquise in einer relevanten Zeitersparnis. Im Gegensatz würde bei sequenziellen Verfahren in Folge der sehr langen Untersuchungszeiten eine fehlerhafte Coregistrierung durch unwillkürliche Bewegungen des Patienten deutlich wahrscheinlicher werden.

2.6.3.1 SPECT/MRT

Die SPECT/MRT befindet sich derzeit in der Entwicklung. Besonders aussichtsreich erscheinen Untersuchungen bei Patienten mit Tumoren im Kopf- und Halsbereich (Bild 2.163). Modular soll eine integrierbare Hardwarelösung auf dem Tischschienensystem positioniert werden. Die Merkmale dieses Systems sind derzeit jedoch noch nicht abschließend definiert.

- SPECT:
  - MRT-kompatibles INSERT-System
  - 10 Detektionsmodule in Ringbauweise mit SiPMs
  - monolithischer CsI:Tl-Szintillationskristall
  - zylindrischer Multi-Pinhole-Kollimator
- MRT:
  - kompatibel zu verschiedenen Fremdherstellern mit einer Gantry-Bohrung von 59 cm (bis zu 3 Tesla)

2.6.3.2 PET/MRT

Die Entwicklung der PET/MRT orientierte sich zunächst am Aufbau der bereits etablierten PET/CT, bei der beide Modalitäten sequenziell erfolgen. Anfangs sogar in getrennten Geräten innerhalb eines Untersuchungsraumes unter Verwendung der gleichen Untersuchungsliege, später innerhalb eines gemeinsamen

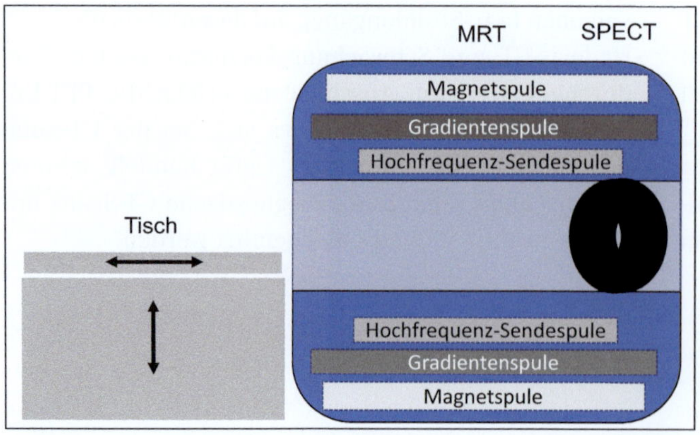

Bild 2.163
Schematischer Aufbau eines SPECT/MRTs mit Insert

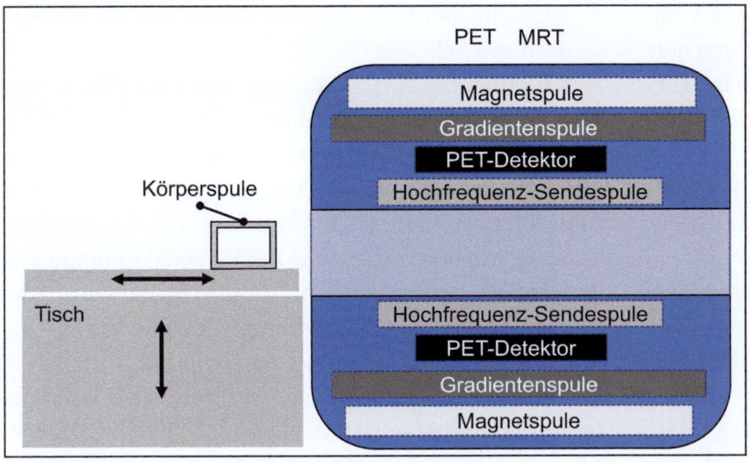

Bild 2.164
PET/MRT mit integriertem Konzept

Gehäuses. Allerdings erwies sich hierbei die Addition der bei beiden Modalitäten langen Messzeiten sowie die fehlende Option simultaner Bilddatenerfassung als nachteilig. In der Folge wurde zunächst ein PET-Insert für bereits etablierte MRT-Geräte realisiert, das erstmals simultane Messungen erlaubte und als Vorbild des sich aktuell in Entwicklung befindlichen SPECT-Inserts für die MRT (→ Kap. B II 2.6.3.1) gilt. Als Weiterentwicklung entstand schließlich ein voll integriertes Design für simultane Ganzkörperbildgebung (Bild 2.164). Mit einer im Vergleich zur PET/CT geringeren Strahlenexposition werden neben der anatomischen Korrelation auch die Schwächungs- und Bewegungskorrektur MRT-basiert realisiert.

- PET:
  - PET-Detektorvollring mit einer Gantry-Bohrung von 60 cm (axiales SFOV bis zu 25 cm)
  - PET-Detektoren mit LSO- oder LYSO-Szintillatorkristallen und SiPM
  - Empfindlichkeiten bis zu 21 cps/kBq
  - TOF bis 400 ps
  - Schwächungskorrektur mittels Templates, Atlas-Maps, Segmentierungsansätzen oder auf Basis verschiedener MR-Sequenzen
  - Quantifizierbarkeit mittels SUV
- MRT:
  - 3-Tesla-System
  - Radiofrequenzspulen für PET charakterisiert
  - 50 cm FOV

Im äußeren Aufbau ähnelt das PET/MRT einem normalen MRT-Gerät. Allerdings führt der verbaute PET-Detektorring im Inneren zu einer verkleinerten Gantry-Öffnung. Relevante Vorteile gegenüber der PET/CT werden insbesondere bei der Bildgebung des Zentralnervensystems, des Beckens sowie bei Kindern und Jugendlichen gesehen.

2.7 Elektronische Bildschirme für medizinische Anwendungen

Bernd Homberg

2.7.1 Begriffsdefinition

Unter einem elektronischen Bildschirm versteht man ein Anzeigegerät, das elektrische Bildsignale auf einem zweidimensionalen Bildschirm optisch wiedergibt. Daneben gibt es noch viele weitere Arten von Anzeigegeräten zur Wiedergabe von Bildern, die hier nicht näher betrachtet werden: Anzeigegeräte, die virtuelle optische Bilder erzeugen wie VR- oder AR-Brillen, bestimmte Arten von Projektoren wie Head-up-Displays im Automobil, holografische Anzeigen oder volumetrische Anzeigegeräte.

Durch die im Massenmarkt weitverbreiteten Anwendungen für Fernseher, Computer und Mobiltelefone sind im deutschsprachigen Raum die Bezeichnungen Bildschirm, Monitor und Display geläufig. In den Normen und Verordnungen, die auf Bildschirmarbeitsplätze und Bildschirme in der Medizintechnik anwendbar sind, findet man verschiedene Begriffe:

- Die Normen DIN 6868-157 und DIN EN 62563 für medizinische Bildwiedergabesysteme definieren den Begriff „Bildwiedergabegerät". Die englische IEC 62563 nennt hier das „Image Display Device" und ergänzend „Monitor".
- In AAPM Report No. 270 zum Thema „Display Quality Assurance" ist die Rede von „Electronic Display Device" oder kurz „Display".
- Die Ergonomie-Norm DIN EN ISO 9241 nennt den Begriff „elektronische optische Anzeige" bzw. „Anzeige" und in der englischen Fassung „Electronic Visual Display" und „Display".
- In der Arbeitsstättenverordnung (ArbStättV) sind in Anhang 6 die Begriffe „Bildschirm" und „Bildschirmgerät" zu finden.

In der Fachliteratur existiert kein einheitlicher und präziser Begriff für elektronische Bildschirme. Deshalb werden im Folgenden die kurzen und geläufigen Begriffe Bildschirm, Monitor oder Display synonym verwendet. Für die verschiedenen Anwendungen in der Medizintechnik gibt es eine Vielzahl unterschiedlicher Bildschirme als Einzelgeräte oder integrierte Displaylösungen. In diesem Unterkapitel sollen nur Bildschirme betrachtet werden, die ähnlich wie ein normaler Computermonitor für Büroarbeitsplätze als eigenständiges Gerät konstruiert sind und im bestimmungsgemäßen Gebrauch an einem Medizinprodukt zur Darstellung medizinischer Bilder betrieben werden. Davon abzugrenzen sind Bildschirme oder Displaymodule, die fest in ein Medizinprodukt integriert sind und nicht unabhängig von diesem betrieben werden können, wie z. B. in kompakten Sonografiegeräten oder als Teil integrierter Bedieneinheiten in radiologischen Systemen. Ebenfalls davon abzugrenzen sind Computermonitore für die reine Datenwiedergabe im medizinischen Umfeld, die nicht in Patientenkontakt kommen können. Für diese Anwendung sind normale Büromonitore ausreichend.

2.7.2 Technische Entwicklung

Die heutigen Bildschirme für medizinische Anwendungen sind Weiterentwicklungen von Computerbildschirmen, die auf analoger Fernseh- und Videotechnik basieren. Die analoge Fernseh- und Videotechnik wurde erst Ende des 20. Jahrhunderts durch digitale Technologien zur Videoübertragung abgelöst.

Die wichtigsten analogen Fernsehvideoübertragungsformate waren folgende:

- NTSC in den USA mit 525 Zeilen und 60 Halbbildern pro Sekunde
- PAL und SECAM in Europa mit 625 Zeilen und 50 Halbbildern pro Sekunde

Basierend auf der Fernsehtechnik gab es ab den 1960er-Jahren die ersten Computerterminals mit CRT-Bildschirmen (Cathode Ray Tube, CRT) für Großrechenanlagen. Mit der Verbreitung der Personal Computer ab den 1980er-Jahren wurden PC-Bildschirme dann zum Massenprodukt. Mit der Weiterentwicklung der PC-Grafikkarten wurden höhere Zeilenzahlen und Bildwechselfrequenzen etabliert. Weite Verbreitung bei Computer Workstations fand z. B. das Format 1280(H) × 1024(V) bei 75 Vollbildern pro Sekunde.

Erste Anwendungen von Kameras und Videomonitoren in der medizinischen Bildgebung gab es ebenfalls schon in den 1960er-Jahren. Der breite Einsatz in Kliniken erfolgte dann etwa ab den 1980er-Jahren, zum einen bei der interventionellen Radiologie, insbesondere bei der digitalen Subtraktionsangiografie (kurz DSA) mit Katheter und Kontrastmittel und zum anderen bei der Laparoskopie mit Videoendoskopen, wobei hier der Einsatz von CCD-Bildsensorchips (Charge Coupled Device, CCD) in den Kameras anstelle von Bildaufnahmeröhren einen wichtigen Meilenstein darstellte. Mit diesen beiden Anwendungen gewannen minimalinvasive Verfahren zunehmend an Bedeutung.

Die Bildarchive in den Krankenhäusern und radiologischen Praxen basierten noch weitgehend auf Röntgenfilmen und wurden ab Ende der 1980er-Jahre schrittweise um digitale Bildarchive ergänzt oder abgelöst. Damit verbunden war die Einführung von digitalen PACS-Systemen (Picture Archiving and Communication System) nach dem DICOM-Standard (Digital Imaging and Communications in Medicine). Im Zuge dessen wurden Bildschirme eingeführt, die nach DICOM Part 14 GSDF (Grayscale Standard Display Function, GSDF) kalibriert sind und sich für die Befundung von Röntgenbildern verschiedener Modalitäten aus dem PACS-System eignen.

Bildschirme in CRT-Technologie für radiologische Anwendungen unterschieden sich von Computerbildschirmen durch höhere Anforderungen an Helligkeit und Kontrast in Verbindung mit hoher Auflösung und exakter Bildgeometrie. Um diese Anforderungen zu erreichen, waren aufwendige Zusatzschaltungen zur Steuerung der Ablenkung des Elektronenstrahls und dessen Fokussierung notwendig. Bei den verwendeten Bildröhren handelte es sich um anwendungsspezifische

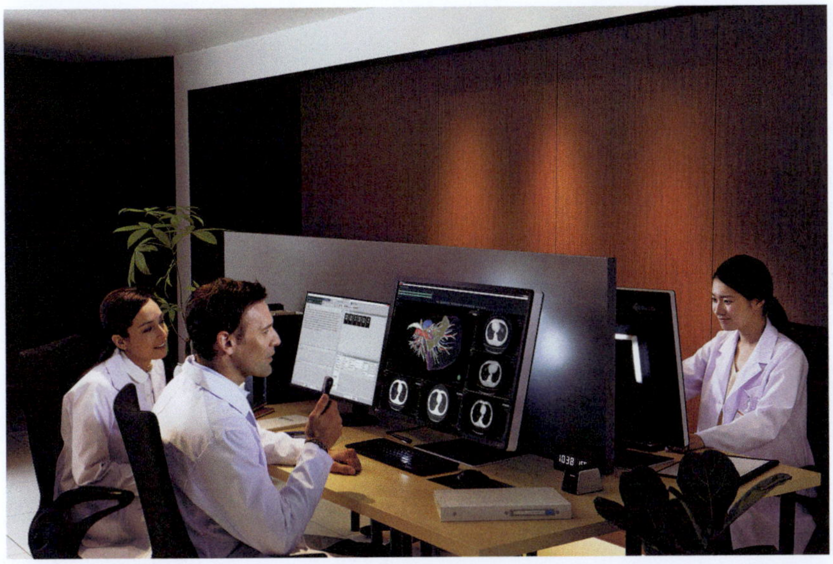

Bild 2.165
PACS-Arbeitsplatz mit großem Farbmonitor für die Befundung verschiedener Modalitäten

Sondermodelle. Bildschirme in Röhrentechnik wurden noch bis Ende der 1990er-Jahre eingesetzt und dann nach und nach durch LCD-Flachbildschirme (Liquid Crystal Display, LCD) abgelöst. Durch den Einsatz von LCD-Flachdisplays waren die CRT-bedingten Probleme mit Schärfe und Bildgeometrie gelöst. Stattdessen ergaben sich neue Herausforderungen bezüglich Kalibrierung, Graustufenwiedergabe, Kontrast, Blickwinkelabhängigkeit, Helligkeitsverteilung und Farbe des Weißwertes, denen durch die Wahl geeigneter hochwertiger LCD-Module und entsprechender Korrekturfunktionen in der Videosignalverarbeitung begegnet wurde.

2.7.3 Hauptanwendungen für medizinische Bildschirme

Medizinische Bildschirme sind in vier wesentlichen Hauptanwendungen zu finden:

- radiologische Befundung von Bildern verschiedener Modalitäten an einem PACS-System: Mammografie, Fluoroskopie, Computertomografie (CT → Kap. B II 2.2) oder Magnetresonanztomografie (MRT → Kap. B III 2.1)
- Bildschirme für den Betrieb an radiologischen bildgebenden Systemen, die während der Anwendung des Systems genutzt werden (z. B. Röntgenangiografie, CT oder MRT)
- Videoendoskopie (→ Kap. B V 1.5)
- Sonografie (→ Kap. B I 3.6)

2.7.3.1 Bildschirme für die radiologische Befundung

Diese Bildschirme stehen üblicherweise in einem Befundungsraum (engl. *reading room*) und sind an einer PACS-Workstation angeschlossen (Bild 2.165). Die Bildqualität ist auf eine detailgetreue und reproduzierbare Darstellung monochromer Bildinformation ausgelegt (hauptsächlich Röntgenbilddarstellung). Der Bildschirm muss bestimmte Mindestanforderungen bezüglich der Bildqualität und deren Konstanz erfüllen, die in den anzuwendenden Normen, Verordnungen und Gesetzen zur Qualitätssicherung für medizinische bildgebende Systeme festgelegt sind. Neben den Mindestanforderungen an den Schwarzwert, die Helligkeit, den Kontrastumfang und die Gleichmäßigkeit der Leuchtdichte über die gesamte Fläche des Bildschirms ist eine Kalibrierung der elektrooptischen Kennlinie nach den Vorgaben der DICOM Part 14 GSDF (Grayscale Standard Display Function) notwendig.

Bildschirme für die Befundung in der Mammografie (Bild 2.166) müssen eine Mindestauflösung von 2048 × 2048 Pixeln haben, während für andere Anwendungen geringere Auflösungen ausreichend sind. Zur Sicherung der Bildqualität ist eine Abnahmeprüfung bei der ersten Inbetriebnahme und eine meist jährliche Konstanzprüfung erforderlich. Dazu müssen geeignete Leuchtdichtemessgeräte und ein Kalibriersoftware zur Verfügung gestellt werden. Die Bedienmöglichkeiten dieser Geräte sind sehr eingeschränkt, um zu verhindern, dass der Anwender die Kalibrierung ungünstig

II

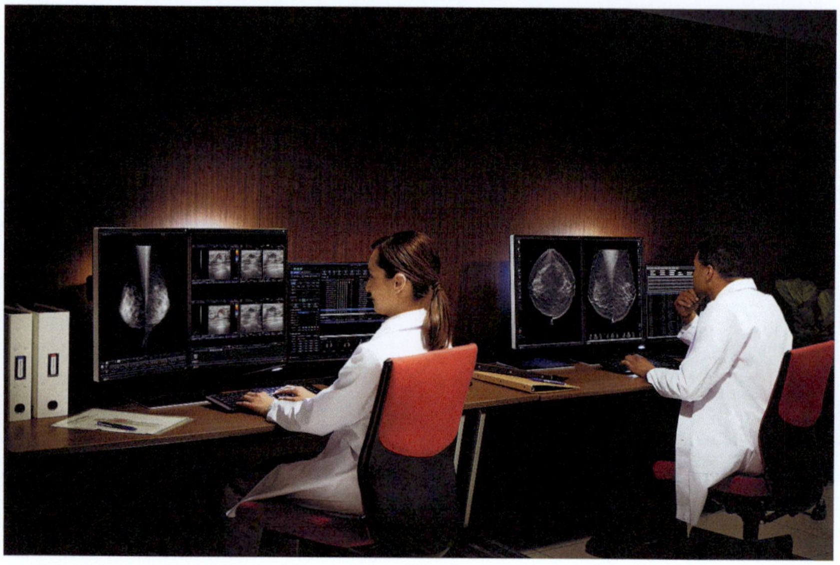

Bild 2.166
Zwei PACS-Arbeitsplätze mit jeweils zwei Monitoren im Porträtformat für die Mammografiebefundung

verändert. Solche Geräte sind im Allgemeinen Medizinprodukte oder Medical Devices und unterliegen in Europa der Medizinprodukteverordnung und in USA den Anforderungen der FDA (Food and Drug Administration), die eine Premarket Notification 510(k) vorschreibt.

2.7.3.2 Bildschirme für radiologische bildgebende Systeme

Im Wesentlichen gelten dieselben technischen Anforderungen an die Qualität der Bilddarstellung wie an Monitore für die Befundung. Abhängig von der Anwendung sind die Anforderungen an Auflösung, Helligkeit und Kontrastumfang jedoch geringer. Bei CT- und MRT-Systemen erfolgt häufig keine Befundung, sondern über den Monitor muss lediglich beurteilt werden können, ob die Aufnahme für eine spätere Befundung an einer PACS-Workstation geeignet ist. Bei der interventionellen Radiologie wie bei Angiografiesystemen zur Untersuchung mittels Katheter und Kontrastmittel müssen am Bildschirm während der Untersuchung therapeutische Entscheidungen getroffen werden (z. B. Setzen eines Stents), wodurch sich höhere Anforderungen an die Bildqualität ergeben (Bild 2.167). Die Validierung für den Einsatz als Medizinprodukt erfolgt

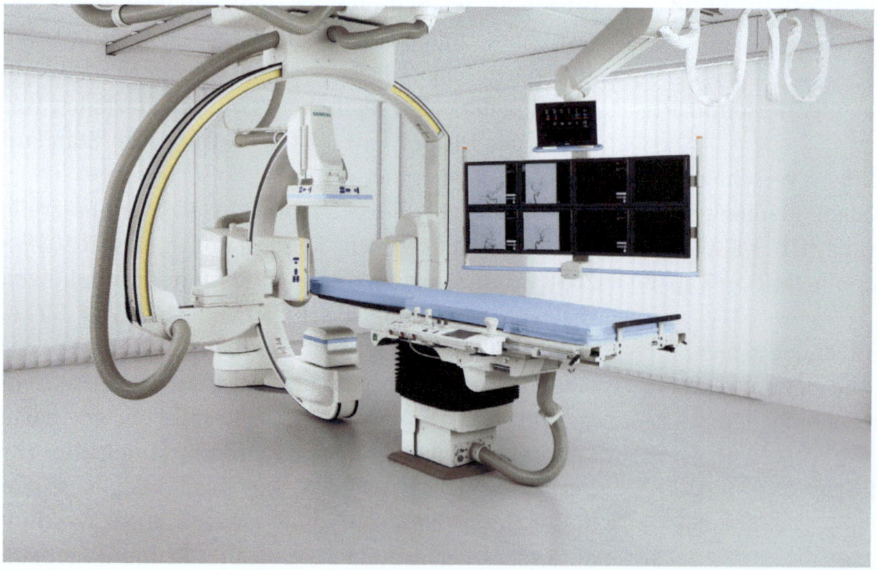

Bild 2.167
Biplanares Angiografiesystem mit mehreren Einzelmonitoren in einer Deckenhalterung

durch den Hersteller des radiologischen bildgebenden Systems. Daher können solche Bildschirme grundsätzlich auch als AV- oder IT-Produkt deklariert werden (AV = Audiovisuell; IT = Informationstechnik). Eine Deklaration als Medizinprodukt vereinfacht jedoch die Integration und Validierung im System.

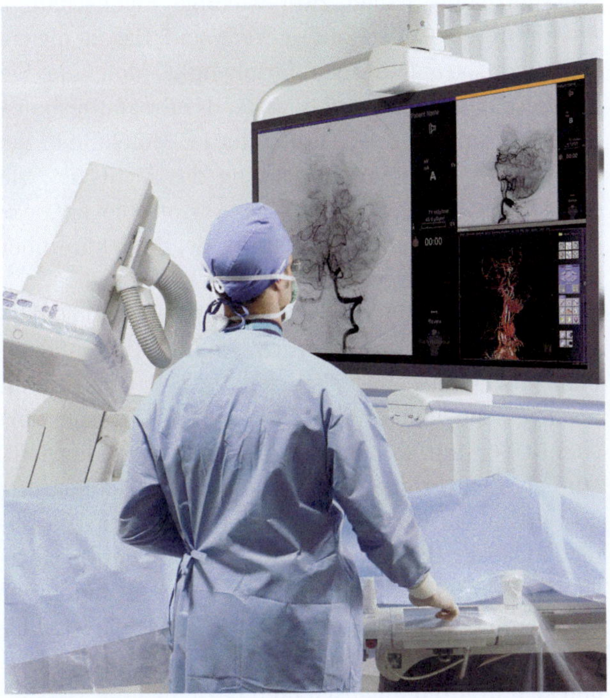

Bild 2.168 System mit einem großen UHD-4k-Display anstelle der Einzelmonitore: Das große UHD-Display hat den Vorteil, dass die einzelnen Bilder abhängig von der Behandlungssituation flexibel auf der Bildschirmfläche angeordnet werden können.

2.7.4 Medizinische Bildschirme als Medizinprodukte

Bildschirme für medizinische Anwendungen müssen für sich genommen nicht zwangsläufig ein Medizinprodukt sein, solange sie keine entsprechende Zweckbestimmung (engl. *intended use*) haben. Für den Hersteller eines bildgebenden medizinischen Systems vereinfacht es allerdings die Integration, wenn der Bildschirm ein Medizinprodukt ist (zur Entwicklung und Zulassung von Medizinprodukten → Kap. B VII 2). Bildschirme für die radiologische Befundung werden in Europa und den USA grundsätzlich als Medizinprodukte deklariert, weil sie oft unabhängig von den PACS-Workstations am Markt angeboten werden und daher schon für sich genommen die medizinische Zweckbestimmung zur Befundung der Bilder aufweisen müssen.

Unabhängig davon, ob sie ein Medizinprodukt sind, sollen medizinische Bildschirme den Anforderungen der Produktnormen für medizinische elektrische Geräte entsprechen (unter anderem Normenreihe IEC 60601), weil sie in einer entsprechenden Umgebung eingesetzt werden.

Weltweit unterscheiden sich die regulatorischen Vorgaben verschiedener Länder für Medizinprodukte (engl. *medical device*) und sind in ständiger Weiterentwicklung.

2.7.5 Technologie medizinischer Bildschirme

Aktuell sind Monitore mit Flüssigkristalldisplay oder Liquid Crystal Display (LCD) die dominierende Technologie. In Anwendungen für die Videoendoskopie (→ Kap. B V 1.5) sind inzwischen auch Monitore in OLED-Technologie (Organic Light Emitting Diode) verfügbar. Für die röntgendiagnostische Bildgebung weisen OLED-Displays jedoch noch einige gravierende Nachteile gegenüber der LCD-Technik auf und kommen bisher dafür nicht zum Einsatz. OLEDs gehören zur Familie der selbstleuchtenden Displays, während LCDs eine integrierte Hinterleuchtung (engl. *back light*) benötigen.

2.7.5.1 Displaymodule und Displaytechnologien

Die verwendeten LCDs sind im Allgemeinen Aktivmatrix-TFT-Farbdisplays (Thin Film Transistor, TFT). Monochrome Varianten kommen nur noch selten zur Anwendung. Jedes Bildelement oder Pixel besteht dabei wiederum aus drei Subpixeln für die Grundfarben Rot, Grün und Blau, die jeweils über einen eigenen TFT der Aktivmatrix angesteuert werden (Bild 2.170). Jedes Subpixel kann damit unabhängig und kontinuierlich zwischen den beiden Zuständen transparent und undurchlässig gesteuert werden. Durch additive Farbmischung der Grundfarben Rot, Grün und Blau sind beliebige Farben innerhalb eines bestimmten Farbraumes ansteuerbar.

Der prinzipielle Aufbau eines LCD-Moduls ist in Bild 2.169 dargestellt. Es besteht aus folgenden Elementen:

- Hinterleuchtungseinheit (engl. *back light unit*) in LED-Technik (Light Emitting Diode, LED) mit rückseitig angebrachtem TCON (Timing Controller)
- LCD-Zelle (engl. *LCD cell*): Daran sind auch die notwendigen Treiberschaltungen (hier nicht dargestellt)

für die TFT-Matrix angebracht, die mit dem TCON verbunden sind.
- Frontrahmen (engl. *front bezel*)

Die Back Light Unit wiederum besteht aus folgenden Elementen:
- Chassis
- Lichtleiterplatte (engl. *light guide*) mit seitlich angebrachter LED-Leiste (engl. *LED bar*)
- Diffusorfolie (engl. *diffuser*) und einer oder mehrerer lichtverstärkender Folien (engl. *brightness enhancement film*, BEF)

Die Back Light Unit ist hier in der Ausführung „Edge Light“ dargestellt, bei der das Licht über die Kante eines Lichtleiters eingekoppelt wird. Daneben gibt es auch Ausführungen als „Direct Back Light“, bei dem viele LEDs über die ganze Fläche der Back Light Unit verteilt sind.

Bild 2.170 zeigt den prinzipiellen Aufbau einer LCD-Zelle. Sie besteht aus zwei dünnen Glasplatten (engl. *glass substrate*) mit außenseitig aufgeklebten Polarisationsfolien (engl. *polarizer*). Auf der Innenseite der Glasplatten befindet sich das TFT-Array mit transparenten ITO-Pixelelektroden (Indium Tin Oxide, ITO) und die R-, G-, B-Farbfilter (engl. *color filter*) mit dem Flüssigkristall (engl. *liquid crystal*) dazwischen. Die notwendigen Signalleitungen für die Ansteuerung der TFTs sind hier nicht dargestellt.

Flüssigkristalle haben zwei wichtige Eigenschaften, die für die Displaytechnik relevant sind. Das ist die optische Anisotropie der stabförmigen LC-Moleküle. Sie sind also doppelt brechend, wobei der Brechungsindex abhängig von der Ausrichtung der LC-Moleküle in Bezug auf die Polarisationsrichtung des Lichts ist. Sie weisen auch eine dielektrische Anisotropie auf, wodurch die räumliche Ausrichtung der Moleküle über elektrische Felder gesteuert werden kann.

Für die LC-Zelle gibt es drei wesentliche Technologien: Twisted Nematic (TN), Vertical Aligned (VA) und In-Plane Switching (IPS). Bei den VA-Zellen existieren noch verschiedene Unterarten wie PVA (Patterned VA) oder MVA (Multi-Domain VA). Bei IPS gibt es alternativ eine als FFS (Fringe-Field Switching) bezeichnete Art und deren Derivate verschiedener Hersteller. Die Unterschiede der drei Technologien liegen in der Orientierung der Flüssigkristallmoleküle, der Anordnung der transparenten Elektroden und den Flüssigkristallmischungen. LCDs dieser drei Technologien unterscheiden sich in ihren Eigenschaften bezüglich der Darstellung von Grauwerten und Farben abhängig vom Blickwinkel des Betrachters und in der Schaltgeschwindigkeit des Flüssigkristalls. In Bild 2.171 ist ein Vergleich der drei Technologien zu sehen. Es wurde jeweils die Bildwiedergabekennlinie unter verschiedenen Blickwinkeln gemessen und normiert dargestellt.

Am stärksten variiert die Bildwiedergabekennlinie bei der TN-Technologie, abhängig vom Blickwinkel. Dabei kann es teilweise sogar zur Farbumkehr (engl. *color inversion*) kommen, sodass hellere Bildbereiche (hier

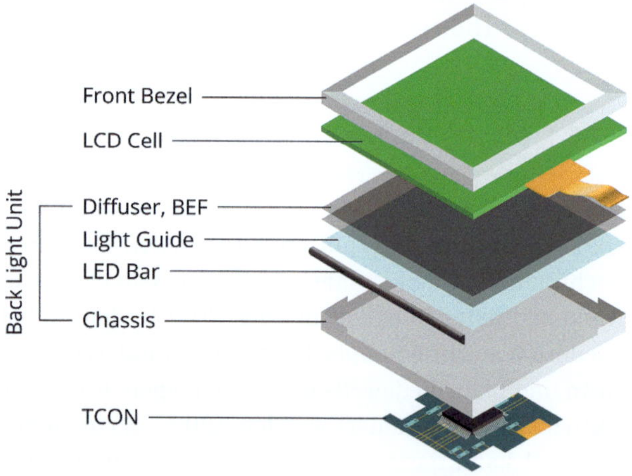

Bild 2.169 Prinzipieller Aufbau eines LCD-Moduls

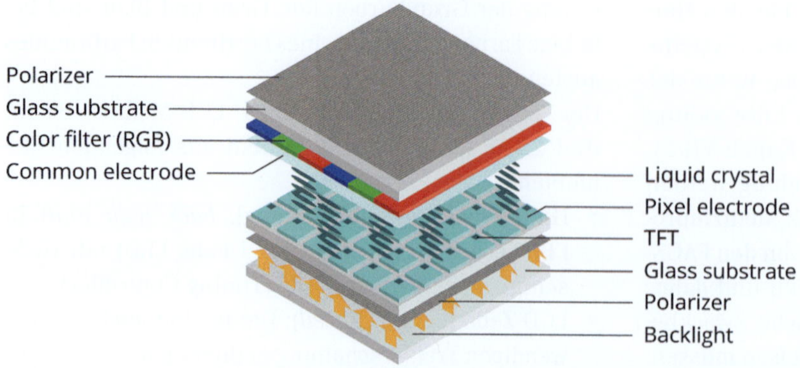

Bild 2.170 Prinzipieller Aufbau einer LCD-Zelle

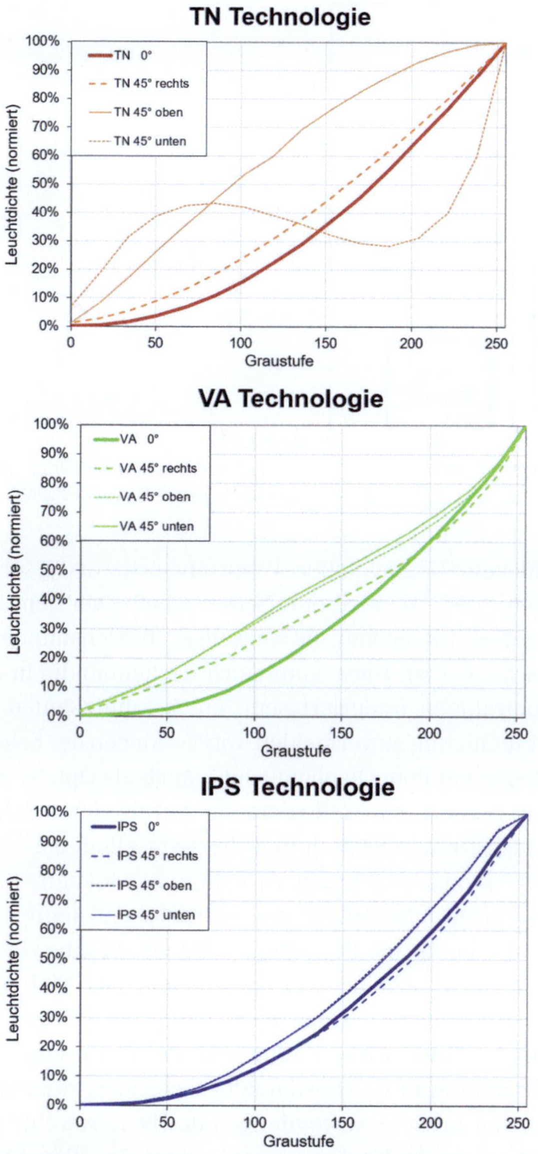

Bild 2.171 Vergleich der Technologien Twisted Nematic (TN), Vertical Aligned (VA) und In-Plane Switching (IPS)

bei Graustufen von ca. 200/256) dunkler wiedergegeben werden als dunklere Bereiche (hier bei Graustufen von etwas 80/256). Diese Technologie ist für medizinische Bildschirme nicht geeignet. Die VA-Technik ist bedingt für die medizinische Bildwiedergabe geeignet. Es ist aber zu beachten, dass die Kennlinie im mittleren und unteren Graustufenbereich stark blickwinkelabhängig ist. Bevorzugt werden deshalb Displays in IPS-Technik eingesetzt, bei denen die Differenzierung der Graustufen über den gesamten Helligkeitsbereich und über einen weiten Blickwinkel relativ konstant ist. Zudem ändert sich die Farbtemperatur der Grauwerte über den Blickwinkel und die Helligkeit nur gering. Bei Verwendung von Displays in VA-Technik kann die Änderung der Farbtemperatur über die Grauwerte durch Kalibrierung der Signalverarbeitung beseitigt werden, nicht jedoch die Blickwinkelabhängigkeit. LCDs können nicht einfach durch OLEDs eingesetzt werden. OLEDs zeigen zwar keine ausgeprägte Abhängigkeit der Farben und Kennlinien vom Blickwinkel, aber die OLED-Leuchtstoffe haben relativ kurze Lebensdauern. Davon sind besonders die blauen Leuchtstoffe betroffen. Durch die schnelle Alterung der Leuchtstoffe entstehen teilweise schon nach nur einem Jahr Benutzung fest ins Bild „eingebrannte" Muster, die die Befundung radiologischer Bilder beeinträchtigen. Ein anderer Grund ist, dass OLEDs mit hoher Helligkeit und einer geringen Anzahl Pixelfehler noch deutlich teurer als vergleichbare LCDs sind. Die Standardspezifikation von Displaymodulen für den Massenmarkt ist für medizinische Anwendungen normalerweise nicht ausreichend. Deshalb müssen diese Module nach besonderen Kriterien ausgewählt und mit dem Hersteller eine erweiterte Spezifikation vereinbart werden. Zum Beispiel muss die Anzahl der zulässigen Pixelfehler nach ISO 9241-307 geringer sein als die Vorgaben der schon strengen Klasse 1. Für Anwendungen im Massenmarkt hingegen sind Pixelfehler nach Fehlerklasse 2 zulässig.

2.7.5.2 Aufbau der Bildschirme

Der interne Aufbau eines typischen Monitors für radiologische Bildwiedergabe ist in Bild 2.172 dargestellt. Die Stromversorgung erfolgt über den AC Input. Das eingebaute Schaltnetzteil (→ Kap. B II 2.7.5.5) stellt die internen Gleichspannungen für die elektronischen Baugruppen Back Light Driver und Display Controller zur Verfügung. Das digitale Videoeingangssignal (→ Kap. B II 2.7.5.3) wird der zentralen Baugruppe Display Controller (→ Kap. B II 2.7.5.4) zugeführt. Das LCD-Modul wird vom Display Controller über den TCON mit dem Bildsignal angesteuert und die LEDs im Back Light werden vom Back Light Driver versorgt. Je nach Typ des Displaymoduls ist die Videoschnittstelle am TCON als LVDS, eDP oder Vby1 ausgeführt. Über ein Keyboard mit vier bis acht Tasten, das sich häufig am Frontrahmen des Monitors befindet, können Einstellungen verschiedener Parameter des Bildschirms durchgeführt werden. Zudem gibt es ein Control Interface für die Steuerung und die Kalibrierung des Bildschirms, das meist als serielle RS232-, USB- oder Ether-

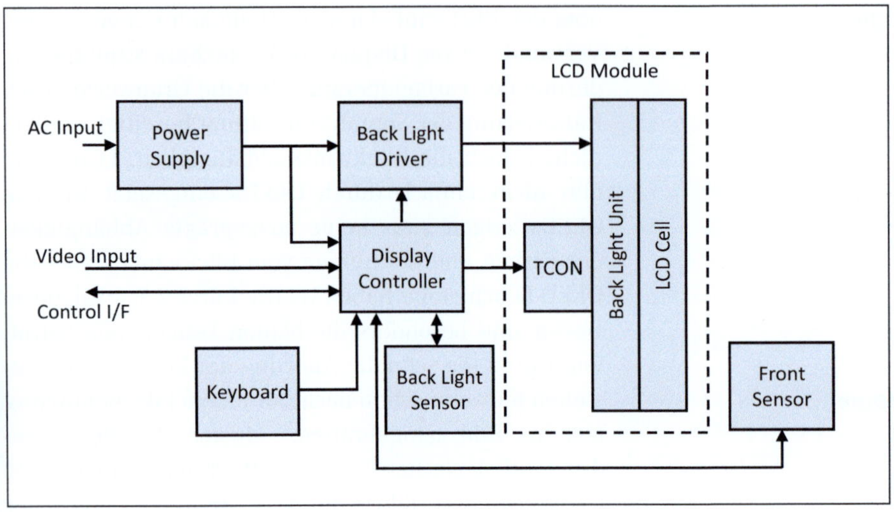

Bild 2.172
Interner Aufbau eines Monitors für die radiologische Bildwiedergabe

net-Schnittstelle ausgeführt ist. Zur Messung und Regelung der Bildhelligkeit gibt es einen Back Light Sensor, der direkt über einer Öffnung an der Rückseite der Back Light Unit angeordnet ist. Mithilfe dieses Sensors und eines elektronischen Reglers wird die Helligkeit des Back Lights unabhängig von Temperatur und Alterung konstant gehalten. Manche Bildschirme haben auch noch einen Front Sensor, der am Frontrahmen oder hinter dem Frontrahmen angebracht ist und die Bildhelligkeit auf der Vorderseite des LCD-Moduls messen kann. Dieser Sensor kann auch als Ausschwenksensor gestaltet sein, der sich hinter dem Frontrahmen verbirgt und bei Bedarf motorisch in den Randbereich der aktiven Bildfläche geschwenkt wird, oder er ist als Zusatzmodul gestaltet, das oben auf den Frontrahmen aufgesetzt wird.

Für den mechanischen Aufbau kommt meist ein Blechchassis aus verzinktem Stahlblech oder Aluminium zum Einsatz. Dieses Chassis dient als tragende Struktur für das LCD-Modul und die elektronischen Baugruppen und bietet auch ein Interface zur Befestigung des Geräts auf einem Standfuß oder an einer Deckenaufhängung. Im Allgemeinen ist das ein Interface nach VESA FDMI (Flat Display Mounting Interface). Zugleich können mit der Blechstruktur auch Abschirmungen in Sinne der EMC (Electro Magnetic Compatibility) realisiert werden. Das Außengehäuse besteht in vielen Fällen aus Kunststoffteilen, die im Spritzgussverfahren hergestellt sind. Bei sehr großen Geräten oder bei Geräten mit kleineren Verkaufsstückzahlen kommt auch hier wieder Blech zum Einsatz, das dann in der gewünschten Designfarbe lackiert ist. Für die Ausgestaltung der Frontseite gibt es je nach Anwendung verschiedene Möglichkeiten. Wenn ein Spritzwasserschutz erforderlich ist, wird eine Schutzscheibe vor dem Displaymodul eingebaut, die beidseitig reflexionsmindernd beschichtet ist. Diese kann auch flächenbündig in den Frontrahmen integriert sein, um Schmutzkanten bei der Reinigung zu vermeiden. Ein Verkleben der Schutzscheibe mit dem Displaymodul – auch als Optical Bonding bezeichnet – reduziert die Anzahl der reflektierenden Grenzschichten und führt vor allem bei heller Umgebungsbeleuchtung zu höherem Bildkontrast, ist aber auch aufwendiger und entsprechend teurer. Bei Monitoren für die Befundung wird oft auf eine zusätzliche Schutzscheibe verzichtet, damit das Bild nicht durch mögliche geringe Reflexionen auf der Scheibe beeinträchtigt wird. Damit verbunden ist eine Einschränkung in der Beständigkeit gegen Spritzwasser, die aber in viele Anwendungen der besseren Bildqualität wegen in Kauf genommen wird. In allen Fällen müssen die äußeren Oberflächen beständig gegen die üblichen Reinigungs- und Desinfektionsmittel im klinischen Alltag sein.

2.7.5.3 Anforderungen an die Videoeingangsschnittstelle

Heute kommen fast nur noch digitale Videoschnittstellen zur Anwendung. Nur bei wenigen Geräten ist noch eine analoge VGA-Schnittstelle mit dem bekannten 15-poligen Sub-D-Stecker (VGA-Stecker) zu finden, die die Kompatibilität zu älteren Systemen ermöglicht. Für Bildschirme in der Radiologie kommt hauptsächlich DVI (Digital Visual Interface) oder Display Port zum Einsatz und vereinzelt auch HDMI (High Definition

Multimedia Interface, HDMI). Ansonsten sind HDMI- und SDI-Schnittstellen (Serial Digital Interface, SDI) bei Bildschirmen für die Videoendoskopie zu finden (→ Kap. B V 1.5). Die DVI-Schnittstelle ist inzwischen schon in die Jahre gekommen, hat aber den Vorteil, dass sie technisch einfacher implementiert werden kann und keine speziellen Modi wie das Link Training beim Display Port benötigt. Leider unterstützt der DVI-Standard auch in der Ausführung als Dual Link keine UHD-4k-Auflösung. Deshalb werden für UHD-Monitore zwei Dual-Link-DVI-Schnittstellen benötigt. Beim Display Port werden aktuell die Versionen DP 1.2 oder DP 1.4 für medizinische Bildschirme eingesetzt. Über DP 1.4 lassen sich auch Bildschirme mit der derzeit höchsten Auflösung von 12 Megapixeln (4200 × 2800) mit einer Videoleitung ansteuern. Zukünftig ist zu erwarten, dass auch DP 2.x implementiert wird. Das hängt unter anderem damit zusammen, ob sich 8k-Displays für medizinische Anwendungen am Markt durchsetzen.

2.7.5.4 Anforderungen an Videosignalverarbeitung

Der prinzipielle Aufbau der Videosignalverarbeitung ist in Bild 2.173 dargestellt. Ziel dieser Signalverarbeitung ist es, eine verlässliche Bildqualität für die radiologische Befundung gemäß den einschlägigen Standards zur Qualitätssicherung zu garantieren.

Das Bildsignal wird über den Video Input einem Video Frontend zugeführt und für die interne Weiterverarbeitung als RGB-Signal oder YCbCr-Signal zur Verfügung gestellt. Dabei kommen heute fast nur noch digitale Videoschnittstellen zur Anwendung (→ Kap. B II 2.7.5.3). Es können mehrere verschiedene Videoeingänge vorgesehen werden, von denen der jeweils aktive Eingang über eine Einstellung im Bedienmenü oder eine automatische Erkennung und Umschaltung ausgewählt wird. Bei manchen Monitormodellen ist auch die gleichzeitige Darstellung mehrerer Eingangssignale als Bild im Bild (engl. *picture in picture*, PiP) oder Bild neben Bild (engl. *picture by picture*, PbP) möglich. Besonders bei den großen UHD-4k-Bildschirmen sollen 6, 8 oder mehr Bilder gleichzeitig dargestellt werden. Dazu wird dann ein dem Monitor vorgeschalteter Bildmanager eingesetzt. Das Signal aus dem Video Frontend kann in der nachfolgenden Stufe in einer Color Matrix noch auf einen anderen Zielfarbraum umgerechnet werden. An dieser Stelle sei angemerkt, dass zur Realisierung einer Farbraumkalibrierung der Bildwiedergabe auf dem Display noch weitere Signalverarbeitungsstufen notwendig sind, die in Bild 2.173 aus Gründen der Übersichtlichkeit nicht enthalten sind. Die nach der Color Matrix angeordnete Calibration LUT (Lookup Table) ermöglicht die Kalibrierung der Bildwiedergabekennlinie nach der DICOM GSDF. Es sind mehrere ab Werk kalibrierte LUTs angelegt und über das Bedienmenü auswählbar. Damit kann für die jeweilige Anwendung die geeignete Bildwiedergabekennlinie abhängig von der Raumbeleuchtung oder der Modalität eingestellt werden. Die Quantisierung der Videosignale muss nach der LUT eine größere Bittiefe aufweisen als am Eingang, damit keine der Eingangsgraustufen für die Bildwiedergabe verloren gehen. Beispielweise wird ein Bildsignal mit 10 Bit Quantisierung pro Farbkanal über eine LUT mit 1024 Einträgen auf mindestens 12 Bit Quantisierung pro Farbkanal umgesetzt. Die letzte Sig-

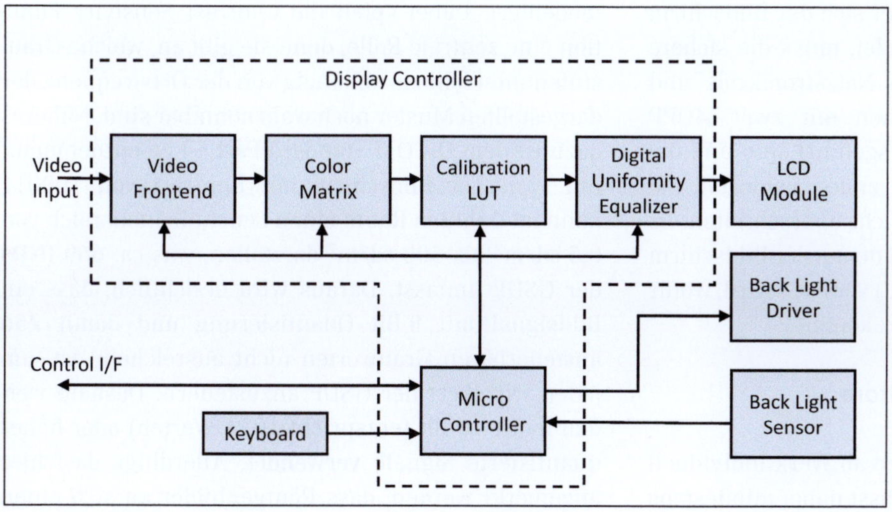

Bild 2.173
Prinzipieller Aufbau der Videosignalverarbeitung

II

nalverarbeitungsstufe „Digital Uniformity Equalizer“ dient der Korrektur der Helligkeitsverteilung auf der Displayfläche. Diese Stufe enthält auch Schaltungen zur Erhöhung der auf dem Display ansteuerbaren Bittiefe durch Techniken, die als Spatial und Temporal Dithering bezeichnet werden. Letztere müssen auf das verwendete Displaymodul und den darauf befindlichen TCON individuell angepasst werden. Der Micro Controller versorgt alle Schaltungsteile mit Initialisierungs- und Steuerdaten, stellt das grafische Bedien-Interface (GUI) über das Keyboard und ein On Screen Display (OSD) sowie das externe Control Interface zur Verfügung, verwaltet die Kalibrierungsdaten und regelt die Konstanz der Bildhelligkeit mithilfe von Back Light Sensor und Back Light Driver. Bei den Geräten der neuesten Generation wie dem EIZO Monitor RX1270 (→ Kap. B II 2.7.6) kommen hier mehrere Helligkeits- und Temperatursensoren zum Einsatz, die die Bildqualität mithilfe von KI-Algorithmen konstant halten.

2.7.5.5 Anforderungen an die Stromversorgung

Für die Stromversorgung werden meist industrielle Open-Frame-Schaltnetzteile für den internationalen Spannungsbereich von 100 VAC bis 240 VAC in das Gehäuse integriert und der Stromanschluss des Geräts mit einem Kaltgerätestecker nach IEC 60320 C14 ausgeführt. Dieser Stecker ist international einheitlich. Bei den Gerätevarianten für verschiedene Länder müssen dann nur die länderspezifischen Netzkabel mitgeliefert werden. Diese Schaltnetzteile sind bezüglich der elektrischen Sicherheit konform zu den Anforderungen der IEC 62368-1 (früher IEC 60950-1) und meist auch zur IEC 60601-1. Besonders für die Anwendung in der interventionellen Radiologie, bei der sich der Bildschirm in der Nähe des Patienten befindet, muss die sichere elektrische Trennung zwischen Netzstromkreis und berührbaren äußeren Oberflächen mit zwei MOPP (Means of Patient Protection) ausgeführt sein und die Gehäuseableitströme dürfen im ersten Fehlerfall die Grenzwerte nach IEC 60601-1 nicht überschreiten. Es gibt aber auch Anwendungen, bei denen der Bildschirm mit Gleichspannung (z. B. 24 VDC) versorgt wird, wofür ein externes Netzteil zum Einsatz kommt.

2.7.5.6 Kalibrierung der Monitore

Medizinische Bildschirme werden ab Werk individuell kalibriert. Die Kalibrierung umfasst dabei mindestens die Bildwiedergabekennlinie, den Schwarzwert, die Helligkeit, die Farbtemperatur der Grauwerte und die Helligkeitsverteilung (Uniformity). Die Kalibrierung erfolgt nach den Vorgaben der einschlägigen Normen, sodass die Bildschirme eine Abnahmeprüfung bei der Erstinbetriebnahme problemlos bestehen. Auch bei den jährlichen Konstanzprüfungen der Bildqualität sind meist keine Korrekturmaßnahmen erforderlich. Erst nach ein paar Jahren kann eine Nachkalibrierung notwendig werden. Die folgende Aufzählung nennt die wichtigsten Normen und technischen Reports zur Sicherung der Bildqualität:

- DIN 6868-157:2022, Sicherung der Bildqualität in röntgendiagnostischen Betrieben
- IEC 62563-1: 2009 und IEC 62563-2: 2021, Medical Image Display Systems
- AAPM Online Report No. 03:2005, Assessment of Display Performance for Medical Imaging Systems
- AAPM Report No. 270:2019, Display Quality Assurance
- NEMA DICOM, Part 14, Grayscale Standard Display Function

Eine zentrale Anforderung ist die Kalibrierung gemäß der DICOM, Part 14 GSDF. Damit wird sichergestellt, dass auch die feinsten vom Auge gerade noch wahrnehmbaren Abstufungen von Grauwerten eines Röntgenbildes auf dem Bildschirm unterscheidbar wiedergegeben werden. Diese Grayscale Standard Display Function legt die gerade noch unterscheidbaren Graustufen (engl. *just noticeable difference*, JND) über einen weiten Leuchtdichtebereich von 0,05 bis 4000 cd/m^2 fest. Die Definition basiert auf dem „Barten's Model of the Human Visual System“, das die optische und neuronale Verarbeitung von Bildern im menschlichen Auge modelliert. Dabei spielt die Contrast Sensivity Function eine zentrale Rolle, denn sie gibt an, welche Graustufenunterschiede abhängig von der Ortsfrequenz der dargestellten Muster noch wahrnehmbar sind. Näheres dazu ist dem DICOM Standard Part 14 zu entnehmen.

Ein typischer Bildschirm mit Kontrast von 1000:1 kann im dunklen Raum einen Leuchtdichtebereich von 0,5 cd/m^2 bis 500 cd/m^2 darstellen, was ca. 660 JNDs der GSDF umfasst. Daraus wird ersichtlich, dass ein Bildsignal mit 8 Bit Quantisierung und damit 256 ansteuerbaren Grauwerten nicht ausreichend ist, um jeden JND-Wert der GSDF anzusteuern. Deshalb werden meist 10 Bit (entspricht 1024 Werten) oder höher quantisierte Signale verwendet. Allerdings darf hier angemerkt werden, dass Röntgenbilder an sich einen erheblichen Anteil Bildrauschen enthalten, der oft höher ist als eine Stufe einer 8-Bit-Quantisierung, sodass eine 10-Bit-Quantisierung für die Bilddarstellung keinen Zusatznutzen bringt. Der Grund dafür liegt darin, dass die Röntgendosis bei der Untersuchung so niedrig wie möglich eingestellt werden soll, um noch eine gute Bildqualität zu erhalten. Die Unterscheidbarkeit der Grauwerte bis hinunter zur JND ist dabei trotzdem möglich, weil nicht der Grauwert eines einzelnen Pixels ausschlaggebend ist, sondern der mittlere Grauwertunterschied eines physiologisch relevanten Musters gegenüber dessen Umgebung (also z. B. eines kleinen Blutgefäßes oder einer kleinen Läsion). Ein wichtiges Testbild zur Beurteilung der Bildqualität ist das aus dem SMPTE-Testbild weiterentwickelte AAPM-TG18-QC-Testbild (Bild 2.174). Es ist sowohl für CRT-Monitore als auch LCD-Monitore geeignet. Bei korrekt kalibrierten Bildschirmen und geeigneter Umgebungsbeleuchtung sollen die drei Texte „QUALITY CONTROL" im unteren Teil des Bildes auf schwarzem, grauem und weißem Hintergrund bis zum letzten Buchstaben lesbar sein. Der Zeichenkontrast der Buchstaben nimmt dabei von links nach rechts ab. Je nach Leuchtdichte des Schwarzwertes und der vorhandenen Umgebungsbeleuchtung kann es vorkommen, dass der Text QUALITY CONTROL auf dem schwarzen Hintergrund nur noch teilweise lesbar ist, weil eine Aufhellung des Schwarzwertes durch die Umgebungsbeleuchtung stattfindet. Um auch an Arbeitsplätzen mit erhöhter Umgebungsbeleuchtung die Bildqualität für die Befundung sicherzustellen, muss bei der Erstinstallation am Bildschirm eine andere Kalibrierung (andere LUT) mit höherem Schwarzwert eingestellt werden.

Zur Sicherung der Bildqualität von Bildschirmen für die Befundung an PACS-Arbeitsplätzen ist es sinnvoll, eine speziell dafür entwickelte Software zu verwenden. Beispielsweise bietet die Firma EIZO die Software RadiCS für ihre Bildschirme der Radiforce-Baureihe an. RadiCS unterstützt die Durchführung und Dokumentation der Abnahme- und Konstanzprüfungen nach den einschlägigen Standards mit verschiedenen gängigen Leuchtdichtemessgeräten. Die Bandbreite der Möglichkeiten reicht vom täglichen visuellen Check mit integrierten Testbildern bis hin zur Neukalibrierung der Bildschirme. Mithilfe einer weiteren serverbasierten Software RadiNET Pro kann der Kalibrierungsstatus aller Monitore auf dem Campus zentral verwaltet werden.

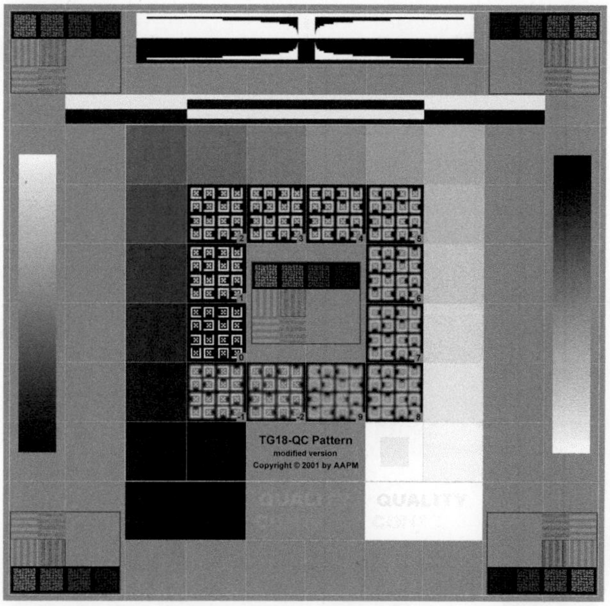

Bild 2.174 AAPM-TG18-QC-Testbild

2.7.6 Beispiele

Der **EIZO Radiforce RX1270** ist ein hochauflösender 12-Megapixel-Farbbildschirm mit 31 Zoll Diagonale für die Befundung im Reading-Room an einer PACS-Workstation. Mit dieser hohen Auflösung ersetzt er zwei herkömmliche nebeneinander im Porträtformat angeordnete 5-Megapixel-Monitore und ist für die Befundung von Bildern aus der Mammografie (→ Kap. A 3.5.3.2.2) und der mammografischen Tomosynthese (→ Kap. A 3.5.3.2.3) zugelassen. Eingebaute Leuchtdichte- und Temperatursensoren sorgen mithilfe eines KI-Algorithmus für konstante Bildqualität (Bild 2.175).

Der **EIZO Radiforce LS580W** ist mit 58 Zoll Diagonale und 4k UHD-Auflösung bei einer maximalen Helligkeit von 700 cd/m^2 für die Anwendung bei der interventionellen Radiologie im Herzkatheterlabor (→ Kap. A 4.4.5) optimiert. Für konstante Bildqualität sorgt ein integrierter Leuchtdichtesensor (Bild 2.176).

Der **EIZO Curator LX3240-MR** ist ebenfalls ein Monitor mit 4k UHD-Auflösung mit 32 Zoll Diagonale. Durch die Wahl von nicht magnetischen Materialien und einer speziellen EMV-Abschirmung (elektromagnetische Verträglichkeit, EMV) ist er für den Betrieb in direkter Nähe eines MRTs (→ Kap. B III 2.1) geeignet. Die Stromversorgung erfolgt mit gefiltertem Gleichstrom aus einem externen Netzteil (Bild 2.177).

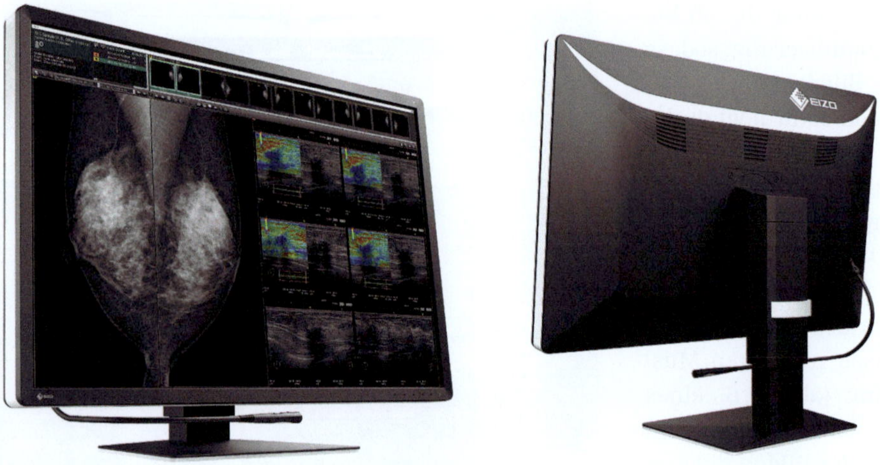

Bild 2.175
EIZO Radiforce RX1270

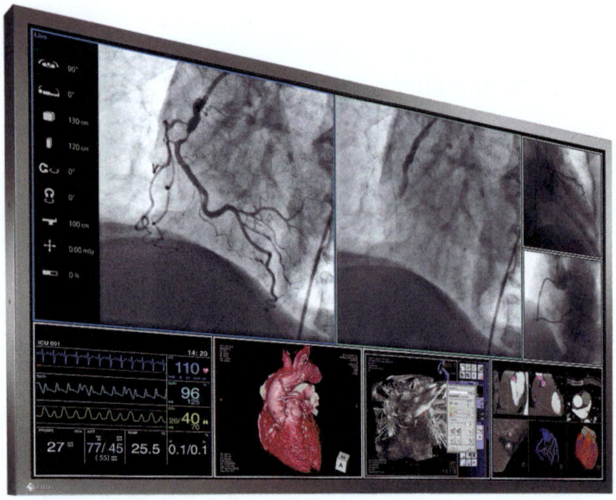

Bild 2.176 EIZO Radiforce LS580W

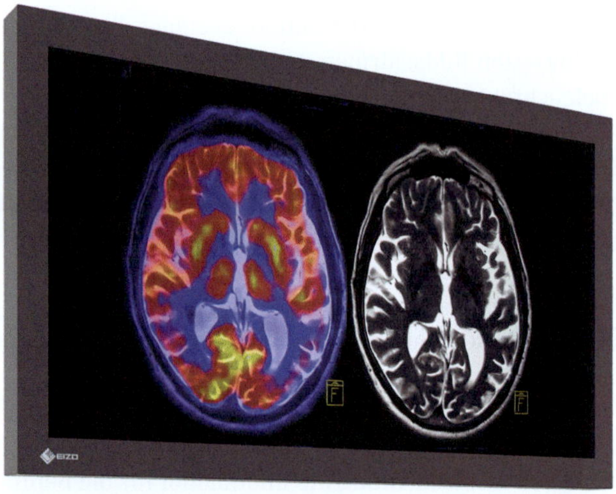

Bild 2.177 EIZO Curator LX3240-MR

Spezifikation	RX1270	LS580W	LX3240-MR
Diagonale	78,4 cm (30,9 inch)	146 cm (57,5 inch)	80 cm (31,5 inch)
Auflösung	12 Megapixel 4200 (H) × 2800 (V)	8 Megapixel (UHD 4k) 3840 (H) × 2160 (V)	8 Megapixel (UHD 4k) 3840 (H) × 2160 (V)
Helligkeit	1200 cd/m^2	700 cd/m^2	1000 cd/m^2
Kontrast	1500 : 1	4000 : 1	1300 : 1
Videoeingang	Displayport, HDMI	2 × Dual Link DVI	Displayport, HDMI
Stromversorgung	100 – 240 VAC	100 – 240 VAC	100 – 240 VAC (externes Netzteil)
VESA FDMI	100 × 100 mm mit Standfuß	400 × 400 mm	100 × 100 mm 100 × 200 mm
Medizinprodukt	ja	ja	ja
Sicherheit	IEC 60601-1	IEC 60601-1	IEC 60601-1
EMV	IEC 60601-1-2 Klasse B	IEC 60601-1-2 Klasse B	IEC 60601-1-2 Klasse B
Störfestigkeit gegen DC-Magnetfelder			< 100 mT

Literatur

Ehrenberg, R.: CO_2-Angiographie Indikation, Wertigkeit und Komplikation. Dissertation. 2006

Forster, N./Shaffrey, C./Buchholz, A./Turner, R./Zidanyue Yang, L./Niedzwiecki, D./Goode, A.: Image Quality and Dose Comparison of 3 Mobile Intraoperative Three-Dimensional Imaging Systems in Spine Surgery. In: World Neurosurgery Volume 160, 2022, pp. 142 - 151

Franke, J./Swartman, B./Grützner, P. A.: Intraoperative Bildgebung bei der Versorgung komplexer Gelenkfrakturen. In: OUP 6 (1), 2017, Deutscher Ärzteverlag, S. 19 - 25

Guberina, N./Dietrich, A./Arweiler-Harbeck, D./Forsting, M./Ringelstein, A.: Comparison of radiation doses imparted during 128-, 256-, 384-multislice CT-scanners and cone beam computed tomography for intra- and perioperative cochlear implant assessment. In: American Journal of Otolaryngology Volume 38 (6), 2017, pp. 649 - 653

Heine, C.: Dreidimensionale Darstellung der Hirnnerven V-VIII mittels virtueller Zisternoskopie. Doktorarbeit. Freie Universität Berlin 2004

Husarik, D./Leschka, S./Péporté, A.: Empfehlung für die intravenöse und intraarterielle Anwendung von Kontrastmittel, Arbeitsgruppe Kontrastmittelempfehlungen, Netzwerk Radiologie. 2010. *https://www.kssg.ch/system/files/media_document/2019-09/Kontrastmittelempfehlungen%20KM%20Netzwerk%20Vers%202019.pdf*

Nagel, H. D. (Hrsg.): Strahlenphysikalische Grundlagen der Röntgendiagnostik. Wechselwirkungsprozesse, Strahlungserzeugung, Filterung, Kontrastgebung, Detektion, Dosisbegriffe. 2003

Neufang, K. F. R./Beyer, D.: Digitale Subtraktionsangiographie in Klinik und Praxis. Springer, Berlin/Heidelberg 1988 (ISBN: 978-3-642-93359-2, E-Book-ISBN-13: 978-3-642-93358-5)

Recum, J. van/Wendl, K./Vock, B./Grützner, P. A./Franke, J.: Die intraoperative 3D-C-Bogen-Anwendung. State of the art. In: Unfallchirurg 115, 2012, Springer, Berlin, S. 196 - 201

Ritschl, L./Kuntz, J./Fleischmann, C./Kachelrieß, M.: The rotate-plus-shift C-arm trajectory. Part I: Complete data with less than 180° rotation. White Paper. Ziehm Imaging, Nürnberg 2015

Sheth, N. M./De Silva, T./Uneri, A./Ketcha, M./Han, R./Vijayan, R./Osgood, G. M./Siewerdsen, J. H.: A mobile isocentric C-arm for intraoperative cone-beam CT. Technical assessment of dose and 3D imaging performance. In: Medical Physics 47 (3), 2020, pp. 958 - 974

Spyrantis, A./Cattani, A./Seifert, V./Freiman, T. M./Setzer, M.: Minimally invasive percutaneous robotic thoracolumbar pedicle screw implantation combined with three. Dimensional fluoroscopy can reduce radiation. A cadaver and phantom study. In: The international Journal of Medical Robotics and Computer Assisted Surgery Volume 15 (5), 2019

Supanich, M./Siewerdsen, J./Fahrig, R./Farahani, K./Jianan Gang, G./Helm, P./Jans, J./Jones, K./Koenig, T./Kuhls-Gilcrist, A./Lin, M./Riddell, C./Ritschl, L./Schafer, S./Schueler, B./Silver, M./Timmer, J./Trousset, Y./Zhang, J.: AAPM Task Group Report 238. 3D C-arms with volumetric imaging capability: A task group commissioned by the AAPM technology assessment committee - working group on image-guided interventions technology assessment. In: Medical Physics, 2023, pp. 1 - 42

Wendl, K./Franke, J./Grützner, P. A.: Navigiertes Operieren an der Wirbelsäule. In: OP-Journal, 2011, Thieme Group, Stuttgart, S. 138 - 142

II

3 Therapeutische Anwendungen

Einführung

Tilo Wiezorek, Ulrich Wolf

In der Strahlentherapie wird der erwünschte biologische Effekt durch die Verabreichung einer dem Ziel der Therapie angepassten Dosis ionisierender Strahlung erreicht. Dabei sind verschiedene Ziele im Fokus:

- Erfassung des sogenannten **Zielvolumens** möglichst homogen und konformal mit verschriebener Dosis
- bestmögliche Schonung des umliegenden gesunden Gewebes, um unerwünschte Nebenwirkungen der Strahlung zu vermeiden bzw. zu begrenzen
- besondere Schonung der sogenannten **Risikoorgane** (Organe, deren Schädigung durch Überschreitung bestimmter Toleranzdosen zu einer beeinträchtigten Lebensqualität des Patienten führen können → Kap. B II 4.11)

Um diese Ziele weitgehend zu erreichen, sind geeignete Strahlenquellen und adäquate Bestrahlungstechniken notwendig.

Um den beabsichtigten biologischen Effekt im Zielvolumen, das sich auch tiefer im Körper befinden kann, zu erzielen, muss die ionisierende Strahlung diese Region mit ausreichender Intensität erreichen. Dies kann wie folgt erreicht werden:

- Verwendung von Strahlung hoher Durchdringungsfähigkeit biologischen Gewebes bei Bestrahlung aus Distanz (z.B. 1 m) → **perkutane Strahlentherapie** (lat. *per* - durch, *cutis* - die Haut) oder **Teletherapie** (→ Kap. B II 3.1)
- Platzierung von Strahlenquellen in unmittelbarer Nähe oder im Zielvolumen → **Brachytherapie** (altgriech. *brachys* - kurz, nah) (→ Kap. B II 3.2)

Dementsprechend ergeben sich auch andere Anforderungen an die ionisierende Strahlung bzw. an die Strahlenquellen. Für die moderne Strahlentherapie kommen heute hauptsächlich folgende Geräte und Systeme zum Einsatz:

- Elektronenlinearbeschleuniger (→ Kap. B II 3.1.3)
- radioaktive Quellen (→ Kap. B II 3.3)
- Röntgeneinrichtungen (→ Kap. B II 3.1.2)
- Teilchenbeschleuniger (→ Kap. B II 3.1.4)

Röntgengeräte sowie Elektronenbeschleuniger nutzen das gleiche physikalische Prinzip zur Erzeugung **hochenergetischer Photonenstrahlung** - die Produktion von Bremsstrahlung, die bei der Abbremsung schneller Elektronen in Materie entsteht. Verschieden ist dabei die Art und Weise der Beschleunigung der Elektronen. Während in der Röntgenröhre die von einer Glühkatode emittierten Elektronen im durch eine an der Röhre angelegte Hochspannung erzeugten elektrischen Feld beschleunigt werden, wird beim Beschleuniger ein starkes elektrisches Feld zyklisch in einer speziellen Resonanzstruktur mithilfe von Hochfrequenz im Mikrowellenbereich generiert. Der gebündelte Elektronenstrahl wird dann auf eine Schwermetallfolie (als Anode bei der Röntgenröhre bzw. als Target im Falle des Beschleunigers bezeichnet) „geschossen" und erzeugt beim Abbremsen im Coulombfeld der Kerne elektromagnetische Strahlung hoher Energie (**Bremsstrahlung**).

Diese Strahlung weist dabei ein breites, zu niedrigen Energien ansteigendes Energiespektrum auf, wobei die Maximalenergie jeweils durch die kinetische Energie der Primärelektronen bestimmt wird. Die energetische Charakterisierung des Strahlenfeldes erfolgt dabei durch die Angabe der - beim Beschleuniger fiktiven - Beschleunigungsspannung, die bei einer Röntgenröhre zwischen etwa 20 kV und 300 kV liegt und beim Beschleuniger meist den Bereich von 6 bis 15 MV überstreicht. Weitere Details dazu werden in Kapitel B II 3.1.2 und Kapitel B II 3.1.3 erläutert.

Während Röntgeneinrichtungen und Elektronenbeschleuniger ganz klar die Teletherapie (→ Kap. B II 3.1) dominieren, ist das Hauptanwendungsgebiet radioaktiver Quellen die Brachytherapie, bei der sich die

Quelle im oder unmittelbar am Zielvolumen befindet (→ Kap. B II 3.2).

Charakteristisch für die **Brachytherapie** ist ein steiler Dosisgradient mit zunehmender Entfernung vom Strahler aufgrund des Abstandsquadratgesetzes. Dies ermöglicht eine sehr gute Schonung entfernter Strukturen, beschränkt die Anwendungsmöglichkeiten der Brachytherapie aber auf kleine Zielvolumina. Praktikabel ist die Methode vor allem durch die Verwendung einer Vielzahl von im Zielvolumen verteilten Strahlenquellen, wobei deren geometrische Anordnung die erzielte Dosisverteilung und die Verweilzeit der Quelle die applizierte Dosis bestimmt. Während die Applikation vieler Strahlenquellen heute nur noch bei deren Permanentimplantation für die Therapie ausgewählter Tumore (meist Prostatakarzinome, aber auch Hirntumore) zur Anwendung kommt, ist das **Afterloading-Verfahren** (→ Kap. B II 3.2.1) die in den meisten Fällen eingesetzte Technik. Dabei werden ein oder mehrere inaktive Applikatoren in oder auf den Patientenkörper gebracht, deren Geometrie an die beabsichtigte räumliche Verteilung der Dosis angepasst ist. Diese Applikatoren können entweder starr ausgeführt sein oder als flexible Kunststoffkatheter direkt ins Gewebe implantiert werden. Durch das folgende Einfahren der radioaktiven Quelle in die Hohlkatheter kann die therapeutische Dosis appliziert werden.

II

3.1 Teletherapie

Tilo Wiezorek, Ulrich Wolf

3.1.1 Teletherapie mit umschlossenen Nukliden

Neben Röntgenröhren kamen in der Frühzeit der Strahlentherapie für perkutane Bestrahlungen auch Geräte zum Einsatz, die als Strahlenquelle das radioaktive Radiumisotop ^{226}Ra enthielten. Allerdings waren diese Geräte zwar technisch einfacher und zuverlässiger als die damalige Röntgentechnik und boten mit einer mittleren Gammaenergie von etwa 830 keV eine deutlich höhere Durchdringungsfähigkeit, konnten aber aufgrund der geringen erreichbaren Aktivität der Radiumstrahler therapeutische Dosiswerte in der Teletherapie nur mit sehr langen Bestrahlungszeiten von mehreren Stunden erreichen. Für die Brachytherapie fanden Radiumstrahler über mehrere Jahrzehnte jedoch breite Anwendung. Problematisch blieb dabei aber immer, dass das ^{222}Rn als Zerfallsprodukt des ^{226}Ra gasförmig ist und damit Undichtigkeiten der Umhüllung zu radioaktiven Kontaminationen der Umgebung führen konnten.

Der Durchbruch bei der Anwendung radioaktiver Strahler für die Teletherapie kam erst mit den ersten Kernreaktoren, wobei als Tochternuklide bei der Kernspaltung verschiedene Radionuklide entstehen und in deren hohen Neutronenflüssen die gezielte Herstellung weiterer radioaktiver Nuklide möglich wurde. Tabelle 3.1 listet einige für die Strahlentherapie wichtige Radionuklide mit ihren Anwendungsbereichen auf.

3.1.1.1 Telekobaltsysteme mit einer Quelle

Aufgrund der hohen Photonenenergie und der großen spezifischen Aktivität hat das ^{60}Co in der Teletherapie eine große Bedeutung erlangt. Die ersten Bestrahlungsgeräte für die Teletherapie mit diesem Isotop sind in den 1950er-Jahren in Kanada in den klinischen Betrieb gegangen. Mit der im Gegensatz zu den Röntgentherapiegeräten mit maximal 300 kV Röhrenspannung deutlich durchdringenderen Strahlung konnten auch tiefer liegende Läsionen mit einer Mehrfelder- oder auch Rotationstechnik bestrahlt werden. Des Weiteren konnte aufgrund des Dosisaufbaueffekts beim Eindringen der Strahlung in den Körper eine niedrigere Hautdosis als bei der Röntgentherapie erreicht werden, die hier oftmals die maximal in der Tiefe erreichbare Dosis limitierte. Die Gammabestrahlungseinrichtungen mit ^{60}Co – oft „Kobaltkanone" genannt – waren in den 1960er und 1970er-Jahren die dominierenden Geräte für die Teletherapie. Ein Telekobaltgerät besteht aus folgenden Hauptkomponenten (schematisch dargestellt in Bild 3.1):

- Stativ mit Gantry
- Strahlerkopf
- Behandlungstisch

Der an einem **Tragarm** – auch als **Gantry** bezeichnet – befestigte **Strahlerkopf** enthält die Strahlenquelle, befestigt auf einem Quellenträger, der die Quelle mit etwa 2 cm Durchmesser und ebenfalls etwa 2 cm Länge (Bild 3.2) in die Arbeits- und Ruheposition transportiert. Dieser Quellenträger kann entweder als linear fahrbarer Schlitten oder als Trommel aus einem hochdichten Abschirmmaterial ausgeführt sein.

Tabelle 3.1 Radionuklide, Zerfallsart und Anwendung

Nuklid	Zerfall	HWZ	$E_{\beta,max}$ (MeV)	$E_{\beta,mean}$ (MeV)	E_{γ} (MeV)	Anwendung
^{60}Co	β^-	5,27 a	0,331	0,095	1,173, 1,332	Tele, Brachy
^{137}Cs	β^-	30,14 a	0,51	0,16	0,662	Tele, Brachy
^{226}Ra	α	1600 a	4,60, 4,73 (α)		0,186	Brachy
^{192}Ir	K, β^+, β^-	74 d	0,24 - 0,67	0,17	0,296 - 0,612	Brachy
^{198}Au	β^-	2,7 d	0,96	0,31	0,410 - 0,680	Brachy
$^{106}Ru/^{106}Rh$	β^-	368 d	3,54	1,51		Brachy
^{125}J	EC	59,3 d		0,035 (IC)	0,027 - 0,035	Brachy
^{32}P	β^-	14 d	1,7	0,60		Brachy
^{90}Sr	β^-	28 a	0,5	0,2		Brachy

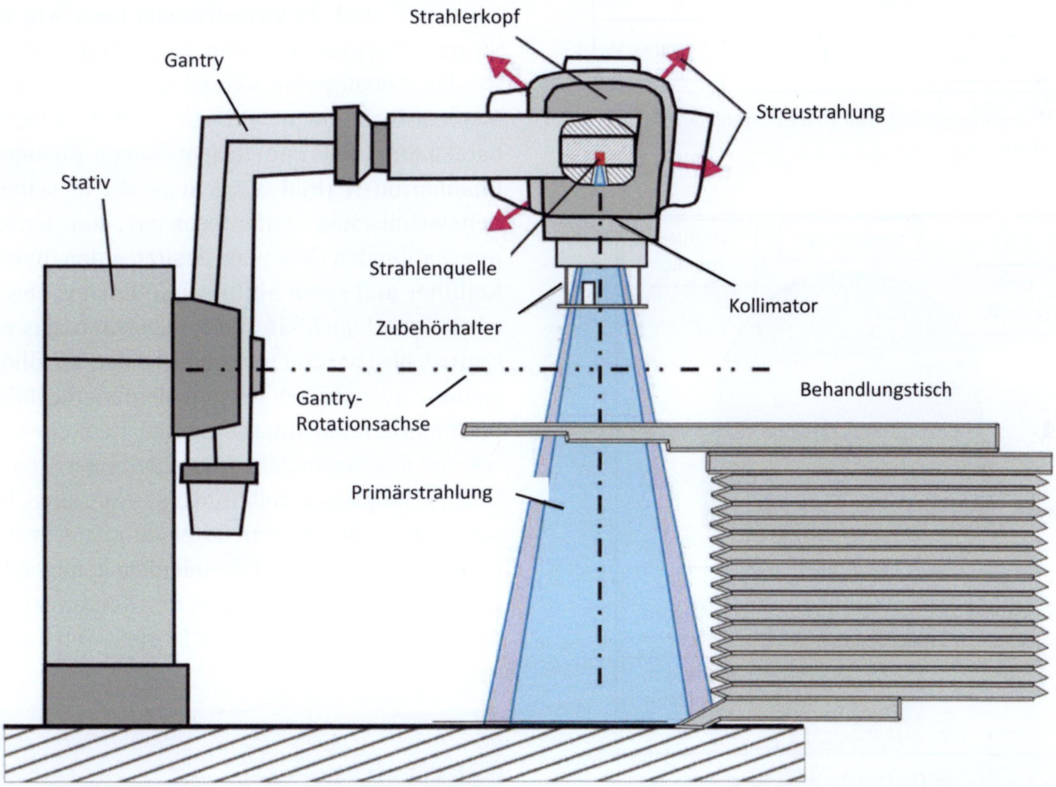

Bild 3.1 Aufbau eines Kobaltgeräts für die Teletherapie

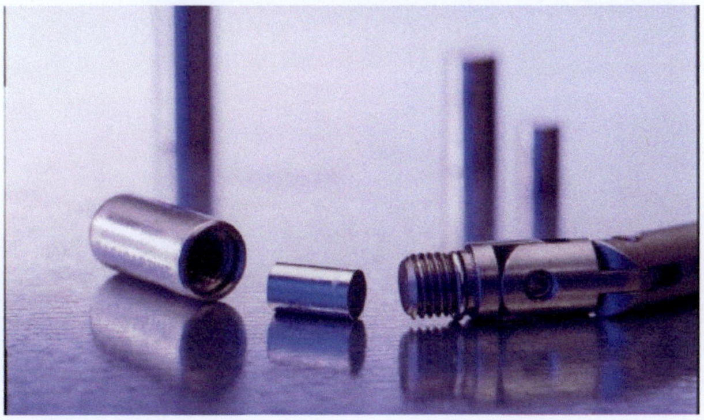

Bild 3.2 Kobaltquelle

Während hierfür Wolfram oder abgereichertes Uran zum Einsatz kam, besteht die Abschirmung des Strahlerkopfes größtenteils aus Blei, nur für konstruktionsbedingt dünnere Bereiche wurden ebenfalls wieder Wolfram oder Uran eingesetzt. Bild 3.3 und Bild 3.4 zeigen schematisch den prinzipiellen Aufbau von zwei typischen Strahlerköpfen, bestehend aus

- Ladeschlitten oder Drehzylinder mit Kobaltquelle und Lichtquelle,
- Abschirmung sowie
- Kollimatorsystem.

Das Nutzstrahlenfeld wird dabei durch ein Kollimatorsystem aus einem festen Primärkollimator mit meist konischer Geometrie und zwei senkrecht zueinander beweglichen Blendenpaaren ausgeblendet.

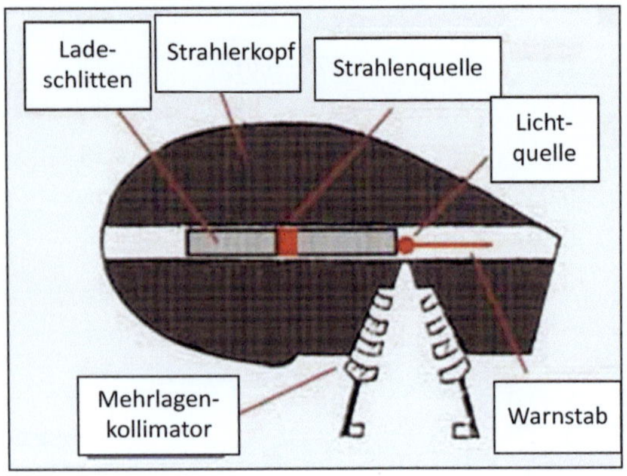

Bild 3.3 Schematische Darstellung eines Strahlerkopfes mit Schiebemechanismus

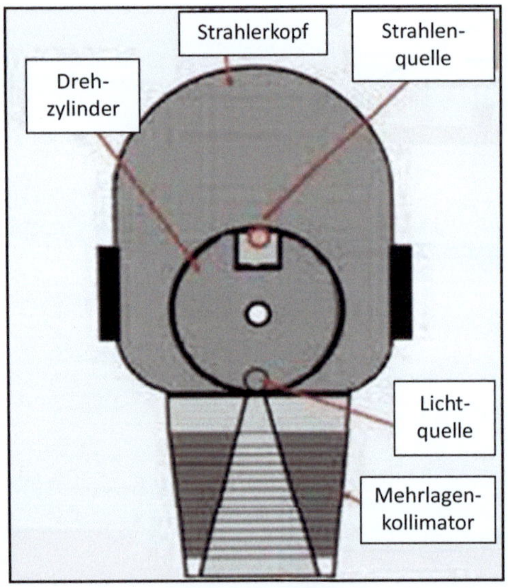

Bild 3.4 Schematische Darstellung eines Strahlerkopfes mit Drehmechanismus

Telekobaltgeräte sind wie folgt gekennzeichnet:

- Halbwertszeit (HWZ) von ^{60}Co: 5,27 Jahre
- Dosisleistungen bis zu 3 Gy/min in Wasser im Dosismaximum bei Feldgröße 10 cm × 10 cm (je nach Quellenaktivität und Abstand der Quelle zu Drehachse)
- Source Axis Distance (SAD) = 65 cm (bei älteren Systemen); SAD = 80 – 100 cm (bei modernen Systemen)
- Feldgrößen bis zu 32 cm × 32 cm

Ein Nachteil der Kobaltgeräte ist der regelmäßig etwa alle fünf Jahre anfallende Wechsel der Strahlungsquelle, da mit Abnahme der Aktivität auch die Bestrahlungszeiten zunehmen. Diese Wechsel erfordern leistungsfähige und sichere Strukturen in Herstellung, Transport, Handling und Entsorgung der Strahlenquellen, um ein hohes Niveau des Strahlenschutzes zu gewährleisten.

Seit dem Einzug der Elektronenlinearbeschleuniger in die Kliniken, die deutlich höhere Photonenenergien liefern konnten und keine aufwendige Strahlenschutzlogistik benötigten, sind ab Ende der 1970er-Jahre in den Industrieländern kaum noch Gammabestrahlungseinrichtungen mit ^{60}Co im Einsatz vorhanden. In Schwellen- und Entwicklungsländern sind diese jedoch aufgrund ihrer Robustheit und des relativ geringen Wartungs- und Serviceaufwands nach wie vor in der Strahlentherapie zu finden. Hergestellt und vertrieben werden Kobaltgeräte aktuell noch durch die Panacea Medical Technologies Private Limited, Bengaluru, Karnataka aus Indien unter dem Namen Bhabhatron. Das Bhabhatron II (Bild 3.5) entspricht in seinen sicherheitstechnischen Anforderungen den einschlägigen internationalen Normen, besitzt einen motorisierten Keilfilter und einen Multileaf-Kollimator. Des Weiteren wird aktuell auch ein Gerät angeboten, das eine Ring-Gantry besitzt und mit modernster kV-Bildgebungstechnik ausgerüstet ist und damit eine bildgeführte Strahlentherapie (Image Guided Radiotherapy, IGRT) wie an modernen Linearbeschleunigern (→ Kap. B II 3.1.6) ermöglichen soll (Bild 3.6). Allerdings bergen die sehr hohen Quellenaktivitäten durchaus große Risiken im Strahlenschutz. Unfälle mit nicht genügend gesicherten Strahlenquellen sind in der Vergangenheit mehrfach, gerade in Ländern der Dritten Welt aufgetreten.

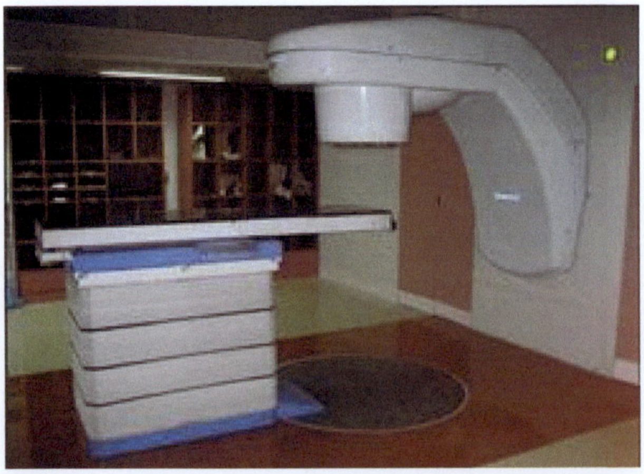

Bild 3.5 Gammabestrahlungsgerät Bhabhatron II (Quelle: Product Brochure Bhabhatron II, Panacea Medical Technologies Pvt. Ltd., 2023)

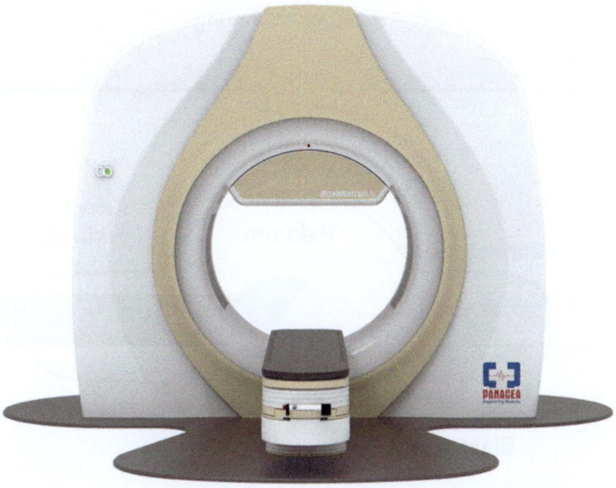

Bild 3.6 Gammabestrahlungsgerät Bhabhatron 3i (Quelle: Product Brochure Bhabhatron 3i, Panacea Medical Technologies Pvt. Ltd., 2023)

3.1.1.2 Gamma Knife

Eine Generation von Gammabestrahlungsgeräten ist jedoch auch in Industrieländern für spezielle Anwendungen noch im Einsatz. Es handelt sich dabei um sogenannte MSSR-Geräte (Multisource Stereotactic Radiotherapy, MSSR) für stereotaktisch geführte Bestrahlungen am Hirn. Diese Technologie wurde vom schwedischen Neurochirurgen Lars Leksell in den 1960er-Jahren entwickelt. Ein erster Prototyp wurde in Stockholm im Jahre 1968 installiert. Das „Gamma Knife" hat seitdem zahlreiche Weiterentwicklungen erfahren und wird an mehreren Zentren auch in Deutschland zur hochpräzisen Behandlung von Tumoren, Metastasen und anderen Läsionen im Bereich des Gehirns eingesetzt (Bild 3.8).

Das Funktionsprinzip beruht auf der konvergenten Bestrahlung des Zielvolumens aus vielen Richtungen (Bild 3.7). Realisiert wird dies durch etwa 200 Strahlen-

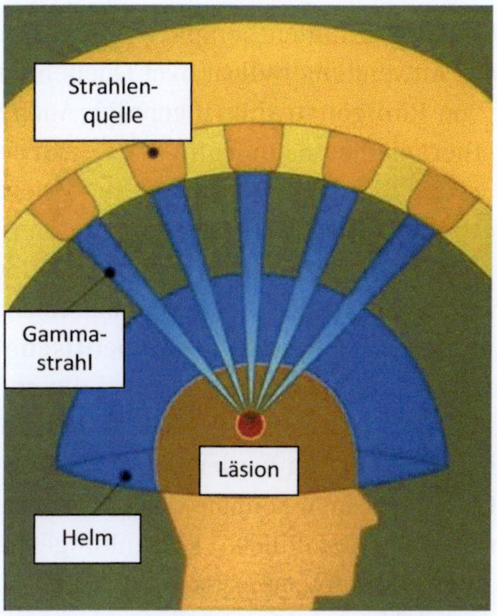

Bild 3.7 Prinzip der stereotaktischen Hochpräzisionsbestrahlung mit dem Gamma Knife (Quelle: *https://en.m.wikipedia.org/wiki/File:Gamma_Knife_Graphic.jpg*)

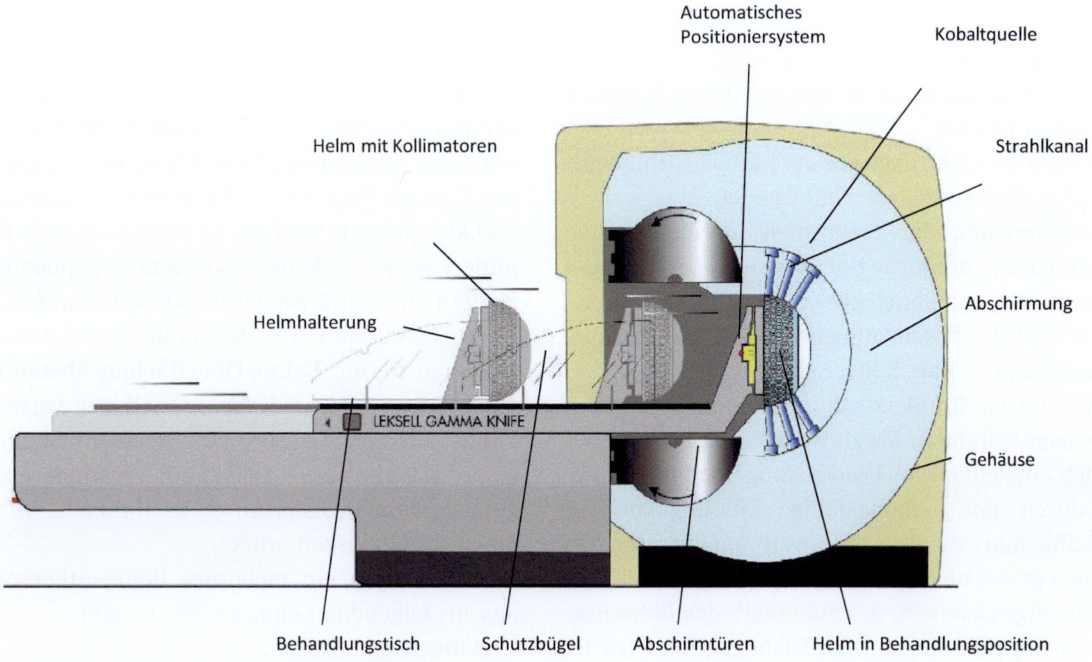

Bild 3.8 LEKSELL Gamma Knife (Courtesy: Elekta GmbH)

quellen aus ^{60}Co, die auf einer Halbkugel angeordnet sind und die durch Kollimatoren in dieser abgeschirmten Halbkugel und in einem starr am Patienten befestigten Helm auf die erforderliche Größe der Strahlenfelder begrenzt werden. Aktuelle Versionen des Gamma Knifes besitzen verstellbare Kollimatoren und benötigen keinen Helm mehr.

II

3.1.2 Teletherapie mit Röntgenstrahlern

Die Anfänge der Strahlentherapie waren technologisch neben der Anwendung radioaktiver Quellen durch den Einsatz von **Röntgenstrahlern** geprägt. Auch wenn in der Teletherapie heute eindeutig der **Linearbeschleuniger** (→ Kap. B II 3.1.3) im Vordergrund steht, ist für bestimmte Indikationen die Anwendung von konventionellen Röntgenröhren immer noch indiziert. Dazu zählt nahezu ausschließlich die Strahlenbehandlung nichtmaligner Erkrankungen (**therapeutische Reizbestrahlung** → Kap. A 16.6.1.1.6), wobei die antiproliferative und auch die antientzündliche Wirkung der ionisierenden Strahlung im Vordergrund steht.
Mögliche Indikationen können folgende sein:

- rheumatisch-entzündliche Erkrankungen an Sehnen und Gelenken (Arthritis → Kap. A 16.4.3.2.1)
- Arthrose (→ Kap. A 16.4.3.2.2)
- Prophylaxe von ektoper Knochenneubildung (→ Kap. A 16.6.1.2.7)
- Narbenkeloidbildung bei Wunden

Bei Röntgenstrahlern in der Strahlentherapie werden üblicherweise **Festanodenröhren** (Bild 3.9) verwendet. Die Erzeugung kann in drei einfachen Schritten beschrieben werden:

1. Emission der Elektronen aus der Kathode (Glühemission aus direkt geheizter Glühwendel)
2. Beschleunigung der Elektronen im elektrischen Feld (Hochspannung zwischen Kathode und Anode)
3. Generierung von Röntgenbremsstrahlung durch Abbremsung der beschleunigten Elektronen im Anodenmaterial (→ Kap. B II 1.2.1)

Die während der Strahlerzeugung über einen Zeitraum von einigen Sekunden bis zu wenigen Minuten kontinuierlich entstehende Wärmeleistung von einigen kW muss durch eine leistungsfähige Kühlung von der Anode abgeführt werden. Eine Wolframfolie, montiert auf einem massiven Kupferfinger mit guten Wärmeleitfähigkeitseigenschaften, der außerhalb des Röhrengehäuses meist durch einen Ölkreislauf gekühlt wird, ist dabei die übliche Ausführungsform.

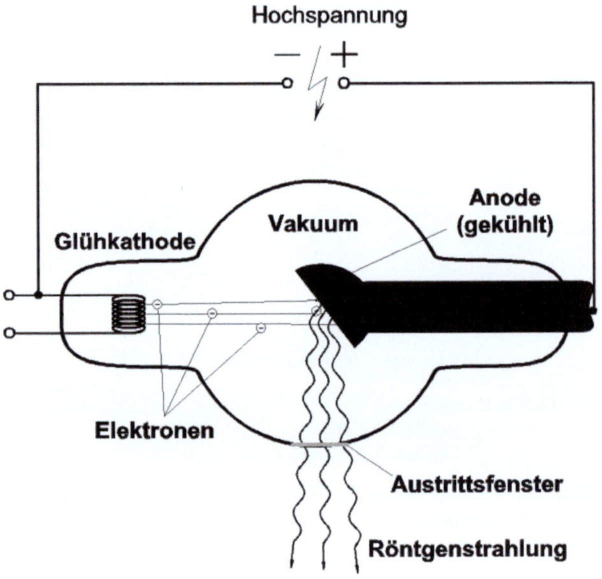

Bild 3.9 Festanodenröhre

Bedingt durch die niedrige Energie und damit größere Schwächung der von Röntgenröhren erzeugten Strahlung im Gewebe ist deren Anwendung auf eher oberflächennah gelegene Zielvolumina bzw. die Bestrahlung mit opponierenden Feldern von Regionen mit geringem Durchmesser wie Finger-, Hand- und Ellbogengelenk beschränkt. In Bild 3.10 ist die Dosisverteilung entlang der Zentralstrahlen für durchstrahlte Dicken von 10 cm und 20 cm und unterschiedliche Energien der Photonenstrahlung bei opponierenden Strahlenfeldern dargestellt.
Es wird deutlich, dass die maximale Dosis sowohl bei 150 kV als auch bei 200 kV Hochspannung immer an der Körperoberfläche, d. h. in der Haut, einem Organ mit hoher Strahlenempfindlichkeit, auftritt. Bei modernen Geräten liegt die maximale Hochspannung bei ca. 200 kV. Dadurch wird die zu verabreichende Dosis limitiert, sodass sich die Dicke einer mit opponierenden Feldern zu bestrahlenden Region damit auf ca. 12 bis 15 cm beschränkt. Des Weiteren ist die Tiefendosiskurve auch vom **Fokus-Oberflächen-Abstand** (FOA, engl. *source surface distance,* SSD) des verwendeten Tubus abhängig. Größere FOA-Werte münden zwar in einer flacheren Tiefendosiskurve, vermindern aber die applizierbare Dosisleistung, die ihrerseits wiederum die Bestrahlungszeit erhöht.
Bild 3.11 zeigt ein modernes Röntgentherapiegerät, das aus folgenden Komponenten besteht:

- **Röntgengenerator**
- verfahrbares Stativ

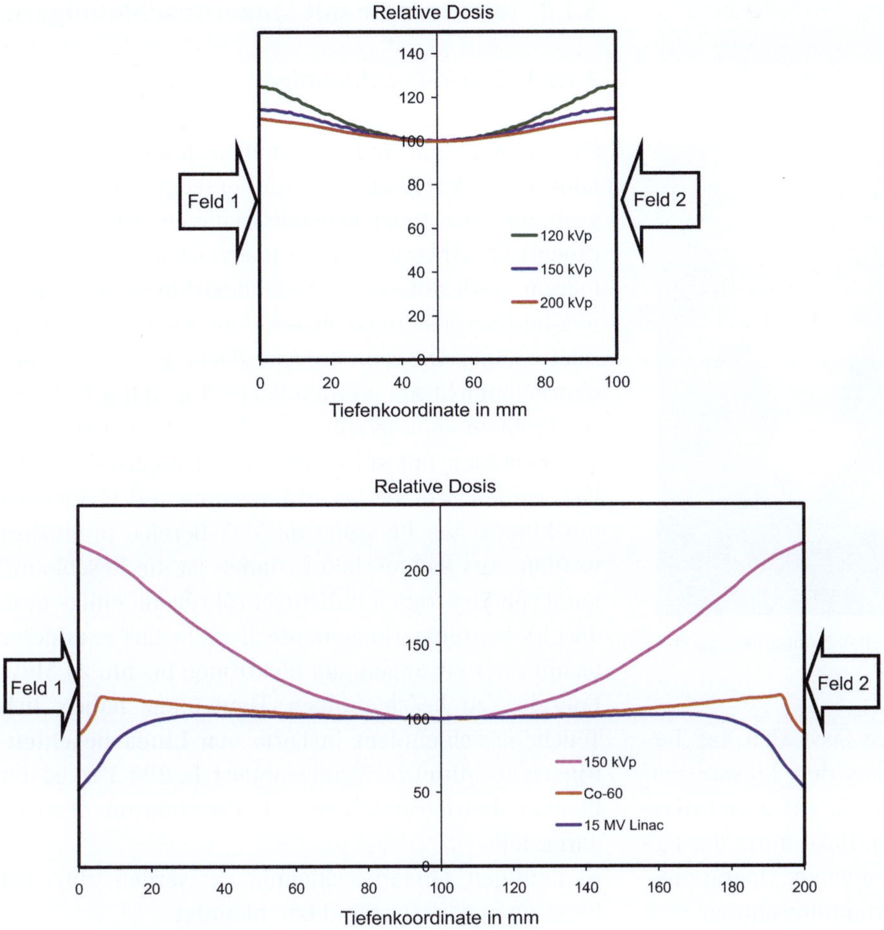

Bild 3.10
Dosisverteilung entlang des Zentralstrahls von opponierenden Photonenfeldern für verschiedene Energien und Dicken von 10 cm (oben) und 20 cm (unten)

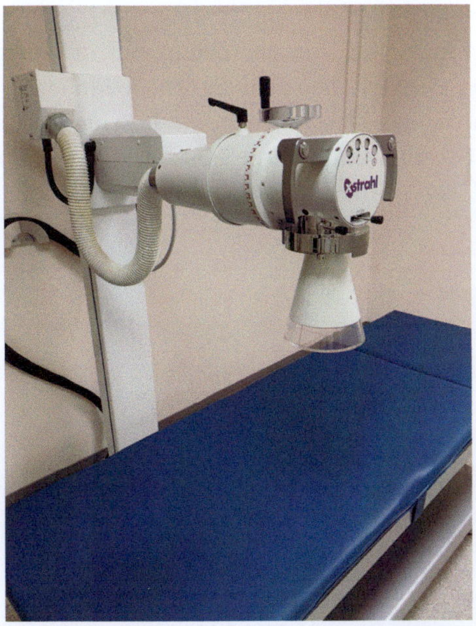

Bild 3.11 Röntgentherapiegerät mit Behandlungstisch

- **Röntgenstrahler** mit verschiedenen Filtern zur gezielten Beeinflussung des Energiespektrums
- **Kollimationssystem** aus Tuben unterschiedlicher Form und Größe
- **Behandlungstisch** für Patienten (meist verfahr- und höhenverstellbar)

Die **Tuben** (Bild 3.12) besitzen auf der dem Strahler zugewandten Seite eine kreisförmige oder viereckige Blende und haben eine der Strahldivergenz entsprechende Außenhülle. Bei der Therapie wird durch das unmittelbare Aufsetzen des Tubus auf das zu bestrahlende Körperareal die Größe und Lage des Strahlenfeldes und durch die Länge des Tubus der FOA definiert.

Eine weitere Formung des Feldes auf den zu behandelnden Bereich kann zusätzlich mit diversen geometrischen Formen leicht durch zwischen Tubus und Körperoberfläche anbringbare Abschirmungen aus Bleigummi erreicht werden (Bild 3.13).

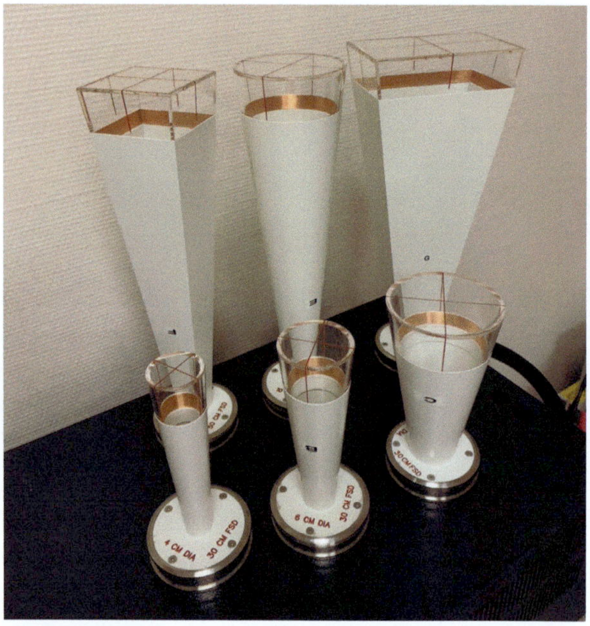

Bild 3.12 Tuben verschiedener Feldgrößen und mit unterschiedlichem FOA

Durch den Einsatz steriler Tuben lässt sich das Bestrahlungsareal gut einstellen, was den Einsatz der Teletherapie mit Röntgenstrahlern für **intraoperative Bestrahlungen** (**IORT**) erleichtert. Dazu muss der Patient während der Operation mit offenem Operationssitus steril abgedeckt in die Bestrahlungseinheit verbracht werden. Nach durchgeführter Bestrahlung wird die Operation fortgeführt. Diese Form der Bestrahlungstherapie kommt insbesondere bei der adjuvanten Therapie folgender Malignome zum Einsatz:

- Magenkarzinom (→ Kap. A 6.3.4.1.2)
- Pankreaskarzinom (→ Kap. A 9.3.4.1)

3.1.3 Teletherapie mit Linearbeschleunigern

3.1.3.1 C-Arm-Beschleuniger

Die Schwächung von Photonenstrahlung, die durch konventionelle Röntgenröhren erzeugt wird, ist zu groß, um auch tiefer liegende Läsionen mit einer therapeutisch wirksamen Dosis zu erreichen. Somit ist die extrem stark abfallende Tiefendosiskurve von Photonen im Energiebereich bis etwa 300 kV stets mit einer relativ hohen Dosis an der Oberfläche in Richtung des eintretenden Strahls verbunden (→ Kap. B II 3.1.2). Dieses Problem kann letztlich nur durch die Verwendung von Photonen mit stärkerer Durchdringungskraft gelöst werden, wie sie bei Abbremsung von Elektronen mit kinetischen Energien im MeV-Bereich produziert werden. Aus technischen Gründen ist die Beschleunigung von Elektronen in Röntgenröhren auf einige hundert kV begrenzt. Dementsprechend bedarf es anderer technischer Lösungen, um Elektronen bis hin zu MeV-Energien zu beschleunigen. Heutzutage haben sich Teilchenbeschleuniger in Form von **Linearbeschleunigern** als Mittel der Wahl etabliert. In Bild 3.14 ist der Photonenbetrieb und in Bild 3.15 der Elektronenbetrieb dargestellt.

In heutigen Linearbeschleunigern werden zunächst Elektronen generiert und beschleunigt:

- Freisetzung der Elektronen aus einer Kathode (in einer sogenannten Elektronenkanone oder einem Injektor)
- Vorbeschleunigung der Elektronen in einem statischen elektrischen Feld zur Anode hin
- Eintritt der Elektronen in die Beschleunigungseinheit (Zeitpunkt des Eintretens wird durch ein Gitter mit der seitlich eingespeisten Hochfrequenz (HF)

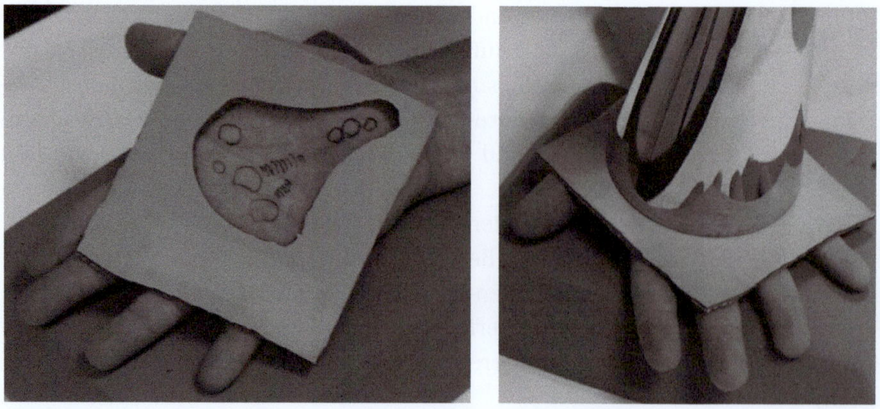

Bild 3.13 Bleigummiausblendung für die Formung irregulärer Röntgenfelder

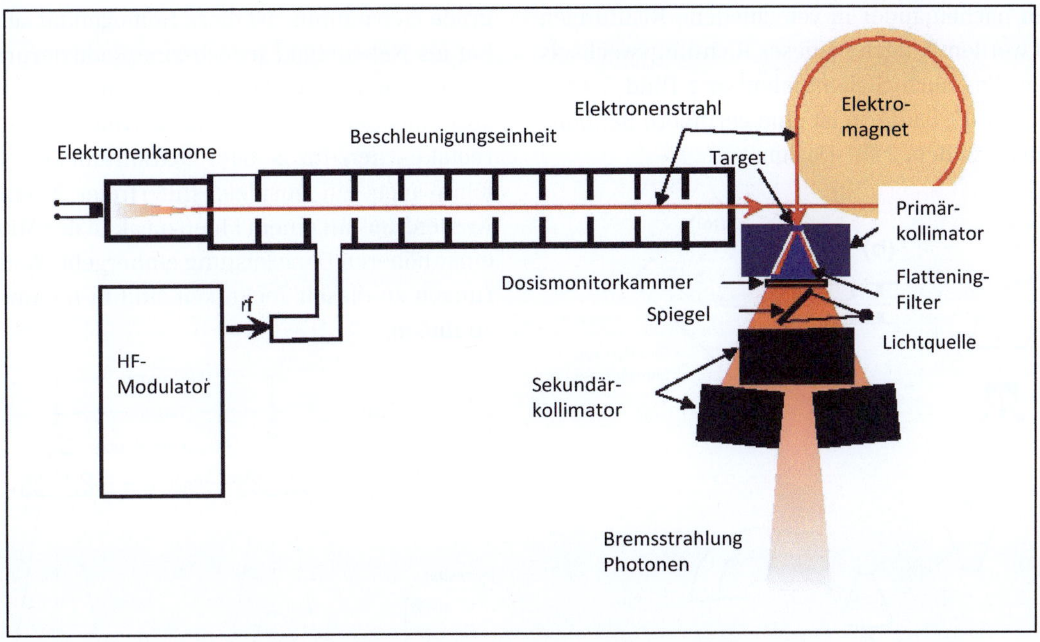

Bild 3.14 Prinzipieller Aufbau eines Linearbeschleunigers zur Erzeugung von Photonenfeldern

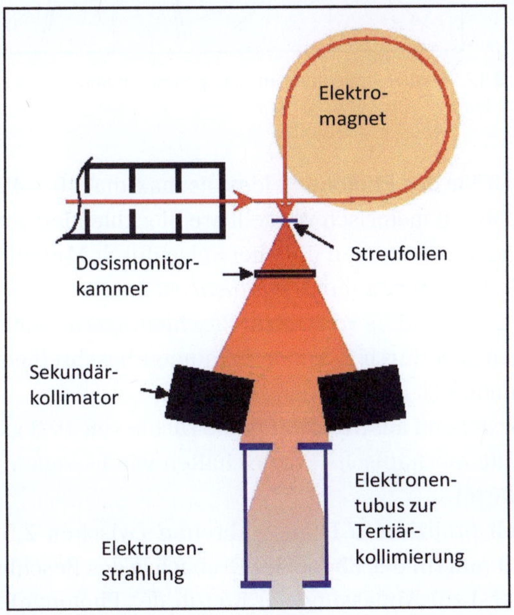

Bild 3.15 Prinzipieller Aufbau eines Linearbeschleunigers zur Erzeugung von Elektronenfeldern

synchronisiert, sodass ein zeitlich sehr kurzer Impuls erreicht wird.)

- Beschleunigungseinheit besteht aus mehreren hintereinanderliegenden Resonanzhohlräumen, die in ihren Dimensionen auf die seitlich eingespeisten elektromagnetischen Hochfrequenzwellen von ca. 3 GHz abgestimmt sind
- Erzeugung der Hochfrequenzwelle durch Magnetrons oder Klystrons
- In der Beschleunigungseinheit entstehen Wellenberge und -täler (quasi extrem starke elektrische Felder).
- Beschleunigung und Bündelung der Elektronen (basierend auf optimaler Abstimmung des Verhältnisses von Wellenfrequenz und Geschwindigkeit der Elektronen, sodass sich Elektronen genau dann in einem Resonanzraum befinden, wenn das elektrische HF-Feld dort gerade sein Maximum erreicht)

Diese Elektronenbeschleunigung kann nach dem Wander- oder Stehwellenprinzip erfolgen, deren nähere Erläuterung jedoch nicht Inhalt dieses Buches ist. Bei Linearbeschleunigern der klassischen C-Arm-Konstruktion, mit denen auch Energien von bis zu 20 MeV erreicht werden können, ist die Beschleunigungseinheit horizontal ausgelegt (Bild 3.14).

Damit die Strahlung senkrecht in Richtung des Patienten gelenkt wird, werden die Elektronen mit starken Elektromagneten um 90° oder 270° in ihrer Ausbreitungsrichtung beeinflusst (Bild 3.16). Dabei hat die 270°-Umlenkung (Bild 3.16b) zusätzlich fokussierende und achromatische Eigenschaften. Die 90°-Umlenkung (Bild 3.16a) kann dies nicht gewährleisten. Zusätzlich können hinter dieser Einheit auch noch Blenden zur Energieselektion im Beschleunigerkopf enthalten sein. Es existiert auch noch eine weitere Bauart, bei der die

Elektronen nacheinander in verschiedene Richtungen abgelenkt werden. Aufgrund dieses Richtungswechsels nennt man dies auch Slalomumlenkung (Bild 3.16c). Der Vorteil dieser Bauform ist eine geringere Bauhöhe im Vergleich mit dem 270°-Design.

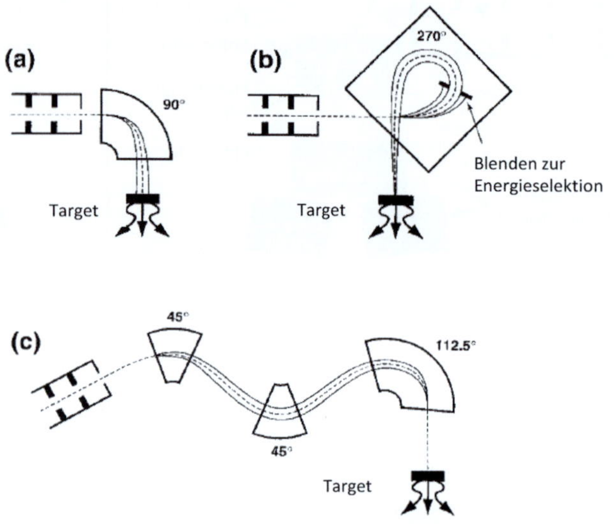

Bild 3.16 Prinzipien der Elektronenstrahlumlenkung

Für die Hauptnutzungsart des medizinischen Linearbeschleunigers, den Photonenbetrieb, werden die Elektronen anschließend zur Abbremsung auf ein sogenanntes **Bremsstrahlungstarget** aus reinem Schwermetall, wie z.B. Wolfram, oder aus einer Sandwichkonstruktion aus Schwermetall und Stahl geleitet. Die Wirkungsweise ist dabei identisch zur Erzeugung von Röntgenbremsstrahlung in Röntgenröhren, jedoch mit einer ca. 100-fach höheren Energie. Obwohl die Wirkungsquerschnitte für die Bremsstrahlungserzeugung im Bereich von 6 - 20 MeV deutlich höher sind als im Bereich von 40 - 200 keV, d. h., einen höheren Wirkungsgrad haben, ist eine Kühlung des Targets nötig, um die Verlustwärmeleistung von mehreren hundert W abzuführen.

Der Photonenstrahl, der so das Target verlässt, hat durch die fokussiert auf das Target treffenden Elektronen und die Winkelverteilung der erzeugten Bremsstrahlung die höchste Intensität in der Mitte, die nach außen hin abfällt (Bild 3.17a). Zur Homogenisierung dieser Photonenfluenz und damit letztlich zur Erzeugung einer gleichförmig über den Strahlquerschnitt verteilten Dosis in Materie kann nun ein Ausgleichsfilter zur stärkeren mittigen Absorption in den Strahlengang gebracht werden (Bild 3.17b). Für sogenannte konformale Bestrahlungstechniken für mittelgroße bis große Zielvolumina ist diese Homogenität sehr wichtig, hat als Nebeneffekt jedoch eine Reduzierung der Fluenz und damit der Dosisleistung zur Folge. Für die Bestrahlung besonders kleiner Zielvolumina, z.B. bei stereotaktischen intra- oder extrakraniellen Techniken, kann auch ein ausgleichsfilterfreier Modus genutzt werden, der mit einem Fluenzpeak in der Mitte und mit einer höheren Dosisleistung einhergeht. Weitere Erklärungen zu diesen Techniken sind in Kapitel B II 3.1.5 zu finden.

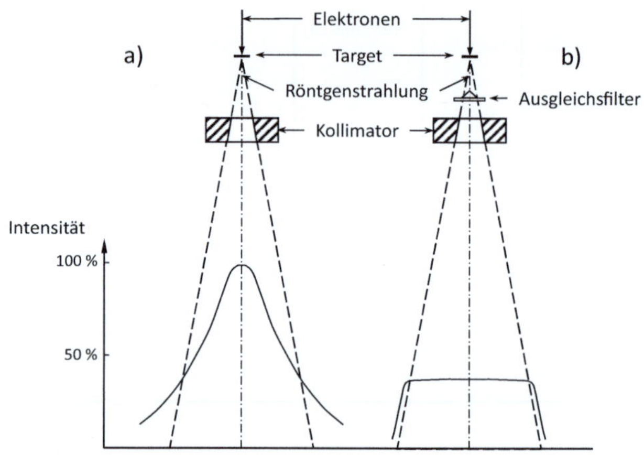

Bild 3.17 Relative Intensitätsverteilung ohne (a) und mit (b) Ausgleichsfilter

Die Größe des Photonenfeldes bis maximal 40 × 40 cm, wird durch motorisch verstellbare Blockblenden und bei modernen Systemen üblicherweise durch **Multilamellenkollimatoren** (engl. *multileaf-collimator*, MLC) definiert. Diese MLCs von C-Arm-Beschleunigern (Bild 3.18) lassen sich durch folgende Parameter beschreiben:

- motorisch angetriebene Lamellen
- bestehend aus Wolfram (hohe Dichte von 19,3 g/cm^3, gute mechanische Eigenschaften wie Festigkeit und Härte)
- mit projizierten Lamellenbreiten zwischen 2,5 und 10 mm (in der Ebene der Drehachse des Beschleunigers) zur Anpassung der Kontur des Photonenfeldes an die meist irreguläre Form des zu bestrahlenden Volumens
- bis zu 160 Lamellen
- Transmissionsdosis hinter den geschlossenen Lamellen von 0,3 % bis 2,5 %

In einigen wenigen Fällen kommen individuell gefertigte **Abschirmblöcke**, die aus einer niedrigschmelzenden Legierung ebenfalls hoher Dichte (z.B. Roses Metall, ca. 10 g/cm^3) bestehen, zum Einsatz (Bild 3.19). Diese werden in einem Zubehörhalter unterhalb des

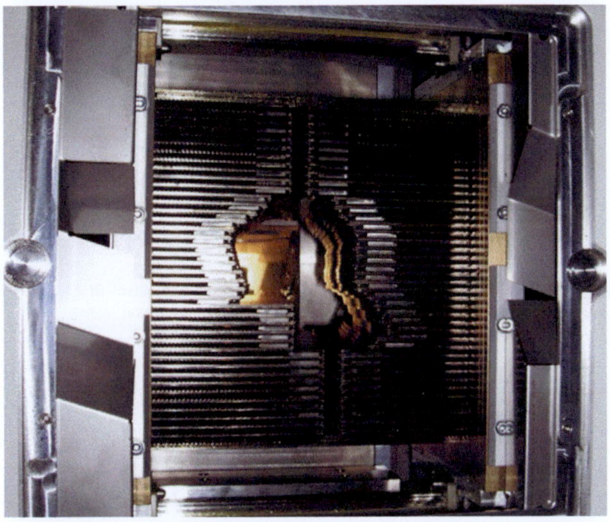

Bild 3.18 Multilamellenkollimator mit 160 Lamellen

Beschleunigerkopfes in den Strahlengang gebracht. Des Weiteren gibt es Spezialtechniken wie die stereotaktische Bestrahlung, (→Kap. B II 3.1.5), bei denen zur weiteren Kollimierung unterhalb des Multilamellenkollimators zusätzliche konische Kollimatoren oder sogenannte Mikromultilamellenkollimatoren (Lamellenbreiten zwischen 1 und 3 mm) angebracht werden, um noch schärfere Randabfälle und eine noch stärkere Reduktion der Transmissionsdosis zu bewirken.

Bei den meisten Linearbeschleunigern kann sowohl Bremsstrahlung als auch Elektronenstrahlung zur Therapie von oberflächennah gelegenen Läsionen verwendet werden. Letzteres ist jedoch lediglich für maximal 1 - 2 % der Patienten relevant.

Im Elektronenmodus des Beschleunigers wird dann eine motorisch verstellbare Streufolie zur Aufweitung des Elektronenstrahls anstelle des Bremsstrahlungstargets und des Ausgleichsfilters eingebracht. Üblicherweise kann das Design dieser Streufolie so optimiert werden, dass eine Streufolie für zwei Elektronenenergien genutzt werden kann. Außerdem ist im Elektronenmodus noch ein Elektronenapplikator zur weiteren Feldeinblendung nötig, der bedingt durch die stärkere Seitwärtsstreuung von Elektronen in Luft patientennah wirksam wird und der am Beschleunigerkopf über Distanzstäbe fixiert ist (Bild 3.15). In diesen Applikator werden individuelle **Abschirmblenden** (Bild 3.20) eingebracht, die wegen der geringeren Durchdringungsfähigkeit von Elektronen deutlich dünner sein können (ca. 15 - 20 mm) als die Abschirmblöcke für Photonen.

Eine weitere wichtige Komponente im Strahlengang ist die nach dem Target oder der Streufolie platzierte und in mehrere Sektoren geteilte dünnfolige Durchstrahlungsionisationskammer. Ihre Aufgabe ist neben der Messung der durchtretenden Photonen- oder Elektronenfluenz, sowohl Asymmetrien im Strahlungsfeld als auch Abweichungen der Dosisleistung von vorgegebenen Referenzwerten zu detektieren und bei Überschreitung vorgegebener Toleranzgrenzen die Strahlung zu unterbrechen.

Das letzte noch erwähnenswerte Bauteil ist eine Kombination aus einem in den Strahlengang zu kippenden Spiegel und einer Lichtquelle. Dieses Bauteil ermöglicht eine Lichtprojektion des Elektronen- oder Photonenfeldes in Form und Größe auf die Patientenoberfläche. Für den Elektronenmodus wird dieses Pro-

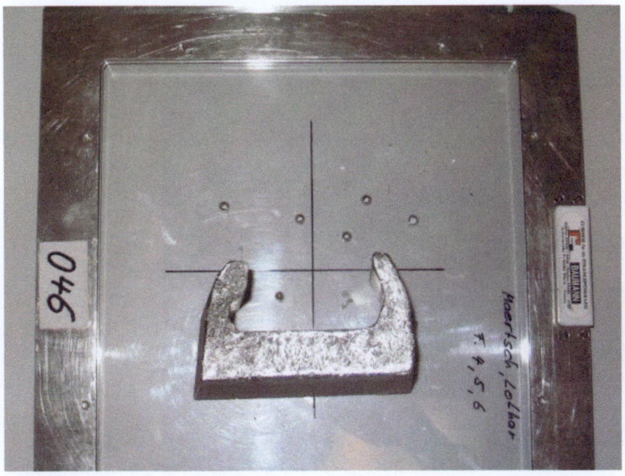

Bild 3.19 Abschirmblöcke für hochenergetische Photonen

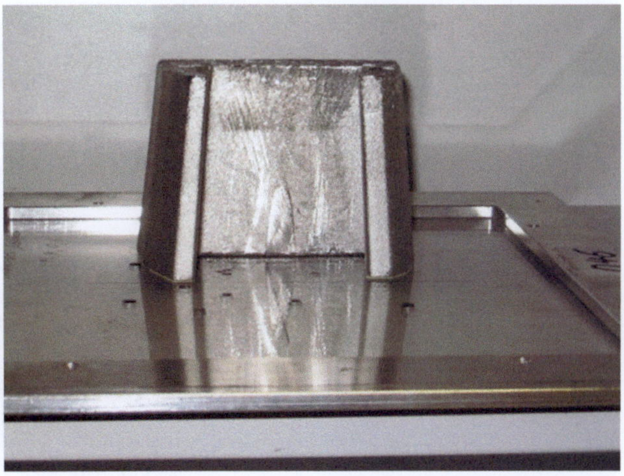

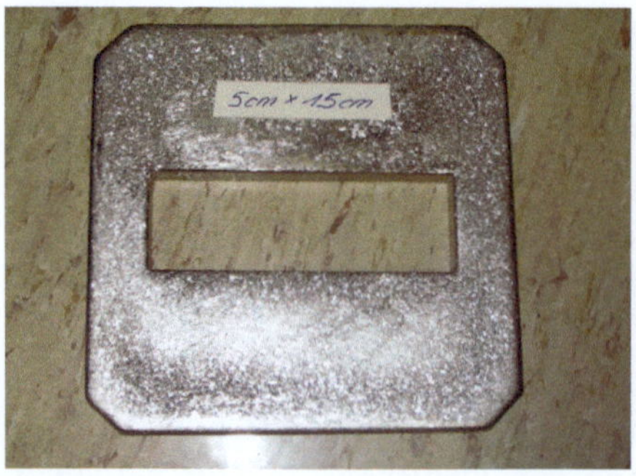

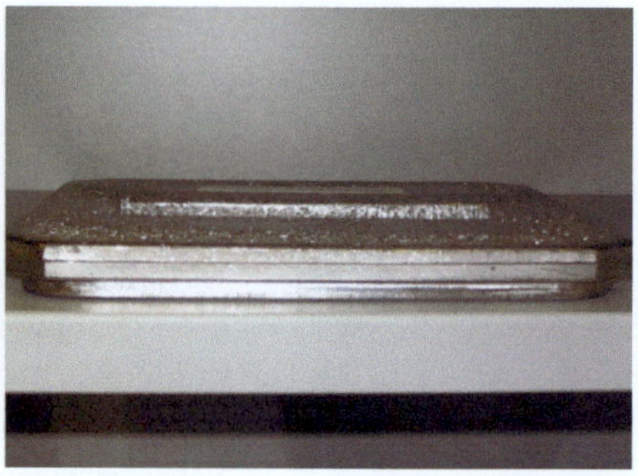

Bild 3.20
Abschirmblende für hochenergetische Elektronen

jektionswerkzeug automatisch vor Abstrahlen des Elektronenfeldes aus dem Strahlengang herausgekippt, um eine Beeinflussung der Elektronenfluenz zu verhindern.
Alle soeben erläuterten Bauteile und Hauptkomponenten sind an einem um 360° um eine horizontale Achse drehbaren Tragarm, der sogenannten Gantry, angebracht. In Bild 3.21 ist ein Linearbeschleuniger einschließlich des Behandlungstisches, auf dem der Patient positioniert wird, abgebildet. Der Tisch ist in drei translatorischen Richtungen verschiebbar und um eine vertikale Achse, die senkrecht zur horizontalen Gantry-Achse liegt, motorisch bewegbar. Bei modernen Systemen kann die Tischplatte motorisch auch zwei weitere rotatorische Freiheitsgrade bedienen. Bei modernen Systemen mit einem sogenannten 6DoF-Tisch (6 Degrees of Freedom) kann die Tischplatte sowohl in drei Koordinaten verschoben als auch in drei Winkeln gekippt bzw. gedreht werden.
Bei konstruktiven Überlegungen sollen aus Praxissicht folgende Dinge angemerkt werden: Elektronische Bauteile sollten nicht im direkten Strahlengang verbaut werden und so weit entfernt von Streustrahlungsquellen, wie es ohne Funktionseinschränkung möglich ist. Letztere entstehen überall dort, wo Wechselwirkungen zwischen hochenergetischer Strahlung und den Materialien des Linearbeschleunigers, des Strahlerkopfes, MLCs, dem Bestrahlungstisch oder einem Bildwandler stattfinden können. Des Weiteren müssen Verschleißteile, wie z. B. die einzelnen Motoren, die die Wolframlamellen des MLCs exakt positionieren und damit die Bestrahlungsfelder begrenzen, so konstruktiv eingebunden werden, dass sie möglichst schnell und einfach austauschbar sind, um die Stillstandszeiten und damit die Nichtnutzbarkeit im Patientenbetrieb gering zu halten.

3.1.3.2 Tomotherapiesysteme

Eine Sonderform des Linearbeschleunigers stellt das Tomotherapiesystem dar. Der Grundaufbau dieses Systems besteht im Gegensatz zum C-Arm-Linearbeschleuniger aus einer Ring-Gantry ähnlich den CT-Geräten (Bild 3.22).

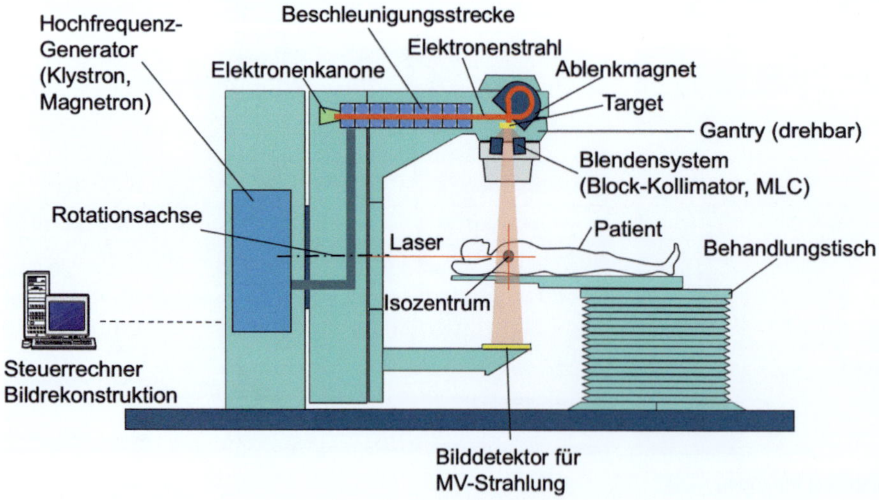

Bild 3.21
Prinzipieller Aufbau eines Beschleunigers im C-Arm Design

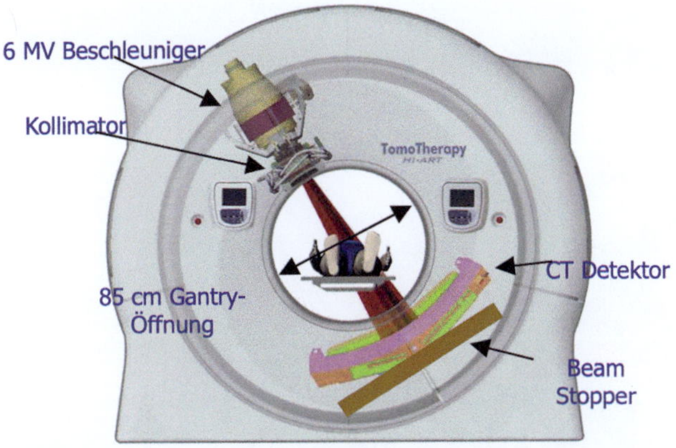

Bild 3.22 Tomotherapiesystem (schematisch dargestellt) (Courtesy: TomoTherapy, Inc.)

Innerhalb dieser Ring-Gantry bewegt sich kreisförmig ein Linearbeschleuniger, der so konstruiert ist, dass er Elektronen bis zu einer maximalen kinetischen Energie von 6 MeV beschleunigt. Diese Elektronen treffen auf ein luftgekühltes Target, in dem sie Bremsstrahlung produzieren. Ohne einen Ausgleichsfilter zu durchlaufen, wird der Photonenstrahl anschließend durch Wolframblenden, die sich 11 cm, 2,51 cm oder 51 cm weit öffnen können, in Patienten- bzw. Tischlängsrichtung primärkollimiert. In einer zweiten Ebene in Strahlausbreitungsrichtung erfolgt die Sekundärkollimierung durch den MLC des Tomotherapiesystems (Bild 3.23), dessen Lamellen durch folgende Parameter gekennzeichnet sind:

- pneumatisch betrieben
- geschlossen oder komplett geöffnet (binär)
- Ein- und Ausfahren in 20 ms
- bestehend aus Wolfram (hohe Dichte von 19,3 g/cm^3, gute mechanische Eigenschaften wie Festigkeit und Härte)
- 64 Lamellen (binär; wechselseitig angeordnet)
- Lamellenbreite: 6 mm, bezogen auf die Mittelachse

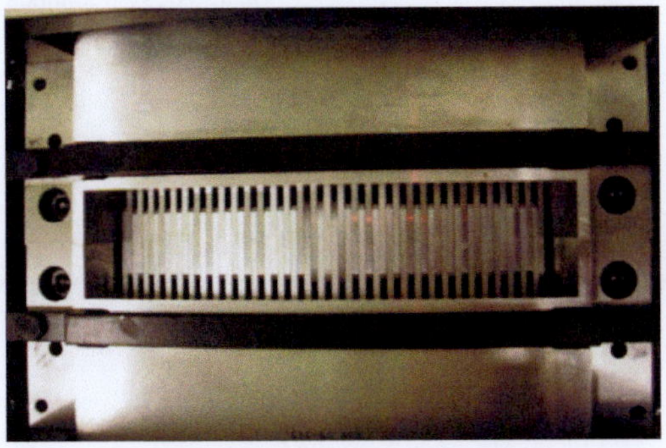

Bild 3.23 Binärer MLC eines Tomotherapiesystems (mit freundlicher Genehmigung von TomoTherapy, Inc.)

Die Bestrahlung des Patienten erfolgt bei permanenter Strahlung und einer Rotation der Quelle um den Patienten mit Rotationszeiten von 15 - 60 s pro Umdrehung bei einem kontinuierlichen Tischvorschub zwischen 1 und 25 mm pro Rotation. Die Bestrahlung erfolgt also in Form einer Helix. Bei einer dadurch möglichen Überlappung der Spiralbahnen von 10 bis 90 % bietet die Tomotherapie die größere Zahl an Freiheitsgraden im Vergleich mit dem C-Arm-Beschleuniger.

3.1.4 Teletherapie mit Protonen und Schwerionen

3.1.4.1 Grundlagen

Neben Photonen und Elektronen (→ Kap. B II 3.1.3) sind auch andere Arten ionisierender Strahlung auf ihre Eignung für die Strahlentherapie untersucht worden. In die breitere klinische Anwendung sind jedoch hauptsächlich **Protonen** (→ Kap. B II 1.1.1) und in geringerem Umfang **^{12}C-Ionen** (→ Kap. B II 1.1.2.4) gelangt. Das Interesse an dieser sogenannten Partikeltherapie entspringt aus der Form der Tiefendosiskurve (→ Kap. B II 1.2.3). Diese zeigt ein Maximum der Dosisdeposition - den sogenannten **Bragg-Peak** - am Reichweitenende und nicht den exponentiellen Abfall wie bei Photonen.
Allerdings ist die Behandlung tief liegender Läsionen mit **Protonen** oder **Schwerionen** an folgende Bedingungen gekoppelt:

- die Notwendigkeit sehr hoher Teilchenenergien von mehreren hundert MeV
- einen hohen technischen Aufwand für Erzeugung und Formierung der Partikelstrahlen

Vereinfacht lässt sich die Erzeugung wie folgt beschreiben:

- Kreisbeschleuniger (**Zyklotron oder Synchrotron**) versehen die geladenen Teilchen mit einer erforderlichen Energie.
- Beschleunigte Teilchen werden ausgekoppelt und in sogenannten **Beamlines** transportiert (evakuierte Strahlrohre, ausgestattet mit Ablenkmagneten).
- Die Teilchen werden zum Behandlungsraum abgelenkt und geführt.
- Feldformung (senkrecht zur Strahlrichtung)
- Modulierung (Energie und Fluenz längs zur Strahlrichtung)

In Bild 3.24 ist der Aufbau einer solchen Anlage mit drei Behandlungsplätzen dargestellt. Allein die **(7)** Gantry hat eine Masse von etwa 600 t.

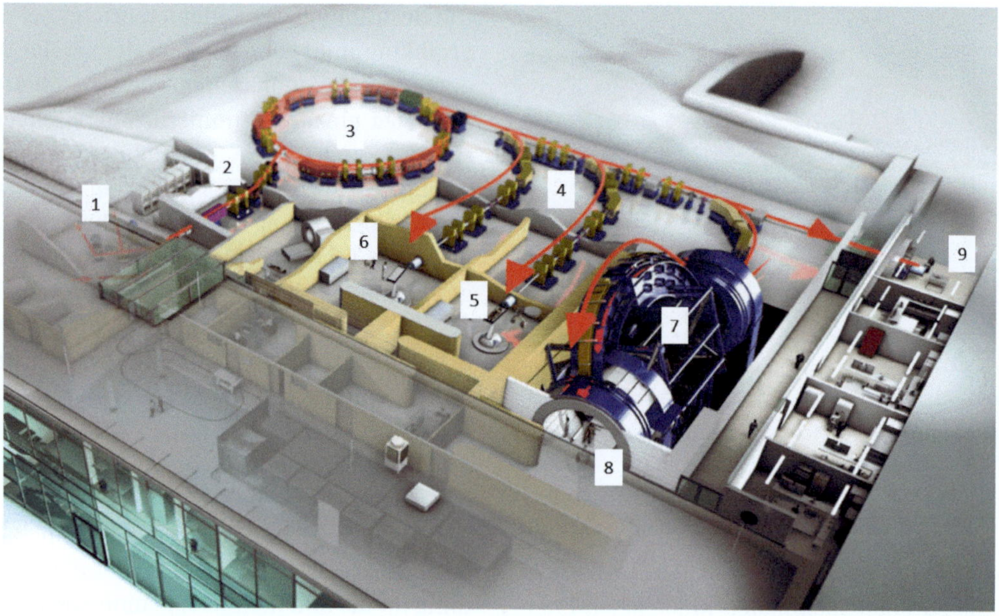

Bild 3.24 Aufbau der Heidelberger Ionentherapieanlage (HIT): **(1)** Ionenquelle, **(2)** Vorbeschleuniger, **(3)** Synchrotron, **(4)** Beamline, **(5)** Behandlungsplatz (Fixed Beam), **(6)** IGRT-System, **(7)** Gantry, **(8)** Behandlungsplatz (Gantry), **(9)** Messplatz für Dosimetrie und sonstige Messaufgaben

Da der in seiner Tiefe von der Teilchenenergie abhängige Bragg-Peak nur eine geringe Tiefenausdehnung aufweist, müssen Strahlenfelder aus Teilchen mehrerer Energien überlagert werden, um den kompletten Tiefenbereich eines Zielvolumens zu erfassen. Dafür kommen prinzipiell zwei verschiedene Technologien zum Einsatz:

- passive Technik (Double Scattering) (→ Kap. B II 3.1.4.2)
- Spot-Scanning-Technik (→ Kap. B II 3.1.4.3)

3.1.4.2 Passive Technik

Bei der **passiven Technik** wird ein Teilchenstrahl konstanter Energie durch ein sogenanntes Modulatorrad, in der Regel eine Plexiglasscheibe unterschiedlicher Dicke, auf einen Energiebereich aufgeweitet, der der Tiefenausdehnung des Zielvolumens entspricht. Dies geschieht nach einer vorherigen räumlichen Aufstreuung des „dünnen" Strahls (Durchmesser von 3 - 4 mm) durch zwei Streufolien, wie in Bild 3.25 dargestellt ist. Danach erfolgt eine weitere Anpassung des Strahls in seiner Reichweitenverteilung auf das distale Profil des Zielvolumens durch einen meist ebenfalls aus Plexiglas angefertigten Kompensator. Bei dieser Technologie - aufgrund der beiden Streufolien auch Double Scattering genannt - werden die Strahlenfelder noch durch patientennah angebrachte Blenden, individuell für jede Einstrahlrichtung meist aus Messing gefertigt, an die Form des Zielvolumens adaptiert.

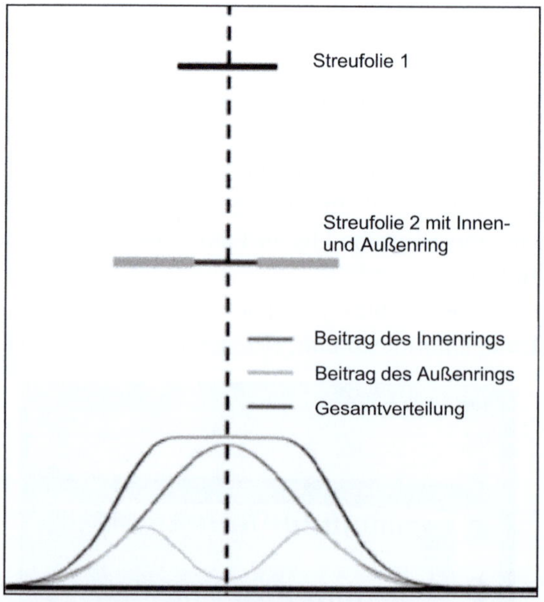

Bild 3.25 Schematische Darstellung des Double Scattering

3.1.4.3 Spot-Scanning-Technik

Eine bessere Anpassung an die Form des Zielvolumens erreicht man mit der **Spot-Scanning-Technik**. Hierbei wird der Partikelstrahl über das Zielvolumen gescannt. Die Tiefenanpassung erfolgt über die Energie der Teilchen. Die Verteilung über den Feldquerschnitt wird durch ein schnelles, leistungsfähiges Magnetsystem realisiert (Bild 3.26).

Dieses auch als Pencil-Beam-Scanning bezeichnete Verfahren erlaubt sowohl eine deutlich bessere 3D-Dosisanpassung mit besonders hoher Konformität zum Zielvolumen als auch eine verbesserte Schonung von Risikoorganen. Diese Technik wird in Analogie zur **Photonen-IMRT** (→ Kap. B II 3.1.5.5) auch **IMPT** (**Intensity Modulated Proton Therapy**) genannt. Sie erfordert bei der Bestrahlung von bewegten Zielvolumina jedoch einen sehr hohen technischen Aufwand für die Synchronisation zwischen Strahlparameter und Target- bzw. Organbewegungen, um Interplayeffekte zwischen dem dynamischen Teilchenstrahl und der Patientenbewegung zu verhindern. Daher kommt für die Bestrahlung beweglicher Zielvolumina überwiegend die Double-Scattering-Technik zur Anwendung.

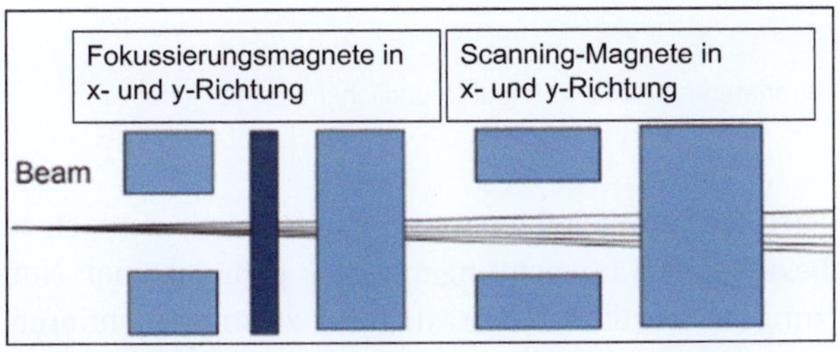

Bild 3.26 Schematische Darstellung des Spot Scanning (Quelle: Han 2019)

Durch die Form der Tiefendosiskurve werden bei der Partikeltherapie weniger Einstrahlrichtungen bzw. Strahlenfelder als bei der Photonentherapie benötigt, um eine adäquate Dosisverteilung zu erzielen. Behandlungsplätze können daher auch mit einer festen Strahlführung (Fixed-Beam-Technik) ausgelegt werden, wobei unterschiedliche Einstrahlwinkel durch Rotation des robotergeführten Patiententisches realisiert werden. Mehrfeldertechniken, wie aus der Photonentherapie bekannt, werden sowohl für das **Double-Scattering-Verfahren** als auch für das **Pencil-Beam-Scanning** durch mit Magneten zur Führung des Teilchenstrahls bestückte drehbare Gantry-Konstruktionen möglich.

Mit der Partikeltherapie lassen sich aufgrund der physikalischen Eigenschaften der Strahlung bessere Dosisverteilungen im Vergleich zur Photonentherapie erzie-

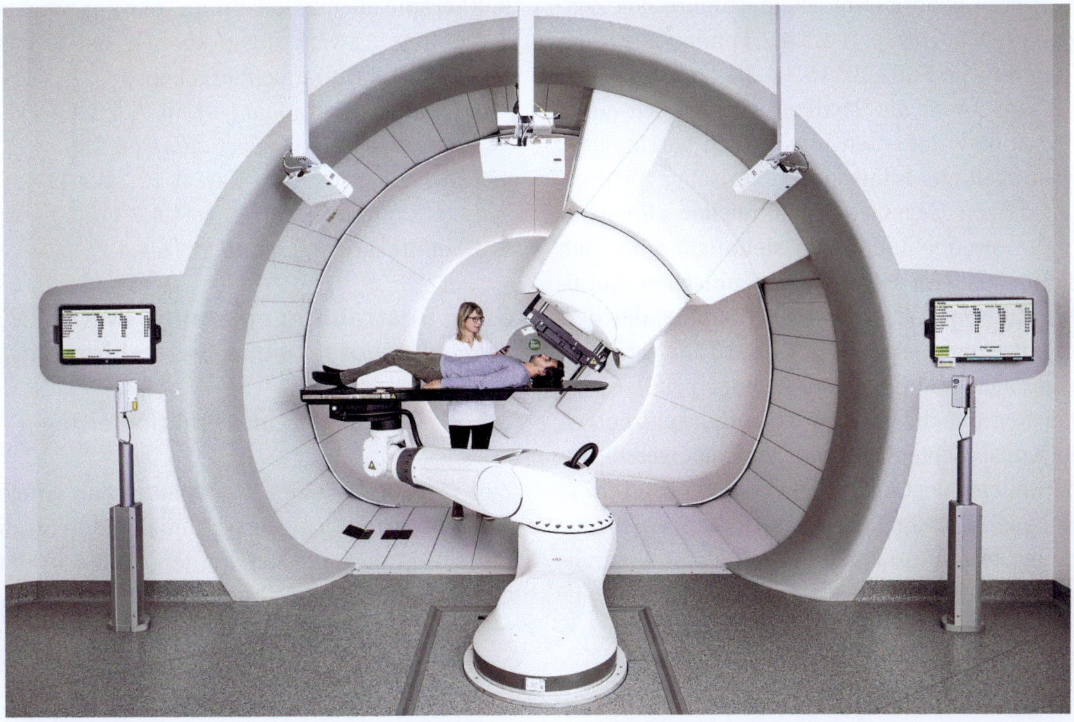

Bild 3.27 Bestrahlungsplatz einer Protonentherapieanlage: Der Patient liegt auf dem robotergeführten Lagerungstisch (mit freundlicher Genehmigung von iba).

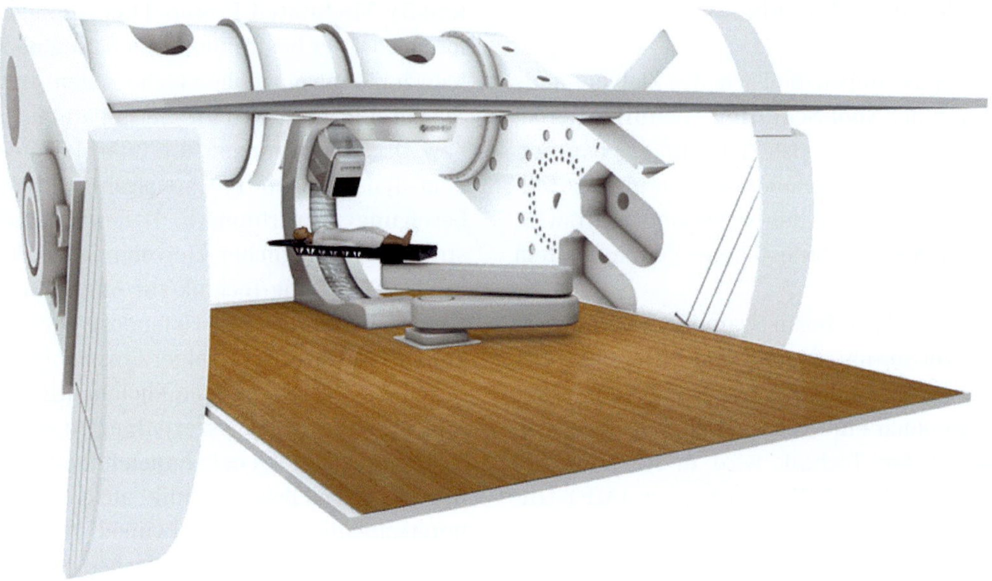

Bild 3.28 Einzelplatzanlage für die Protonentherapie (Mevion 250) mit mitrotierendem Zyklotron (mit freundlicher Genehmigung von Mevion)

len. Das betrifft weniger die konformale Erfassung des Zielvolumens, was auch mit Photonen-IMRT gut möglich ist, sondern vor allem die deutliche Verringerung des mit mittlerer oder kleiner Dosis exponierten gesunden Gewebes.

Es gibt einige eindeutige Indikationen für die Partikeltherapie. Hierzu gehören vor allem Tumore des Zentralnervensystems (→ Kap. A 1.5.4.2.1) und viele kindliche Tumoren (→ Kap. A 16.4.4.2.1 und Kap. A 16.4.4.2.3). Inwieweit die Partikeltherapie auch einen Benefit für andere Patienten hinsichtlich verringerter Nebenwirkungen aus klinisch-medizinischer Sicht erbringt, ist derzeit Gegenstand zahlreicher klinischer Studien. Die strenge Indikationsstellung ergibt sich zwangsläufig aus dem sehr hohen technischen und finanziellen Aufwand für die Partikeltherapie, der derzeit etwa mit einem Faktor von 5 bis 10 im Vergleich zur herkömmlichen Therapie mit Photonen einhergeht. War es bisher üblich, große Partikeltherapiezentren mit einem Kreisbeschleuniger, einer aufwendigen Beamline und zwei bis vier Gantrys zu errichten (Bild 3.24) sind mit neueren technischen Entwicklungen in der Beschleunigertechnik Anlagen nur mit einem Bestrahlungsplatz und mit deutlich geringerem Aufwand realisierbar. Bild 3.27 und Bild 3.28 zeigen solche Einplatzanlagen.

Partikeltherapieanlagen sind somit relativ einfach in bestehenden Einrichtungen unter gemeinsamer Nutzung der restlichen Infrastruktur zu implementieren. Wenn an großen, leistungsfähigen Strahlentherapiezentren eine Partikelbestrahlungseinheit implementiert werden könnte, wäre die Verfügbarkeit der Partikeltherapie auch in der Breite sehr gut umzusetzen.

Zukünftige Anwendungen können sich bei folgenden malignen Erkrankungen ergeben:

- Ösophagus-Karzinom (→ Kap. A 6.3.4.1.1)
- primäre maligne Lebertumore (→ Kap. A 8.3.4.2)
- Prostatakarzinom (→ Kap. A 12.3.4.4.1)
- Osteosarkom (→ Kap. A 16.4.4.2.1)
- Chondrosarkom (→ Kap. A 16.4.4.2.2)

3.1.5 Bestrahlungsplanung, IMRT/VMAT, stereotaktische Bestrahlungen

3.1.5.1 Grundlagen und Fraktionierung

Zur Erreichung eines therapeutischen Effekts muss eine wirksame Dosis durch ionisierende Strahlung im **Zielvolumen** appliziert werden, wobei in den umliegenden gesunden **Risikoorganen (OAR)** und Geweben (→ Kap. II 4.11) das Risiko für kurz- oder langfristige Nebenwirkungen möglichst geringgehalten werden soll. Dies wird durch

- die technischen Möglichkeiten des Bestrahlungssystems,

- das Eindringverhalten der unterschiedlichen Strahlarten,
- das Eindringverhalten der unterschiedlichen Energien sowie
- durch das Nutzen der unterschiedlichen Erholungsverhalten von gesunden Zellen und von Tumorzellen

erreicht. Das bessere Regenerationsvermögen der gesunden Zellen erlaubt es, höhere Dosen im Tumorgewebe zu verabreichen, indem man die Strahlentherapie fraktioniert. Dies wird derzeit bei ca. 95 % der Therapien auch genutzt. Die **therapeutische Dosis** wird dabei in mehrere Einzelportionen, sogenannte **Fraktionen**, aufgeteilt, die über mehrere Tage oder Wochen abgestrahlt werden, z. B. bei bestimmten Hirntumoren 30 Bestrahlungen à 2 Gy (→ Kap. A 1.5.4.2.1). Eine umfangreiche Bestrahlungsplanung gewährleistet, dass die therapeutische Dosis im Zielvolumen erreicht wird. (Bild 3.29).

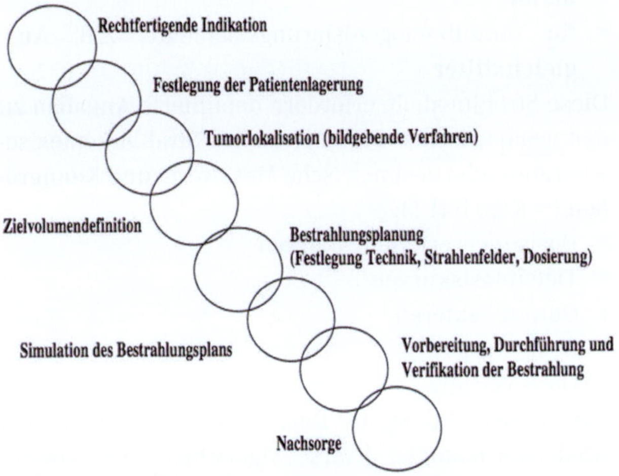

Bild 3.29 Prinzipieller Ablauf der Strahlentherapie

3.1.5.2 Lagerung und Hilfsmittel

Beim Planungsprozess wird als Erstes durch den behandelnden Strahlentherapeuten festgelegt, wie der Patient abhängig von der Körperregion, in der sich der zu bestrahlende Bereich befindet, gelagert und gegebenenfalls fixiert werden soll, damit seine anatomische Lage an allen Bestrahlungstagen reproduzierbar ist. Hierfür stehen diverse Hilfsmittel wie z. B. individuell gefertigte Masken oder Vakuummatratzen (Bild 3.30), zur Verfügung.

3.1.5.3 Patientenindividuelles Koordinatensystem und Zielvolumenkonzept

Vor dem Anfertigen des **Planungs-CT-Datensatzes** werden an der Hautoberfläche des Patienten mithilfe eines 3D-Raumlasersystems Markierungen vorgenommen, die ein patientenbezogenes Koordinatensystem bilden (Bild 3.31). Durch die Verwendung von röntgendichten Markern ist dieses Koordinatenkreuz auch in den CT-Bildern sichtbar und kann später bei der Bestrahlung zur Primärpositionierung des Patienten auf dem Bestrahlungstisch genutzt werden.

Mit solchen individuellen Lagerungen wird anschließend eine **Computertomografie des Patienten** (→ Kap. B II 2.3) angefertigt. Dieses individuelle Patientenmodell bildet die Grundlage für die Erstellung eines optimalen Bestrahlungsplans. Dazu werden in diesem Bilddatensatz durch den Strahlentherapeuten das zu behandelnde Zielvolumen (**Clinical Target Volume, CTV**), aber auch sensible Organe (engl. *organs at risk*, OAR) in der Umgebung des zu bestrahlenden Volumens festgelegt. Beim CTV handelt es sich um den Tumor selbst (**Gross Tumor Volume, GTV**) oder die ehemalige Tumorregion bei postoperativen Behandlungen und um sein mikroskopisches, in den CT-Bildern nicht sichtbares Ausbreitungsgebiet. Da es trotz der voran-

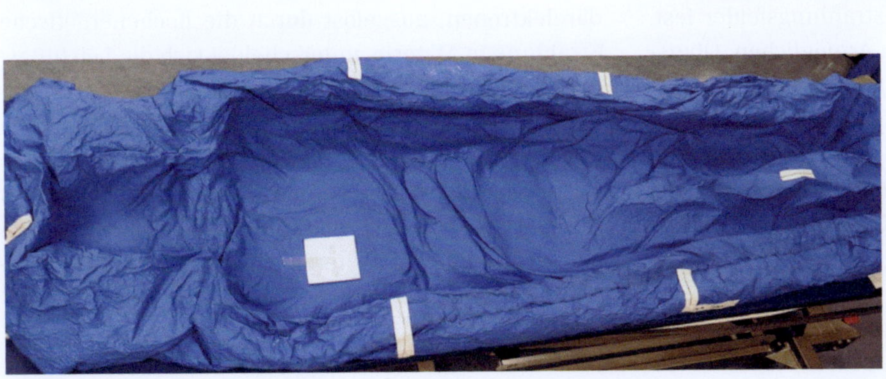

Bild 3.30
Vakuummatratze zur reproduzierbaren Lagerung des Patienten

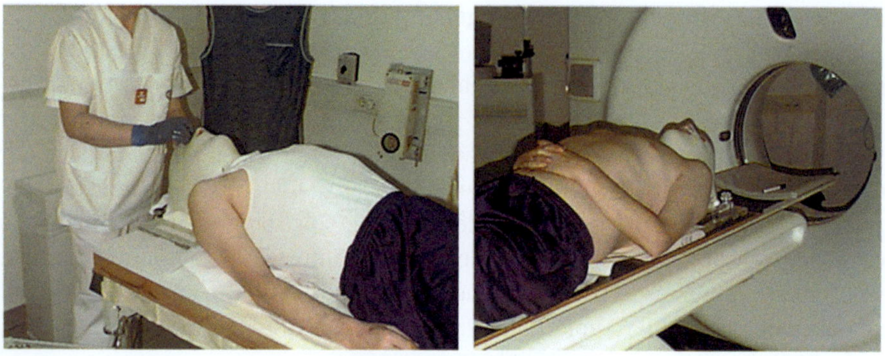

Bild 3.31
Anfertigung einer Maske am Patienten (links) und Patient beim Planungs-CT (rechts)

II

gehend genannten Fixationsmittel von Bestrahlungstag zu Bestrahlungstag zu kleinen Abweichungen in den anatomischen Lagerungen des Patienten kommen kann und auch die inneren Organe ihre Lage verändern können, z.B. durch die Atmung oder Darmbewegungen, wird zum Ausgleich der damit verbundenen Lageungenauigkeiten ein Sicherheitssaum hinzuaddiert (Bild 3.32). Dieses Volumen dient als Grundlage für die physikalische Bestrahlungsplanung und wird deshalb als **Planning Target Volume (PTV)** bezeichnet.

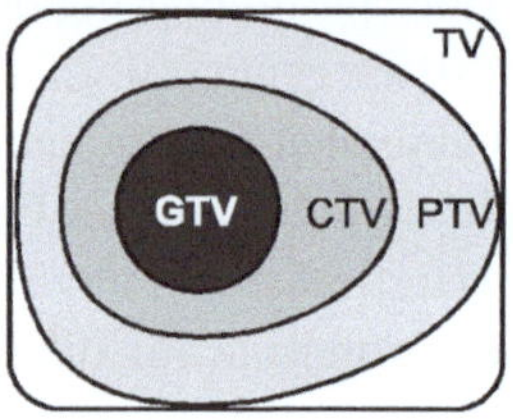

Bild 3.32 Illustration des geometrischen Konzepts der Entstehung des PTV

3.1.5.4 Bestrahlungsplanung mit einfachen Techniken

Im physikalischen Bestrahlungsplanungsprozess legen Medizinphysik-Experten im **Bestrahlungsplanungsprogramm** die Strahlenart und -energie, die Einstrahlrichtungen und die Form der Bestrahlungsfelder fest, die eine optimale Dosisverteilung ermöglichen. Oberstes Anliegen ist das Erreichen folgender Ziele:

- gleichmäßige Erfassung des **Zielvolumens** mit der verschriebenen Dosis
- bestmögliche Schonung der mit unterschiedlichen Toleranzdosen behafteten **Risikoorgane (OAR)** (→ Kap. B II 4.11)

Basis für die Optimierungsrechnungen am individuellen Patientenmodell sind Strahlmodelle, die für diverse Eigenschaften des Bestrahlungssystems (z.B. Linearbeschleuniger) im Bestrahlungsplanungsprogramm vorhanden sind:

- für jede Energie des jeweiligen **Beschleunigers**
- für Strahlformungselemente, z.B. **Mehrlagenkollimator**
- für Strahlhomogenisierungselemente, z.B. **Ausgleichsfilter**

Diese Strahlmodelle erfordern detaillierte Angaben zu den geometrischen Parametern des Strahlerkopfes sowie zahlreiche dosimetrische Messwerte und Kenngrößen (→ Kap. B II 1):

- Dosisquerverteilungskurven
- Tiefendosiskurven
- Output-Faktoren
- Dosis-Output
- Dosisleistung

Für die Berechnung der Dosisverteilung im Patienten wiederum kommen diverse Algorithmen zur Anwendung, die versuchen, die Wechselwirkungsphysik auf Basis der Informationen aus dem Bestrahlungsplanungs-CT und der Strahlmodelle möglichst gut zu nähern. Aufgrund der Komplexität der physikalischen Prozesse, speziell des Energietransports durch Sekundärelektronen, ausgelöst durch die hochenergetische Strahlung in Materie, unterscheidet sich die Leistungsfähigkeit dieser Algorithmen am stärksten in der Genauigkeit der korrekten Berechnung der Dosen an Grenzflächen unterschiedlicher Dichte.

Da **hochenergetische Photonenstrahlung** (→ Kap. B II 3.1.2) in der Strahlentherapie am häufigsten verwendet wird, sollen die weiteren Ausführungen dieses Kapitels auf diesen Bereich beschränkt werden.

Da die meisten zu behandelnden PTVs eher mittlere bis große Ausdehnung (2 cm bis 20 cm) haben und im Körperinneren liegen, kann eine homogene und konformale Abdeckung mit lediglich einem einzelnen Strahlenfeld selbst bei sehr hohen Energien nur schwerlich realisiert werden. Sogenannte Mehrfeldertechniken, die heute Mindeststandard sind, beheben dieses Dilemma. Die einfachste Mehrfeldertechnik ist die Gegenfeldtechnik, bei der zwei um 180° zueinander versetzte Felder eingestrahlt werden.

In Bild 3.10 wurde bereits deutlich, dass mit steigender Photonenenergie auch die Größe des homogen abdeckbaren Bereichs wächst. Gleichzeitig ist erkennbar, dass selbst bei einem geringen Gewebedurchmesser von 20 cm mit 150-kV-Strahlung eine 100-%-Dosis in 10 cm Tiefe nur mit der doppelten Dosis an den Eintrittsstellen zu erreichen ist. Erst höherenergetische **Photonenstrahlung** von einer Kobalteinheit oder einem **Linearbeschleuniger** (→ Kap. B II 3.1.3) liefert eine akzeptable Dosis in der Tiefe bei guter Hautschonung. Dennoch wird selbst bei einer Bestrahlung mit 15 MV ein großer auch vor oder hinter dem PTV liegender Bereich mit einer klinisch relevanten Dosis bestrahlt (Bild 3.33). Eine bessere Reduktion des Hochdosisvolumens und eine bessere Konformierung an das zu behandelnde Volumen wird erst mit einer weiteren Erhöhung der Anzahl der Einstrahlrichtungen erreicht, wie schematisch in Bild 3.34 gezeigt.

Es wird deutlich, dass durch eine Erhöhung der Einstrahlrichtungen eine bessere Konformierung der hohen **Isodosen** an das PTV erreicht werden kann. Gleichzeitig steigt damit aber auch das total bestrahlte Volumen an gesundem Gewebe, wobei auf diese Art immer eine konvexe Hochdosisverteilung generiert wird. Für nichtkonkave PTVs ist die Mehrfeldertechnik demzufolge die Methode der Wahl, da sie robuste Pläne mit kurzen Bestrahlungszeiten verbindet.

3.1.5.5 Bestrahlungsplanung mit intensitätsmodulierten Techniken (IMRT)

Bei einem konkav geformten PTV, das mit seiner konkaven Form teilweise ein Risikoorgan umfasst, das nur eine geringere Dosis toleriert, besteht ein Dilemma. Entweder würde das Risikoorgan (OAR) mit der kompletten therapeutischen Dosis bestrahlt oder das OAR würde ausgeblockt und ein Teil des PTVs würde unterdosiert werden. Die Verwendung von intensitätsmodulierten Strahlenfeldern (Bild 3.35) stellt einen Ausweg aus diesem Dilemma dar. Dabei werden die Intensitätsprofile nach Vorgabe von Zielbedingungen (Constraints) für die PTVs und die OARs durch iterative Optimierungsverfahren bestimmt.

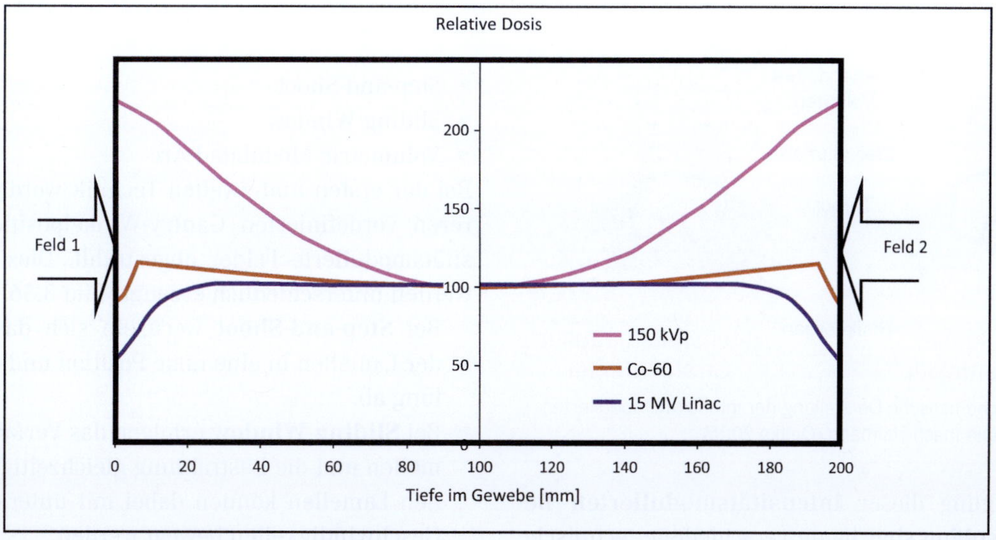

Bild 3.33 Dosisverteilung bei einer Gegenfeldtechnik

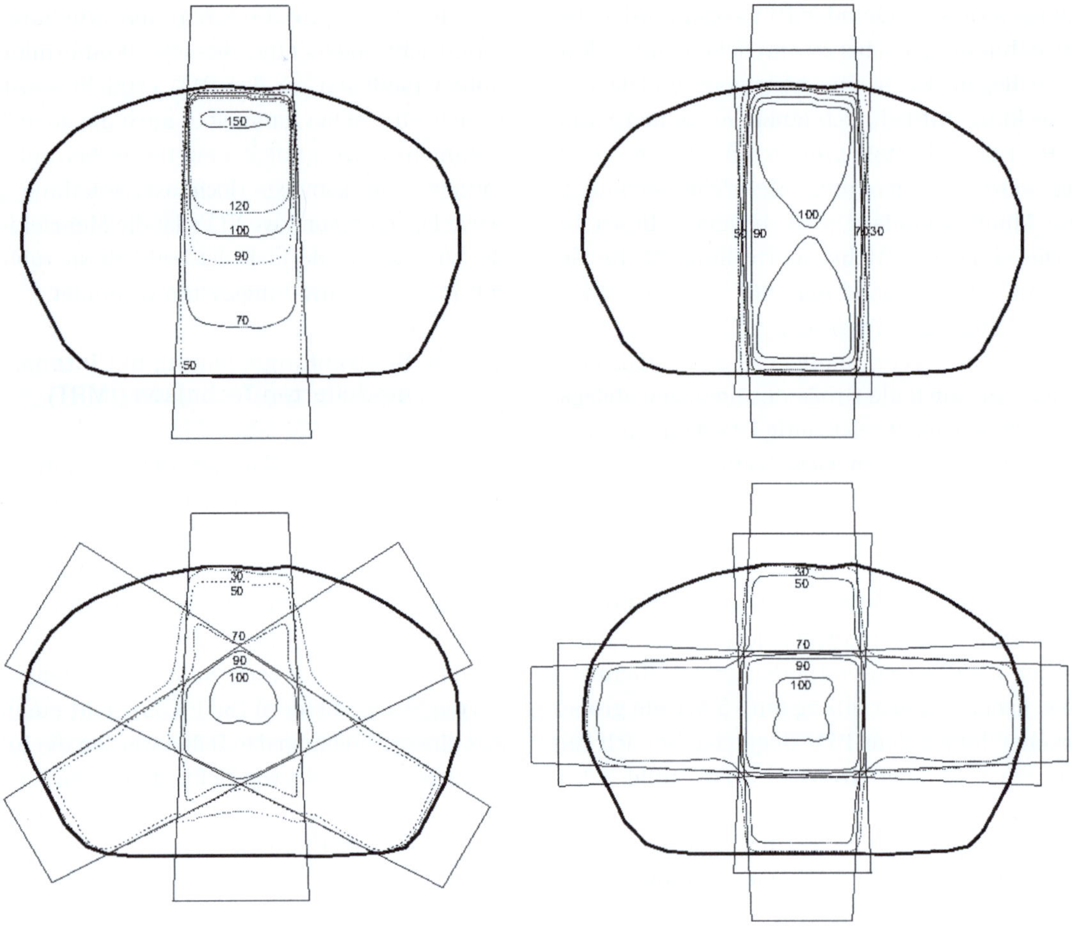

Bild 3.34 Dosisverteilungen bei einem Stehfeld (links oben), bei Gegenfeldtechnik (rechts oben), bei einer 3-Felder-Technik (links unten) und bei einer 4-Felder-Technik oder Box-Technik (rechts unten). Die Zahlen bezeichnen die relativen Isodosen bezogen auf das Isozentrum (Mitte der Kontur).

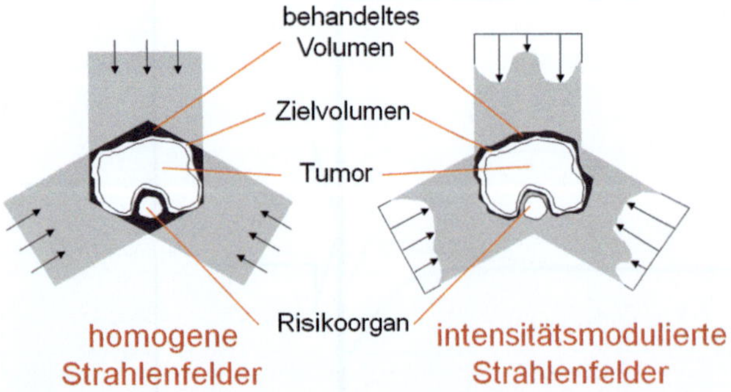

Bild 3.35 Schematische Darstellung der intensitätsmodulierten Strahlentherapie (nach Thilmann/Oelfke 2006)

Zur Erzeugung dieser **intensitätsmodulierten Bestrahlungspläne** sind heute verschiedene technische Lösungen etabliert. Bei der Verwendung von klassischen C-Arm-Beschleunigern mit motorbetriebenen **Multilamellenkollimatoren** (→ Kap. B II 3.1.3) sind drei verschiedene Techniken möglich:

- Step-and-Shoot
- Sliding Window
- Volumetric Modulated Arc

Bei der ersten und zweiten Technik werden aus mehreren vordefinierten Gantry-Winkelpositionen intensitätsmodulierte Felder abgestrahlt. Diese wiederum werden unterschiedlich erzeugt (Bild 3.36):

- Bei **Step-and-Shoot** wechseln sich das Verfahren der Lamellen in eine neue Position und die Bestrahlung ab.
- Bei **Sliding Window** erfolgen das Verfahren der Lamellen und die Bestrahlung gleichzeitig. Die einzelnen Lamellen können dabei mit unterschiedlichen Geschwindigkeiten bewegt werden.

Bei der **Volumetric-Modulated-Arc-Technik (VMAT)** werden die Freiheitsgrade dadurch erhöht, dass neben den Lamellenpositionen und -verfahrgeschwindigkeiten auch die Rotationsgeschwindigkeit der Gantry bei

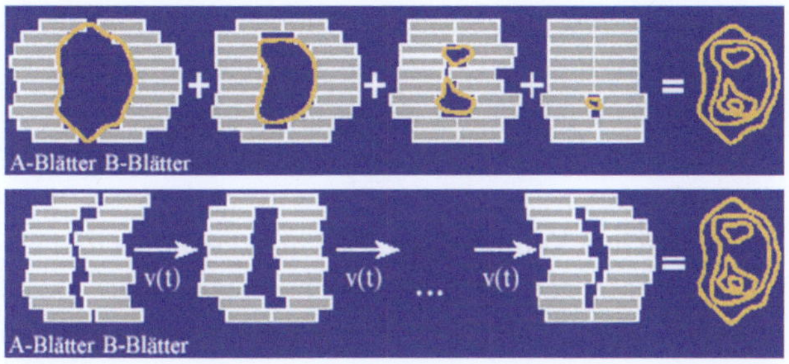

Bild 3.36 Schematische Darstellung der Step-and-Shoot-Methode (oben) und der Sliding-Window-Methode (unten) (mit freundlicher Genehmigung von J. Stein)

eingeschalteter Strahlung und die Dosisleistung variiert werden können (Bild 3.37). Diese Technik erreicht komplexe Dosisverteilungen bei kurzen Strahlzeiten.

Bei der Nutzung von **Tomotherapiesystemen** (→ Kap. B II 3.1.3.2) können durch eine besonders große Anzahl an Freiheitsgraden wie Gantry-Rotationsgeschwindigkeit, Modulationsfaktor und Tischvorschub versus Feldlänge (Pitch) ebenfalls extrem konkav geformte oder lange Zielvolumina mit einer großen Anzahl benachbarter Risikoorgane behandelt werden.

Im weiteren Prozess der Bestrahlungsplanung wird der vom Medizinphysik-Experten erstellte und optimierte Bestrahlungsplan gemeinsam mit einem Strahlentherapeuten beurteilt. Diese Beurteilung erfolgt

- auf Basis der berechneten dreidimensionalen Dosisverteilungen im Planungs-CT-Datensatz des Patienten,
- mithilfe sogenannter **Dosis-Volumen-Histogramme (DVH)**, und
- unter Begutachtung der Dosisstatistik aller konturierter PTVs und OARs.

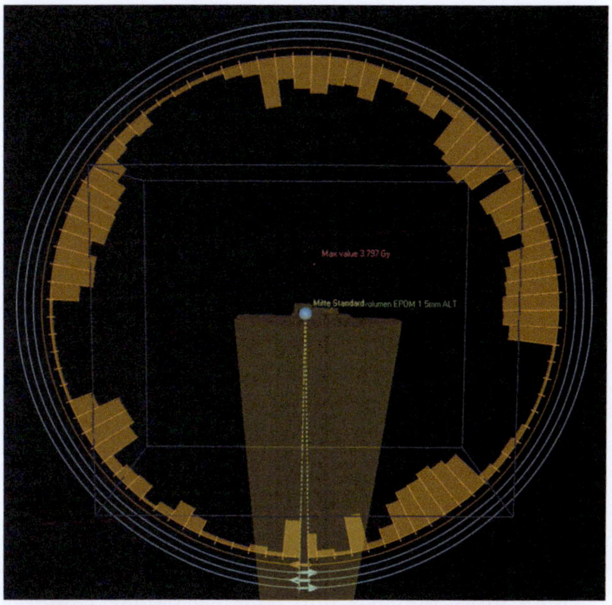

Bild 3.37 Schema einer VMAT-Bestrahlung mit vier Bögen (Arcs): Die Balken symbolisieren die winkelbezogene Fluenz für Arc 1.

Ein Beispiel für einen Bestrahlungsplan, bei dem die hohen Isodosen (hellgrün) das PTV umfassen und die benachbarten OARs gut geschont werden, ist einschließlich des zugehörigen DVHs in Bild 3.38 dargestellt. Jeder Punkt auf einer Kurve im DVH gibt an, wie viel Dosis mindestens im relativen Volumen der zugehörigen Struktur (Risikoorgan oder Zielvolumen) appliziert wird. Der zur Applikation vorbereite Bestrahlungsplan mit allen notwendigen technischen Parametern wird nun über ein sogenanntes Verifikations- und Dokumentationssystem an den Beschleuniger übertragen, wo er dann für jede Fraktion am Patienten appliziert werden kann. Vor der Applikation wird der Patient mit seinem

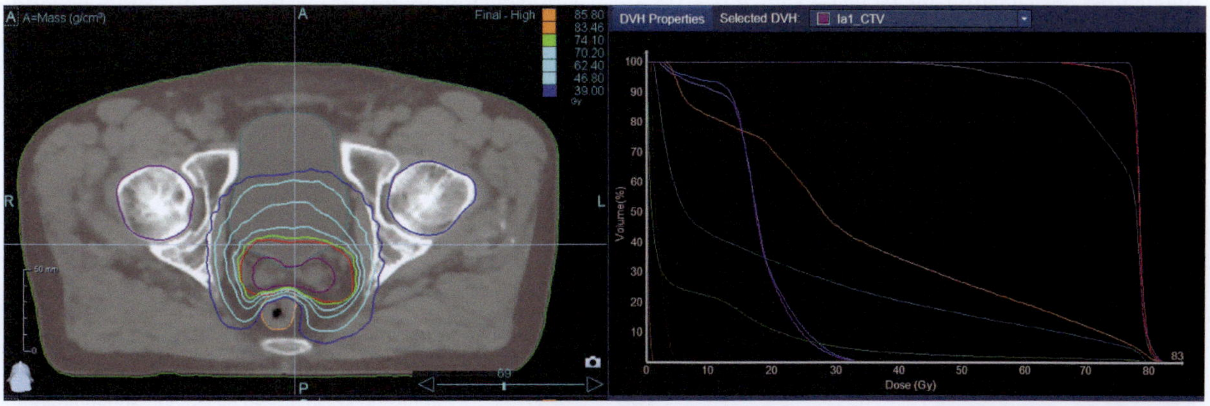

Bild 3.38 Beispiel für eine axiale absolute Dosisverteilung (links) eines Bestrahlungsplans für einen Prostatapatienten nebst dem dazugehörigen DVH (rechts); Rot: PTV, Grün: Harnblase, Orange: Rektum

individuellen Lagerungssystem auf dem Bestrahlungstisch platziert und mithilfe eines 3D-Raumlasersystems relativ zu den an der Haut vorhandenen Markierungen in das sogenannte Isozentrum verfahren. Das Isozentrum bildet den Schnittpunkt aus dem Zentralstrahl des Photonenfeldes, der Gantry-Rotationsachse und der Tischrotationsachse. Nach einer bildbasierten Lagekorrektur des Patienten (→ Kap. B II 3.1.6) kann die Bestrahlung erfolgen.

3.1.5.6 Stereotaktische Strahlentherapie

Eine besondere Form der Strahlentherapie ist die **stereotaktische Strahlentherapie**, bei der eine weitere Präzisionssteigerung in Planung und Applikation gefordert ist. Dabei gilt es, drei Arten zu unterscheiden:

- **stereotaktische Radiochirurgie (SRS)** als Behandlung intrakranieller gut- oder bösartiger Tumoren (→ Kap. A 1.5.4) oder funktioneller oder vaskulärer Anomalitäten (→ Kap. A 1.5.1.1.4) mit einer einzigen Fraktion
- **stereotaktisch geführte fraktionierte Behandlung (FSRT)** intrakranieller gut- oder bösartiger Tumoren oder funktioneller oder vaskulärer Anomalitäten
- **stereotaktisch geführte fraktionierte Behandlung (SBRT)** extrakranieller gut- oder bösartiger Tumoren oder funktioneller oder vaskulärer Anomalitäten

Die stereotaktische Strahlentherapie ist charakterisiert durch verschiedene physikalische, technische und dosimetrische Randbedingungen. Die wichtigsten Aspekte sind folgende:

- Therapeutisch wirksame Gesamtdosen werden in wenigen Fraktionen appliziert (laut dt. Richtlinie der Fachgesellschaften bis zu zwölf Fraktionen).
- Es werden hohe Einzeldosen appliziert.
- Basis für Konturierung des PTVs (→ Kap. B II 3.1.5.3) und Bestrahlungsplanung sind dünnschichtige CT-Serien mit einer Schichtdicke von ≤ 1 mm (intrakraniell) und ≤ 2 mm (extrakraniell).
- Die Kollimierung des Photonenfeldes erfolgt mit MLC (→ Kap. B II 3.1.3.1) mit kleinen Lamellenbreiten (bei SRS ≤ 5 mm, bei FSRT ≤ 6,5 mm, bei SBRT ≤ 10 mm).
- Alternativ werden konische Kollimatoren verwendet (Bild 3.39).

Mit konischen Kollimatoren wird üblicherweise in mehreren Strahlbögen bei verschiedenen Tischwinkeln, wie in Bild 3.40 zu sehen, eine kugelförmige oder ellipsoide Läsion konformal behandelt. Bei Verwendung von MLCs, die bei stärker irregulären PTVs zum Einsatz kommen, würde die Silhouette des Strahlenfeldes in Abhängigkeit vom Gantry-Winkel schrittweise während der Gantry-Rotation angepasst werden, z. B. alle 5°.

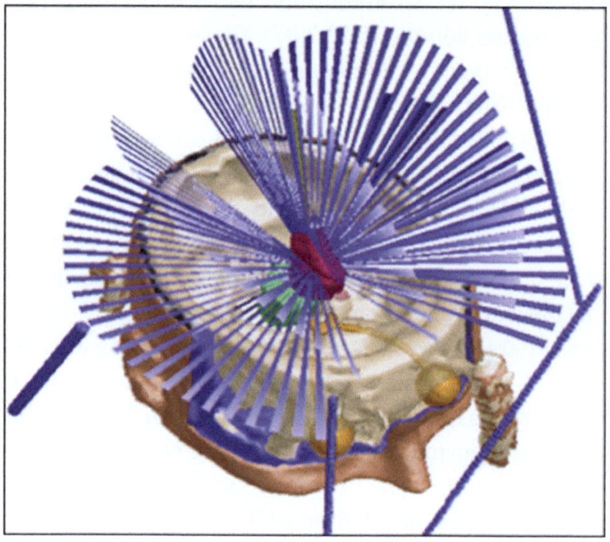

Bild 3.40 Schematische Darstellung einer Bestrahlung mit fünf Bögen (mit freundlicher Genehmigung von Brainlab AG)

Die Immobilisierung des Patienten ist sowohl für die Erstellung des Planungs-CTs als auch für die Bestrahlung mit besonders rigiden Masken und/oder Lagerungssystemen zu unterstützen, die eine besonders hohe Reproduzierbarkeit gewährleisten (Bild 3.41) und auch eine Bewegung des Patienten während der Bestrahlung verhindern oder minimieren sollen.

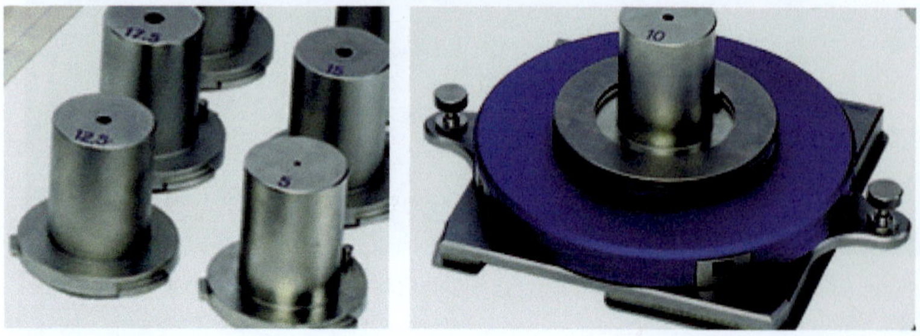

Bild 3.39 Konische Kollimatoren (links) und abnehmbarer Kollimatoradapter zur Befestigung am Beschleunigerkopf

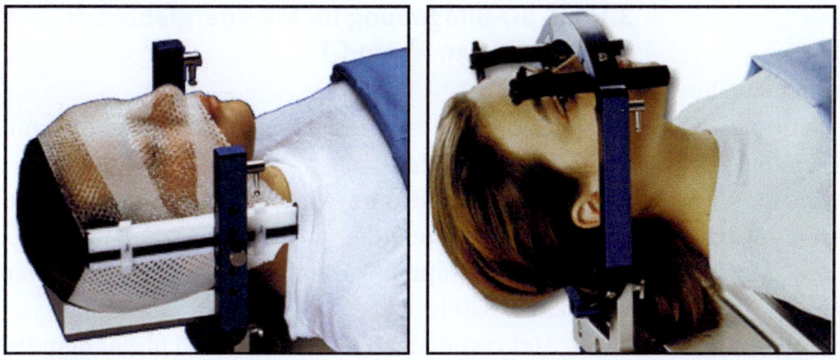

Bild 3.41
Maske (links) und Ring (rechts) für stereotaktische Bestrahlung (mit freundlicher Genhemigung von Brainlab AG)

Für eine 6D-Lagekontrolle und -korrektur des Patienten (→ Kap. B II 3.1.6) vor SRS, FSRT oder SBRT ist eine am Therapiesystem vorhandene Bildgebung zu nutzen. Bei nichtbildgebenden Läsionen werden als Surrogat vor dem Planungs-CT röntgendichte Marker in PTV-Nähe eingebracht, z. B. Goldmarker.

Weitere Einsatzgebiete der **Body-Stereotaxie (SBRT)** oder der **extrakraniellen stereotaktischen Strahlentherapie (ESRT)** sind folgende:

- primär maligne Lebertumore (→ Kap. A 8.3.4.2)
- maligne Nebennierentumore (→ Kap. A 15.5.3.3.2)
- Bronchialkarzinom (→ Kap. A 5.5.1.6)

Zur Kompensation von Atembewegungen oder Füllungszuständen von Hohlorganen wurden Systeme zur robotischen Bewegungskompensation entwickelt, z. B. folgende:

- Electronic Portal Imaging Device (EPID)
- HexaPOD-Patientenliege
- Infrarotmarker auf Körperoberfläche des Patienten (z. B. NDI Polaris)

3.1.6 Bildgeführte Strahlentherapie

Da bei der modernen Strahlentherapie starke Dosisgradienten zwischen dem zu behandelnden Volumen und den benachbarten Risikoorganen im Rahmen der Bestrahlungsplanung berechnet und bei der Bestrahlung auch präzise erzeugt werden müssen, ist es umso wichtiger, dass der Patient auf dem Bestrahlungstisch sehr exakt und identisch zur Lagerungssituation beim **Planungs-CT** positioniert wird. Dies wird durch eine sogenannte **bildgeführte Strahlentherapie (Image Guided Radiotherapy, IGRT)** sichergestellt, wofür verschiedene bildgebende Verfahren unmittelbar am Bestrahlungsgerät eingesetzt werden können:

- planare Bildgebung (2D) im kV- oder MV-Energiebereich (→ Kap. B II 3.1.6.1)
- 3D-Bildgebung im kV-Energiebereich mit Cone-Beam-CT (→ Kap. B II 3.1.6.2)
- 3D-Bildgebung im MV-Energiebereich mit Fan-Beam-CT (→ Kap. B II 3.1.6.3)
- stereoskopische Bildgebung im kV-Energiebereich (→ Kap. B II 3.1.6.4)
- MRT-Bildgebung (→ Kap. B II 3.1.6.6)

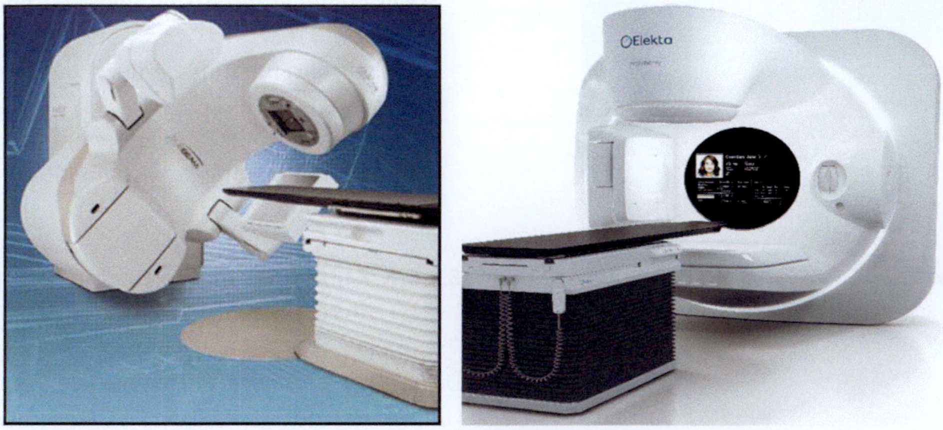

Bild 3.42 C-Arm-Linearbeschleuniger mit integriertem orthogonalen kV-System: Varian TrueBeam (links) und Elekta Harmony (rechts)

3.1.6.1 Planare Bildgebung

Lange war die Bildgebung mit der eigentlichen Therapiestrahlung das einzige verfügbare Verfahren, was jedoch mit sehr schlechter Bildqualität einherging, hauptsächlich bedingt durch die hohe Energie der Photonen. In modernen Beschleunigern werden zusätzliche Röntgenbildstrecken installiert, die wie folgt gekennzeichnet sind:

- Die Röntgenröhre ist um +90° zur Therapiestrahlachse versetzt.
- Der gegenüberliegende Flächendetektor ist um -90° zur Therapiestrahlachse versetzt.

Beispiele sind in Bild 3.42 zu sehen.

3.1.6.2 3D-Bildgebung im kV-Energiebereich mit Cone-Beam-CT

Mit den in den Beschleunigern integrierten Röntgenbildstrecken ist auch eine 3D-Bildgebung möglich:

- Die 3D-Bildgebung erfolgt mit der sogenannten **Kegelstrahl-Computertomografie** (Cone-Beam-CT, CBCT).
- Projektionen werden bei einer vollen oder halben Rotation der Gantry akquiriert.
- Mittels spezieller Algorithmen (z. B. Feldkamp-Algorithmus) kann ein dreidimensionaler Volumendatensatz rekonstruiert werden.

Das Beispiel eines Patienten mit Bronchialkarzinom (→ Kap. A 5.5.1.6) ist in Bild 3.43 dargestellt.

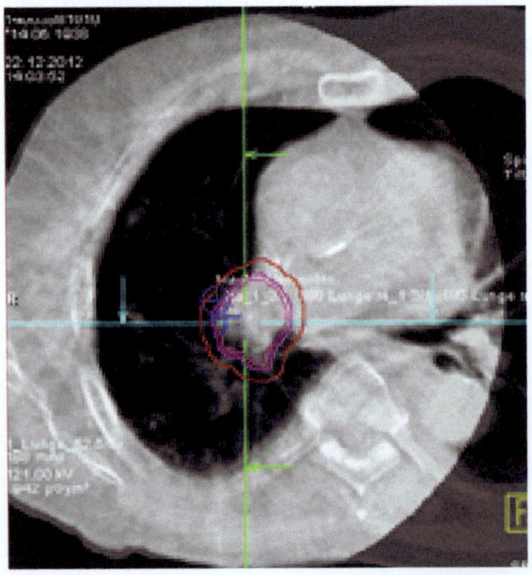

Bild 3.43 Axialer Schnitt eines Cone-Beam-CTs im Thorax

3.1.6.3 3D-Bildgebung im MV-Energiebereich mit Fan-Beam-CT

Bei der Tomotherapie erfolgt die 3D-Bildgebung mit dem Therapiestrahl:

- Der 3D-Bilddatensatz wird mit dem **Fächerstrahl** (Fan Beam) erzeugt.
- Die Strahlenquelle rotiert bei kontinuierlichem Tischvorschub.
- Ein Mehrzeilendetektor befindet sich hinter dem Patienten und rotiert simultan.
- Für höhere Bildqualität wird die Energie der Photonen durch technische Maßnahmen von 6 MV auf etwa 2,5 MV verringert.

Ein Patientenbeispiel ist in Bild 3.44 dargestellt.

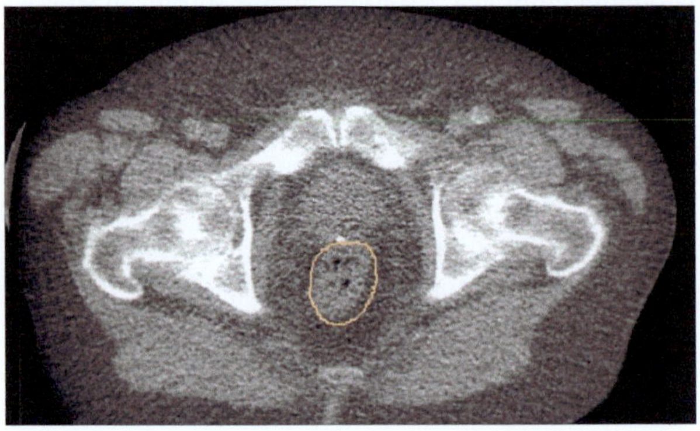

Bild 3.44 Axialer Schnitt eines Fan-Beam-CTs im Becken eines Patienten mit Prostatakarzinom (→ Kap. A 12.3.4.4.1)

3.1.6.4 Stereoskopische Bildgebung im kV-Energiebereich

Bei der **stereoskopischen Bildgebung** sind die Röntgenbildstrecken nicht direkt am Linearbeschleuniger angebracht:

- Zwei Röntgenröhren sind meist im Fußboden montiert.
- Röntgenröhren strahlen über das Isozentrum in Richtung Raumdecke.
- Röntgenbildwandler (Flat-Panel-Detektoren) sind hinter dem Patienten unterhalb der Raumdecke angebracht (Bild 3.45).

3.1.6.5 Ablauf der bildgeführten Strahlentherapie (IGRT)

Der Ablauf der bildgeführten Strahlentherapie (Image-Guided Radiotherapy, IGRT) lässt sich wie folgt beschreiben:

- Positionierung des Patienten mithilfe von Hautmarkierungen aus dem CT in Relation zum Raumlasersystem im Bestrahlungsraum
- Erzeugung der 2D- oder 3D-Bildinformation (bidirektional erzeugte Röntgenbilder, siehe Bild 3.46, bzw. 3D-Volumendatensatz, siehe Bild 3.47)

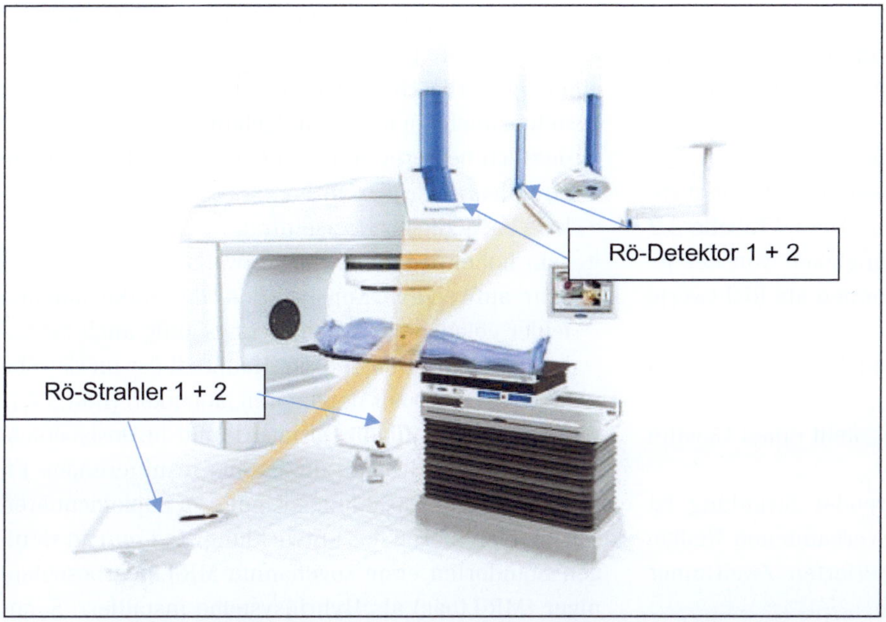

Bild 3.45
Linearbeschleuniger mit stereoskopischem kV-System Brainlab ExacTrac (mit freundlicher Genehmigung von Brainlab AG)

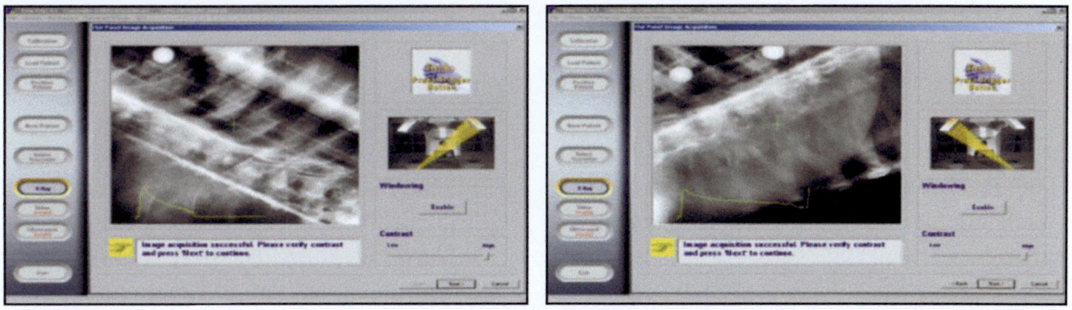

Bild 3.46 Orthogonale Röntgenbilder

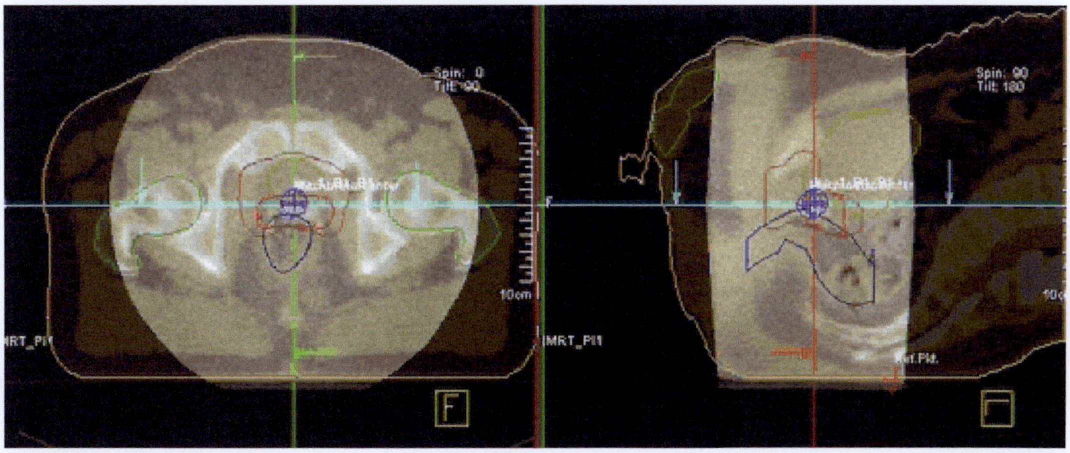

Bild 3.47 Überlagerung der 3D-Datensätze aus der Bestrahlungsplanungs-CT (amber) und der CBCT am Beschleuniger (grau), Darstellung der transversalen und sagittalen Ebene

- Vergleich der am Bestrahlungsgerät erzeugten Bilddatensätze mit den Referenzdatensätzen aus der Bestrahlungsplanung (digital rekonstruierte stereoskopische Bilder bzw. CT-Datensatz) und Berechnung des Lagefehlers (meist wenige Millimeter bzw. Grad)
- Korrektur der Patientenlage in drei (translatorischen) oder sechs (translatorischen und rotatorischen) Freiheitsgraden
- Applikation des Bestrahlungsplans

Die Röntgenbildgebung ist zwangsläufig mit einem zusätzlichen Dosiseintrag verbunden. Die in Tabelle 3.2 aufgeführten Dosiswerte in Abhängigkeit von der jeweils eingesetzten Technologie können als Richtwerte angenommen werden.

Bei der Anwendung von IGRT sind folgende Aspekte in Betracht zu ziehen:

- Die hyperexakte Lagekorrektur stellt einen Gewinn für den Patienten dar.
- Die Verwendung von ionisierender Strahlung ist stets mit dem geringen, aber vorhandenen Risikoanstieg für einen strahlengenerierten Zweittumor abzuwägen.
- Das kurz-, mittel- oder langfristiges Therapieziel hat Vorrang.
- Der individuelle Abgleich mit der Gesamtsituation und -prognose des Strahlentherapiepatienten ist nötig.
- Bei der IGRT kann Volumen in der Umgebung des Zielvolumens, das mit hoher Dosis exponiert wird, durch die Verkleinerung der Sicherheitssäume deutlich verringert werden.

3.1.6.6 MRT-Bildgebung

Eine Alternative zu den vorgenannten Bildgebungsmöglichkeiten mit einer verbesserten Darstellung von Weichteilgeweben bietet die Nutzung der Magnetresonanztomografie (→ Kap. B III 2.1) in Kombination mit einem Linearbeschleuniger. Diverse Vor- und Nachteile bestehen auch bei dieser Bildgebung:

- deutlich besserer Weichteilkontrast als bei röntgenstrahlbasierten Verfahren
- kein zusätzlicher Dosiseintrag
- sehr hoher ökonomischer Aufwand
- sehr aufwendige Konstruktion, da starke Magnetfelder geladene Teilchen, zwangsläufig auch die Sekundärelektronen, die den Hauptteil der im Gewebe applizierten Dosis deponieren, ablenken (Bild 3.48)
- neue Konzepte für die Dosimetrie und die Dosisberechnung notwendig, um die daraus resultierenden Effekte in der Bestrahlungsplanung zu implementieren

Nach vielen Jahren der Entwicklung sind nun an wenigen Standorten erste sogenannte MR-Linearbeschleuniger (MR-Linac) als Hybridsysteme installiert. Somit kann klinische Forschung die Vorteile und gegebenenfalls Nachteile dieser Technologie herausarbeiten. Der prinzipielle Aufbau solcher Geräte und die theoretischen und auch vielversprechenden Vorteile gestalten sich wie folgt:

- MR-Linac kombiniert Teilchenbeschleuniger und Magnetresonanztomografie in einem Gerät.
- Mit Echtzeitinformationen aus strahlungsfreier Bildgebung kann das Bestrahlungsgerät während der Strahlenapplikation situationsgerecht gesteuert werden.

Tabelle 3.2 Dosiswerte bei verschiedenen Bildgebungstechniken im Rahmen der IGRT (nach SSK 2015), Annahme: 36 Fraktionen, Beckenaufnahmen, Dosis in Körpermitte

Dosiswerte bei verschiedenen Bildgebungstechniken			
Planare Bildgebung (2D)			
	Dosis je Aufnahme	**Gesamtdosis bei 2 × Bildgebung pro Woche**	**Gesamtdosis bei täglicher Bildgebung**
kV	ca. 0,5 mGy	ca. 7 mGy	15 - 20 mGy
MV	40 - 50 mGy	500 - 700 mGy	1,5 - 2 Gy
CT-Bildgebung (3D)			
	Dosis je Aufnahme	**Gesamtdosis bei 2 × Bildgebung pro Woche**	**Gesamtdosis bei täglicher Bildgebung**
kV-CBCT	15 - 25 mGy	200 - 350 mGy	500 - 900 mGy
helikale MV-CT	15 - 25 mGy	200 - 350 mGy	500 - 900 mGy
MV-CBCT	80 - 150 mGy	1,1 - 2 Gy	3 - 5 Gy

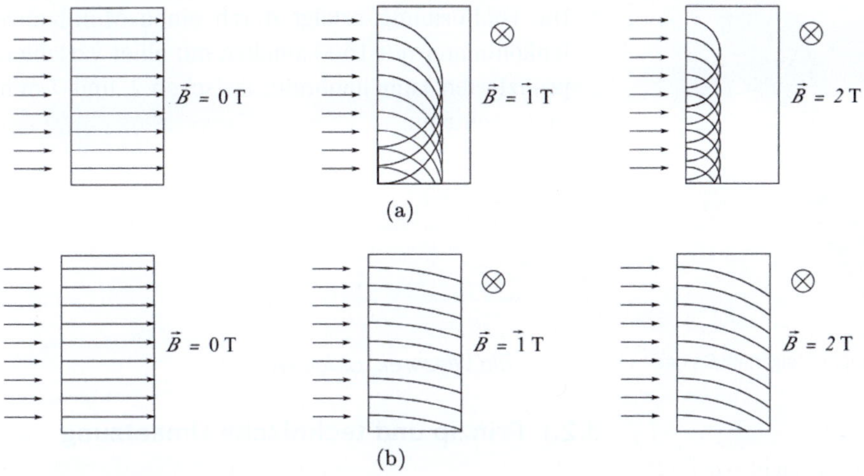

Bild 3.48
Schematische Darstellung der Trajektorien von Elektronen mit einer Energie von 1 MeV (a) und 6 MeV (b) ohne und mit Magnetfeld bei unterschiedlichen Feldstärken (Quelle: Meijsing et al. 2009)

- Bewegt sich der Tumor während der Bestrahlung aus dem definierten Behandlungsfeld, so stoppt die Bestrahlung.
- Es besteht die Möglichkeit zur adaptiven Planung, bei der ein angepasster Plan für die aktuellen anatomischen Lageverhältnisse mit neuer Dosisberechnung erzeugt wird.
- Eine schnelle Reaktion auf Veränderungen der Tumorgröße und -lage wird ermöglicht.

Die grundlegenden Vorgehensweisen bei der Nutzung der MR-Bildgebung im Rahmen solcher Hybridsysteme, wie z. B. Elekta Unity (Elekta) oder MRIdian (ViewRay), sind bei den Haupanbietern dieser Technologie ähnlich. Die Systeme verwenden 6 MV-Photonen (ViewRay) und 7 MV-Photonen (Elekta) und unterscheiden sich hauptsächlich in der magnetischen Feldstärke, der Lage der Strahlerzeugungseinheit und des Magneten und hinsichtlich der genutzten MLC.

Das ViewRay-System ist stark vereinfacht wie folgt charakterisiert:

- Die Magnetfeldstärke beträgt 0,35 Tesla.
- Es wird ein geteilter Magnet verwendet, wodurch Kryostaten oder andere Komponenten den Strahlengang zwischen beiden Magnetteilen nicht behindern (Bild 3.49).
- Die zum Bestrahlungssystem gehörenden Komponenten sind auf einen Ring montiert, der sich zwischen den geteilten Magneten befindet (Bild 3.50).
- Die Strahlformung findet durch einen doppelt fokussierten und doppellagigen MLC mit einer effektiven projizierten Lamellengröße von etwa 4 mm (Bild 3.51) statt; basierend auf Versatz der 8 mm breiten Lamellen um ein halbe Lamellenbreite zwischen den beiden Kollimatorlagen.

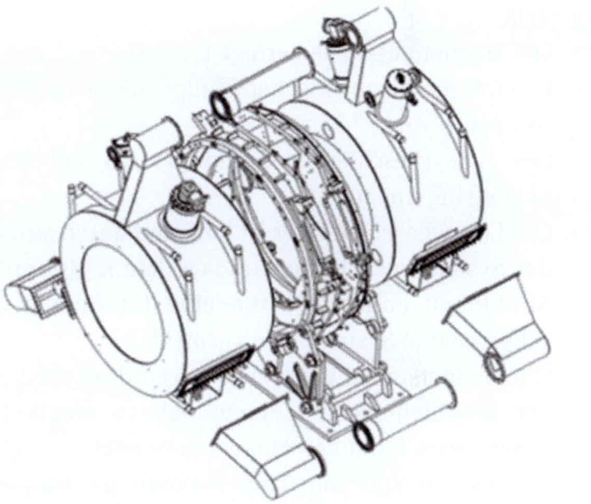

Bild 3.49 Schematische Darstellung des geteilten Magneten mit dazwischenliegendem Bestrahlungssystem (Produktunterlagen: MRIdian)

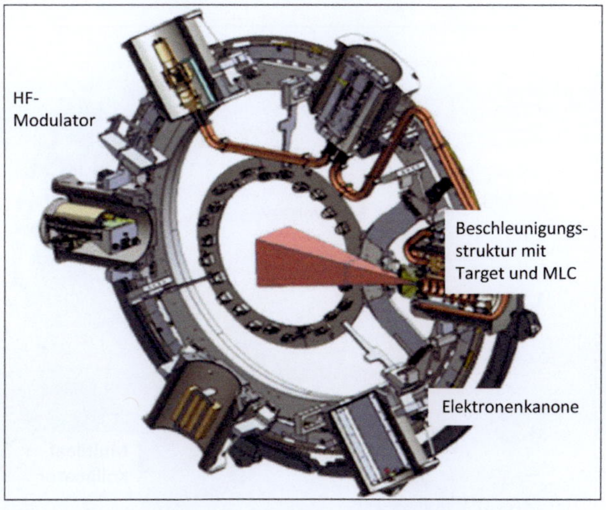

Bild 3.50 Anordnung der Hauptkomponenten des Linearbeschleunigers auf einer Ring-Gantry (Produktunterlagen: MRIdian)

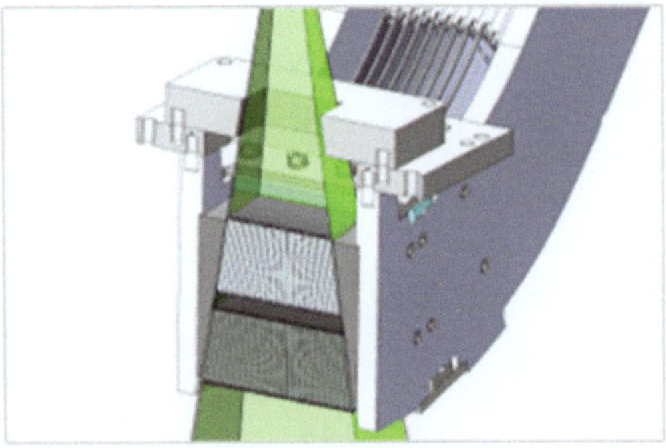

Bild 3.51 Schematische Darstellung des doppellagigen MLCs des MRIdian (Produktunterlagen: MRIdian)

Das Elekta-System lässt sich stark vereinfacht wie folgt charakterisieren und ist schematisch in Bild 3.52 dargestellt:

- Die Magnetfeldstärke beträgt 1,5 Tesla.
- Es wird ein diagnostischer Philips-MR-Scanner verwendet.
- Der Linearbeschleuniger bewegt sich auf einem Schleifring um 360°.
- Der Linearbeschleuniger ist komplett durch einen in das System integrierten faradayschen Käfig von der MR-Einheit entkoppelt, um eine Interferenz zwischen beiden Systemen zu vermeiden.
- Die Magnetspulen wurden so angeordnet, dass sich der Beschleuniger in einem nahezu magnetfeldfreien Bereich um den Magneten bewegt.
- Die Spulen und sonstigen Bauteile im Magneten sind so angeordnet, dass der Therapiestrahl den Kryostaten nahezu ungehindert durchstrahlen kann.
- Die Feldformung erfolgt durch einen Multilamellenkollimator mit 160 Lamellen mit einer variablen projizierten Lamellenbreite zwischen 1 und 7 mm im Isozentrum.

3.2 Brachytherapie

Tilo Wiezorek, Ulrich Wolf

3.2.1 Prinzip und technische Umsetzung

In bestimmten Fällen kann die Applikation der therapiewirksamen Dosis durch direkt innerhalb oder in unmittelbarer Nähe des Zielvolumens platzierte Strahlenquellen zweckmäßiger sein als eine perkutane Bestrahlung. Das Prinzip der Brachytherapie ist in Bild 3.53 illustriert.

Die Indikation für eine Brachytherapie lässt sich dabei wie folgt kennzeichnen:

- Erreichbarkeit des Zielvolumens über natürlich vorhandene oder künstlich geschaffene Körperöffnungen, z. B.:
  - gynäkologische Tumore (→ Kap. A 12.3.4.2)
  - Tumore im Bronchialsystem (→ Kap. A 5.3.4.2.1)
  - Ösophagus-Tumore(→ Kap. A 6.3.4.1.1)
  - Tumore im Kopf-Hals-Bereich (→ Kap. A 2.4.3.4.2 und Kap. A 2.5.3.3)
  - Tumore an der Körperoberfläche (z. B. Basaliome → Kap. A 3.3.3.3.1)

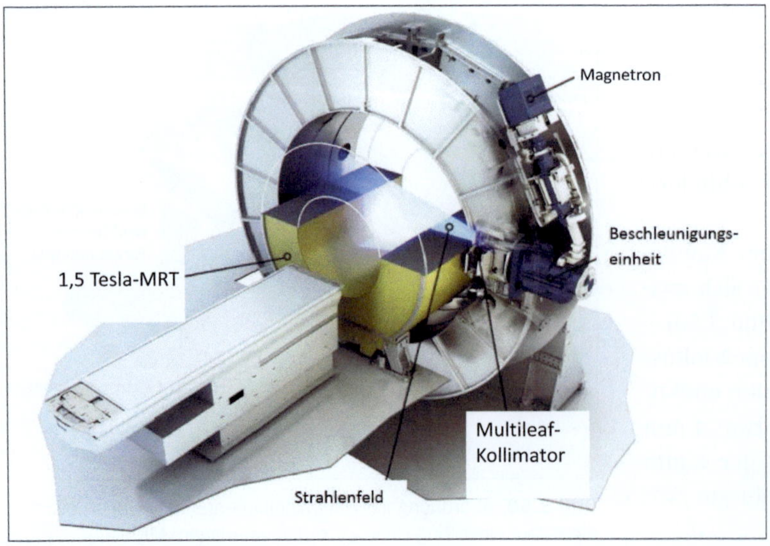

Bild 3.52 Schematische Darstellung des konstruktiven Aufbaus des Elekta Unity

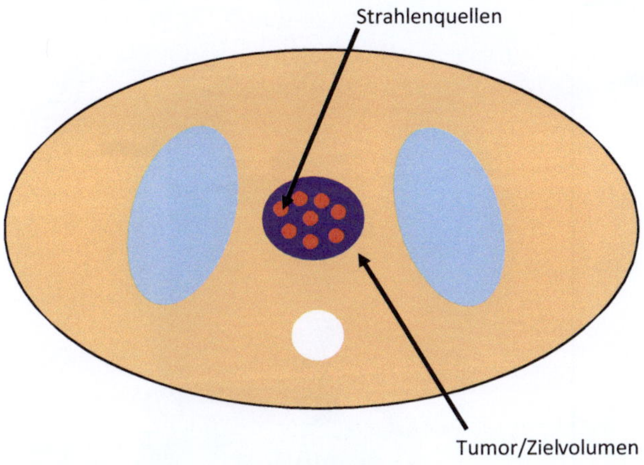

Bild 3.53 Prinzip der Brachytherapie

- Behandlung von kleinen Tumoren
- Die Strahlenquelle kann nah ans Zielvolumen gebracht werden.

Die wirksame Komponente von in der Brachytherapie genutzten Strahlenquellen ist in den allermeisten Fällen die γ-Strahlung. α-Teilchen und weiche β-Strahlung, soweit beim Zerfall des eingesetzten Radionuklids emittiert, würden schon in der Quellenumhüllung bzw. in der Applikatorwand absorbiert werden. Da die Strahlenquellen einen sehr kleinen Abstand zum Zielvolumen haben, ist die Energie der γ-Strahlung von untergeordneter Bedeutung für die Dosisverteilung in unmittelbarer Strahlernäh. Es dominiert der Einfluss des Abstandsquadratgesetzes. Die an einem bestimmten Punkt applizierte Dosis wird hauptsächlich durch die Aktivität, den Abstand zu der oder den Quellen und durch die Applikationszeit bestimmt.

Die Dosisverteilung um eine einzelne Quelle ist kugelförmig oder ellipsoidähnlich. Um eine Anpassung der Dosisverteilung an ausgedehntere und beliebig geformte Zielvolumina zu erreichen, müssen die Strahlenfelder mehrerer Quellen überlagert werden. Dies wird durch die direkte Implantation von mehreren Strahlenquellen in einem bestimmten geometrischen Muster ins Gewebe erreicht. Die implantierten Quellen verbleiben entweder im Gewebe (Strahler mit kurzer Halbwertszeit, z. B. ^{198}Au, ^{125} J) oder werden nach einer bestimmten Applikationszeit wieder entfernt (Strahler mit langer Halbwertszeit, z. B. ^{60}Co). Eine andere Möglichkeit ist das Bestücken speziell geformter Applikatoren, deren Geometrie mit der beabsichtigten Dosisverteilung korreliert, mit radioaktiven Strahlern. Die Applikatoren werden manuell oder mit speziellen Hilfsmitteln vor Ort gebracht und verbleiben bis zum Erreichen der spezifizierten Dosis dort. Die Dosisverteilung wird durch die Anordnung der Strahler und deren jeweilige Aktivität bestimmt.

Die genannten Verfahren der manuellen Kontakttherapie bringen jedoch auch Nachteile mit sich. Zunächst lässt sich bei der Implantation einzelner Quellen ins Zielvolumen die endgültige Position der Strahler und damit der Dosis und Dosisverteilung nicht mit letzter Präzision realisieren. Des Weiteren führt das Manipulieren mit den Strahlern zu hohen Strahlenbelastungen beim durchführenden Strahlentherapeuten.

Daher sind die meisten der früher praktizierten Methoden der manuellen Kontakttherapie heute durch das sogenannte **Afterloading-Verfahren** abgelöst worden. Der prinzipielle Ablauf bei der Verwendung des Afterloading-Verfahrens (Nachladeverfahren) gestaltet sich wie folgt (Bild 3.54):

- Platzierung einer speziellen Hülle (Applikator) oder eines Katheters mit geeigneter Geometrie im oder am zu bestrahlenden Organ oder Gewebe
- gegebenenfalls Überprüfung der Lage des Applikators mittels bildgebender Verfahren (C-Bogen-Durchleuchtung, Cone-Beam-CT, Ultraschall)
- ferngesteuertes motorisches Einfahren einer radioaktiven Quelle an der Spitze eines Bowdenzuges über einen Führungsschlauch in spezielle Hohlräume im Applikator/in den Applikatoren
- schrittweises Zurückfahren der Quelle mit variablen diskreten Haltepositionen und -zeiten
- Strahler in Ruheposition in einem Abschirmbehälter aus Wolfram

Durch die unterschiedlichen Verweildauern der Quelle an verschiedenen Positionen lässt sich die Dosisverteilung im Rahmen der durch den Applikator vorgegebenen Geometrie relativ präzise variieren. Die räumliche Dosisdeposition wird von speziellen Algorithmen unter Einbeziehung der physikalischen Strahlereigenschaften, wie dem verwendeten Radionuklid und der detaillierten Strahlergeometrie, berechnet und dabei Standpositionen und -zeiten so weit optimiert, dass die gewünschte Dosisverteilung möglichst gut angenähert werden kann. Für das Afterloading-Verfahren wird überwiegend das Radionuklid ^{192}Ir eingesetzt, da aufgrund der sehr hohen erreichbaren spezifischen Aktivität sehr kleine Quellenabmessungen realisierbar sind. Bild 3.55 zeigt den Aufbau und die Abmessungen einer modernen Afterloading-Quelle. Typische Aktivitäten liegen bei etwa 400 GBq für High-Dose-Rate-Quel-

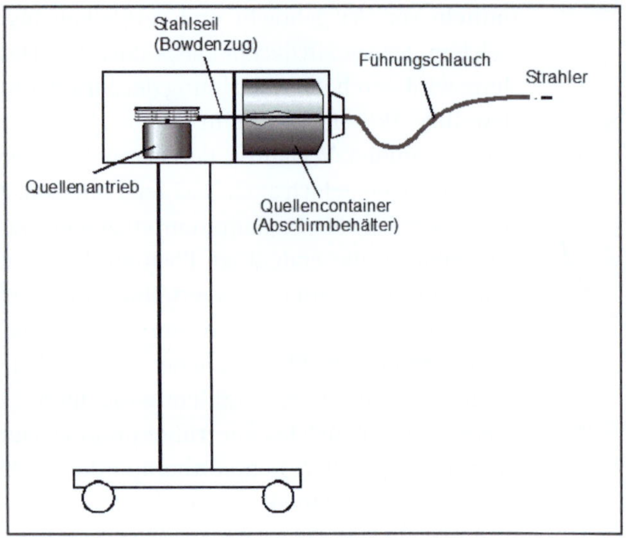

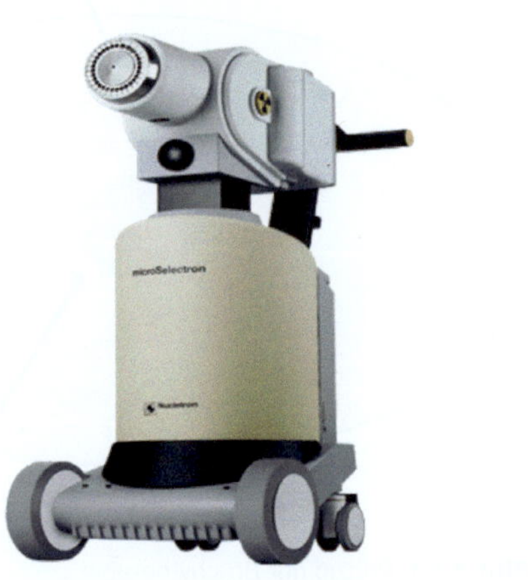

Bild 3.54 Schematischer Aufbau (links) und Ansicht eines Afterloading-Geräts (rechts)

len (HDR) und ungefähr 40 GBq für Pulsed-Dose-Rate-Strahler (PDR).

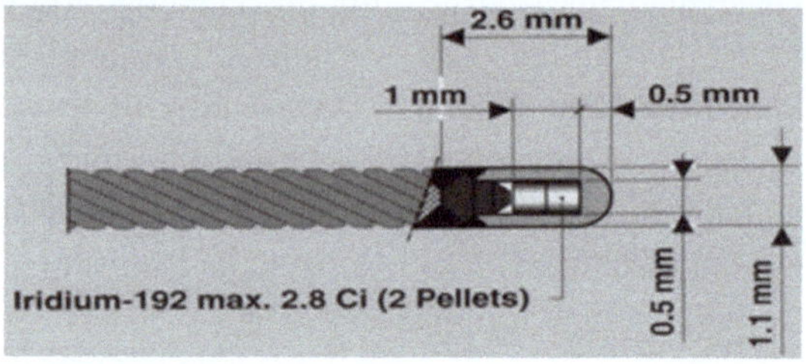

Bild 3.55 Aufbau einer Afterloading-Quelle mit ^{192}Ir-Strahlern (mit freundlicher Genehmigung von Elekta GmbH)

Da die Halbwertszeit von ^{192}Ir bei nur 74 Tagen liegt, ist ein regelmäßiger Strahlerwechsel notwendig. Üblich ist dabei ein Intervall von etwa drei Monaten. Um diese häufigen Wechsel zu vermeiden, können auch Geräte, die mit ^{60}Co-Strahlern ausgestattet sind, genutzt werden. Von Nachteil ist dabei aber, dass der Aufwand für gerätetechnischen und bauseitigen Strahlenschutz aufgrund der höheren γ-Energie von etwa 1,25 MeV gegenüber im Mittel etwa 350 keV beim ^{192}Ir deutlich größer ist. Afterloading-Geräte besitzen analog zu den Bestrahlungsgeräten der perkutanen Therapie ein digitales Steuersystem, das die vom Bestrahlungsplan vorgegebenen Werte in Einstellanweisungen des Geräts umsetzt. Gleichermaßen verfügen Afterloading-Geräte über umfangreiche sicherheitstechnische Systeme, die bei Fehlfunktionen oder mechanischen Problemen bei der Ankopplung des Applikators oder des Führungsschlauchs die Bestrahlung abbrechen und die Quelle in den Abschirmbehälter zurückziehen bzw. ein Ausfahren der Quelle sicher verhindern.

3.2.2 Bestrahlungstechniken in der Brachytherapie

3.2.2.1 Einteilung

Je nach Anwendungsfall unterscheidet man in der Brachytherapie verschiedene Anwendungen:

- intrakavitäre Anwendung
- endoluminale Anwendung
- interstitielle Anwendung
- oberflächige Anwendung
- endovasale Anwendung

Hinsichtlich der Dosisleistung im zu therapierenden Gewebe wird eine Brachytherapie wie folgt unterschieden:

- mit hoher Dosisleistung (High Dose Rate, HDR): $DL > 12$ Gy/h
- mit mittlerer Dosisleistung (Medium Dose Rate, MDR): 2 Gy/h $< DL \leq 12$ Gy/h
- mit niedriger Dosisleistung (Low Dose Rate, LDR): $DL \leq 2$ Gy/h

Während die **endoluminale Therapie** immer als HDR-Bestrahlung durchgeführt wird, sind bei **intrakavitärer und interstitieller Anwendung** HDR- und LDR-Verfahren im Einsatz. Therapien im mittleren Dosisleistungsbereich (MDR) werden üblicherweise nicht durchgeführt.

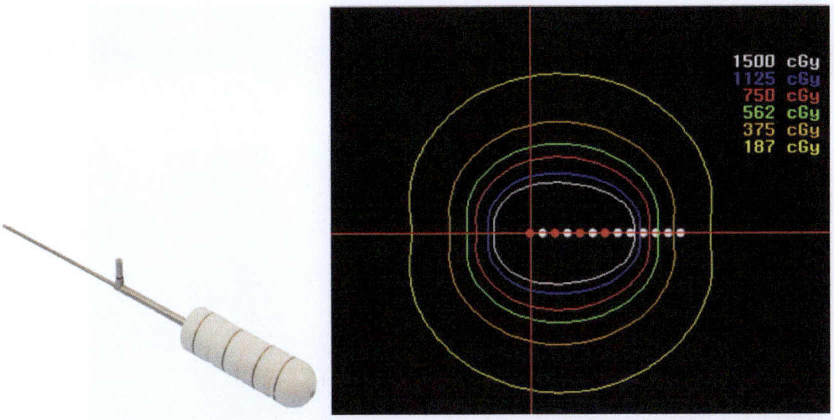

Bild 3.56
Vaginalzylinder (links) und Isodosenverteilung (Rot: aktive Quellenstandpositionen)

Durch die sogenannte PDR-Afterloading-Therapie (Pulsed Dose Rate, PDR) wird versucht, die Vorteile des am meisten verbreiteten HDR-Verfahrens (kurze Applikationszeit am Patienten und die möglichen Dosisoptimierungen) mit denen des LDR-Regimes (gute Verträglichkeit am Normalgewebe) zu kombinieren. Bei PDR-Bestrahlungen erfolgen viele Einzelbestrahlungen mit einer ^{192}Ir-Quelle, wobei aber die Einzeldosis mit ca. 0,5 Gy pro Puls geringer als beim herkömmlichen HDR-Regime (5 bis 8 Gy) ist. Mit dieser gepulsten Dosisapplikation soll eine biologische Wirkung ähnlich einer sich über lange Zeit - viele Tage oder Wochen - erstreckenden (protrahierten) LDR-Bestrahlung erreicht werden. PDR-Bestrahlungen werden ausschließlich in der interstitiellen Therapie eingesetzt.

3.2.2.2 Intrakavitäre Brachytherapie

Bei der **intrakavitären Brachytherapie** werden die Strahler in direkten Kontakt mit einer inneren Oberfläche einer natürlichen oder künstlich geschaffenen Körperhöhle gebracht. Die Bestrahlungsgeometrie und damit die Dosisverteilung werden dabei durch die Anwendung speziell geformter Applikatoren festgelegt, in die die Quellen während der Bestrahlung eingebracht werden. Dies wird entweder durch das manuelle Bestücken („Packen") der Applikatoren mit mehreren Strahlern (^{60}Co, ^{137}Cs) oder durch das ferngesteuerte Einfahren einer Quelle (meist ^{192}Ir, auch ^{60}Co) beim Afterloading-Verfahren realisiert. Aufgrund der praktisch vernachlässigbaren Strahlenexposition des Personals hat sich das ferngesteuerte Afterloading gegenüber den manuellen Verfahren durchgesetzt. Die intrakavitäre Applikation ist das bevorzugte Verfahren für gynäkologische Tumore (→ Kap. A 12.5.1.5) und das Magenkarzinom (→ Kap. A 6.5.1.3). Hierfür kommen fast ausschließlich Standardapplikatoren zum Einsatz, die durch Variation der Geometrie und der Liegezeiten der Quellen an einzelnen Positionen individuelle Anpassungen der Dosisverteilung zulassen. Die am häufigsten verwendeten Applikatorformen sind der Vaginalzylinder und die Uterinsonde. Bild 3.56 zeigt einen Vaginalzylinder und eine typische Dosisverteilung.

Die roten Punkte symbolisieren die Haltepunkte der Strahlenquelle im Applikator, die weißen stehen für mögliche, aber nicht belegte Standpositionen. Die Standzeiten der Strahlenquelle sind in diesem Beispiel so berechnet worden, dass sich eine Dosis von 7,5 Gy in einem Abstand von 1 cm von der Applikatorspitze ergibt.

Bei der Behandlung von Gebärmutterhalstumoren können mit Ring-Stift-Applikatoren besonders geformte Dosisverteilungen den anatomischen Verhältnissen angepasst werden (Bild 3.58).

3.2.2.3 Endoluminale Brachytherapie

Für die **endoluminale Brachytherapie** finden Schlauchkatheter in unterschiedlicher Dicke und Bauform (Spreizkorbapplikator, Ballonkatheter) Verwendung. Aufgrund der durch den Applikator festgelegten Geometrie entsteht eine zylindersymmetrische Dosisverteilung, deren Durchmesser durch die Liegezeit und deren Länge durch den Verfahrweg der Quelle variiert werden kann. Bild 3.59 zeigt eine Isodosenfläche um einen Ösophaguskatheter, bei dem die Quellenstandpositionen (die roten Punkte auf der Achse des Applikators) und die Standzeiten so gewählt wurden, dass sich eine Isodosenfläche von etwa 16 mm Durchmesser und 50 mm Länge für eine Dosis von 5 Gy ergibt. Die

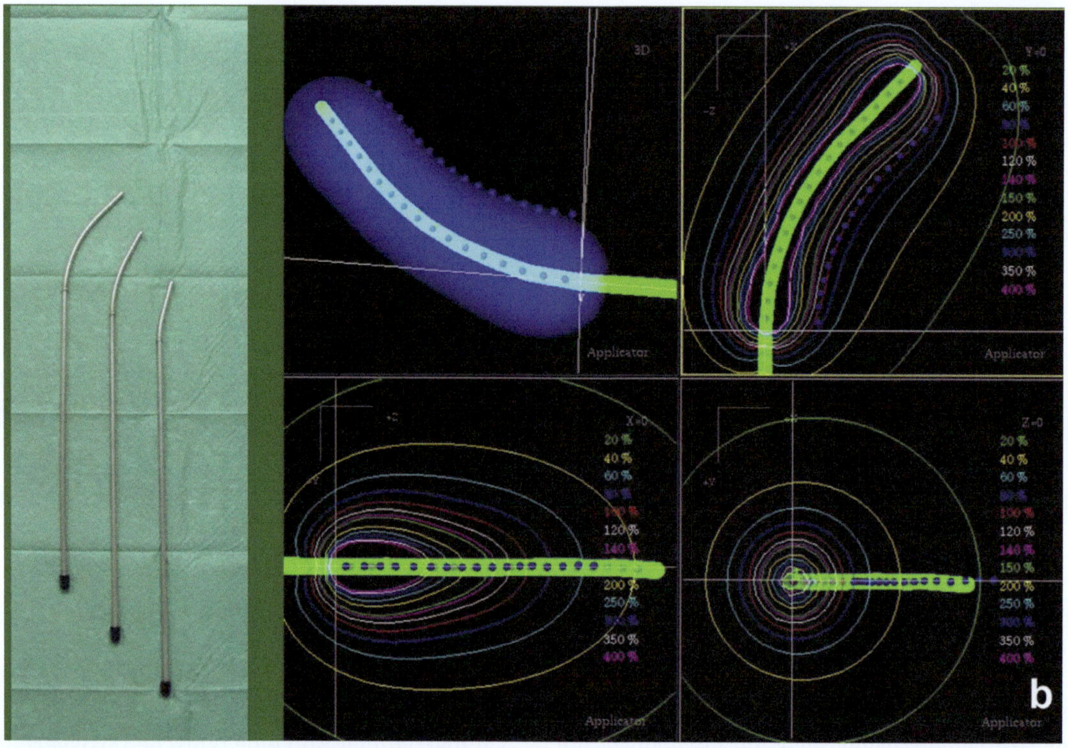

Bild 3.57 Uterinsonden (links) und Dosisverteilungen (rechts)

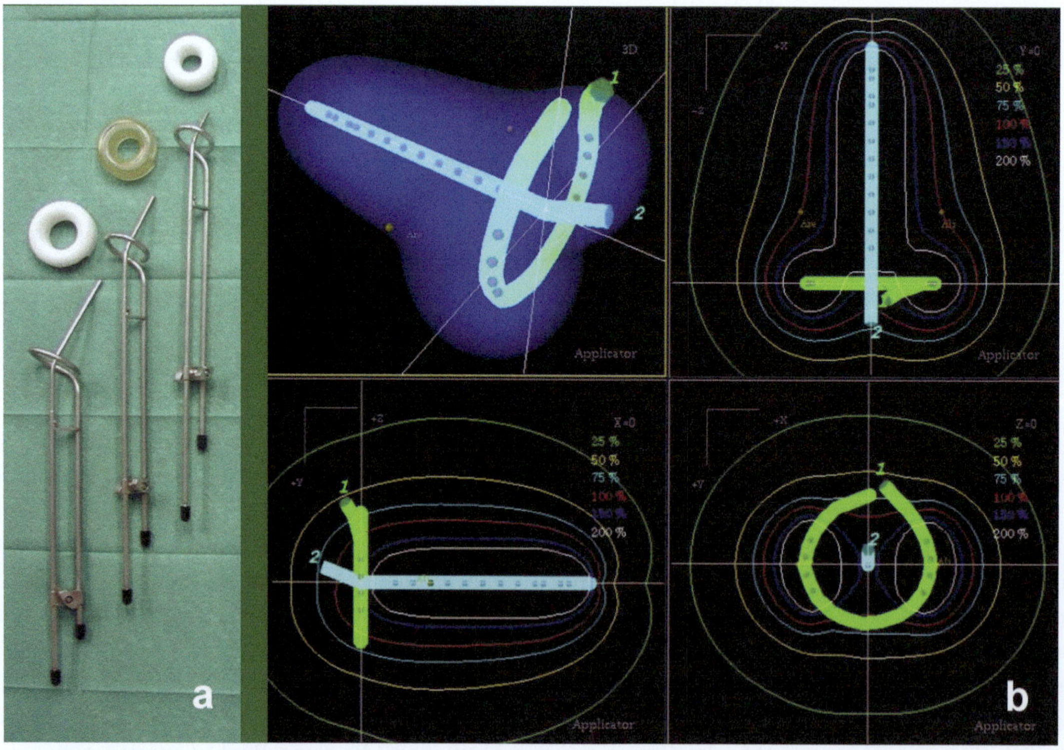

Bild 3.58 Ring-Stift-Applikatoren (links) mit Dosiverteilungen (rechts)

blauen Punkte in der Peripherie sind am Bestrahlungsplanungssystem gesetzte Positionen, an denen sich nach der Optimierung der Standzeiten die gewünschte Dosis einstellt. Die klassischen Indikationen für die endoluminale Brachytherapie sind endobronchiale Tumoren (→ Kap. A 5.3.4.2.1), maligne Tumoren des Ösophagus (→ Kap. A 6.3.4.1.1) und des Magens (→ Kap. A 6.3.4.1.2). Die endoluminale Therapie wird oft mit perkutaner Bestrahlung kombiniert, um eine regionale Dosisaufsättigung (Boostbestrahlung) zu erreichen. In Bild 3.57 sind Uterinsonden und die dazugehörigen Dosisverteilungen dargestellt.

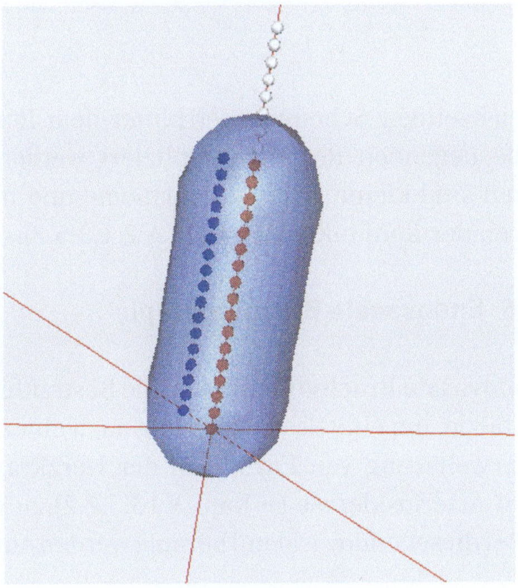

Bild 3.59 Isodosenfläche um einen Ösophaguskatheter

3.2.2.4 Interstitielle Brachytherapie

Bei der **interstitiellen Brachytherapie** werden entweder radioaktive Quellen in Form von Seeds, Drähten oder Kapseln direkt ins Gewebe implantiert (z. B. ^{125}J- oder ^{103}Pd-Seeds in die Prostata) oder es kommt das Afterloading-Verfahren nach dem operativen Einsetzen von dünnen Plastikkathetern (Mammakarzinom → Kap. A 3.4.4.2) oder auch von Spicknadeln (Prostata → Kap. A 12.3.4.4.1) zur Anwendung. Für Strahler zur Permanentimplantation werden Nuklide mit kurzer Halbwertszeit genutzt, die hinsichtlich ihrer Aktivität so ausgewählt und derart platziert werden, dass sich nach dem Abklingen der Radioaktivität die gewünschte Dosis im Zielvolumen ergibt. Neben einer adäquaten Halbwertszeit müssen die Nuklide auch eine geringe Energie der emittierten Strahlung aufweisen, um die Strahlenexposition in der Umgebung zu minimieren (^{125}J hat eine maximale Photonenenergie von ca. 30 keV, ^{103}Pd eine von 21 keV). Während bei der intrakavitären und der endoluminalen Therapie die Geometrie der Strahleranordnung genau definiert ist, hängt diese bei der interstitiellen Anwendung vom operativen Geschick des Arztes ab und ist nach der Implantation der Quellen nicht mehr zu verändern. Daher kommen - soweit möglich -sogenannte Templates zum Einsatz, mit deren Hilfe die Katheter oder die Spicknadeln in eine wohldefinierte geometrische Anordnung gebracht werden können. Beim Afterloading ist nach der dreidimensionalen Rekonstruktion der Lage der implantierten Katheter durch Variation der Quellenstandzeiten an verschiedenen Punkten eine begrenzte Modifikation der Dosisverteilung möglich. Bei der Permanentimplantation lässt sich eine Anpassung der Dosisverteilung durch die Festlegung der Positionen der Strahlenquellen im Rahmen der bildgestützten Vorplanung (Pre-Planning) erreichen. Für die Darstellung der Patientenanatomie sowie die Katheter- bzw. Nadelrekonstruktion werden neben der CT (z. B. Mamma, HNO) auch Ultraschallverfahren (transrektaler US bei der Prostata → Kap. A 12.4.4.1.3) eingesetzt. In Bild 3.60 ist die Dosisverteilung für eine Konfiguration aus sieben Kathetern in einer Ebene senkrecht zu den Katheterlängsachsen dargestellt.

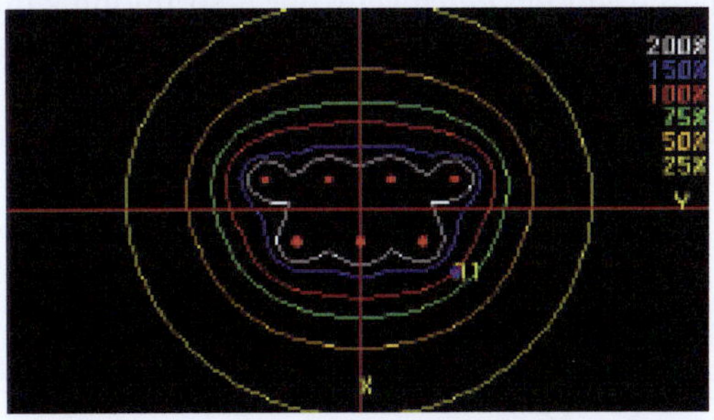

Bild 3.60 Dosisverteilung quer zu den Katheterlängsachsen

3.2.2.5 Oberflächige Brachytherapie

Die direkte Bestrahlung von äußeren oder inneren Körperoberflächen mit Methoden der Brachytherapie ist ebenfalls möglich. Dabei werden entsprechend geformte Plastiken (Moulagen), die mit Kanälen zur Aufnahme der Quellen versehen sind, den jeweiligen Körperoberflächen angepasst, wie in Bild 3.61 zu sehen.

Eine weitere Möglichkeit ist die Anwendung des sogenannten Leipzig-Applikators (Bild 3.62), bei dem die Strahlenquelle in einen Wolframkörper mit einer kegelförmigen Öffnung eingefahren wird. Die Größe des

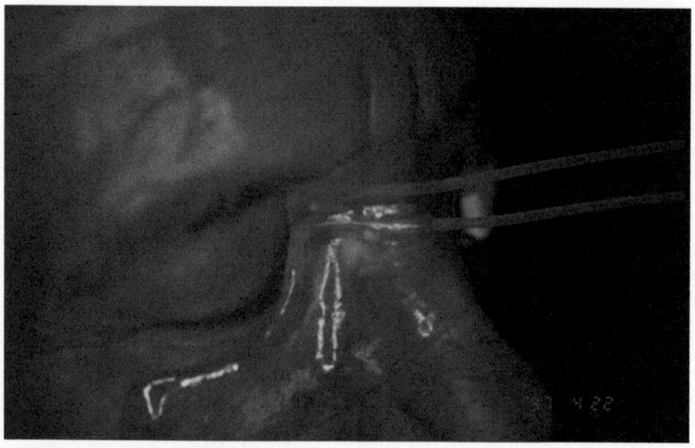

Bild 3.61 Moulage mit zwei Kathetern zur Bestrahlung einer Läsion am Nasenrücken

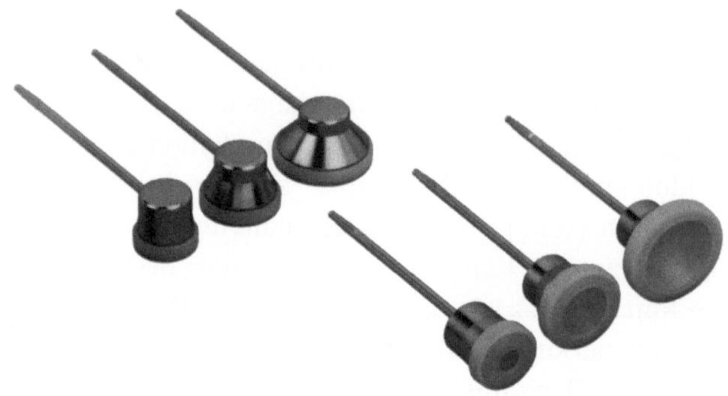

Bild 3.62 Leipzig-Applikatoren für die Oberflächen-Brachytherapie unterschiedlicher Bauform und Größe

bestrahlten Volumens wird durch den Öffnungswinkel des Applikators bestimmt. Typische Anwendungen sind Bestrahlungen von Basaliomen der Haut (→ Kap. A 3.3.3.1) oder auch kutane Manifestationen des Kaposi-Sarkoms.

Augentumoren können ebenfalls mit Methoden der Brachytherapie behandelt werden. Dabei finden mit β-Strahlern (^{106}Ru) bestückte Augenapplikatoren Verwendung, die in Form einer Halbkugelschale den hinteren Teil des Auges umschließen (Bild 3.63). Aufgrund der beschränkten Reichweite der β-Strahlung kann am Tumor eine sehr hohe Dosis (mehrere hundert Gy) unter gleichzeitiger Schonung der hinter dem Reichweitenende liegenden Regionen appliziert werden. Indikationen sind kleine Aderhautmelanome und maligne Tumoren der Konjunktiva (→ Kap. A 2.1.3.5.2).

3.2.2.6 Endovasale Brachytherapie

Die **endovasale Brachytherapie** ist die Bestrahlung von Blutgefäßen, um eine Restenosierung nach einer operativen Erweiterung von Engstellen der Herzkranzarterien bei Arteriosklerose (→ Kap. A 13.3.2.2) zu verhindern. Bei dieser endovasalen Therapie werden entweder

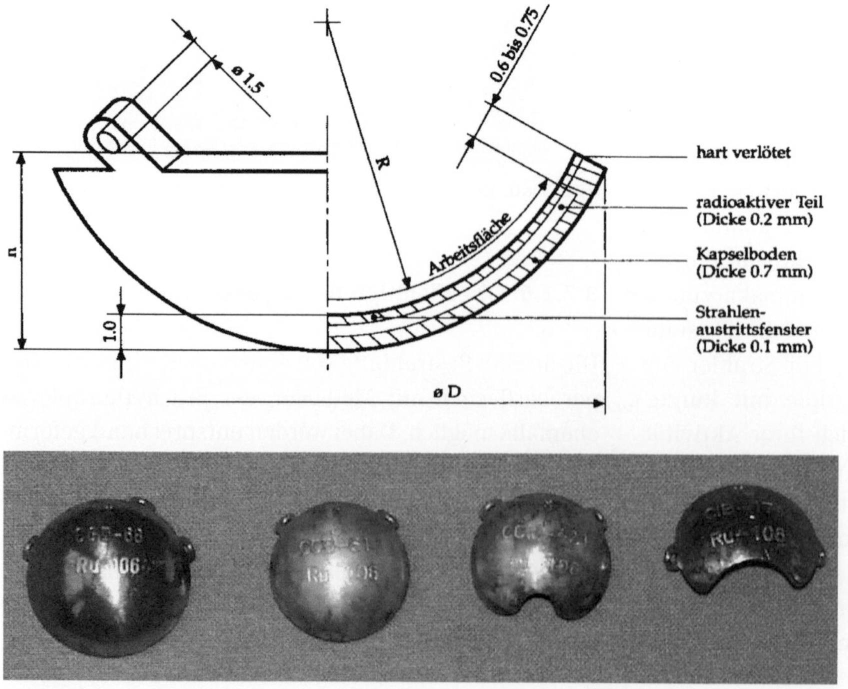

Bild 3.63
Aufbau und Ansicht verschiedener Ru-Augenkalotten

radioaktive Stents in die dilatierten Bereiche der Koronargefäße eingesetzt oder das Afterloading-Verfahren mit speziellen Kathetern kommt zur Anwendung. Als Strahlenquelle enthalten die Stents ausschließlich β-Strahler (z. B. ^{32}P). Beim Afterloading liegen Erfahrungen sowohl mit β- als auch mit γ-Strahlern (^{90}Y, ^{188}Re, ^{192}Ir) vor. Aufgrund der Entwicklung von Stents mit antiproliferativen Substanzen (sogenannten Drug-Diluting-Stents) ist dieses Verfahren aufgrund des hohen apparativen und personellen Aufwands nahezu aus der klinischen Praxis verschwunden.

3.2.3 Bestrahlungsplanungssystem in der Brachytherapie

Das Bestrahlungsplanungssystem (BPS) ist ein leistungsfähiges Computersystem, das neben einer speziellen Software über eine Reihe von Ein- und Ausgabegeräten verfügt, um den Anforderungen der medizinischen und physikalischen Bestrahlungsplanung zu genügen. Im Bestrahlungsplanungssystem werden die vom Röntgen-CT oder auch von einem anderen geeigneten dreidimensionalen bildgebenden System (MRT, Ultraschall) gelieferten Bilddaten zu einem Patientenmodell zusammengesetzt, die Lage der Applikatoren rekonstruiert bzw. festgelegt und die möglichen Positionen der Strahlenquellen definiert. Die Rekonstruktion der Applikatorlage und der Quellenpositionen und damit eine exakte Dosisberechnung ist auch aus zwei meist orthogonalen Röntgenaufnahmen möglich, jedoch ist in diesen Fällen der Bezug zur Patientenanatomie nicht so leicht darzustellen wie im Falle der CT-gestützten Planung.

Das BPS verfügt über Werkzeuge zum Einzeichnen, Modifizieren und Darstellen der Konturen von Zielvolumen und Risikoorganen. Des Weiteren kann am BPS die Dosisverteilung in gewissen Grenzen durch die unterschiedliche Festlegung der Quellenstandpositionen beim Afterloading-Verfahren optimiert werden. Hierfür sind leistungsfähige physikalische Rechenmodelle implementiert, mit denen die Dosis in zahlreichen Punkten des Patientenmodells berechnet werden kann. Diese Algorithmen benötigen die strahlenphysikalischen Parameter der jeweiligen Strahlenquelle, die im Rahmen der Qualitätssicherung durch den Medizinphysik-Experten (MPE) bestimmt oder überprüft werden müssen.

Von großer Bedeutung ist die Verfügbarkeit von speziellen Visualisierungswerkzeugen am Bestrahlungsplanungssystem, die es gestatten, das Patientenmodell, die markierten Volumina, die Applikator- bzw. Strahlerkonfiguration und die berechnete Dosisverteilung anschaulich darzustellen. Die Dosisverteilung wird meist in Form von Isodosenplänen auf den einzelnen CT-Ebenen, in beliebig rekonstruierten Sekundärschnitten oder als 3D-Grafik dargestellt (Bild 3.64).

Die Übertragung der Bestrahlungsparameter (Quellenstandpositionen und Standzeiten) an das Bestrahlungsgerät erfolgt über standardisierte Schnittstellen, sodass Fehler bei diesem Prozess ausgeschlossen sind. Bevor die Bestrahlung freigegeben wird, ist die Überprüfung der Identität der eingestellten und der errechneten Daten durch den MPE erforderlich.

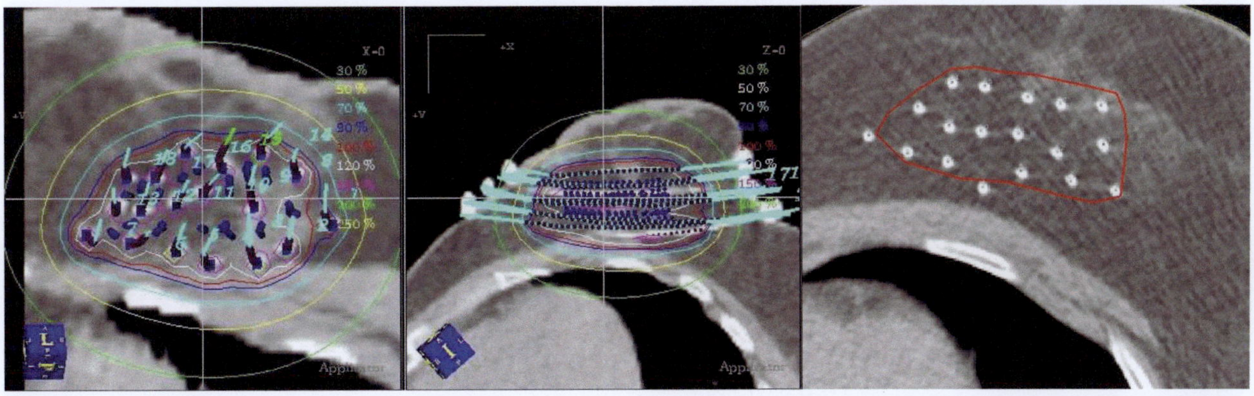

Bild 3.64 Darstellung der implantierten und mit kontrastgebenden Seelen bestückten Katheter im CT-Bild (rechts) und die Dosisverteilungen auf zwei Ebenen (links)

II

3.3 Therapie mit offenen Radionukliden

Christian Kühnel, Martin Freesmeyer

3.3.1 Technische Anforderungen an eine nuklearmedizinische Therapiestation

Therapien mit offenen Radionukliden werden in Deutschland in der Regel stationär durchgeführt (→ Kap. B II 4). Der Grund hierfür liegt im Schutz von Mensch und Natur vor ionisierender Strahlung sowie der Vermeidung von Kontaminationen. Dabei werden Abwässer und Abfall gesammelt und gesondert behandelt. Ausnahmen von der stationären Behandlungspflicht werden dann genehmigt, wenn aufgrund der angewendeten Radiotherapeutika geringe Strahlenemissionen und keine relevante Ausscheidung aus dem Körper zu erwarten sind, wie z. B. bei der Radiosynoviorthese (RSO).

Eine **Radionuklidtherapiestation** ist eine Isolierstation, die der Behandlung von Patienten mit Radiotherapeutika vorbehalten ist. Es bestehen hohe technische und bauliche Strahlenschutzanforderungen. Wände werden oft dicker und/oder aus Materialien mit hohen Schwächungseigenschaften (Kalksandstein, Barytbeton, Bleiverkleidung) konzipiert und ausgeführt. Spezielle Strahlenschutztüren ermöglichen trotz notwendigen Bleigleichwertes respektive Schwächungsgrades die notwendige Beweglichkeit, die in der Regel durch eine (Stahl-)Blei-Sandwichbauweise ermöglicht wird.

Die Entsorgung erfolgt in einem separaten Bereich, in dem Müll- und Wäschegebinde, die mit dem Patienten in Kontakt gekommen sind, bis zum Erreichen der in der Strahlenschutzverordnung (StrlSchV) festgelegten nuklidspezifischen Freigrenze, eingelagert werden. Abwässer, die hauptsächlich durch die Ausscheidung nicht im Patienten gebundener Radiotherapeutika kontaminiert werden, müssen über Wasseraufbereitungs- und/oder **Wasserrückhaltesysteme** vom Grund- und Versorgungsnetz getrennt und nach Freigabe kontrolliert abgegeben werden. Hierfür werden zwei grundlegend unterschiedliche Anlagetypen verwandt. Einerseits die sogenannte Delay-and-Decay-Methode (natürlicher Zerfall der Isotope in Stapel- bzw. Behälteranlagen mit hohem Platzbedarf) und andererseits ein biologisches Behandlungssystem mit einer abschließenden Adsorptionsphase (BioChroma-Anlage mit geringerem Platzbedarf). Beide technischen Prinzipien können auch kombiniert betrieben werden (Tabelle 3.3).

Das Prinzip der Stapelanlage beruht auf einer Sammlung des Abwassers in großvolumigen Behältern. Ist die Füllgrenze eines Behälters erreicht, wird ein weiterer befüllt. Der Inhalt des jeweiligen Behälters wird erst nach dem Unterschreiten der zulässigen Aktivitätskonzentration (Bq/l, in der StrlSchV festgelegt) an das Abwassernetz abgegeben. Für den Abklingprozess können abhängig von der physikalischen Halbwertszeit der eingesetzten Radionuklide mehrere Monate notwendig sein (Bild 3.65). Beim Einsatz mehrerer verschiedener Radionuklide für die Therapie lohnt sich beim Vorhandensein einer Stapelanlage abhängig von der HWZ und der jeweiligen nuklidspezifischen Aktivitätskonzentration eine Trennung des jeweiligen Abwassers in verschiedenen Behältern. Um das Abwasseraufkommen so gering wie möglich zu halten, kommen in den meisten Einrichtungen im Sanitärbereich der Patientenzimmer Vakuum-Anlagen zum Einsatz.

Tabelle 3.3 Vergleich von Anlagetypen

	Stapel- bzw. Behälteranlage	Biologisch-physikalische Abwasseraufbereitungsanlage
Vorteile	▪ technisch weniger komplex ▪ abhängig von der Anlagegröße Reservekapazitäten bei Havarien	▪ kein Wassersparregime (großzügiger Wasserverbrauch durch Patienten möglich) ▪ geringerer Platzbedarf ▪ „sauberes" Arbeiten
Nachteile	▪ Wassersparregime (limitierte Wassermenge pro Patient und Tag), da Gesamtkapazität in den Behältern limitiert (zusätzlich Vakuumsystem im Sanitärbereich) ▪ hoher Platzbedarf (oft Erdbehälter) ▪ turnusmäßige Zustands- und Funktionsprüfung der Behälter (Dichtheitsprüfung) durch den TÜV	▪ technisch komplex ▪ Biologie anfällig und nicht einfach/schnell steuerbar ▪ kaum Havariereserve

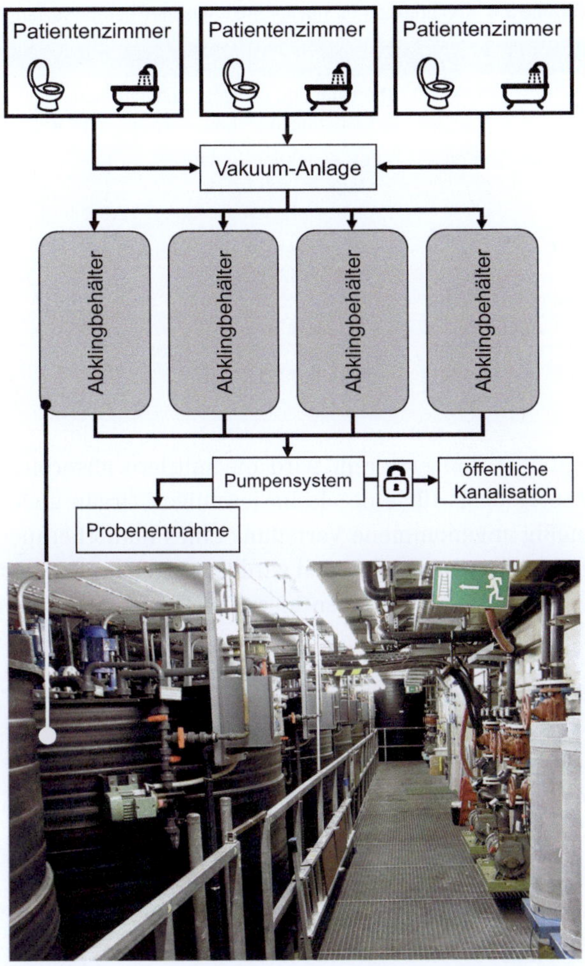

Bild 3.65 Schematischer Aufbau einer Stapel- bzw. Behälteranlage: Beispielaufnahme einer ehemaligen Abklinganlage (mit freundlicher Genehmigung der Nuklearmedizin Stuttgart)

Bei BioChroma-Anlagen kommt eine Kombination aus biologischen, adsorptiven und Filtrationsverfahren zum Einsatz. Dabei wird zunächst der Feststoffanteil des Abwassers durch Bakterien zersetzt bzw. reduziert. Danach erfolgt durch verschiedene Filtersysteme (Feinfilter, Aktivkohlefilter, Umkehrosmose) die Reinigung, respektive Dekontamination (Bild 3.66). Bei voller Funktionalität dieses komplexen Verfahrens beträgt die Zeit bis zur Abgabe des Abwassers wenige Tage.

Auch die Luft der Radionuklidtherapiestation wird aufbereitet (Bild 3.67). Dabei erfolgt ein mehrfacher Austausch der Luft pro Stunde (≥ 6/h) über eine mehrstufige Aktivkohlefilterung der Raumluft. Hierbei wird für ^{131}I ein Abscheidegrad von ca. 97 % erreicht.

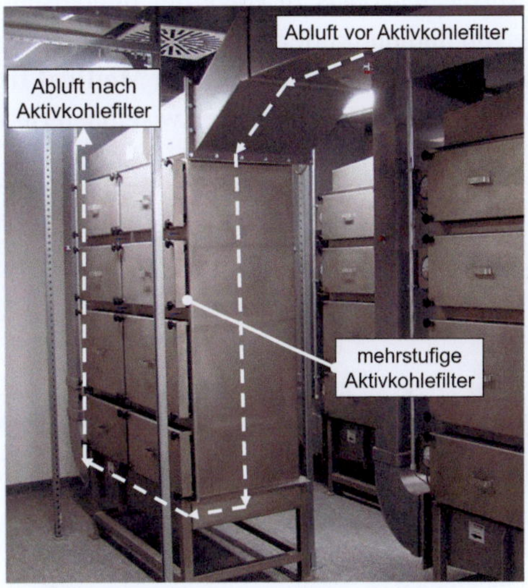

Bild 3.67 Abluftfilteranlage

II

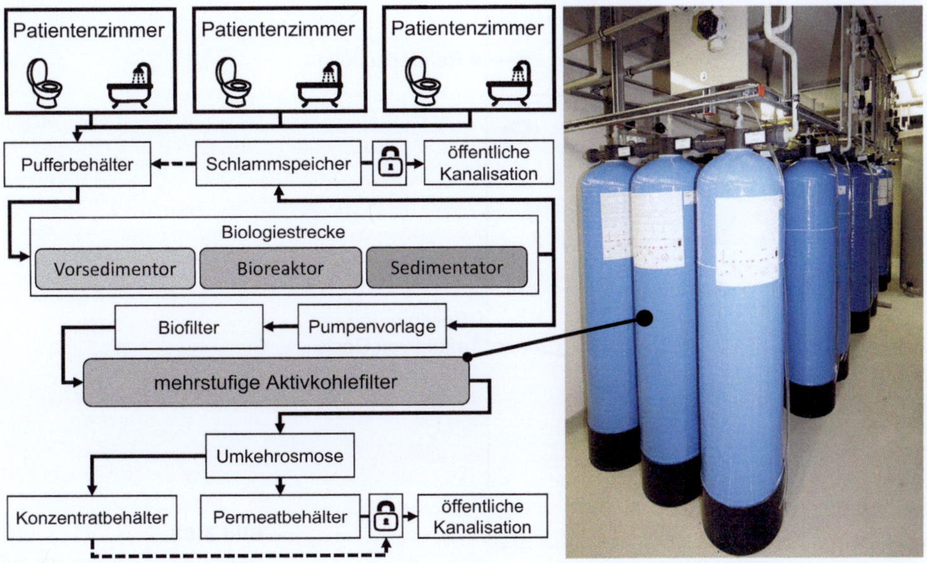

Bild 3.66 Schematischer Ablaufplan einer BioChroma-Anlage mit Aktivkohlefilter

3.3.2 Radionuklide für nuklearmedizinische Therapieverfahren

Die Radionuklide, die in der nuklearmedizinischen Therapie Anwendung finden, emittieren β^-- oder α-Strahlung, die eine geringe Reichweite im Gewebe und eine relativ hohe biologische Wirksamkeit aufweisen (Tabelle 3.4). Im Vergleich zu Radiodiagnostika werden hier Radionuklide mit vergleichsweise langer physikalischer Halbwertszeit eingesetzt.

Tabelle 3.4 Radionuklide für nuklearmedizinische Therapieverfahren

Nuklid	HWZ	Anwendungsbeispiel
^{131}I	8,02 d	(benigne und maligne) Schilddrüsenerkrankungen (→ Kap. A 15.3.5.2.1)
^{177}Lu	6,65 d	neuroendokrine Tumore (→ Kap. A 15.5.5.1.4) Prostatakarzinom (→ Kap. A 12.5.1.5.6)
^{90}Y	2,67 h	Lebertumore und -metastasen (→ Kap. A 8.5.1.5)
^{225}Ac	10 d	Prostatakarzinom (→ Kap. A 12.5.1.5.6)
^{166}Ho	26,8 h	Lebertumore und -metastasen (→ Kap. A 8.5.1.5)

3.3.3 Dosimetrie

Dosimetrie beschreibt die Messung bzw. Abschätzung der absorbierten Dosis in Folge der biologischen Verteilung von Radionukliden im Patienten. Hierbei haben sich der organbasierte Ansatz (nach **Medical Internal Radiation Dose, MIRD**) und der voxelbasierte Ansatz etabliert. Bei ersterem wird die mittlere absorbierte Energiedosis für eine als im jeweiligen Organ gleichmäßig angenommene Verteilung eines Radiotherapeutikums beschrieben. Dabei wird der sogenannte s-Wert verwendet, der die absorbierte Energie eines Zielor-

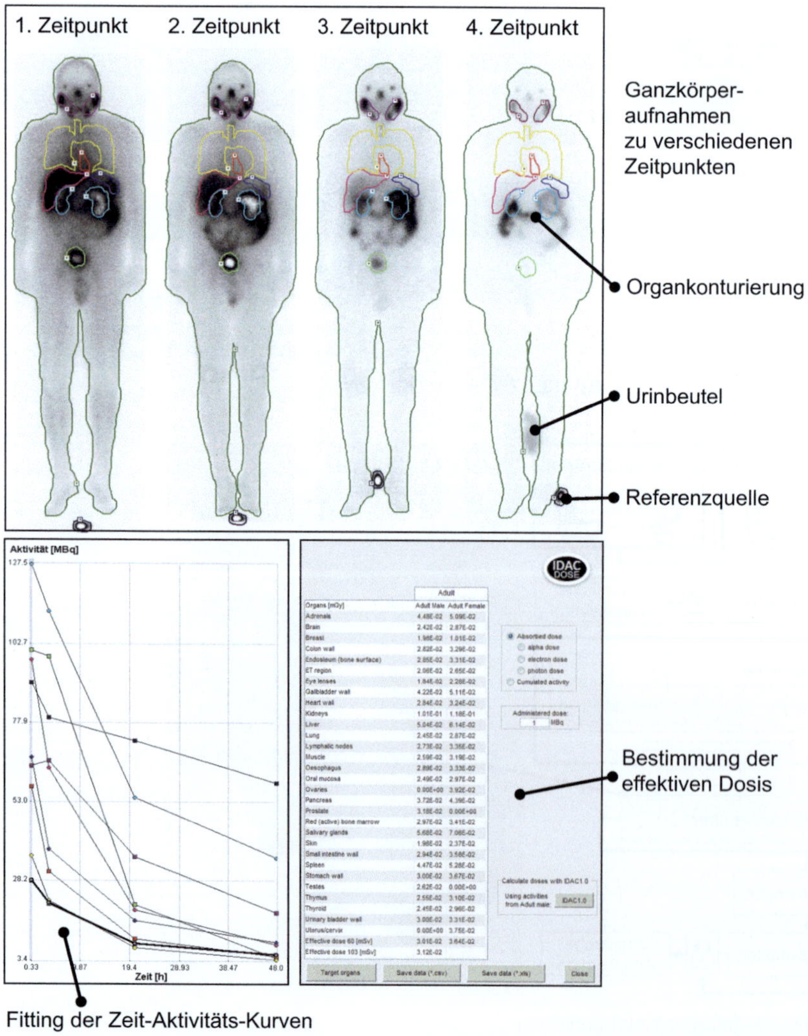

Bild 3.68
Organbasierte Dosimetrie auf Basis von planaren Ganzkörperaufnahmen

gans durch die intrinsische und extrinsische Bestrahlung beschreibt. Die Grundlage hierfür bilden **Monte-Carlo-Simulationen**

(Wahrscheinlichkeitsverteilungen) dosisrelevanter Parameter von standardisierten Phantommodellen. Eine Aussage über die Tumordosis ist mit diesem Modell somit nicht möglich (Bild 3.68).

Um die patientenindividuelle Anatomie zu berücksichtigen, wurde die **voxelbasierte Dosimetrie** entwickelt und optimiert, die die Berechnung der effektiven Dosis ausgehend von patientenspezifischen Szintigrafie-, SPECT- oder PET-Bilddaten auf Voxelebene ermöglicht. Auf Grundlage künstlicher Intelligenz werden anhand morphologischer Aufnahmen (z. B. CT) nach dem Atlas-Prinzip automatische Segmentierungen von Organen vorgenommen (Bild 3.69a). Durch zusätzliches Einzeichnen von Tumorregionen auf CT-Aufnahmen (Bild 3.69b) und SPECT-Aufnahmen (Bild 3.69c) kann eine voxelabhängige Dosisverteilung im Organ bzw. Gewebe (Dosis-Volumen-Histogramme, Bild 3.69d) generiert werden. Diese geben in Analogie zur Strahlentherapie Auskunft über die Dosisverteilung und erlauben darüber eine Bewertung der Strahlenwirkung.

Je nach Geräteausstattung variiert dabei die Methode und daher auch die Qualität:

- 2D-Dosimetrie, basierend auf planaren szintigrafischen Aufnahmen (Bild 3.68)

II

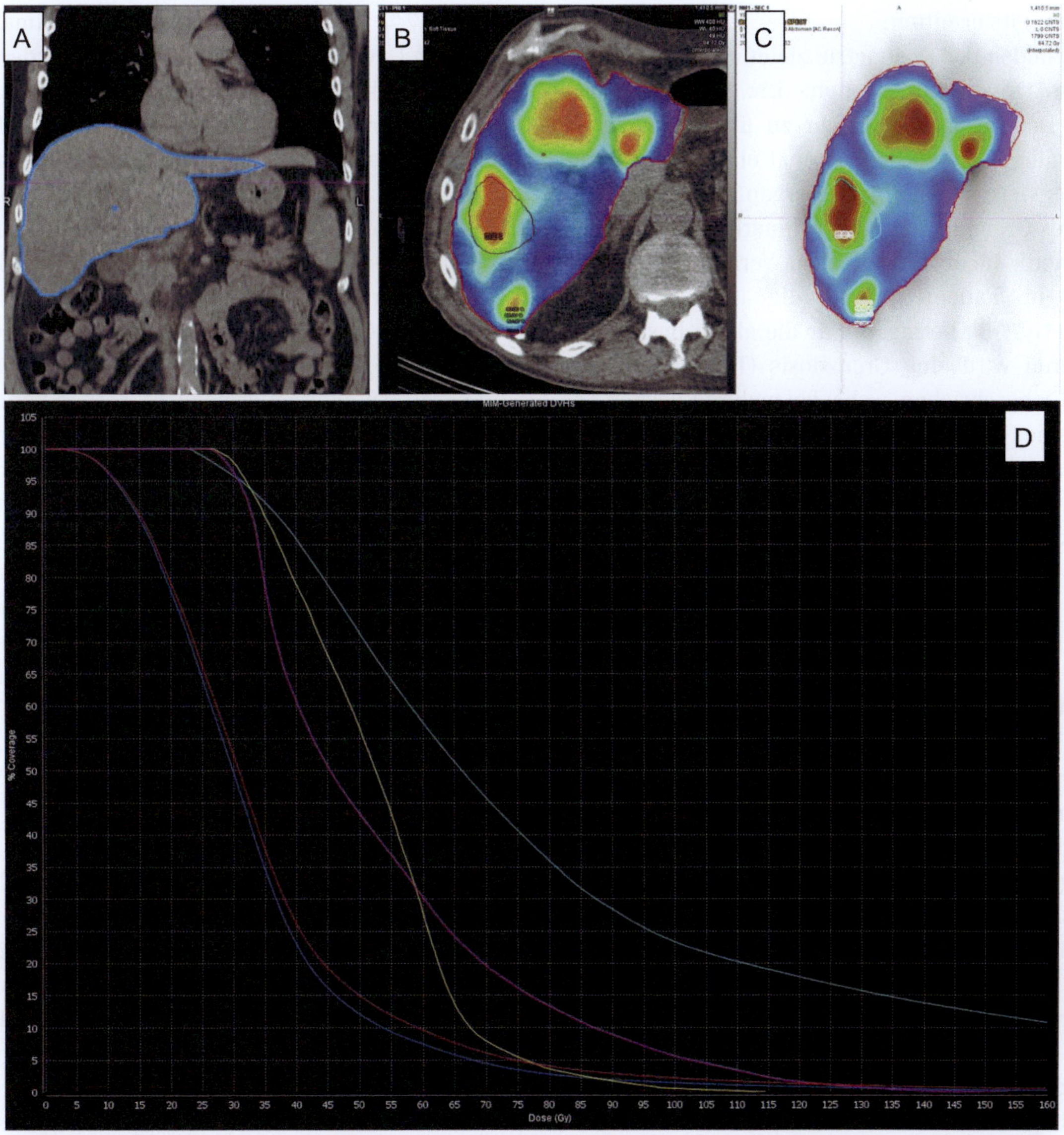

Bild 3.69 Voxelbasierte Dosimetrie mit automatischer Segmentierung und Dosis-Volumen-Histogrammen

- 2,5D-Dosimetrie (auch 2D/3D-Dosimetrie genannt), basierend auf planaren szintigrafischen Aufnahmen und mindestens einer quantitativen Schnittbildgebung (SPECT/CT oder PET/CT) zur verbesserten Quantifizierung (Bild 3.69)
- 3D-Dosimetrie, basierend auf quantitativer Schnittbildgebung (SPECT/CT oder PET/CT) mehrerer Zeitpunkte

Ausgehend von diesen Aufnahmen haben sich abhängig von den Messzeitpunkten mono-, bi- und triexponentielle Ansätze der Dosimetrie etabliert. Mit steigender Anzahl der Messwerte nimmt der klinische und mathematische Aufwand zu. Zur Berechnung der akkumulierten Aktivität wird die Fläche unter der Kurve (engl. *area under the curve*, AUC) des jeweiligen exponentiellen Fits ermittelt.

Alle Methoden der Dosimetrie zielen darauf ab, dosisrelevante Organe zu schonen, d. h., die organspezifischen Dosisgrenzwerte nicht zu überschreiten. Da nahezu alle Radiopharmaka renal eliminiert werden, stellt die Niere ein Hauptrisikoorgan dar. Ein weiteres kritisches Organ ist das Knochenmark. Je nach Nuklid und Kinetik (dem dynamischen Verhalten des Pharmakons im Patienten) kann die absorbierte Dosis 0,2 - 2,0 Gy/GBq betragen. Für die akute Bestrahlung der Nieren wird eine Grenzdosis (Toleranzschwelle) von 23 Gy beschrieben, wobei bei mehrzyklischen Therapien eine Gesamtdosis von bis zu 37 Gy ohne weitere Vorbelastungen toleriert werden kann. Stattgefundene Strahlenexpositionen sind insofern relevant, als eine Reihe von nuklearmedizinischen Therapien routinemäßig in Therapiezyklen mit Applikation teils hoher Einzelaktivitäten erfolgen (z. B. vier aufeinanderfolgende Zyklen mit je 7,4 GBq ^{177}Lu-PSMA).

3.3.4 Oral verabreichte Therapien

Die Darreichungsform in Form einer Hartgelatinekapsel ermöglicht die unkomplizierte, kontrollierte und kontaminationsfreie Applikation. Eine wichtige Voraussetzung hierfür ist allerdings die möglichst vollständige Aufnahme des Radiopharmakons aus dem Darm ins Blut. Diese Applikationsform wird daher derzeit nur für die Therapie von Schilddrüsenerkrankungen (Radiojodtherapie → Kap. A 15.3.5.2.1) angewandt.

Radiojodtherapie

Die Radiojodtherapie wird bei Schilddrüsenerkrankungen (→ Kap. A 15.3.5.2.1) seit den 1940er Jahren angewandt und gehört damit zu den ältesten Therapieverfahren in der Nuklearmedizin. Die Therapie findet unter Verwendung des Radionuklids ^{131}I statt, das zu stabilem ^{131}Xe zerfällt. Dieses Jodisotop wird entweder durch die Spaltung von ^{235}U oder durch den Beschuss von stabilem Tellur mit Neutronen im Kernreaktor erzeugt. Vorteilhaft ist, dass ^{131}I ein kombinierter β^-- und γ-Strahler ist, sodass es für prätherapeutische Diagnostik (Szintigrafie), prätherapeutische Dosimetrie (Soll-Ermittlung), Therapie, intratherapeutische Dosimetrie (Ist-Kontrolle) und posttherapeutische Therapiekontrolle (Szintigrafie) genutzt werden kann. Beim ^{131}I-Zerfall werden mehrere β^-- und γ-Energien emittiert. Die therapeutische Wirkung wird vor allem durch die β^--Emission mit einer Energie von 606 keV (Häufigkeit: 89,7 %) hervorgerufen, wobei die maximale Reichweite im Gewebe ca. 3 mm beträgt, sodass dem Zielgewebe benachbarte Strukturen weitestgehend geschont werden. Für die diagnostischen, dosimetrischen und bildgebenden Maßnahmen wird hingegen die emittierte γ-Strahlung mit einer Energie von 364 keV (Häufigkeit: 80,9 %) genutzt. Die vergleichsweise lange physikalische Halbwertszeit des ^{131}I-Zerfalls von 8,02 Tagen ist ein weiterer vorteilhafter Aspekt, da durch die lange Wirkdauer ein nachhaltiger Therapieeffekt realisiert und eine flexible Handhabung des Radiopharmazeutikums vor Applikation ermöglicht werden kann.

Die individuelle Therapieplanung (sogenannter Radiojodtest) vor der Behandlung gutartiger Schilddrüsenerkrankungen (→ Kap. A 15.3.3.1) dient letztlich der Ermittlung der zu applizierenden Aktivität A, um eine ausreichende therapeutische Wirkung im Zielorgan zu erreichen. Hierfür wird die in den 1940er-Jahren durch Leonidas Marinelli vorgeschlagene und später durch weitere empirische Studien angepasste Version folgender Formeln (**Marinelli-Formel**) verwendet:

$$A[\mathrm{MBq}] = \frac{D_{\mathrm{Ziel}} \cdot m_{\mathrm{SD}}}{U_{\max} \cdot HWZ_{\mathrm{eff}}} \cdot K; \left(K = 24{,}7\,\mathrm{MBq} \cdot \mathrm{d} \cdot \mathrm{g}^{-1} \cdot \mathrm{Gy}^{-1}\right) \tag{3.1}$$

Die Zieldosis (D_{Ziel}) wird abhängig vom Krankheitsbild (z. B. Hyperthyreose bei Morbus Basedow, Struma, Autonomie) zwischen 150 und 400 Gy gewählt. Das Schilddrüsenvolumen bzw. die Schilddrüsenmasse (m_{SD}) spielt bei dieser Formel eine wichtige Rolle, da die applizierte Strahlendosis umgekehrt proportional zum Volumen ist, in dem sich die Aktivität verteilt. Die Methode der ersten Wahl zur Ermittlung des Schilddrüsenvolumens ist die kostengünstige und gut verfügbare Sonografie, wobei jeder Schilddrüsenlappen separat in zwei Querschnitten (d. h. Sagittal- und Transversalebene) erfasst und mittels des Ellipsoidmodells einer Volumenbestimmung unterzogen wird. Bei stark vergrößerten und/oder irregulär geformten Schilddrüsen kann hierfür alternativ die Niedrigdosis-CT eingesetzt werden.

$$V_{SD}[\mathrm{ml}] = \frac{\pi}{6} \cdot X \cdot Y \cdot Z \tag{3.2}$$

Mithilfe des Radiojodtests können die Parameter maximale Jodspeicherung (Uptake) und effektive HWZ (HWZ_{eff}) patientenindividuell ermittelt werden. Hierfür wird eine niedrige Testaktivität (z. B. 3 MBq) als Kapsel oral appliziert. Das über den Magendarmtrakt in den Blutkreislauf gelangte Jod wird über den Natrium-Jodid-Symporter in die Schilddrüsenzellen aufgenommen und dort in die Schilddrüsenhormone eingebaut. Die von der Schilddrüse ausgehende Gammastrahlung wird an einem Sondenmessplatz (→ Kap. B II 2.5.6.3) an mehreren Zeitpunkten gemessen. Mithilfe dieser Messwerte werden die vorangehend genannten Parameter ermittelt.

$$\text{Uptake} - SD_t = \frac{\text{Zählrate}\, SD - \text{Nulleffekt}}{\text{Applikationsrate}} \cdot 100\ \% \tag{3.3}$$

Da die effektive HWZ (HWZ_{eff}) durch den physikalischen Zerfall des Nuklids (HWZ_{phys}) und dessen biologische Eliminierung aus dem Körper (HWZ_{biol}) beeinflusst wird, ist diese immer kürzer als die beiden einzelnen:

$$HWZ_{eff}[\mathrm{d}] = \frac{HWZ_{phy} \cdot HWZ_{biol}}{HWZ_{phy} + HWZ_{biol}} \tag{3.4}$$

Unter Berücksichtigung der in der Regel niedrigen Messwertanzahl wird alternativ folgende Formel für die Bestimmung der effektiven HWZ verwendet:

$$HWZ_{eff}[\mathrm{d}] = \frac{\ln 2 \cdot \left(t_2[\mathrm{d}] - t_1[\mathrm{d}]\right)}{\ln \frac{U_1[\%]}{U_2[\%]}} \tag{3.5}$$

Die erste zur Radionuklidtherapie bzw. Dosimetrie bei benignen Schilddrüsenerkrankungen mit ^{131}I definiert neue Berechnungsgrundlagen. Die Berechnungen werden abhängig von 1, 2 oder 3 Messzeitpunkten beschrieben. Aufgrund von Normierungsbestrebungen in Anlehnung an MIRD wird die berechnete Aktivität A_b im Schilddrüsenvolumen bzw. Planungsvolumen V, mit der Halbwertszeit im Planungsvolumen T_V, für die geplante Energiedosis D_T mit dem volumenabhängigen Faktor $S(V \leftarrow V)$ ermittelt (anstelle Konstante K aus Formel 3.1). Letzteres beschreibt die mittlere Energiedosis pro Zerfall im Planungsvolumen.

$$S(V \leftarrow V)\left[\mathrm{Gy} \cdot \mathrm{MBq}^{-1} \cdot \mathrm{d}^{-1}\right] = \left(2{,}55 \cdot \left(\frac{V}{\mathrm{ml}}\right)^{-1} + 0{,}069 \left(\frac{V}{\mathrm{ml}}\right)^{-\frac{2}{3}}\right) \tag{3.6}$$

Statt des maximalen Uptakes bei Marinelli wird das Zählratenverhältnis $a_m(t_2)$ zum späten Messzeitpunkt herangezogen (Beispiel für die Berechnung mit zwei Messzeitpunkten).

$$A_b[\mathrm{MBq}] = \frac{D_T}{\left(S(V \leftarrow V) \cdot 1{,}4 \cdot T_V \cdot a_m(t_2) \cdot e^{\frac{t_2}{T_V}}\right)} \tag{3.7}$$

Abhängig von den verwendeten Messzeitpunkten (1, 2, 3 oder mehr) sind Anpassungen der Berechnungsgrundlagen (bezüglich Parameter, Kompartimentmodell) erforderlich, die in der DIN 6861-1 beschrieben sind.

Ausgehend von dem mit dem Radiojodtest ermittelten Aktivitätsbedarf wird patientenindividuell eine Therapiekapsel bestellt (Bild 3.70a). Deren orale Einnahme wird zur Vermeidung unnötiger Strahlenexposition an den Händen und zur Kontaminationsvermeidung mit einem Applikationsröhrchen durch den Patienten selbstständig durchgeführt (Bild 3.70b).

Nach der Applikation erfolgt die intratherapeutische Messung der Dosisleistung des Patienten im Abstand von 2 m (Bild 3.71). Häufig werden hierfür über den Patientenbetten in der Zimmerdecke installierte, kollimierte Messsonden verwendet, um kontinuierliche Messungen und reproduzierbare Messbedingungen zu ermöglichen (z. B. DLMon der Fa. STEP Sensortechnik und Elektronik Pockau GmbH). Als Alternative können manuell bedienbare Dosisleistungsmessgeräte genutzt werden. Erst beim Erreichen eines Dosisleistungsgrenzwertes (Deutschland) von 3,5 µSv/h in 2 m Abstand darf der Patient die Therapiestation verlassen. Die stationäre Mindestaufenthaltszeit beträgt aufgrund der Ausscheidung über den Urin 48 Stunden.

Anlässlich der Entlassung des Patienten wird eine intratherapeutische Szintigrafie an einer Gammakamera mit einem Hochenergie-Kollimator durchgeführt, um die räumliche Verteilung des Radionuklids zu dokumentieren. Aufgrund der vergleichsweise langen HWZ

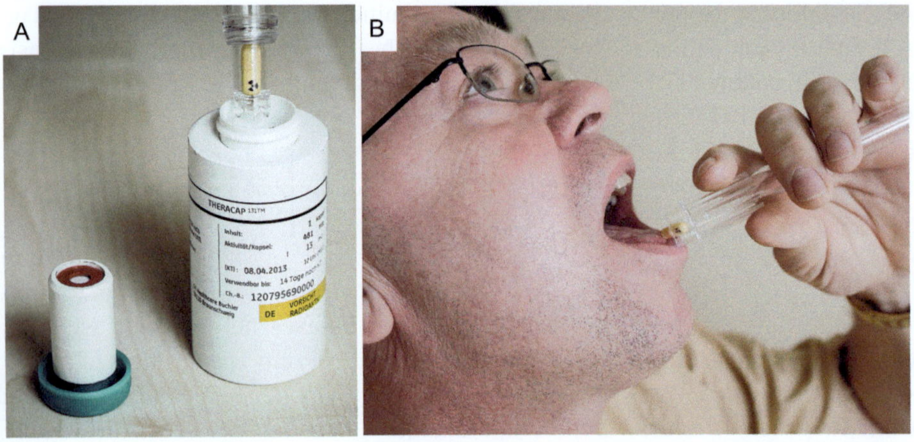

Bild 3.70
Radiojodtherapie: a) Therapiekapsel mit Abschirmung und Applikationsröhrchen, b) Applikation

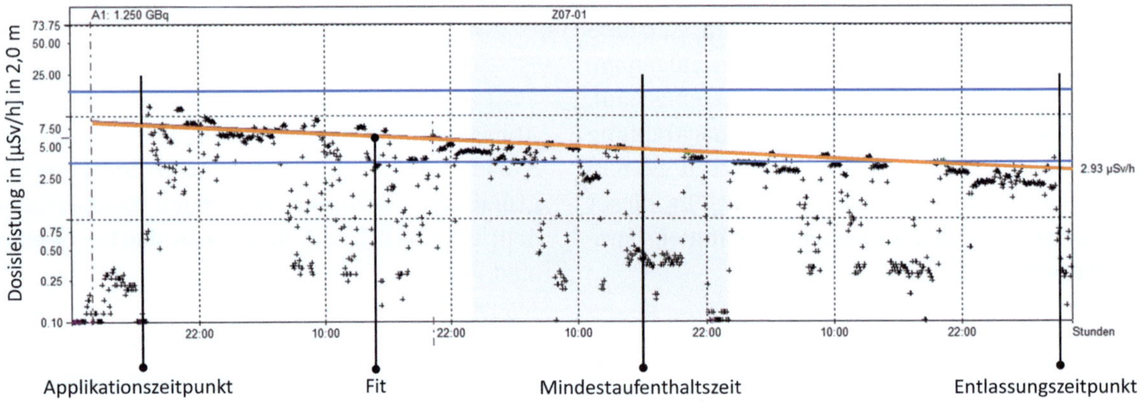

Bild 3.71 Intratherapeutische Dosisleistungsmessung (DLMon) im Abstand von 2 m vom Patienten

des ^{131}I kommt es zu einer lang anhaltenden, über den stationären Aufenthalt weit hinausgehenden Beeinflussung des Schilddrüsengewebes. Die Therapiekontrolle erfolgt daher frühestens nach drei Monaten.

Die Durchführung der Radiojodtherapie bei Patienten mit differenziertem Schilddrüsenkarzinom (→ Kap. A 15.3.3.3.2) erfolgt methodisch analog zur Therapie benigner Schilddrüsenerkrankungen. Dies betrifft insbesondere die Applikation und die einzuhaltenden Dosisleistungsgrenzwerte. Allerdings wird nach der hier immer notwendigen operativen Entfernung der Schilddrüse (Thyreoidektomie) kein Radiojodtest, sondern eine Jodganzkörperszintigrafie an einer Zwei-Kopf-Gammakamera durchgeführt, um die residuelle Jodspeicherung in der Schilddrüsenloge und eventuell vorhandene Metastasen (Tumorstaging) darzustellen. Für die Therapie werden deutlich höhere Aktivitäten zwischen 3,7 - 11,1 GBq ^{131}I, abhängig von individuellen Patientenmerkmalen wie Alter, Nierenfunktion, Knochenmarksdepression, Tumorstadium und Tumorlast, eingesetzt. Ziel der Therapie ist dabei die vollständige Beseitigung verbliebener Schilddrüsen- und Schilddrüsenkarzinomzellen (Athyreose). Bei der Entlassung wird erneut eine Ganzkörperszintigrafie zuzüglich SPECT-Untersuchung durchgeführt.

In äußerst seltenen Fällen (z. B. unkooperative Patienten, Schluckstörungen) muss die Radiojodtherapie durch intravenöse ^{131}I-Verabreichung erfolgen. Dabei ist angesichts der hohen verwendeten Therapieaktivitäten besondere Sorgfalt bezüglich des Strahlenschutzes für das Personal insbesondere wegen der höheren Kontaminationsgefahr nötig.

3.3.5 Intravenöse verabreichte Therapien

Die Häufigkeit der Anwendung intravenös verabreichter Therapien nimmt in den letzten Jahren zu, wobei die PSMA-Radioligandentherapie (PSMA-RLT) und die Radiorezeptortherapie (RRT) hervorzuheben sind. Es handelt sich um Infusionstherapien, bei denen auf-

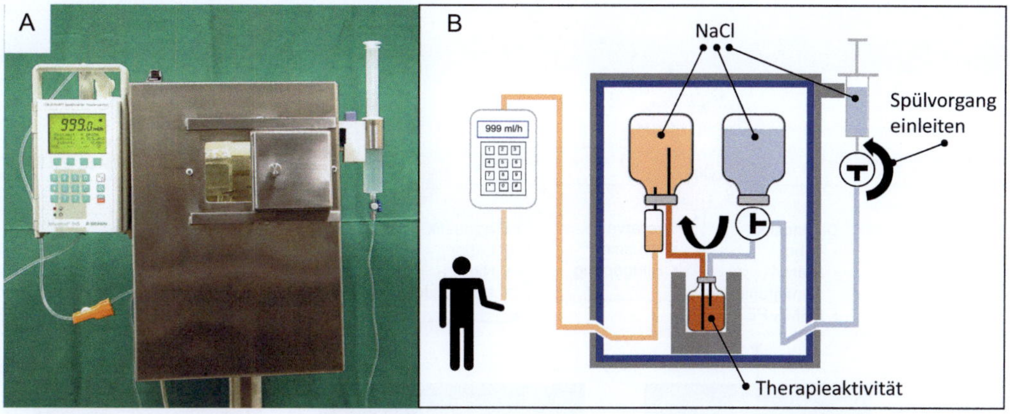

Bild 3.72 Inhouse konstruiertes Applikationssystem mit Abschirmung

grund der hohen Therapieaktivitäten erhöhte Vorkehrungen für den Strahlenschutz des Personals erforderlich sind. Richtlinien der Europäischen Vereinigung für Nuklearmedizin (EANM) empfehlen, dass die Verabreichung langsam über eine periphere intravenöse Verweilkanüle oder einen zentralen Venenkatheter unter Verwendung eines abgeschirmten Infusionssystems erfolgen soll. Hierfür werden kommerziell verfügbare oder inhouse konstruierte Radionuklid-Applikationssysteme genutzt (Bild 3.72). Neben der Abschirmung ist eine wesentliche Anforderung, das Radiotherapeutikum möglichst vollständig zu applizieren respektive möglichst wenig kontaminierten Abfall zu erzeugen.

Nach erfolgter Applikation sollte eine bildbasierte personalisierte Dosimetrie durchgeführt werden. Ausgehend von den Bilddaten werden mittels ROI- bzw. VOI-Technik Zeitaktivitätskurven für interessierende Organe und Bereiche ermittelt. Die Ergebnisse der Dosimetrie sollen dem behandelnden Nuklearmediziner frühzeitig Hinweise auf mögliche Organtoxizität liefern. Meist werden RLT und RRT in mehreren aufeinanderfolgenden Behandlungszyklen im Abstand einiger Wochen bis Monate durchgeführt. Die Dosimetrie soll darüber hinaus helfen, das Ansprechen auf die Behandlung besser vorherzusagen und dem Arzt personalisierte Therapieentscheidungen hinsichtlich der künftig zu applizierenden Aktivitäten zu ermöglichen. Für die Dosimetrie werden zu mehreren definierten Zeitpunkten Ganzkörperscans an einem SPECT-(/CT-) Gerät mit MELP-Kollimator (Medium Energy Low Penetration) durchgeführt.

3.3.5.1 PSMA-Radioligandentherapie

Die PSMA-RLT wird zur Behandlung von Patienten mit fortgeschrittenem, metastasiertem Prostatakarzinom (→ Kap. A 12.5.1.5.6) eingesetzt, deren Tumorerkrankung kein ausreichendes Ansprechen auf uroonkologische Standardtherapien zeigt. Dabei werden derzeit zwei Radionuklide verwendet. Die Radiotherapeutika ^{177}Lu-PSMA-Ligand (β^-) und ^{225}Ac-PSMA-Ligand (α) werden dabei entweder einzeln oder als Kombination (Tandemtherapie) verabreicht (Bild 3.73, Tabelle 3.5). Die Rationale für die Benutzung des Alphastrahlers ^{225}Ac liegt in der höheren biologischen Wirksamkeit

Tabelle 3.5 Eigenschaften von aktuell verwendeten RLT-Nukliden

Nuklid/Isotop	^{225}Ac	^{177}Lu
HWZ	10,00 d	6,65 d
Strahlungsart und Häufigkeit (maximale Energie)		
α	5,8 MeV (99,99 %)	-
β^-	-	177 keV (12 %) 249 keV (0,05 %) 385 keV (9,1 %) 498 keV (79 %)
γ	-	113 keV (6,4 %) 208 keV (11 %)
Maximale Reichweite in		
Luft	< 100 µm	1,27 m
Wasser	85 µm	1,9 mm
PMMA/Plexiglas	n/a	1,6 mm
Aluminium	n/a	0,8 mm
Blei	n/a	0,3 mm
Therapieaktivität	2 - 8 MBq	5 - 7,4 GBq

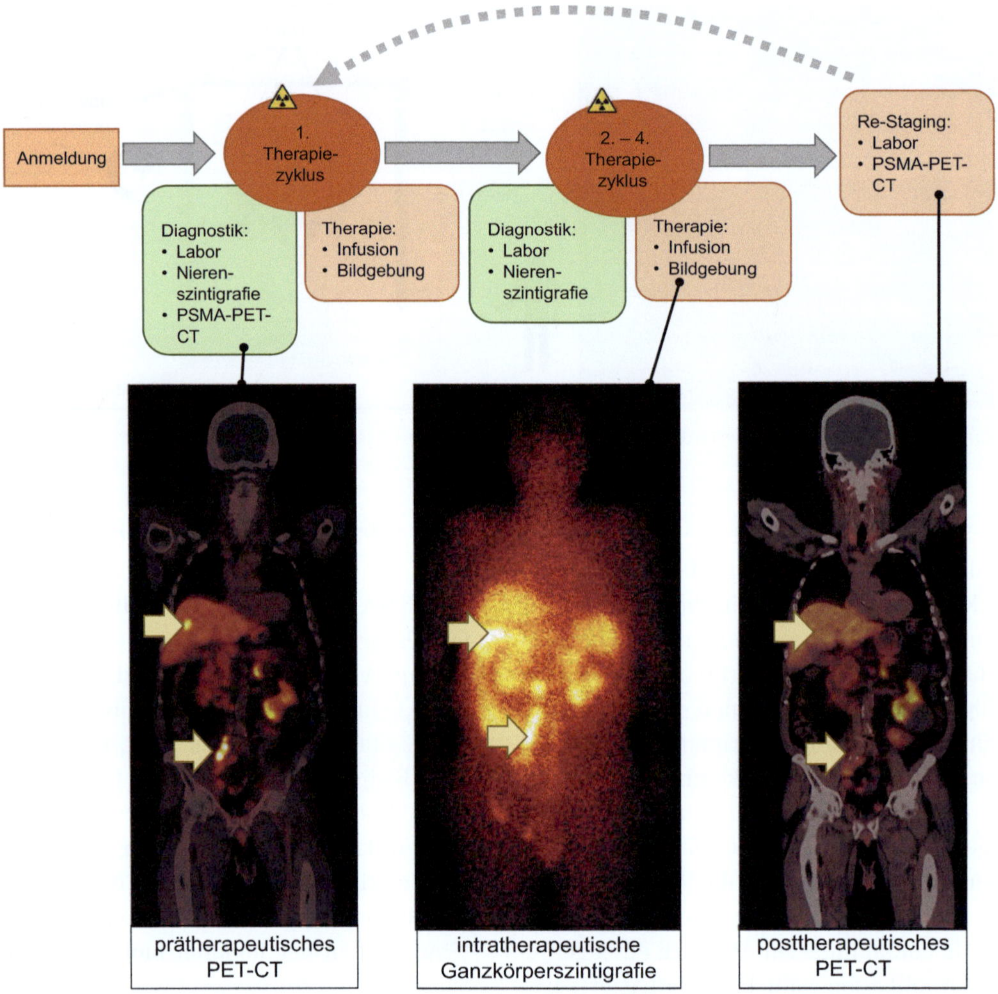

Bild 3.73 Ablauf der Radioligandentherapie inklusive Bildgebung

durch die größere Wahrscheinlichkeit von DNA-Doppelstrangbrüchen im Vergleich mit der schon länger etablierten Anwendung von ^{177}Lu.

Nach der Indikationsstellung werden mehrere Therapiezyklen in zeitlich definierten Abständen geplant (Bild 3.73). Die Bildgebung (prä-, intra- und posttherapeutisch) ermöglicht dabei nicht nur die Einschätzung des Tumorstadiums respektive Therapieansprechens, sondern ist darüber hinaus für die Dosimetrie kritischer Organe relevant.

3.3.5.2 Radiorezeptortherapie

Die RRT wird am häufigsten zur Behandlung inoperabler, metastasierter neuroendokriner Tumore (NET) eingesetzt (→ Kap. A 15.5.3.3.1, Kap. A 1.5.4.2.1 und Kap. A 9.3.4.3). Am gebräuchlichsten ist das Somatostatin-Analogon DOTATOC, das mit ^{177}Lu markiert wird. Die RRT wird technisch analog der PSMA-RLT durchgeführt (→ Kap. B II 3.3.5.1). Nach der Applikation eines Therapiezyklus erfolgt auf Basis der Bildgebung die intratherapeutische Dosimetrie (SPECT bzw. SPECT/CT). Aufgrund der Einlagerung des Radiopharmakons in den Nieren kommt es bei der RRT zu einer vergleichsweise hohen renalen Strahlenexposition. Daher wird zum Schutz (Nephroprotektion) vor der Applikation eine Aminosäurelösung (Arginin und Lysin) verabreicht, die die Aufnahme von ^{177}Lu-DOTATOC in den Nieren reduziert.

3.3.6 Arteriell verabreichte Therapien

Selektive interne Radiotherapie (SIRT)

Die **selektive interne Radiotherapie** (SIRT) ist ein angiografisch-interventionelles Behandlungskonzept und wird synonym auch als transarterielle **Radioembolisa-**

tion (TARE) bezeichnet. Die Methode wurde kurz nach der Jahrtausendwende zunächst für die Behandlung nicht resektabler Lebermetastasen des kolorektalen Karzinoms (→ Kap. A 8.3.4.3) entwickelt. Sie kommt vor allem dann zum Einsatz, wenn andere etablierte Therapieverfahren ausgeschöpft wurden. Das Indikationsspektrum der SIRT wurde in den letzten Jahren erweitert und umfasst auch die Behandlung primärer Lebertumore, insbesondere des hepatozellulären Karzinoms (HCC) (→ Kap. A 8.3.4.2.1), bei dem sie in bestimmten Konstellationen als Erstlinientherapie Anwendung findet.

Um die Therapie individuell planen zu können, erfolgt zunächst eine Evaluation, bei der in Analogie zur SIRT transarteriell radioaktiv markierte Partikel verabreicht werden. Im Rahmen des prätherapeutischen Eingriffs sind diese hingegen standardmäßig mit ^{99m}Tc markierten Partikel aus aggregiertem Serumalbumin, sodass anschließend eine gezielte Bildgebung mittels Gammakamera durchgeführt werden kann, ohne bereits therapeutische Wirkungen bzw. Nebenwirkungen zu erzeugen. Neben der Bestimmung der intrahepatischen Verteilung des Embolisats wird der Leber-Lungen-Shunt (als Resultat arteriell-venöser Kurzschlussverbindung) ermittelt. Hierfür werden ROIs über Lunge und Leber gelegt, um den relativen Anteil des Radiopharmakons innerhalb der Lunge wie folgt zu berechnen:

$$\text{Shunt in } \% = \left(\frac{\text{Lungencounts}}{\text{Lebercounts} + \text{Lungencounts}}\right) \cdot 100 \quad (3.8)$$

Abhängig vom Ausmaß und der daraus zu erwartenden Organdosis der Lunge sollte eine Dosisreduktion vorgenommen werden. Sehr hohe Lungen-Shunts stellen eine Kontraindikation zur SIRT dar.

Während im Rahmen der Evaluation das Radionuklid ^{99m}Tc eingesetzt wird, erfolgt die SIRT mit den Radionukliden ^{90}Y oder ^{166}Ho. In Tabelle 3.6 sind die Merkmale der Produkte gegenübergestellt.

Die ^{99m}Tc-markierten MAA-Partikel dienen als diagnostisches Surrogat für die zu planende SIRT und werden mittels eines in Seldinger-Technik über die Leistenarte-

Tabelle 3.6 Übersicht zu Produkten der SIRT-Therapie (und -Evaluation)

Produktbezeichnung	TechneScan® MAA	TheraSphere™	SIR-Spheres®	QuiremScout®/ QuiremSpheres®
Material	makroaggregiertes Albumin (MAA)	Glas	Resin/Harz	PLLA
Nuklid/Isotop	Technetium-99 m (^{99m}Tc)	Yttrium-90 (^{90}Y)		Holmium-166 (^{166}Ho)
HWZ (h)	6	64,08		26,8
Zerfallsprodukt	Ruthenium 99 (Ru-99)	Zirkonium-90 (Zn-90)		Erbium-166 (Er-166)
Mittlere β-Energie	-	0,93 MeV		0,69 MeV
Maximale β-Energie	-	2,28 MeV		1,81 MeV
γ-Energie (keV)	141	-		81
Evaluation/SIRT	Evaluation	SIRT		Evaluation/SIRT
Bildgebung	Gammakamera SPECT	PET Bremsstrahlung SPECT		SPECT MRT
Reichweite der emittierten Betateilchen (mm)	-	maximal 11		maximal 9
Größe der Sphären (µm)	10-90	25 (20 - 30)	32 (40 - 60)	30 (15 - 60)
Dichte der Sphären (g/cm³)	1,1	3,3	1,6	1,4
Sphären pro Vial (Millionen)	4 - 12	1,2 - 8	40 - 80	33 (QuiremScout® - 3)
Spezifische Aktivität (Bq/Sphäre)	-	~ 4000	40 - 70	240 - 450
Besonderheit	MAA wird im Körper zeitnah abgebaut.	-	-	paramagnetisch
Embolische Wirkung	gering	gering	moderat	moderat
Planungsmethode	-	MIRD	BSA	MIRD
Appl. Aktivitäten (GBq)	0,09 - 0,15	1 - 5,5	0,2 - 2,5	1 - 7 (QuiremScout® - 0,25)

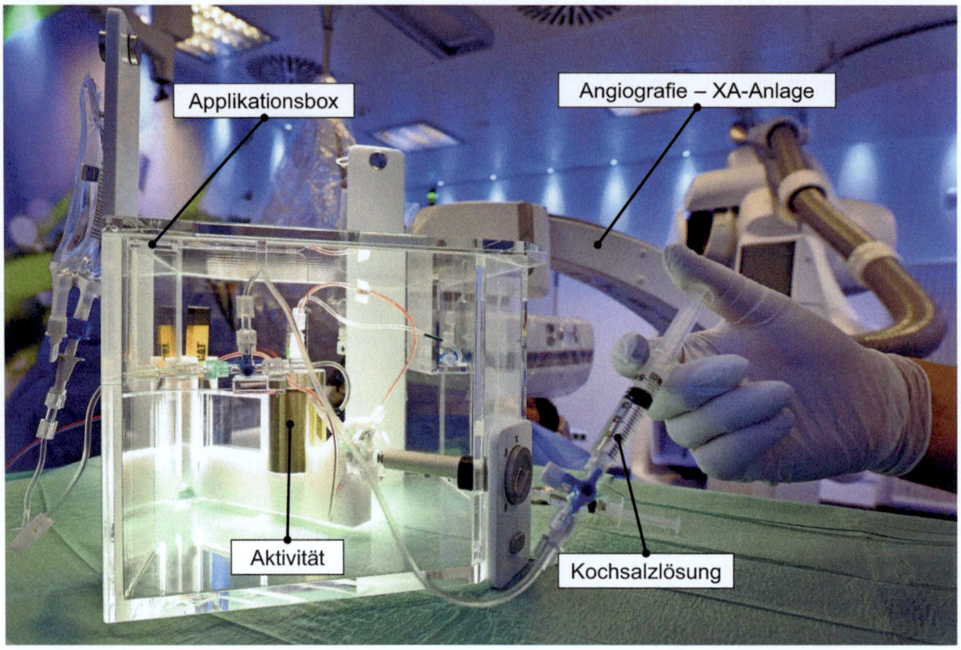

Bild 3.74 SIRT-Applikationssystem: Beispiel für eine ^{166}Ho SIRT

II

rie eingebrachten Mikrokatheters in einen Ast der Leberarterie appliziert. Am häufigsten erfolgt die Behandlung leberlappenweise.

Bei der SIRT mit ^{166}Ho wird die Vorgehensweise dahingehend modifiziert, dass für Evaluation und SIRT das gleiche Radionuklid sowie die gleiche Partikelkonfiguration (mit Abweichungen hinsichtlich Aktivität und Menge) verwendet werden.

Folgende Materialien werden für die Durchführung der SIRT benötigt (Bild 3.74):

- Therapieaktivität im Vial (mit Abschirmung)
- herstellerindividuelle Applikationsbox (aus Acrylglas, um den Applikationsprozess unter Einhaltung des Strahlenschutzes zu überwachen, siehe Bild 3.73)
- Applikationsset (Schlauchsystem, Dreiwegehahn)
- Kochsalz (zur Spülung/Elution)
- Kontrastmittel (für die bildgestützte Überprüfung der Position des Mikrokatheters und des Blutflusses im Organ)
- Mikrokatheter (sowie das zur Einbringung erforderliche angiografische Material)

Nach der Applikation erfolgt die bildgestützte Überprüfung sowie die prätherapeutische bzw. intratherapeutische Dosimetrie mit SPECT/CT bzw. PET/CT. Abhängig vom verwendeten Produkt variiert die Therapieplanung, da die Hersteller verschiedene Ansätze zur Bestimmung der Therapieaktivität nutzen. Die Therapieaktivität wird entweder gebrauchsfertig patientenindividuell bestellt oder vor Ort portioniert. Letztere Variante verschafft dem Behandler zwar große Flexibilität, wenn z. B. eine Dosisreduktion durch Verschlechterung der klinischen Rahmenbedingungen des Patienten notwendig wird, ist aber mit einer deutlichen höheren Strahlenexposition für das Klinikpersonal verbunden.

a) **Aktivitätsbestimmung nach der Körperoberfläche**

Die Rationale des anfänglich häufig genutzten Körperoberflächenmodells (KOF-Modell, engl. BSF) liegt in der Korrelation zwischen der KOF und dem Lebervolumen.

$$\mathrm{KOF}\left[\mathrm{m}^2\right]=0{,}20247\cdot \mathrm{Körpergröße}\left[\mathrm{m}\right]^{0{,}726}\cdot \mathrm{Körpergewicht}\left[\mathrm{kg}\right]^{0{,}425} \tag{3.9}$$

Unter Berücksichtigung der KOF sowie des Tumor- und Gesamtlebervolumens ergibt sich folgende Vorgehensweise zur Ermittlung der Therapieaktivität:

$$A\left[\mathrm{GBq}\right]=\left(\mathrm{KOF}-0{,}2\right)+\frac{m_{\mathrm{Tumor}}}{m_{\mathrm{Gesamtlebervolumen\ inkl.\ Tumor}}} \tag{3.10}$$

Bei erhöhtem Lungen-Shunt kann eine faktorisierte Reduktion der Therapieaktivität erfolgen.

b) **Aktivitätsbestimmung nach der Ein-Kompartiment-Methode**
Bei der Ein-Kompartiment-Methode nach MIRD (Pamphlet No. 17) beruht die Aktivitätsbestimmung auf der mittleren Dosis (Gy) im geplanten Zielvolumen. Die Aktivitätsermittlung berücksichtigt dabei den vorliegenden Lungen-Shunt und die Masse des Zielvolumens. Abhängig von der Tumorverteilung und des gewählten Therapieziels kann das Kompartiment die gesamte Leber, ein Leberlappen oder ein Lebersegment sein. Herstellerabhängig werden unterschiedliche Zieldosen für das zu behandelnde Zielvolumen (bis 120 Gy) und Berechnungsalgorithmen zugrunde gelegt.

c) **Aktivitätsbestimmung nach der Mehr-Kompartiment-Methode**
Sehr viel aufwendiger und komplexer sind die aktuell im wissenschaftlichen Fokus stehenden Mehr-Kompartiment-Modelle. Hierbei erweitert man die nur hypothetische Annahme der homogenen Aktivitätsverteilung der Ein-Kompartiment-Methode um die faktisch örtlich und zeitlich variierende Aktivitätsaufnahme in verschiedenen Gewebeanteilen. Dadurch lässt sich die erzielbare Strahlendosis im Tumorgewebe unter Berücksichtigung etwaiger Toxizitätsschwellenwerte anderer Kompartimente adaptieren. Die Aktivitätsverteilung wird dabei als Verhältnis (TNR) aus Tumor zu normalem (nicht tumorbefallenem) Lebergewebe ermittelt und lässt sich wie folgt berechnen:

$$\mathrm{TNR} = \frac{\dfrac{A_{\mathrm{Tumor}}[\mathrm{MBq}]}{m_{\mathrm{Tumor}}[\mathrm{kg}]}}{\dfrac{A_{\mathrm{Lebergewebe}}[\mathrm{MBq}]}{m_{\mathrm{Lebergewebe}}[\mathrm{kg}]}} \qquad (3.11)$$

3.3.7 Intrakavitär verabreichte Therapien

Der Prototyp der intrakavitären nuklearmedizinischen Therapie ist die Radiosynoviorthese (RSO → Kap. A 16.6.1.2.7), die ambulant durchgeführt werden darf. Hierbei erfolgt die Applikation von Radiotherapeutika in die Gelenkhöhle zur Behandlung chronischer, nicht-infektiöser entzündlicher Veränderungen der inneren Gelenkhaut (Synovialitis), die beispielsweise in Folge von Gelenksabnutzung (Arthrose) (→ Kap. A 16.4.2.3.2) oder rheumatologischen Erkrankungen (→ Kap. A 16.4.3.2.1) entstehen. Die RSO verfolgt dabei keinen kausalen, sondern eine symptomatisch-entzündungshemmenden Therapieansatz.

Radiosynoviorthese (RSO)

Die Durchführung der RSO entspricht zunächst einer herkömmlichen Gelenkpunktion, bei der das Radiotherapeutikum, das als Kolloid oder Citrat vorliegt, unter Röntgendurchleuchtungskontrolle (mittels C-Bogen) intraartikulär verabreicht wird. Für die RSO haben sich drei Radionuklide etabliert, die sich abhängig von der emittierten β^--Energie respektive der korrespondierenden Reichweite im Gewebe für die Behandlung unterschiedlich großer Gelenke eignen (Tabelle 3.7).

Die eingesetzten β^--Radionuklide haben den Vorteil, dass sie sich unkompliziert durch Materialien niedriger Massenzahl (z. B. Acrylglas-PMMA) abschirmen

Tabelle 3.7 Radionuklide und deren Eigenschaften für die RSO

Nuklid/Isotop	^{90}Y	^{169}Er	^{186}Rh
HWZ (h)	64	226	91
Maximale/mittlere Energie (MeV)	2,28/0,93	0,34/0,10	1,07/0,38
Maximale/mittlere Reichweite in Gewebe, bei einer Dichte von 1 g/cm³ (mm)	11/3,6	1/0,3	3,7/1,2
Anwendungsort (Gelenk)	große Gelenke (z. B. Kniegelenk)	kleinere Gelenke (z. B. Fingergelenke)	mittlere Gelenke (z. B. Schultergelenk)
Empfohlene Aktivität pro Anwendungsort (MBq)	185 - 275	9 - 18,5	110 - 185
Hautdosisleistung für 1 MBq (µSv/s), Punktquelle in 30 cm Abstand	0,030	0,003	0,033
Intervall (Monate) für eventuelle Wiederholungsbehandlung	6	6	6

lassen. Die Spritzenabschirmung, die bei der Applikation für den Strahlenschutz der Hand des Behandlers verwendet wird, unterscheidet sich daher von den Wolfram-Abschirmungen, die in der nuklearmedizinischen Diagnostik verwendet werden. In der Regel kommt Acrylglas mit oder ohne ergänzende Bleieinlagen zum Einsatz (Bild 3.75).

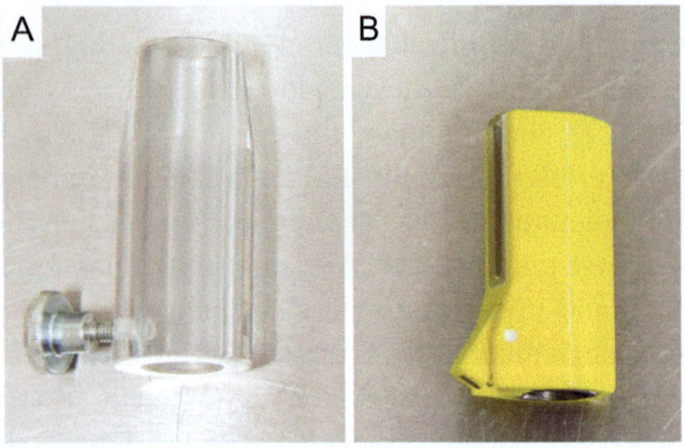

Bild 3.75 Spritzenabschirmungen: a) Abschirmung ohne Bleieinlage für RSO, b) Wolframabschirmung für die Applikation diagnostischer Radiopharmaka

Bei einer PMMA-Strahlenschutzabschirmung gilt folgende vereinfachte Betrachtung unter Berücksichtigung der maximalen Reichweite (R_{max}) von β^--Teilchen (Elektronen) in Gewebe bzw. Material mit einer Dichte von 1 g/cm³.

$$R_{\text{max in PMMA}}[\text{cm}] = \frac{E_{max}[\text{MeV}]}{2} \quad (3.12)$$

Am Beispiel für ^{90}Y (maximale Energie 2,28 MeV) ergibt sich nach dieser Betrachtung eine notwendige Dicke der Abschirmung von 1,14 cm, die, wie in Tabelle 3.7 ersichtlich, mit der maximalen Reichweite übereinstimmt.

Die Reichweite in Luft verhält sich aufgrund der viel geringeren Dichte (0,0012 g/cm³ bei 20 °C) deutlich anders. Eine vereinfachte Betrachtung stellt sich dabei wie folgt dar:

$$R_{\text{max in Luft}}[\text{m}] = 4 \cdot E_{max}[\text{MeV}] \quad (3.13)$$

Bei fehlender Einhaltung der Strahlenschutzmaßnahmen kann es bei der Durchführung von RSO-Behandlungen rasch zu erhöhten Hautdosisleistungen beim Personal mit Überschreitung der Grenzwerte kommen.

Literatur

Han, Y.: Current status of proton therapy techniques for lung cancer. In: Radiation Oncology Journal, Dezember 2019, 37(4), pp. 232 - 248

Meijsing, I./Raaymakers, B. W./Raaijmakers, A. J. E./Kok, J. G. M./Hogeweg, L./Liu, B./Lagendijk, J. J. W.: Dosimetry for the MRI accelerator. The impact of a magnetic field on the response of a Farmer NE2571 ionization chamber. In: Phys. Med. Biol. 54 (2009), pp. 2993 - 3002

Thilmann, C./Oelfke, U.: Strahlentherapie. Springer 2006

4 Strahlenschutz

Andreas Keller

4.1 Historischer Hintergrund

Erstanwendung ionisierender Strahlung am Menschen

Die Nachricht über Röntgens Entdeckung ging Anfang 1896 in kurzer Zeit um die Welt. Die veröffentlichte Fotografie der durchsichtigen Hand von Röntgens Frau erfüllte für jeden Arzt einen jahrhundertealten Traum, in das unsichtbare Innere eines Kranken schauen zu können. Dies ermöglichte eine völlig neue Qualität bildgebender Diagnostik. Bereits 1896 wurden über 1000 wissenschaftliche Arbeiten zur medizinischen Anwendung der X-Strahlen veröffentlicht. Mit beherrschbarem Aufwand konnten erste Röntgeneinrichtungen aufgebaut werden und viele Ärzte nutzten dies. In wenigen Jahren entstanden Institute, Lehrstühle und wissenschaftliche Gesellschaften. Schon 1906 erschien ein dickes Lehrbuch in der 2. Auflage (Albers-Schönberg 1906). Als eine neue und arbeitsmittelorientierte Disziplin etablierte sich auf Dauer die klinische Radiologie.

Erste Schäden

Doch die Ärzteschaft war nicht nur erster und größter Strahlenanwender, sondern auch erster Geschädigter. Die Röntgenstrahler besaßen damals weder Schutzgehäuse noch Feldblenden. Patienten bekamen bei jeder Aufnahme eine Ganzkörperexposition. Noch um 1905 erforderte eine Abdomen-Übersicht 30 min Aufnahmezeit. So musste der Arzt den Patienten beaufsichtigen, damit er sich nicht bewegt und die Aufnahme unbrauchbar wurde. Strahlenschutzkleidung gab es keine. Er erhielt ebenfalls und bei jeder Untersuchung eine Ganzkörperexposition. Die akkumulierten Dosen überschritten schnell Schwellen deterministischer Strahlenwirkungen. Es kam zu Hautrötungen bis hin zu schweren Verbrennungen. In der Frühzeit der Röntgenstrahlenanwendung starben mehr als 350 Ärzte und einige Angehörige anderer Berufe an den schädigenden Nebenwirkungen ionisierender Strahlung (Molineus et al. 1992).

Anfänge des Strahlenschutzes

So ergaben sich neben der Entwicklung von wissenschaftlichen Grundlagen und klinischer Praxis zur medizinischen Strahlenanwendung weitere Aufgaben, nämlich die Diagnostik und Therapie der schädigenden Strahlenwirkungen bei den Anwendern selbst. Hierzu bedurfte es sowohl physikalischer als auch biologischer Grundlagen in medizinischer Strahlenphysik und Strahlenbiologie. In Konsequenz ihrer eigenen tragischen Opfer entwickelten die Ärzte (!) und nicht etwa Physiker, Techniker oder gar Juristen oder Behörden den Strahlenschutz zum dringend notwendigen Selbstschutz.

Um den Strahlenschutz weltweit koordiniert und wissenschaftlich begründet aufzubauen, wurden von den beiden ersten internationalen Kongressen für Radiologie 1925 die Internationale Kommission für Radiologische Einheiten und Messungen (ICRU) und 1928 die Internationale Strahlenschutzkommission (ICRP) gegründet. Diese Kommissionen sind Körperschaften privaten Rechts. Ihre Empfehlungen haben keinerlei verbindlichen Charakter. Für die Qualität und Relevanz ihrer Empfehlungen spricht die Tatsache, dass sie weltweit in nationales Recht umgesetzt wurden und werden.

II

4.2 Ebenen und Aufgaben des Strahlenschutzes

Heute präsentiert sich der Strahlenschutz fachlich breit aufgestellt auf mehreren Ebenen und nicht nur zum Schutz der medizinischen Anwender, sondern aller Anwender einschließlich der Bevölkerung und der Umwelt (Sitzlack 1982).

> Strahlenschutz ist ein multidisziplinäres, komplexes Gebiet und beinhaltet folgende Bereiche:
> - Forschung und Praxis von Einzelwissenschaften (Medizin, Naturwissenschaften, Technik, Gesellschaftswissenschaften etc.),
> - administrative und organisatorische Maßnahmen (Gesetzgebung, Genehmigung, Aufsicht etc.),
> - physikalische, technische, ärztliche und andere Maßnahmen (für Personal, Patienten, Bevölkerung, Umwelt etc.)
>
> Diese Bereiche dienen zum Erkennen und Beurteilen von und zum Schutz vor schädigenden Nebenwirkungen ionisierender Strahlen
> - am Menschen,
> - bei anderen Lebewesen,
> - in der Umwelt, sowie
> - an Sachgütern.

Wie sich im Wechselspiel zwischen wachsenden strahlenbiologischen Erkenntnissen und daraus begründeten Forderungen des praktischen Strahlenschutzes z.B. die Grenzwerte für die beruflich Exponierten entwickelten, zeigt die folgende Übersicht der ICRP-Grenzwertvorschläge (ICRP 2007):

- 1915: erster Vorschlag von 1000 mSv/a
- 1928: ICRP-Empfehlung von 440 mSv/a
- 1950: ICRP-Empfehlung von 150 mSv/a
- 1958: ICRP-Empfehlung von 50 mSv/a
- 1977: ICRP-Empfehlung von 50 mSv/a
- 1990: ICRP-Empfehlung von 20 mSv/a
- 2007: ICRP-Empfehlung von 20 mSv/a

Sie verringerten sich im Verhältnis 50:1 und belegen, wie sich jede neue strahlenbiologische Erkenntnis über die schädigenden Nebenwirkungen im praktischen Strahlenschutz niederschlug.

4.3 Strahlenwirkungen

4.3.1 Biologische Wirksamkeit von Strahlenenergie

Für jede biologische Strahlenwirkung ist nur die im Körper übertragene, „stecken gebliebene“ Strahlenenergie Ursache. Die insgesamt zugeführte Strahlungsenergie liefert keine eindeutige Aussage und die wiederaustretende schon gar nicht. Diese war wirkungslos. Dies prägt die Definition der **Energiedosis** D als Quotient der auf Stoff übertragenen Energie dE pro Masse dm des Stoffs:

$$D = \frac{\mathrm{d}E}{\mathrm{d}m};\ [D] = \frac{\mathrm{J}}{\mathrm{kg}} = \mathrm{Gy}\ (\mathrm{Gray})$$

Die Maßeinheit $[D]$ ist Gy, benannt nach Louis Harold Gray. Die Energiedosis ist die Grundgröße der Dosimetrie. Sie unterliegt keinerlei einschränkenden Definitionsbedingungen und gilt für alle Strahlenarten, alle Strahlenenergien und alle Stoffe, also auch für biologisches Material.

Für den Menschen wirkt eine Dosis von ca. 6 Gy letal. Welche Energie wird dabei übertragen? Sie ist winzig klein. Sie erhöht die Körpertemperatur von 37,0 °C auf 37,0024 °C, wenn sie ausschließlich in Wärme umgewandelt würde. Das ist die Wirkung des Brennwerts eines Brotkrümels (0,1 g) und sichert unseren Grundumsatz (100 W) für 7 s. Als mechanische Energie macht es einen blauen Fleck, als Wärmeenergie eine Brandblase, doch alles bleibt weit subletal.

Die dramatische Wirksamkeit deterministischer Strahlenwirkungen ergibt sich aus der Tatsache, dass sich die übertragene Energiemenge auf viele Milliarden Einzelportionen als Quanten bzw. Teilchenenergie verteilt. Deren Energien sind winzig, aber immer noch um Größenordnungen höher als die Ionisationsarbeit für Wasser und Biomoleküle. So werden im Ergebnis der Ionisationsvorgänge Milliarden von Radikalen, also von Schäden, gesetzt. Diese wirken nicht örtlich konzentriert, sondern in großen Volumina, unter Umständen im ganzen Körper. Verteilungs- und Vervielfältigungseffekt dieser kleinen Gesamtenergie führen zum Absterben sehr vieler Zellen und zu sichtbaren Krankheitszeichen bis hin zum Tod.

Bei den stochastischen Strahlenwirkungen wirkt auch ein Vervielfältigungseffekt, aber ein zeitlicher. Aus wenigen DNA-geschädigten, entarteten Zellen entsteht nach Jahrzehnten eine Vielzahl solcher Zellen – ein klinisch signifikanter **Strahlenkrebs** mit unter Umständen ebenfalls letalen Folgen.

4.3.2 Deterministische Strahlenwirkungen

Die Vielzahl biologischer Strahlenwirkungen lässt sich zwei Arten zuordnen. Die zuerst beobachteten Schäden wie Hautrötung, Haarausfall, Trübung der Augenlinse bis hin zum Strahlensyndrom sind Zeichen einer Vielzahl getöteter Zellen. Sie treten erst nach Überschreitung von Schwellendosen auf. Bis dahin können Schäden repariert werden oder die Zellen enden im programmierten Zelltod (Apoptose). Sie gehören zur Gruppe der **deterministischen Strahlenwirkungen** (Bild 4.1).

4.3.3 Stochastische Strahlenwirkungen

Bei den **stochastischen Strahlenwirkungen** überlebt die Zelle, doch die Erbinformation, die DNA, wird verändert (Bild 4.2). Hierzu reicht potenziell ein einziger Treffer in einer einzigen Zelle aus. Das ist reiner Zufall und zählt zu den stochastischen Strahlenwirkungen. Schon die Wirkung eines einzigen Röntgenquants kann dies initiieren. Als Folge entstehen entartete Zellen und schließlich ein Strahlenkrebs.

4.3.4 Strahlenrisiko

Als **Strahlenrisiko** wird die Auftrittswahrscheinlichkeit stochastischer Strahlenwirkungen, die Auftrittswahrscheinlichkeit von Strahlenkrebs, verstanden. Es existiert keine Schwellendosis. Auf der physikalischen Wechselwirkungsebene existiert somit kein Nullrisiko. Strahlenbiologisch ist dies aber eine Hypothese. Es ist wissenschaftlich weder nachgewiesen, dass es keine Schwellendosis gibt, noch wurde deren Existenz bewiesen (United Nations 2012). Solange dies offenbleibt, wird aus einem nachvollziehbaren Sicherheitsbedürfnis heraus bei den stochastischen Strahlenwirkungen ohne Schwellendosis im Strahlenschutz gearbeitet.

4.4 Quantifizierung biologischer Strahlenwirkungen

4.4.1 Aufgabe und Problem

Bis in die 1950er-Jahre standen im Fokus des praktischen Strahlenschutzes allein die deterministischen Wirkungen. Erst nachdem diese beherrscht, also ausgeschlossen werden konnten, wandte der Strahlenschutz sich den stochastischen Wirkungen zu. Heute

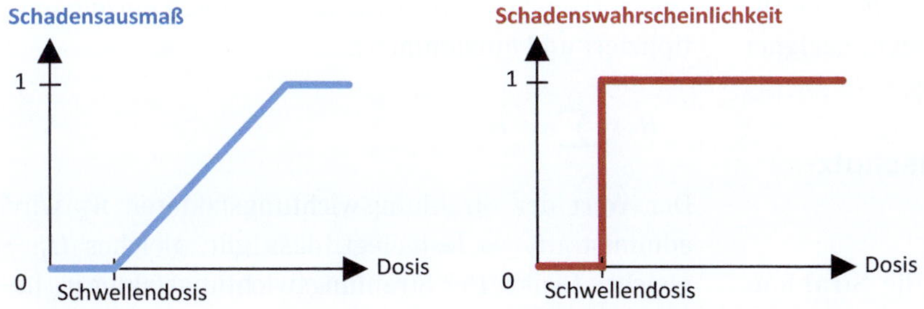

Bild 4.1
Dosis-Effekt-Beziehungen deterministischer Strahlenwirkungen (Hermann et al. 2006)

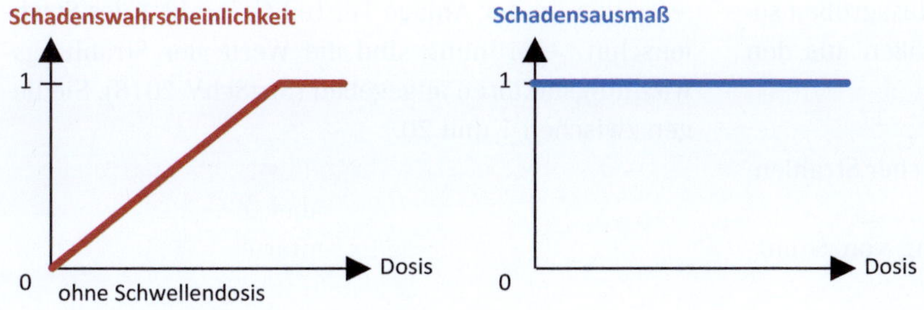

Bild 4.2
Dosis-Effekt-Beziehungen stochastischer Strahlenwirkungen (Hermann 2006)

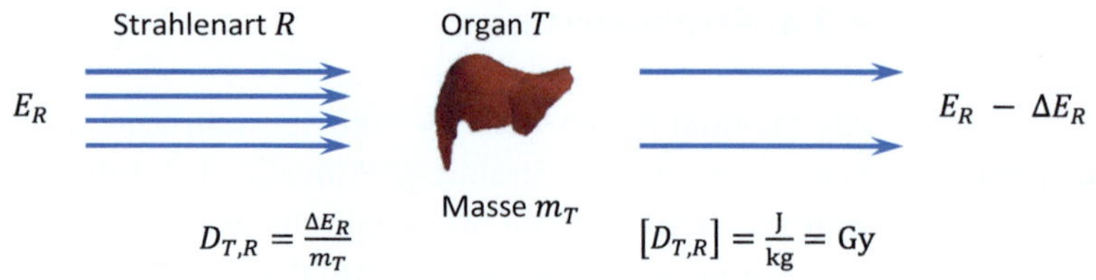

Bild 4.3
Organenergiedosis

prägt ihn nahezu ausschließlich der Strahlenkrebs. Daraus ergibt sich die Aufgabe, dessen Auftrittswahrscheinlichkeit als Strahlenrisiko quantifizieren zu müssen.

Eine Messung ist weder als biologische Größe noch im exponierten Körper definiert und reproduzierbar möglich. Die Strahlenschutzdosimetrie muss auf physikalischen Dosisgrößen aufbauen. Dabei ist zu berücksichtigen, dass bei derselben Energiedosis das Ausmaß biologischer Strahlenwirkungen von der wirkenden **Strahlenqualität** (Strahlenart und Strahlenenergie) und von der **Strahlensensibilität** der exponierten Organe und Körperteile abhängt. In die gesuchten Größen müssen diese Einflüsse eingehen. Es muss sicher sein, dass ein gleicher Zahlenwert auch ein gleiches Risiko beschreibt.

4.4.2 Organenergiedosis

Ausgangspunkt der Risikoquantifizierung ist die **Organenergiedosis** (Bild 4.3) $D_{R,T} = E_R / m_T$, gemessen in J/kg = Gy (Gray). Sie ergibt sich aus der auf ein Organ T übertragenen gesamten Energie ΔE_R der **Strahlenart** R, bezogen auf die gesamte Masse m_T des Organs T. Das ist immer noch Physik und nicht geeignet zur Quantifizierung eines Strahlenrisikos.

4.4.3 Überblick über die Strahlenschutzdosisgrößen

Aus der Organenergiedosis leiten sich die **Strahlenschutzdosisgrößen** ab. Das Strahlenschutzgesetz definiert die Körperdosisgrößen (StrlSchG 2017). In der Strahlenschutzverordnung werden die Messgrößen sowie die Berechnung der Körperdosisgrößen aus den Messgrößen aufgeführt (StrlSchV 2018):

- Körperdosisgrößen:
  - als Basis für die Abschätzung möglicher Strahlenschäden
  - zur wissenschaftlichen Begründung von Grenzwerten
- Messgrößen:
  - zur praktischen Bestimmung von Schätzwerten der Körperdosen
  - unter Berücksichtigung der Eindringtiefe in den menschlichen Körper
  - mit physikalisch eindeutigen Definitionen
  - anwendbar bei allen Strahlenarten
  - anwendbar bei Messungen in gemischten Strahlenfeldern

4.4.4 Organäquivalentdosis

Der Quantifizierung des Strahlenrisikos eines einzelnen Organs dient die **Organäquivalentdosis** H_T. Sie ergibt sich als Produkt der Organenergiedosis $D_{R,T}$ mit dem **Strahlungswichtungsfaktor** w_R und wird in Sievert (Sv, nach Rolf Maximilian Sievert) angegeben.

$$H_T = w_R \cdot D_{T,R}; \quad [H_T] = \frac{\mathrm{J}}{\mathrm{kg}} = \mathrm{Sv}$$

Bei gemischten Strahlenfeldern, in denen sich die Strahlungswichtungsfaktoren unterscheiden, werden die getrennt gemessenen Organenergiedosen mit den zugehörigen Strahlungswichtungsfaktoren einzeln multipliziert und aufsummiert.

$$H_T = \sum_R w_R \cdot D_{T,R}$$

Der Wert der Strahlungswichtungsfaktoren w_R wird administrativ so festgelegt, dass gilt: gleiches $H_T \rightarrow$ gleiches Risiko. Der Strahlungswichtungsfaktor w_R berücksichtigt die unterschiedlichen biologischen Wirksamkeiten der unterschiedlichen Strahlenarten und -energien. In der Anlage 18, Teil C, Punkt 1 der Strahlenschutzverordnung sind die Werte der Strahlungswichtungsfaktoren angegeben (StrlSchV 2018). Sie liegen zwischen 1 und 20.

4.4.5 Effektive Dosis

Noch offen ist das Problem, das Gesamtrisiko für einen exponierten Körper unter Beachtung der differenzierten Strahlensensibilität der einzelnen Organe zu berechnen. Hierzu dient die **effektive Dosis** E. Sie ergibt sich als Summe der gewichteten Organäquivalentdosen H_T. Für sie gilt:

$$E = \sum_T w_T \cdot H_T, \quad [E] = \frac{\mathrm{J}}{\mathrm{kg}} = \mathrm{Sv}$$

Die Strahlenempfindlichkeiten werden durch einen zweiten Wichtungsfaktor, den **Gewebewichtungsfaktor** w_T, berücksichtigt (Strahlenschutzverordnung, Anlage 18, Teil C, Punkt 2) (StrlSchV 2018). Er liegt zwischen 0,01 und 0,12. Die Organäquivalentdosiswerte H_T sind über die männliche H_T^M und weibliche H_T^F Referenzperson zu mitteln. Es ist über alle 15 Organe und Gewebe zu summieren.

$$H_T = \frac{H_T^M + H_T^F}{2}$$

Das deutlich schwierigere Problem der Risikoermittlung bei einer inneren Exposition soll hier nicht erläutert werden.

4.4.6 Dosismessgrößen

Die effektive Dosis entzieht sich einem messtechnischen Zugang in der Praxis. Es ist undenkbar, an allen interessierenden Organen der exponierten Personen eine Dosismessung vorzunehmen. Deshalb wurden für die praktische, physikalische Strahlenschutzkontrolle zu den Körperdosisgrößen Dosismessgrößen definiert und auch in Sievert angegeben (Strahlenschutzverordnung, Anlage 18, Teil A) (StrlSchV 2018).

Ortsdosis zur Umgebungsüberwachung:

- **Umgebungsäquivalentdosis** $H^*(10)$: Schätzwert für die effektive Dosis
- **Richtungsäquivalentdosis** $H'(3,\Omega)$: Schätzwert für die Organäquivalentdosis der Augenlinse
- **Richtungsäquivalentdosis** $H'(0{,}07,\Omega)$: Schätzwert für die Organäquivalentdosis der Haut

Ortsdosis ist die gemessene Äquivalentdosis für ICRU-Weichteilgewebe an einem bestimmten Ort im Strahlenfeld.

Personendosis zur individuellen Personenüberwachung:

- **Tiefenpersonendosis** $H_P(10)$: Schätzwert für die effektive Dosis
- **Augenlinsenpersonendosis** $H_P(3)$: Schätzwert für die Organäquivalentdosis der Augenlinse
- **Oberflächenpersonendosis** $H_P(0{,}07)$: Schätzwert für die lokale Organäquivalentdosis der Haut, der Hand.

Personendosis ist die gemessene Äquivalentdosis für ICRU-Weichteilgewebe an der für die Exposition repräsentativen Stelle der Körperoberfläche.

In der gemessenen Äquivalentdosis berücksichtigt ein Qualitätsfaktor Q die unterschiedliche biologische Wirkung von Strahlenart und -energie. Sie ist somit ein Maß für das Strahlenrisiko und wird in Sievert angegeben.

Alle methodischen Ansätze zur Berechnung und Messung in der Strahlenschutzdosimetrie führen mit Absicht und systematisch zu einer Überschätzung des Risikos. So bleibt der praktische Strahlenschutz robust sicher bei den praktischen Anwendungen und auch für künftige, neue Erkenntnisse der Strahlenbiologie.

4.5 Ziele des Strahlenschutzes

Aus den Dosis-Effekt-Beziehungen in Bild 4.1 und in Bild 4.2 lassen sich die Ziele des Strahlenschutzes fachlich begründen. Für die deterministischen Strahlenwirkungen mit ihren organspezifischen Schwellendosen lautet es: „Ausschließen!" Bei beruflich Exponierten und unbeteiligten Dritten (Bevölkerung) sind solche Wirkungen Strahlenschäden und unakzeptabel. Hinreichende Strahlenschutzmaßnahmen verhindern bei den vorangehend genannten Personengruppen mit Sicherheit deren Auftreten. Stochastische Strahlenwirkungen ohne Schwellendosen können nicht verhindert werden. Hier lautet das Ziel: „Begrenzen auf ein tolerables Maß." Dabei ist immer zu beachten, dass es kein Nullrisiko gibt, dass also auch bei eingehaltenen Grenzen ein Strahlenrisiko bleibt.

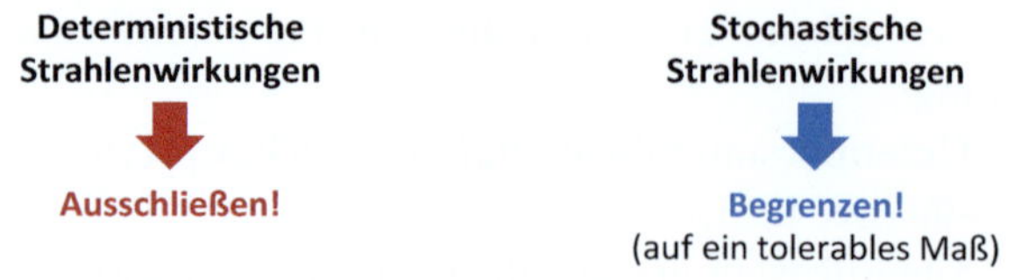

Bild 4.4 Schutzziele

Das Schutzziel deterministischer Strahlenwirkungen ist selbsterklärend: Es ist unter den Schwellendosen zu bleiben. Der Schutz vor den stochastischen Strahlenwirkungen ist komplexer und wird mit Grundsätzen spezifiziert (StrlSchG 2017). Diese leiten sich wie im Folgenden erläutert aus dem Ziel ab.

Begrenzung stochastischer Strahlenwirkungen auf ein tolerables Maß:

- durch Vermeidung der Strahlenanwendung → **Rechtfertigung** (effektivster Grundsatz, spart 100 % der Dosis)
- durch optimale Anwendungsbedingungen, die die Dosis jeder gerechtfertigten Anwendung so klein wie möglich hält → **Optimierung**
- durch gesetzlich festgelegte Grenzwerte für beruflich Exponierte und die Bevölkerung → **Begrenzung**

4.6 Grundsätze des Strahlenschutzes

Rechtfertigung der Anwendung

Die Rechtfertigung einer Strahlenanwendung ist dann gegeben, wenn für die Gesellschaft ein positiver Nettonutzen entsteht oder wenn bei einem exponierten Individuum (z. B. beim Patienten) ein Nutzen für den Einzelnen entsteht. Schematisch kann man dies mit folgender Ungleichung ausdrücken:

$$V > P + X + Y$$

Dabei ist V der Gesamtnutzen, P ist der Aufwand an Material, Personal und anderem, X ist der zusätzliche Aufwand für den Strahlenschutz und Y ist das Schadensäquivalent der biologischen Strahlenwirkung. Nutzen und Aufwendungen werden vergleichbar in Geldwert erfasst. Das Schadensäquivalent manifestiert sich für den Betroffenen in einer Verringerung der Lebensqualität, wenn er erkrankt, und in einer Verringerung der Lebenszeit, wenn er stirbt. Dies sind Naturalkennziffern. Es ist ethisch fragwürdig, Qualität und Quantität eines Menschenlebens als Geldwert bemessen zu wollen. Dies macht aus der simplen Ungleichung ein nichttriviales Problem. Eine Rechtfertigung kann nur unter Nutzung sozialer Bewertungen der vorangegangenen Parameter erfolgen.

Zur individuellen Rechtfertigung medizinscher Strahlenanwendungen bei einem Patienten ist der Nachweis eines positiven Nettonutzens nicht notwendig und auch gar nicht geeignet. Hier ist der Vergleich des Strahlenrisikos mit dem Nutzen bzw. der Vergleich zweier Risiken für die Rechtfertigung einer unmittelbar notwendigen strahlenmedizinischen Maßnahme hinreichend: Das Strahlenrisiko muss kleiner sein als das Risiko des Verzichts auf die strahlenmedizinische Maßnahme. Diese rechtfertigende Indikation ist verantwortliche Aufgabe des anordnenden bzw. durchführenden Arztes.

Optimierung zur Dosisreduktion

Die Optimierung zur Dosisreduzierung ist im § 8 des Strahlenschutzgesetzes geregelt (StrlSchG 2017). Unter der Überschrift „Vermeidung unnötiger Exposition und Dosisreduzierung" wird gefordert, dass jeder, der eine Tätigkeit plant, ausübt oder ausüben lässt, die Exposition unter Beachtung des Standes von Wissenschaft und Technik so gering wie möglich (auch unter den Grenzwerten!) zu halten hat.

Die geforderte Dosisreduktion kann unter Beachtung der Verhältnismäßigkeit der hierzu eingesetzten Mittel in Bild 4.5 veranschaulicht werden. Mit steigender Dosis, mit der Exponierte belastet werden, sinken die Strahlenschutzkosten. Umgekehrt steigen bei immer kleinerer Dosis die Kosten des zusätzlichen Aufwands X für den Strahlenschutz ins Uferlose. Ebenso steigt das Schadensäquivalent Y mit der exponierten Dosis.

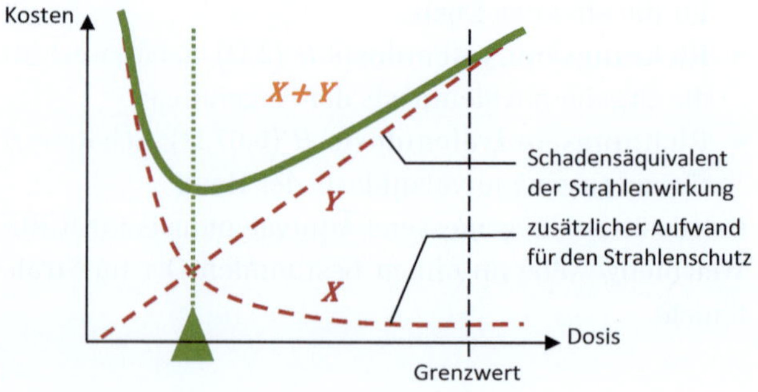

Bild 4.5 Minimierung

Zählt man X und Y zusammen, ergibt sich im gezeigten Verlauf ein Minimum. Hier werden die Mittel effizient eingesetzt und optimal wirksam.

In der beruflichen Exposition ist das Optimierungsgebot dann erfolgreich umgesetzt, wenn sich über alle Exponierten eine Personendosis unter 1/10 des Grenzwertes einstellt. Dies ist in Deutschland seit Jahrzehnten erreicht.

Begrenzung der Exposition

Zur Umsetzung des Grundsatzes der Begrenzung dienen gesetzlich einklagbare Grenzwerte für beruflich Exponierte und die Bevölkerung (StrlSchG 2017). Diese Grenzwerte

- sind Untergrenzen verbotener Dosisbereiche,
- sind keine Obergrenzen erlaubter Dosisbereiche,
- trennen unakzeptable von tolerablen Werten,
- sind nicht als Nullrisiken zu interpretieren,
- können bei ihrer Einhaltung trotzdem Schäden nach sich ziehen,
- verlangen auch bei ihrer Einhaltung eine Dosisminimierung,
- gelten für beruflich Exponierte,
- gelten für die Bevölkerung, und
- gelten nicht für Patienten.

Die Begrenzung muss beide Zielstellungen des Strahlenschutzes berücksichtigen und deshalb sind in den Verordnungen auch zwei Arten von Grenzwerten aufgenommen worden: Die Begrenzung stochastischer Strahlenwirkungen erfolgt über den Grenzwert der effektiven Dosis E für den Ganzkörper. Die in der Übersicht enthaltenen Erhöhungen sind im Einzelfall von der zuständigen Behörde zuzulassen. Zusätzlich sind Grenzwerte für beruflich Exponierte unter 18 Jahren einzuhalten.

Der Ausschluss deterministischer Strahlenwirkungen erfolgt über Grenzwerte der Organäquivalentdosis H_T für einzelne Organe und Körperteile (Tabelle 4.1).

Für die Bevölkerung wurden deutlich geringere Grenzwerte festgelegt (Tabelle 4.2). Sie sind inzwischen kleiner als die mittlere Bevölkerungsexposition aus natürlichen Quellen in Deutschland. Trotzdem ist dies relevant. Es geht hier um eine zusätzliche Exposition aus zivilisatorischen Quellen.

Tabelle 4.2 Grenzwerte der Bevölkerung

Effektive Dosis E		Organäquivalentdosis H_T	
Grenzwert im Kalenderjahr	1 mSv/a	Augenlinse	15 mSv/a
		lokale Hautdosis	50 mSv/a

Alle Grenzwerte sind gleichzeitig einzuhalten. Eine Überschreitung von Grenzwerten der Organäquivalentdosis in den Übersichten ist auch dann unzulässig, wenn die Grenzwerte der effektiven Dosis eingehalten werden.

4.7 Exposition des Menschen

4.7.1 Strahlenquellen

Ständig wird die Erde von kosmischer Strahlung aus dem Weltall getroffen. Stärkste Quelle ist die Sonne. Aus dem Erdinneren stammt die terrestrische Exposition. Darüber hinaus führt eine Reihe von Aktivitäten des Menschen zur Erhöhung dieser Strahlenbelastung aus den natürlichen Quellen. Hinzu kommt, dass der Mensch künstliche Radionuklide zur Nutzung von Kernstrahlen herstellt sowie Einrichtungen zur technischen Erzeugung energiereicher geladener Teilchen und Quanten betreibt. Somit müssen drei Arten von Expositionsquellen differenziert werden, die Bild 4.6 aufzeigt.

Expositionswege

Strahlenquellen außerhalb des Menschen erzeugen eine äußere Exposition, Strahlenquellen innerhalb des Menschen eine innere **Exposition** (Bild 4.7). Beim Auf-

Tabelle 4.1 Grenzwerte beruflich Exponierter

Effektive Dosis E		Organäquivalentdosis H_T	
Grenzwert im Kalenderjahr	20 mSv/a	Augenlinse	20 mSv/a
Ausnahme	50 mSv/a bei 100 mSv/5a	lokale Hautdosis	500 mSv/a
Berufslebensdosis zusätzliche Exposition danach	400 mSv 10 mSv/a	Hände, Unterarme, Füße, Knöchel	500 mSv/a

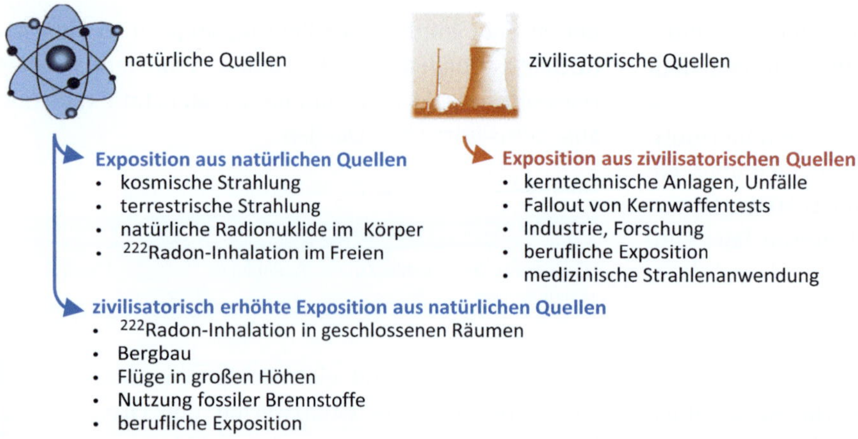

Bild 4.6
Expositionsquellen

enthalt in radioaktiv kontaminierter Atemluft, bei einer Submersion, tritt beides auf: Der Mensch steht in der Strahlenquelle und wird von außen exponiert. Dabei inhaliert er mit der Atemluft die Radioaktivität z. B. vom natürlichen Edelgas ^{222}Rn. Dies führt zu einer inneren Exposition.

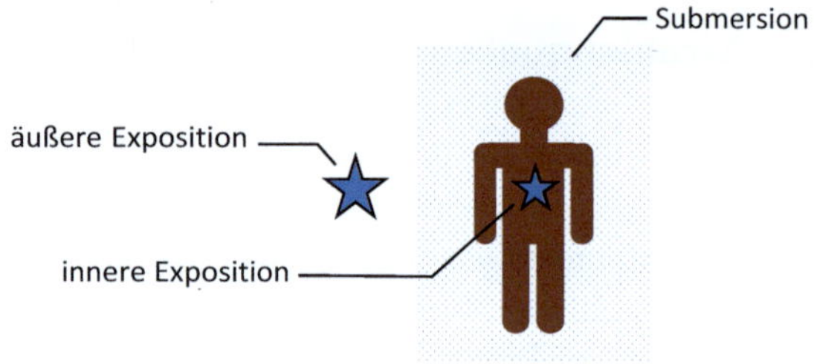

Bild 4.7 Expositionswege

4.7.2 Exposition aus natürlichen Quellen

Die Exposition aus natürlichen Quellen enthält einen äußeren Anteil durch die kosmische (Höhen-)Strahlung und die terrestrische (Boden-)Strahlung (Bild 4.8). Des Weiteren entsteht ein innerer Anteil durch Inkorporation radioaktiver Stoffe über Inhalation und Ingestion. Die Werte zur Umweltradioaktivität und Strahlenbelastung der deutschen Bevölkerung aus allen Quellen und über alle Wege sind in den Jahresberichten des Bundesministeriums für Umwelt, Naturschutz, nukleare Sicherheit und Verbraucherschutz (BMUV) ausführlich veröffentlicht, das ehemals den Namen Bundesministerium für Umwelt, Naturschutz und nukleare Sicherheit (BMU) trug (BMU 2017).

Die äußere kosmische Exposition wird hauptsächlich durch Gammastrahlung von der Sonne verursacht. Weitere äußere Expositionen durch Neutronen und andere Strahlenarten sind sehr klein. In Meereshöhe be-

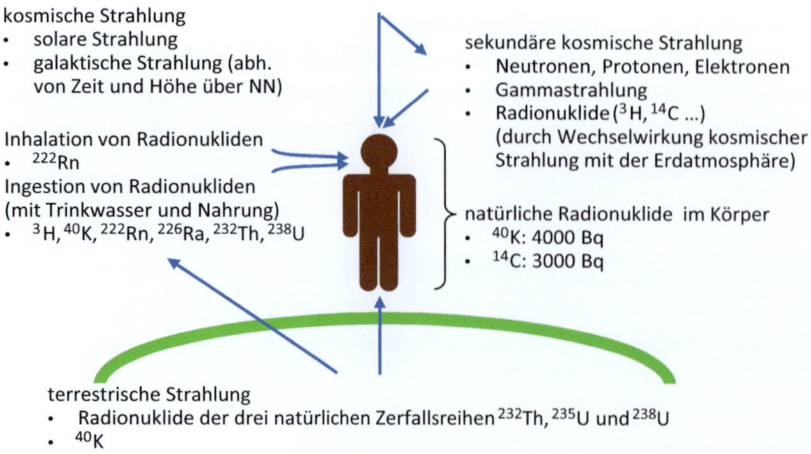

Bild 4.8
Exposition aus natürlichen Quellen

trägt der Anteil der kosmischen Strahlung an der natürlichen Exposition 0,3 mSv/a. Er ist stark abhängig von der Höhe über NN und von der Zeit.

Die äußere terrestrische Exposition wird im Wesentlichen durch die Gammastrahlung des ^{40}K (1,3 Milliarden Jahre Halbwertszeit) und durch die Strahlung der Radionuklide der natürlichen Zerfallsreihen ^{238}U (4,4 Milliarden Jahre Halbwertszeit) und ^{232}Th (14 Milliarden Jahre Halbwertszeit) verursacht. Im Mittel ergibt sich eine effektive Pro-Kopf-Dosis von 0,4 mSv/a. Die natürlichen Radionuklide im Inneren der Erde sind alle wasserlöslich. Sie gelangen in das Grundwasser und in die Nahrungskette. ^{40}K z. B. ist immer im Körper vorhanden.

Da einzelne Anteile der kosmischen Strahlung sehr hohe Energien besitzen, können bei deren Wechselwirkungen in der Atmosphäre auch Kernreaktionen stattfinden. So werden in der Lufthülle der Erde zusätzlich zu den vorhandenen ständig neue Radionuklide (^{3}H, ^{14}C) produziert, die ebenfalls in Trinkwasser und Nahrung gelangen und von allen Lebewesen aufgenommen werden. Die innere Exposition durch Ingestion liefert einen mittleren Beitrag von 0,3 mSv/a.

Von den Töchtern der drei natürlichen Zerfallsreihen ist nur das ^{222}Radon gasförmig. Entsteht es bodennah, dann gelangt es in die Atmosphäre und wird eingeatmet. Beim Aufenthalt im Freien ergibt sich daraus eine mittlere effektive Dosis von ca. 0,2 mSv/a als innere Exposition durch Inhalation.

Durch die Inkorporation von natürlichen Radionukliden wird jeder Mensch selbst zur Strahlenquelle mit einer Aktivität von ca. 4000 Bq allein an ^{40}K.

Zivilisatorisch erhöhte Exposition aus natürlichen Quellen

Lange bevor der Mensch die X-Strahlen oder die Radioaktivität entdeckte, führten verschiedene Tätigkeiten und Lebensweisen zu einer zivilisatorischen Erhöhung der Exposition aus natürlichen Quellen. Hierzu gehören das Wohnen in geschlossenen Räumen, der Bergbau, Flüge in großen Höhen und die Verbrennung von fossilen Energieträgern.

Entscheidend für dieses Strahlenrisiko ist hierbei allein die **Radoninhalation** in geschlossenen Räumen. Das ^{222}Radon kontaminiert bei seiner Emanation aus Erdboden und Baustoffen die Atmosphäre und die Raumluft. Dies führt zu einer inneren Exposition über Inhalation. Alle weiteren Radionuklide, die nach der Umwandlung von Radon in den Zerfallsreihen kommen, sind Schwermetalle und verbleiben in der Lunge. Unter ihnen sind Alphastrahler mit hoher biologischer Wirksamkeit.

Die Radonkonzentration der Bodenluft schwankt in Deutschland zwischen 10 kBq/m^3 und 500 kBq/m^3. Durch abgedichtete Bauwerke, vor allem der Bodenplatten, gelangt meist nur wenig davon in die Luft der Innenräume. Im Mittel ergibt sich durch Radoninhalation beim Aufenthalt in geschlossenen Räumen eine Exposition von 0,9 mSv/a. Dies ist die wesentliche zivilisatorische Erhöhung der Exposition aus natürlichen Quellen (Tabelle 4.3). Im neuen Recht ist der Schutz vor Radon aufgenommen und für Arbeits- und Aufenthaltsplätze geregelt.

Die Exposition aus natürlichen Quellen wird in Deutschland unter anderem mit einem flächendeckenden Messnetz überwacht. Die Werte der Ortsdosisleistung aller 1800 ODL-Messsonden sind unter *https://odlinfo.bfs.de/ODL/DE/themen/was-ist-odl/was-ist-odl_node.html* zugänglich.

II

Tabelle 4.3 Exposition des Menschen aus natürlichen Quellen

Art der Exposition	Mittlere effektive Pro-Kopf-Dosis in mSv/a	
	Natürliche Exposition	Zivilisatorische Erhöhung
Äußere Exposition 1. kosmische Strahlung in Meereshöhe 2. terrestrische Strahlung	 0,3 0,4	
Innere Exposition 1. Ingestion 2. Inhalation von Radon im Freien (5 h/d) 3. Inhalation von Radon in Gebäuden (19 h/d)	 0,3 0,2 	 0,9 **2.** und **3.** → Radon: 1,1
Summen:	1,2	0,9
Gesamt:	2,1	

Wird die Expositionserhöhung über 1 mSv/a aus natürlichen Quellen beruflich verursacht, so zählt sie als berufliche Exposition und ist zu überwachen. Aus gemessenen Werten der Personendosis bzw. der Ortsdosis wurde 2016 bei 42 000 Personen des fliegenden Personals und an 374 Radonbelasteten die Körperdosis zu ermittelt.

II

4.7.3 Exposition aus zivilisatorischen Quellen

Bei der Exposition aus zivilisatorischen Quellen steht zuerst die Kerntechnik im Interesse und in Deutschland vor allem in der Kritik, nicht zuletzt wegen der beiden Unfälle von Tschernobyl und Fukushima. Die für 2016 aus den Jahresaktivitätsableitungen radioaktiver Stoffe ermittelten Werte der Bevölkerungsexposition haben die in der Strahlenschutzverordnung festgelegten Dosisgrenzwerte nicht überschritten. Sie betragen bei der effektiven Dosis und bei den einzelnen Organäquivalentdosen weniger als 10 % der Dosisgrenzwerte. Der Beitrag der kerntechnischen Anlagen in Deutschland und im angrenzenden Ausland zur mittleren effektiven Pro-Kopf-Dosis der Bevölkerung liegt im letzten Jahresbericht (BMU 2017) unter 0,01 mSv/a.
Im Jahr 2016 nahm die Strahlenbelastung infolge des Reaktorunfalls von Tschernobyl weiter geringfügig ab. Sie lag damit deutlich unter 1 % der natürlichen Exposition und wird fast vollständig durch die Bodenstrahlung von ^{137}Cs verursacht. Die mittlere effektive Dosis durch mit der Nahrung aufgenommenes radioaktives Cäsium für das Jahr 2016 beträgt geschätzt nur 0,001 mSv. In Süddeutschland kann diese Exposition um eine Größenordnung höher sein. Insbesondere Wildschweinfleisch überschreitet weiterhin in einigen Fällen den zulässigen Höchstwert der ^{137}Cs Kontamination von 600 Bq/kg. Insgesamt liegt der weiter abnehmende Anteil bei 0,01 mSv/a (BMU 2017).
Von 1945 bis 1980 wurde eine große Anzahl von Kernwaffenversuchen durchgeführt, die einen bis heute anhaltenden Fallout von radioaktiven Stoffen verursacht haben. Er ist, vor allem nach dem Teststoppabkommen, stetig zurückgegangen und liegt gegenwärtig in Deutschland unter 0,01 mSv/a (BMU 2017).
In Industrie und Forschung werden bei technischen Prozessen Quellen ionisierender Strahlung zur Messung und Steuerung oder zur Qualitätskontrolle sowie in der zerstörungsfreien Materialprüfung eingesetzt. Hohe Dosen werden zur Gammasterilisation medizinischer Einmalgebrauchsartikel (→ Kap. B VII 5) genutzt. In starken Neutronenfeldern werden Halbleiter dotiert. Zur Forschung werden Kernreaktoren betrieben. Mit deren Neutronenfeldern können z. B. Mutationen experimentell erzeugt und langlebige Abfälle von Kernkraftwerken in kurzlebige umgewandelt werden. Große Beschleuniger dienen der physikalischen Grundlagenforschung. So werden in Industrie und Forschung umfangreich künstliche radioaktive Stoffe und Einrichtungen zur Erzeugung ionisierender Strahlung eingesetzt. Die mittlere effektive Dosis, die aus diesen Anwendungen resultiert, liegt als Bevölkerungsdosis unter 0,01 mSv/a.

4.7.4 Berufliche Exposition

Personen, die in Bereichen mit erhöhter Strahlung arbeiten und deren Personendosis den Grenzwert der Bevölkerung von 1 mSv/a übersteigen kann, erhalten eine berufliche Exposition aus zivilisatorischen Quellen und unterliegen der Strahlenschutzüberwachung. Dies betraf in Deutschland im Jahr 2016 ca. 410 000 Personen. Der Großteil der beruflich exponierten Personen wurde mit Dosimetern überwacht. Die mittlere Jahresdosis aller Überwachten liegt bei 0,06 mSv/a. Bei der Beurteilung dieses Mittelwerts ist jedoch zu beachten, dass bei 87 % der Überwachten die Dosis so niedrig war, dass sie unterhalb der Empfindlichkeitsgrenze der Dosimeter lag und mit null bewertet wurde. Verteilt auf die Gesamtbevölkerung ergibt sich eine Pro-Kopf-Dosis von 0,01 mSv/a.

4.7.5 Medizinische Exposition

Die Medizin liefert mit Abstand den größten Anteil der Bevölkerungsexposition aus zivilisatorischen Quellen. In der DDR ließ sich der Leistungsumfang der Röntgendiagnostik (→ Kap. B II 2.1) aus dem Filmverbrauch berechnen. In den alten Bundesländern und im wiedervereinigten Deutschland kann dies nur grob geschätzt werden. Den Verlauf dieser Werte zeigt Bild 4.9.
Nicht zuletzt die Steigerung von ca. 3 % pro Jahr, die sich nicht mit einem objektiv höheren Bedarf erklären ließ, führte zur Novellierung der Röntgenverordnung 1987 und zu Restriktionen im Zusammenhang mit der medizinischen Anwendung der Röntgenstrahlen. Es wurden alte Bildwandler ausgetauscht und durch solche mit höherer Empfindlichkeit ersetzt. Die physikalisch-technische und die ärztliche Qualitätskontrolle

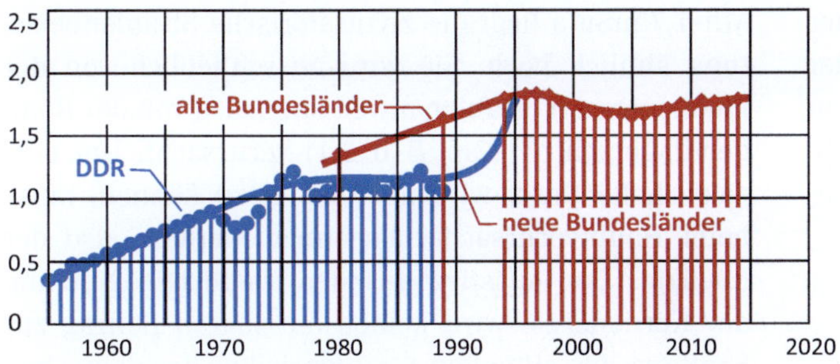

Bild 4.9
Röntgenleistungen pro Jahr und Einwohner (Quelle: BMU 2007, Angerstein 1994)

II

wurden eingeführt. Die strenge Indikationsstellung von fachkundigen Ärzten wurde zwingend gefordert. Der Punktwert zur Abrechnung von Röntgenleistungen wurde verringert.

Seit Mitte der 1990er-Jahre hat sich der Leistungsumfang zwischen 1,6 und 1,8 Untersuchungen pro Jahr und Einwohner eingepegelt. Trotzdem ist die effektive Dosis gestiegen, weil die dosisintensiven Verfahren wie CT weiter zunehmen. Für Deutschland wurde 2014 eine Gesamtzahl von 140 Millionen Röntgenanwendungen abgeschätzt. Ohne die Zahnmedizin bleiben 83 Millionen (BMU 2017).

Ohne Zahnaufnahmen (→ Kap. B II 2.3), die bei einem Leistungsanteil von 40 % nur 0,4 % Anteil zur Dosis liefern, verursachen Skelett und Thorax mit ¾ des Leistungsumfangs nur 12 % der Exposition (Bild 4.10). Durch bessere, heute durchgehend digitale Röntgenbildwandler hat sich die Patientendosis drastisch verringert. Genauso wirkten sich die Maßnahmen zur technischen und ärztlichen Qualitätssicherung aus. Nicht zuletzt helfen diagnostische Referenzwerte, die Umsetzung der Dosisminimierung auch quantitativ zu kontrollieren.

Die auch im internationalen Vergleich hohe kollektive effektive Dosis der Röntgendiagnostik geht vorrangig auf das Konto der Computertomografie (→ Kap. B II 2.3). Darauf hat die Industrie reagiert. Nach Ausschöpfung aller technischen Möglichkeiten zur Beschränkung der Dosis wurden neue mathematische Methoden zur Querschnittsrekonstruktion genutzt. Diese unterdrücken das Rauschen. Bei gleicher Bildgüte können um 30 % der Dosis eingespart werden.

Die typischen Werte der effektiven Dosis ausgewählter Röntgenmaßnahmen aus dem Jahresbericht 2017 des Bundesministeriums für Umwelt, Naturschutz und nukleare Sicherheit (BMU) erstrecken sich über mehrere Dekaden (BMU 2017). Extremitäten liegen im Bereich von 0,01 mSv. Ein CT des Abdomens erreicht über 10 mSv. Das ist ein Verhältnis von immerhin 1 : 1000. Insgesamt ergibt sich eine kollektive effektive Dosis von 1,6 mSv pro Kopf und Jahr für die Röntgenmaßnahmen. Dies ist mit Abstand der größte Anteil der Exposition der deutschen Bevölkerung überhaupt.

In der Nuklearmedizin (→ Kap. B II 2.5) wurden zwischen 2010 und 2014 in Deutschland pro Jahr etwa 2,5 Millionen nuklearmedizinische Untersuchungen durchgeführt. Am häufigsten waren Szintigrafien bzw. Einzelphotonen-Emissionscomputertomografien (SPECT) der Schilddrüse (→ Kap. A 15.3.4.3.5) und des Skeletts (→ Kap. A 16.5.4.6), gefolgt von Myokard-Untersuchungen (→ Kap. A 4.4.3.6). Die kollektive effektive Dosis beträgt 0,1 mSv pro Kopf und Jahr.

Die in der Strahlentherapie erforderlichen hohen Dosen bei den kleinen Zahlen von 390 000 Patienten haben immer zum Ziel, absichtlich herbeigeführte, therapeutisch erwünschte, also deterministische (!) Strahlenwirkungen hervorzurufen. Das Konzept der Er-

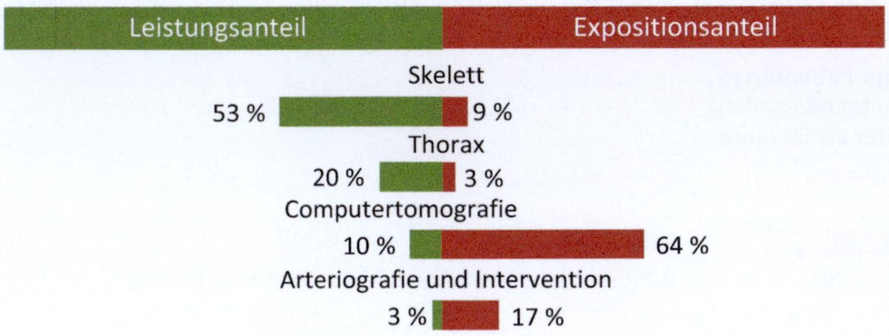

Bild 4.10
Leistungs- und Expositionsanteil der Röntgendiagnostik (Quelle: BMU 2017)

mittlung eines Strahlenrisikos infolge stochastischer Strahlenwirkungen für die Bevölkerung mithilfe der effektiven Dosis ist hier nicht anwendbar. Aus diesem Grunde finden die Patientenexpositionen in der Strahlentherapie keine Berücksichtigung bei der Abschätzung eines Beitrags zum Bevölkerungsrisiko.

4.7.6 Risikobewertung

Die Werte im Jahresbericht 2017 des Bundesministeriums für Umwelt, Naturschutz und nukleare Sicherheit (BMU) zeigen, dass allein durch die Radoninhalation beim Aufenthalt in Gebäuden die Exposition aus natürlichen Quellen fast verdoppelt wird (BMU 2017, siehe Bild 4.11). Die Summe aus natürlicher und zivilisatorisch erhöhter Exposition aus natürlichen Quellen beträgt 2,1 mSv/a im Mittel pro Person und Jahr.

Mit 1,7 mSv/a liegt die zivilisatorische Strahlenbelastung ähnlich hoch. Sie wird ausschließlich von der medizinischen Strahlenanwendung, also von der Röntgendiagnostik (→ Kap. B II 2.1) verursacht. Um eine solch hohe Dosis wirksam senken zu können, muss beim Hauptverursacher begonnen werden, also der Medizin. Der Ausstieg aus der friedlichen Nutzung der Kernenergie wird keinen messbaren Beitrag zur Senkung des aktuellen Strahlenrisikos der deutschen Bevölkerung leisten.

Seit Jahren wird versucht, die Altersverteilung der Patienten in der Röntgendiagnostik repräsentativ zu ermitteln. Die wenigen Ergebnisse aus dem stationären Bereich zeigen, dass die effektive Pro-Kopf-Dosis das Risiko überschätzt. Deutlich mehr als die Hälfte der Patienten ist älter als 60 Jahre. Ihr Risikokoeffizient liegt höchstens bei ca. 2 %/Sv und nicht bei 5 %/Sv (Bild 4.12). Wird damit altersabhängig korrigiert, so ist das von der Röntgendiagnostik verursachte Bevölkerungsrisiko un-

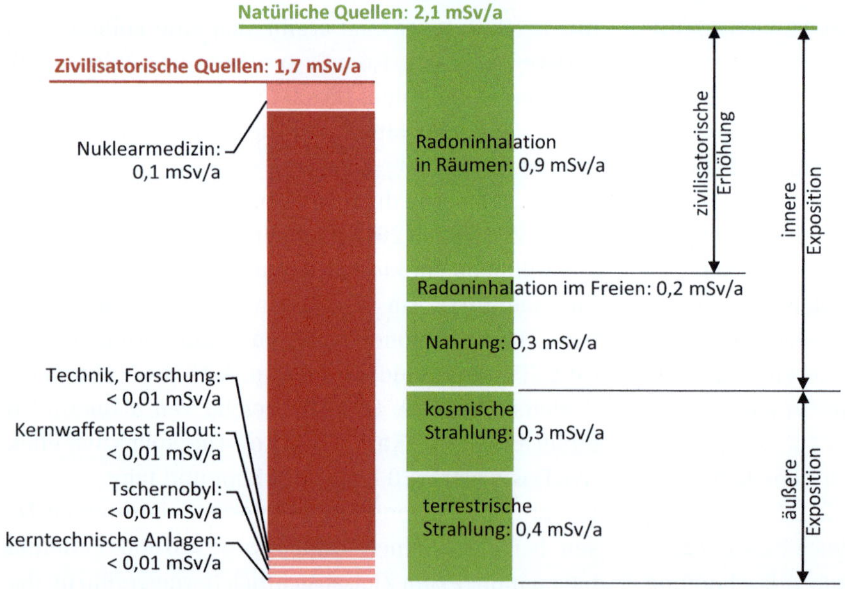

Bild 4.11
Effektive Dosis pro Kopf und Jahr (Quelle: BMU 2017)

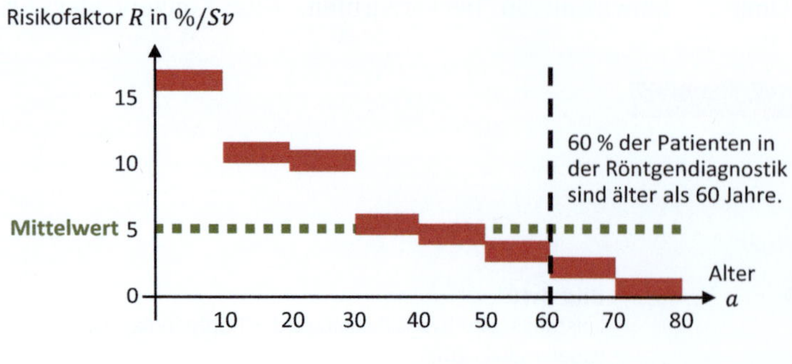

Bild 4.12
Altersabhängigkeit Risikofaktor (nach ICRP 1991)

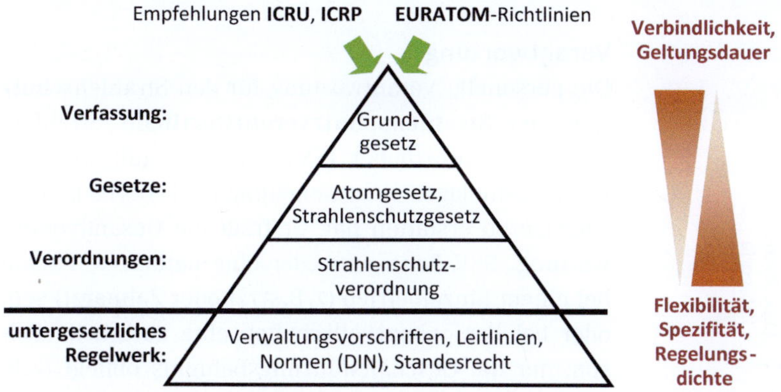

Bild 4.13
Normenpyramide (nach Keller/Frey 2020)

gefähr halb so groß, wie es die 1,6 mSv vortäuschen. Die Röntgendiagnostik in Deutschland führt nicht vorrangig zu einem Risikoproblem. Der hohe Leistungsumfang wird eher mittelfristig zu einem Finanzierungsproblem werden.

Wenn der Leistungsumfang der Röntgendiagnostik bei den vorwiegend älteren Patienten nicht zu einem hohen Bevölkerungsrisiko führt, so sind selbst bei deutlich kleineren Häufigkeiten Strahlenanwendungen in jungen Altersgruppen viel kritischer zu bewerten. Kinder und heranwachsende Jugendliche haben ein mehrfach höheres Strahlenrisiko im Vergleich mit dem Mittelwert. Bei jungen Patienten ist jede rechtfertigende Indikation besonders sorgfältig und kritisch zu stellen. Um nicht zuletzt dies zu sichern, werden Radiologen in Deutschland in einer dreijährigen Zusatzausbildung in Kinderradiologie geschult. Aktuell ist deren Anzahl aber viel zu gering.

4.8 Rechtsgrundlagen und Organisation des Strahlenschutzes

Rechtsgrundsatz

Jeder Umgang mit radioaktiven Stoffen und die Erzeugung und Anwendung ionisierender Strahlung unterliegt in der Bundesrepublik Deutschland der staatlichen Kontrolle. So gilt bis auf festgelegte Ausnahmen eine strikte Genehmigungs- bzw. Anzeigebedürftigkeit. Der Rechtsgrundsatz im Strahlenschutz legt somit fest, dass ohne eine staatliche Erlaubnis eine entsprechende Tätigkeit grundsätzlich verboten ist. Die Genehmigungsvoraussetzungen personeller, materieller und organisatorischer Art sind explizit aufgeführt und für jeden Anwender auf Antrag in einem Verfahren von der zuständigen Genehmigungsbehörde zu prüfen.

Normenpyramide

Rechtsgrundlagen zum Strahlenschutz sind in allen Ebenen der Normenpyramide verteilt (Bild 4.13). Deutschland ist als EU-Mitglied verpflichtet, die EURATOM-Richtlinien als Mindestanforderungen in nationales Recht zu übernehmen.

Am 27. Juni 2017 wurde das „Gesetz zur Neuordnung des Rechts zum Schutz vor der schädlichen Wirkung ionisierender Strahlung" in Kraft gesetzt. Artikel 1 ist das Gesetz zum Schutz vor der schädlichen Wirkung ionisierender Strahlung (StrlSchG 2017). Mit konkreten Hinweisen zur Umsetzung des **Strahlenschutzgesetzes** wurde dann am 29.11.2018 die **Strahlenschutzverordnung** in Kraft gesetzt (StrlSchV 2018). Beide Rechtsvorschriften gelten für medizinische Anwendungen seit dem 31.12.2018.

Systematik des Strahlenschutzes

Sowohl das Strahlenschutzgesetz als auch die Strahlenschutzverordnung folgen derselben inneren Systematik. Sie lässt sich anhand des in Bild 4.14 dargestellten dreidimensionalen Modells erkennen. Es verweist auf die Strahlenschutzgrundsätze, die Personengruppen (Expositionskategorien), auf die diese Grundsätze anzuwenden sind, und auf drei unterschiedliche Expositionssituationen.

II

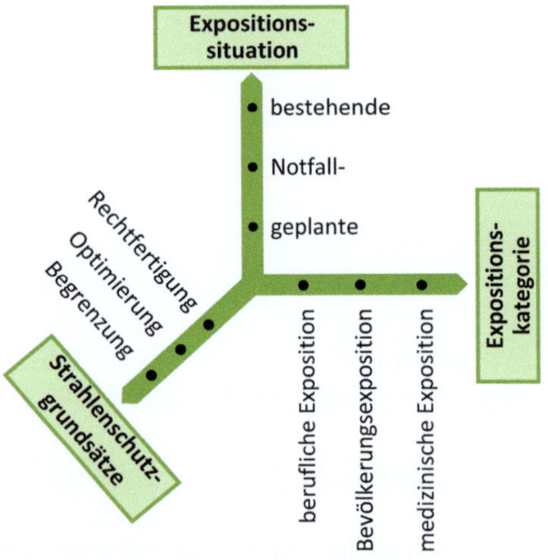

Bild 4.14 Systematik des Strahlenschutzrechts

Anwendungsbereiche

Der personelle Anwendungsbereich trifft alle Menschen, nicht nur Anwender wie beruflich Exponierte, Strahlenschutzverantwortliche, Strahlenschutzbeauftragte oder andere. Der sachliche Anwendungsbereich ist nicht mehr aufgeteilt wie früher bei der Röntgenverordnung und der (alten) Strahlenschutzverordnung. Unter dem Begriff Strahlenquellen sind alle Arten zusammengefasst. Die in der Medizin genutzten sind in der folgenden Aufzählung hervorgehoben:

Radioaktive Stoffe (→ Kap. B II 2.5 und Kap. B II 3.3)

- Kernbrennstoffe
- **sonstige radioaktive Stoffe:**
  - **umschlossene**
  - **offene**
  - hochradioaktive

Beschleunigung geladener Teilchen (→ Kap. B II 3.1.3)

- Anlagen zur Erzeugung ionisierender Strahlung (Teilchen- und Photonenstrahlung > 5 keV)
  - **Elektronenbeschleuniger**
  - **Ionenbeschleuniger**
  - Plasmaanlagen und andere
- **Röntgeneinrichtungen** (beschleunigte Elektronen 5 keV - 1 MeV)
- Störstrahler

Verantwortung

Die personelle Verantwortung für den Strahlenschutz trägt der **Strahlenschutzverantwortliche**. Strahlenschutzverantwortlicher (SSV) ist, wer aufgrund der Rechtsgrundlagen einer Genehmigung bedarf oder eine Anzeige zu erstatten hat. Er trägt die Gesamtverantwortung. SSV kann entweder eine natürliche Person bei einem Einzelbetrieb (z. B. Arzt oder Zahnarzt) sein oder bei Personengesellschaften eine natürliche Person, der die Geschäftsführungsbefugnis obliegt (z. B. Gemeinschaftspraxen), oder es ist eine juristische Person des Privatrechts (z. B. Aktiengesellschaft, Gesellschaft mit beschränkter Haftung) bzw. des öffentlichen Rechts (z. B. Bund, Land, Anstalt). Bei juristischen Personen sowie Personengesellschaften werden die Aufgaben des SSV von einer zur Vertretung berechtigten natürlichen Person wahrgenommen. Entscheidend ist, dass der SSV unternehmerische Verantwortung trägt und im Sinne einer Geschäftsführungsbefugnis über alle Ressourcen uneingeschränkt und verantwortlich verfügt und zudem ein Außenvertretungsrecht hat.

Kann der SSV nicht selbst alle Pflichten und Aufgaben des Strahlenschutzes wahrnehmen, z. B. wegen fehlender Fachkunde, so hat er die erforderliche Anzahl fachkundiger Personen zu **Strahlenschutzbeauftragten** (SSB) zu bestellen. Nur dann, wenn z. B. ein Strahlenschutzverantwortlicher in einem kleinen Betrieb (niedergelassener, fachkundiger Radiologe oder Teilradiologe) seine Verantwortung selbst fachkundig und vollständig wahrnehmen kann, müssen von ihm keine Strahlenschutzbeauftragten bestellt werden.

Der Strahlenschutzverantwortliche hat gegenüber dem Strahlenschutzbeauftragten eine Informationspflicht bezüglich aller den Strahlenschutz betreffenden Sachverhalte (Bild 4.15). Der Strahlenschutzbeauftragte hat die Pflicht, Mängel im Strahlenschutzregime unverzüglich mitzuteilen und Lösungsvorschläge vorzubereiten. Er ist in seiner Tätigkeit durch ein Benachteiligungsverbot geschützt.

Strahlenschutzbeauftragte sind in Wahrnehmung ihrer Pflichten im Strahlenschutz nur dem Strahlenschutzverantwortlichen unterstellt und alle in gleicher Weise. Es gibt keine Hierarchie bei mehreren bestellten Strahlenschutzbeauftragten.

Das Strahlenschutzgesetz sieht ein Konfliktlösungsmodell vor. Falls der Strahlenschutzverantwortliche berechtigte Lösungsvorschläge des Strahlenschutzbeauftragten ablehnt, so hat er dies schriftlich zu tun und nachrichtlich der zuständigen Behörde und der Per-

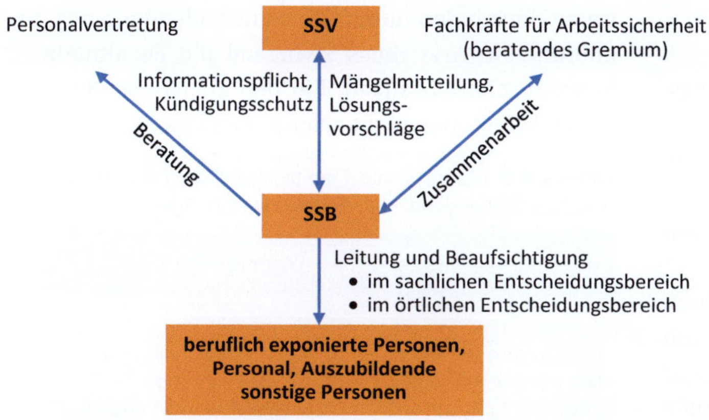

Bild 4.15
Strahlenschutzverantwortlicher und -beauftragter (nach Keller/Frey 2020)

sonalvertretung mitzuteilen. Wenn sich der Strahlenschutzbeauftragte mit dem Strahlenschutzverantwortlichen über eine Mängelbeseitigung nicht einigen kann und die Mitteilung des Strahlenschutzverantwortlichen über diesen Tatbestand an die Behörde unterbleibt (§ 71 Abs. 2 StrlSchG), ist für den Strahlenschutzbeauftragten aber auch der direkte Kontakt zur Aufsichtsbehörde möglich.

4.9 Rechtsgrundlagen zur Strahlenanwendung am Menschen

Besonderheiten

Die Rechtsgrundlagen zur Strahlenanwendung am Menschen resultieren aus der Besonderheit, dass hier eine eigene Expositionskategorie (medizinische Exposition) und eine eigene Personengruppe (Patienten) generiert werden. Sie werden vorsätzlich (!) einem Strahlenrisiko ausgesetzt. Bei der Diagnostik ist die Strahlenwirkung eine schädigende Nebenwirkung. Allein die Röntgendiagnostik erzeugt fast das gesamte Strahlenrisiko der deutschen Bevölkerung. Im Vergleich mit beruflich Exponierten und der Bevölkerung ist der Patient nicht durch alle Grundsätze geschützt: Für ihn existieren keine Grenzwerte. So fordert das Recht bei der Strahlenanwendung am Menschen besondere Maßnahmen zur Umsetzung von Zielen und Grundsätzen im Strahlenschutz.

Genehmigung

Dies beginnt mit der Vorabkontrolle. Tätigkeiten unter Nutzung ionisierender Strahlen oder radioaktiver Stoffe bedürfen immer der Erlaubnis (Tabelle 4.4). Mit der Absicht, eine solche Tätigkeit aufzunehmen, entsteht für den künftigen Anwender die Pflicht, ein behördliches Verfahren einzuleiten. Dessen Umfang orientiert sich am zu erwartenden Risiko.

Tabelle 4.4 Strahlenquellen und entsprechende Genehmigungserfordernis

Strahlenquellen	Genehmigungserfordernis
offene Radionuklide in der Nuklearmedizin (→ Kap. B II 2.5 und Kap. B II 3.3)	Umgang
umschlossene Radionuklide (→ Kap. B II 2.5 und Kap. B II 3.3)	Umgang
Anlagen zur Erzeugung ionisierender Strahlung (→ Kap. B II 3.1.3) ■ Linearbeschleuniger (Medizinprodukt) ■ andere (Zyklotron)	 ■ Betrieb ■ Errichtung, Betrieb
Röntgentherapieeinrichtungen	
Röntgendiagnostikeinrichtungen (→ Kap. B II 2) ■ Teleradiologie ■ Früherkennung ■ im mobilen Röntgenraum ■ außerhalb vom Röntgenraum	 ■ Betrieb ■ Betrieb ■ Betrieb ■ Betrieb

II

Genehmigungen werden erteilt, wenn
- der Antragsteller zuverlässig ist,
- die bestellten Strahlenschutzbeauftragten zuverlässig sind, die Fachkunde im Strahlenschutz besitzen und über die erforderlichen Befugnisse verfügen, und
- das notwendige Personal in hinreichender Anzahl vorhanden ist.

Bei Anwendungen am Menschen wird die Genehmigung nur erteilt, wenn der Antragsteller oder der von ihm bestellte Strahlenschutzbeauftragte als Arzt oder Zahnarzt approbiert oder ihm die vorübergehende Ausübung des ärztlichen oder zahnärztlichen Berufs erlaubt ist. Für den Antragsteller besteht ein Rechtsanspruch auf die Genehmigung, wenn er alle Voraussetzungen nachweist.

Anzeige

Röntgendiagnostikeinrichtungen werden in großer Anzahl betrieben. Circa 60 000 Röntgenstrahler befinden sich im deutschen Gesundheitswesen im Einsatz. So sind diese und deren zu erbringende Voraussetzungen zum Betrieb extra gefasst und formal nicht Teil der Einrichtungen zur Erzeugung ionisierender Strahlung.

Außerdem sind sie gleichzeitig Medizinprodukte mit CE-Kennzeichen und werden vor dem Inverkehrbringen besonders geprüft (einschließlich der Anforderungen im Strahlenschutz). So reicht es aus, wenn der Betrieb spätestens vier Wochen vor dem beabsichtigten Tätigkeitsbeginn der zuständigen Behörde angezeigt wird. Nach Ablauf der Frist von vier Wochen kann der Anzeigende die Röntgeneinrichtung auch ohne Rückmeldung der Behörde betreiben.

Die vorherige Errichtung solcher Röntgendiagnostikeinrichtungen ist genehmigungs- und anzeigefrei.

Rechtfertigende Indikation zur medizinischen Anwendung

Im Strahlenschutzgesetz ist die **rechtfertigende Indikationsstellung** individuell für jeden einzelnen Patienten und für jede einzelne Strahlenanwendung vorgeschrieben. Konkrete Anforderungen werden in den §§ 119 bis 123 StrlSchV für alle Anwendungen der Röntgendiagnostik, Strahlentherapie und Nuklearmedizin geregelt (StrlSchV 2018).

Hierbei ist zu unterscheiden zwischen dem Arzt, der einen Patienten mit einer medizinischen Indikation zu einer Strahlenanwendung überweist (überweisender Arzt), und dem Arzt, der die Anwendung anordnet und unter Umständen durchführt (anwendender Arzt). Der anordnende Arzt muss zwingend die Fachkunde im Strahlenschutz besitzen. Für den überweisenden Arzt ist die Fachkunde nicht erforderlich (Tabelle 4.5).

Tabelle 4.5 Unterscheidung der fachkundlichen Anforderungen zwischen überweisendem und anwendendem Arzt

überweisender Arzt (Hausarzt)		anwendender Arzt (Radiologe, Teilradiologe)
↓		↓
medizinische Indikation (Fachkunde nicht erforderlich)	→	rechtfertigende Indikation: ■ nur mit Fachkunde ■ persönlich vor Ort anwesend ■ Beachtung diagnostischer Referenzwerte ■ Berücksichtigung dosissparender oder nicht radiologischer Alternativmethoden ■ besondere Rechtfertigung bei gebärfähigen, schwangeren und stillenden Personen

Als Voraussetzung für die gewünschte Strahlenanwendung hat der anwendende Arzt die medizinische Indikation des überweisenden Arztes aus radiologischer Sicht zu rechtfertigen. Dabei muss der ärztliche Kontakt zum Patienten vor Ort unmittelbar gewährleistet sein (Ausnahme: Teleradiologie). Alternative Verfahren, die ohne oder mit weniger Strahlung zum gleichen Ergebnis führen, sind zu berücksichtigen. Von Fall zu Fall ist zum Informationsgewinn eine Konsultation des überweisenden Arztes erforderlich. Bei bestehender oder nicht auszuschließender Schwangerschaft ist die Dringlichkeit der Anwendung zu prüfen und die Patienten sind zu früheren Strahlenanwendungen zu befragen.

Kenntnisse und Fachkunde im Strahlenschutz

Kenntnisse im Strahlenschutz bzw. die Fachkunde im Strahlenschutz gehören zu den wichtigsten personellen Genehmigungsvoraussetzungen, auch und besonders für die medizinische Anwendung von ionisierenden Strahlen am Menschen.

Die erforderlichen Kenntnisse im Strahlenschutz beinhalten je nach Tätigkeitsbereich unterschiedliches Grundlagenwissen bei der Anwendung von ionisierender Strahlung am Menschen. Die Kenntnisse werden in der Regel durch eine für das jeweilige Anwendungsgebiet geeignete Einweisung (z. B. in Form eines Kurses) und praktische Erfahrungen erworben. Sie werden von der zuständigen Stelle im Land geprüft und bescheinigt.

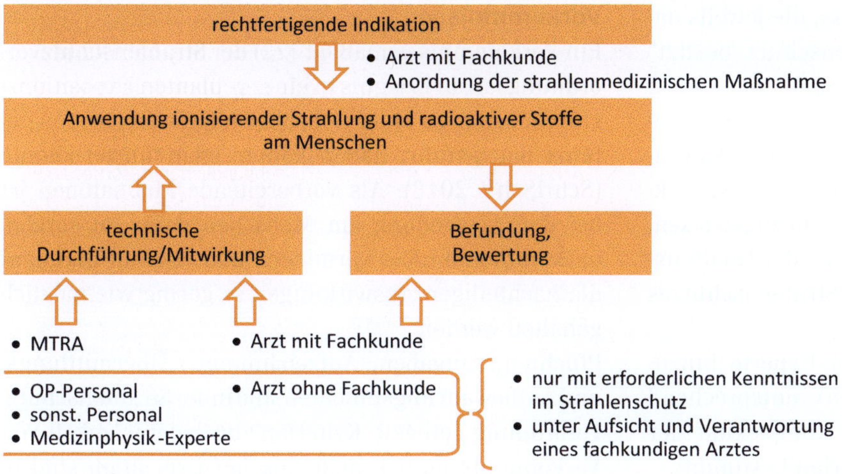

Bild 4.16
Berechtigte Personen

Der Erwerb der erforderlichen Fachkunde im Strahlenschutz erfordert eine für den jeweiligen Anwendungsbereich geeignete Berufsausbildung (z. B. ärztliche Approbation). Die Fachkunde selbst beinhaltet Sachkunde (d. h. Berufserfahrung) und den Nachweis des Besuchs geeigneter Strahlenschutzkurse.

Sachkunde setzt Erfahrung bei der Anordnung von Strahlenanwendungen (rechtfertigende Indikation), der technischen Durchführung und der Beurteilung der Ergebnisse unter besonderer Beachtung des Strahlenschutzes voraus. Sie wird unter ständiger Aufsicht und Verantwortung eines Arztes erworben, der auf dem betreffenden Anwendungsgebiet die Fachkunde im Strahlenschutz besitzt. Voraussetzung ist dabei, dass die Auszubildenden bereits Kenntnisse im Strahlenschutz erworben haben und eine ausreichende Zahl von Anwendungen und eine ausreichende Ausbildungszeit nachweisen können.

Die Fachkunde und Kenntnisse gelten nur fort, wenn sie mindestens alle fünf Jahre durch eine erfolgreiche Teilnahme an anerkannten Kursen aktualisiert oder mit Zustimmung der Behörde die Aktualisierung auf andere geeignete Weise nachgewiesen wird.

Berechtigte Personen

Zu deren Aufgaben gehört die Anordnung der Anwendung als rechtfertigende Indikation, die technische Durchführung und die Bewertung bzw. Befundung des Ergebnisses. Die technische Durchführung und die Bewertung der Anwendungen sind nur durch fachkundige Ärzte möglich, können jedoch auch von einem Arzt ohne Fachkunde mit Kenntnissen im Strahlenschutz unter ständiger Aufsicht und Verantwortung eines Arztes mit der erforderlichen Fachkunde erfolgen (Bild 4.16).

Die technische Durchführung bei der Anwendung ionisierender Strahlung und radioaktiver Stoffe kann des Weiteren durch folgende Personen vorgenommen werden (§ 145 StrlSchV):

- Personen mit einer Erlaubnis nach § 1 Nr. 2 des MTA-Gesetzes, d. h. MTRA
- Personen mit einer staatlich geregelten, staatlich anerkannten oder staatlich überwachten abgeschlossenen Ausbildung, wenn die technische Durchführung Gegenstand ihrer Ausbildung und Prüfung war und sie die erforderliche Fachkunde im Strahlenschutz besitzen
- Personen, die sich in einer die erforderlichen Voraussetzungen zur technischen Durchführung vermittelnden beruflichen Ausbildung befinden, unter ständiger Aufsicht und Verantwortung eines Arztes mit der Fachkunde, wenn sie die erforderlichen Kenntnisse im Strahlenschutz besitzen
- Personen mit einer abgeschlossenen sonstigen medizinischen Ausbildung unter ständiger Aufsicht und Verantwortung eines Arztes mit Fachkunde, wenn sie die erforderlichen Kenntnisse im Strahlenschutz besitzen
- Medizinphysik-Experten, wenn sie unter ständiger Aufsicht und Verantwortung eines Arztes mit Fachkunde tätig sind

Medizinphysik-Experte

Der **Medizinphysik-Experte** ist in § 5 (24) definiert als „Person mit Masterabschluss in medizinischer Physik oder eine in medizinischer Physik gleichwertig ausgebildete Person mit Hochschulabschluss, die jeweils die erforderliche Fachkunde im Strahlenschutz besitzt" (StrlSchG 2017). Seine Aufgaben sind mit § 132 StrlSchV genauer umrissen (StrlSchV 2018). Dem Medizinphysik-Experten wird, soweit er bei einer Anwendung am Menschen hinzuzuziehen ist, ganz ausdrücklich die Verantwortung für die Dosimetrie zugewiesen. Darüber hinaus soll er insbesondere bei der Qualitätssicherung und der Optimierung des Strahlenschutzes mitwirken.

II

In welchem Maße der Medizinphysik-Experte hinzuzuziehen ist, wird durch § 131 StrSchV entsprechend dem radiologischen Risiko und der Komplexität der Strahlenanwendungen in drei Kategorien bestimmt:

- zur engen Mitarbeit im Falle einer Behandlung mit radioaktiven Stoffen oder ionisierender Strahlung, der ein individueller Bestrahlungsplan zugrunde liegt
- zur Mitarbeit im Falle standardisierter Behandlungen mit radioaktiven Stoffen oder ionisierender Strahlung, bei Untersuchungen mit offenen radioaktiven Stoffen oder bei dosisintensiven Röntgenuntersuchungen wie CT oder Interventionen mit Durchleuchtung
- zur Beratung in allen anderen Fällen

Anwendungsgrundsätze, Beschränkung der Exposition

Die durch Anwendungen ionisierender Strahlung am Menschen bedingte Strahlenexposition ist so weit einzuschränken, wie dies mit den Erfordernissen der medizinischen Wissenschaft vereinbar ist. Schwangere und stillende Frauen sind besonders zu schützen.

Bei der Untersuchung von Menschen sind die diagnostischen Dosisreferenzwerte zu beachten. Bei der Strahlentherapie mit individueller Bestrahlungsplanung muss von einem Arzt und einem Medizinphysik-Experten ein auf den Einzelfall bezogener Bestrahlungsplan schriftlich festgelegt werden.

Betreuungs- und Begleitpersonen (helfende Personen) sind über die möglichen Gefahren der Strahlenexposition zu unterrichten. Es sind Maßnahmen zu ergreifen, um die Strahlenexposition so weit wie möglich einzuschränken.

Für häufig vorgenommene Untersuchungen und Behandlungen sind schriftliche Arbeitsanweisungen zu erstellen.

Vorkommnisse

Ein Vorkommnis gemäß § 1 (22) der Strahlenschutzverordnung ist ein Ereignis in einer geplanten Expositionssituation, das zu einer unbeabsichtigten Exposition geführt hat, geführt haben könnte oder führen könnte (SchrlSchV 2018). Als vorbereitende Maßnahmen ist bei der Anwendung am Menschen dafür zu sorgen, dass Vorkommnisse vermieden und erkannt und dass die nachteiligen Auswirkungen so gering wie möglich gehalten werden.

Pflichten, Aufgaben, Aufzeichnungs-, Übermittlungs- und Aufbewahrungspflichten sind in der Strahlenschutzverordnung geregelt. Kriterien zur Bedeutsamkeit von Vorkommnissen bei medizinischer Exposition sind in Anlage 14 zum § 108 StrlSchV aufgeführt.

Medizinische Forschung

Hierzu bedarf es der Genehmigung. Die zuständige Behörde entscheidet innerhalb von 90 Kalendertagen nach Eingang der vollständigen Antragsunterlagen.

Die zuständige Behörde darf die Genehmigung nur erteilen, wenn

- die strahlenbedingten Risiken für die in das Forschungsvorhaben eingeschlossene Person ärztlich gerechtfertigt sind,
- die für die medizinische Forschung vorgesehenen radiologischen Verfahren nicht durch andere ohne oder mit geringerer Exposition ersetzt werden können,
- die bei der Anwendung auftretende Exposition nicht weiter herabgesetzt werden können, ohne die Erfüllung des Forschungsvorhabens zu gefährden,
- die Anzahl der in das Forschungsvorhaben eingeschlossenen Personen auf das notwendige Maß beschränkt wird,
- die zustimmende Stellungnahme einer Ethikkommission zu dem Forschungsvorhaben vorliegt,
- die Anwendungen von einem Arzt geleitet werden, der die erforderliche Fachkunde im Strahlenschutz und mindestens zwei Jahre Erfahrung in der Anwendung radioaktiver Stoffe oder ionisierender Strahlung am Menschen besitzt, sowie
- eine Genehmigung zur Anwendung am Menschen vorliegt.

Wenn die Anwendung radioaktiver Stoffe oder ionisierender Strahlung selbst nicht Gegenstand des Forschungsvorhabens ist, muss Anzeige erstattet werden. In der Strahlenschutzverordnung sind in den §§ 133 bis 143 die zu erfüllenden besonderen Anforderungen

aufgeführt (StrlSchV 2018). Grundsatz ist die schriftliche Einwilligung der Person nach Aufklärung und Befragung. Besondere Regelungen sind für nicht Einwilligungsfähige und Minderjährige getroffen. Es gelten Anwendungsverbote und -beschränkungen für besondere Personen wie Schwangere.
Des Weiteren werden Maßnahmen zur Qualitätssicherung der Forschungsvorhaben, zu Aufzeichnungen und Aufbewahrungspflichten, zu Mitteilungspflichten an Behörden, zum Abschlussbericht und zu behördlichen Schutzanordnungen festgelegt.

Früherkennung, Mammografiescreening

Die Besonderheit einer Vorsorgeuntersuchung im Rahmen eines Früherkennungsprogramms (Screenings) besteht darin, dass überwiegend gesunde Personen untersucht und damit einem Strahlenrisiko ausgesetzt werden. Deshalb wird weiter festgelegt, dass hierbei Ausnahmen von der Pflicht zur rechtfertigenden Indikation zulässig sind.
Da das Mammografiescreening (→ Kap. A 3.5.3.2.2) in Deutschland zum Zeitpunkt der Neufassung des Strahlenschutzrechts bereits erfolgreich eingeführt war, musste die zugehörige Verordnung gleichzeitig mit Strahlenschutzgesetz und -verordnung am 31. 12. 2018 in Kraft treten (BrKrFrühErkV 2018). Hier ist die Zulässigkeit der Röntgenuntersuchungen zur Früherkennung von Brustkrebs festgelegt. Sie wird bei Frauen,

- die das 50., aber noch nicht das 70. Lebensjahr vollendet haben,
- bei denen die letzte Röntgenuntersuchung der Brust
  - im Rahmen der Früherkennung mindestens 22 Monate zurückliegt
  - und außerhalb der Früherkennung mindestens zwölf Monate zurückliegt,

durchgeführt. Damit im Zusammenhang werden besonders hohe Anforderungen an befundende Ärzte (mindestens 5000 Befunde/a), an die Ausrüstung, an die Durchführung und an die Qualitätssicherung gestellt.

4.10 Strahlenschutz des Personals

4.10.1 Einrichtung von Strahlenschutzbereichen

Der Strahlenschutzverantwortliche hat bei festgelegten Tätigkeiten und beim voraussichtlichen Überschreiten festgelegter Körperdosiswerte Strahlenschutzbereiche einzurichten (Bild 4.17). Das sind Überwachungsbereiche, wenn in betrieblichen Bereichen, die nicht zu Kontrollbereichen gehören, Personen eine effektive Dosis von mehr als 1 mSv/a erhalten können, und Kontrollbereiche, wenn Personen im Kalenderjahr eine effektive Dosis von mehr als 6 mSv/a erhalten können. Sperrbereiche als Teil von Kontrollbereichen sind einzurichten, wenn die Ortsdosisleistung dort höher als 3 mSv/h sein kann. Kontroll- und Überwachungsbereiche sind so einzurichten, dass sie mit baulichen Raumgrenzen übereinstimmen. Sie sind zu kennzeichnen.
Zu einem Überwachungsbereich ist der Zutritt nur Personen erlaubt, die dort arbeiten, wenn sie selbst Patienten sind oder Betreuungs- und Begleitperson, wenn sie Auszubildende oder Studierende oder Besucher sind. Zu einem Kontrollbereich ist der Zutritt nur Personen erlaubt, die dort tätig werden müssen, unter anderem

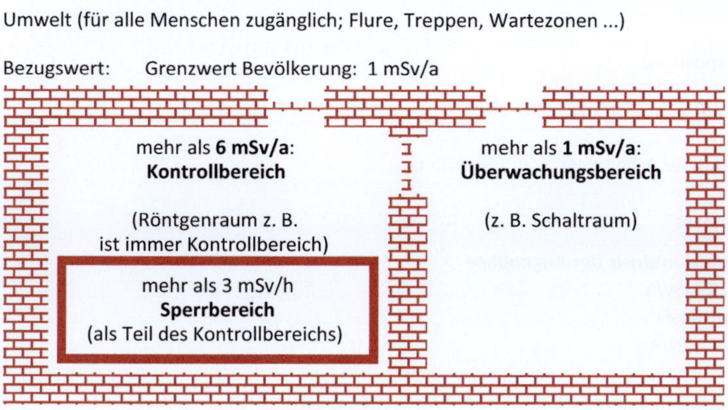

Bild 4.17
Strahlenschutzbereiche

als zur Anwendung oder zur Mitwirkung Berechtigte, wenn sie selbst Patienten sind oder als Betreuungs- und Begleitperson erforderlich sind und dem ein Arzt mit Fachkunde zugestimmt hat oder wenn sie Auszubildende oder Studierende sind und dies zur Erreichung ihres Ausbildungsziels erforderlich ist.

Alle Personen, denen der Zutritt zu einem Kontrollbereich erlaubt wird, sind zu unterweisen. Die jährliche Unterweisung im Strahlenschutz vermittelt Informationen über

- Arbeitsmethoden,
- mögliche Gefahren,
- anzuwendende Sicherheits- und Schutzmaßnahmen,
- wesentliche, für den Personenkreis relevante Inhalte des Strahlenschutzrechts,
- Genehmigung oder Anzeige,
- Strahlenschutzanweisung sowie
- die zum Zweck der Überwachung von Dosisgrenzwerten und der Beachtung der Strahlenschutzgrundsätze erfolgende Verarbeitung und Nutzung personenbezogener Daten.

4.10.2 Ermittlung der Körperdosis

Die Ermittlung der Körperdosis ist Pflicht für alle Personen (außer Patienten), die sich in einem Strahlenschutzbereich aufhalten (Bild 4.18). Bei niedrigen Dosen sind Ausnahmen möglich.

Die Exposition ist als Personendosis $H_p(10)$ mit einem amtlichen Personendosimeter der zuständigen Landesmessstelle zu messen. Der Messwert des Dosimeters ist als Schätzwert für die effektive Dosis E zu werten.

Ist vorauszusehen, dass die Organäquivalentdosis für die Hände, die Unterarme, die Füße oder Knöchel oder die lokale Hautdosis größer als 150 mSv/a oder die Organäquivalentdosis der Augenlinse größer als 15 mSv/a sein kann, ist die Personendosis als Haut- bzw. Handdosis $H_p(0{,}07)$ und als Augenlinsendosis $H_p(3)$ auch an einzelnen Körperteilen zu messen.

Die Personendosimeter sind der Landesmessstelle jeweils nach Ablauf eines Monats einzureichen. Die Ergebnisse der physikalischen Überwachung des Personals sind aufzuzeichnen und aufzubewahren. Alle Überwachungsergebnisse werden davon unabhängig zentral gespeichert.

4.10.3 Ärztliche Überwachung

Der Strahlenschutzverantwortliche hat dafür zu sorgen, dass beruflich exponierte Personen je nach Höhe der möglichen Dosis zur Kontrolle und ärztlichen Überwachung vor Aufnahme ihrer Tätigkeit einer der folgenden Kategorien zugeordnet werden:

- Kategorie A
  - effektive Dosis: > 6 mSv/a
  - Organäquivalentdosis der Augenlinse: > 1 mSv/a
  - Organäquivalentdosis der Hände, Unterarme, Füße, Knöchel: > 150 mSv/a
  - lokale Hautdosis: > 150 mSv/a
- Kategorie B (wenn nicht bereits in Kategorie A eingestuft)
  - effektive Dosis: > 1 mSv/a
  - Organäquivalentdosis der Hände, Unterarme, Füße, Knöchel: > 50 mSv/a
  - lokale Hautdosis: > 50 mSv/a

Eine beruflich exponierte Person der Kategorie A muss innerhalb eines Jahres vor Aufgabenwahrnehmung von einem ermächtigten Arzt mit dem Ergebnis untersucht werden, dass dem keine gesundheitlichen Bedenken entgegenstehen. Danach erfolgen laufend jährliche Untersuchungen. Nur wenn es die zuständige Behörde an-

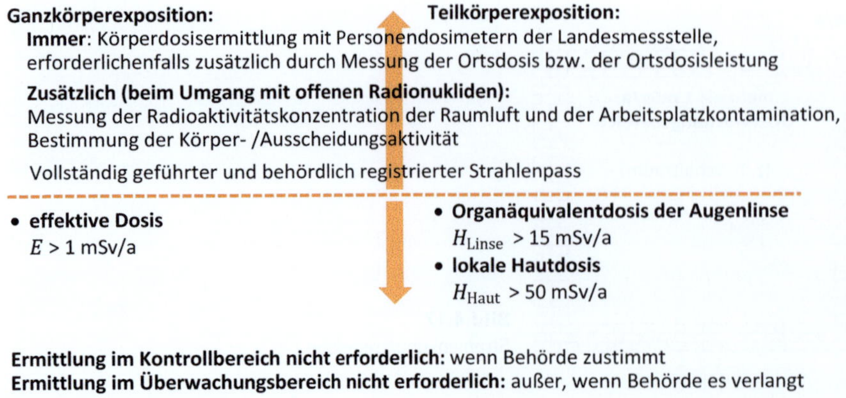

Bild 4.18
Pflicht zur Ermittlung der Personendosis

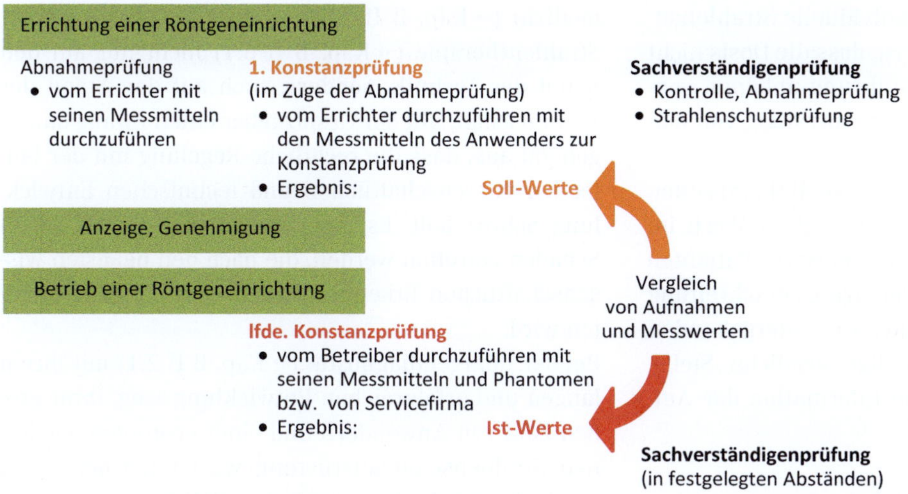

Bild 4.19
Stufenkonzept der technischen Qualitätssicherung

ordnet, wird eine beruflich exponierte Person der Kategorie B analog der Kategorie A ärztlich überwacht.
Zur ärztlichen Überwachung gehören eine Anamnese, die allgemeine körperliche Untersuchung und ergänzende Labor- und Funktionsuntersuchungen. Neben der Feststellung des Gesundheitsstatus müssen bei der Beurteilung andere möglicherweise gesundheitsbeeinträchtigende Stoffe sowie die gesamte Arbeitsplatzsituation bewertet werden.
In der ärztlichen Bescheinigung ist die Tauglichkeit der beruflich exponierten Person für die Wahrnehmung der jeweiligen Aufgabe in den Stufen „tauglich“, „bedingt tauglich“ und „nicht tauglich“ anzugeben.

4.11 Strahlenschutz von Patienten

Technische Qualitätssicherung

Als Beispiel soll hier die Röntgendiagnostik (→ Kap. B II 2.1) ausgewählt werden. Sie hat den größten Leistungsumfang und erzeugt den höchsten Anteil am Strahlenrisiko. Außerdem zeigt hier die technische Qualitätssicherung seit ihrer Einführung vor mehr als vier Jahrzehnten beeindruckende positive Ergebnisse. So hat sich die Patientendosis bei den klassischen projektionsradiografischen Untersuchungen deutlich verringert.
Die Soll-Werte sind nicht nur im Zuge der Abnahmeprüfung, sondern auch während des ganzen Betriebs der Einrichtung regelmäßig zu kontrollieren (Bild 4.19). Sowohl zur Sicherheit für den künftigen Anwender als auch für die zuständige Behörde, bei der die Anzeige einzureichen ist, werden die Ergebnisse der Abnahmeprüfung kontrolliert. Dies ist Aufgabe eines unabhängigen Sachverständigen. Er führt im Rahmen seiner Sachverständigenprüfung die Strahlenschutzprüfung und eine Kontrolle der Abnahmeprüfung durch. Weitere Sachverständigenprüfungen folgen in festgelegten Abständen (bei Röntgeneinrichtungen alle fünf Jahre).

Diagnostische Referenzwerte

Diagnostische Referenzwerte (DRW) sind Dosiswerte ionisierender Strahlung oder empfohlene Aktivitätswerte bei Anwendung radioaktiver Stoffe am Menschen. Diese gelten für typische Untersuchungen, bezogen auf Standardphantome oder auf Patientengruppen (Erwachsene, Kinder), und für einzelne Gerätekategorien (Aufnahmen, Durchleuchtungen, Computertomografien). Das Bundesamt für Strahlenschutz ermittelt, erstellt und veröffentlicht diese diagnostischen Referenzwerte. Die letzte Zusammenstellung für Röntgendiagnostik stammt aus dem Jahre 2016 (BfS 2016), die Ergänzung für interventionelle Röntgenanwendungen aus dem Jahre 2018 (BfS 2018) und für die Nuklearmedizin aus dem Jahre 2012 (BfS 2012).
Diagnostische Referenzwerte sind Hilfsmittel zur Umsetzung der Dosisminimierung bei Patienten. In der Röntgendiagnostik (→ Kap. B II 2.1) werden DRW als 75. Perzentile einer Verteilung von Patientendosen festgelegt. Der DRW ist also eingehalten, wenn höchstens 25 % der Patienten mit höheren Werten exponiert wurden. Die DRW stellen keine Grenzwerte für Patienten

dar und gelten auch nicht für individuelle Strahlenanwendungen. Hintergrund dafür ist, dass die Dosis nicht nur von der technischen Durchführung abhängt, sondern von vielen weiteren Faktoren, vorrangig von den Körpermaßen des Patienten.
Die DRW in der Nuklearmedizin (→ Kap. B II 2.5) gelten für „Standardpatienten". Deshalb sollen diese Werte im Mittel über mindestens zehn unselektierte Patienten eingehalten werden. Eine mehrmalige Überschreitung ohne plausible Begründung führt zu weitergehenden Maßnahmen durch die zuständige ärztliche Stelle. Hierzu zählt unter anderem die Information der Aufsichtsbehörde.

II

Qualitätssicherung ärztlicher Art

Unabhängig und parallel unterliegt der Strahlenschutzverantwortliche der von der ärztlichen Stelle durchzuführenden Prüfung zur Qualitätssicherung. Die ärztlichen Stellen prüfen insbesondere, ob

- die Anwendung gerechtfertigt ist und die Erfordernisse der medizinischen Wissenschaft beachtet werden,
- die eingesetzten Anlagen und Verfahren den Vorgaben entsprechen, um deren Exposition so gering wie möglich zu halten,
- die diagnostischen Referenzwerte nicht ungerechtfertigt überschritten werden,
- ein Verfahren vorliegt, mit dem Vorkommnisse erkannt und bearbeitet werden, sowie
- schriftliche Arbeitsanweisungen erstellt wurden.

Die ärztlichen Stellen teilen der zuständigen Behörde die Prüfungsergebnisse mit. Sie schlagen dem Strahlenschutzverantwortlichen Möglichkeiten zur Optimierung der Anwendung ionisierender Strahlung oder radioaktiver Stoffe am Menschen vor und prüfen, ob und inwieweit die Vorschläge umgesetzt werden.

4.12 Technische Strahlenschutzausrüstung

Im Strahlenschutzgesetz werden bei geplanten Expositionssituationen mit radioaktiven Stoffen Ausrüstungen gefordert, die nach dem Stand von Wissenschaft und Technik zum Einhalten der Schutzvorschriften erforderlich sind. Mit der Bezugnahme bei der Nuklearmedizin (→ Kap. B II 2.5 und Kap. B II 3.3) und der Strahlentherapie (→ Kap. B II 3.1) nicht nur auf den Stand der Technik, sondern auch auf den Stand der Wissenschaft, übt der Gesetzgeber einen Zwang dahingehend aus, dass die rechtliche Regelung mit der laufenden wissenschaftlichen und technischen Entwicklung Schritt hält. Es muss diejenige Vorsorge gegen Schäden getroffen werden, die nach den neuesten wissenschaftlichen Erkenntnissen für erforderlich gehalten wird.
Bei der Röntgendiagnostik (→ Kap. B II 2.1) mit ihrem langen und erfolgreichen Entwicklungsweg, ihrer großen Zahl von Anwendern und einer erprobten, modernen Strahlenschutzausrüstung wird (nur) der Stand der Technik gefordert. So können DIN-Normen genutzt werden.
Gerätetechnische Strahlenschutzvorrichtungen dienen der Begrenzung der Dosisleistung im Strahlenfeld. Hierzu zählen das Röntgenröhrenschutzgehäuse, Quellenabschirmungen, Quellencontainer bei Afterloading-Einrichtungen, Abschirmungen von Beschleunigern.
Gerätetechnische Strahlenschutzvorkehrungen begrenzen die Dosis, wie z. B. Zeitschalter, oder sie sichern die Einhaltung von Mindestabständen von der Strahlenquelle, wie z. B. ein Tubus.
Bautechnische Strahlenschutzvorkehrungen sind unter anderem Wände, Decken, Türen, Fenster, heiße Zellen, Tresore, Quellenbunker. Sie grenzen Strahlenschutzbereiche ein.
Zum Strahlenschutzzubehör zählt all das, was vorangehend nicht erfasst wurde. Hierzu gehören z. B. ortsveränderliche Abschirmungen, Strahlenschutzkleidung und andere persönliche Schutzausrüstungen für beruflich exponierte Personen und Patienten sowie Strahlenschutzdosimeter, Behälter und Verpackungen für den Transport radioaktiver Stoffe und anderes mehr.
Gerätetechnische Strahlenschutzausrüstung (zur Begrenzung der Dosisleistung):

- Röntgenröhrenschutzgehäuse
- Quellenabschirmungen
- Quellencontainer
- Abschirmung von Beschleunigern

Bautechnische Strahlenschutzausrüstung (zur Eingrenzung von Strahlenschutzbereichen):

- Wände
- Decken
- Türen, Fenster
- Quellenbunker
- heiße Zellen

Strahlenschutzzubehör:

- ortsveränderliche Abschirmungen
- Strahlenschutzkleidung für Patienten
- Strahlenschutzkleidung und andere persönliche Ausrüstung für beruflich Exponierte
- Strahlenschutzdosimeter
- Behälter und Verpackungen zum Transport radioaktiver Stoffe

Alle technischen Strahlenschutzausrüstungen sind messtechnisch zu überprüfen. Im Rahmen eines Genehmigungs- bzw. Anzeigeverfahrens wird die Strahlenschutzprüfung vom Sachverständigen vorgenommen. Das Protokoll ist Teil der einzureichenden Unterlagen an die zuständige Genehmigungsbehörde und eine der Voraussetzungen zur Erteilung der Genehmigung.

Gerätetechnische und bauliche Strahlenschutzausrüstungen unterliegen einem umfangreichen technischen Regelwerk. Hersteller haben die Möglichkeit der Typprüfung im Rahmen einer Bauartzulassung. Dies erspart dem künftigen Betreiber der Strahleneinrichtung einen Teil der Strahlenschutzprüfung. Anstelle eines notwendigen Genehmigungsantrags reicht eine Anzeige.

Literatur

Albers-Schönberg, H. E.: Die Röntgentechnik. Lehrbuch für Ärzte und Studierende. 2., umgearbeitete Auflage. Gräfe & Sillem, Hamburg 1906

Angerstein, W.: Strahlenexposition der Bevölkerung durch Röntgendiagnostik 1. Die Häufigkeit der einzelnen Untersuchungsarten in der ehemaligen DDR. In: Röntgenpraxis 48 (1994), H. 4, S. 108 – 115

BfS – Bundesamt für Strahlenschutz: Die Empfehlungen der Internationalen Strahlenschutzkommission (ICRP) von 2007. Deutsche Ausgabe. Hannover 2007

BfS – Bundesamt für Strahlenschutz: Bekanntmachung der aktualisierten diagnostischen Referenzwerte für nuklearmedizinische Untersuchungen vom 25. September 2012. Salzgitter 2012

BfS – Bundesamt für Strahlenschutz: Bekanntmachung der aktualisierten diagnostischen Referenzwerte für diagnostische und interventionelle Röntgenanwendungen vom 22. Juni 2016. Salzgitter 2016

BfS – Bundesamt für Strahlenschutz: Bekanntmachung der aktualisierten diagnostischen Referenzwerte für interventionelle Röntgenanwendungen vom 16. August 2018. Salzgitter 2018

BMU – Bundesministerium für Umwelt, Naturschutz und nukleare Sicherheit: Umweltradioaktivität und Strahlenbelastung. Jahresbericht 2017. *https://doris.bfs.de/jspui/bitstream/urn:nbn:de:0221-2020041421601/1/JB2017-09_04_2020.pdf* (im Internet ist jeweils der aktuelle Jahresbericht verfügbar)

BrKrFrühErkV – Verordnung über die Zulässigkeit der Anwendung von Röntgenstrahlung zur Früherkennung von Brustkrebs bei Frauen (BrKrFrühErkV) vom 17. Dezember 2018, BGBl. I, S. 2660

Hermann, T./Baumann, M./Dörr, W.: Klinische Strahlenbiologie. Kurz und bündig. 4., völlig überarbeitete Auflage. Urban & Fischer, München 2006

ICRP – International Commission on Radiological Protection: Recommendations of the International Commission on Radiological Protection. ICRP Publication 60. Pergamon Press, Oxford 1991

Keller, A./Frey, H.: Grundkurs zum Erwerb der Fachkunde in der Medizin. Lehrmaterial. Strahlenschutzseminar in Thüringen e. V., Ilmenau 2020

Molineus, W./Holthusen, H./Meyer, H. (Hrsg.): Ehrenbuch der Radiologen aller Nationen. 3. erweiterte Auflage. Blackwell Wissenschafts-Verlag, Berlin 1992

Roos, P./Peinsipp, N.: Das neue Strahlenschutzrecht. Strahlenschutzgesetz und Strahlenschutzverordnung mit Erläuterungen der Regelungen für die betriebliche Praxis. Ecomed Sicherheit, Landsberg 2019

Sitzlack, G.: Einführung in den Strahlenschutz. 6. Auflage. Volk & Gesundheit, Berlin 1982

SSK – Strahlenschutzkommission des Bundesministeriums für Umwelt, Naturschutz und nukleare Sicherheit: Orientierungshilfe für bildgebende Verfahren. 3., überarbeitete Auflage. Heft 51, Empfehlungen der Strahlenschutzkommission. Schnelle Verlag, Kleinmachnow 2019

StrlSchG – Strahlenschutzgesetz, BGBl 2017, T.1, Nr. 42, S. 1966 – 2057

StrlSchV – Strahlenschutzverordnung, BGBl 2018, T.1, Nr. 41, S. 2034 – 2208

United Nations: Sources, effects and riscs of ionizing radiation. UNSCEAR 2012 Report. New York 2012

II

Index

Symbole

A

B

C

D

M

N

O

P

Q

R

S

Z